HANDBUCH DER ALLGEMEINEN PATHOLOGIE

HERAUSGEGEBEN VON

H.-W. ALTMANN · F. BÜCHNER · H. COTTIER · G. HOLLE
E. LETTERER · W. MASSHOFF · H. MEESSEN · F. ROULET
G. SEIFERT · G. SIEBERT · A. STUDER

DRITTER BAND

ZWISCHENSUBSTANZEN
GEWEBE · ORGANE

DRITTER TEIL

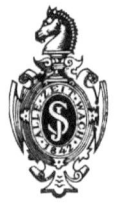

SPRINGER-VERLAG
BERLIN · HEIDELBERG · NEW YORK
1968

DIE ORGANE

DIE ORGANSTRUKTUR ALS GRUNDLAGE DER
ORGANLEISTUNG UND ORGANERKRANKUNG
II

BEARBEITET VON

H. HAGER · H. NOETZEL

REDIGIERT VON

F. ROULET

MIT 307 ZUM TEIL FARBIGEN ABBILDUNGEN

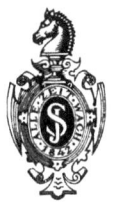

SPRINGER-VERLAG
BERLIN · HEIDELBERG · NEW YORK
1968

ISBN-13: 978-3-642-86326-4   e-ISBN-13: 978-3-642-86325-7
DOI: 10.1007/978-3-642-86325-7

Alle Rechte vorbehalten. Kein Teil dieses Buches darf ohne schriftliche Genehmigung des Springer-Verlages übersetzt oder in irgendeiner Form vervielfältigt werden.

© by Springer-Verlag, Berlin · Heidelberg 1968
Softcover reprint of the hardcover 1st edition 1968
Library of Congress Catalog Card Number 56-2297

Die Wiedergabe von Gebrauchsnamen, Handelsnamen, Warenbezeichnungen usw. in diesem Werk berechtigt auch ohne besondere Kennzeichnung nicht zu der Annahme, daß solche Namen im Sinn der Warenzeichen- und Markenschutz-Gesetzgebung als frei zu betrachten wären und daher von jedermann benutzt werden dürften

Titel-Nr. 5644

Vorwort

Im ursprünglichen Entwurf dieses Handbuchs vor zwei Jahrzehnten hatten wir geplant, dem Band II „Die Zelle" in Band III die allgemeine Pathologie der „Zwischensubstanzen, Gewebe und Organe" folgen zu lassen. Aus vielfachen Erfahrungen ist diese strenge Zäsur zwischen den Zellen und den Zwischensubstanzen heute nicht mehr aufrecht zu halten. Das gilt besonders vom Nervensystem in seinen normalen und krankhaft veränderten Strukturen.

So sind wir HERMANN HAGER besonders dankbar, daß er im ersten Beitrag dieses Bandes: „Allgemeine morphologische Pathologie des Nervensystems" von der unauflösbaren Einheit der cellulären und zwischenzelligen Strukturen des Nervensystems in Orthologie und Pathologie ausgegangen ist. Erstmals wieder seit SPIELMEYERs „Histopathologie des Nervensystems" von 1922 werden hier die Strukturelemente des Nervensystems unter den Prinzipien der allgemeinen Pathologie dargestellt, diesmal vor allem auch die Veränderungen der Feinstrukturen im elektronenmikroskopischen Bild.

Unter dem Leitmotiv „Organstruktur als Grundlage der Organleistung und Organerkrankung" schließt sich der Beitrag von HUGO NOETZEL über „Das zentrale und periphere Nervensystem" an; er veranschaulicht die Bedeutung des Bauplans des Nervensystems für seine Pathologie an einer Reihe typischer Erkrankungen.

Die Vereinigung dieser beiden Beiträge im gleichen Bandteil rechtfertigt sich nicht zuletzt durch das allgemeine große theoretische und praktische Interesse für die morphologische Pathologie des Nervensystems in unseren Tagen.

Möge der Band unter den Gesichtspunkten der allgemeinen Pathologie zu einem vertiefteren Verständnis dieses Systems und seiner Orthologie und Pathologie beitragen.

Basel, im August 1968
Im Namen der Herausgeber
FRÉDÉRIC ROULET

Inhaltsverzeichnis

Allgemeine morphologische Pathologie des Nervengewebes. Von Privatdozent Dr. Dr.
HERMANN HAGER, München. Mit 260 Abbildungen 1

Einleitung 1
  I. Die Nervenzellen 3
    Vorbemerkung 3
    1. Normale Morphologie der Nervenzellen 3
       Quantitative Daten S. 3. — Der Kern der Nervenzellen S. 3. — Die Nissl-
       Substanz S. 9. — Golgi-Apparat S. 13. — Mitochondrien S. 16. — Cyto-
       somen, Lysosomen S. 17. — Pigmente in Nervenzellen S. 18. — Fibrilläre
       bzw. tubuläre Differenzierungen im Grundcytoplasma der Nervenzellen
       S. 21. — Neurosekretorische Phänomene S. 22. — Glykogen S. 23. — Der
       Grenzbereich der Nervenzelle (Membran der Zelloberfläche) S. 23. — Dendri-
       tische Fortsätze der Nervenzellen S. 24.
    2. Pathologische Veränderungen der Nervenzellstruktur 25
      a) Artefakte und durch Autolyse bedingte Veränderungen 25
      b) Funktionsbedingte Veränderungen des Strukturbildes der Nervenzellen . . 28
      c) Primäre Reizung (retrograde Zellveränderungen, axonale Reaktion) . . . 31
      d) Klassische Einteilung der Nervenzellveränderungen 45
      e) Einfache Atrophie der Ganglienzellen, transneuronale Atrophie 46
      f) Nervenzellschrumpfungen 49
      g) Alterationen der Nervenzellen im Gefolge akuter Mangelzustände 53
      h) „Akute Schwellung" der Nervenzellen 60
      i) Vacuolige Veränderungen im Cytoplasma von Nervenzellen 62
      k) Zerfalls- und Verflüssigungsprozesse an nekrotischen Nervenzellen (schwere
         Zellveränderung NISSL) 67
      l) Gerinnungsnekrose der Nervenzellen („ischämische" und „homogenisie-
         rende" Zellnekrose) 71
      m) Alzheimersche Fibrillenveränderungen der Nervenzellen 75
      n) Pigmentatrophie der Nervenzellen 79
      o) Sogenannte „Verfettung" der Nervenzellen 81
      p) Ablagerungen in Nervenzellen bei den Speicherkrankheiten 81
      q) Ablagerung bzw. Einschlüsse eiweiß- und kohlenhydratartiger Stoffe in
         Nervenzellen 90
      r) Regenerative Phänomene an Nervenzellen. Hypertrophie des Zellkörpers . 93
  II. Gliazellen 95
    1. Normale Morphologie der Makroglia 95
      a) Protoplasmatische Astrocyten 97
      b) Faserbildende Astrocyten 100
    2. Pathologische Veränderungen der Makroglia 104
    3. Normale Morphologie des Ependyms 124
    4. Pathologische Veränderungen des Ependyms 130
    5. Normale Morphologie der Oligodendroglia 132
    6. Pathologische Veränderungen der Oligodendroglia 134
    7. Normale Morphologie der Mikroglia 138
    8. Pathologische Veränderungen der Mikroglia 140
  III. Die Nervenfasern 149
    1. Histologie und Feinstruktur der peripheren Nervenfasern 149
    2. Histologie und Feinstruktur der zentralen Nervenfasern 162
    3. Morphologische Pathologie der peripheren Nervenfasern 166
      a) Sekundäre Wallersche Degeneration 166
      b) Andere primär-axonale Neuropathien und ihre Beziehung zur Wallerschen
         Degeneration 176
      c) Diskontinuierliche Läsionen an peripheren Nervenfasern 181

Inhaltsverzeichnis

4. Veränderungen der zentralen Nervenfasern	184
5. Regenerationsvorgänge an peripheren Nervenfasern	189
6. Regenerationsvorgänge an zentralen Nervenfasern	203
7. Neuroaxonale Dystrophie	214
8. Die Struktur der axonalen Endformationen und synaptischen Verbindungen	216
9. Pathologische Veränderungen an synaptischen Strukturen	228

IV. Die Raumverhältnisse im Zentralnervensystem; Hirngefäße, Verhalten des mesenchymalen Gewebes, pericapilläre Strukturverhältnisse 230
  1. Die morphologischen Raumverhältnisse und ihre Beziehung zu den sog. „funktionellen" Räumen 230
  2. Normale Morphologie der Gefäße im Zentralnervensystem 237
  3. Ausdehnung und Abgrenzung der perivasculären Räume 240
  4. Capillarwandbau und pericapilläre Strukturverhältnisse 241
  5. Das morphologische Substrat der sog. Bluthirnschranke 244
  6. Morphologische Befunde bei Permeabilitätsstörungen im Hirngewebe . . . 247
     a) Hirnödem 247
     b) Form und Ausbreitung exsudativer Vorgänge im Zentralnervensystem; Austritt geformter Bestandteile des Blutes auf diapedetischem Wege 259
  7. Besonderheiten der morphologischen Pathologie der Gefäße im Zentralnervensystem 263

V. Formen der Gewebsnekrose im Zentralnervensystem 269
  1. Unvollständige Gewebsnekrose (elektive Parenchymnekrosen) 269
  2. Vollständige Nekrose 270
     a) Colliquationsnekrose (Erweichung) 270
     b) Coagulationsnekrose 274

VI. Formen des cellulären Abbaus 276
  Allgemeines 276
  1. Der sog. fixe (gliöse) Abbau 282
  2. Der mobile Abbau 285
     a) Mikrogliöser mobiler Abbau 285
     b) Mesenchymaler mobiler Abbau 291
     c) Histochemie und Biochemie der Abbauprodukte 299
     d) Atypische Abbauprodukte bei degenerativen Markerkrankungen 300

VII. Durch die Eigenart des Gewebes geprägte Besonderheiten der entzündlichen Vorgänge im Nervensystem 305
  1. Besonderheiten der entzündlichen Infiltration und Proliferation 305
  2. Beteiligung mikro- und makrogliöser Elemente an der entzündlichen Proliferation 311

VIII. Defektdeckung im Zentralnervensystem 313
  1. Defektdeckung durch die astrocytäre Glia 313
  2. Unvollständige gliöse Defektdeckung, sog. Status spongiosus 327
  3. Mesenchymale Organisation 333

IX. Ablagerungen im Gewebe 338
  1. Senile Plaques 338
  2. Amyloidablagerungen im zentralen Nervensystem; „kolloide Degeneration" ALZHEIMERs 342
  3. Pseudokalk; kalkhaltige Substanzen 346
  4. Corpora amylacea 349

Literatur 351

Die Struktur des zentralen und peripheren Nervensystems als Grundlage seiner Funktion und seiner Erkrankungen. Von Professor Dr. HUGO NOETZEL, Freiburg (Breisgau). Mit 47 Abbildungen 386

Einleitung 386
1. Die Bauelemente des Nervensystems 386
   a) Die Ganglienzelle 386
   b) Die Neuroglia 391
2. Bauplan und Funktion des Nervensystems 396
3. Leistungen einzelner Systeme des Zentralnervensystems 408
   a) Die Rolle der Commissuren bei der bilateral symmetrischen Gehirnanlage . . . 408
   b) Das limbische System 409
   c) Das Zwischenhirn 410

d) Motorik 411
e) Die Formatio reticularis 412
4. Der Einfluß des Nervensystems auf die Funktion der Körperorgane 414
   a) Haut, Muskulatur, Skelet 415
   b) Innere Organe 416
5. Der Einfluß des Stoffwechsels, der Körperorgane und der Umwelt auf die Funktion und als Ursache von Erkrankungen des Nervensystems 419
   a) Sauerstoffbedarf 420
   b) Wirkstoffbedarf 423
      α) Glucose 423
      β) Aminosäuren und Proteine 423
6. Auswirkungen von Organerkrankungen auf das Nervensystem 429
   a) Niere 429
   b) Leber 430
   c) Magen 434
7. Auswirkung innersekretorischer Organe auf das Nervensystem 436
8. Auswirkungen übergeordneter Stoffwechselerkrankungen auf das Nervensystem . . 443
   Gifte und Drogen 455
   Cancerogene 457
9. Das Altern des Nervensystems 458
10. Korrelation zwischen Gehirn und Gehirnhüllen 464
   a) Schädel und Gehirn 464
   b) Meningen und Gehirn 469

Rückblick 472

Literatur 472

Namenverzeichnis 483

Sachverzeichnis 502

Allgemeine morphologische Pathologie des Nervengewebes

Von

Hermann Hager, München

Mit 260 Abbildungen

Einleitung

Die Schwierigkeiten, den morphologischen Ausdruck pathologischer Prozesse im Zentralnervensystem zu erfassen, brachten es mit sich, daß die Histopathologie des Nervengewebes eine besondere Entwicklung eingeschlagen hat, die weitgehend von den Fortschritten der normalen Gewebelehre und den zur Verfügung stehenden Untersuchungsmethoden bestimmt worden ist. Durch die Ausarbeitung von Färbe- und Imprägnationsmethoden zur selektiven Darstellung einzelner Gewebsbestandteile, die in der zweiten Hälfte des vorigen Jahrhunderts begann, wurden die Bemühungen der histopathologischen Forschung jeweils in bestimmte Bahnen gelenkt. Neben Nissl, der mit seinem subtilen Verfahren das Problem der färberischen Differenzierung der Zellkörper vom Grundgewebe löste, ist hier Weigert zu nennen; er gab eine Methode zur Darstellung der Markmäntel der Nervenfasern an. Der Verlauf und die Ramifikation der Fortsätze von Nervenzellen konnten erst mit Hilfe der von Golgi und Cajal angegebenen Metallimprägnationen näher erforscht werden. Klassische Untersuchungen über die Histologie des Zentralnervensystems sind diesen Meistern zu verdanken. Auch zur Differenzierung der Neuroglia gewann man nur durch mühsame Entwicklung geeigneter Verfahren zur mehr oder minder selektiven Darstellung der einzelnen Zelltypen und ihrer Fortsätze Zugang. Es war wiederum Weigert, dem es als erstem gelang, eine Gliafärbung anzugeben, welche die faserigen Bestandteile des gliösen Gewebes hervorhob. Die Fülle der mit diesen Methoden durchgeführten Untersuchungen und vor allen Dingen die bahnbrechenden Veröffentlichungen von Nissl und Alzheimer ermöglichten es, eine Histopathologie des Zentralnervensystems zu begründen und weiter auszubauen. Jedoch war den Bestrebungen, die mannigfachen, mehr oder weniger gut umschriebenen Befunde im Sinne einer allgemeinen Gewebspathologie zu ordnen, lange Zeit nur ein begrenzter Erfolg beschieden. Ein Meilenstein in dieser Entwicklung ist Spielmeyers, im Jahre 1922, erschienenes Buch.

In den letzten 2 Jahrzehnten wurden zunehmend neue Untersuchungsmethoden zur Analyse morphologischer Prozesse im Zentralnervensystem herangezogen. Die Weiterentwicklung des Lichtmikroskops führte zum Phasenkontrastverfahren, zum Interferenz- und Ultraviolettmikroskop. Die letzteren beiden Instrumente haben in Form der interferenzoptischen Massenbestimmung und der UV-Mikrospektrographie für quantitative Feststellungen im cellulären Bereich Anwendung gefunden. Auch die sog. Kontaktmikroradiographie ist hier zu nennen. Im breiten Umfang kamen am Nervensystem in den letzten 3 Jahrzehnten histochemische

Methoden zur Anwendung. Die Autoradiographie bot sich als topochemische Methode an, die es erlaubte, eine Lokalisation markierter, in die Zellen des Nervengewebes aufgenommener Substanzen im Bereich lichtmikroskopischer und neuerdings auch elektronenmikroskopischer Auflösung durchzuführen. Sie eröffnete der Strukturforschung damit einen Zugang zur Dynamik von Stoffumsetzungen. Die Entwicklung der Kultur des nervalen Gewebes in vitro hat zu gewissen Einblicken in den Bau der lebenden Gewebskomponenten sowie in ihr Wachstum und ihre Mobilität verholfen. Zunehmend zeigten die Fortschritte der Biochemie, daß die Lebenserscheinungen mit äußerst verwickelten, in kleinen submikroskopischen Bereichen ablaufenden Stoffumsetzungen verknüpft sind. Die biochemische und cytochemische Betrachtungsweise spielt daher in der Physiologie und Pathologie des Nervensystems eine größere Rolle denn je. Die breite Entwicklung der Cytochemie, das Auffinden geeigneter Methoden für die Isolierung und biochemische Analyse von Zellorganellen hat auch in der Forschung am Nervensystem dazu geführt, daß ein immer größerer Teil der Beschreibung biologischer Prozesse auf cellulärer Ebene sich der Sprache der Chemie bedient. Doch wird durchaus nicht allen Befunden, auf die wir stoßen, die chemische Betrachtungsweise auch nur annähernd gerecht. Gerade die überaus verwickelten Bauverhältnisse des Nervengewebes führen uns in besonders eindrucksvoller Weise vor Augen, daß die lebende Zelle bzw. ihre Organellen nicht einfach Gefäße sind, in denen chemische Reaktionen ablaufen. Die hohe Auflösungskraft des Elektronenmikroskopes hat uns einen Zugang zur direkten Evidenz der submikroskopischen Strukturverhältnisse eröffnet, und es uns damit ermöglicht, den Gesamtkomplex pathologischer Gewebsreaktionen am Nervensystem neu zu sehen und zum Teil neu zu bewerten.

In dem vorliegenden Abschnitt werden die Ergebnisse und Probleme der Histopathologie des nervalen Gewebes zusammenfassend dargestellt. Es ist vielleicht noch besonders zu unterstreichen, daß die Eigenart und Komplexität der Gewebsverhältnisse im Zentralnervensystem nicht nur durch die Vielfalt der cellulären Differenzierungen, sondern auch durch die innige morphologische und funktionelle Verbindung neuronaler und gliöser Gewebsbestandteile gegeben ist. Dagegen finden sich zwischen den neuronal-gliösen und den mesenchymalen Elementen durchwegs scharfe Begrenzungen, die schon HELD nachgewiesen hat. Es gelang jedoch erst in jüngerer Zeit, die feinere Struktur dieser Grenzmembranen zu analysieren und ihre Ubiquität zu sichern. Diese besondere Situation, aus welcher der morphologische Ausdruck pathologischer Prozesse im Nervengewebe im Vergleich zu wesensgleichen Vorgängen in anderen Geweben vielfach ein durchaus eigenartiges Gepräge erhält, berechtigt uns, eine „allgemeine morphologische Pathologie des Nervengewebes" abzuhandeln. Dementsprechend werden in vorliegender Darstellung neben den Veränderungen der einzelnen cellulären Bestandteile des Nervengewebes die wichtigsten Merkmale komplexerer Prozesse behandelt, die nicht ganz glücklich auch „histopathologische Symptomenkomplexe" genannt wurden, jedoch nur, soweit ihr Bild und ihr Ablauf durch die besonderen Eigenschaften des Nervengewebes eine entscheidende Gestaltung erfahren.

Auf den Bezug zur Struktur ist bei der Darstellung das Schwergewicht gelegt. Die Ergebnisse von Grenzgebieten finden nur insoweit Berücksichtigung, als sie in einen direkten Zusammenhang mit pathomorphologischen Veränderungen und Abläufen im Zentralnervensystem zu bringen sind und zu ihrem näheren Verständnis entscheidend beitragen können. Die Darlegungen der Orthologie der Gewebselemente, die den einzelnen Kapiteln vorangestellt sind, beschränken sich auf die für das Verständnis pathologischer Prozesse unerläßlichen Tatbestände.

Wenn es gelungen sein sollte, dem äußerst umfangreichen Stoff auch nur annähernd die Form eines klaren und kritischen Bildes unserer derzeitigen Kenntnisse der allgemeinen morphologischen Pathologie des Nervensystems zu geben, wäre die Aufgabe, die ich mir bei der Bearbeitung des Abschnittes gestellt habe, erfüllt.

I. Die Nervenzellen
Vorbemerkung

Seit der ersten Hälfte des vorigen Jahrhunderts konnte an den Nervenzellen, die seit ihrer Entdeckung durch EHRENBERG (1833) ein bevorzugter Gegenstand der histologischen Forschung waren, mittels des Lichtmikroskopes und der Anwendung von Färbe- und Imprägnationsmethoden eine Vielzahl von Struktureinzelheiten sichtbar gemacht werden. Zur ausführlichen Orientierung über die von der klassischen Cytologie beschriebenen Strukturen sei auf SPIELMEYERS Lehrbuch der Histopathologie des Nervensystems, ferner auf die vortreffliche Darstellung von BIELSCHOWSKY (1935), auf den Beitrag von A. JACOB (1927), auf die Arbeiten von MARINESCO (1909) sowie auf das Lebenswerk von RAMON Y CAJAL, Histologie du Système Nerveux (Neudruck 1950) verwiesen. Umfassende Darstellungen aus jüngerer Zeit stammen aus der Feder von SCHOLZ (1957), HILD (1959) sowie von REISER (1959).

1. Normale Morphologie der Nervenzellen
Quantitative Daten

Die Volumina der Perikarya verschiedener Nervenzelltypen scheinen nach Angaben von HYDÉN (1960), die für fixierte und eingebettete Zellen gelten, beträchtlich zu schwanken: Im Vertebratengehirn: Körnerzellen der Kleinhirnrinde 6—700 μ^3, Nervenzellen des Nucleus hypoglossus 5600 μ^3, motorische Vorderhornzellen 5000—40000 μ^3.

Daß unter normalen und pathologischen Bedingungen nicht unerhebliche Volumenschwankungen des Zellkörpers auftreten können, sei besonders unterstrichen. Trockengewichtsbestimmungen einzelner Neurone wurden sowohl an isolierten Elementen von LOWRY (1957) als auch mit Hilfe der Röntgenmikroradiographie[1] vorgenommen. Mit der letzteren Methode ergaben sich für Zellen des Deiterschen Kernes Trockengewichte von 10000 pg bis zu 20800 pg (1 picogramm = 1 micro microgramm = 10^{-12} g). HYDÉN (1960) schätzt das Naßgewicht der genannten Nervenzellen auf etwa 83000 pg.

Der Kern der Nervenzellen

Wie schon FLEMMING (1892) bemerkt hat, erscheint der Kern bei intravitaler Beobachtung als Bläschen mit nahezu homogenem Inhalt; nur mit Hilfe des Phasenkontrast- und Interferenzmikroskopes lassen sich in ihm feinverteilte Substanzen erkennen. Vor etwa 30 Jahren war die skeptisch gewordene Cytologie geneigt, den Kerninhalt als strukturlose Masse und die im fixierten Präparat sichtbar gewordenen Kernstrukturen als bedeutungslose Artefakte aufzufassen. Dieser Skeptizismus wurde durch die besonderen Verhältnisse im Karyoplasma ausgelöst. Die Chromosomen befinden sich nämlich im lebenden Nucleus großteils im Zustand stark gequollener Gelkörper. Dementsprechend ist auch der Vitalzustand des Kernes der Nervenzellen äußerst labil und leicht beeinflußbar; denn schon geringe, bei präparativen Maßnahmen kaum vermeidbare Alterationen können

---

[1] BRATTGÅRD 1957, HYDÉN 1959.

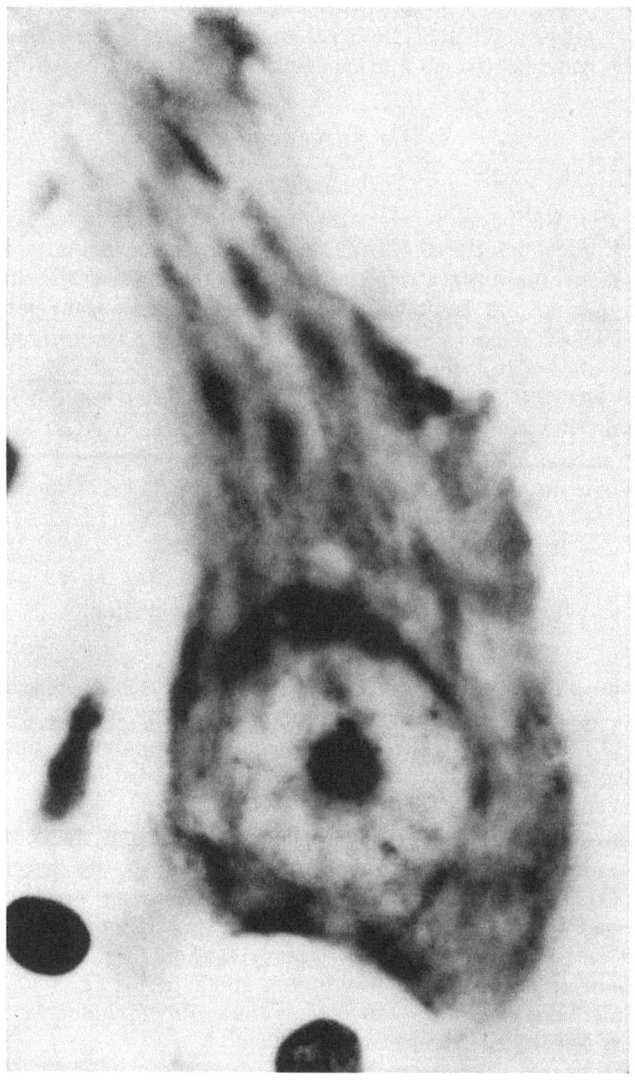

Abb. 1. Betzsche Pyramidenzelle aus der Area gigantopyramidalis der Großhirnrinde eines 29jährigen Mannes. Die Anordnung der Nisslschollen und die relative Substanzarmut des Karyoplasmas treten deutlich hervor. Der Nucleolus findet sich im Zentrum des Kernraumes. Vergr. 2016:1. (Aus ANDREW, 1956)

zu merklichen Änderungen des Kernbildes führen. Zum Beispiel werden Strukturen im Lichtmikroskop schon sichtbar, wenn der Kern mit elektrolythaltigen Lösungen in Berührung kommt.

Die Größe des Nervenzellkernes steht in gewisser Relation zur Ausdehnung des Perikaryons. Die alten Messungen von KÖLLICKER (1896) ergaben Durchmesser von 3,4—18 μ. Volumenschwankungen des Zellkernes können unter physiologischen und pathologischen Bedingungen auftreten, insbesondere bei der sog. retrograden Veränderung der Nervenzellen (s. u.). Bei den meisten Nervenzellarten pflegt der in der Regel drehrunde Kern das Zentrum des Perikaryons einzunehmen. Eine exzentrische Verlagerung kommt nicht nur gelegentlich bei pathologischen Veränderungen vor, sondern gehört durchaus zum Normalbild bestimmter Nervenzelltypen.

Am Kerninhalt (Karyoplasma, Nucleoplasma) (Abb. 1 und 2) interessiert insbesondere die stoffliche Zusammensetzung. Es ist dabei zu beachten, daß nach Behandlung mit sauren Fixationsgemischen, die in der Histologie herkömmlicherweise für die Darstellung der Kernstrukturen bevorzugt wurden, das Nucleoplasma mehr als 80% seines organischen Materials verlieren kann. HYDÉN (1960) fand für die Trockenmassenkonzentration im Kern frischer, gefriergetrockneter, motorischer Nervenzellen einen mittleren Wert von 0,20 pg/μ^3. Wie schon die Ergebnisse der experimentellen Organellenverlagerung mittels der Ultrazentrifuge vermuten ließen, scheint die Dichte des Karyoplasmas nicht wesentlich von dem des Cyto-

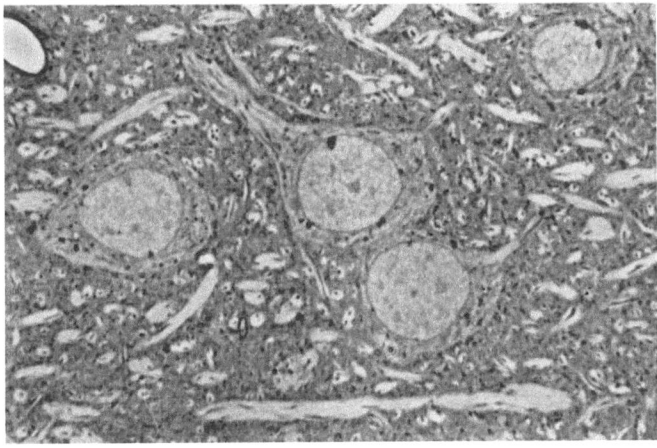

Abb. 2. Phasenkontrastmikroskopische Aufnahme eines Gebietes aus der parietalen Großhirnrinde des glutaraldehydfixierten und in Epon eingebetteten ZNS des Goldhamsters. Im Nucleoplasma der Nervenzellen sind die Substanzen großteils feinflockig verteilt. Das Nucleolarmaterial ist randständig. Die Kernmembranen sind als feine Linien sichtbar. Im Cytoplasma zeichnen sich neben rundlichen, tief osmiophilen Körpern Mitochondrien und Aggregationen der Nisslsubstanz ab. Osmiumtetroxydkontrastierung. Färbung mit Paraphenylendiamin. Vergr. 1280:1

plasmas zu differieren[1]. Dies ist vor allem für die Beurteilung des elektronenmikroskopischen Kernbildes der Nervenzellen von Bedeutung. Auf das relativ große Volumen des neuronalen Kernraumes ist wohl die spärliche Verteilung feulgenpositiver Substanzen zurückzuführen.

Von BARR, BERTRAM und LINDSAY wurde in den Nervenzellkernen weiblicher Säugetiere ein neben den Nucleolus gelagerter feulgenpositiver Chromatinkörper beschrieben. Dieser von den genannten Autoren als „Nucleolarsatellit" bezeichnete Körper hat etwa 1 μ Durchmesser.

Bei männlichen Tieren ist er dagegen selten groß genug, um identifiziert werden zu können[2].

Auch bei Menschen konnte dieses Körperchen in Kernen von sympathischen Ganglienzellen und von Purkinjezellen beobachtet werden; es wurde „Sex-Chromatin" genannt[3]. Man nahm an, daß es durch Zusammenlagerung von heterochromatischen Anteilen eines x-Chromosoms in der intermitotischen Kernphase entsteht. Bemerkt sei ferner, daß Dichte und Verteilung des Chromatins in Kernen verschiedener Nervenzellarten nicht unerheblich differieren können; als Extreme seien die Kerne der Körnerzellen der Kleinhirnrinde genannt,

---

[1] BEAMS und KING 1935.   [2] MOORE und BARR 1953.
[3] Näheres s. bei U. MITTWOCH: Sex chromosomes. New York: Academic Press 1967.

die eine äußerst dichte Chromatinpackung aufweisen, während die der großen motorischen Nervenzellen (somatochrome Nervenzellen) eine recht lockere Chromatinverteilung zeigen. Dies wurde vornehmlich auf eine stärkere Entfaltung der das Kerngerüst aufbauenden Chromosomen zurückgeführt [1]. Im Gegensatz zum Cytoplasma scheint das Karyoplasma der Nervenzellen relativ arm an anorganischen Stoffen zu sein. Jedenfalls zeigten dies u. a. die Ergebnisse von Mikroveraschungsexperimenten an primär alkoholfixierten Paraffinschnitten [2].

Die Analyse der Feinstruktur des Karyoplasmas der Nervenzellen im elektronenmikroskopischen Bild (Abb. 5) hat sich im übrigen bisher wenig ergiebig gezeigt. Seine Bestandteile sind überwiegend in Form feiner Flocken und kleiner Granula verteilt. Klumpen dichten Materials von variierender Größe finden sich zuweilen an der Kernmembran angelagert.

Charakteristisch für die meisten Nervenzellen ist ein großes Kernkörperchen (Abb. 1, 2 und 5). Der Nucleolus scheint als Organelle des metamitotischen Kerns erst bei Umwandlung von Neuroblasten in Nervenzellen, aber noch vor dem gehäuften Auftreten der Nissl-Substanz zu entstehen. Die klassische Cytologie hat an den Kernkörperchen der Nervenzellen eine basophile Außenschicht, ein oxychromatisches Zentrum, ferner regelmäßig eine oder mehrere stark lichtbrechende Vacuolen unterschieden [3]. Eingehendere Untersuchungen über Art, Vorkommen und Zahl der Nervenzellnucleolen legten in jüngerer Zeit OLZEWSKI (1954) und BEHEIM-SCHWARZBACH (1955) vor. Immerhin zeigen die Nucleolen verschiedener Nervenzellarten beträchtliche Volumensschwankungen (beim Menschen im Bereich von 2—60 μ^3) [4]. In Körnerzellen der Kleinhirnrinde lassen sich histochemisch keine Nucleolen nachweisen [5]. An großen Nervenzellkernkörperchen, wie z. B. bei denen von *Lophius Piscatorius*, konnte mittels der UV-Mikrospektrographie die höchste RNA-Konzentration in der peripheren Randzone nachgewiesen werden [6]. Besonders hervorzuheben ist die beträchtliche Massenkonzentration pro Volumeneinheit, die mit quantitativen Methoden (Röntgenmikroradiographie, UV-Mikrospektrographie) in diesen Nervenzellorganellen festgestellt werden konnte [7]. UV-mikrospektrographische Bestimmungen der Konzentration der RNA in Nervenzellnucleolen ergaben Werte von 0,5% [8]. Das Nucleolarmaterial soll nach neueren Anschauungen durch Anhäufung von RNA und Proteinen chromosomalen Ursprungs entstehen [9].

Elektronenmikroskopische Befunde haben ergeben, daß die Nucleolen der Nervenzellen von keiner Membran gegen das übrige Karyoplasma abgegrenzt sind. Als Bestandteile des Kernkörperchens wurden dicht-spiralig oder auch regellos aufgeknäulte Fäden (Nucleonema) aus Material von relativ hoher Eigendichte beschrieben [10]. In etwas lockerer Packung findet sich daneben auch feinkörniges Material [11]. Die lichtmikroskopisch als Vacuolen imponierenden Gebilde treten im Elektronenmikroskop als umschriebene Aussparungen hervor, die Substanzen von wesentlich geringerer Eigendichte enthalten dürften. Daß sich eine Kernmembran sowohl am fixierten Präparat, als auch an der lebenden Nervenzelle in der Gewebekultur [12] abzeichnet, dürfte auf dem Sichtbarwerden einer Phasengrenzfläche zwischen Nucleoplasma und Cytoplasma beruhen. Die eigentliche Umhüllung des Kerns entzieht sich der lichtmikroskopischen Auflösung. Es konnte erst durch das Elektronenmikroskop evident gemacht werden [13], daß sie aus zwei Membraneinheiten besteht, die einen perinucleären Raum umgrenzen

---
[1] HINTZSCHE 1956. [2] ALTMANN 1952. [3] SAGUCHI 1928. [4] HYDÉN 1960.
[5] TEWARI 1964. [6] HYDÉN 1960. [7] BRATTGÅRD und HYDÉN 1952. [8] HYDÉN 1960.
[9] PRESCOTT 1960.
[10] BERNHARD, BAUER, GROPP, HAGUNEAU und OBERLING 1955, HORSTMANN und KNOOP 1957.
[11] ANDRES 1961. [12] HILD 1959. [13] HARTMANN 1952, BRETSCHNEIDER 1952.

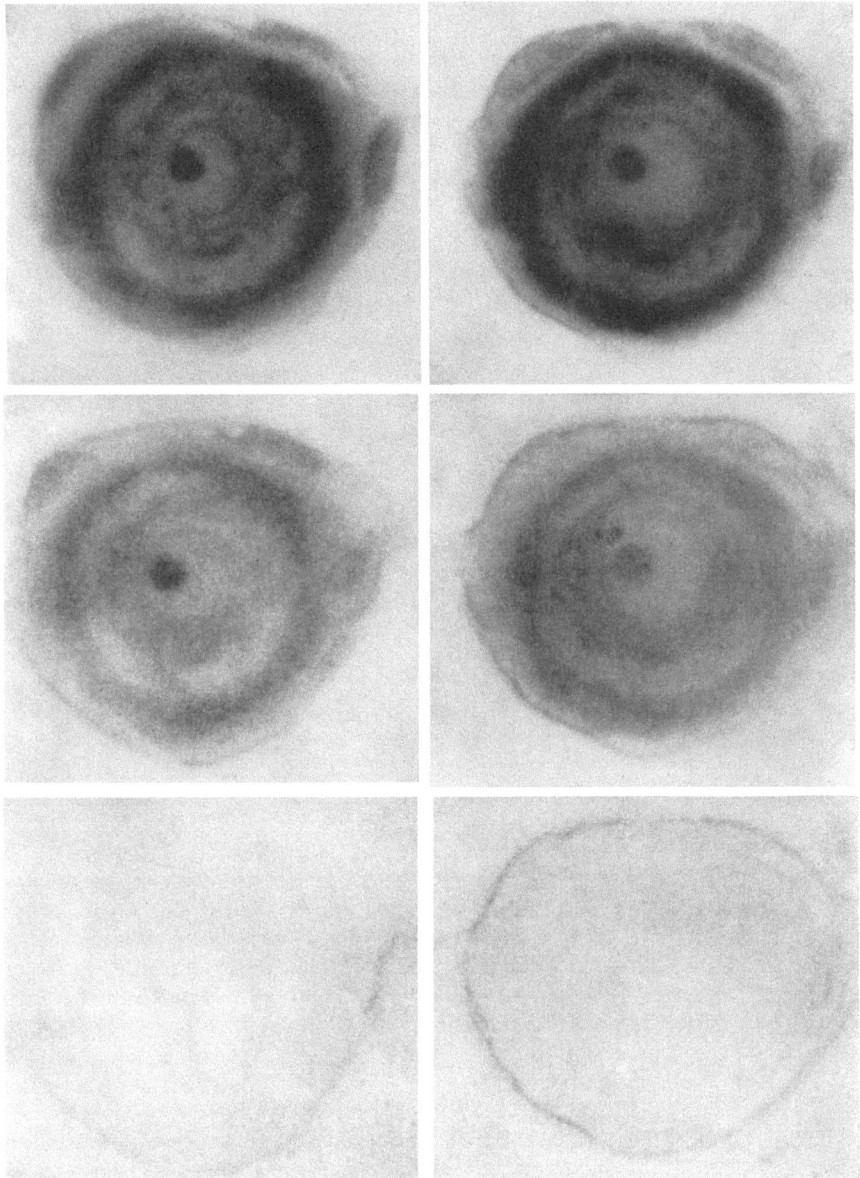

Abb. 3. Ultraviolettaufnahme einer Spinalganglienzelle des Hühnerembryos in der Gewebekultur (19 Tage) im lebenden (links) und formalinfixierten Zustand (rechts) bei drei verschiedenen Wellenlängen. Die Absorptionsmaxima der cyto- und nucleoplasmatischen Substanzen liegen bei 265 mµ. (Aus DEITCH und MOSES, 1957)

(Abb. 5 und 6). Es ist von gewisser Bedeutung, daß auch an Nervenzellen ein Zusammenhang des perinucleären Raumes mit dem endoplasmatischen Reticulum und eine Kommunikation des Karyoplasmas mit dem Cytoplasma durch Kernporen beobachtet werden kann, zumal letztere die wesentlichen Wege für einen Stoffaustausch zwischen Kernraum und cytoplasmatischem Raum darstellen dürften.

Über die Bewegungen des Kernchromatins und seine mutmaßliche Bedeutung für die Bildung cytoplasmatischer Strukturen in Nervenzellen liegen sorgfältige ältere, leider den neueren mit quantitativ-optischen Methoden arbeitenden Untersuchern zum Teil nicht bekannt gewordene Beobachtungen vor. Anhäufungen von basophilen Substanzen an der Außenseite der Kerngrenzfläche, die als sichel- oder kappenförmige Auflagerungen imponieren oder auch nur wie intensiv gefärbte basophile Kernmembranfalten aussehen, hatten bereits Spatz (1923) und später auch Saguchi (1930) veranlaßt, diese Phänomene als Ausdruck eines Stoffaustauschs zwischen Karyo- und Cytoplasma aufzufassen. Besonders Saguchi hat diese Vorgänge ungemein sorgfältig an Nervenzellen verschiedenster Vertebratenarten untersucht und in einer ausführlichen monographischen Darstellung niedergelegt. Aufgrund seiner Befunde kam er zu der Vorstellung, daß eine schwach oxyphile Substanz, die nucleolären Ursprungs zu sein schien („Nucleonephelium"),

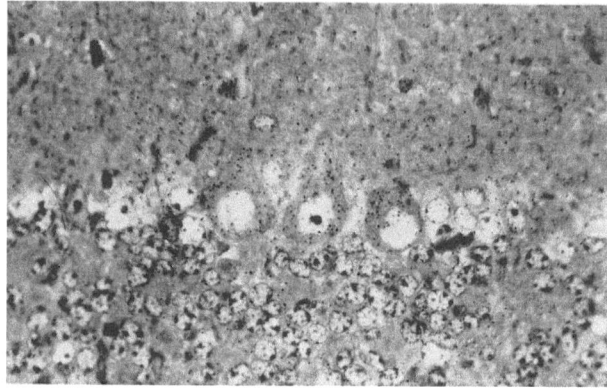

Abb. 4. Kleinhirnrinde einer Maus, die eine Dosis von 3,125 mC tritiummarkierten Leucins erhielt und nach 2 Std getötet wurde. Das Autoradiogramm des mit Thionin gegengefärbten Schnittes zeigt einen relativ starken Einbau der markierten Aminosäure im Cytoplasma der Purkinjeschen Zellen, erkenntlich an einer Häufung von Silbergranula. Diese finden sich weniger stark konzentriert im Cytoplasma der Bergmannschen Gliazellen und im Gebiet der Glomeruli cerebellosi der Körnerschicht. Verstreut sind sie auch im Grundgewebe der Molekularschicht anzutreffen. Vergr. ca. 800:1

an den Grenzbereich des Kernes verlagert wird, schließlich in das Cytoplasma gelangt („Cytonephelium") und an der Bildung der Nissl-Schollen teilnimmt. Es war also bereits möglich aufgrund der Ergebnisse sorgfältiger lichtmikroskopischer cytologischer Studien eine Einflußnahme des Kernes auf den stofflichen und strukturellen Zustand des Cytoplasmas anzunehmen. Altmann (1952) ist in neuerer Zeit Eigentümlichkeiten des Formwechsels des Kernkörperchens in Nervenzellen nachgegangen. Er hat dabei einen Übertritt von vielleicht schon vorher in naher örtlicher Beziehung zum Nucleolus angesammelten Chromosomenprodukten durch die Kernmembran festgestellt. Auch mancherlei ältere Beobachtungen im Rahmen der Ganglienzellpathologie, u. a. die perinucleäre Konzentration der chromatophilen Substanz in der Reparationsphase bei der sog. primären Reizung (s. u.), konnten für eine nucleäre Herkunft der Nissl-Substanz angeführt werden. Eine umfassende Theorie über die Wechselbeziehungen zwischen Karyo- und Cytoplasma haben die Untersuchungen von Caspersson u. Mitarb. erbracht, bei denen im wesentlichen quantitativ cytologische Methoden verwendet wurden. Caspersson[1] nahm an, daß die Proteinsynthese im Kernraum zu einem guten Teil an den Nucleolarapparat gebunden ist, ferner daß es im nucleolusnahen Chromatin zur Eiweißbildung kommt; die Produkte sollen sich vorübergehend im Nucleolus anhäufen und von dort in Richtung Kernmembran verlagert werden. Auch das färberische Verhalten der Nucleinsäuren in Nerven-

---

[1] Caspersson 1950.

zellen läßt gewisse Schlüsse zu. Es sei daran erinnert, daß Ribonucleinsäuren sich mit Methylgrün-Pyronin rot färben, während die Desoxyribonucleinsäuren grün erscheinen. Letztere geben im übrigen eine positive Feulgen-Reaktion. Erwähnung verdient hier auch die von EINARSON (1932, 1951) angegebene Gallocyanin-Chromalaunfärbung, welche vielfach zur Darstellung der Nucleotide der Nervenzelle angewandt wurde.

Die Untersucher, die sich der UV-Mikrospektrographie bedienten, beobachteten an Nervenzellen vielfach innerhalb des Kernraums einen Abfall der Absorptionswerte vom Nucleolus zur Kernmembran, an deren Außenseite Pentosenucleoproteide, häufig in umschriebener Anreicherung, vorgefunden werden. In letzter Zeit gelangte man immer mehr zu der Ansicht, daß bei allen Zellarten die Produktion der RNS im Kernraum zum wesentlichen Teil eine synthetische Leistung der Chromosomen darstellt. Ob sich diese Kernfunktionen regelmäßig auch in Größenveränderungen des Kern- und Nucleolarapparates ausdrücken, scheint noch nicht völlig geklärt zu sein. Allerdings haben auf eine gewisse quantitative Relation zwischen Nucleolus, Kern und dem Gesamtcytoplasma schon ältere Untersucher hingewiesen. Die vielfach unter bestimmten Bedingungen beobachteten Vergrößerungen des Kernkörperchens und Kernes führen BODIAN und GERSH (1947) auf eine Wasseranreicherung in diesem System zurück (vgl. S. 44). Vielleicht sind auch die experimentell erzeugten Struktur- und Größenänderungen der Nervenzellnucleolen, die ORTMANN (1952) beschrieb, auf solche Vorgänge zurückzuführen.

Die Nissl-Substanz

Eine der prägnantesten Differenzierungen des Nervenzellcytoplasmas stellt die Nissl-Substanz (Abb. 1 und 2) dar. NISSL hatte das Ganglienzellbild, das seine Methode lieferte, aufgrund der Erfahrung, daß es bei gleicher präparativer Vorbehandlung in etwa gleicher Form reproduzierbar ist, ein „Äquivalentbild" genannt. Er hatte gezeigt, daß bei strenger Anwendung der gleichen Methodik die Form, Quantität und Gruppierung der basophilen Schollen oder Substanzen in den einzelnen Ganglienzelltypen stark variiert, dergestalt, daß sie z.T. gröber erscheinen, vielfach auch regellos Anhäufungen oder netzähnliche Figuren bilden; in größeren Zelltypen erstrecken sie sich auch in basale Dendritenabschnitte. Die Methode NISSLs wurde bald eines der wesentlichsten Forschungsmittel für feinere neurohistopathologische Untersuchungen; auch für die Erfassung der normalen Zellarchitektonik des zentralen Nervensystems erlangte sie nicht geringe Bedeutung.

NISSL hatte seinerzeit die Nervenzellen in karyochrome und somatochrome Zellen eingeteilt. Bei dem ersteren Typ beherrscht der Kern das Bild der Zelle, während das Cytoplasma nur einen schmalen Saum bildet oder gar im Lichtmikroskop kaum erkennbar ist. Als somatochrom wurden dagegen die Nervenzellen bezeichnet, in deren Zellkörper deutlich Nissl-Schollen erkennbar sind. Die weiteren Punkte der deskriptiven Unterteilung NISSLs haben zum Teil nur mehr historisches Interesse.

Hinsichtlich der älteren Literatur über die Nissl-Substanz sei auf die ausführlichen Darstellungen von BIELSCHOWSKY im Stöhr-Möllendorfschen Handbuch der Mikroskopischen Anatomie, Band Nervensystem und im Handbuch der Neurologie von BUMKE-FOERSTER, Bd. I, 1935, verwiesen.

Was die stoffliche Zusammensetzung der Nissl-Körper betrifft, so hatte sich als einer der ersten HELD (1895/1897) mit diesem Problem befaßt und schon damals „Nucleoalbumine" als wesentliche Bestandteile angenommen. Nach Veraschung der Nervenzellen ist der Gehalt an mineralischen Rückständen im Bereich der Nissl-Schollen verhältnismäßig groß. Über einen nicht unbeträchtlichen Eisengehalt wurde schon von älteren Untersuchern berichtet. In neuerer Zeit zog man

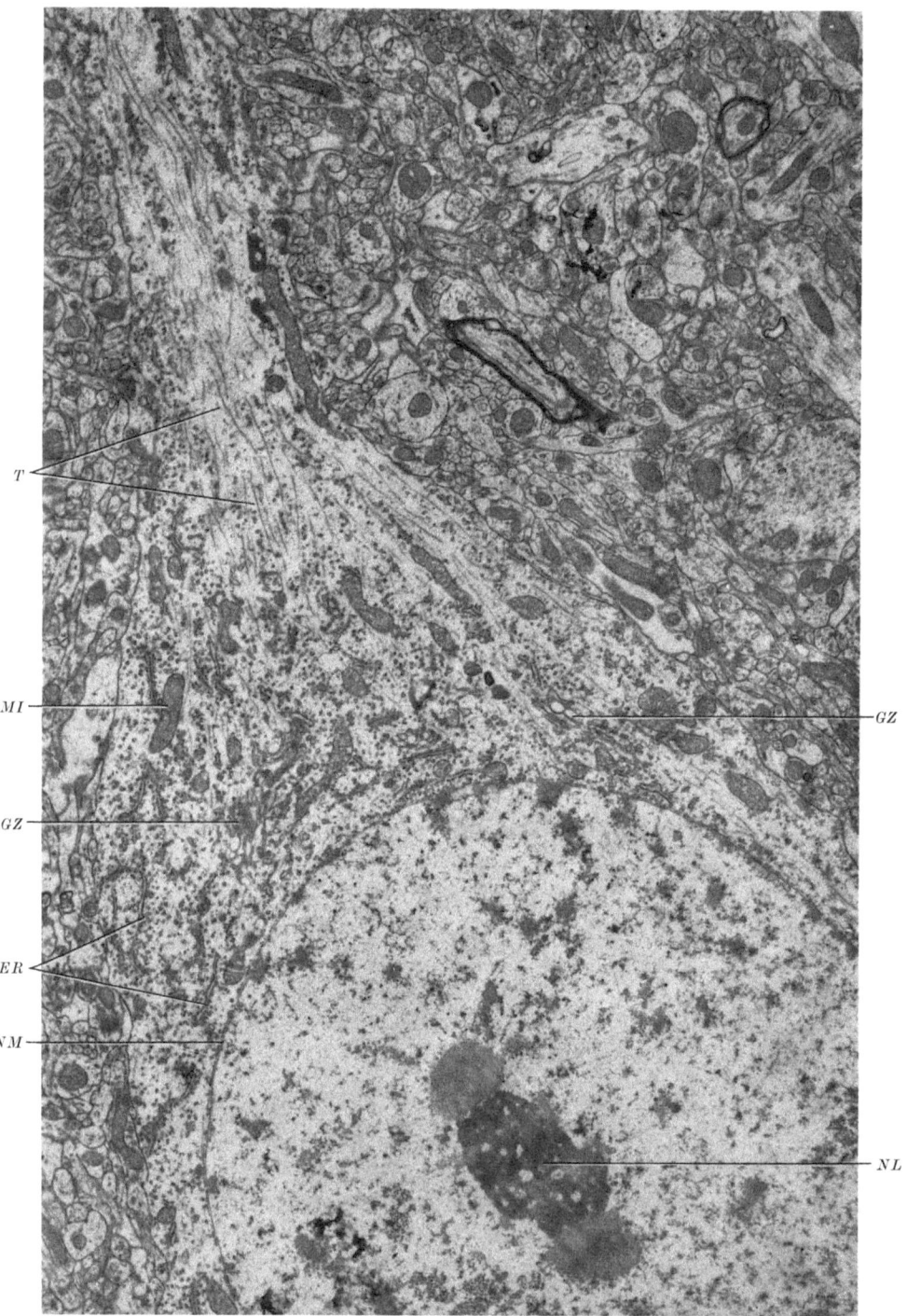

Abb. 5. Elektronenmikroskopische Aufnahme einer Nervenzelle aus der parietalen Großhirnrinde des Kaninchens. Der Kern ist durch eine aus zwei Membranen gebildete Umhüllung (*NM*) vom Cytoplasma abgegrenzt. Die Nucleoplasmasubstanzen liegen in Form locker verteilter Granula und Flocken von wechselnder Dichte vor. Die sehr dichten Nucleolarsubstanzen (*NL*) enthalten zahlreiche umschriebene Aussparungen. Material, dessen Dichte und Beschaffenheit den Nucleoplasmasubstanzen ähnelt, ist in Form großer Brocken angelagert. Im Cytoplasma finden sich als Komponenten der Nisslsubstanz einerseits membranbegrenzte Profile des endoplasmatischen Reticulums (*ER*), andererseits in Sternchen oder Rosetten angeordnete Ribosomen. An größeren Organellen finden sich ferner Mitochondrien (*MI*), Golgizonen (*GZ*). Im Grundcytoplasma sind ferner Tubuli und Filamente eingelagert, die im Ursprungskegel eines Dendriten besonders deutlich hervortreten (*T*). Vergr. 9000:1

vor allem die enzymatische Andauung mit Ribonuclease in Kombination mit der Pyronin-Färbung zur histochemischen Charakterisierung der Nissl-Substanz heran[1]. Die Färbbarkeit mit Pyronin ging nach Vorbehandlung mit Ribonuclease verloren. Auch die schon oben erwähnte UV-Mikrospektrographie konnte den Nucleoproteidcharakter der Nissl-Substanz nahezu gewiß machen (Abb. 3). Ihre hohe spezifische Absorption bei negativem Ausfall der Feulgenschen Nuclearfärbung zeigte, daß in ihr Ribonucleoproteide in hoher Konzentration vorkommen. In jüngerer Zeit haben HYDÉN und sein Mitarbeiterkreis es unternommen, mit mikroanalytischen Methoden an durch Dissektion isolierten Nervenzellen die RNS noch weiter zu analysieren. Sie bedienten sich dafür nach Extraktion und Hydrolyse einer mikroelektrophoretischen Trennungsmethode[2]. Die Gesamtmenge der RNS in verschiedenen Nervenzelltypen schwankt nach HYDÉN zwischen 50 und 1000 pg.

Es wurde bereits erwähnt, daß NISSL den Anordnungen der basophilen Substanzen in Nervenzellen lediglich den Charakter eines bei einheitlicher präparativer Methodik mit gewisser Regelmäßigkeit reproduzierbaren Äquivalentbildes beigemessen hat. In der Folgezeit wurde unter den Auspizien der Überbewertung der Nervenzellpathologie die Abhängigkeit der Anordnung der Nissl-Schollen von der präparativen Vorbehandlung und von der Fixierung vielfach diskutiert. Insbesondere HELD (1895/1897) konnte seine skeptische Einstellung bezüglich der Präexistenz der Nissl-Schollen nicht verhehlen. Er neigte dazu, die Entstehung des Nissl-Bildes in der fixierten Nervenzelle auf eine Präzipitation ursprünglich ungleich feiner und gleichmäßiger im Cytoplasma verteilter Substanzen zurückzuführen. 1935 faßte BIELSCHOWSKY die intracytoplasmatischen Anordnungen der Nissl-Substanz noch als Kunstprodukte auf. Gegen diesen Skeptizismus konnten jedoch Gefriertrocknungsexperimente[3] sowie elegante Versuche[4] unter Verwendung der Ultrazentrifuge ins Feld geführt werden. Beide Untersuchergruppen kamen aufgrund ihrer Ergebnisse zu dem Schluß, daß die Nissl-Substanz auch in den lebenden Zellen in Form gröberer Aggregationen im Grundcytoplasma verteilt sein müsse. Völlige Bestätigung fand diese Ansicht durch neuere Untersuchungen an lebenden Nervenzellen in der Gewebekultur. Hier sind vor allem die sorgfältigen Beobachtungen von HILD (1959), von DEITCH und MURRAY (1956) sowie von DEITCH und MOSES (1957) zu nennen. Die genannten Untersucher haben an lebenden Spinalganglienzellen des Hühnerembryos, vornehmlich anhand kombinierter phasenkontrastmikroskopischer und UV-mikroskopischer Beobachtungen, festgestellt, daß das chromatophile Material in der lebenden Nervenzelle weitgehend dieselbe Form und Verteilung zeigt, wie in der mit guten Fixierern, z.B. mit Osmium-Säure, behandelten. Dem Zweifel an der Präexistenz der Nissl-Schollen dürfte aufgrund dieser überzeugenden Befunde der Boden völlig und endgültig entzogen sein. Die älteren Erfahrungen bezüglich der Wandlung des Erscheinungsbildes der Nissl-Substanz durch unterschiedliche histotechnische Methoden bleiben allerdings davon unberührt.

Der Feinbau der Nissl-Substanz wurde erst in jüngerer Zeit durch das Elektronenmikroskop einer Aufklärung zugeführt (Abb. 5—7). Als eine der wesentlichsten Untersuchungen sei hier nur die grundlegende Arbeit von PALAY und PALADE (1955) angeführt. Vorausgeschickt sei, daß die feineren Strukturanordnungen im Bereich der Nissl-Substanz durchaus nicht für die Nervenzellen charakteristisch sind. Sie zeigen vielmehr eine weitgehende Ähnlichkeit mit dem sog. Ergastoplasma im Cytoplasma von Drüsen-Zellen, die proteinhaltige Sekrete abscheiden (Pankreas,

---

[1] BRACHET 1940.   [2] HYDÉN 1960.   [3] BENSLEY und GERSH 1933.
[4] BEAMS und KING 1935.

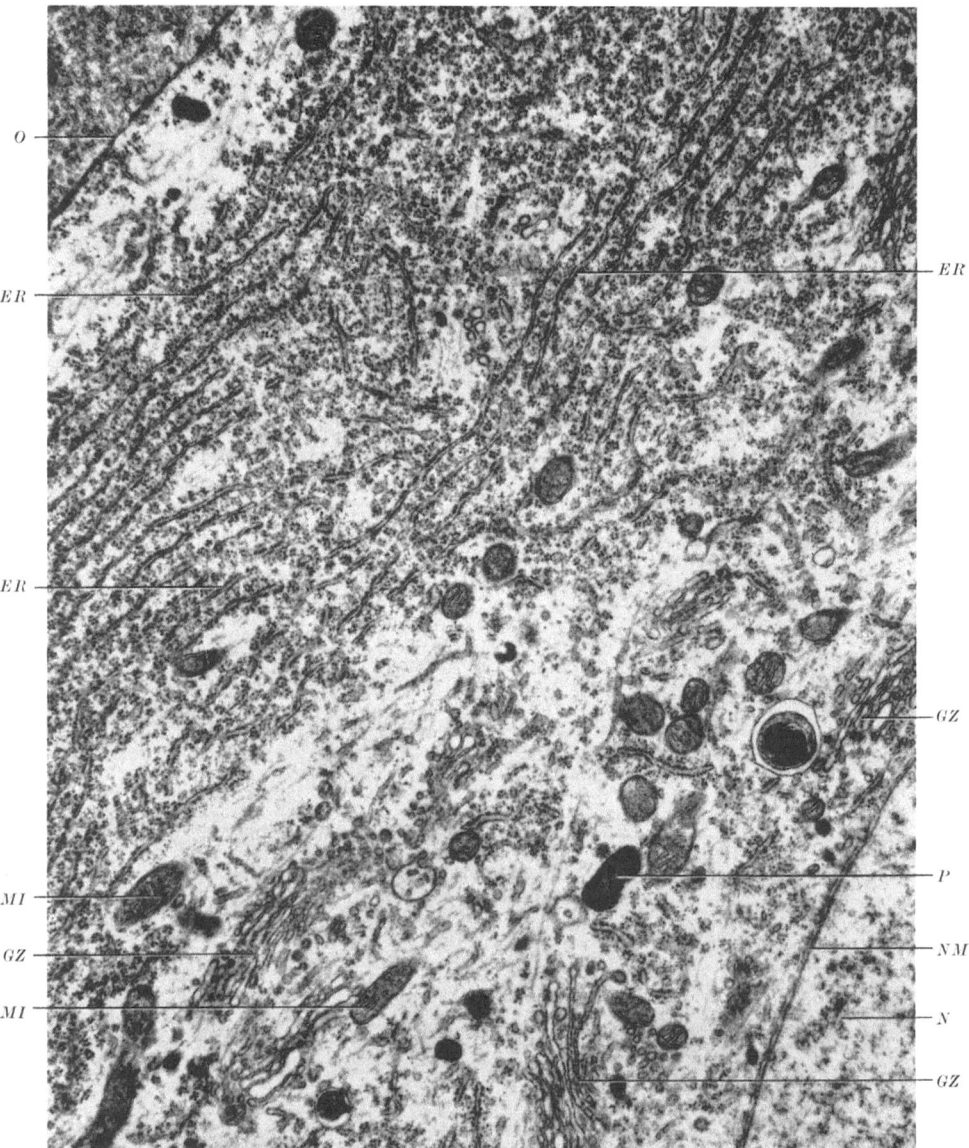

Abb. 6. Feinstruktur der Nisslsubstanz im Cytoplasma einer Nervenzelle des Nucleus facialis des Kaninchens. Die Nisslsubstanz zeichnet sich durch Ausbildung parallel gelagerter länglicher Profile des endoplasmatischen Reticulums aus, dessen Membranen Ribosomen angelagert sind. Eine große Zahl sternchen- bzw. rosettenartiger Aggregationen von Ribosomen finden sich frei im Grundcytoplasma eingelagert. In einer kernnahen Zone des Cytoplasmas, die nahezu frei von Ribosomen ist, finden sich mehrere Golgizonen (*GZ*), die sich aus dichten Stapeln geschichteten Doppelmembranen sowie Vesikeln und Granula zusammensetzen. *MI* Mitochondrien, *P* Pigmentkörper, *O* Oberflächenmembran des Perikaryons mit anliegender axosomatischer Endformation, *NM* Kernmembranen, *N* Nucleoplasma. Vergr. 18000:1

Speicheldrüsen). Bei höherer elektronenmikroskopischer Auflösung läßt die Nissl-Substanz durchwegs eine Zusammensetzung aus zwei Hauptbestandteilen erkennen, deren Anordnung und Quantität in verschiedenen Nervenzellarten erheblich abgewandelt sein kann (Abb. 6 und 7). Die eine dieser Komponenten wird als endoplasmatisches Reticulum bezeichnet, die andere wird durch granuläre Partikeln von hoher Eigendichte dargestellt. Der meist homogene Inhalt des endoplasmatischen Reticulums, der als eigene, vom Grundcytoplasma getrennte Phase aufzufassen ist, kann von Zellart und Funktionszuständen abhängige Änderungen der Beschaffenheit zeigen. Was nun die Verhältnisse im Cytoplasma der Nervenzellen betrifft, so haben PALAY und PALADE (1955) gezeigt, daß im Bereich der Nissl-Schollen die membranbegrenzten Hohlräume des endoplasmatischen Reticulums meist besonders dicht angelagert zu sein pflegen. In einigen Nervenzellarten zeigen sie sogar eine gewisse Orientierung, dergestalt, daß sehr flache gefensterte Zisternen parallel und stapelartig angeordnet sind. Beim zweiten Bestandteil der Nissl-Schollen, den dichten granulären Partikeln, deren Zahl und Verteilung im Grundcytoplasma recht unterschiedlich sein kann, handelt es sich um die von PALADE (1955) beschriebenen Granula (Palade-Granula, Ribosomen). Die Größe dieser in nahezu allen bisher untersuchten Zellen vorkommenden cytoplasmatischen Partikeln beträgt im Mittel etwa 100—300 Å. Was ihre stoffliche Zusammensetzung betrifft, so konnten PALADE und SIEKEVITZ (1956) durch ihre grundlegenden kombinierten biochemischen und elektronenmikroskopischen Untersuchungen an Leber- und Pankreaszellen zeigen, daß Ribonucleoproteine ihren wesentlichen Bestandteil darstellen. Als Komponente der Nissl-Substanz sind diese Granula zum Teil cytoplasmaseitig an den Membranen des endoplasmatischen Reticulums angeordnet. Zum anderen Teil finden sie sich im Grundcytoplasma verstreut. Wie in anderen Zellen trifft man recht häufig fünf oder mehr der in der cytoplasmatischen Matrix liegenden Körnchen zu kleinen Rosetten vereinigt an. Die Ribonucleoproteinpartikeln (Palade-Granula, Ribosomen) sind für die seit NISSLS klassischen Arbeiten bekannte, ausgesprochene Basophilie des Nervenzellperikaryons verantwortlich zu machen. BEAMS, TAHMISIAN, ANDERSON und DEVINE (1960) haben an Spinalganglien durch Anwendung der Ultrazentrifuge und nachfolgender elektronenmikroskopischer Untersuchungen nahezu gewiß gemacht, daß diese granuläre Komponente des Cytoplasmas in den lebenden Zellen tatsächlich in Form dichter, ins Grundcytoplasma eingebetteter Partikeln vorliegt. Neuere histogenetische Untersuchungen am Neuralrohr der Wirbeltiere mit dem Elektronenmikroskop[1] stellen es eindringlich vor Augen, daß die wesentlichsten morphologischen Merkmale der Neuroblastendifferenzierung in der fortschreitenden Ausbildung des endoplasmatischen Reticulums und in der Vermehrung der Ribosomen zu suchen sind. Autoradiographische Untersuchungen zeigten überdies, daß die Nervenzellen den Zellarten mit dem größten Eiweißstoffwechsel des Warmblüterorganismus zuzurechnen sind[2]. Quantität und Verteilung des Einbaus von ^{35}S Thio-Aminosäure, ^{14}C Aminosäure, ^{14}C Lysin und ^{3}H Leucin entsprechen etwa der Anordnung der Nissl-Substanz (Abb. 4). Autoradiographische Untersuchungen im elektronenmikroskopischen Bereich, die noch kaum vorliegen, dürften eine feinere Zuordnung dieser metabolischen Aktivitäten zu den Strukturen der Nissl-Substanz erlauben. Welcher Platz den Ribonucleoproteinen in dem komplizierten funktionellen Zusammenhang der Proteinsynthese im Neuron zuzuweisen ist, kann hier nicht erörtert werden. Bezüglich moderner, die Nissl-Substanz betreffender informationstheoretischer Hypothesen sei u.a. auf die Ausführungen von HYDÉN (1960) verwiesen.

Golgi-Apparat

Ältere Histologen waren intensiv bemüht, in Nervenzellen die Existenz besonderer intracellulärer Kanälchen bzw. Apparate nachzuweisen, denen die Auf-

---

[1] TENNYSON 1962, WECHSLER 1963.
[2] SCHULTZE, ÖHLERT und MAURER 1959.

gabe zugeschrieben wurde, die intracytoplasmatische Zirkulation von Flüssigkeiten zu bewerkstelligen. Unter anderen glaubte HOLMGREN (1900), ein cytoplasmatisches Kanalsystem („Trophospongium") in Nervenzellen beobachtet zu haben. Es ist durchaus nicht ausgeschlossen, daß ein Teil dieser Untersucher Elemente mit speziellen histologischen Methoden dargestellt hat, die wir heute dem endoplasmatischen Reticulum zurechnen. Dies gilt vielleicht auch, wie MALHOTRA (1960) aufgrund einer sorgfältigen Nachuntersuchung behauptet, für den ursprünglich von GOLGI an Purkinjezellen beschriebenen intracytoplasmatischen Apparat. Einen Brennpunkt des Interesses und der Meinungsverschiedenheiten bildeten seit GOLGIS Veröffentlichungen die Strukturen, die mit verschiedenen Methoden in Nervenzellen, vorzugsweise in solchen der Spinalganglien dargestellt werden können. Sie haben im Lichtmikroskop das Aussehen äußerst feiner gewundener Fäden, die miteinander anastomosieren und so ein zierliches Gitterwerk bilden.

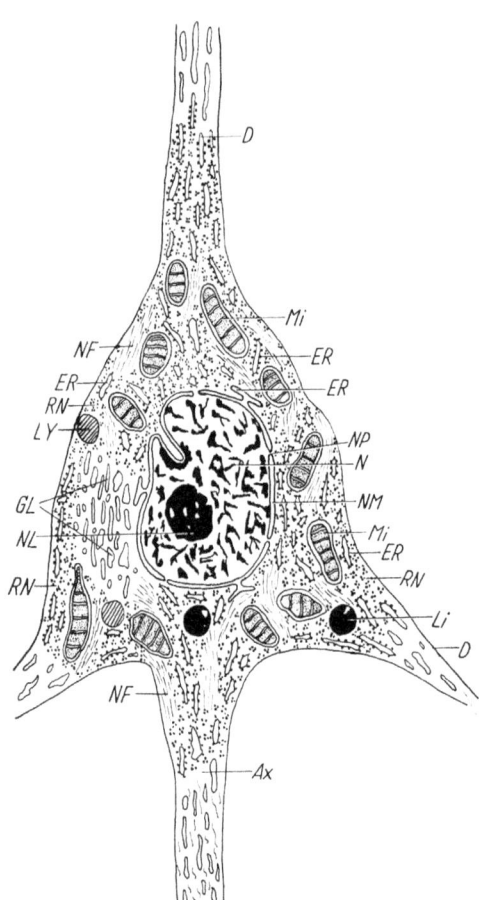

Abb. 7. Halbschematische Darstellung der Feinstruktur einer Nervenzelle (Pyramidenzelle aus der Großhirnrinde). Die Umhüllung des Kernes (NM) wird von zwei Membranen gebildet, die einen perinucleären Raum einschließen. Dieser kommuniziert mit dem endoplasmatischen Reticulum (ER), während das Nucleoplasma (N) durch Kernporen (NP) mit dem Cytoplasma kommuniziert. NL Nucleolus. Die Nisslschollen setzen sich aus zwei Strukturkomponenten zusammen: aus den cytoplasmatischen Binnenräumen des endoplasmatischen Reticulums (ER) und aus Ribosomen (RN), die teils im Grundcytoplasma, teils an den Außenseiten der Membranen des endoplasmatischen Reticulums angeordnet sind. Ferner finden sich als Bestandteile des Cytoplasmas feinere filamentöse und tubuläre Anordnungen (NF), Mitochondrien (MI), Golgizonen (GL), Lysosomen (LY), Liposomen bzw. Pigmentkörper (LI); der Abgang eines Dendriten (D) und eines Axonursprungskegels (AX) ist halbschematisch wiedergegeben.
[Aus H. HAGER, Ergebn. Biol. **24**, 1961]

Über den von GOLGI beschriebenen intracytoplasmatischen Apparat hat die klassische Cytologie eine Unzahl von Arbeiten gezeitigt: Die Zahl der Synonyme beträgt weit über 100! Golgische Netze oder Apparate wurden nicht nur in Nervenzellen von Vertebraten, sondern auch in denen von Invertebraten beschrieben. Wiederholt war man bestrebt, den Golgischen Apparat mit anderen Bestandteilen der Nervenzellen, wie mit den Neurofibrillen, der Nissl-Substanz oder den Mitochondrien, zu identifizieren. Die jüngsten Versuche in dieser Richtung stammen von DAVID und BROWN (1961). Sie stützen ihre Ansicht auf das Studium überlebender isolierter Nervenzellen im Interferenzmikroskop. In jüngster Zeit wurden dem klassischen Golgi-Apparat ähnelnde Anordnungen in Neuronen mittels des topochemischen Aktivitätsnachweises von Nucleosiddiphosphatase und Thiaminpyrophosphatase

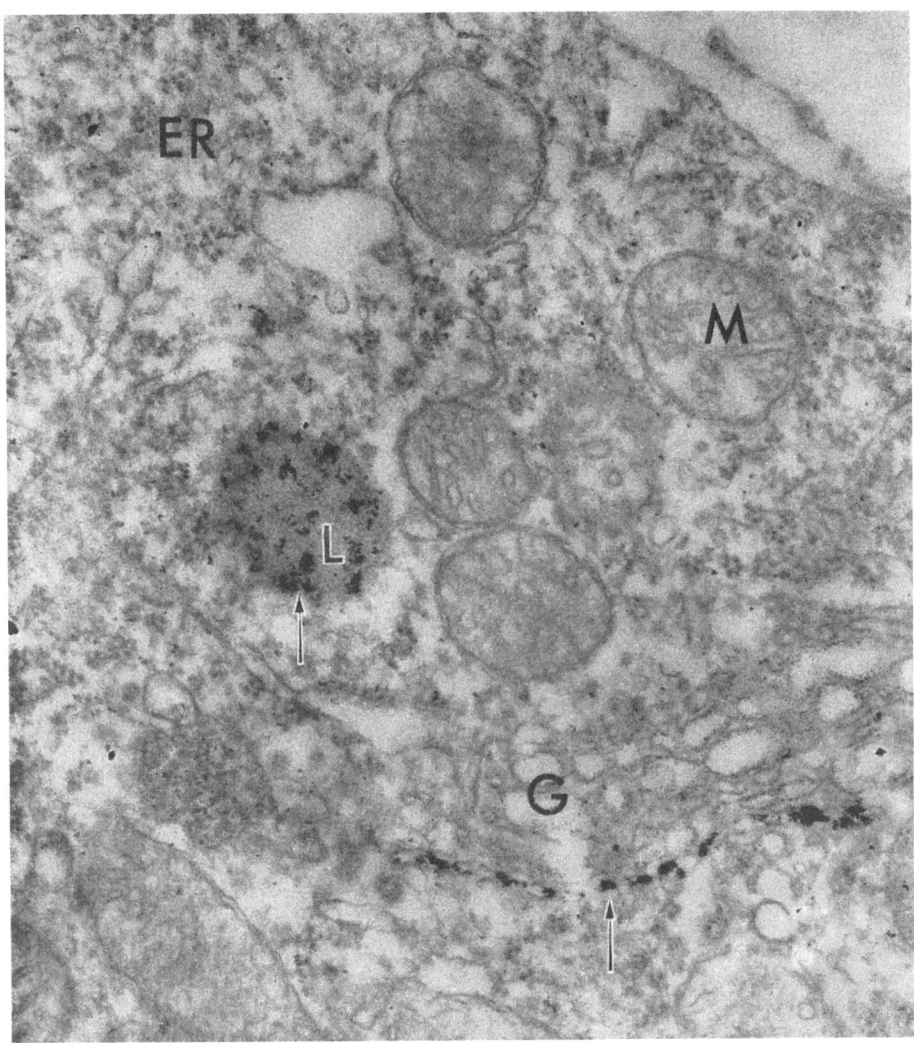

Abb. 8. Demonstration der Lysosomennatur von dichten Körpern im Cytoplasma von Nervenzellen aus der Großhirnrinde des Goldhamsters. Das Reaktionsprodukt findet sich in Form kleiner Häufchen in der Füllsubstanz eines dichten Körpers (*L*) und im Lumen einer schmalen Zisterne eines benachbarten Golgikomplexes (*G*). *M* Mitochondrien; *ER* endoplasmatisches Reticulum und Ribosomen. Vergr. 60000:1. (Aus KREUTZBERG und HAGER, Histochemie 6, 1966)

dargestellt[1]. Das endoplasmatische Reticulum schien diese Aktivitäten nicht zu zeigen. Im Phasenkontrastmikroskop läßt die in vitro kultivierte, lebende Nervenzelle keine Struktur erkennen, die mit dem klassischen Golgi-Apparat verglichen werden könnte. Es ist unmöglich, an dieser Stelle auf die Unzahl von Kontroversen einzugehen, die sich bezüglich intravitaler Präexistenz, Struktur und Funktion des Golgi-Apparates in Nervenzellen entsponnen haben. In der Neuropathologie hat dieser Strukturkomplex ohnehin bisher ein relativ geringes Interesse gefunden. Immerhin verdient Erwähnung, daß sich durch elektronenmikroskopische Untersuchungen die Grundstruktur des Golgi-Systems

---

[1] NOVIKOFF und GOLDFISCHER 1961, GOLDFISCHER 1964, SHANTHAVEERAPPA und BOURNE 1965.

und seine Eigenständigkeit als Zellorganelle klären sowie sein regelmäßiges Vorkommen in tierischen und pflanzlichen Zellen erhärten ließ. Hier sind vor allem die Arbeiten DALTONs und seines Mitarbeiterkreises zu nennen[1]. In den Nervenzellen finden sich in ein oder mehreren Cytoplasmabereichen, die in der Regel vom Kern nicht allzuweit entfernt sind und stets frei von Mitochondrien und Ribonucleoproteingranula zu sein pflegen, membranbegrenzte Anschnittprofile länglicher, flacher Zisternen, die meist dicht zu Stapeln geschichtet sind (Abb. 5—8). Daneben kommen in mehr oder minder großer Zahl vacuolen- bzw. bläschenartige Gebilde recht variierenden Durchmessers vor, deren Inhalt eine wechselnde Eigendichte zeigen kann, sich aber in der Regel ebenso wenig näher charakterisieren läßt, wie der der lamellenartigen Membranstapel. PALAY und PALADE haben diese Zonen als „agranuläres Reticulum" in verschiedenen Nervenzelltypen beschrieben. Eine besonders prägnante Beschaffenheit und Verteilung zeigen die Elemente der Golgi-Zone im Perikaryon der Purkinje-Zellen des Kleinhirns und der Spinalganglienzellen.

Mitochondrien

Der Mitochondrienreichtum des zentralnervösen Gewebes ist der älteren Histologie nicht verborgen geblieben. Schon Ende des 19. Jahrhunderts fielen in den Ganglienzellen Granula auf, die sich durch eine gewisse Affinität zu sauren Farbstoffen auszeichneten und sich auch durch Osmiumsäuregemische unschwer zur Darstellung bringen ließen. Im Cytoplasma der Ganglienzellen des Zentralorgans wurden sie als kleine Körnchen oder auch als kurze Stäbchen beschrieben. ALTMANN (1890) hat unter dem Eindruck dieser Beobachtungen die Theorie aufgestellt, daß es sich bei diesen Körpern um „Elementarorganismen" handle, welche von ihm als die letzten, nicht weiter unterteilungsfähigen Träger der Lebenserscheinungen angesehen wurden („Altmannsche Granula"). Wenig später führte HELD für diese Gebilde die Bezeichnung „Neurosomen" ein. An synonymen Benennungen waren in der älteren Literatur die Ausdrücke „Blastosomen", „fuchsinophile Körnchen", „Chondriosomen" und „Mitochondrien" in Gebrauch. Bezüglich der Funktion dieser im Bereich der Auflösung des Lichtmikroskopes liegenden Körper (Abb. 2) haben seinerzeit HELD und CAJAL nur sehr vorsichtige Annahmen geäußert. Immerhin dachte man schon damals daran, sie mit dem Stoffwechsel der Nervenzelle in nähere Beziehung zu bringen. Aufschlußreich sind auch heute noch die nahezu vergessenen Arbeiten von MARINESCO, der das färberische Verhalten und die Quantität dieser Körper an verschiedenen Zelltypen des Zentralorgans geprüft hat und zu der Ansicht kam, daß sie als Träger von Fermenten in Betracht zu ziehen seien. Übrigens hatte schon ALTMANN daran gedacht, daß die Granula vielleicht für die „innere Zellatmung" von Bedeutung sein könnten, denn er bezeichnete sie gelegentlich auch als „Ozonophoren". MARINESCO (1924) hatte als einer der ersten die Oxydase-Reaktion für Untersuchungen am Nervensystem angewandt. Die mit dieser histochemischen Methode erhobenen Befunde zeigten große Ähnlichkeit mit den Altmannschen und Heldschen Bildern. BIELSCHOWSKY hob auch bereits hervor, daß die Mitochondrien der Nervenzellen mit den fuchsinophilen Körnchen, die nach der Methode ALZHEIMERs darstellbar sind, identisch sein dürften. Bezüglich der färberischen Mitochondriendarstellung ist noch die am lebenden oder überlebenden Zellmaterial anwendbare Janus-Grünmethode zu erwähnen. Sie hat bis in die jüngste Zeit eine gewisse Bedeutung behalten. Im Dunkelfeld und mit der Phasenkontrast-Methode können Mitochondrien, wie u. a. HILD gezeigt hat, in lebenden Nervenzellen unter den Bedingungen der Gewebekultur beobachtet werden. Dabei sind die Organellen als

---
[1] DALTON 1961.

kleine Stäbchen, Fädchen oder Körnchen erkennbar, die eine stärkere Lichtbrechung als das Grundcytoplasma besitzen und oft regen Formwechsel zeigen. Eine Verwechslung mit anderen Organellen oder cytoplasmatischen Einschlüssen ist dabei nicht auszuschließen. Erst die hohe Auflösung des Elektronenmikroskops machte die Innenstruktur der Mitochondrien erkennbar (Abb. 5—7). Im Cytoplasma der Nervenzellen überwiegen Mitochondrien des sog. Cristaetypes[1]. Ihre Umhüllung wird durch zwei Elementar-Membranen von etwa 50 Å Dicke gebildet, die sich nach ROBERTSON (1959) am permanganatfixierten Material in ähnlicher Weise wie die Zellmembran nochmals unterteilen lassen. Bezüglich der Feinstruktur der Mitochondrienmembranen sind mit hoher elektronenmikroskopischer Auflösung, zum Teil mit Hilfe des sog. „negative staining", in jüngster Zeit weitere Befunde erhoben worden[2], auf die wir hier nicht weiter eingehen können. Die Cristae entstehen durch Einfaltungen der inneren Membran, die im Schnitt als Leisten erscheinen und gewöhnlich nahezu rechtwinklig zur Längsachse der Organellen angeordnet sind. Durch Einstülpungen können auch schlauchförmige bzw. zottige Innenstrukturen (Tubuli) gebildet werden. Der tubuläre Mitochondrientyp kommt jedoch in Nervenzellen der Warmblüter recht selten vor. Die Grund- oder Füllsubstanz (Matrix) der Mitochondrien ist also meist durch Leisten bzw. Septen mehr oder minder vollkommen in kleine Kammern abgeteilt. Bezüglich der umfangreichen, ständig wachsenden Literatur über morphologische und biochemische Feststellungen an Mitochondrien sei auf die Übersicht von NOVIKOFF (1961) verwiesen.

Was die Verteilung der Mitochondrien im Cytoplasma der Nervenzellen betrifft, so hatten lichtmikroskopische Beobachtungen[3] zu der Annahme geführt, daß diese Organellen vorzugsweise in von der Nissl-Substanz freien Cytoplasmabereichen liegen. Im Elektronenmikroskop erkennt man dagegen, daß sie sich durchaus auch in den Strukturkomplexen der Nissl-Substanz eingebettet finden können (Abb. 5 und 6).

Cytosomen, Lysosomen

Als Cytosomen wurden von LINDNER (1957) und SCHULZ (1958) Organellen bezeichnet, die aufgrund ihrer Beschaffenheit und Abmessungen mit dem Lichtmikroskop von den Mitochondrien nicht abgrenzbar sein konnten; im Elektronenmikroskop wurden sie als meist rundliche Gebilde erkennbar, deren Füllsubstanz im Vergleich zum Grundcytoplasma wesentlich dichter war und homogen bis körnig erschien. Ähnliche, aber kleinere Körper wurden im Leber- und Nierengewebe beobachtet und als „microbodies" bezeichnet[4]. Recht häufig wurden Ablagerung und Anreicherung von Stoffen innerhalb von Cytosomen beobachtet. Auf diese Prozesse ist bei der Darstellung von Speicherungsvorgängen in Nervenzellen (vgl. S. 85) noch weiter einzugehen.

Der entscheidende Anstoß für eine Charakterisierung dieser cytoplasmatischen Körper kam jedoch von biochemischer Seite. DE DUVE und sein Mitarbeiterkreis berichteten 1955 über eine Partikelfraktion, die ursprünglich aus der Rattenleber gewonnen wurde, und in der sich zahlreiche Hydrolasen (saure Phosphatase, Ribonucleasen, Desoxyribonucleasen, Kathepsin, Phosphoprotein-Phosphatase, β-Glucuronidase u. a.) nachweisen ließen. Wegen dieser Eigenschaften wurden die vorerst nur biochemisch charakterisierten Körper als Lysosomen bezeichnet. Auch aus Hirngewebe gewonnene Lysosomen wurden in jüngerer Zeit biochemisch hinsichtlich ihrer Enzymausstattung untersucht[5]. KÖNIG (1962) nimmt an, daß

---
[1] PALADE 1953, SJÖSTRAND 1953.   [2] FERNANDÉZ-MORÁN 1963, SJÖSTRAND 1963.
[3] BIELSCHOWSKY 1935.
[4] RHODIN 1954, GANSLER und ROUILLIER 1956, ROUILLIER und BERNHARD 1956.
[5] SELLINGER, RUCKER, DE BALBIAN, VERSTER 1964, VERITY und BROWN 1964.

Glykolipoide (Ganglioside) am Aufbau der Lysosomen der Nervenzellen beteiligt sind. Die elektronenmikroskopische Untersuchung der Lysosomenfraktionen führte zu dem Ergebnis, daß sie großteils aus Körpern zusammengesetzt sind, die sich morphologisch mit den Cytosomen identisch zeigen. Bezüglich der Feststellungen über die Fermentausstattung und Funktion der unter dem Sammelbegriff der Lysosomen zusammengefaßten Körper in verschiedenen Geweben muß auf die Übersicht von NOVIKOFF (1961) verwiesen werden. Ansätze zu einer Differenzierung aufgrund elektronenmikroskopisch-histochemischer Nachweismethoden ergeben sich aus den grundlegenden Untersuchungen MILLERS (1962, 1963). Von den Hydrolasen, die in Lysosomen vorkommen, hat in der Histochemie des Nervensystems besonders die saure Phosphatase Beachtung gefunden. Als gebräuchlichste histochemische Nachweismethode hat sich das von GOMORI (1949) angegebene Verfahren bewährt. Histochemische Untersuchungen über das Verhalten der sauren Phosphatase in Nervenzellen hat COLMANT (1961) in einer Übersicht kritisch zusammengestellt. Bei Anwendung bestimmter Aldehyde als Fixationsmittel läßt sich nach unseren Erfahrungen im Lichtmikroskop die Aktivität der sauren Phosphatase in Beschränkung auf Granula einheitlicher Größe darstellen, die im Cytoplasma der Nervenzellen verteilt sind. Was die topochemische Demonstration der sauren Phosphatase im Elektronenmikroskop betrifft, so haben OGAWA, SHINONABA und SUZUKI (1962), HAGER und KREUTZBERG (1964, 1966) Untersuchungen am Nervengewebe durchgeführt. Letztere verwandten die von MILLER (1962) angegebene Methode in modifizierter Form. Die Lokalisation des Reaktionsproduktes erlaubt die Identifizierung eines großen Teils der Cytosomen der Nervenzellen als „Lysosomen" (Abb. 8). Auch in einigen Zisternen der Golgi-Zonen der Nervenzellen läßt sich die Enzymaktivität nachweisen. Dies kann als Hinweis auf einen genetischen Zusammenhang der Lysosomen mit diesem Organellensystem gewertet werden. MILLER (1963) hat jüngstens darauf hingewiesen, daß in bestimmten Geweben ein Teil der Lysosomen aufgrund des in ihnen nachweisbaren gespeicherten Materials und anderer Strukturen vorausgegangenen Resorptions- und Verdauungsvorgängen seinen Ursprung verdanken dürfte. Ferner sei zum Verständnis späterer Darlegungen jetzt schon bemerkt, daß DE DUVE (1963) und MILLER (1963) den Lysosomenbegriff dahingehend erweitert haben, daß neben Verdauungsvacuolen, die durch Phago- oder Pinocytose aufgenommenes Material und hydrolytische Enzyme enthalten (Phagosomen), auch autolytische Herde im Cytoplasma normaler oder geschädigter Zellen (Autolytic pockets, Cytolysomen) und schließlich Restkörper („Residual bodies"), die möglicherweise Endstadien von Verdauungs- oder autolytischen Vorgängen darstellen, den Lysosomen zuzuordnen sind. Als primäre Lysosomen sind nach MILLER (1963) lediglich zymogenartige Granula, die als Speicher für neu synthetisierte Enzyme dienen, aufzufassen. Demnach wären diesen primären Lysosomen die Granula der Leukocyten zuzuzählen[1]. Ob es sich in den Nervenzellen bei den äußerst zahlreichen mit der Phosphatase-Reaktion markierbaren Körpern durchwegs um „sekundäre" Lysosomen handelt, läßt sich vorerst nicht entscheiden.

Pigmente in Nervenzellen

In jüngster Zeit haben sich Hinweise gehäuft, daß die im vorhergehenden Abschnitt behandelten Lysosomen Beziehung zu der Bildung bestimmter endogener Pigmente haben dürften. Diese körnigen Elemente, die sich im Cytoplasma der Ganglienzellen des Zentralnervensystems, der Spinalganglien und der sympathischen Ganglien mehr oder minder gehäuft finden, wurden schon von der älteren Histologie hinsichtlich ihrer morphologischen und chemischen Eigen-

---
[1] COHN und HIRSCH 1960.

schaften in zwei Grundformen eingeteilt: das *Lipofuscin* und das *Melanin*. Größere Verbreitung sowie physiologische und pathologische Bedeutung im Nervensystem kommt der ersteren Pigmentform zu. Sie ist beim Menschen nach dem 3. Lebensjahrzehnt in einem großen Teil der Nervenzellen nachweisbar. Über Ort und Quantität des Auftretens dieses Pigmentes im Zusammenhang mit dem Lebensalter hat seinerzeit OBERSTEINER (1904) genauere Angaben gemacht. Auf ihn geht die Bezeichnung lipophobe für pigmentarme bzw. pigmentfreie Zellen zurück; als lipophile Nervenzellen bezeichnete er solche Elemente, die einen großen Reichtum an gelbem Pigment zeigen. Dieses pflegt sich in manchen Ganglienzellen in der Nähe des Zellkerns angehäuft zu finden; in großen Pyramidenzellen ist es vielfach auch an der Basis des Zellkörpers, in großen motorischen Zellen gelegentlich auch in der Nähe des Ursprungskegels des Achsenzylinders eingelagert[1].

Als lipophile Zellen sind neben den motorischen Zellen im Gehirn und Rückenmark vor allem die großen Neurone des Thalamus sowie die Zellen des Nucleus dentatus, der unteren Olive, des Corpus geniculatum laterale sowie des resistenten Bandteiles und des Endblattes des Ammonshorns zu nennen. Im Gegensatz zum Menschen kommt bei der Mehrzahl der Säugetiere im Zentralnervensystem gelbes Pigment nur in geringem Ausmaß vor.

Seit langem ist bekannt, daß das gelbe Pigment in Nervenzellen mit Fettfarbstoffen mehr oder minder gut tingierbar zu sein pflegt, und daß diese Färbbarkeit nach Alkoholextraktion verloren geht. Das spektrographische Verhalten des Nervenzellpigments, das HYDÉN (1952) untersucht hat, ergab gewisse Aufschlüsse über die stoffliche Zusammensetzung. Es dürfte sich nach diesen Ergebnissen um ein Lipoproteid mit einem der Gruppe der Pterine angehörenden komplexen Chromophor handeln. Neuere Messungen der Hydénschen Arbeitsgruppe an Nervenzellen[2] ergaben bei Pigment in situ nach vorausgehender enzymatischer Entfernung der RNS ein Absorptionsmaximum bei 2900—2950 Å. Die mikrofluorimetrisch gemessene Fluorescenz wies ein scharfes Intensitätsmaximum bei 5000 Å nebst einem schmalen Band bei 4600 Å auf. Die Masse lag um 50%, der Lipidgehalt um 30% höher als der des Restcytoplasmas. Beiläufig sei noch erwähnt, daß biochemische Untersuchungen an durch Zentrifugation weitgehend gereinigtem Lipofuscin ergeben haben, daß es zu einem wesentlichen Anteil aus Proteinsubstanzen besteht[3]. SAMORAJSKY, ORDY und KEEFE (1965) haben darauf hingewiesen, daß die Lipofuscingranula in Nervenzellen neben einer intensiven Anfärbbarkeit mit Fuchsin eine gelbweiße Fluorescenz in ultraviolettem Licht zeigen. Auch Lysosomen bringen den gleichen Effekt hervor. Biochemische Untersuchungen an isolierten Lipofuscingranula des Herzmuskels führten zu dem Ergebnis, daß Phospholipide nahezu Dreiviertel des totalen extrahierbaren Lipidvolumens einnehmen. Chromatographisch ließ sich an solchen Präparaten zeigen, daß die intensivste spezifische Fluorescenz in der Nicht-Phospholipidfraktion vorliegt.

Weitere histochemische Feststellungen am Lipofuscin menschlicher Nervenzellen hat STAMMLER (1959) mitgeteilt. Er fand eine positive PAS-Reaktion, die auf Glykol-Gruppen in kohlenhydrathaltigen Verbindungen zurückgeführt wurde. Eine leicht extrahierbare Lipoidkomponente war mit Sudan III färbbar, während ein nichtlöslicher Rest mit Sudan B darstellbar war. Auf diesen Lipoidrest, der aus oxydierten ungesättigten Fettsäuren bestehen soll, führt der Untersucher die Eigenfarbe des Pigments zurück. Die histochemischen Befunde bezüglich der Proteinkomponente ließen keine über das schon Bekannte hinausgehenden Schlüsse zu.

---
[1] SPIELMEYER 1922.   [2] HYDÉN 1960.
[3] SIEBERT, HEIDENREICH, BÖHMIG und LANG 1955.

Im Elektronenmikroskop stellt sich das gelbe Pigment in den Nervenzellen in Form von scharf begrenzten, 0,1—1 μ großen, runden bis birnenförmigen Gebilden dar, die zum Teil von dichten, feingranulären Substanzen erfüllt sind. Nicht selten ist eine meist exzentrisch gelegene Vacuole vorhanden, deren Inhalt eine wesentlich geringere Dichte aufweist (Abb. 9). Gelegentlich finden sich jedoch auch geschichtete Lamellensysteme in der Binnensubstanz dieser Körper. Besonders eingehend wurden die in Spinalganglien vorkommenden Lipofuscingranula elektronenmikroskopisch untersucht[1]. Im Zentralnervensystem zeigen sie nach unseren Erfahrungen grundsätzlich die gleiche Beschaffenheit. SAMORAJSKY, ORDY und KEEFE (1965) beobachteten, daß im Cytoplasma sensorischer und motorischer Nerven-

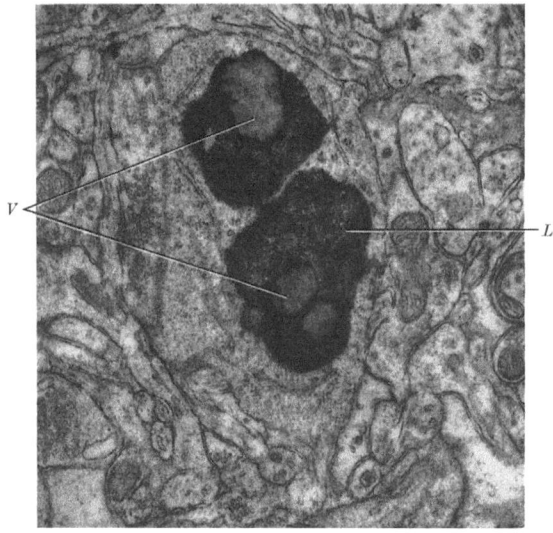

Abb. 9. Pigmentkörper im Cytoplasma eines zellkörpernahen Dendritenabschnittes. Parietale Großhirnrinde des Kaninchens. In der Füllsubstanz des Körpers lassen sich dichte osmiophile Granula, feine lamelläre Zeichnungen (L) und exzentrische Vacuolen (V) erkennen. Letztere enthalten eine homogene Substanz von mittlerer Dichte. Vergr. 30 000:1

zellen zwei deutlich voneinander abtrennbare Pigmentformen vorkommen. Wenn sich sehr zahlreiche Pigmentgranula im Cytoplasma eingelagert finden, sind die Einzelelemente gewöhnlich klein, ihr Durchmesser beträgt um 1 μ; sie sind meist gleichförmig über das Cytoplasma verteilt und besitzen eine dichte homogene Matrix, in der sich nur einige Bänder oder Lamellen eingelagert finden. Wenn die Pigmenteinlagerungen weniger zahlreich sind, sind die einzelnen Pigmentkörper oft größer (um 2 μ) und weisen eine wesentlich komplexere Innenstruktur in Form von Lamellen und Bändern auf, welche eine Periodizität von 70 Å zeigen und gelegentlich auch fusionieren, so daß es zur Bildung von hexagonalen Anordnungen kommen kann.

Eine größere Zahl von Befunden, die NOVIKOFF (1961) zusammenfassend dargestellt hat, weist darauf hin, daß der Bildung des Lipofuscinpigmentes primär Ablagerungen und Abbauvorgänge in Lysosomen zugrunde liegen dürften. So wurde, wie NOVIKOFF berichtet, u.a. in aus menschlichen Herzmuskeln isoliertem gelben Pigment ein hoher Gehalt an sauren Phosphatasen nachgewiesen.

Im Gegensatz zum Lipofuscin pflegt das *Melanin* (Abb. 10) in menschlichen Gehirnen sich auf Nervenzellen bestimmter Hirnörtlichkeiten (Substantia nigra, Locus

---
[1] HESS 1955, CERVOS-NAVARRO 1959, ANDRES 1961.

coeruleus und Ala cinerea) zu beschränken. Dagegen ist bei den meisten Säugetieren mit Ausnahme der Affen und gewisser Halbaffen[1] dieses schwarzbraune Pigment in den genannten Hirnörtlichkeiten nicht nachzuweisen. Die erstaunliche Resistenz des Melanins der Nervenzellen gegenüber histologischen und chemischen Prozeduren ist schon älteren Untersuchern aufgefallen. In neuerer Zeit hat histochemische Befunde am Melaninpigment u.a. SACHS (1943) erhoben. Er neigte dazu, das Melanin der Ganglienzellen von den in der Epidermis, Chorioidea und Leptomeninx vorkommenden Melaninen zu trennen und den grauen Organpigmenten (Fuscinen) zuzurechnen. Über die Differenzierbarkeit, Zusammensetzung und Entstehung dieser Pigmentgruppe ist jedoch noch so wenig Sicheres bekannt, daß man wohl berechtigt ist, auch das dunkle Nervenzellpigment weiterhin als Melanin zu bezeichnen.

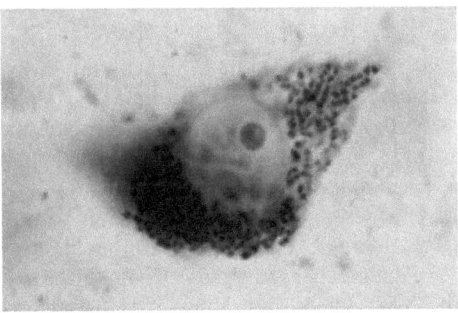

Abb. 10. Melaninhaltige Nervenzelle aus der Substantia nigra eines 73jährigen Mannes. Cresylecht-Violett. Vergr. 340:1. (Aus HILD, Hdb. Mikr. Anat., Bd. 4/Teil 4, 1959)

Fibrilläre bzw. tubuläre Differenzierungen im Grundcytoplasma der Nervenzellen

Das Vorkommen fibrillärer bzw. faseriger Elemente im Zellkörper der Neuronen wurde schon zu Beginn der zweiten Hälfte des vorigen Jahrhunderts diskutiert. Jedoch erst um die Jahrhundertwende gelang es mit Hilfe von Silberimprägnationstechniken, die den grundlegenden Arbeiten von CAJAL und BIELSCHOWSKY zu verdanken waren, Neurofibrillen in verschiedenen Nervenzelltypen, allerdings in recht unterschiedlicher Ausprägung und Anordnung darzustellen. In der Folge kam es zu lebhaften Auseinandersetzungen über Natur, funktionelle Bedeutung und insbesondere über die Präexistenz dieser Gebilde im Cytoplasma der lebenden Nervenzellen. So kam u.a. APATHY (1895, 1897, 1898) aufgrund seiner Fibrillenbefunde am Nervensystem wirbelloser Tiere zu der Überzeugung, daß die Neurofibrillen den wesentlichsten spezifischen Bestandteil des Nervengewebes darstellen dürften und als das „Nervöse" schlechthin anzusehen seien. Im Gegensatz dazu wurde schon frühzeitig die Auffassung mit Nachdruck vertreten, daß der Fibrillenapparat vielleicht eher ein Stützapparat des Cytoplasmas sei und ihm demnach im wesentlichen mechanische Funktionen zukämen. Es verdient Erwähnung, daß CAJAL die Bezeichnung Neurofibrillen vermied und es vorzog, vom fibrillären Gerüst der Neuronen zu sprechen, um jede Präjudizierung zu vermeiden.

Die Diskussion bezüglich der Präexistenz der fibrillären Strukturen in Nervenzellen begann etwa um die Jahrhundertwende und setzte sich mit nahezu unverminderter Schärfe bis in die jüngste Zeit fort. Es ist hier nicht der Ort, die umfangreichen Spekulationen zu erörtern, die bezüglich dieser Strukturen angestellt

---

[1] SCHERER 1944.

wurden, zumal sie durch BIELSCHOWSKY (1929/1935) eine ausführliche und kritische Würdigung gefunden haben. Es sei hier nur an die Ansichten PETÉRFIs (1929) erinnert; er nahm an, daß in den lebenden Nervenzellen eine latente Struktur gegeben sei, die jeweils das Bild, das in histologischen Präparaten mit entsprechenden Methoden erscheint, determiniert. Widersprüche zeigten auch die Mitteilungen über Beobachtungen von fibrillären Strukturen im Cytoplasma unfixierter bzw. lebender Nervenzellen[1]. Beobachtungen aus jüngerer Zeit von HILD, sowie von DEITSCH und MURRAY (1956) an lebenden Ganglienzellen in der Gewebekultur scheinen darauf hinzuweisen, daß Anordnungen, die Fibrillenbahnen ähneln, aufgrund von Dichteunterschieden im Grundcytoplasma mit Hilfe des Phasenkontrastmikroskopes erkennbar werden. Auch elektronenmikroskopische Befunde weisen nach eigener Erfahrung darauf hin, daß die klassischen Neurofibrillenbilder einer besonderen Differenzierung des Grundcytoplasmas ihren Ursprung verdanken dürften. Es lassen sich zwar im Cytoplasma der Nervenzellen, das frei von Strukturelementen der Nissl-Schollen ist, keine feinstrukturellen Anordnungen erkennen, die direkt und eindeutig zu den Fibrillenbahnen in Beziehung gebracht werden können, wie sie sich mit Hilfe der Imprägnationsmethoden durch Ablagerungen reduzierten Metalls im Lichtmikroskop abzeichnen. Doch sind nach Fixation mit Osmiumsäuregemischen häufig im Grundcytoplasma feine Filamente zu beobachten, deren Durchmesser in der Größenordnung von 50—150 Å liegen. Diese vielfach als Neurofilamente bezeichneten Gebilde zeigen zuweilen eine Ausrichtung und lockere Bündelung[2] (Abb. 7). Es ist leicht einzusehen, daß bei der Denaturierung des Cytoplasmas im Gefolge der histologischen Präparationsmethoden fibrillenartige, mit Metall leicht imprägnierbare Aggregationen durch die Verklumpung dieser feinen filamentösen Elemente entstehen können. Neues Interesse gewann das Problem der „filamentösen" Differenzierung des Grundcytoplasmas in jüngster Zeit. Wir machten gleich anderen Untersuchern die Erfahrung, daß bei Fixierung mit bestimmten Aldehyden die Strukturen im Cytoplasma, die wir bisher als filamentös ansahen, sich zum großen Teil als kleine Schläuche (Tubuli) darstellen (Abb. 5 und 6). Die Verbreitung dieser „Microtubuli" („Neurotubuli") im Grundcytoplasma der verschiedensten tierischen Zellarten und ihre mutmaßliche Bedeutung wurde in jüngster Zeit von PORTER, LEDBETTER und BADENHAUSEN (1964) und von BEHNKE (1964) dargestellt und diskutiert. Man neigte dazu, diesen „Microtubuli" die Rolle eines „Cytoskelets" zuzuschreiben, welches an der Ausbildung und Aufrechterhaltung der Zellform beteiligt sein soll. Ihr häufiges Vorkommen in Zellbezirken, in denen Cytoplasmabewegungen ablaufen, wurde mit als Argument für diese Auffassungen angeführt. Damit würden die Vorstellungen, die ältere Autoren, u.a. SCHAFFER, über eine „Stützfunktion neurofibrillärer Strukturen" entwickelt haben, durch jüngste cytologische Befunde und Anschauungen neue Gestalt gewinnen.

Neurosekretorische Phänomene

Neurosekretorische Vorgänge in Nervenzellen von Vertebraten sind in den letzten 2 Jahrzehnten im breitesten Umfang untersucht und zusammenfassend dargestellt worden[3]. Daher können wir uns hier auf einige wesentliche Gesichtspunkte beschränken. Die Erforschung neurosekretorischer Phänomene im Zentralnervensystem wurde durch COLLIN (1924, 1928) eingeleitet. Er ging der Frage einer Kolloidbildung im Hypothalamus und des etwaigen Transportes solcher

---

[1] BOZLER 1927, WEISS und WANG 1936, TIEGS 1931.
[2] HARTMANN 1953, PALAY und PALADE 1955, SCHULTZ, BERKOWITZ und PEASE 1956, SCHULTZ, MAYNARD und PEASE 1957.
[3] SCHARRER und SCHARRER 1954.

Produkte auf neuronalem und gliösem Wege nach. SCHARRER (1935) hatte in Nervenzellen des Diencephalons von Fischen, PETERS (1935), GAUPP und SCHARRER (1935) auch im Nucleus supraopticus und paraventricularis des menschlichen Zwischenhirns „kolloidartige" Einschlüsse beobachtet. In diesen Hirnörtlichkeiten, in denen nicht selten mehrkernige Nervenzellen vorkommen, ließen sich mit Säurefuchsin gelb bis orangerot färbbare Tropfen nachweisen. Die Befunde ließen an eine Entstehung innerhalb des Cytoplasmas der Nervenzellen, aber auch an eine Extrusion aus dem Zellkörper denken. Mit einer von GOMORI angegebenen Färbemethode wurden die recht verschiedenartigen Verteilungsformen und Bildungsstadien dieser Produkte eingehend untersucht und studiert. Auch über das histochemische Verhalten des Neurosekretes liegen zahlreiche Befunde vor. In den hypothalamischen Kerngebieten von Säugetieren gingen diesen Phänomenen ROUSSY und MOSINGER (1937) nach. Die Vielzahl der Untersuchungen, die über neurosekretorische Phänomene durchgeführt wurden — in jüngerer Zeit gesellten sich auch elektronenmikroskopische Befunde dazu — machen es unmöglich, im Rahmen dieser Darstellung auf Einzelheiten dieses Problemkreises einzugehen. Wir können u. a. auf die grundlegenden elektronenmikroskopischen Untersuchungen von PALAY (1957), BARGMANN und KNOOP (1957, 1960) und auf die von HELLER und CLARK (1962) herausgegebenen Referate des Symposiums „Neurosecretion" verweisen[1].

Glykogen

Nur kurz sei auch das Glykogenvorkommen in Nervenzellen von Vertebraten gestreift. Die mitgeteilten Befunde sind schon vom Methodischen her nicht unproblematisch[2]. Mit am eingehendsten und sorgfältigsten hat sich OKSCHE (1958) mit diesem Problemkreis beschäftigt. Soweit sich Substanzen histochemisch nachweisen ließen, deren Glykogennatur vermutet werden konnte, waren sie hauptsächlich zwischen den Nissl-Schollen lokalisiert. Es wurde behauptet, daß der Glykogengehalt in Nervenzellen von Vertebraten erheblichen Schwankungen unterworfen sei; dies soll u. a. besonders für die winterschlafenden Säuger gelten. Für die Pathologie haben diese Befunde an Nervenzellen ungleich weniger Bedeutung erlangt, als solche über Glykogenvorkommen und -anhäufungen in gliösen Elementen (s. u.).

Der Grenzbereich der Nervenzelle (Membran der Zelloberfläche)

Alle Bemühungen, mit Hilfe lichtmikroskopischer Untersuchungen die Existenz einer als strukturelle Differenzierung sicher abgrenzbaren Zellmembran (Plasmalemma) nachzuweisen, haben bei den Neuronen ebenso wie bei anderen Zellen zu keinem Erfolg geführt. Unbeschadet dessen hat frühzeitig die Physiologie mit gewichtigen Argumenten an der Oberfläche der Nervenzellen eine Grenzschicht gefordert, an der sich die bei der Erregung und deren Ausbreitung ablaufenden physiko-chemischen Vorgänge abspielen (SHERRINGTON, 1918). Es ist eins der wesentlichsten Verdienste der Elektronenmikroskopie, die Existenz einer strukturell organisierten Membran als Grenzbereich der Zelle direkt evident gemacht zu haben. Zusätzlich sind die Untersuchungen, die in jüngster Zeit zu Theorien über die molekularen Organisationen der Zellmembran geführt haben, ein besonders eindrucksvolles Beispiel der erfolgreichen Koordination indirekter und direkter biophysikalischer Strukturforschungsmethoden. Hervorzuheben ist allerdings, daß diese Theorien vornehmlich von der Analyse des Markmantels peripherer

---

[1] Näheres s. auch bei DIEPEN (Handbuch mikroskopische Anatomie des Menschen, Bd. IV/7. Springer 1962).
[2] SCHABADASH 1037, 1939, 1944, SHIMIZU und KUMAMOTO 1952.

Nervenfasern ausgingen, nachdem dessen Entstehung durch Spiralisierung einer Zellmembranduplikatur erkannt worden war (vgl. S. 158). Hier sei nur erwähnt, daß die Oberflächenmembranen der Nervenzelle, wie die aller tierischen Zellen nach Fixation mit Osmiumtetroxyd im Elektronenmikroskop sich meist als scharf begrenzte Linie abzeichnen, deren Breite zwischen 30 und 80 Å schwankt. Nach anderer präparativer Vorbehandlung hingegen lassen die Oberflächenmembranen eine Zusammensetzung aus drei Schichten erkennen: zwei dichte Lamellen von etwa 25 Å werden von einer Zwischenzone von wesentlich geringerer Dichte, aber von gleicher Breite getrennt (ROBERTSON, 1959). Dieses Strukturbild ließ sich an den verschiedensten Zelltypen nachweisen („Unit membrane", „Elementarmembran"). Auch die Membranen, die das endoplasmatische Reticulum und damit auch den perinucleären Raum begrenzen, zeigen denselben Grundaufbau. Beiläufig sei hier erwähnt, daß dieses Binnensystem vielfach mit dem extracellulären Raum kommuniziert. Die funktionelle Bedeutung dieser Kontinuität wurde bei quergestreiften Muskelfasern bereits eingehend gewürdigt; bei Nervenzellen zieht sie die Neurophysiologie vorläufig noch nicht in den Bereich ihrer Überlegungen. Was die funktionelle Veränderung der Oberflächenmembran betrifft, so sei hier nur erwähnt, daß auf eine Fähigkeit gewisser Nervenzellen von Vertebraten zur pinocytotischen Aktivität die Untersuchungen von ROSENBLUTH und WISSIG (1964) hinweisen. Die Autoren fanden an Spinalganglienzellen der Kröte, daß Ferritinmoleküle nach Durchdringung der die Nervenzellen und ihre Satelliten umgebenden Basalmembran auf pinocytotischem Wege in den neuronalen Zellraum gelangen. Dort werden die Partikeln in multivesiculären Körpern abgeschieden. Es hat aufgrund dieser Beobachtungen den Anschein, daß zumindest gewisse Nervenzellen direkt mittels Vesikulationsvorgängen an ihren Oberflächenmembranen Proteinmolekeln aus ihrer unmittelbaren Umgebung im Rahmen ihrer normalen nutritiven und metabolischen Funktion aufnehmen können.

Dendritische Fortsätze der Nervenzellen

Die Ganglienzellen besitzen im allgemeinen zwei Typen von Fortsätzen: den stets vorhandenen Achsenzylinder und die hinsichtlich ihrer Ausbildung stark variierenden, meist mehr oder minder verästelten cytoplasmatischen Fortsätze, die man als Dendriten bezeichnet. Was die Dendriten betrifft, so ist ihre Gestalt erst durch die Imprägnationsmethoden faßbar geworden. Vor allem wurde die unendliche Variation in Zahl, Anordnung und Verästelung der Dendriten durch die meisterhaften neurohistologischen Arbeiten GOLGIs und CAJALs bekannt. Die Dendriten zeigen im Bereich ihres Ursprungskegels im elektronenmikroskopischen Bild Nissl-Schollen in ähnlicher Grundanordnung wie im perikariellen Cytoplasma. Die Ribosomen werden distal vom Zellkörper spärlicher, um schließlich nahezu ganz zu verschwinden. Frühzeitig wurde von Elektronenmikroskopikern in Dendritenstämmen und -ästen die Existenz zahlreicher langgestreckter, zur Achse dieser Zellfortsätze parallel ausgerichteter membranbegrenzter Tubuli beschrieben[1]. Ursprünglich war man geneigt, diese Elemente dem endoplasmatischen Reticulum zuzurechnen. Es scheint aber, daß sie besonderen cytoplasmatischen Differenzierungen zuzuordnen sind, deren Wesen erst in jüngerer Zeit umrissen wurde und die bereits Erwähnung fanden, nämlich den Mikrotubuli (s. S. 22).

Eine umstrittene morphologische Besonderheit der Dendriten ist noch zu erwähnen. Bei Behandlung mit Imprägnationsmethoden zeigen sie häufig dornartige Fortsätze, die im rechten Winkel zur Verlaufsrichtung der Dendriten, insbesondere in deren Endstrecken, oft in großer Dichte angeordnet sind. Diese

---
[1] PALAY 1956, GRAY 1958, 1959.

Dorne wurden vielfach als Kunstprodukte aufgefaßt. Die Elektronenmikroskopie hat nun gezeigt, daß die Dendritendorne nicht nur reelle plasmatische Bildungen der Dendriten sind, sondern daß sie auch meist den postsynaptischen Abschnitt von axodendritischen Synapsen darstellen. GRAY (1959) hat im Cytoplasma dieser Dorne eine nicht selten vorhandene, besondere Strukturanordnung beschrieben. Bei diesem sog. ,,spine apparatus" handelt es sich um drei oder mehr länglich-ovale, membranbegrenzte Profile, die sich aufgrund ihrer Besonderheiten von den gängigen Elementen des endoplasmatischen Reticulums unterscheiden. Zwischen den benachbarten Membranen dieser Gebilde findet sich ein aus recht dichtem Material zusammengesetztes Band von 150—200 Å Breite im Grundcytoplasma. Die Bedeutung dieses ,,Apparates" in den Dendriten ist noch nicht geklärt. Erwähnt sei noch, daß die feinsten Verästelungen der Dendriten der lichtmikroskopischen Auflösung zum größten Teil nicht mehr zugänglich sind. Sie bilden allerdings mit den größten Volumenanteil des Neuropils bzw. des seinerzeit von NISSL hypothetisch geforderten nervösen Graus. Auf die feineren Strukturverhältnisse in diesen Gewebsbereichen ist noch ausführlich einzugehen (vgl. S. 230).

2. Pathologische Veränderungen der Nervenzellstruktur
a) Artefakte und durch Autolyse bedingte Veränderungen

Schon die Unkenntnis der gestaltlichen Variation verschiedener Nervenzelltypen kann bei der Beurteilung von Zellveränderungen beträchtliche Schwierigkeiten oder Irrtümer verursachen. Daher sei eindringlich auf das Schrifttum über Nervenzellarten bzw. die Einteilung der Nervenzellen nach ihrem färberischen Verhalten verwiesen (NISSL, 1899; SPIELMEYER, 1922; BIELSCHOWSKY, 1935; SCHOLZ, 1957). Hier sei nur erwähnt, daß sich in bestimmten Hirnörtlichkeiten (Clarkesche Säulen, bestimmte Kerngebiete der Brücke und der Medulla oblongata) regelmäßig Zellbilder finden, die von der sog. primären Reizung (retrograden Zellveränderung) kaum unterschieden werden können.

Für die neuropathologische Befunderhebung äußerst wichtig ist das Problem der postmortalen Veränderungen der Nervenzellen; es wurde zuletzt von SCHOLZ (1957) eingehend zusammenfassend erörtert. Im Experiment gelang es, zu zeigen, daß chemisch erfaßbare Veränderungen des Gewebsmilieus binnen kürzester Zeit nach dem Tod des Individuums eintreten. Insbesondere ist die starke Milchsäurevermehrung im Gewebe seit langem bekannt[1]. Der pH-Wert des Hirngewebes scheint nach Untersuchungen von STEFAN und RUZICKA (1964) bei schneller oder langsamer Agonie signifikant zu differieren. Neuere Untersuchungen — wir nennen hier nur die von THORN (1951) — zeigten, daß im Warmblütergehirn die im wesentlichen auf anaerobe Glykolyse zurückführbare Milchsäurevermehrung schon wenige Sekunden nach dem Tod beginnt und bereits nach einigen Minuten durch restlosen Abbau der freien Zucker ansehnliche Werte erreicht. Immerhin wurden u. a. nach 15 min 80—85% des Glykogens im Hirngewebe hydrolysiert gefunden. Das Phosphorkreatin und Adenosintriphosphat wird ebenfalls rasch gespalten. Durch Autolyse bedingte Veränderungen müssen daher am autoptischen Material stets in Rechnung gestellt werden. Bei der Autolyse scheinen vorwiegend zelleigene hydrolytische Enzyme, deren Lokalisation in Lysosomen wir schon eingehend erörtert haben (vgl. S. 17), aktiviert zu werden. Sie bewirken eine hydrolytische Spaltung der Proteine, der Nucleoproteine und anderer Substanzen. Diese Freisetzung der Hydrolasen ist neuerdings in den Vordergrund des Interesses gerückt. Histochemische Studien haben

---
[1] JUNGMANN und KIMMELSTIL 1929.

jedoch sehr wenig Aufklärung über den Mechanismus der Enzymfreisetzung während des autolytischen Prozesses erbracht. Neben SCHMIDT und SCHMIDT (1960) hat besonders ANDERSON (1965) den Autolyseprozeß im Rattengehirn im Hinblick auf Veränderungen der sauren Phosphatase untersucht. Er fand eine indirekte Beziehung zwischen nicht sedimentierbarer und gebundener Aktivität; denn die erstere zeigte einen rapiden und frühzeitigen Anstieg, während bei letzterer eine starke Abnahme in Erscheinung trat. Die gesamte Enzymaktivität war daher während der ersten 6—12 Std der Autolyse wenig verändert. Zur Freisetzung des Enzyms scheint es relativ früh zu kommen. Doch sind die intracellulären Vorgänge, die zu dieser Freisetzung führen, und ihre Effekte auf das intracelluläre Milieu noch bei weitem nicht zureichend aufgeklärt. BECKER und BARRON (1961) fanden bezüglich des Nachweises der sauren Phosphatase sowie der DPN- und TPN-Diaphorase bei Autolyseversuchen keine wesentlichen Unterschiede gegenüber intravitalen Verhältnissen. EDER fand Aminopeptidase, Monoaminooxydase, Diaphorasen und ATP-asen relativ empfindlich gegenüber postmortalen Veränderungen, Succinatdehydrogenase, Esterasen und Phosphatasen dagegen relativ unempfindlich. Was die Acetylcholinesterasen betrifft, so konnten BERGNER und DURLACHER (1951) dieses Enzym postmortal noch nach 48 Std unverändert nachweisen. PETTY und MOORE (1958) gelang es, an gekühltem Gewebe noch nach 157 Tagen in motorischen Endplatten des Intercostalmuskels Acetylcholinesterase nachzuweisen. Im Hinblick auf die komplexen Enzymwirkungen, die postmortal in Gang kommen können, überrascht es nicht sehr, daß auf diesem Wege zuweilen Zellveränderungen entstehen, die denen, die wir mit gutem Grund auf intravitale Ereignisse zurückführen, nahekommen oder weitgehend gleichen. Um dieses Problem ist eine rege Diskussion entstanden[1] (vgl. auch S. 75). In Rechnung zu stellen ist auch, daß einzelne Nervenzellgattungen eine verstärkte Neigung zu schnellen postmortalen autolytischen Veränderungen besitzen (Körnerzellen in der Kleinhirnrinde). Wesentlich sind in diesem Zusammenhang die experimentellen Studien über postmortale Veränderungen an Nervenzellen[2] und Arbeiten über Wesen und Entstehung sog. Nervenzellschrumpfungen, auf die noch zurückzukommen sein wird. Von Interesse sind ferner noch die Ergebnisse, die PRIBOR (1956) an autonomen Ganglienzellen mittels histochemischer Methoden erhielt. Er versuchte grob-quantitative Aussagen über die postmortale Abnahme der Plasmaribonucleotide zu machen. Diese hatte 30 Std post mortem ihren Höhepunkt erreicht. Zusätzlich wurde zu diesem Zeitpunkt eine Reduktion der Aktivität der sauren Phosphatasen festgestellt.

Alle diese Befunde weisen darauf hin, daß bei der Beurteilung feinerer Veränderungen des Strukturbildes des Nervenzellbestandes am Leichengehirn größte Zurückhaltung am Platze ist. Doch ließ sich andererseits mit Hilfe des Elektronenmikroskopes zeigen, daß gewisse Zellbestandteile gegen postmortale Veränderungen eine weitgehende Resistenz besitzen. Dies gilt, nach den von ITO (1962) an Zellelementen der Leber, Niere und Epithelien durchgeführten Untersuchungen, für intracytoplasmatische Membransysteme und für die Mitochondrien. Eigene orientierende Untersuchungen über den feinstrukturellen Aspekt postmortaler Veränderungen an Nervenzellen des Zentralnervensystems ergaben zwar im Vergleich zu den Parenchymen anderer Organe eine ungleich höhere Strukturlabilität; immerhin zeigten doch die Nucleoplasmabestandteile, die Kernumhüllungen, die Mitochondrien sowie in gewissen Grenzen die Ribosomen eine erstaunliche Resistenz gegen postmortale autolytische Einwirkungen.

---
[1] CAMERER 1943, SCHOLZ 1943, LINDENBERG 1954, HÖPKER 1954, SCHOLZ 1957.
[2] KÖNIG und KÖNIG 1952, PRIBOR 1956.

Unsere langjährigen Erfahrungen sowohl mit der Immersions- als auch Perfusionsfixierung für elektronenmikroskopische Untersuchungen sprechen sehr dafür, daß durch die üblichen Manipulationen bei der Gewebsentnahme tiefgreifendere Artefakte entstehen können als durch die nur biochemisch erfaßbaren, in kürzester Zeit nach dem Gewebstod auftretenden autolytischen Effekte.

Damit ist das Problem der auf präparative Maßnahmen rückführbaren Artefakte berührt. Erst im Laufe der Entwicklung elektronenmikroskopischer Untersuchungsmethoden trat es zutage, daß die Präparationsverfahren der herkömmlichen Histologie durchwegs umfangreiche Artefakte im submikroskopischen Bereich nach sich ziehen. Unter anderem zeigten dies elektronenmikroskopische Befunde am autoptisch gewonnenen formalinfixierten Material besonders eindringlich. Die Zurückhaltung, deren man sich seit NISSLs Zeiten in der klassischen Histopathologie hinsichtlich der Fixierung lebenswarmen Gewebes befleißigte, um Artefakte zu vermeiden, ist wohl nur für die primäre Alkoholfixierung voll berechtigt. Die Bedenken bezüglich der Anwendung verschiedener anderer Fixierer (u. a. Formalin) am lebensfrischen Gewebe stehen im Widerspruch zu den Erfahrungen der Elektronenmikroskopie. In der Neuropathologie sind die Veränderungen, die das Zentralorgan bei Formalinfixierung erleidet, von besonderem Interesse. Sie wurden daher eingehender untersucht. Der eindrucksvollste Befund ist die dabei eintretende Gewichts- und Volumenszunahme[1]. Innerhalb der ersten 6 Monate kann eine erhebliche Gewichtszunahme eintreten, die dann langsam wieder abnehmen soll. STEPHAN hat den Ablauf dieser Vorgänge an tierischen Gehirnen verschiedener Größe sorgfältig studiert. Von Interesse ist, daß sich Cerebrosid- und Cholesteringehalt auch bei längerer Formalinfixierung nicht oder nur unwesentlich ändern, während für Phospholipoide (Lecithin, Kephalin, Sphingomyelin) sowie für Ganglioside zum Teil schon nach relativ kurzer Zeit eine Abnahme festgestellt werden konnte[2]. Insbesondere für histochemische Untersuchungen bzw. für Untersuchungen über funktionell bedingte Nervenzellveränderungen ist zu berücksichtigen, daß vergleichende autoradiographische Befunde nach verschiedenartigen Fixierungen zeigten, daß es zu einem Verlust von cytoplasmatischen Kernsäuren kommen kann[3]. Angeregt durch diese Befunde sind SCHNEIDER und SCHNEIDER (1964) der Frage des Stoffverlustes nach Fixierung des Hirngewebes mit neutralem Formalin erneut nachgegangen. Sie fanden in der Fixierungsflüssigkeit nicht unbeträchtliche Mengen niedermolekularer Substanzen (Aminosäuren, Kohlenhydrate). Doch ließen sich überraschenderweise mit Hilfe der Hochspannungselektrophorese auch drei Eiweißfraktionen nachweisen. Die Untersuchungen sprachen auch für einen Verlust an Nucleinsäuren. Insgesamt muß mit einem Stoffverlust von 10% des Trockengewichtes gerechnet werden. Hervorragend bewährt für die Erhaltung der Feinstruktur des Nervensystems hat sich uns neuerdings die Fixierung mit gepuffertem Glutaraldehyd[4]. Sie kann unter experimentellen Bedingungen sowohl als Immersions- als auch als Perfusionsfixierung durchgeführt werden. Besonders sei hervorgehoben, daß LEVY, HERZOG, SUZUKI, KATZMANN und SCHEINBERG (1965) mit adäquater Methodik nur ganz geringe Unterschiede hinsichtlich des Trockengewichtes, des Gehaltes an Natrium, Kalium und Lipiden (totalen Lipiden und Lipidfraktionen), sowie der Ausdehnung des sog. Sulfatraumes zwischen nicht behandelten Gehirnen und solchen, die mit Glutaraldehyd fixiert worden waren, feststellen konnten. Diese Ergebnisse beweisen, daß nach Glutaraldehydfixierung

---

[1] STEPHAN 1951.
[2] CUMINGS 1960, KLENK, VATER und BARTSCH 1957.
[3] SCHNEIDER und MAURER 1963.
[4] REWCASTLE 1965.

ein Minimum an Struktur- und Extraktionsartefakten eintritt. Sie geben zugleich eine Erklärung für die weitgehende und befriedigende Erhaltung der Feinstruktur nach Anwendung dieser Fixierungsmethode. Von besonderem Interesse ist, daß die Permeabilität des Gewebes für Ionen, insbesondere für SO_4 in vitro nach Glutaraldehydfixierung nicht erhöht war. Dies überrascht im Hinblick auf die unvermeidliche Alteration und Denaturierung der Proteine im Verlauf der Fixierung. Die Untersucher zogen in Erwägung, daß die Denaturierung der Proteine unter Einwirkungen, welche die Lipidstruktur nicht zerstören, diese Permeabilität eher reduzieren als erhöhen könnte. Zudem dürften nicht alle Gruppen der Proteine bei dieser Aldehydfixierung alteriert werden. So konnten nach Glutaraldehydfixierung Sabatini u. Mitarb. (1964) noch eine erhebliche Aktivität von hydrolytischen Enzymen, Acetylcholinesterasen sowie der Cytochromoxydase und der Adenosintriphosphatase feststellen. Die elektronenmikroskopisch eindrucksvoll vor Augen tretende Integrität der Lipidstrukturen nach Glutaraldehydfixierung fand ihre Erklärung in der Feststellung, daß die Konzentration an komplexen Lipiden nicht verändert wird.

Von den Fixierungsartefakten, die bei Anwendung der herkömmlichen histopathologischen Präparationsmethoden an Nervenzellen in Erscheinung treten können, verdient die schon von Nissl beschriebene sog. Wasserveränderung besondere Erwähnung. Sie entsteht offenbar durch Einwirkung hypotoner Flüssigkeit auf das Hirngewebe; in ihrer stärksten Ausprägung erscheint sie als eine Umwandlung der Nervenzellen in stark geschwollene blasige Gebilde. Dabei tritt eine charakteristische Zerreißung des Cytoplasmas auf. In jüngerer Zeit wieder viel diskutiert und experimentell bearbeitet wurde das Problem der Nervenzellschrumpfungen. Auf diese Veränderungen soll weiter unten in anderem Zusammenhang eingegangen werden (vgl. S. 49).

b) Funktionsbedingte Veränderungen des Strukturbildes der Nervenzellen

Die vorstehenden Erörterungen über postmortale und durch präparative Manipulationen hervorgerufene Alterationen des Nervenzellbildes lassen es einleuchtend erscheinen, daß allen Feststellungen über funktionsbedingte Veränderungen an Nervenzellpopulationen große Kritik entgegenzusetzen ist. Benninghoff (1950) stellte fest, daß Zellkerne auf funktionelle Reizung mit Vergrößerung ihrer Volumina antworten. Einschlägige Befunde an Nervenzellen existieren wenige. Wüstenfeld und Halbfas (1965) konnten nach Beschallung im Ganglion cochleae des Meerschweinchens eine geringe Größenzunahme von Ganglienzellkernen feststellen, die sich variationsstatistisch sichern ließ. Ungleich zahlreichere und überzeugendere Ergebnisse finden sich schon im älteren Schrifttum über Wandlungen des Nissl-Substanz-Gehaltes von Nervenzellen unter funktioneller Belastung[1]. In jüngerer Zeit hat sich Kuhlenkampff (1951) mit solchen funktionsbedingten Veränderungen an den Ganglienzellen eingehender auseinandergesetzt und im Tierexperiment eine statistisch gesicherte Reduktion der Nissl-Substanz gefunden (Abb. 11). Gleichsinnige bzw. ähnliche Ergebnisse wurden von Allison (1953), Lindsay und Barr (1955) sowie Einarsson und Krogh (1955), Edström (1957) mitgeteilt. Elektronenmikroskopische Beobachtungen über Veränderungen an Nervenzellen, die als Folge von Hyperaktivität aufgefaßt wurden, haben Yates und Yates (1964) beschrieben. Sie fanden an motorischen Vorderhornzellen des Rückenmarkes strychninvergifteter Ratten im wesentlichen eine Ausweitung des endoplasmatischen Reticulums, während der Ribosomenbestand sich unverändert zeigte.

---

[1] Scholz 1957.

Über die Ergebnisse von Untersuchungen mit optisch-quantitativen Methoden, insbesondere mit der UV-Spektrographie berichtet HYDÉN (1960). Im einzelnen fand seine Arbeitsgruppe nach gesteigerter motorischer Aktivität (Laufen bis zur Erschöpfung) eine deutliche Abnahme der Ribonucleinsäure- und der Proteinkonzentration in motorischen Vorderhornzellen[1] (Abb. 12 und 13). Nach mäßiger sensorischer Stimulation durch Rotationsbewegungen wurde in Zellen des Ganglion vestibulare eine Erhöhung der Ribonucleinsäurekonzentration um etwa 40% festgestellt. Daneben zeigte sich auch eine Erhöhung der auf aromatische Aminosäuren rückführbaren Absorptionswerte.

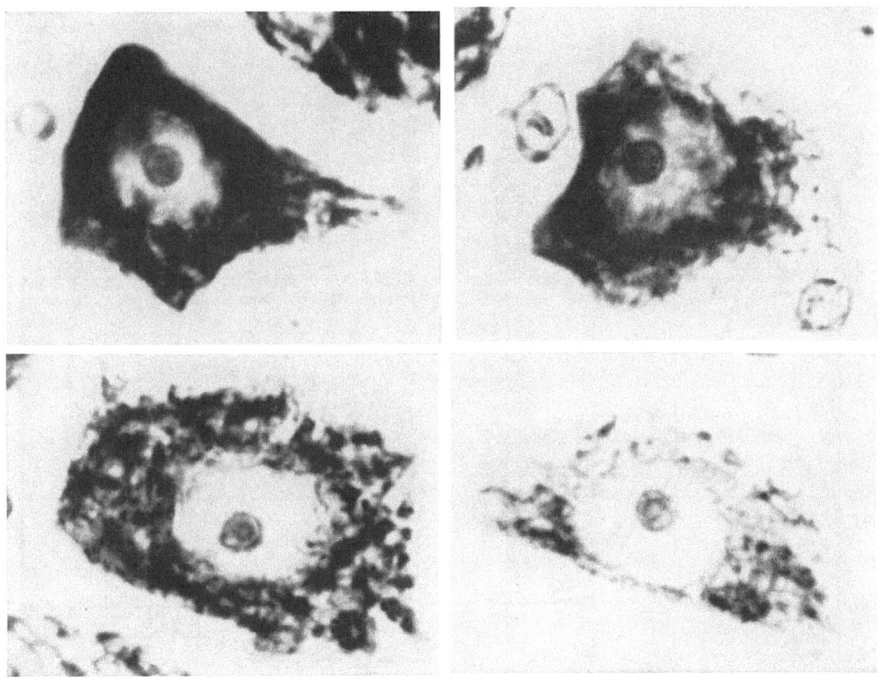

Abb. 11. Schwund der Nisslsubstanz in motorischen Vorderhornzellen des Rückenmarks der Maus nach funktioneller Belastung. Links oben normaler Gehalt des Cytoplasmas an basophilem Material, rechts unten Schwund des basophilen Materials nach funktioneller Belastung, rechts oben und links unten Zwischenstadien.
(Aus KULENKAMPFF, 1951)

In den Deiterschen Zellen wurden unter diesen experimentellen Bedingungen ähnliche Effekte gemessen; daneben ließ sich auch eine erhöhte Konzentration von Nucleotiden im Kernraum feststellen. Insgesamt nahm die Häufigkeit von Zellen mit höherem RNA-Gehalt im Deiterschen Kern zu. HYDÉN und PIGON (1961) konnten an Zellen des gleichen Kerngebietes zeigen, daß erhöhte funktionelle Anforderungen an den Stoffwechsel nicht nur mit erhöhter Eiweißproduktion, sondern auch mit einer beträchtlichen Zunahme oxydativer Enzyme einhergehen. Lange dauernde Reizungen hatten eine quantitativ meßbare Vermehrung der Cytochromoxydase und Succinatdehydrogenase zur Folge. An isolierten Zellen des gleichen Kerngebietes führten HYDÉN und LANGE (1962) zusätzlich eine Bestimmung der Aktivität der Cytochromoxydase und der Succinodehydrogenase mit Hilfe der Mikrodiver-Technik durch. Auch mit dieser Methode wurden höhere Aktivitäten in den stimulierten Zellen gemessen. HYDÉN suchte diese

[1] HYDÉN 1943, 1952.

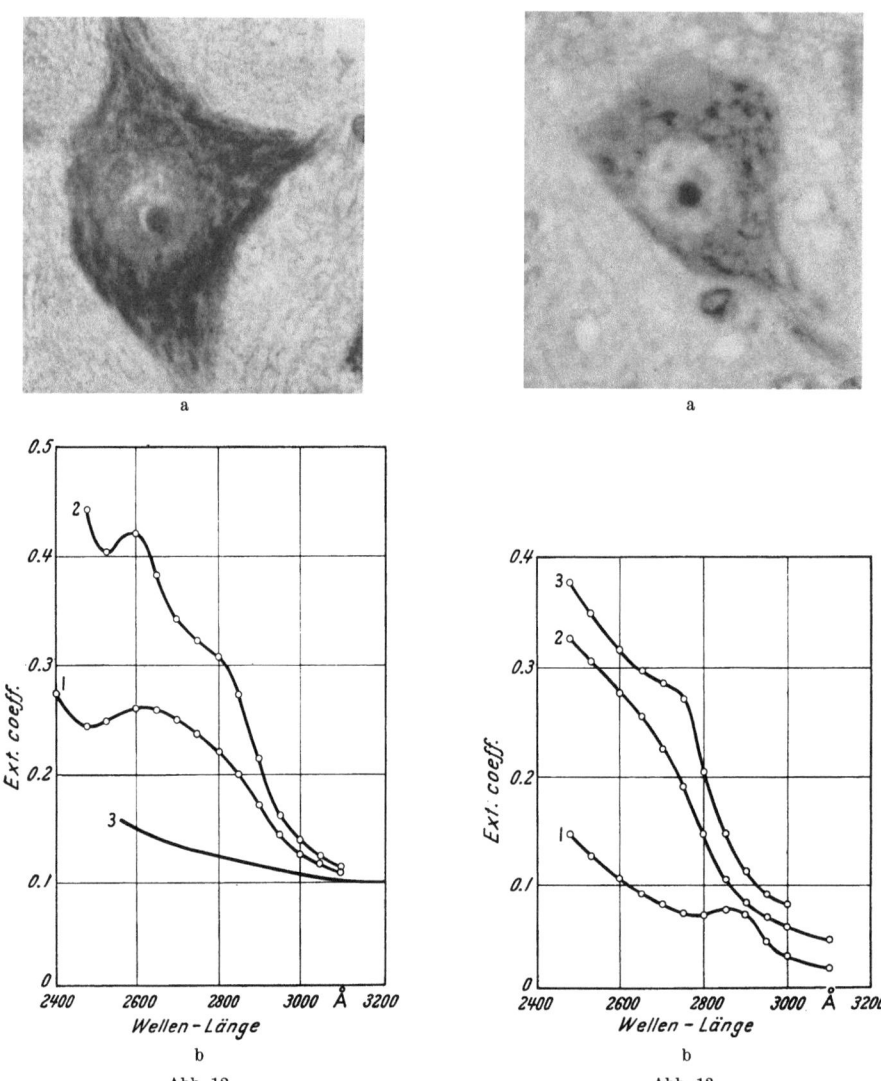

Abb. 12   Abb. 13

Abb. 12. Vorderhornzelle des Nucleus myorhabdoticus eines Meerschweinchens. UV-Mikrophotographie und Absorptionsspektren von Punkten im Zellkern (Kurve 1) und Cytoplasma (Kurve 2). Kurve 1 läßt eine leichte Nucleotidbande und eine deutliche Proteinbande erkennen, während Kurve 2 eine hohe Nucleotid- und Eiweißkonzentration mit einem Tyrosin-Maximum, das gegen die langen Wellenlängen verschoben ist, erkennen läßt. In Kurve 3 ist der Lichtverlust durch Streuung dargestellt. (Aus HYDÉN, 1943)

Abb. 13. Vorderhornzelle des Nucleus myorhabdoticus eines motorisch erschöpften Meerschweinchens. Im Cytoplasma ist, wie die UV-Mikrographie erkennen läßt, der Anteil der absorbierenden Substanzen stark verringert. Die Absorptionsspektren von Punkten im Zellkern sind in Kurve 1, die des Cytoplasmas in Kurve 2 aufgetragen. Kurve 3 rührt von einem Punkt im Cytoplasma einer ähnlichen Zelle her. (Aus HYDÉN, 1943)

quantitativen Ergebnisse zusammenfassend zu interpretieren: Als Effekt der Stimulation erfolgte nicht nur ein Anstieg der Enzymaktivität, sondern auch eine wirkliche Erhöhung der Enzymkonzentration. Letztere sei auf einen gesteigerten Energiestoffwechsel im aktivierten Neuron zurückzuführen. Schließlich wurde mit Hilfe der Röntgenabsorptionstechnik an Nervenzellpopulationen des gleichen Kernes unter den oben genannten experimentellen Bedingungen das Trockengewicht bestimmt[1] und über einen mit dieser Methode erfaßbaren signifikanten Anstieg der Werte in den stimulierten Zellen berichtet. In diesen Zusammenhang reihen sich auch die recht sorgfältig durchgeführten UV-mikrospektrographischen Messungen an physiologisch stimulierten Purkinjeschen Zellen ein, die ATTARDI (1957) durchgeführt hat. Der Untersucher fand eine deutliche Erhöhung sowohl der Konzentration als auch des Gesamtgehaltes an RNA.

Alle diese stofflichen Veränderungen sollen bei gesteigerter funktioneller Aktivität sehr schnell eintreten und nicht selten auch zu erheblichen Schwankungen des Zellvolumens führen. HYDÉN weist daher mit Recht eindringlich darauf hin, daß bei Volumenschwankungen die Gesamtmenge der Nucleinsäuren pro Zelleinheit unbeschadet der Feststellung eines Konzentrationsabfalls im Absorptionsspektrum zunehmen kann. Daher strebte die Gruppe um HYDÉN in letzter Zeit an, absolute Werte der Ribonucleinsäuren bzw. der Proteine mit Hilfe von mikrochemischen Bestimmungsmethoden an isolierten individuellen Nervenzellen zu erfassen[2].

Anzufügen verbleibt noch, daß HYDÉN (1960) die an Einzelelementen bestimmter Zellpopulationen (Purkinjezellen, motorische Vorderhornzellen, Deitersche Zellen, Spinalganglienzellen) mit den genannten Methoden festgestellten Differenzen hinsichtlich des RNA-, Lipid- und Proteingehalts sowie bestimmter enzymatischer Aktivitäten als Ausdruck differenter Funktionszustände einzelner Zellen derselben Population auffaßt. Auch ATTARDI (1957) hat an nicht stimulierten Purkinjezellen beträchtliche Unterschiede von RNA-Konzentration und -Gehalt gefunden. HYDÉN (1960) drückte seine Auffassung gelegentlich etwas pointiert aus; er glaubt, das Neuron in seiner Gesamtheit als ein enorm großes, drüsenzellähnliches System betrachten zu können, in dem während seiner Funktion mehr oder minder schnell Veränderungen der Bildung von Proteinen und Lipoproteinen auftreten können, die unter der Steuerwirkung der RNA-Produktion ablaufen. Bezüglich der modernen Auffassung über den cellulären Nucleoproteinstoffwechsel muß auf die biochemische Literatur verwiesen werden. Zumindest kann aufgrund der neueren, vorwiegend mit physikalisch-optischen und mikrochemischen Methoden erzielten quantitativen Ergebnisse sicher angenommen werden, daß die sog. funktionelle Chromatolyse in Nervenzellen immer mit komplexen, stofflichen Veränderungen einhergeht.

c) Primäre Reizung (retrograde Zellveränderungen, axonale Reaktion)

Es ist zweckmäßig, an die Erörterung der Befunde und Anschauungen über die sog. ,,Stoffwechselmorphologie" der Nervenzellen die Besprechung der charakteristischen Nervenzellveränderung anzuschließen, die NISSL als ,,primäre Reizung" beschrieben hat. In einer 1892 erschienenen, ursprünglich wenig beachteten Arbeit hatte NISSL darüber berichtet, daß die großen motorischen Zellen des Rückenmarks nach Durchtrennung ihrer Achsenzylinder eine Reihe von Veränderungen durchlaufen (Abb. 14 und 15). Er hat in seinen klassischen Beschreibungen die Beobachtung niedergelegt, daß nach kürzester Zeit — frühestens nach einem Tag — die chromatophile Substanz in der Nähe des Zellkernes zu desintegrieren und sich in feine Partikeln umzuwandeln beginnt. Nach etwa 3 Tagen kann dieser Prozeß sich auf ausgedehntere Bereiche des Zellkörpers und sogar auf die NISSL-Schollen der Dendriten ausdehnen. Ferner verändert sich meist in auffälliger Weise die Form der Zelle im Sinne einer Abrundung. Die Ursprungskegel ihrer Fortsätze sind mit basischen Farbstoffen oft nicht mehr deutlich darstellbar. In dieser Weise bildet sich ein mehr oder minder umfangreiches, blaßgefärbtes ,,chromatolytisches

---

[1] HYDÉN 1959.
[2] EDSTRÖM 1957, EDSTRÖM und EICHNER 1958, EGYHÁZY und HYDÉN 1961, EDSTRÖM 1960.

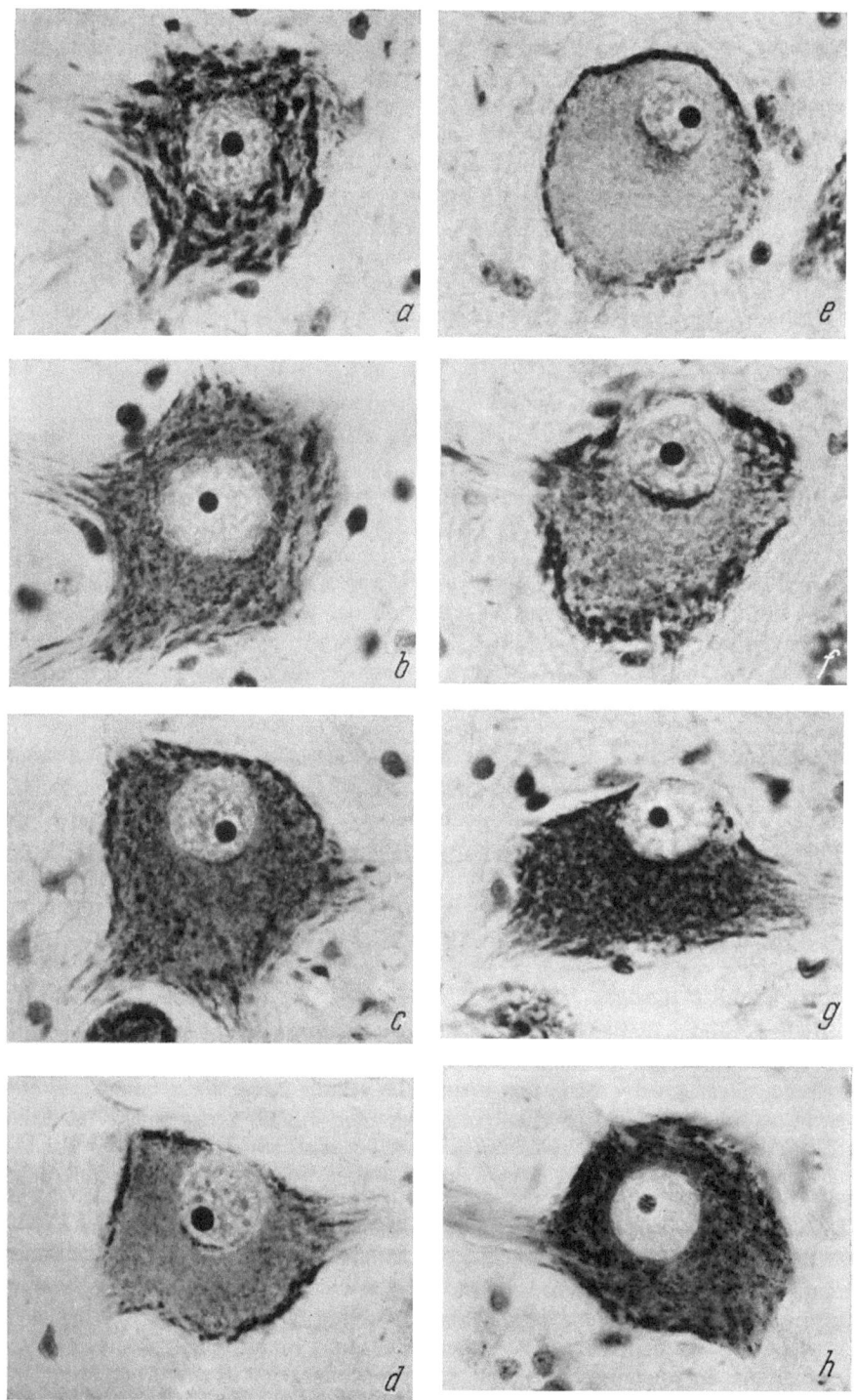

Abb. 14 a—h

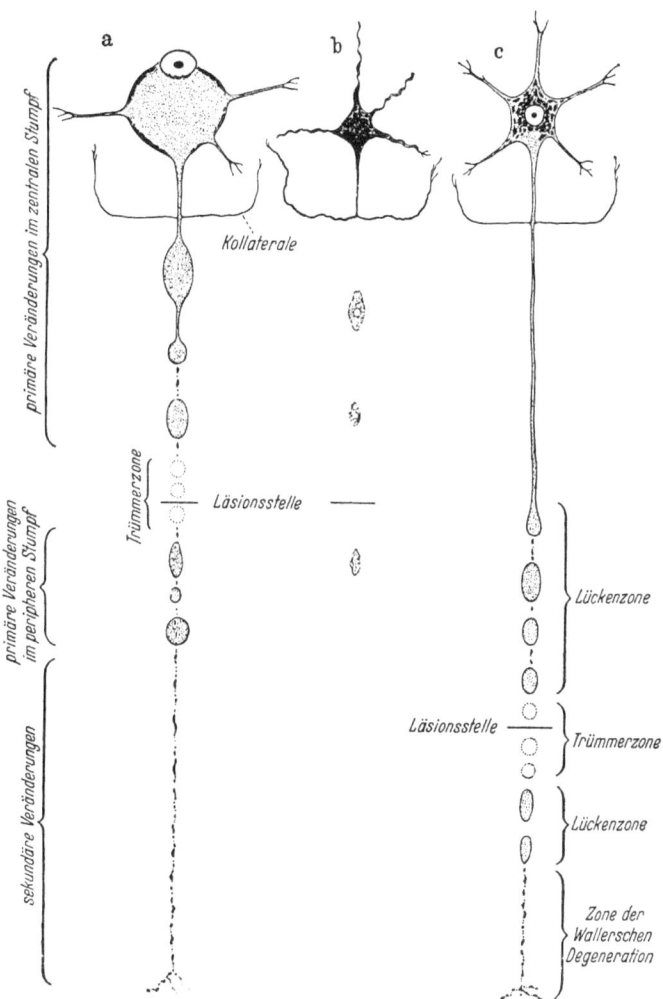

Abb. 15a—c. Schema der primären und sekundären Veränderungen nach axonaler Läsion. a Läsion nahe der Ursprungsstelle. b Spätere Stadien derselben Läsion mit „tertiären Veränderungen" (Inaktivitätsatrophie). c Läsion in größerer Entfernung von der Zelle. (Aus SPATZ, Nissl-Alzheimers Arbeiten, Erg.-Bd., 1921)

Abb. 14a—h. Verschiedene Stadien der primären Reizung an Vorderhornzellen des Rückenmarks des Rhesusaffen. Der Reduktionsgrad der Nisslsubstanz ist mit -1 bis -3 bezeichnet. a Normale Zelle. b Frühe Chromatolyse (-1, 3 Tage nach hoher Durchtrennung des Nervus ischiadicus). Die Nisslschollen erscheinen in der Umgebung der Kerne verkleinert. c Mäßige Chromatolyse (-2, 6 Tage nach lumbaler Vorderwurzeldurchschneidung). Das basophile Material ist im tigrolytischen Bereich weiter verkleinert und an die Peripherie der Zelle verdrängt; es hat ferner eine randständige Lage eingenommen. d Schwerer Grad der Chromatolyse (-3, 6 Tage nach lumbaler Vorderwurzeldurchschneidung). Der chromatolytische Bereich hat sich weiter ausgedehnt, das basophile Material ist noch stärker geschwunden. Nur randständig zeigt es sich noch in konzentrierter Form angesammelt. e Schwere Chromatolyse (-3, 7 Tage nach lumbaler Vorderwurzeldurchschneidung). Die Reduktion des basophilen Materials ist noch weiter fortgeschritten; der Zellkörper erscheint durch Schwellung angerundet. f Mäßige Chromatolyse (-2, 7 Tage nach lumbaler Vorderwurzeldurchschneidung). Das chromatolytische Zentrum ist noch ausgedehnt, jedoch zeigt das basophile Material an der Peripherie die Konfiguration der Nisslschollen. Ferner ist es zur Ausbildung einer Kernkappe gekommen. g Mäßige Chromatolyse in der Erholungsphase (-1 bis -2, 30 Tage nach lumbaler Vorderwurzeldurchschneidung). Das basophile Material ist in kleinscholliger Form über das ursprünglich chromatolytische Zentrum verteilt, Kernlage noch exzentrisch. h Spätere Erholphase der primären Reizung (-1, 110 Tage nach lumbaler Vorderwurzeldurchschneidung). Die Verteilung der basophilen Substanzen im Cytoplasma ist nahezu wieder normal. Der Kern ist in seine zentrale Lage zurückgekehrt.
(Aus BODIAN und MELLORS, 1945)

Zentrum" aus. Von Bedeutung ist, daß diese Veränderungen mit ihrem Fortschreiten meist eine Verlagerung des Kernes in die Peripherie des Cytoplasmas nach sich ziehen. Bei Versuchsbedingungen, die den klassischen NISSLS entsprechen, kann der Höhepunkt der Veränderungen beim größten Teil der betroffenen Zellindividuen in etwa 15—20 Tagen erreicht sein. Nicht selten aber schließt sich eine Phase an, die zur weitgehenden Wiederherstellung des ursprünglichen Zellbildes führt. Jedoch können die Zellen, worauf schon NISSL hingewiesen hat, auch

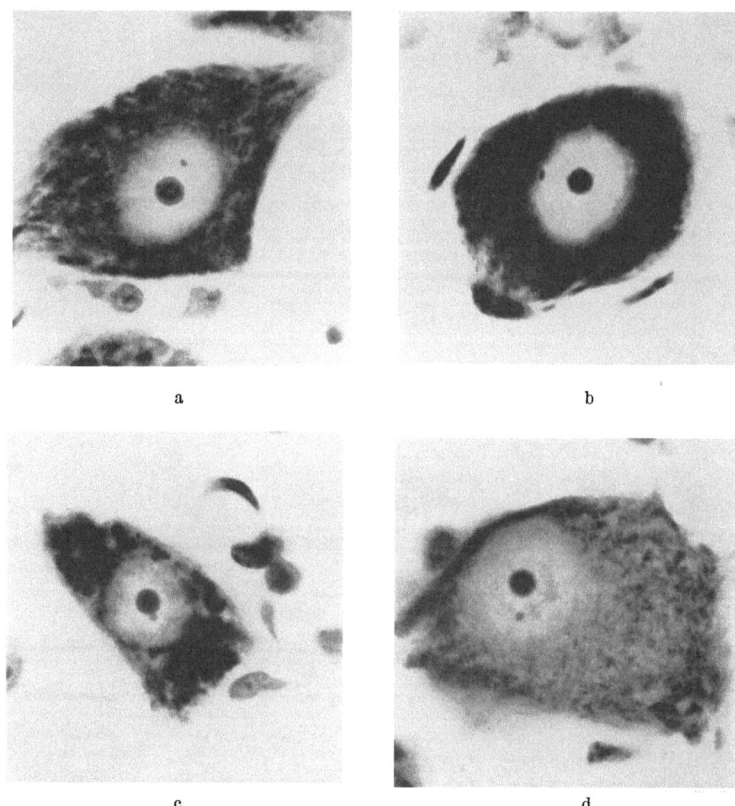

Abb. 16a—d. a Nervenzelle aus dem Hypoglossuskern einer weiblichen Katze, der Nucleolarsatellit (Sex-Chromatin) liegt dem Kernkörperchen dicht an. b 10 Tage nach Axondurchtrennung: Der Nucleolarsatellit findet sich frei im Nucleoplasma. c 61 Tage nach Axondurchtrennung: Der Satellit hat sich der Kernmembran genähert. d 121 Tage nach Axondurchtrennung: Der Satellit liegt der Kernmembran an. (Aus CROUCH und BARR, 1954)

völlig zugrunde gehen. Wie schon die älteren Untersucher angeben, kann die Reparation bis zu 100 Tage dauern. Andererseits hat BIELSCHOWSKY (1935) anhand eines nicht restlos überzeugenden Beispiels auf die Möglichkeit einer langjährigen Persistenz solcher Zellbilder hingewiesen. Es kann hier nur beiläufig erwähnt werden, daß verschiedene Nervenzellgattungen bzw. Kerngebiete bezüglich Auftreten und Ausprägung der „primären Reizung" unterschiedlich reagieren. Sorgfältige Untersuchungen von CAMMERMEYER (1963) haben dies besonders eindringlich gezeigt. Weitere Beobachtungen in dieser Richtung stammen von CAVANAGH (1951) und COLMANT (1959). Für die Temperaturabhängigkeit der Ablaufzeit der retrograden Zellveränderungen sprechen die Untersuchungen von BLANK (1965) an Neuronen des Haushuhns. Er fand einen im Vergleich zum Säugetier ungleich schnelleren Eintritt der Chromatolyse und Restitution.

Für die UV-mikrospektrographischen Untersuchungen und für die Anwendung ergänzender, quantitativ-cytologischer Methoden war die tigrolytische Veränderung im Rahmen der primären Reizung ein ideales Objekt. Besonders mit der Ultraviolett-Mikrospektrographie wurde das quantitative Verhalten der Nucleoproteide des Cytoplasmas und des Kerns während des Ablaufs dieser Zellveränderungen untersucht[1]. Mit Hilfe dieser aufwendigen Methodik ließ sich feststellen, daß es bereits sehr frühzeitig in der Zone des Cytoplasmas, die später der sog. „Tigrolyse" unterworfen ist, zu einer Herabsetzung der Nucleoproteinkonzentration kommt. Sehr niedrige Werte wurden bereits nach Ablauf einer Woche gemessen. 14 Tage nach Axotomie wiesen die Absorptionsbefunde auf einen Tiefstand des Protein- und Nucleotidgehaltes im Perikaryon der Nervenzellen hin. Zeichen einer Restitution waren etwa nach einem Monat zu erkennen. Verschiedentlich wurde auch eine Konzentration von absorbierendem Material, offenbar von Ribonucleoproteiden, in der Nähe der Kernmembran beobachtet.

BRATTGARD, EDSTRÖM und HYDÉN (1957) studierten an primär gereizten Zellen des Nucleus hypoglossus des Kaninchens mit Hilfe von ultramikrochemischen und quantitativ cytochemischen Methoden den Gehalt an RNA und das Trockengewicht der Nervenzelle sowie der Protein- und Lipidfraktionen. Zum Zeitpunkt der Axonaussprossung fanden sie in den Nervenzellen einen Anstieg des Volumens sowie des Lipoid- und Proteingehaltes, ferner eine Aufnahme von Wasser. Letztere dürfte eine Abnahme der Konzentration der intracellulären Substanz bewirken. Von besonderer Bedeutung ist, daß die Gesamtmenge der RNA während dieser Periode konstant bleibt, aber offensichtlich können beim Wechsel des Aggregationsstatus kleinere, feiner dispersierte Partikeln gebildet werden. Die Veränderungen der RNA-Aggregation in dieser Periode des rapiden regenerativen Fortsatzwachstums wurde interpretiert als eine Transformation von einer aktiven zu einer noch aktiveren Form der RNA, die als Initiator der in Gang kommenden Proteinproduktion dienen muß.

EDSTRÖM (1959) fand in Motoneuronen des Frosches sogar einen nicht unbeträchtlichen Anstieg des RNA-Gehaltes, der nach 5 Wochen seinen Höhepunkt erreichte und nach 4—5 Monaten wieder zum Ausgangswert zurücksank. Diese Diskrepanz, die besonders hinsichtlich der UV-mikrospektrographischen Untersuchungen Verwirrung gestiftet hatte, führten HYDÉN u. Mitarb. im wesentlichen auf eine Volumenzunahme des Nervenzellkörpers um etwa 250%[2] zurück, die durch Wasseraufnahme zustande kommen soll. Was die Proteine betrifft, so tritt nach den Messungen der Gruppe um HYDÉN in den ersten 2 Tagen zwar eine Abnahme ihrer Konzentration, aber eine Zunahme ihrer Menge um 100% ein. Die Zunahme der Gesamtmenge an Lipiden würde den unten noch zu erörternden histochemischen Befunden entsprechen. Die Reifeperiode, die beginnt, wenn der periphere synaptische Kontakt wieder hergestellt ist, war durch Veränderungen anderer Art gekennzeichnet. Es wurde eine hundertprozentige Zunahme des RNA-Gehaltes sowie eine hundertprozentige Zunahme des Zellvolumens festgestellt. Die Volumenvergrößerung geht mit einer Zunahme des Protein- und Lipidgehaltes der Zelle einher. Der ursprüngliche Aggregationsstatus der RNA wird in dieser Zeit wieder hergestellt. An histochemischen Daten ist noch anzuführen die starke Zunahme der sauren Phosphatase und verschiedener anderer Enzyme[3] (Abb. 17 und 18). HOWE und MELLORS (1945) haben eine Abnahme der Aktivi-

---

[1] HYDÉN 1943, GERSH und BODIAN 1943.
[2] EDSTRÖM 1959.
[3] BODIAN und MELLORS 1943, 1945, SCEVOLA 1951, BEJDL 1954, COLMANT 1959, FISCHER und MALIK 1964.

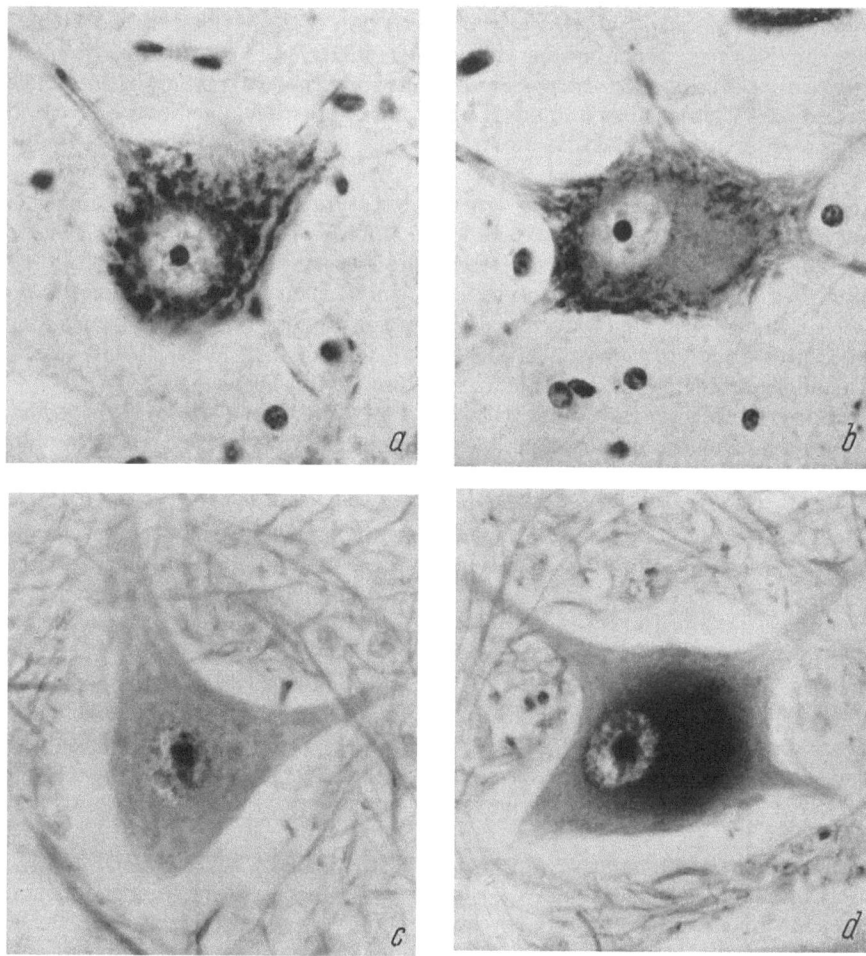

Abb. 17a—d. Motorische Vorderhornzellen aus dem Lumbalmark eines Rhesusaffen. a und c normale, b und d chromatolytische Nervenzellen 10 Tage nach Vorderwurzeldurchschneidung. Vergr. 400:1. a Normale Menge und Anordnung der Nisslschollen. b Chromatolytische Zelle. c Demonstration der sauren Phosphatase in einer normalen Nervenzelle. d Chromatolytische Zelle, die eine stark erhöhte Aktivität der sauren Phosphatase in einer dem Schwund des basophilen Materials entsprechenden Zone zeigt. (Aus BODIAN und MELLORS, 1945.)

tät der Cytochromoxydase um etwa 25% gemessen (Abb. 18). Diese Aktivitätsminderung oxydierender Fermente läßt sich nicht ohne weiteres in die übrigen Befunde einordnen. Sie zeigt keineswegs eine zeitliche Koordination mit dem Ablauf der tigrolytischen Veränderungen. Der Untersucher fand sie vom 20. bis 70. Tag nach der Nervendurchtrennung, also zu einer Zeit, in der die Abnahme der Ribonucleotide schon wieder in Rückbildung begriffen zu sein scheint. KLEIN (1960) beobachtete an Spinalganglienzellen der Ratte im Verlauf der retrograden Reaktion eine wochenlang anhaltende Aktivitätserhöhung der Succinatdehydrogenase. FRIEDE (1960) andererseits fand bei der retrograden Reaktion an den Vorderhornganglienzellen eine Aktivitätsminderung des Enzyms. Auch eine Anreicherung von mit Sudanschwarz darstellbaren Lipoiden im tigrolytischen Zentrum wurde beobachtet[1]. Was nun die feineren Veränderungen des

---
[1] ORTMANN 1952.

cytoplasmatischen Organellenbestandes betrifft, die mit Hilfe des Licht- und Elektronenmikroskopes erfaßt werden konnten, so sind besonders die Komponenten der Nissl-Substanz einem eingreifenden Wandel unterworfen. Die elektronenmikroskopischen Befunde an primär gereizten Spinalganglienzellen in jüngerer Zeit[1] haben gezeigt, daß die Veränderung alle Komponenten der Nissl-Substanz einbezieht (Abb. 19—22). ANDRES (1961) beobachtete im Innern der Perikarya eine Auflösung der typischen Anordnung der Nissl-Schollen. Die Ribonucleoproteingranula zeichneten sich teils nicht mehr deutlich ab, teils waren sie zu kleinen Gruppen zusammengelagert. Zusätzlich verkleinerten sich die Elemente des endoplasmatischen Reticulums und verloren ihre für Spinalganglienzellen typische Anordnung. Nur in Nähe der Kernumhüllung innerhalb eines Bereichs, der den

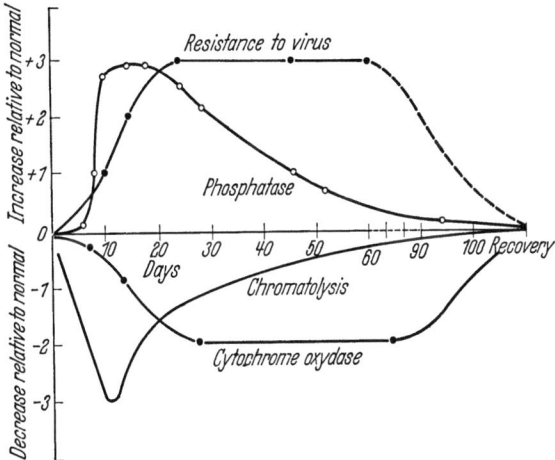

Abb. 18. Diagramm der Änderungen der Phosphatase- und Cytochromoxydaseaktivitäten in Beziehung zum Ablauf der Chromatolyse. (Aus HOWE und MELLORS, 1945)

sog. Kernkappen (s. o.) entspricht, blieb die ursprüngliche Orientierung des endoplasmatischen Reticulums erhalten. Auch im Bereich der randständigen Nissl-Substanz beobachtete der Untersucher einen Verlust der parallelen Anordnung des endoplasmatischen Reticulums und eine Verklumpung und Rarefizierung der Ribonucleoproteingranula. An weiteren feineren Veränderungen im chromatolytischen Zentrum fand ANDRES neben einer Häufung von osmiophilen Pigmentgranula, die die Befunde mit Fettfarbstoffen (s. S. 36) vielleicht verständlich machen, vor allem eine Vermehrung von Mitochondrien. Er hatte den Eindruck, daß letztere sich vergrößert und vielfach auch verzweigt zeigten. CERVOS-NAVARRO (1961) hat an primär gereizten Spinalganglienzellen eine Verlagerung der Mitochondrien, der Elemente der Golgi-Zonen und der Pigmentgranula in die Kernumgebung beobachtet. Angeregt durch gewisse Widersprüche in den vorausgehend besprochenen Untersuchungen widmeten MACKEY, SPIRO und WIENER (1964) den feinstrukturellen Charakteristica der chromatolytischen Veränderungen in Spinalganglienzellen der Ratte nach Quetschung des Nervus ischiadicus eine sorgfältige elektronenmikroskopische Studie. Sie fanden als auffälligste Frühalteration in diesen Zellen ebenfalls Veränderungen der Verteilungen der Ribosomen sowie der Morphologie und Anordnungen des granulären endoplasmatischen Reticulums. Im Frühstadium glaubten sie jedoch im Gegensatz zu ANDRES keine Reduktion der Zahl der Ribonucleoproteinpartikeln feststellen zu können; sie nahmen vielmehr eine Wandlung der Aggregation der RNA an

[1] ANDRES 1960, 1961, CERVOS-NAVARRO 1961.

38 H. HAGER: Allgemeine morphologische Pathologie des Nervengewebes

und interpretierten die signifikanten Veränderungen bezüglich der Größe, der Verteilung und der Quantität der Membranbestandteile des granulären endoplasmatischen Reticulums wie folgt: Die gesteigerte Proteinsynthese während der chromatolytischen Reaktion führe sichtlich zu einer Umlagerung des granulären endoplasmatischen Reticulums bzw. der Nissl-Schollen, in deren Rahmen die Zisternen nicht mehr so deutlich hervortreten. Die frühen Veränderungen, die beobachtet wurden, u. a. besonders die Schwellung des Mitochondrienbestandes hat man als unspezifische Reaktionen der Zelle aufgefaßt. Die Steigerung des

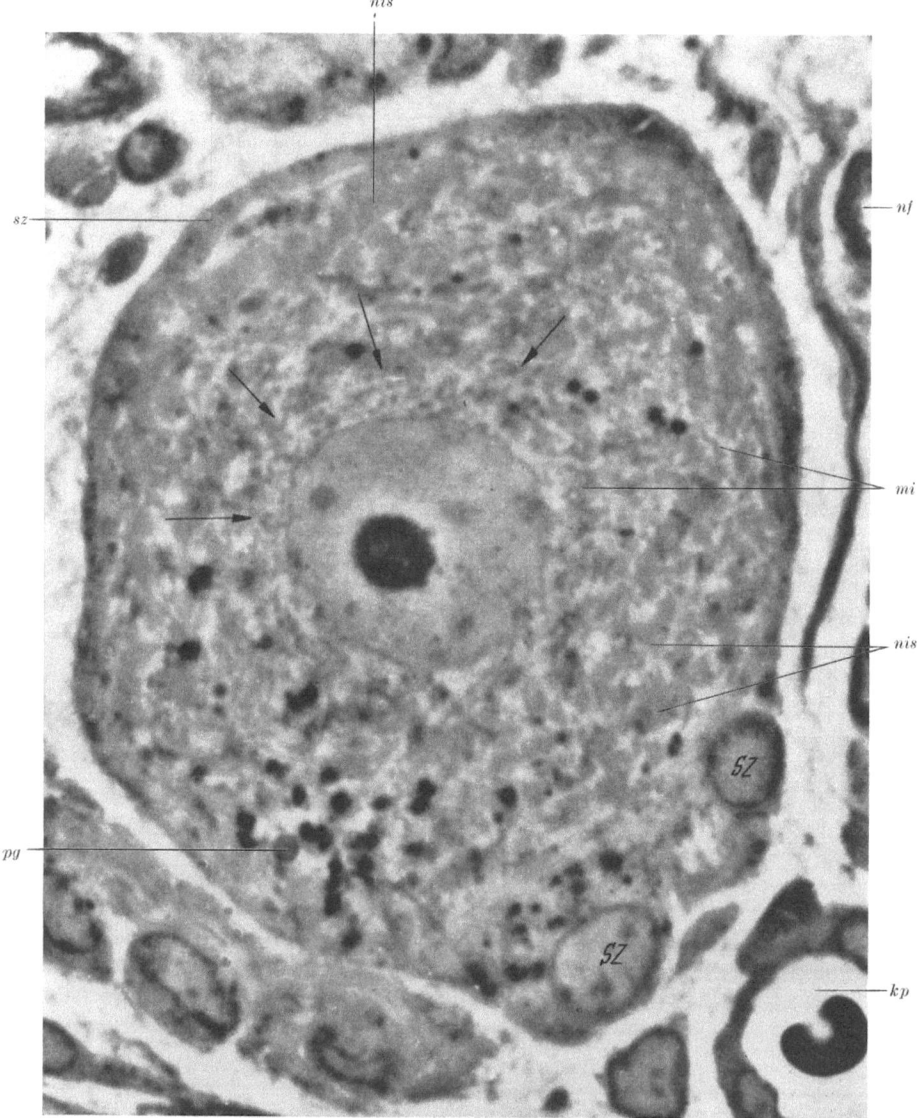

Abb. 19. Retrograd degenerierende Spinalganglienzelle der Ratte 24 Std nach Rhizo- und Neurotomie. In der Umgebung des Zellkerns zeigt sich ein beginnender Schwund der Nisslsubstanz und eine Konzentration von Organellen, großteils von Mitochondrien, siehe Pfeile! Nissl-Schollen (*nis*), Mitochondrien (*mi*), Pigmentgranula (*pg*), markhaltige Nervenfasern (*nf*), Satellitenhülle (*sz*), Capillare (*kp*). Phasenkontrastmikroskopische Aufnahme.
[Aus K. H. ANDRES, Z. Zellforsch. **55**, 1961.] Vergr. 2000:1

Gehaltes an Cristae und dichten granulären Bestandteilen in Mitochondrien wertete man dagegen als Hinweis auf eine gesteigerte metabolische Aktivität, wie sie in einem hohen Bedarf an energiereichen Verbindungen, wie Adenosintriphosphat, für die biosynthetischen Prozesse während dieser Zellreaktion zum Ausdruck kommt. Eine Mitochondrienvermehrung hat schon SPATZ angenommen. HARTMANN (1948, 1949) suchte an den ohnehin mitochondrienreichen motorischen Vorderhornzellen des Rückenmarks zahlenmäßige Aufschlüsse zu erlangen. In jüngerer Zeit hat er die Vermehrung dieser Organellen anhand elektronenmikroskopischer Aufnahmen mit geeigneteren Methoden genauer quantitativ zu

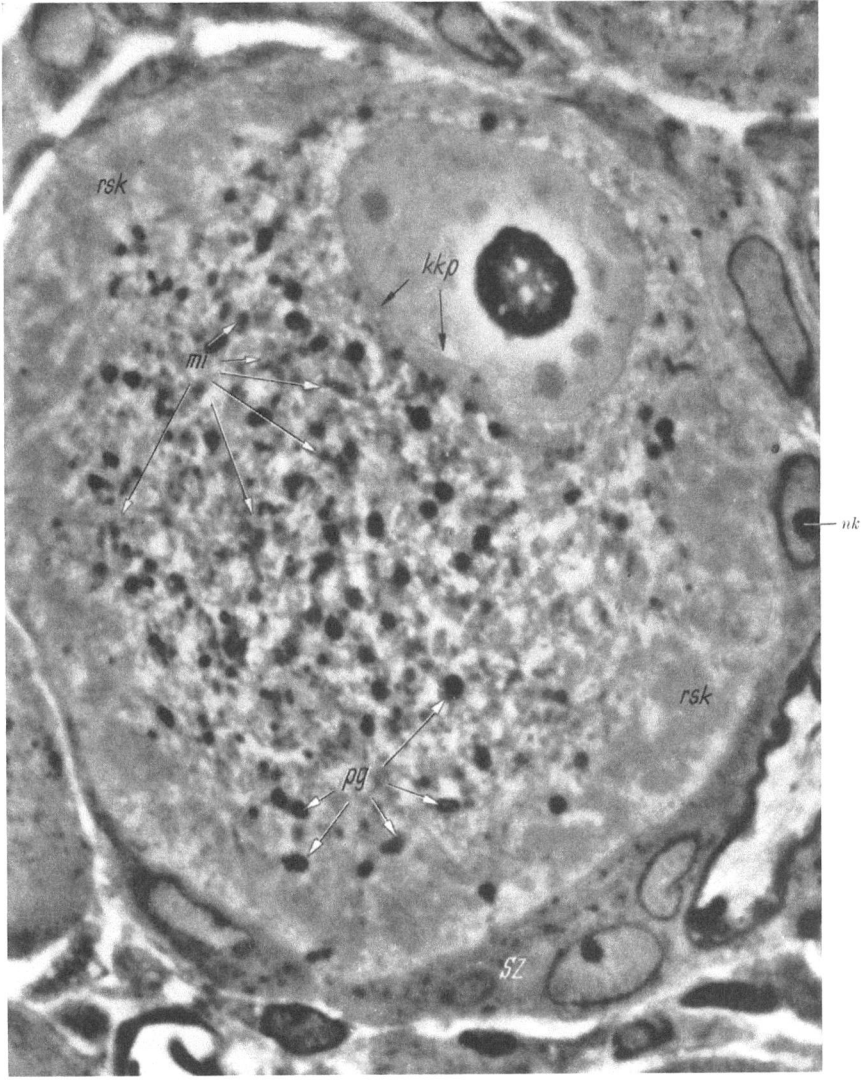

Abb. 20. Spinalganglienzelle der Ratte im fortgeschrittenen Stadium (−3) der retrograden Degeneration 11 Tage nach Rhizo- und Neurotomie. Die zur Peripherie des Zellkörpers verdrängten Nisslschollen sind kranzförmig angeordnet (*rsk*). An dem zum Zellzentrum orientierten Abschnitt der Kernoberfläche findet sich eine Kernkappe (*kkp*). Der Nucleolus des exzentrisch liegenden Kerns ist vergrößert. Im tigrolytischen Bereich finden sich eine Ansammlung kleiner Mitochondrien (*mi*) und zahlreiche Pigmentkörnchen (*pg*). *SZ* Satellitenhülle.
[Aus K. H. ANDRES, Z. Zellforsch. **55**, 1961] Vergr. 2000:1

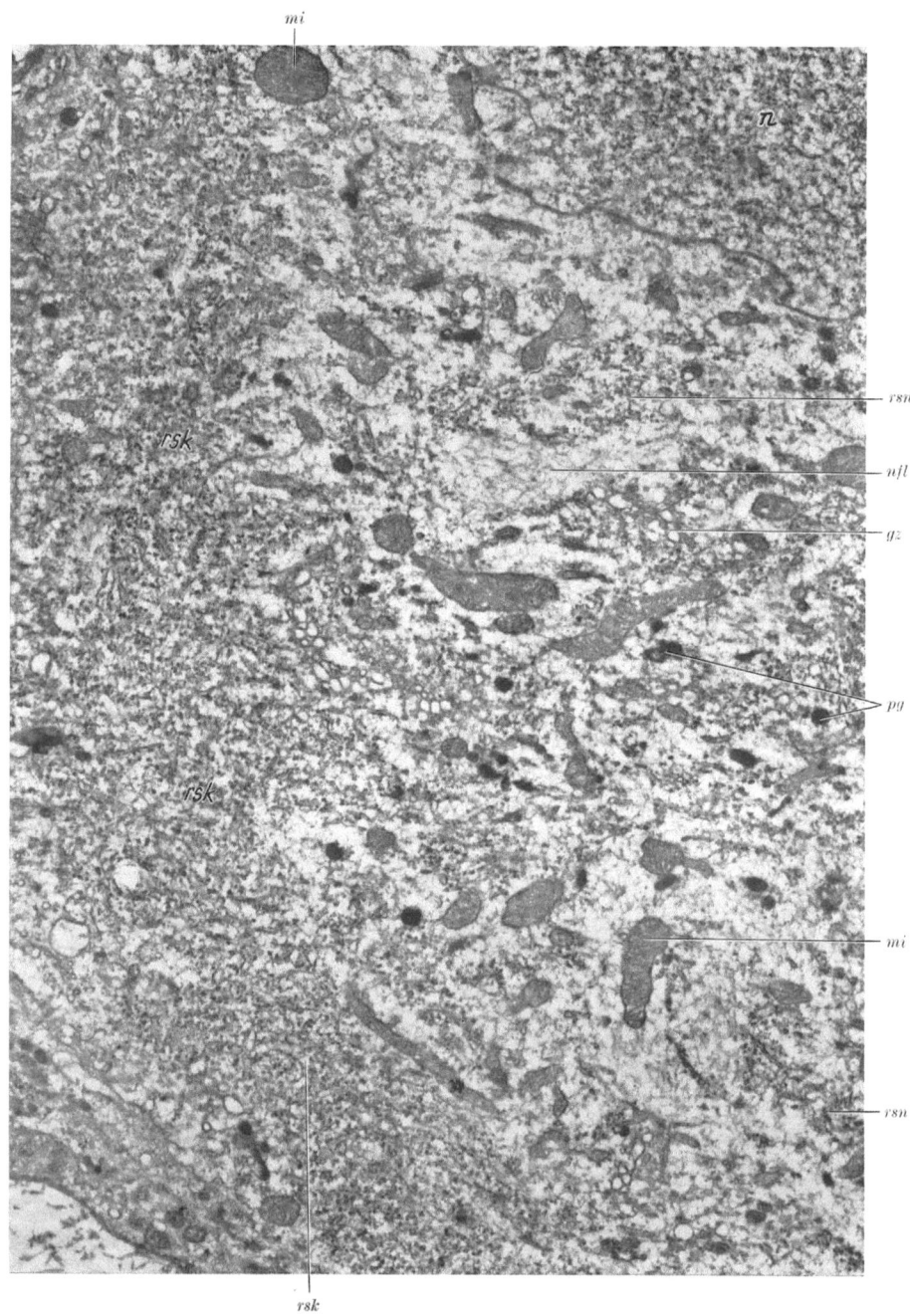

Abb. 21. Ausschnitt aus einer Spinalganglienzelle der Ratte im fortgeschrittenen Stadium (-3) der retrograden Degeneration 6 Tage nach Rhizo- und Neurotomie. Die Nisslsubstanz ist überwiegend randständig (rsk). Reste der Schollenanordnung (rsn) finden sich im kernnahen Cytoplasma zwischen großen Mitochondrien (mi) und Golgizonen (gz). Die Pigmentkörnchen (pg) sind relativ klein. Die fadenförmigen Strukturen des Grundcytoplasmas sind netzartig angeordnet (nfl), Nucleoplasma (n). Elektronenmikroskopische Aufnahme.
[Aus K. H. ANDRES, Z. Zellforsch. **55**, 1961] Vergr. 8200:1

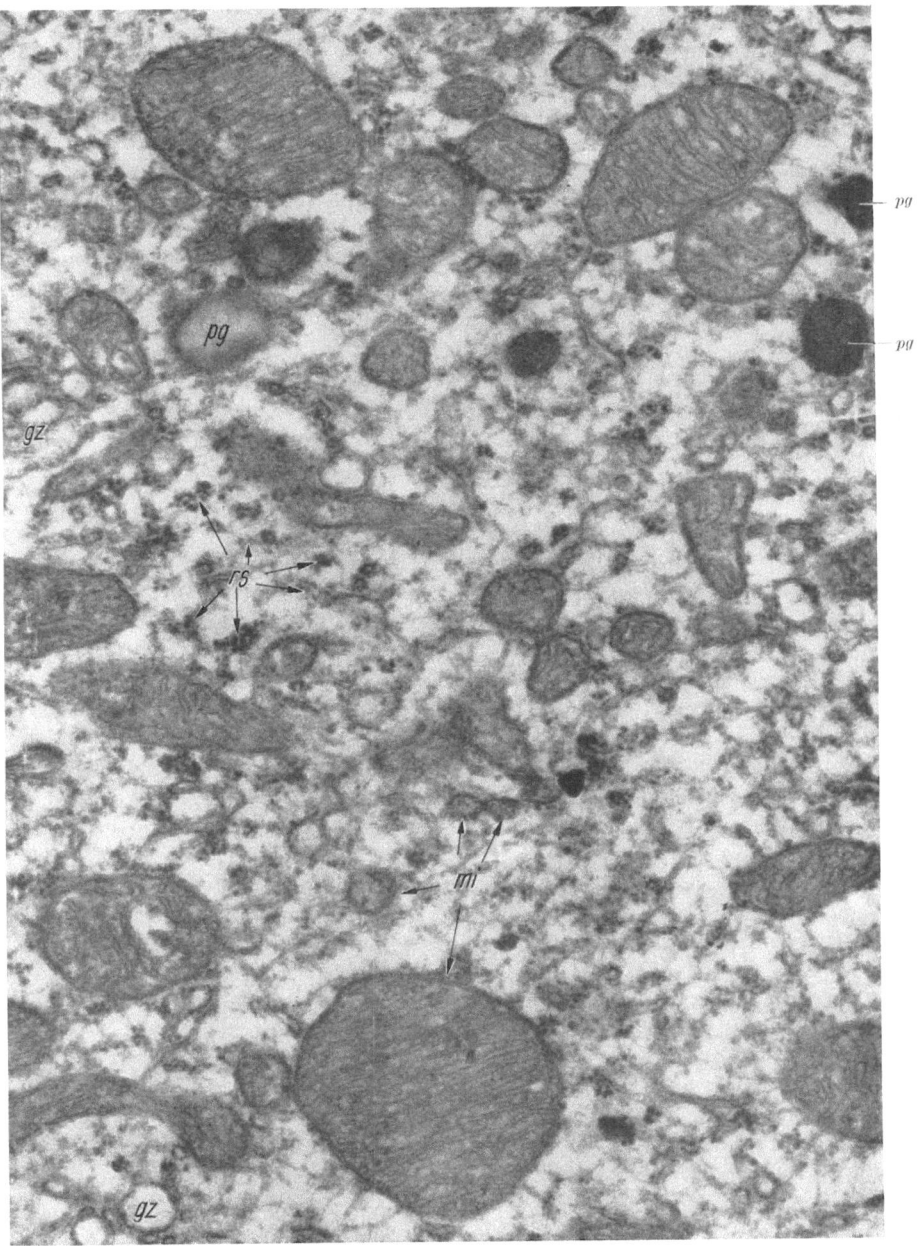

Abb. 22. Ausschnitt aus dem tigrolytischen Bereich einer Spinalganglienzelle im fortgeschrittenen Stadium (−3) der retrograden Degeneration 12 Tage nach Rhizo- und Neurotomie. Im Cytoplasma liegen spärliche Ribosomengruppen (*rs*), Mitochondrien (*mi*), Pigmentkörper (*pg*) und Reste von Golgikomplexen (*gz*) regellos verteilt. Elektronenmikroskopische Aufnahme. [Aus K. M. ANDRES, Z. Zellforsch. **55**, 1961] Vergr. 32000:1

erfassen versucht[1]. Ferner wurde in den retrograd veränderten Nervenzellen des Kaninchenhypoglossuskernes, neben einer Schwellung eines gewissen Anteils des Mitochondrienbestandes, eine Vermehrung sog. Microbodies gefunden. Die Struk-

[1] HARTMANN 1961, HUDSON, LAZAROW und HARTMANN 1961.

tur solcher Körper ist mit denen von Lysosomen bzw. Cytosomen identisch. Die Untersucher waren geneigt, an eine Beziehung der sog. Microbodies zur Mitochondrienneubildung zu denken.

Während der Reaggregation der Nissl-Substanz beobachteten MACKEY, SPIRO und WIENER eine Häufung von dichten osmiophilen cytoplasmatischen Körpern im chromatolytischen Bereich, die erst in relativ späten Stadien hervortrat. Die Körper zeigten in ihrem Binnenraum nicht selten offensichtlich aus Lipoproteinen bestehende Lamellen. MACKEY u. Mitarb. glaubten nicht an einen mitochondrialen Ursprung dieser Körper, denn sie vermißten Übergangsformen zwischen Mitochondrien und diesen dichten Gebilden völlig. Zudem war in späten Stadien der Chromatolyse der Mitochondrienbestand relativ normal. Im übrigen zeigte die Struktur dieser dichten Körper große Ähnlichkeit mit der der Lysosomen. Sie ähneln in mancher Hinsicht den Lipid- und Lipoproteintropfen, die von BELLAIRS (1958) beschrieben wurden. Dieser Untersucher nahm an, daß solche Dottertropfen mit der Bildung von Cytoplasmabestandteilen wie Ribonucleoproteinen im Zusammenhang stünden. Die dichten Körper fanden sich in den retrograd veränderten Nervenzellen besonders zahlreich innerhalb des Zeitraums, in dem in den Nervenzellen das Ingangkommen eines aktiven Lipoid- und Proteinmetabolismus nachzuweisen war. Hervorzuheben ist ferner, daß sich das Auftreten dieser Körper mit einer bemerkenswerten Vermehrung der Elemente des glatten endoplasmatischen Reticulums bzw. der der Golgi-Zone assoziiert zeigte. So lag der Schluß nahe, daß diese dichten Körper Beziehung zur Lipoproteinsynthese haben und vielleicht sogar Substratdepots für die synthetischen Prozesse darstellen. Doch darf dabei nicht außer acht gelassen werden, daß viele Beobachtungen für einen genetischen Zusammenhang zwischen Elementen der Golgizone und den Lysosomen sprechen. Sicher ist die histochemisch eindeutig nachweisbare Steigerung des sauren Phosphatase-Gehaltes im tigrolytischen Bereich der Nervenzellen auf das vermehrte Auftreten dieser Organellen zurückzuführen.

Von gewissem Interesse sind in diesem Zusammenhang auch die von PANNESE (1963) erhobenen Befunde an Spinalganglienzellen von Eidechsen nach Amputation und nachfolgender Regeneration des Schwanzes. Da es in dieser Situation zu keiner Regeneration von Spinalganglien kommt, übernehmen die letzten der drei verbliebenen Ganglienpaare die sensorische Innervation des Schwanzregenerats. In Nervenzellen dieser Ganglien kommt es transitorisch zu hochgradigen Strukturveränderungen, die zweifellos in ihrem Wesen denen der primären Reizung nahestehen.

Was die Beteiligung des Kernraumes betrifft, so sind in erster Linie die Nucleolenvergrößerungen zu nennen (Mittelwert $+26\%$). Diese hat ORTMANN (1952) nach Axondurchtrennung statistisch gesichert. Auch EDSTRÖM (1959) stellte beim Nucleolus ein Anwachsen des Volumens und eine Vermehrung seines RNA-Gehaltes fest. Elektronenmikroskopische Befunde an solchen Nucleolen hat PANNESE (1963) mitgeteilt. Zu erwähnen ist ferner, daß CROUCH und BARR (1954) eine Verlagerung des Nucleolus-Satelliten (s. o.) zur Kernmembran beschrieben haben. Dieses Phänomen wurde an retrograd veränderten Spinalganglienzellen auch von CERVOS-NAVARRO (1962) beobachtet. Der Untersucher gibt an, daß die Nucleolarsatelliten im Elektronenmikroskop einen deutlichen Unterschied zu den Chromozentren hinsichtlich ihrer Struktur zeigen. Chromozentren sind feulgenpositive Körperchen, die als Auflagerungen an der Nucleolenoberfläche beobachtet werden, aber auch innerhalb des Nucleolus liegen können.

Ein besonders interessantes, aber auch seit Jahrzehnten umstrittenes Problem ist die pathologische bzw. biologische Bedeutung dieser eigenartigen Zellveränderung. MARINESCO und VAN GEHUCHTEN haben gezeigt, daß bei sonst klar definierten experimentellen Bedingungen für den Grad der Ausprägung der primären Reizung die Entfernung der Verletzungsstelle des Achsenzylinders vom Zellkörper ausschlaggebend zu sein scheint. Das Problem des gesetzmäßigen Konnexes von mit der primären Reizung identischen Zellbildern mit Achsenzylinderschädigungen ist viel diskutiert und auch angezweifelt worden. Man wies darauf hin, daß sowohl durch osmotische, elektrische, chemische, als auch durch mechanische Reize an Nervenzellen Vergrößerungen des Zellkörpers, tigrolytische Vorgänge, Änderungen des Durchmessers und der Lage des Kernes, Nucleolenveränderungen sowie gewisse mit histochemischen Methoden erfaßbare Veränderungen hervorgerufen werden können. Einen Teil der diesbezüglichen neueren experimentellen Literatur hat SCHOLZ (1957) angeführt. Er hat mit Recht hervorgehoben, daß bei solchen Verallgemeinerungen meist außer acht gelassen wird, daß nicht wenige der mit Hilfe solcher experimentellen Eingriffe erzeugten Zellveränderungen hinsichtlich Lokalisation, Ausprägung und Ablauf der chromatolytischen Vorgänge erheblich von den nach Achsenzylinderläsionen in Erscheinung tretenden klassischen chromatolytischen Veränderungen abweichen. Andererseits gehört es seit langem zum Erfahrungsgut des Neuropathologen, daß bei Pellagra die Betzschen Riesenpyramidenzellen regelmäßig ein Bild bieten, das dem der primären Reizung weitgehend gleicht. Auch bei der sog. Creutzfeldt-Jakobschen Erkrankung finden sich solche Zellbilder häufig im cerebralen Cortex.

Besonders in der älteren Literatur wurde die Auffassung vertreten, daß es sich bei dieser eindrucksvollen Zellveränderung um einen „degenerativen" Prozeß handelt. Dies ist aber schon hinsichtlich des Ausganges für einen Teil der betroffenen Zellen sicher nicht richtig. Als einer der ersten sprach sich HEIDENHAIN eindeutig für die progressive Natur der primären Reizung aus. Er faßte diese eigenartige Zellveränderung als Ausdruck des Bemühens der Zelle auf, den amputierten bzw. lädierten Axonfortsatz zu regenerieren. Er war es auch, der den Grad der Reaktion der Ganglienzelle zu dem Ausmaß des Plasmavolumens in Beziehung brachte, das dem Neuron durch Verlust eines mehr oder minder großen Axonabschnittes entzogen wird. HEIDENHAIN entwickelte in der Folge Vorstellungen, die in jüngerer Zeit durch die mit modernen Untersuchungsmethoden erlangten Ergebnisse vollauf bestätigt wurden. Er brachte schon seinerzeit zum Ausdruck, daß die Veränderungen der Nissl-Substanz bei dieser Zellveränderung dafür sprächen, daß sie ein Material sei, dessen Aufgabe darin bestünde, die Tätigkeit des Kernes zu ergänzen (Cytochromatin).

Was nun die moderne Deutung der primären Reizung betrifft, so hat sie sich im wesentlichen auf die Ergebnisse quantitativer cytologischer Methoden zu stützen. Wie HYDÉN hervorhebt, kann man dabei von der Vorstellung ausgehen, daß während des peripheren Regenerationsvorganges die Nervenzelle etwa das 50—100fache des gesamten organischen Materials des Zellkörpers zu ersetzen hat (bei einer großen Nervenzelle annähernd 2 mg, bei einer kleineren 0,01 mg). Ferner ist in diesem Zusammenhang von Interesse, daß der seit langem angenommene trophische Einfluß der Nervenzellen durch die Arbeiten von WEISS (1944, 1947), WEISS, WANG, TAYLOR und EDDS (1945) näher präzisiert wurde. WEISS u. Mitarb. deuteten ihre Befunde im Sinne eines ständigen Stofftransports, der zentripetal im Achsenzylinder verlaufen soll (vgl. auch S. 195). Durch den trophischen Apparat der Zelle (Nucleoplasma und Nucleoproteide des Cytoplasmas) wird ja eine fortwährende Neubildung und ein Nachschub gewisser, durch die in der Peripherie ablaufenden Stoffwechselprozesse verbrauchter Substanzen sichergestellt. Die Intensivierung des intraneuralen Stofftransports bei der retrograden Degeneration soll mit einer auf Quellung der Plasmakolloide durch verstärkte Flüssigkeitseinlagerung beruhenden Turgorerhöhung in der Zelle einhergehen.

HYDÉN u. Mitarb. gelangten auf Grund ihrer mikrospektrographischen und mikrochemischen Daten zu der Vorstellung, daß die Aggregationsform der Ribonucleinsäuren im Cytoplasma einem Wechsel unterworfen ist, dergestalt, daß das Material feiner verteilt wird; dabei braucht die Konzentration nicht abzunehmen. Die Gesamtmenge kann, wenn man mikrochemischen Bestimmungen[1] folgt, proportional zur Vergrößerung des Zellvolumens sogar zunehmen. Diese Umwandlung soll eine Aktivitätssteigerung der Ribonucleoproteine hervorrufen und zugleich das färberische Verhalten der chromatolytischen Zellen erklären. Die typische Verlagerung des Zellkernes wird auf Viscositätsänderungen im Grundcytoplasma im Zusammenhang mit dem Konzentrationsabfall von Substanzen und der angekurbelten Proteinbildung zurückgeführt. Zugunsten einer Steigerung des Proteinmetabolismus lassen sich ferner Befunde über die Inkorporation von mit Isotopen markierten Aminosäuren ins Cytoplasma retrograd veränderter Zellen ins Feld führen [2].

GERSH und BODIAN (1943) und BODIAN (1947) haben die Ergebnisse ihrer UV-mikrospektrographischen Untersuchungen in vielen Punkten abweichend interpretiert. Anhäufungen von Ribonucleoproteinen an der Kernmembran fanden sie bei relativ wenigen primär gereizten Zellen. Die Untersucher diskutierten die Möglichkeit einer Ribonucleasewirkung beim Zustandekommen der cytoplasmatischen Veränderungen. Sie zogen in Betracht, daß überschüssige Wirkung dieser Hydrolasen in chromatolytischen Zellen zur Depolymerisierung der Ribonucleinsäure bzw. der Ribonucleoproteine führt. Eine Steigerung des osmotischen Druckes wäre eine Folge dieser Depolymerisationsvorgänge. Das Bild der Schwellung legt ja, worauf schon MARINESCO hinwies, die Annahme einer Flüssigkeitsaufnahme nahe. Für diese Auffassung spricht, daß genannte Untersucher nach Gefriertrocknung in chromatolytischen Zellen größere Eiskristallartefakte als in normalen fanden. Dies wurde im Sinne eines höheren Wassergehaltes gedeutet. Auch einen Proteinverlust führen sie auf eine etwaige unspezifische Ribonucleasewirkung zurück. Das von GERSH und BODIAN innerhalb eines Zeitraumes von 6—8 Tagen festgestellte Absorptionsverhalten wurde dahingehend gedeutet, daß der Nucleotidverlust stärker sei als die Abnahme der Proteine. Nach 18—30 Tagen konnten die Untersucher wieder eine Vermehrung der Nucleotide und Proteine feststellen. Das Wiederauftreten der charakteristischen Muster der Nissl-Substanz im Zeitraum zwischen dem 30. und 80. Tag wurde auf wieder einsetzende Polymerisation von Nucleoproteiden zurückgeführt. Eine Dehydrierung des Cytoplasmas soll schließlich der Zelle zur Wiedergewinnung ihrer normalen Größe und Form verhelfen. Die Verlagerung des Kerns und der Zellorganellen führen GERSH und BODIAN auf die nach ihren Beobachtungen exzentrisch einsetzende Hydratation des Cytoplasmas zurück. Was nun die chromatolytische Veränderung schlechthin betrifft, so nahmen BODIAN und MELLORS (1945) an, daß in den Neuronen der Ribonucleinsäuregehalt in dauerndem Fluß ist. Das dynamische Gleichgewicht, aus dem der Gehalt und die Verteilung der Nissl-Substanz im Cytoplasma resultieren, soll für jeden Zelltyp eine gewisse Konstanz aufweisen. Chromatolyse tritt nach dieser Auffassung dann ein, wenn der Aufbau der cytoplasmatischen Nucleotide geringer ist als der Abbau.

Die oben erwähnte Abnahme der Aktivität der Cytochromoxydase[3] steht im Widerspruch zu der elektronenmikroskopisch gesicherten Mitochondrienvermehrung. Ob die Deutung von ANDRES (1961) zutrifft, daß die Steigerung der cellulären Stoffwechselprozesse vielleicht zu einer Verarmung der Enzymausstattung der Mitochondrien führen kann, muß dahingestellt bleiben.

---

[1] EDSTRÖM 1959.   [2] FISCHER, LODIN und KOLUŠEK 1958, WATSON 1965.
[3] HOWE und MELLORS 1945.

d) Klassische Einteilung der Nervenzellveränderungen

Um das Verständnis der älteren neuropathologischen Literatur zu erleichtern, soll auf die Klassifikation der Nervenzellveränderungen seit Nissls Zeiten und auf die Grundgedanken und Anschauungen, auf der diese Einteilungsversuche basierten, kurz eingegangen werden.

Der retrograden Zellveränderung (primären Reizung) wurden seinerzeit solche Alterationen der Nervenzellen gegenübergestellt, bei denen zu vermuten war, daß die Schädlichkeit nicht über den Umweg einer Achsenzylinderläsion, sondern unmittelbar am Zellkörper zur Wirkung kommt. Man bemühte sich in der Folgezeit, charakteristische Äquivalentbilder für derartige *primäre* Alterationen zu finden und war geneigt, thermischen Faktoren, Zirkulationsstörungen oder toxischen, von metallischen und organischen Substanzen ausgehenden Einwirkungen einen direkten und charakteristischen Effekt auf das Strukturbild der Ganglienzellen zuzusprechen. Zum Beispiel kam Marinesco (1909) zu der Annahme, daß der gemeinsame Grundvorgang bei all diesen Veränderungen in einer von den peripheren Cytoplasmabereichen des Perikaryons nach dem Kern hin fortschreitenden Auflösung der Nissl-Substanz („Chromatolyse") bestehe. Man glaubte sich daher berechtigt, diese Veränderungen den Befunden bei der retrograden Reaktion gegenüberzustellen, bei der man den Beginn der chromatolytischen Veränderungen in zentralen Cytoplasmabereichen als ein charakteristisches Merkmal ansah. Solche Unterscheidungen entsprangen mehr dem intensiven Bedürfnis nach einer Klassifikation, als daß sie den tatsächlichen Befunden durchwegs gerecht wurden. Viel Arbeit und Fleiß wurde darauf verwandt, mit Hilfe der damals zur Verfügung stehenden histopathologischen Untersuchungsmethoden bestimmten Noxen spezifische Veränderungen des Nervenzellbildes zuzuordnen. Immerhin entstanden aus diesen Bemühungen, die meist einer späteren Kritik nicht standhalten konnten, deskriptive, in der histopathologischen Praxis brauchbare Klassifikationen von Nervenzellveränderungen. Mit der Erweiterung unseres Wissens über das Zellleben trat es aber immer mehr zutage, daß es ungemein schwierig ist, anhand der Bilder, die uns die histopathologische präparative Technik liefert, Aussagen über die cellulären Prozesse bzw. metabolischen Störungen zu machen, die einer Nervenzellveränderung zugrunde liegen. Zum Beispiel ist selbst eine Unterscheidung zwischen reversiblen und irreversiblen Veränderungen im Beginn von nekrobiotischen Prozessen nahezu unmöglich. Protoplasmaschwellung, Abnahme der basophilen Substanzen des Cytoplasmas, Schwellung von Zellorganellen, Ablagerungs- bzw. Ausscheidungsvorgänge im Grundcytoplasma, alle diese Faktoren sind nicht als sicheres Kennzeichen irreversibler nekrobiotischer Vorgänge anzusehen. Daher ist es meist problematisch, aus ihrer Ausprägung Schlüsse auf Intensität oder Rückbildungsfähigkeit der Veränderung des Zellebens zu ziehen.

Diese Unsicherheit in der Beurteilung cytoplasmatischer Veränderungen führte dazu, dem Zellkern der Nervenzellen, insbesondere seiner Größe, Gestalt und Färbbarkeit gesteigerte Aufmerksamkeit zu schenken. Man hatte den Eindruck gewonnen, daß seine Veränderungen als eindeutigere Hinweise auf die Schwere der Zellalteration zu werten seien.

Bei weitem die ausgedehntesten Nachwirkungen in der älteren Literatur gingen von Nissls *Klassifikation der Ganglienzellveränderungen* aus. Er unterschied eine „akute Erkrankungsform", deren Wesen und morphologische Kennzeichen noch zu erörtern sein werden. Ferner beschrieb er eine „chronische Nervenzellveränderung" und eine Zellalteration, als deren Charakteristikum eine wabige Umwandlung des Cytoplasmas herausgestellt wurde. Schließlich wurde noch eine offenbar zu langsamem Zelluntergang führende Veränderung abgegrenzt, bei welchem die färbbaren Substanzen des Cytoplasmas reduziert sind, ohne daß sonst wesentliche Formveränderungen der Zellen bestünden.

In der Folgezeit hatte SPIELMEYER, wohl vorwiegend von didaktischen Motiven bewogen, versucht, die bekanntgewordenen Ganglienzellveränderungen in verschiedene Gruppen einzuteilen. Im wesentlichen unterschied er aufgrund des histologischen Bildes vier Gruppen von Veränderungen: Zellschwellungen, Schrumpfungen, Prozesse, die als Verflüssigung des Zellkörpers aufgefaßt werden konnten und schließlich Gerinnungsvorgänge. Die Alterationen der ersten Gruppe sind in der Hauptsache der von NISSL umrissenen akuten Nervenzellerkrankung gleichzusetzen. Mit der ebenfalls schon von NISSL beschriebenen chronischen Zellerkrankung sind im großen und ganzen die Veränderungen, die als Ausdruck von Schrumpfungsvorgängen angesehen wurden, identisch. Dagegen sind die von SPIELMEYER beschriebenen cellulären Verflüssigungsprozesse der von NISSL als „schwere Zellveränderung" bezeichneten Alteration zuzurechnen.

In welchem Umfang sich die älteren Einteilungen haben halten können und wie das Wesen dieser klassischen Nervenzellveränderungen unter modernen Gesichtspunkten zu deuten ist, wird im Rahmen der folgenden Kapitel erörtert.

e) Einfache Atrophie der Ganglienzellen, transneuronale Atrophie

Die morphologischen Veränderungen der Nervenzellen des Zentralnervensystems bei der sog. einfachen Atrophie hat SPIELMEYER (1922) beschrieben. Im wesentlichen handelt es sich um eine oft schwer zu objektivierende Verkleinerung des Zellkörpers. Nicht leicht zu beurteilen ist dabei der Grad der Reduktion der Nissl-Substanz. Bei Zellarten, in denen mit Imprägnationsmethoden sog. Neurofibrillen darstellbar sind, scheinen auch diese reduziert zu sein. Die für das Ausmaß des atrophisierenden Prozesses maßgebenden Schwunderscheinungen an den Zellfortsätzen, insbesondere an den Dendritenramifikationen, sind mit histopathologischen Methoden nicht klar zu erfassen. Was nun die in Betracht kommenden Ursachen einer einfachen Atrophie des nervösen Parenchyms betrifft, so dürfte der nutritive Faktor kaum ins Gewicht fallen. Bei schweren Hungerzuständen des Gesamtorganismus scheint das Gehirn jedenfalls das mit am besten gestellte Organ zu sein. Bezüglich der Literatur über Inanitionsfolgen am Gehirn sei auf die Darstellung von SCHOLZ (1957) verwiesen.

Auch ein durch Druckatrophie hervorgerufener Gewebsschwund scheint, wie die Befunde von SCHERER (1937) zeigen, nicht vorwiegend unter dem Bild einer einfachen cellulären Atrophie zu verlaufen.

Wohl trifft dies aber für die sog. transneuronale bzw. transsynaptische Atrophie einer Nervenzellpopulation zu (Abb. 23a und b). Sie ist überdies von besonderem theoretischem Interesse. Bezüglich der Situationen, die zu diesem Prozeß führen, sei auf die umfassende Darstellung von H. JACOB (1957) verwiesen. Als Beispiele sollen hier nur die Gewebsreduktion des homolateralen Brückenfußes und der kontralateralen Kleinhirnhemisphäre im Gefolge von ausgedehnten Läsionen im Bereich einer Großhirnhälfte und die atrophisierenden Vorgänge am Corpus geniculatum laterale und an der Sehrinde nach Enucleatio bulbi oder nach Läsion des N. opticus Erwähnung finden. Es hat in jüngster Zeit nicht an Bemühungen gefehlt, Meßergebnisse an einer größeren Zahl von atrophischen Nervenzellen mit den an normalen Populationen gewonnenen Werten zu vergleichen und damit den Schwundvorgang zu objektivieren. COOK, WALKER und BARR (1951) fanden nach Deafferentation des Corpus geniculatum laterale bei Katzen nach längerem Zeitraum (60 Tage) Reduktionen der Nervenzellkörper um durchschnittlich 25%. Von Interesse ist ferner, daß eine Vergrößerung der Zellkerne um den 30. Tag fest-

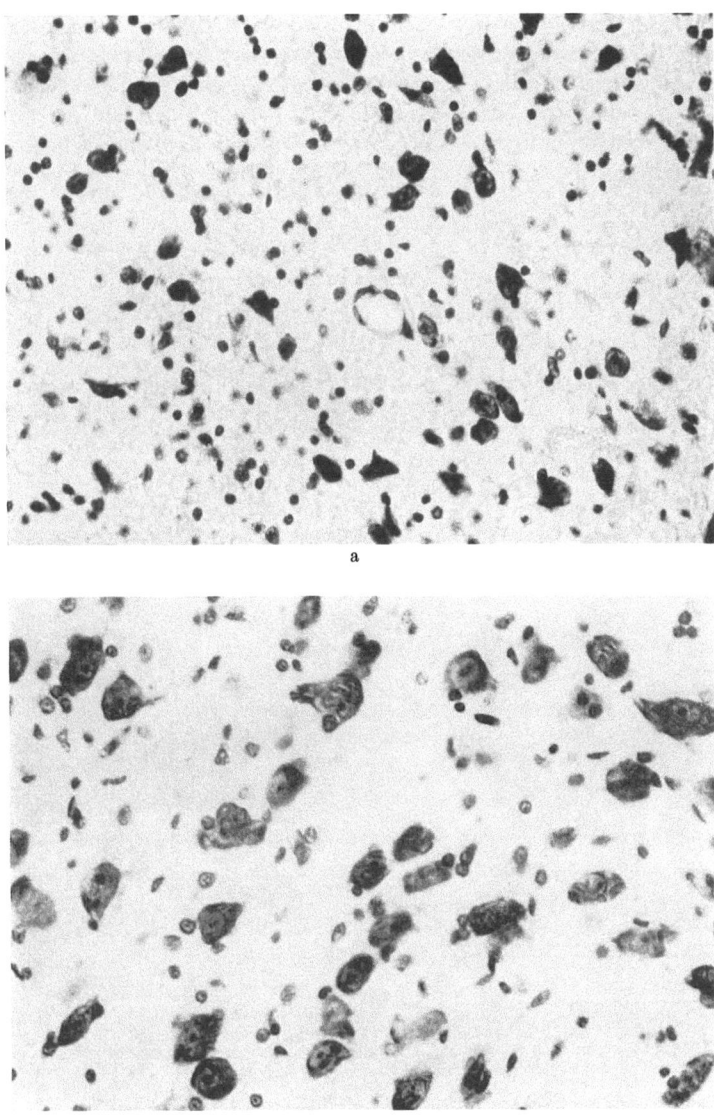

Abb. 23 a u. b. a Inaktivitätsatrophie der Nervenzellen der lateralen Rückenfußkerne. Transneurale Entstehung nach ausgedehnter gleichseitiger Hemisphärenzerstörung. b Nervenzellen des entsprechenden nicht atrophischen Kernes der gegenüberliegenden Seite. (Aus SCHOLZ, Hdb. spez. path. Anat., Bd. XIII/1A, 1957)

stellbar war, die sich aber bald wieder zurückbildete. Dagegen ließen sich Verkleinerungen der Zellkerne um 15% des Ausgangswertes um den 90. Tag messen. Die Messungen zeigten eindeutig, daß die Reduktion des Nucleoplasmas hinter der des Cytoplasmas nicht unwesentlich zurückbleibt. Quantitative Feststellungen über das Ausmaß des Dendritenschwundes liegen aufgrund methodischer Schwierigkeiten bisher nicht vor. Von gewissem Interesse für die Beurteilung der cellulären Stoffwechselsituation bei diesem Prozeß ist die Abnahme der Profilgröße der Kernkörperchen, die relativ spät eintrat aber doch sichergestellt werden konnte. Eine Positionsänderung des sog. Nucleolarsatelliten, wie sie bei der retrograden Zellveränderung beobachtet werden konnte (s. S. 42), war nicht erkennbar. Zu weitgehend identischen Ergebnissen führten die Messungen von MATTHEWS, COWAN und POWELL (1960) am transneuronal-atrophischen Corpus geniculatum laterale von *Macaca mulatta*. Hervorzuheben ist die Feststellung einer frühzeitigen rapiden Reduktion des Zellkörpers, die je nach den Afferenzverhältnissen nach 4 Tagen mit 9—17% (Lamina 1,4 und 6) bzw. nach 8 Tagen mit 24—30% (Lamina 2, 3 und 5) ihren Höhepunkt erreichte. Nach 4—8 Wochen

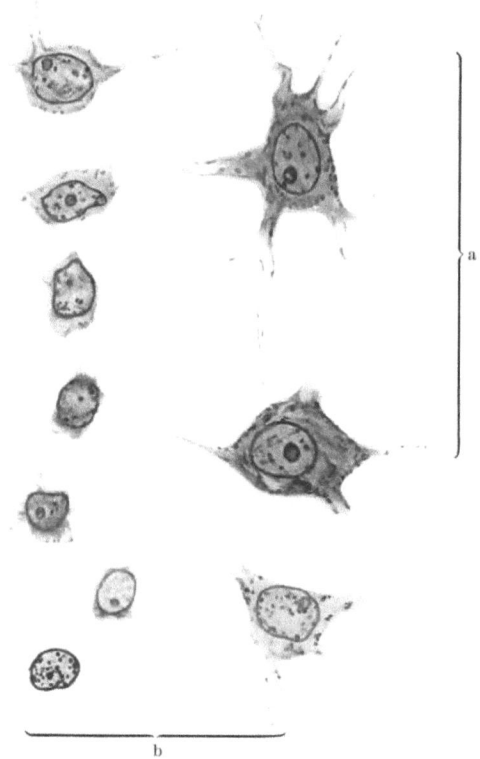

Abb. 24a u. b. a Zwei normale kleine Striatumzellen eines jugendlichen Hingerichteten. b Atrophisierender Prozeß an den kleinen Striatumzellen bei Huntingtonscher Chorea; ganz unten ein Gliakern.
(Aus W. SCHOLZ, Hdb. spez. path. Anat., Bd. XIII/1 A, 1957)

kam die Zellatrophie in wesentlich langsamerem Tempo wieder in Gang, um nach etwa 4 Monaten weitgehend zum Stillstand zu gelangen. Man ist geneigt, als Ursache des fortschreitenden Schwundes des Zellkörpers eine Drosselung des Zellstoffwechsels anzunehmen. Jedoch konnten ALTMANN und GOPAL (1964) bei sorgfältigen autoradiographischen Untersuchungen am optischen System der Ratte innerhalb von 4 Monaten keinen Unterschied in der Utilisation von H^3-Leucin durch Ganglienzellen des Corpus geniculatum laterale feststellen, die ihrer Afferenzen beraubt worden waren. Allerdings zeigte die untersuchte Nervenzellpopulation auch keine Anzeichen einer ausgeprägten Atrophie. Über signifikantere Veränderungen wurde nach Untersuchung der transneuronalen Degeneration mit histochemischen Methoden berichtet. Am Corpus geniculatum laterale fanden GAY und SILBERBERG (1964) sowie KUPFER und PALMER (1964) Aktivitätsminderungen verschiedener Enzyme. Die ersteren Untersucher, die mit Affen experimentierten, hoben hervor, daß Aktivitätsminderungen der Diphosphorpyridinnucleotid- und der Triphosphorpyridinnucleotid-Diaphorase sowie der sauren Phosphatase bereits nach einigen Tagen und damit früher als Veränderungen der Nissl-Substanzen sich bemerkbar machen. Die letztangeführten histochemischen Untersuchungen wurden an jungen Katzen angestellt. Die bei jungen Tieren sehr ausgeprägte und überdies schneller eintretende transneuronale Atrophie des Neuronenbestandes war ebenfalls mit einer Abnahme der Diphosphorpyridin- und Triphosphorpyridindiaphorase, der 6-Phosphogluconatdehydrogenase, der Succinodehydrogenase und der Cholinesterase vergesellschaftet. Über die Endzustände transneuronaler Degenerationen liegen ebenfalls quantitative Feststellungen vor. GOLDBY (1957) fand im menschlichen Corpus geniculatum laterale 40 Jahre nach Enucleation einen Untergang von nahezu 50% des Zellbestandes in den betroffenen Schichten. Die persistierenden Zellpopulationen zeigten Reduktionen der Zellkörper von 32—48%.

Angefügt sei noch, daß Ganglienzellen, die das Bild einer einfachen Atrophie bieten und die man als Kümmerformen bezeichnet hat, nicht selten in Gebieten, in denen es zu einem erheblichen Gewebsumbau gekommen ist, zu finden sind. Man trifft auf sie in älteren gliös-narbigen Defektdeckungsbereichen bzw. in Grenzgebieten alter Gewebszerstörungen. Auch in den Kerngebieten der Vorderhörner des Rückenmarks nach abgelaufener Poliomyelitis sowie in der Substantia nigra bei alten Fällen von postencephalitischem Parkinsonismus kommen solche Kümmerformen vor. SCHOLZ (1957) rechnet sie zu den sekundären Zellatrophien. Inwieweit auch hier eine Beraubung von axosomatischen und axodendritischen Synapsen bzw. eine Beseitigung der Afferenzen der Zelle eine Rolle spielt, ist im einzelnen schwer zu entscheiden.

Einfache atrophische Veränderungen an Nervenzellen im Verlauf von degenerativen Prozessen hat SCHOLZ (1957) eingehend diskutiert. Hier sei nur daran erinnert, daß sich das Bild des einfach-atrophischen Zellschwundes u. a. bei genuinen Kleinhirnatrophien sowie bei der Huntingtonschen Chorea (Abb. 24) in den betroffenen Rinden- und Kerngebieten findet.

f) Nervenzellschrumpfungen

Nervenzellschrumpfungen wurde in der älteren Neuropathologie ein relativ großer Hinweiswert für langsam verlaufende Gewebsprozesse zuerkannt („Chronische Zellerkrankung" NISSLS). Auch SPIELMEYER sprach sich dafür aus, daß einfache Nervenzellschrumpfungen am häufigsten bei chronischen Krankheitsprozessen und bezeichnenderweise in oberflächlichen Gewebspartien des Zentralorgans, insbesondere in der Hirnrinde, zur Beobachtung kommen (Abb. 25). Ein extremer Grad dieser Schrumpfungen wurde als Sklerose bezeichnet. Nur einige der zahlreichen sich in der Literatur findenden Synonyme seien hier aufgezählt: Hyperchromatische Zellen[1], „shrunken homogeneous cells"[2], Chromophilia, Hyperchromasia[3], siderophile Zellen[4].

SCHOLZ (1957) hat hervorgehoben, daß es nicht zulässig ist, Schrumpfungsbilder mit einfach atrophischen Zellveränderungen gleichzusetzen. Schon der lichtmikroskopische Befund drängt zu der Deutung, daß es sich um die Folgen eines weitgehenden Wasserverlustes des Cyto- und Nucleoplasmas handeln dürfte. Im Nissl-Bild (Abb. 25 und 26) bilden Cytoplasma und Kern geschrumpfter Nervenzellen eine tiefschwarz-blau gefärbte Masse. Das Perikaryon ist mehr oder minder verschmächtigt. Die Umrisse des Zellbildes werden meist eckig. Die starke Anfärbbarkeit mit basischen Farbstoffen scheint auf eine Konzentrierung bzw. Verbackung des basophilen Materials rückführbar zu sein. Der Zellkern pflegt sich

---
[1] MISKOLCZY 1925.   [2] GILDEA und COBB 1930.   [3] EINARSON 1945.   [4] HÄGGQUIST 1958.

ebenfalls tief und homogen anzufärben, so daß eine Abgrenzung vom Cytoplasma schwierig wird. SCHOLZ (1957) hebt hervor, daß sich gelegentlich noch eine gute Imprägnierbarkeit der Neurofibrillenbahnen findet. Elektronenmikroskopische Bilder von geschrumpften Nervenzellen aus der Großhirnrinde der Säugetiere (Abb. 27) zeigen einen aufschlußreichen Aspekt[1]. Bei schwächerer elektronenmikroskopischer Vergrößerung erscheinen solche Zellen ähnlich wie im lichtmikroskopischen Bild aufgrund einer starken Verdichtung des Cyto- und des Karyoplasmas äußerst dunkel. Ferner ist erkennbar, daß diese Beschaffenheit des Perikaryons vornehmlich auf einer echten Schrumpfung des Grundcytoplasmas beruhen dürfte. Die Mitochondrien und die Membranstrukturen des Golgi-Komplexes zeigen dabei außer Reduktion ihrer Abmessungen keine wesentlichen Veränderungen. Von Bedeutung ist, daß sich die cytoplasmatischen Binnenräume des endoplasmatischen Reticulums in solchen Zellen mehr oder minder stark ausgeweitet finden, so daß das Cytoplasma oft zu schmalen Balken reduziert erscheint. Diese ausgeprägte Schrumpfung des Grundcytoplasmas zieht naturgemäß ein starkes Zusammenrücken der Ribonucleoproteidgranula (Ribosomen) nach sich. Ihre ursprünglich typische Anordnung in Form von Sternchen und Rosetten wird dadurch verwischt. Auf diese Verdichtung der Ribosomen ist die enorme Basophilie des Cytoplasmas, durch die geschrumpfte Zellen im gefärbten Präparat sich auszeichnen, zurückzuführen. Auch die geformten Bestandteile des Karyoplasmas sind so verdichtet, daß sie stellenweise nur durch die Verfolgung der Kernumhüllung sicher vom Cytoplasma zu trennen sind.

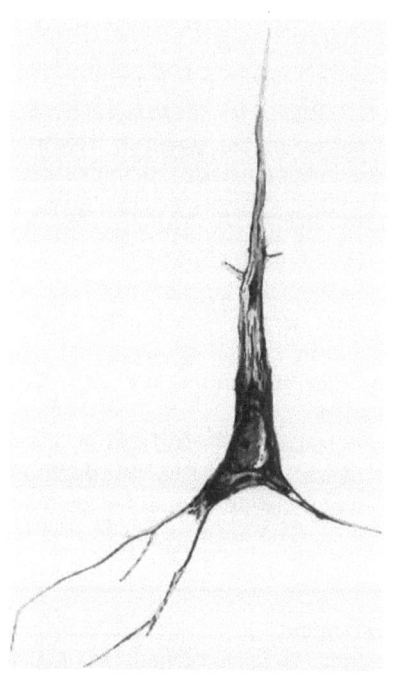

Abb. 25. Geschrumpfte Pyramidenzelle aus der menschlichen Großhirnrinde im Nisslpräparat. (Aus SPIELMEYER, Histopathologie des Nervensystems, 1922)

Beiläufig sei noch erwähnt, daß die eigenartige Feinstruktur und Form geschrumpfter Pyramidenzellen im elektronenmikroskopischen Bild zu Identifizierungsschwierigkeiten, insbesondere zu Verwechslungen mit normalen oder progressiv veränderten Mikrogliazellen führen können. Zum Beispiel haben SCHULTZ, MAYNARD und PEASE (1957) im normalen Säugergehirn Elemente als Mikrogliazellen bezeichnet, bei denen es sich ohne Zweifel um geschrumpfte Nervenzellen gehandelt hat.

Mit der Entstehung und der Bedeutung geschrumpfter Nervenzellen haben sich SCHARRER (1933, 1937, 1938) und CAMMERMEYER (1960, 1961, 1962) im Rahmen sorgfältiger und kritischer experimenteller Untersuchungen auseinandergesetzt. Die Flut der diese augenfällige Nervenzellveränderung betreffenden Literaturhinweise hat besonders letzterer Autor kritisch gesichtet[2]. Ihr eine spezifische Bedeutung zuzumessen, war der überwiegende Teil der Beobachter geneigt, während nur relativ wenige Autoren sich für ihren nicht spezifischen bzw.

---

[1] BLINZINGER und HAGER 1962, HAGER 1964.
[2] CAMMERMEYER 1962.

artifiziellen Charakter eindeutig aussprachen (PETERS, 1937, 1952, 1956), oder auch, den Altmeistern NISSL (1894, 1895) und SPIELMEYER (1922) folgend, beide Möglichkeiten offenließen. Neuerdings gab COLMANT (1964) seiner Überzeugung Ausdruck, daß artifizielle Veränderungen nicht sicher von intravital entstandenen Schrumpfungen abgrenzbar seien. Mit Mangelzuständen verschiedenen Charakters wurden Zellschrumpfungen[1] in Zusammenhang gebracht. Die augenfällige Ver-

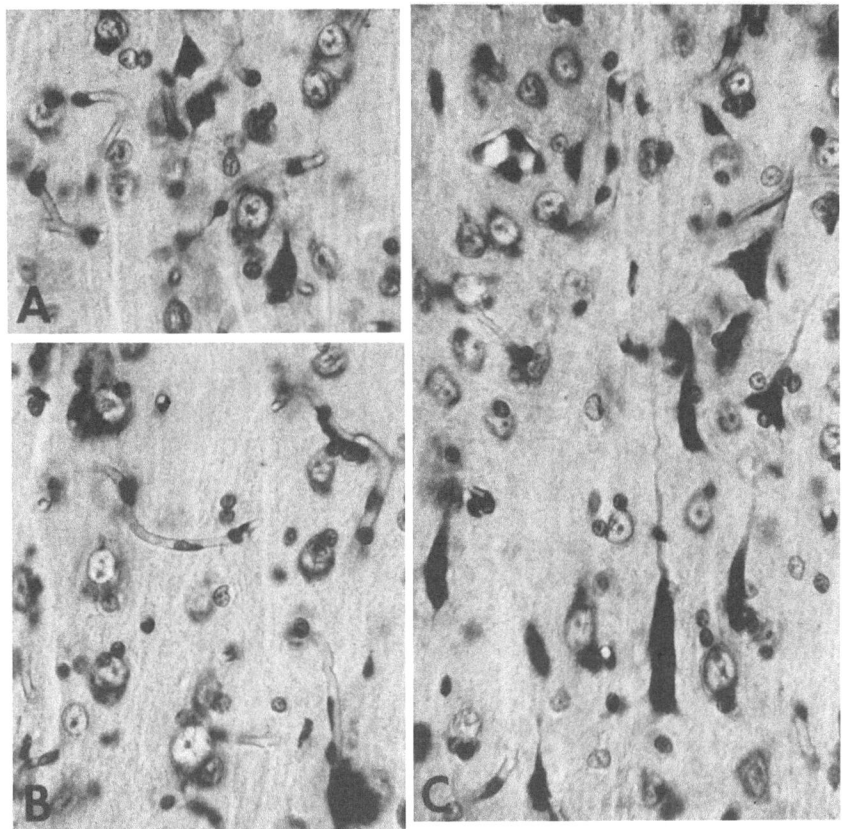

Abb. 26 A—C. A Geschrumpfte Nervenzellen unter der Kante einer unter Narkose angelegten Trepanationsöffnung. Perfusionsfixierung. Entnahme des ZNS 11 Std nach der Fixierung. B Normale Nervenzellen der Hirnrinde. Perfusionsfixierung wurde während der Narkose durchgeführt. Gleiches Tier wie bei A. C Geschrumpfte Nervenzellen verschiedener Größe, über die Hirnrinde verstreut in einem Rindengebiet, das post mortem freigelegt wurde. Gleiches Tier, wie Abb. A. [Aus J. CAMMERMEYER, Acta neuropath. (Berl.), 1, 1961]

wirrung, die im Schrifttum bezüglich dieser Zellveränderung herrscht, mag auch als Erklärung dafür dienen, daß die durch evidente experimentelle Befunde gestützte Annahme einer artifiziellen Entstehung noch nicht allgemeine Anerkennung gefunden hat. Auf die Bedeutung einer postmortalen Traumatisierung des Zentralorgans für die Entstehung von Nervenzellschrumpfungen hat neben TURNER (1903) und COX (1937) vor allem SCHARRER (1933, 1937, 1938) hingewiesen. Es ist das Verdienst CAMMERMEYERs, in seinen schon erwähnten Arbeiten die artifizielle Natur der Schrumpfungsphänomene einwandfrei bewiesen zu haben (Abb. 26). Er wies auf die Wesensgleichheit von Nervenzellschrumpfungen im normalen, experimentell veränderten und autop-

---

[1] GRENELL 1946, 1947, COIMBRA 1964, MORRISON 1946, KROGH 1945, LUCAS und STRANGEWAYS 1963.

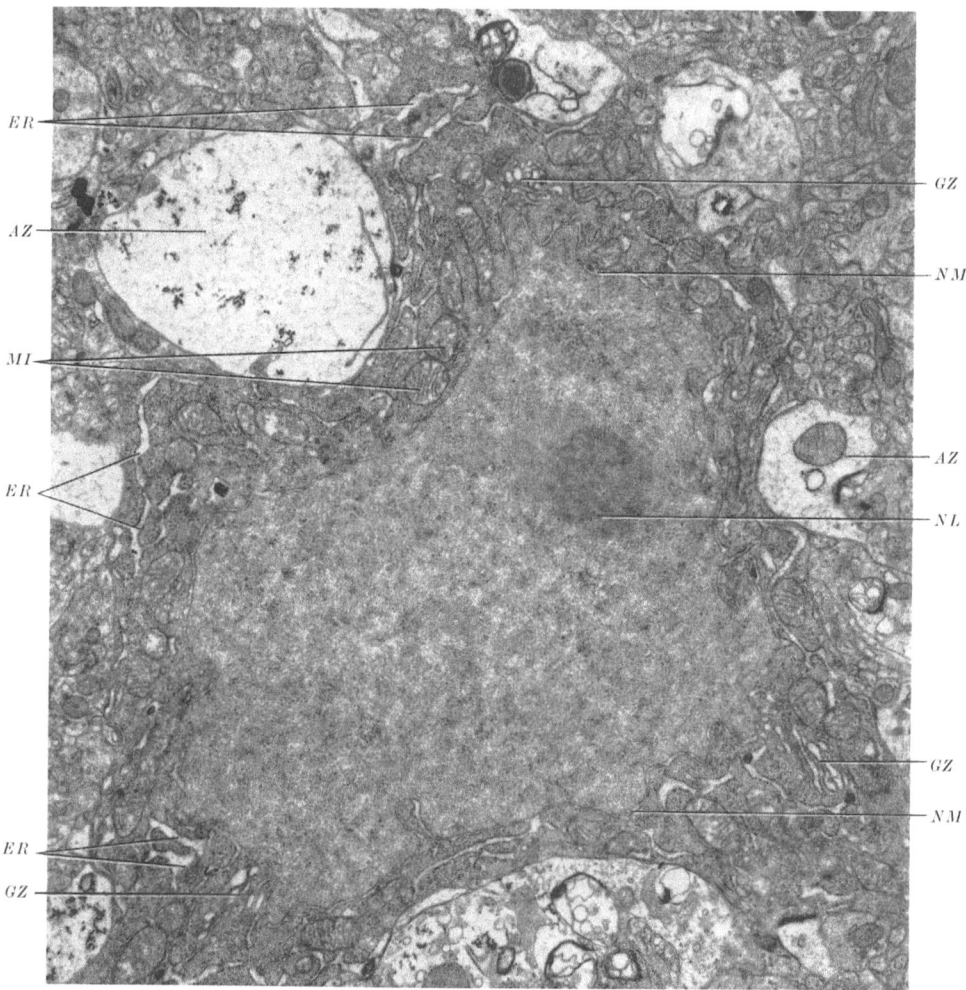

Abb. 27. Geschrumpfte Nervenzelle aus der Großhirnrinde des Goldhamsters in der weiteren Umgebung einer experimentellen traumatischen Läsion. Der Kern ist verformt, die Karyoplasmasubstanzen sind dichter verteilt, im ebenfalls dichteren Grundcytoplasma sind Ribosomen zu erkennen. Das endoplasmatische Reticulum (*ER*) ist vielfach ausgeweitet. Dasselbe gilt für die Zisternen der Golgizonen (*GZ*). Die Mitochondrien (*Mi*) zeigen außer einer Auflockerung ihrer Matrix und einer leichten Schwellung keine erheblichen Veränderungen. *NM* Kernmembran; *NL* Kernkörperchen; *AZ* Astrocytenfortsätze, die z.T. geschwollen sind. Elektronenmikroskopische Aufnahme. Vergr. 9000:1

tisch gewonnenen menschlichen Nervengewebe hin, zeigte die Faktoren auf, die während der Entnahme und der präparativen Behandlung des Gewebes die Dehydrierung von Cyto- und Nucleoplasma begünstigen können, und gab eine in bestimmter Weise modifizierte Perfusionsfixierung als zuverlässigste Methode zur Vermeidung dieser Artefakte an. Daß die Zellschrumpfung auf postmortalem Wasserverlust beruhen mag, hat SCHARRER (1938) mit gutem Grund angenommen. Die Hypothese CAMMERMEYERs, daß der Wasserverlust der Neurone mit einer Retraktion ihrer Oberflächenmembranen von denen der umgebenden Bestandteile des Neuropils einhergeht, scheint keine allgemeine Gültigkeit zu haben. Unsere eigenen elektronenmikroskopischen Beobachtungen[1] weisen darauf hin, daß ein

[1] HAGER 1964.

Wasserübertritt aus dem geschrumpften Cytoplasma in den astrocytären Zellraum in Rechnung zu stellen ist. Bei der lichtmikroskopischen Präparationstechnik können solche Wasserverlagerungen durchaus als pericelluläre Schrumpfungsräume imponieren. Schon YANNET (1939) hatte bei Untersuchung der O_2-Mangelwirkung eine Flüssigkeitsverschiebung aus der Nervenzelle in den Intercellularraum, verbunden mit einem Verlust von Kalium und einem Einströmen von Natrium, angenommen. Da demnach Wasserverlagerungen als Ursache naheliegen, ist in diesem Zusammenhang der Effekt abnormaler Tonizität des umgebenden Milieus auf die Struktur und das Verhalten lebender Zellen von Interesse. RENNELS und HILD (1965) konnten in der Gewebekultur an Neuronen des Zentralnervensystems zeigen, daß hypertone Lösungen Veränderungen im Cyto- und Nucleoplasma hervorrufen. Es kam bei diesen Versuchen zu einer Vergrößerung des Kerndurchmessers und zu einer Verdichtung des Kernmaterials. Dabei wurde der Nucleolus im Phasenkontrastmikroskop unsichtbar, während die Nissl-Substanz eine gesteigerte Dichte zeigte. Im gefärbten Präparat waren jedoch kaum einschlägige Veränderungen feststellbar. Im Elektronenmikroskop zeigte die Nissl-Substanz auch gewisse Verlagerungen, insbesondere ging die typische Anordnung der Ribosomen verloren. Zwar ließen die Zellen insgesamt eine deutliche Schrumpfung erkennen, doch boten sie weder im Licht- noch im Elektronenmikroskop eine überzeugende Ähnlichkeit mit dem Bild der Nervenzellschrumpfung in situ, so daß die Bedeutung eines hypertonen Milieus für die Entstehung dieser Zellveränderung sich durch diese Experimente nicht beweisen ließ. Im Vergleich zu den histologischen Arbeiten CAMMERMEYERs haben histochemische und physikalisch-optische Untersuchungen nur wenig zur Klärung dieses umstrittenen Problems beigetragen. Die Behauptung CAMMERMEYERs (1962), daß auch nach Perfusionsfixierung bei Nichtanwendung bestimmter Kautelen Zellschrumpfungen auftreten können, ist aufgrund eigener Erfahrungen an den Purkinjezellen der mit Osmiumsäure perfusionsfixierten Kleinhirnrinde (HAGER, 1964) nur zu bestätigen.

Die Neigung von TEWARI und BOURNE (1963) sowie von ATTARDI (1957), geschrumpfte Purkinjezellen als Ausdruck verschiedener cellulärer Funktionszustände aufzufassen, hat daher wenig für sich. Genannte Autoren gelangten zu dieser Deutung aufgrund histochemischer bzw. ultraviolettmikrospektrographischer Studien an der Kleinhirnrinde. Angefügt sei in diesem Zusammenhang, daß KROGH (1950) die mangelnde Färbbarkeit von geschrumpften Nervenzellen mit Gallocyanin hervorhob, und daß HOCHBERG und HYDÉN (1949) mit Hilfe der UV-Mikrospektrographie an Nervenzellen, die als geschrumpfte angesehen wurden, ungeachtet ihrer kräftigen Toluidinblau-Färbbarkeit keine wesentliche, auf cytoplasmatische Ribonucleoproteine rückführbare Absorption messen konnten. Die Signifikanz dieser Befunde müssen wir dahingestellt sein lassen.

g) Alterationen der Nervenzellen im Gefolge akuter Mangelzustände

Die Vielfalt von Faktoren, die zur Entstehung einer Gewebsschädigung im Zentralnervensystem unter hypoxischen und ischämischen Bedingungen führen können, sind in jüngerer Zeit überwiegend aus pathophysiologischer Sicht analysiert worden[1]. Experimentelle Beobachtungen über den morphologischen Ausdruck früher Alterationen der Nervenzellen nach akuten Mangelzuständen liegen in nicht geringer Zahl vor. Schon 1880 hat LITTEN die temporäre Ligatur der Bauchaorta als geeignete experimentelle Anordnung zur zeitlich begrenzten Ausschaltung der Zirkulation am Rückenmark angegeben. MARINESCO (1896) hatte im Gefolge von Ischämie Tigrolyse und Zellschwellung wohl als erster beobachtet und

---

[1] Unter anderem OPITZ, SCHNEIDER und HIMWICH 1951, THEWS 1951.

beschrieben. Als Unterscheidungsmerkmal gegenüber der primären Reizung hob er hervor, daß der Zellkern gewöhnlich nicht zur Peripherie verlagert wird. Die Versuche, histologisch erkennbare celluläre Alterationen zu Verschwinden und Wiederkehr der Funktion in Beziehung zu setzen, bereiteten schon den älteren Untersuchern nicht unerhebliche Schwierigkeiten. In diesem Zusammenhang sind vor allem die Experimente von TUREEN (1936) zu nennen. Es überrascht nicht, daß man, wenn die Dauer der sog. Wiederbelebungszeit (s. u.) nicht überschritten wurde, mit histopathologischen Methoden Veränderungen der Nervenzellen erst dann nachweisen konnte, wenn die Funktion bereits weitgehend wiedergekehrt war. Meist kamen bei solchen Experimenten Schrumpfungen oder chromatolytische Veränderungen des Cytoplasmas nebst Dichteveränderungen des Nucleoplasmas zur Beobachtung (Abb. 28). Einige der Untersucher glaubten eine Rück-

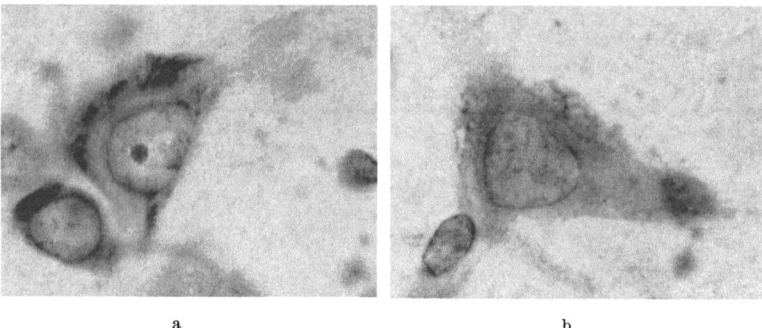

a   b

Abb. 28 a u. b. Tigrolyse an den großen Striatumzellen des Gehirns der Ratte nach Carotisunterbindung und Sauerstoffmangelbeatmung. a Normale große Striatumzelle. b Tigrolytische Zelle. Färbung nach NISSL. Vergr. 9000:1.
(Die Abbildung wurde von Herrn COLMANT, Hamburg, zur Verfügung gestellt)

bildung der Veränderungen binnen kürzerer oder längerer Zeit beobachtet zu haben. COLMANT (1965) hob hervor, daß eine posthypoxydotische Tigrolyse u. U. noch nach mehreren Tagen nachweisbar sei. Er fand nach seinen Experimenten tigrolytische Veränderungen an besonderen Prädilektionsorten noch nach 4 Tagen. Nach TUREEN (1936) beginnt die Reparation an den Vorderhornganglienzellen des Rückenmarks nach 3 Tagen. COLMANT (1965) weist mit Recht darauf hin, daß tigrolytische Veränderungen im allgemeinen über die Funktionsfähigkeit einer betroffenen Nervenzelle wenig Aufschluß geben dürften. Er fand als erstes Zeichen einer Zellalteration einen frühzeitigen Schwund der Nissl-Substanz, wobei allerdings ein akzentuierter Beginn der Tigrolyse im perinucleären oder zentralen Bereich nicht zu beobachten war. Ausprägungsbesonderheiten der tigrolytischen Veränderungen in differenten Kerngebieten konnte er nicht feststellen. Wir können der Auffassung COLMANTs nicht rückhaltlos beipflichten, der sich dafür ausspricht, daß tigrolytische Veränderungen stets auf einen Übergang der RNS in eine metabolisch aktivere Form hinweisen. Dies wurde zwar für die tigrolytischen Veränderungen bei den retrograden Zellreaktionen wahrscheinlich gemacht (vgl. S. 44). Für die tigrolytischen Umwandlungen des Zellbildes nach akuten Mangelzuständen ist dagegen eine Wirkung zelleigener Ribonucleasen durchaus in Rechnung zu stellen. Die Ergebnisse einer systematischen Messung des Ribonucleoproteingehaltes des Nervenzellcytoplasmas nach temporärer Ischämie der Bauchaorta (maximal 15 min) mit Hilfe der UV-Mikrospektrographie legten HOCHBERG und HYDÉN (1949) vor. Veränderungen der Absorptionsverhältnisse, die auf eine Hemmung des nucleoproteidbildenden Systems zurückgeführt wurden, ließen sich spektrographisch etwa gleichzeitig mit dem Beginn der Lähmung feststellen. Ferner ließen die Meßdaten die Annahme zu, daß das Wiederingangkommen der Nucleoproteidproduktion der vollen funktionellen Restitution vorausgeht. Die von älteren Untersuchern zuweilen beobachteten chromatolytischen Schwellungszustände nach temporärer Ischämie ließen bereits an eine Steigerung des Wassergehaltes der Zellen denken[1]. KROGH (1945, 1950) hat solche mit weitgehendem Verlust der cytoplasmatischen Basophilie verbundenen Schwellungen im Rahmen einer sorgfältigen Untersuchung der nach Aortenkompression im Rückenmark auftretenden Gewebsveränderungen beobachtet und in eindrucks-

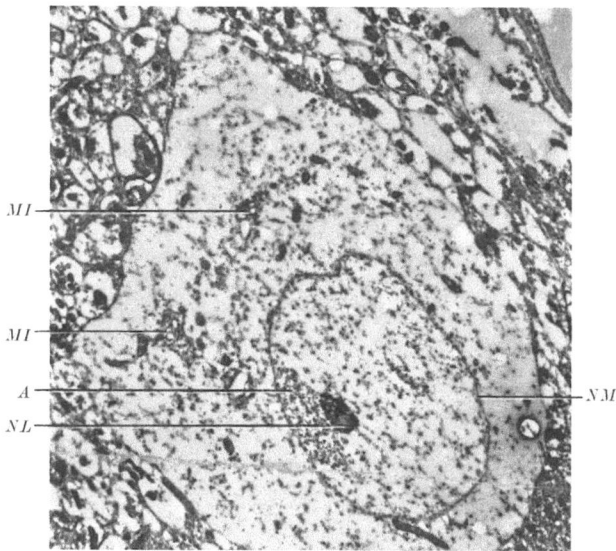

Abb. 29. Nervenzelle aus der Großhirnrinde des Goldhamsters nach experimenteller Kaliumcyanidvergiftung. Das Grundcytoplasma der stark geschwollenen Zelle zeigt eine verminderte Dichte, die Zahl der Ribosomen ist reduziert, die Zeichnung des endoplasmatischen Reticulums verwischt. Die Mitochondrien zeigen stärkere, bei dieser Vergrößerungsstufe nicht erkennbare Alterationen (*MI*). *NM* Kernmembran; *NL* Nucleolus; *A* randständige, mit dem Nucleolus assoziierte Chromatinmassen. Vergr. 4800:1

voller Weise beschrieben. BÜCHNER (1957) teilte Befunde an Kaninchen mit, bei denen OPITZ mit einer Halsmanschette die Hirndurchblutung für 4 min gedrosselt hatte. 20 min nach Versuchsende waren Veränderungen an den Nervenzellen der Großhirnrinde erkennbar, die als hochgradiges akutes cytoplasmatisches Ödem gedeutet wurden. Erwähnt sei noch, daß schon nach relativ kurzer Rückenmarksischämie eine starke Abnahme der Aktivität der Succinodehydrogenase und der alkalischen Phosphatase im Cytoplasma der alterierten Nervenzellen beobachtet wurde[2]. An tigrolytischen oder geschrumpften menschlichen Spinalganglienzellen fand THOMAS (1963) eine Abnahme oxydierender Enzyme. Dagegen demonstrierte COLMANT (1964) an frühgeschädigten Ganglienzellen Aktivitätserhöhungen der Succinodehydrogenase und einiger anderer Dehydrogenasen. Er glaubt, daß die erhöhte Aktivität dieser Enzymgruppen der reversiblen Tigrolyse der Ganglienzellen parallel geht.

Was die Problematik der morphologischen Kriterien des Zelltodes betrifft, so darf auf den Beitrag von E. MÜLLER (1955) in diesem Handbuch (Bd. II/1) verwiesen werden. Hier sei nur unterstrichen, daß ein im Gefolge akuter Mangelzustände

---

[1] TUREEN 1936.   [2] BLASIUI und ZIMMERMANN 1958.

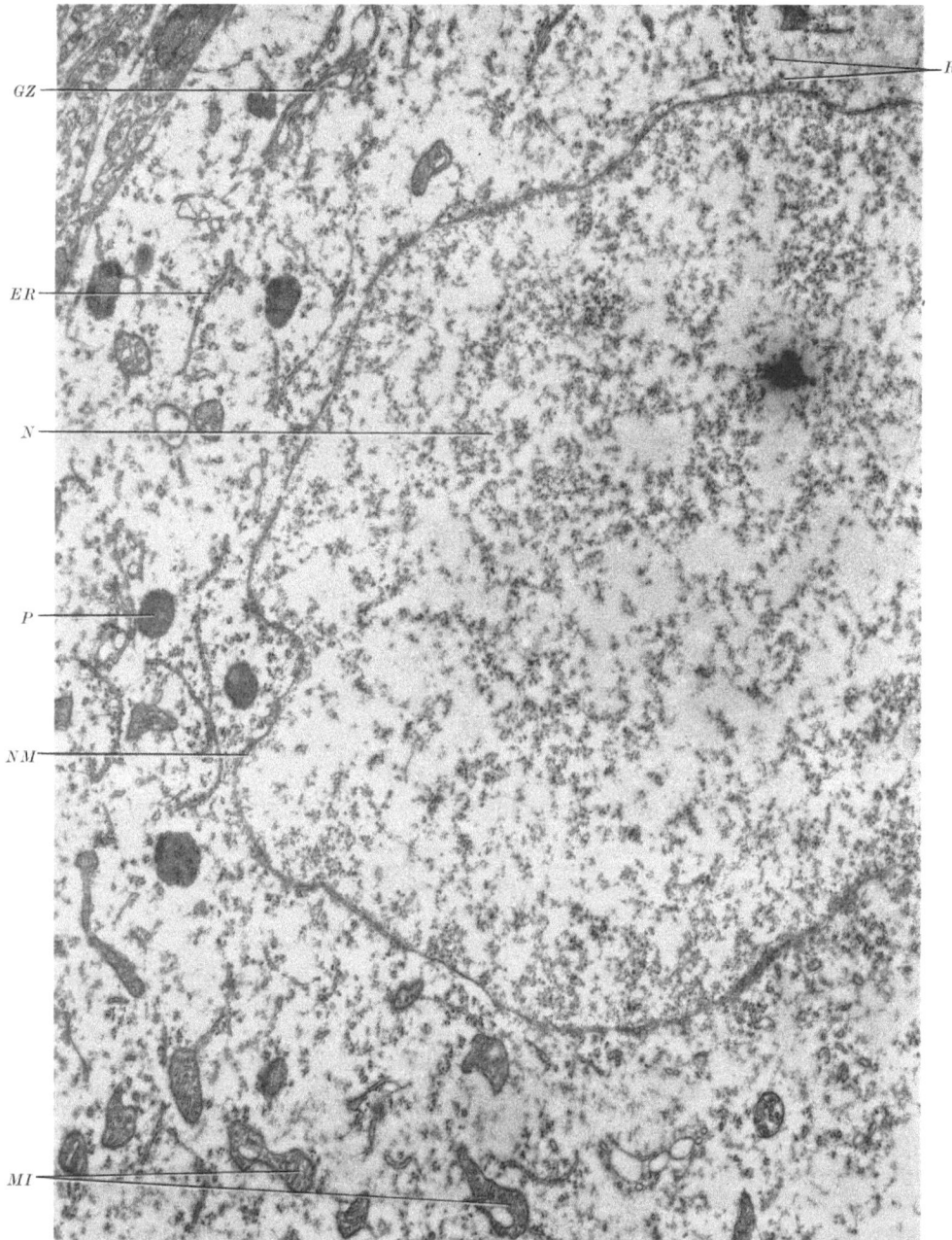

Abb. 30. Tigrolytische Nervenzelle aus der Umgebung einer 13 Tage alten posttraumatischen Läsion der Säugetiergroßhirnrinde. Der Ribosomenbestand (R) des Grundcytoplasmas ist stark vermindert. Das gleiche gilt für die Elemente des endoplasmatischen Reticulums (ER), die in Form schmaler Profile vorliegen. Der Kernraum (N) zeigt keine erheblichen Veränderungen. NM Kernmembran; P Pigmentkörper; GZ Golgizone. Vergr. 18000:1

eintretender plötzlicher Zelltod eines Neurons eine gewisse Manifestationszeit benötigt. Dieser Problemkreis ist in jüngerer Zeit von JACOB (1963) eingehend erörtert worden. Von gewissem Interesse für das Problem des Zelltodes ist das Ver-

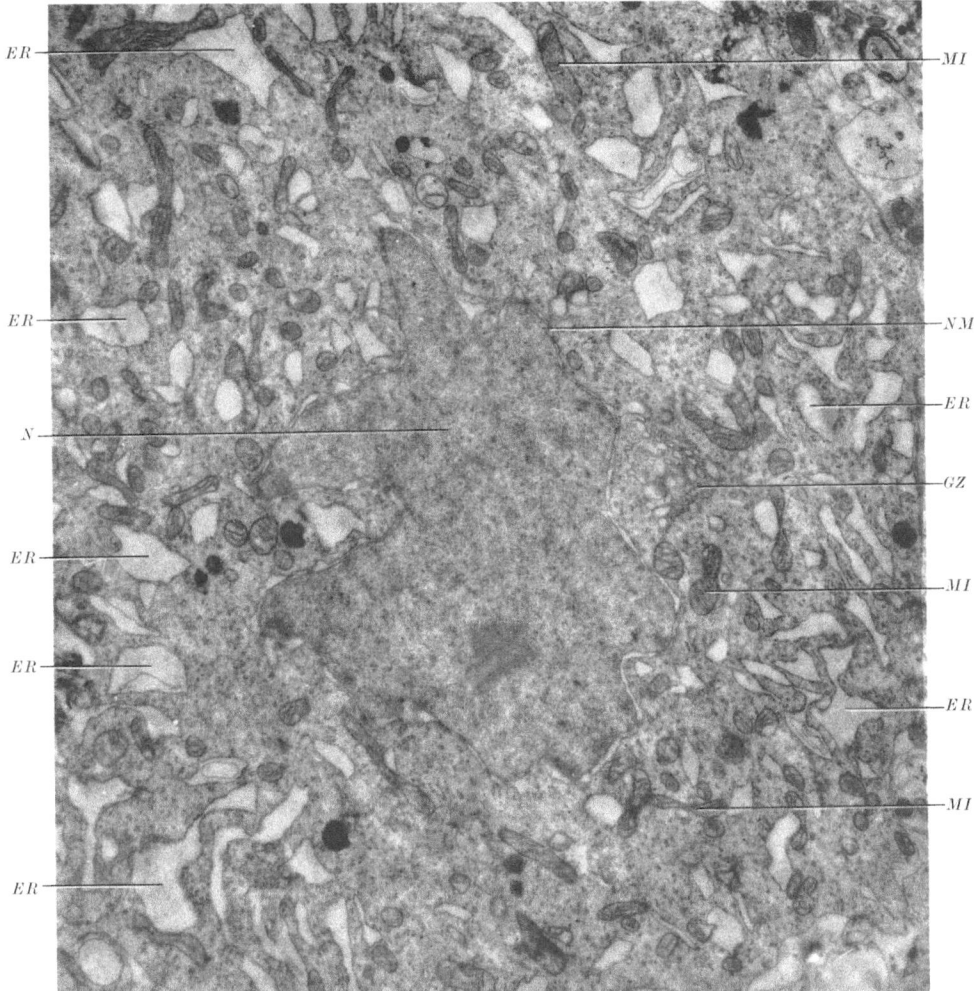

Abb. 31. Alterierte Nervenzelle aus der Umgebung einer 16 Std alten traumatischen Läsion der Großhirnrinde des Goldhamsters. Die Binnenräume des endoplasmatischen Reticulums (*ER*) sind durchwegs in weitlumige Räume umgewandelt, während das Nucleoplasma (*N*) geschrumpft erscheint und der Kern eine unregelmäßige Kontur zeigt. Die Elemente der Golgizone (*GZ*) sind an der Ausweitung nicht beteiligt. Der Mitochondrienbestand (*MI*) zeigt im Gegensatz zu dem endoplasmatischen Reticulum keine Schwellung oder sonstigen Veränderungen. Die Zahl der Ribosomen des Grundcytoplasmas ist nicht erheblich reduziert. *NM* Kernmembran. Vergr. 9000:1

halten der Nervenzellen bei Vitalfärbung mit Akridinorange. Bei den meisten Kalt- und Warmblütlerzellen scheint kurzzeitig nach Eintritt des Zelltodes im Protoplasma ein Farbumschlag der Fluorescenz von grün nach rot einzutreten („Struggereffekt"). Unter anderem hat sich SCHÜMMELFEDER (1948, 1949) mit diesem Effekt eingehend beschäftigt. Beobachtungen an Nervenzellen mit dieser Methode stellten GÖSSNER (1949) sowie ZEIGER und HARDERS (1951) an. Der Effekt tritt in besonders deutlich ausgeprägter Form bei solchen Zellen auf, die reichlich cytoplasmatische Nucleotide enthalten. Da er nach Entfernung dieser Stoffe mittels Ribonuclease nicht mehr nachweisbar sein soll, scheint er mit einer Zustandsänderung der Ribonucleoproteine des Cytoplasmas in Zusammenhang zu stehen. Daß dieses im Fluorescenzmikroskop nachweisbare Phänomen keine

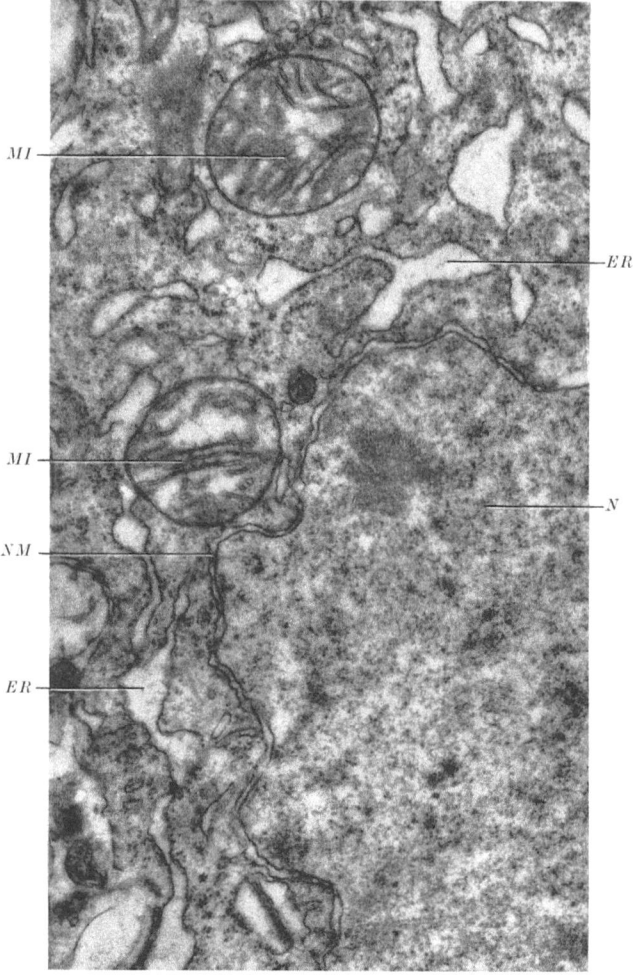

Abb. 32. Schwellung der Mitochondrien (*MI*) im Perikaryon einer Nervenzelle der Großhirnrinde, der Durchmesser der Organellen ist erheblich vergrößert. Sie erscheinen abgerundet. Die Cristae sind umgeordnet und die Matrix stark aufgelockert. Im übrigen zeigt sich das endoplasmatische Reticulum (*ER*) ausgeweitet. *NM* Kernmembran; *N* Nucleoplasma. Umgebung einer 16 Std alten experimentellen Läsion des Goldhamstergehirns. Vergr. 18000:1

Auskunft über die Situation der gesamten Stoffwechselprozesse der Zelle gibt, ist leicht einzusehen.

Das Elektronenmikroskop wurde relativ bald zur Erforschung frühzeitig sich manifestierender feinstruktureller Veränderungen nach experimentell hervorgerufener energetischer Insuffizienz der Zellen herangezogen. Es liegen Untersuchungen am Parenchym verschiedener Organe vor[1]. Was Alterationen der Neurone im Zentralnervensystem betrifft, so beobachteten wir nach wiederholten Stickstoffasphyxien und nach Kaliumcyanidvergiftung bei relativ kurzen Überlebenszeiten[2] in der Großhirnrinde verbreitete Schwellungen der Nervenzellen (Abb. 29). Nach Cyanvergiftung ließ sich eine Erweiterung der Binnenräume des endoplasmatischen Reticulums und eine Rarefizierung der Ribonucleoproteinpartikeln (Ribosomen) feststellen. Ein Teil des Mitochondrienbestandes

---

[1] Siehe MILLER 1959.   [2] HAGER, HIRSCHBERGER und SCHOLZ 1960.

zeigte eine Vacuolisierung bzw. ein Verschwinden der Matrix und Veränderungen der Membranbinnenstrukturen. Das Nucleoplasma wies nicht selten Verklumpungen seiner Bestandteile zu Haufen oder dichteren Brocken auf. Das Nucleolarmaterial war zuweilen randständig. Ein weitgehend ähnliches Bild boten die Nervenzellen nach 10—12 schweren Stickstoffasphyxien. Man wird der Situation in solchen Zellen am ehesten gerecht, wenn man die nach akuten Mangelzuständen binnen kurzer Zeit auftretenden Veränderungen (Abb. 30—32) als Ausdruck einer Störung des cellulären Elektrolytmilieus auffaßt. Bei Sauerstoffmangel wird durch Entzug des Substrates, bei Cyanvergiftung durch Hemmung der Aktivität des Cytochromoxydasesystems die Umsatzgröße des terminalen Atmungsenzyms verändert, so daß es zu einer schnell eintretenden Senkung der Energieproduktion kommt. Die ,,energetische Insuffizienz" der Zelle scheint in kurzer Zeit eine Störung der aktiven Transportmechanismen zu bewirken. Es kommt zum vermehrten Natriumeinstrom und zum Kaliumaustritt; der Natriumeinstrom zieht eine Vermehrung des Wassergehaltes im Zellraum nach sich (vgl. S. 252). Als weiterer ursächlicher Faktor für die Wasseranreicherung im Cytoplasma wurde vielfach eine zusätzliche Steigerung des intracellulären osmotischen Druckes durch andere Mechanismen in Betracht gezogen[1]. Daß im Gehirn unter hypoxischen Bedingungen im gewissen Ausmaß eine anaerobe Glykolyse abläuft, scheint gesichert[2], denn die Einschränkung der Endoxydation der Stoffwechselprodukte führt schnell zur Anhäufung niedermolekularer Stoffe saurer Natur.

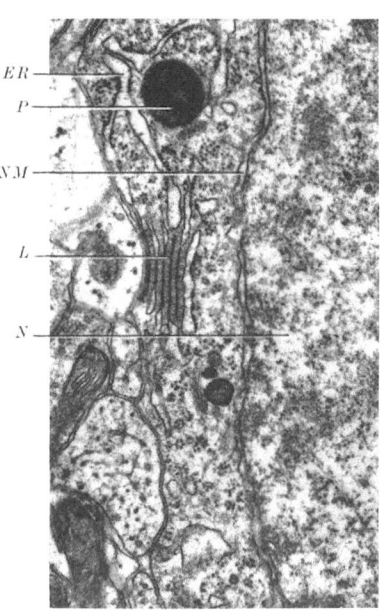

Abb. 33. ,,Lamellar bodies" (L), im Perikaryon einer Nervenzelle; im Bereich der Lamellen ist das Grundcytoplasma verdichtet, die begrenzenden Membranen sind aneinandergeschlossen. Umgebung einer 16 Std alten traumatischen Läsion der Großhirnrinde des Goldhamsters. ER endopl. Retic.; NM Kernmembran; N Nucleoplasma; P Pigmentkörper. Vergr. 18000:1

NIKLOWITZ (1962) hat beim orthostatischen Kollaps Veränderungen der Purkinjezellen beschrieben. Neben Mitochondrienläsionen fand er Umformungen im Cytoplasma, die er als eine frühzeitige Neubildung cytoplasmatischer Membranen auffaßte. Diese Bildungen wurden von HERNDON (1964) ,,lamellar bodies" genannt und ihre Beziehung zur Anoxie bzw. zur intracellulären Flüssigkeitsumlagerung und deren Folgen zur Diskussion gestellt (Abb. 33). Ebenfalls Veränderungen der Purkinjezellen des Kleinhirns hat WESSEL (1966) studiert. Er fand nach protrahierten Asphyxien einfache Schwellungen der Mitochondrien unter Aufhellung der Matrix; mitunter war auch eine Verdichtung dieser Organellen zu beobachten, an denen sich zuweilen Elemente des endoplasmatischen Reticulums halbkreisförmig anlagerten. Ferner wurde eine Zunahme osmiophiler, dichter, lysosomenähnlicher Granula verzeichnet. Was die bei akuten Mangelzuständen am Mitochondrienbestand von Parenchymzellen beobachteten Veränderungen betrifft, so wurden hinsichtlich ihrer Entstehung und Bedeutung vielerlei Überlegungen angestellt. Man hat an eine Entkopplung von Atmung und Phosphorylierung gedacht, die

---

[1] BATTAGLIA u. Mitarb. 1957.   [2] THORN u. Mitarb. 1958.

schnell zum Verbrauch der in den Mitochondrien gebildeten energiereichen Phosphatbindungen führen würde[1]. Ungeachtet aller bisherigen Bemühungen scheinen uns die unmittelbaren Faktoren, welche unter hypoxischen Bedingungen zur Mitochondrienschwellung führen, noch nicht genau bekannt zu sein. Wir haben beginnende Veränderungen dieser Organellen in Nervenzellen mit ausgeprägter Schwellung des Grundcytoplasmas beobachtet. Daher ist durchaus auch ihre Entstehung durch Osmose im hypotonen Milieu in Betracht zu ziehen.

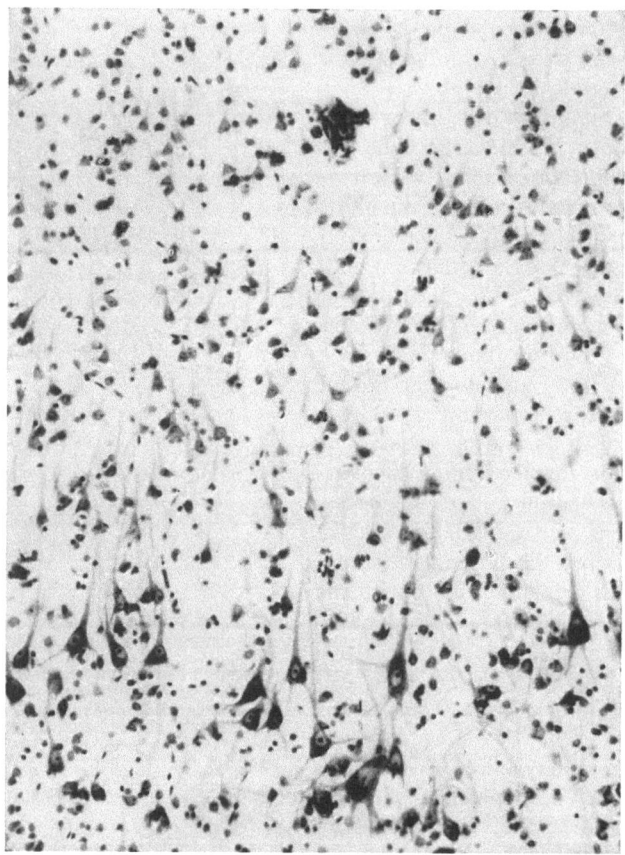

Abb. 34. Akut geschwollene Nervenzellen in 2. und 3. Schicht der menschlichen Großhirnrinde; Färbung nach NISSL. Die Dendriten sind aufgrund ihrer erhöhten Basophilie über eine weitere Strecke hin verfolgbar.
(Aus SCHOLZ, Hdb. spez. path. Anat., Bd. XIII/1 A, 1957)

h) „Akute Schwellung" der Nervenzellen

Diese Ganglienzellalteration, die „akute Zellveränderung" NISSLs, ist im wesentlichen durch eine Anschwellung des gesamten Perikaryons gekennzeichnet, die in der Regel keine hohen Grade erreicht. Die charakteristische intracytoplasmatische Verteilung der Nissl-Substanz verwischt sich dabei, während die Anfärbbarkeit mit Anilinfarbstoffen geringer wird, so daß das Cytoplasma einen mehr diffusen Farbton annimmt. In den klassischen, von NISSL und SPIELMEYER stammenden Beschreibungen wird hervorgehoben, daß die sonst ungefärbten Dendriten und Axone sich matt tingieren und über weite Strecken hin sichtbar

[1] ALTMANN 1955.

werden Abb. 34 und 35). Die Beschaffenheit des Karyoplasmas kann auf eine Beteiligung des Kernes an der Schwellung hinweisen; da Neurofibrillenbahnen in Anfangsstadien der Entwicklung mit geeigneten Methoden darstellbar sind, hat SPIELMEYER angenommen, daß die Zellalteration noch nicht weit fortgeschritten und reversibel sei. Bezüglich der z. T. recht eingehenden Beschreibungen in der klassischen neuropathologischen Literatur und der Bedeutung begleitender Ver-

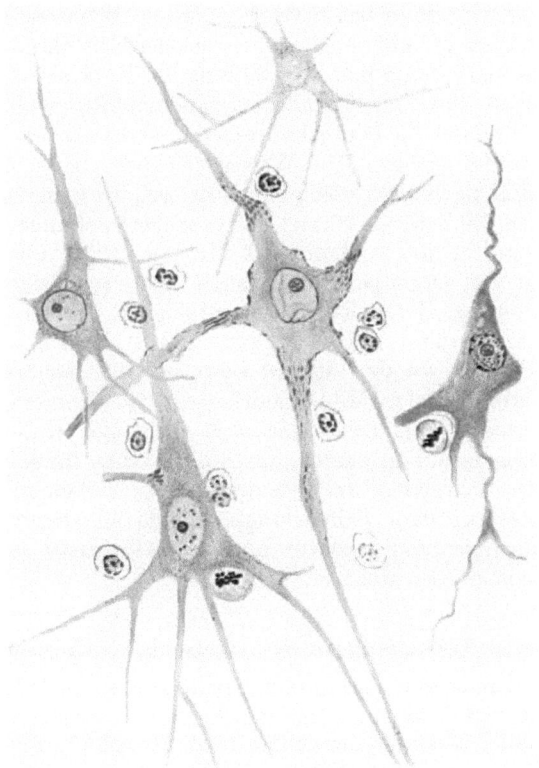

Abb. 35. Akute Schwellung der Nervenzellen im Nisslbild. (Aus SPIELMEYER, Histopathologie des Nervensystems, 1922.)

änderungen an den Gliazellen sei auf die Darstellung von SCHOLZ (1957) hingewiesen.

Wenn diese Ganglienzellveränderung verbreitet auftritt, ist ihr kennzeichnender Wert für das Vorliegen einer Gewebsalteration nicht gering einzuschätzen. Von Interesse für die Frage der experimentellen Reproduzierbarkeit der „akuten Schwellung"[1] ist, daß eine solche nach Elektrokrampfserien im Katzengroßhirn schon nach 1 Std in einem recht weit fortgeschrittenen Stadium gesehen worden ist. Experimentelle Untersuchungen älterer Autoren, die zum großen Teil SCHOLZ (1957) erwähnt, weisen darauf hin, daß diese Zellalteration das Vorstadium bzw. der Übergang zu akut ablaufenden nekrobiotischen Prozessen in Richtung der schweren Zellveränderung NISSLs (vgl. S. 67) bilden kann. Erwähnt sei noch, daß ZISCHKA (1952) nach Diphtherietoxinbehandlung im Tierexperiment in relativ kurzer Zeit an Purkinjezellen des Kleinhirns akute

---
[1] SCHOLZ u. JÖTTEN 1951.

Schwellungen des Zellkörpers gesehen hat; die gleichzeitig an Homogenaten des Organs gemessenen Werte der Gewebsatmung und des Milchsäuregehaltes zeigten anfänglich keine Veränderungen. Eine Reihe von Stunden nach der Toxinbehandlung hatten sich an den alterierten Zellen verbreitet Kernpyknosen ausgebildet. Erst dann war es zu einem unbeträchtlichen Anstieg des Milchsäuregehaltes gekommen. Eine Verminderung der Gewebsatmung war mit den verwendeten Methoden jedoch nicht nachweisbar. Eine Veränderung des intracellulären Milieus durch Säurebildung, wie sie ja bei Mangelzuständen (Hypoxie, Ischämie) immer in Rechnung zu setzen ist, könnte demnach bei der Ausbildung der lichtmikroskopisch erkennbaren Trübung bzw. Schwellung des Protoplasmas durchaus eine Rolle spielen. Eine an sich naheliegende Verwandtschaft der akuten Schwellung mit der trüben Schwellung der Parenchymzellen anderer Körperorgane wurde von SPIELMEYER in Zweifel gezogen. Die Wesensgleichheit dieser Alterationen läßt sich vor allem deshalb noch nicht völlig beweisen, weil die feineren Veränderungen bei dem klassischen Bild der „akuten" Nervenzellschwellungen noch nicht bekannt geworden sind. Unter anderem ist MILLER (1959) überzeugt, daß der trüben Schwellung von Organparenchymzellen eine verbreitete Mitochondrienschwellung zugrunde liegt, deren Rückbildungsfähigkeit durchaus in Betracht zu ziehen ist. Ferner sei erwähnt, daß ZOLLINGER (1948) aufgrund phasenkontrastmikroskopischer Befunde zu der Ansicht kam, daß bei der trüben Schwellung eine Eiweißspeicherung in den Mitochondrien eintritt. Immerhin wären gerade Mitochondrienveränderungen, deren Nachweis allerdings an Nervenzellen noch aussteht, als Hinweis darauf zu werten, daß die Ursachen für solche Alterationen in einer Störung des Energiestoffwechsels der Zelle zu suchen sind. Bezüglich der umfangreichen Literatur über Schwellungszustände an Organparenchymzellen darf auf die Ausführungen von ALTMANN über die Pathobiosen im Band II, Teil 1 dieses Handbuches verwiesen werden.

i) Vacuolige Veränderungen im Cytoplasma von Nervenzellen

Als vacuolige Veränderung wird im Schrifttum vornehmlich das Auftreten von scharf umschriebenen Vacuolen in Nervenzellen bei weitgehend erhaltener Anordnung des basophilen Materials bezeichnet (Abb. 36 und 37). SCHOLZ (1957) weist mit Nachdruck auf die Verschiedenheit der pathogenetischen Bedingungen hin, die der Entstehung dieser Phänomene zugrunde liegen können und hebt hervor, daß es sich bei der Vacuolenbildung kaum um einen eigenständigen Prozeß handeln dürfte. Immerhin sind Vacuolisierungen des Cytoplasmas gelegentlich auch als Begleiterscheinungen von nekrobiotischen Vorgängen bzw. von Zerfallsvorgängen an den Nervenzellen zu beobachten. Bei den akuten vacuoligen Veränderungen, die nach experimentellen Virusinfektionen (Poliomyelitis, Teschener Schweineseuche) beschrieben wurden, ist vielleicht auch an eine extreme Erweiterung des perinucleären Raumes zu denken. Jedenfalls haben wir bei der Parapoliomyelitisinfektion des Mäusegehirns solche Veränderungen gesehen, die allerdings nicht so hochgradig waren, daß sie lichtmikroskopisch als größere Vacuolen erkennbar sein müßten[1]. Daß durch Ultraschallwirkung eine Vacuolisierung des Ganglienzellcytoplasmas im Zentralnervensystem hervorgerufen werden kann, hat PETERS (1949) festgestellt (Abb. 37). Als der Nervenzellvacuolisierung analoge Veränderungen führt COLMANT (1965) Vacuolenbildungen an Leber und Herzmuskelzellen nach akutem Sauerstoffmangel an, sowie Vacuolen in Leberparenchymzellen nach Unterdruckversuchen, nach CO-Vergiftungen und nach Höhentod[2]. Von CANFIELD

---
[1] NELSON, HAGER und KOVACS 1961.
[2] PICHOTKA 1941, MÜLLER und ROTTER 1942, PIOCH 1961.

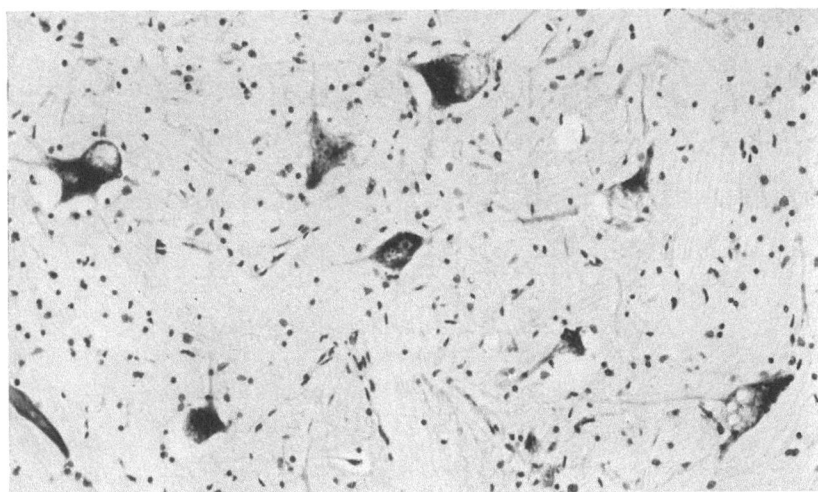

Abb. 36. Vacuolenbildung in motorischen Vorderhornzellen des menschlichen Rückenmarks bei Pemphigus. (Aus W. SCHOLZ, Hdb. spez. path. Anat. 1957)

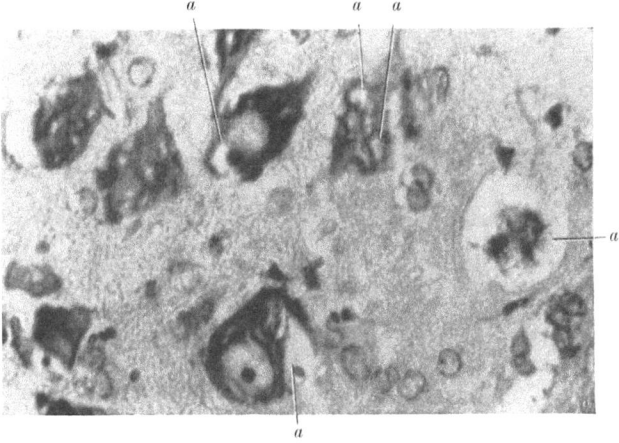

Abb. 37. Vacuolenbildung in den Nervenzellen der Vorderhörner des Lumbalmarks nach Ultraschalleinwirkung. Färbung nach NISSL. Vergr. 360:1. (Aus G. PETERS, Hdb. spez. path. Anat., Bd. XIII/3, 370, 1956)

und GLIMSKI (1959) konnten im Elektronenmikroskop Vacuolenbildungen an Herzmuskelfasern schon 5 min nach Unterbindung einer Coronararterie beobachtet werden. All diese Befunde wurden meist dahingehend interpretiert, daß die Ansammlung saurer Stoffwechselprodukte bzw. stark dissoziierter Stoffe in der Zelle zu einer Wasseransammlung im Cytoplasma oder im endoplasmatischen Reticulum führt[1]. Auch Elektrolytverschiebungen (Kaliumverlust und Natriumaufnahme) sollen dabei eine Rolle spielen. Es ist daran zu denken, daß das ins Cytoplasma eindringende Wasser primär von den Proteinen gebunden werden kann, aber schließlich zu größeren Tropfen zusammenfließt. Auch an eine Abnahme der Bindungsfähigkeit der Zelleiweiße für Wasser infolge einer pH-Verschiebung durch Bildung von Milchsäure und anderer Spaltprodukte, sowie an eine acidotische Depolymerisierung des hochpolymeren

---

[1] DÖRR und BECKER 1951.

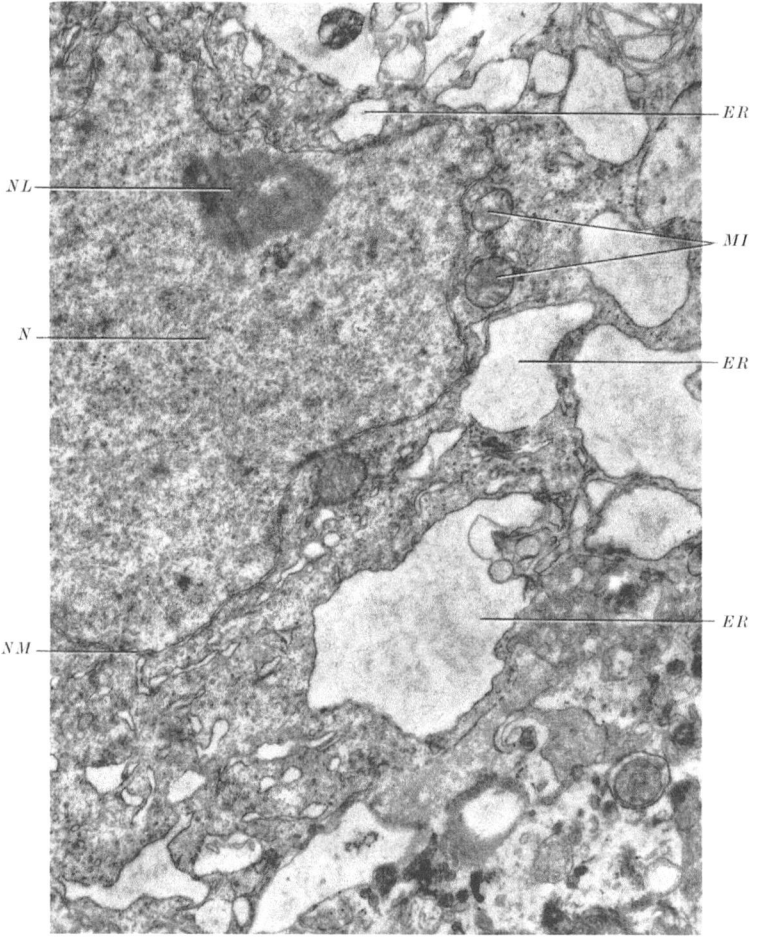

Abb. 38. Vacuolisierung des Cytoplasmas einer Nervenzelle durch hochgradige Ausweitung der Binnenräume des endoplasmatischen Reticulums (*ER*). Der Ribosomenbestand im Grundcytoplasma ist reduziert, die Mitochondrien (*MI*) sind großteils geschwollen und abgerundet; ihre Matrix ist aufgelockert. Der Kernraum (*N*) und seine Umhüllung (*NM*) sind nicht wesentlich verändert. *NL* Nucleolus. Umgebung einer 16 Std alten traumatischen Läsion der Großhirnrinde des Goldhamsters. Vergr. 18000:1

Glykogens[1] und damit an das Auftreten osmotisch wirksamer Substanzen wurde gedacht. Man ist daher wohl berechtigt, das Auftreten von Vacuolen im Grundcytoplasma als Ausdruck einer energetischen Mangelsituation der Zelle aufzufassen. Es käme dann zur Bildung von Abscheidungsvacuolen, deren Entstehung noch eine aktive Leistung der Zelle zugrunde gelegt werden müßte, denn BECKER (1949) sowie KETTLER (1954) kamen aufgrund ihrer Experimente zu der Ansicht, daß eine celluläre Restatmung zur Entstehung von Vacuolen erforderlich sei. Durch völlige Atmungshemmung mittels Blausäure konnte nämlich eine Vacuolenbildung verhindert werden. Neuere elektronenmikroskopische Befunde, die MILLER (1959) kritisch dargestellt hat, weisen darauf hin, daß kleinvacuolige Veränderungen des Cytoplasmas durch vermehrte Wasseransammlung in den Binnenräumen des endoplasmatischen Reticulums zustande kommen können, während großblasige Umwandlungen, wie sie an Nervenzellen angetroffen werden, vielleicht

[1] SZABADY 1941.

durch Konfluenz oder Ruptur der erweiterten Binnenräume des endoplasmatischen Reticulums entstehen dürften. Es mangelt an einschlägigen elektronenmikroskopischen Befunden an Nervenzellen. Eigene Beobachtungen an alterierten Nervenzellen in der Umgebung traumatischer Nekrosen der Hirnrinde sprechen dafür, daß Vacuolen durch Ausweitung des endoplasmatischen Reticulums entstehen können[1] (Abb. 38). Anzuführen sind noch die experimentellen Beobachtungen von SREBRO (1966). Bei hungernden Fröschen bildeten sich in Neuronen des Septum posterior des Telencephalons Vacuolen bis zur Größe von 3 mm aus. Die elektronenmikroskopischen Untersuchungen ergaben, daß die Vacuolen sich aus kleinen blasigen Gebilden entwickeln. Es wurde die Vermutung geäußert, daß diese kleinen Vacuolen im Binnenraum von Lysosomen ihren Ursprung nehmen.

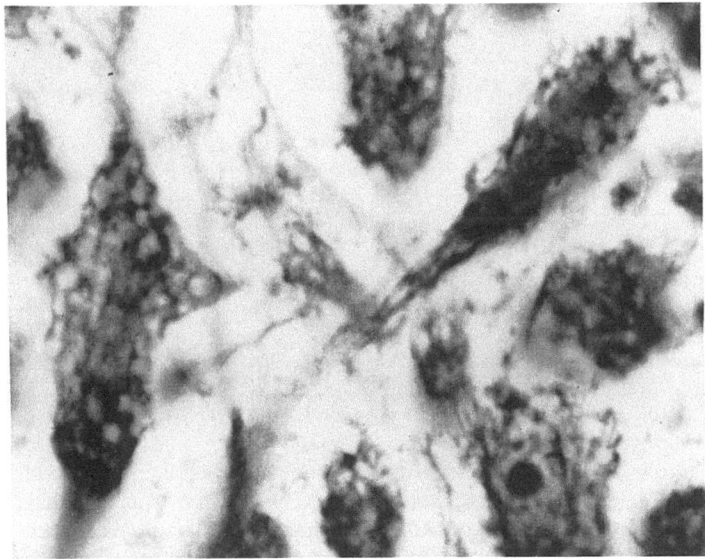

Abb. 39. Hochgradige wabige Veränderung an Nervenzellen des dorsalen Ammonshornbandes. Gehirn der Ratte nach Unterbindung der Carotis und Sauerstoffmangelbeatmung. Nisslfärbung. Vergr. 1800:1. (Die Abbildung wurde von Herrn COLMANT, Hamburg, zur Verfügung gestellt)

In der klassischen neuropathologischen Literatur spielt die sog. *granulo-vacuoläre Degeneration* der Nervenzellen eine gewisse Rolle. Sie wurde von ALZHEIMER (1910) und SIMCHOWICZ (1910) beschrieben. Im Silberbild und im Alzheimer-Mann-Präparat zeigt sich dabei, wie SCHOLZ (1957) ausführt, eine Durchsetzung des Zellplasmas mit Vacuolen, die vielfach ein dichteres Körnchen enthalten. Welche Bedeutung dieser Veränderung zukommt, welche Art des Cytoplasma-Umbaus ihr zugrunde liegt und ob sie insbesondere mit Veränderungen ähnlicher Art in Parenchymzellen anderer Organe verglichen werden kann, ist nicht geklärt. In den Bereich der cytoplasmatischen Umwandlungen, die die allgemeine Pathologie unter den Begriffen der trüben Schwellung sowie der vacuolären und blasigen Veränderung zusammenfaßt, dürfte auch die *sog. wabige Nervenzellveränderung* (Abb. 39) einzuordnen sein, die SPIELMEYER auf die Einlagerung lipoider Stoffe ins Cytoplasma zurückführen wollte. Dieser Deutung konnte sich SCHOLZ (1957) nicht anschließen. Er neigte vielmehr zu der Annahme einer tiefgreifenderen Alteration des cellulären Gefüges unter dem Eindruck von dabei oft gesehenen Auflösungsvorgängen der Nissl-Substanz und Kernveränderungen. Seine

---
[1] HAGER 1966.

Deutung, daß es sich um ein fakultatives Durchgangsstadium schnelleren oder langsameren Zellzerfalls handelt und daß sie damit den akuten Cytoplasmaumwandlungen zuzurechnen ist, welche die allgemeine Pathologie zum Teil auf Mitochondrienschwellungen, zum Teil auf Wasseranreicherungen im endoplasmatischen Reticulum zurückführt und als Folge akuter Insuffizienz der energetischen Prozesse ansieht, läßt sich durch die Ergebnisse experimenteller Untersuchungen stützen. Schon ALTMANN und SCHUBOTHE (1942) hatten bei ihren Unterdruckversuchen an der Katze wiederholt wabige Veränderungen des Cytoplasmas der Nervenzellen beobachtet. Auch LUFT (1937, 1938) und KROGH (1952) hatten solche nach Ischämie des Kaninchenrückenmarks gesehen. Beim Hund wurden nach Hypoxie tigrolytische Veränderungen, bis in die Dendriten hinein-

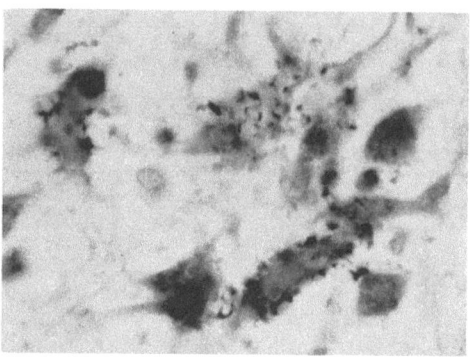

Abb. 40. Inkrustation der Golginetze an Nervenzellen des Endblattes der Ammonshornformation. Die Zellperipherie zeigt muldenförmige Einziehungen und Zipfelbildungen. Starke Trübungen des Nucleoplasmas. Gehirn der Ratte nach Carotisunterbindung und Sauerstoffmangelbeatmung. Färbung nach NISSL. Vergr. 1250:1.
(Die Abbildung wurde von Herrn COLMANT, Hamburg, zur Verfügung gestellt)

reichend, und feine Vacuolisationen der Nervenzellen beobachtet[1]. Nach Strangtod kennt man Vacuolen im Cytoplasma von Nervenzellen, die offenbar kurzzeitig entstehen[2]. COLMANT (1964) konnte die wabige Veränderung durch experimentell erzeugte Mangelzustände regelmäßig hervorrufen. Er glaubte, beobachtet zu haben, daß die Vacuolenbildung an der Zellperipherie beginnt, um dann rasch auf den ganzen Zelleib einschließlich des zellnahen Axons und der Dendritenstämme überzugreifen. An kleineren Nervenzellarten kann dieser Befund, worauf COLMANT hinweist, leicht übersehen werden. Er neigt aufgrund seiner experimentellen Erfahrungen zu der Annahme, daß die wabige Veränderung den in anderen Parenchymen nach akutem Sauerstoffmangel beobachteten Vacuolisierungen analog ist. Zur Frage der Reversibilität der wabigen Zellveränderungen sind Befunde[3] anzuführen, die in gewissem Umfang dafür sprechen. Sicher zu sein scheint es, daß die Vacuolen im weiteren Verlauf an Größe zunehmen können. COLMANT (1965) beschreibt, daß es häufig unter Einreißen der dünnen Plasmasäume zur Konfluenz zu etwas größeren Hohlräumen kommt. Die von älteren Untersuchern vielfach mit Akribie beschriebene, nach Färbung mit basischen Farbstoffen hervortretende sog. „Inkrustation" der Ganglienzellen glaubt COLMANT aus feinvacuolären Veränderungen ableiten zu können. Er nimmt an, daß die den Oberflächenmembranen der Nervenzellen an haftenden axosomatischen synaptischen Endformationen zum Aufbrechen der Vacuolen führen und dabei feine Plasmateilchen im postsynaptischen Bereich abreißen, die als geschrumpfte Gebilde außerhalb der Zelle zu liegen kommen (Abb. 40). Die starke Basophilie der Inkrustationen führt er auf Reste von RNS in diesen Partikeln zurück.

---

[1] MORRISON 1946. [2] JACOB 1951. [3] HANZON 1952 und TANNENBERG 1939, 1940.

k) Zerfalls- und Verflüssigungsprozesse an nekrotischen Nervenzellen (schwere Zellveränderung NISSL)

NISSL beschrieb 1899 eine bestimmte Form der Nervenzellalteration als ,,schwere Zellveränderung" (Abb. 41). Bezüglich der histopathologischen Detailbeschrei-

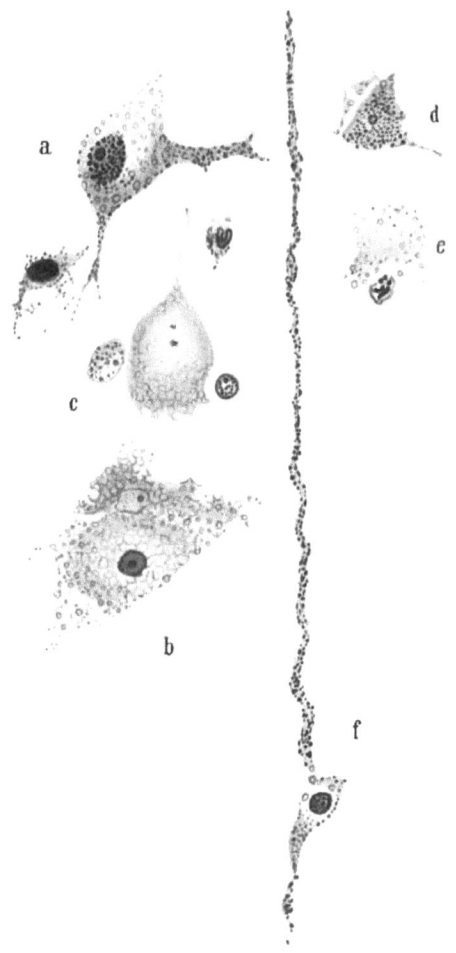

Abb. 41. Bilder der ,,schweren Zellveränderung" Nissls im Nisslpräparat.
(Aus SPIELMEYER, Histopathologie des Nervensystems, 1922)

bung darf auf die Ausführungen NISSLs und auf die Darstellungen von SPIELMEYER (1922) sowie von SCHOLZ (1957) verwiesen werden. Hier sei nur ausgeführt, daß diese Nekroseform sich in der Regel aus initialen Schwellungszuständen zu entwickeln scheint[1]; dabei verliert das basophile Material des Cytoplasmas seine typische Anordnung. An seiner Stelle werden schließlich mehr oder minder tief anfärbbare kleine Partikeln und Ringelchen sichtbar. Das Nucleoplasma verdichtet sich meist, so daß das Bild einer Hyperchromatose bzw. einer Pyknose entsteht. Diese wird durch ein Undeutlicherwerden der Kernmembran und eine Trübung

---

[1] KROGH 1950.

des Kerninhaltes eingeleitet. Der Kerninhalt färbt sich diffuser an, der Nucleolus ist vorläufig noch deutlich sichtbar. LEUCHTENBERGER (1949) schloß aus einer Reihe von Untersuchungen zur Kernpyknose, daß es dabei zu einer Depolymerisierung der DNS komme, die mit einem Verlust an Histonen verbunden sei. Auch COLMANT (1965) faßt die Kerntrübung als den frühesten färberischen Ausdruck einer Depolymerisierung der DNS auf und sieht diese initialen Veränderungen für prinzipiell noch reversible Vorgänge an. Die Abgrenzbarkeit der Zelle gegen das umgebende Grundgewebe wird dabei unscharf. Schließlich wird auch der Kern in die Auflösungsvorgänge mit einbezogen. In Ergänzung der klassischen lichtmikroskopischen Befunde ist das feinstrukturelle Bild bei offensichtlich schnell verlaufenden Zerfallsvorgängen an Nervenzellen des zentralen Nervensystems von nicht geringem Interesse[1] (Abb. 42 und 43). Es läßt sich dabei erkennen, daß das endoplasmatische Reticulum der Nervenzellen seine Konturen völlig verliert und sich z. T. in sphärische Bläschen verschiedenen Durchmessers umformt. Diese enthalten meist amorphe Substanzen von mäßiger Dichte, bleiben aber deutlich von Membranen umgrenzt. Letztere sind großteils außen mit kleinen osmiophilen dichten Granula besetzt, die wohl von den Ribosomen des Cytoplasmas herzuleiten sind (Abb. 43). Insgesamt zeigen diese Bläschen eine große Ähnlichkeit mit den Strukturen, die man in elektronenmikroskopisch untersuchten Gewebs-Homogenaten in der sog. mikrosomenreichen Fraktion zu sehen bekommt[2]. Diese Bläschen, in die sich das endoplasmatische Reticulum umwandelt, wurden allem Anschein nach schon von NISSL bemerkt. Denn wie bereits erwähnt, hat er dem Vorkommen von kleinen Bläschen im Grundcytoplasma „schwer veränderter" Zellen eine besondere Bedeutung beigemessen. In der Regel färbt sich die Begrenzung der Bläschen mit basischen Farbstoffen tief an, was wohl auf die adhärenten Ribosomen rückführbar ist. Die Auflösung der Zelle wird durch das Verschwinden der Oberflächenmembran eingeleitet. Dabei werden vielfach Mitochondrien freigesetzt, die sich in der die Zelle umgebenden Gewebsflüssigkeit finden. Was den Kern betrifft, so zeigen in den alterierten Zellen die durch Fixierung präcipitierten Nucleoplasmabestandteile eine erheblich gröbere und dichtere Anordnung als in intakten Nervenzellen. Die Kerne verlieren ohne Zweifel Flüssigkeit. Nucleolen sind in der Regel nicht mehr sicher nachweisbar. So entsteht eine Kernveränderung, die sich im Lichtmikroskop als Pyknose präsentiert. Der Lysosomenreichtum der Nervenzellen wurde oben erwähnt (vgl. S. 18). Form und Ablauftempo der Zerfallsvorgänge in nekrotischen Zellen dürften im wesentlichen durch autolytische Prozesse bestimmt sein. Es gelang uns bisher noch nicht, das Verhalten der Lysosomen bzw. eines in ihnen nachweisbaren Enzymes in alterierten Nervenzellen zu verfolgen. Immerhin haben DE DUVE, in jüngster Zeit auch NOVIKOFF, auf die Bedeutung der lysosomalen Enzyme für intravitale und postmortale autolytische Vorgänge hingewiesen. Denn die Enzymgarnitur, die in den Lysosomen vorliegt, scheint imstande zu sein, alle wesentlichen Bestandteile der tierischen Zellen zu hydrolysieren. Nach Alterationen der Lysosomenmembran in vitro ließ sich beobachten, daß diese Enzyme freigesetzt wurden und ihre Aktivität entfalteten. DE DUVE (1959) nahm an, daß ein Sauerstoffmangel in der Zelle zur Durchlässigkeit der Lysosomenmembran und zum Austritt der Enzyme führen könne. Daß Hydrolasen in toten Zellen eine hohe Aktivität entfalten, wurde u. a. durch histochemische Befunde im nekrotischen Lebergewebe gezeigt[3]. Nach alledem können wir heute mit gutem Grund annehmen, daß das morphologische Bild der Nervenzellnekrose nicht zuletzt von den aktuellen Bedingungen abhängt, die sich beim Zelltod für Freisetzung, Aktivierung und

---

[1] HAGER 1962, 1963, 1965. [2] PALADE und SIEKEVITZ 1956. [3] GÖSSNER 1960.

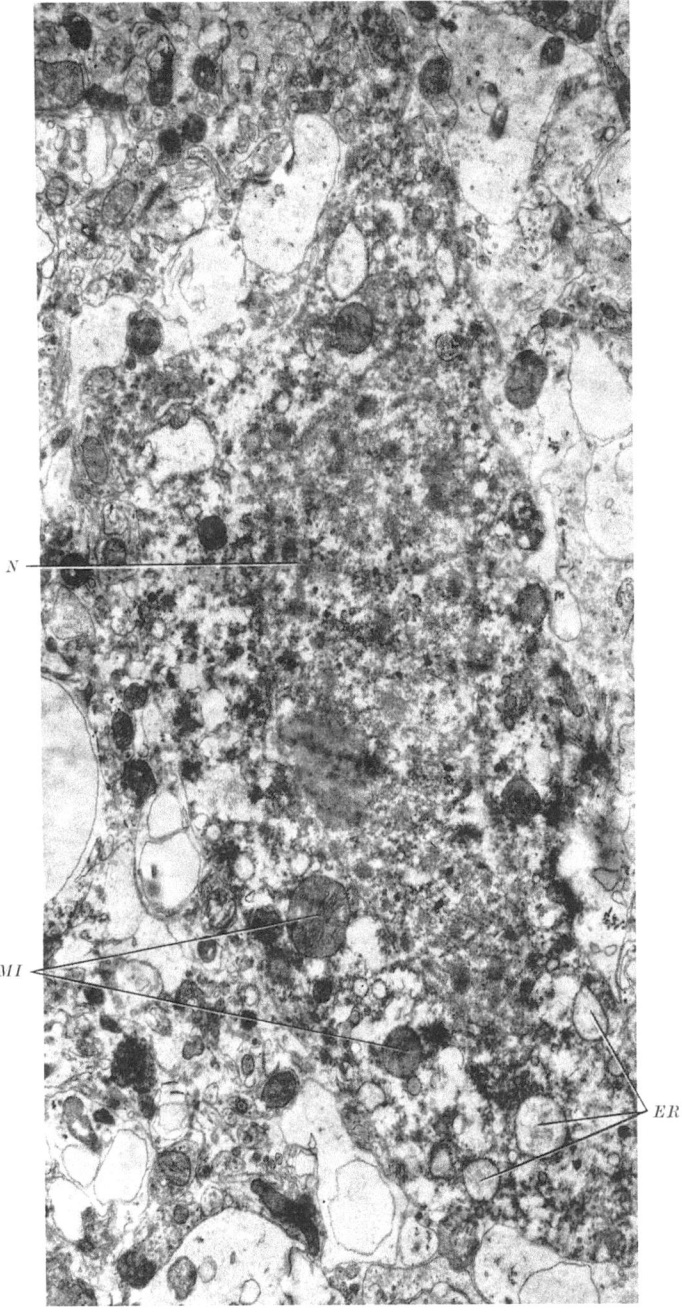

Abb. 42. Nekrotische Nervenzelle der Großhirnrinde. Die abgerundeten Mitochondrien (*MI*) zeigen z.T. noch eine unveränderte Binnenstruktur. Dagegen haben sich die Elemente des endoplasmatischen Reticulums (*ER*), soweit sie sich noch darstellen, durchwegs in zirkuläre Gebilde umgewandelt, die feinflockiges Material enthalten. Zwischen den verklumpten Substanzen des Grundcytoplasmas sind kaum noch Ribosomen erkennbar. Der Kernraum hat sich verkleinert; die nucleoplasmatischen Substanzen (*N*) sind stark verdichtet (Umgebung einer 16 Std alten Läsion im Goldhamstergehirn). Vergr. 9000:1

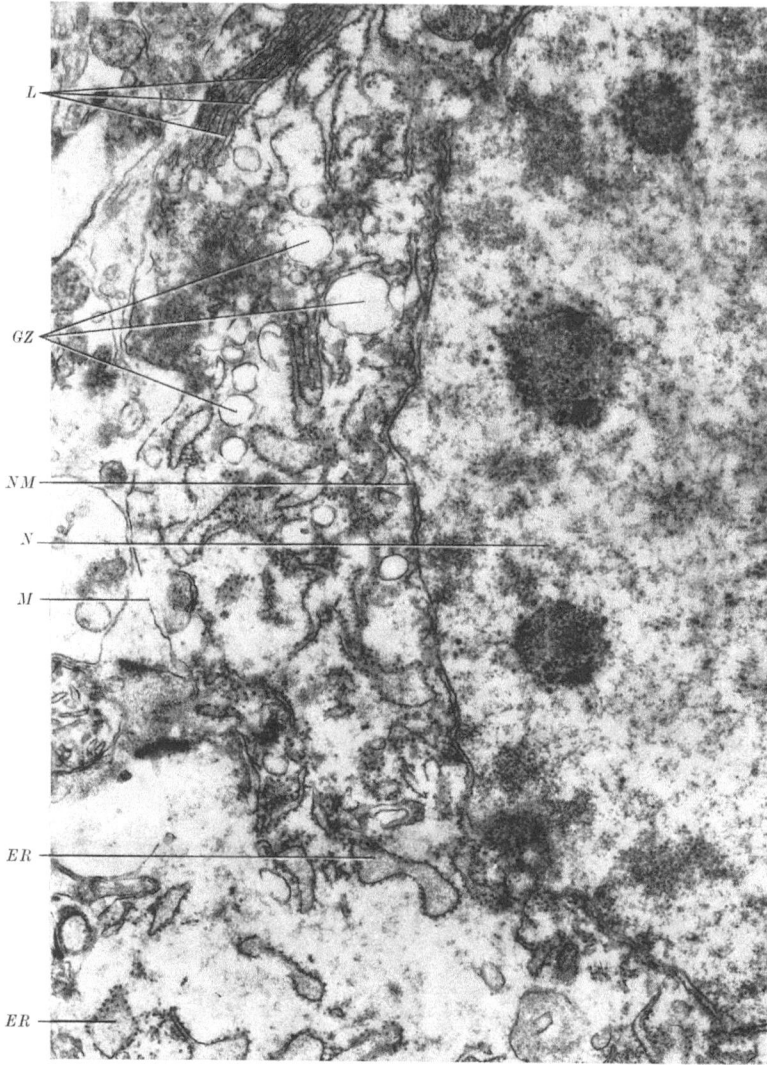

Abb. 43. Schwer veränderte, in Auflösung begriffene nekrotische Nervenzelle aus der Großhirnrinde. Die Oberflächenmembran (*M*) stellt sich z.T. nicht mehr dar. Das Grundcytoplasma ist in Auflösung begriffen. Die Elemente des endoplasmatischen Reticulums (*ER*) haben sich z.T. in Säcke umgeformt, die durch Membranen begrenzt sind und Material von gegenüber dem Grundcytoplasma gesteigerter Dichte enthalten. Aus einer Golgizone (*GZ*) haben sich blasige Gebilde geformt, ferner findet sich ein „lamellated body" (*L*). Die Kernumhüllung (*NM*) ist großteils noch zusammenhängend. Im Kernraum, der in seiner Gesamtheit nicht geschrumpft ist, finden sich rundliche Inseln von verdichtetem Chromatinmaterial. Umgebung einer 16 Std alten Läsion des Goldhamstergehirns. Vergr. 18000:1

Substratkontakt des ursprünglich in cytoplasmatischen Organellen konzentrierten Bestandes an hydrolytischen Enzymen ergeben[1]. Bei einer vorausgehenden hochgradigen Hydratation des Cytoplasmas ist zu erwarten, daß die autolytischen Prozesse innerhalb der Zelle wesentlich anders ablaufen, als bei Umwandlungen der toten Zelle, die man treffend als „Gerinnung" beschreiben kann.

---

[1] HAGER 1964.

1) Gerinnungsnekrose der Nervenzellen
("ischämische" und "homogenisierende" Zellnekrose)

Bei dieser Nekroseform, die SPIELMEYER „ischämische" Zellnekrose nannte (Abb. 44), erleiden die Nervenzellen z. T. eine charakteristische Formveränderung: Pyramidenzellen werden kantiger, polygonale Zellen können, da die Färbbarkeit ihrer Hauptdendriten abnimmt, abgerundet erscheinen. Im allgemeinen ist das basophile Material des Cytoplasmas nicht mehr darstellbar. Als das auffallendste Merkmal der ischämischen Zellnekrose wird jedoch übereinstimmend die meist ausgeprägte Eosinophilie des Cytoplasmas angesehen, bei der es sich um ein typisches

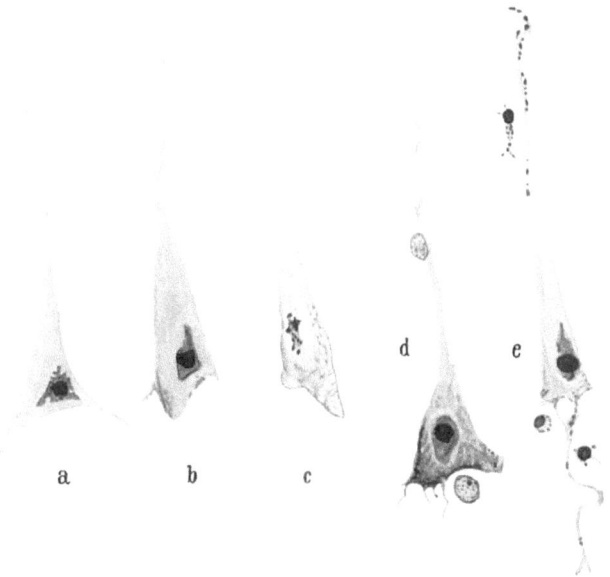

Abb. 44a—e. Gerinnungsnekrose der Nervenzellen der menschlichen Großhirnrinde (ischämische Ganglienzellveränderung) im Nisslpräparat. (Aus SPIELMEYER, Histopathologie des Nervensystems, 1922)

Merkmal der cellulären Koagulationsnekrosen schlechthin handelt. Sie findet sich auch an Einzelzellnekrosen anderer Organe, u. a. auch an Leberzellen[1]. Im verkleinerten Kern sind die Nucleoplasmasubstanzen erheblich verdichtet und daher mit basischen Farbstoffen sehr intensiv anfärbbar; akzidentelle färberische Effekte sind von geringerer Bedeutung; so hat COLMANT beobachtet, daß pyknotische Kerne gelegentlich in mit Cresylviolett gefärbten Präparaten bei Beobachtungen im Phasenkontrastmikroskop einen roten Farbeffekt zeigen. Ferner hat JACOB (1963) darauf hingewiesen, daß nach der Klüver-Färbung der Kern sich zunächst dunkelblau, später blaurötlich, zuletzt türkis-grün darstellt, während der Zelleib anfänglich eine bläuliche und schließlich eine blaßgrüne Tingierung annimmt. Eine der Zellkontur entsprechende Verformung des geschrumpften Kernes ist nicht selten. Häufig kommt es zum Zerfall des Kernes in basophile Klumpen. COLMANT (1964) beschrieb an ischämisch veränderten Zellen eine besondere Ausprägung von Kernveränderungen, die er Blasenkerne nennt. Er fand sie fast ausschließlich an den kleinen Striatumzellen und deutete sie als Entmischungserscheinungen bei erhaltenen Kernmembranen. Ähnliche Veränderungen hat schon SPIELMEYER (1923) beschrieben. Nach COLMANT kommt es zu

[1] SIEGMUND 1950.

einer Retraktion des Nucleoplasmas von der Kernmembranumhüllung. Der Kern nimmt dabei häufig die Form einer steilen Pyramide an. Der restliche Inhalt des zum Teil deutlich vergrößerten Kernes ist wasserhell. Ähnliche Bilder[1] wurden nach wiederholtem Insulinkoma an Striatumzellen der Ratten bei chronischen Unterdruckversuchen an der Katze im Striatum und an den kleinen Pyramidenzellen der zweiten Rindenschicht gesehen[2].

Histochemische Befunde an ischämischen Zellnekrosen wurden erst in jüngerer Zeit erhoben. COLMANT (1964) fand die Succinatdehydrogenase noch 48 Std nach seinen Experimenten, die DPN-Diaphorase nach 29 Std, unspezifische Esterasen nach 48 Std aktiv. Er hebt hervor, daß auffallenderweise ischämisch veränderte

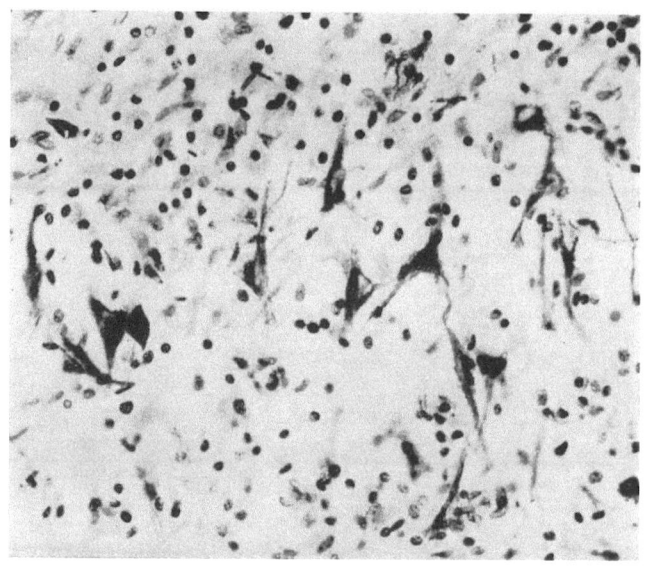

Abb. 45. In Verkalkung begriffene nekrotische Ganglienzellen im Nisslpräparat.
(Aus W. SCHOLZ, Hdb. spez. path. Anat., Bd. XIII/1 B, 1957)

Ganglienzellen bei der Darstellung der Succinatdehydrogenase oder Aliesterase nicht selten sogar stärker gefärbt seien, als intakte Zellen; dies könnte aber durchaus durch die vermehrte Präzipitatdichte, hervorgerufen durch die Schrumpfung der Ganglienzellen, bedingt sein. COLMANT war es nicht möglich, für das von ihm beobachtete längere Überdauern von Enzymaktivitäten in ischämisch veränderten Ganglienzellen eine völlig befriedigende Erklärung zu finden; er nahm an, daß der koagulierte Plasmaleib der Ganglienzelle heterolytischen Einflüssen weniger ausgesetzt sei. Eine Reduktion der Aktivität eines lysosomalen Leitenzyms, nämlich der sauren Phosphatase, sah COLMANT bereits nach 5 Std; nach 10 Std war sie kaum mehr nachweisbar. BECKER (1961) fand nach kombinierter Gefäßunterbindung und Beatmung mit einem O_2-N_2-Gemisch eine Aktivität der DPN- und TPN-Diaphorase in ischämisch veränderten Ganglienzellen sogar noch nach 72 Std. BECKER und BARRON (1961) untersuchten das Verhalten der sauren Phosphatase und fanden Schwellungen von Organellen, die sie als Lysosomen ansahen, bereits innerhalb der ersten Stunde; die Ursache des Aktivitätsverlustes wurde in dem Zusammenbruch energieliefernder Prozesse und einen dadurch bedingten Ausfall der Enzymneubildung in den abgestorbenen Zellen gesucht. Zusätzlich ist in

---

[1] HÖPKER 1954.   [2] ALTMANN und SCHUBOTHE 1942.

Rechnung zu setzen[1], daß unter dem Einfluß proteolytischer Enzyme eine Lösung von Hydrolasen in deren Trägersubstanzen erfolgt. Denn es zeigt sich, daß diese bei der Inkubation von Gewebeschnitten in Lösung gehen und sich den histochemischen Nachweisen entziehen können.

Was die lichtmikroskopisch erfaßbaren Initialstadien der Entwicklung zur ischämischen Zellnekrose betrifft, so kam COLMANT zu der Überzeugung, daß Tigrolyse und Cytoplasmavacuolisierung der regelmäßigste, aber nicht der allein mögliche Entwicklungsweg seien. Eine Reihe von Angaben über die Manifestationszeit dieser Zellveränderung liegen vor. SPIELMEYER gab eine Zeitspanne um 6 Std als Mindestmanifestationszeit an. COLMANT fand unter seinen experimentellen Bedingungen je nach Kerngebiet eine volle Entwicklung nach 6—50 Std, die frühesten lichtmikroskopisch erfaßbaren Veränderungen jedoch schon nach 20 min, um die 6. Std trat eine beginnende Eosinophilie des Nervenzellplasmas auf, die sich bis zu einem leuchtenden Rot steigerte. JACOB und PYRKOSCH (1951) nehmen aufgrund von Befunden nach Strangtod eine Manifestationszeit von weniger als 30 min an. Es ist COLMANT beizupflichten, der aufgrund seiner Erfahrungen annimmt, daß diese Zeitangabe wesentlich zu kurz bemessen sei; allerdings hat auch NEUBÜRGER (1928) die weitgehend ausgebildete Zellveränderung als Fernwirkung nach Hirnschüssen schon nach 1 Std angetroffen.

Daß sowohl Koagulations- als auch Kolliquationsnekrosen vorwiegend milieubedingte Variationen des Endstadiums von zur Nekrose führenden Zellprozessen darstellen, dürfte heute wohl feststehen. Aufgrund der Erfahrungen der allgemeinen Pathologie kam MÜLLER (1955) zu der Annahme, daß langsamer einsetzende oder geringgradigere Mangelzustände das Auftreten von Kolliquationsnekrosen der Zellen begünstigen; die nach physiologischen Feststellungen bei akuter Anoxie sehr schnell sich entwickelnde Übersäuerung des Gewebes soll dagegen dem Auftreten von cytoplasmatischen Gerinnungsprozessen förderlich sein. Ältere Untersuchungen, u. a. von MÖNNIGHOFF (1939) haben gezeigt, daß koagulationsnekrotische Zellen gegen Proteinasen erheblich resistenter zu sein scheinen als normale oder trüb geschwollene Zellen. Eine offensichtlich schnell einsetzende Cytoplasmagerinnung dürfte zudem für den Substratkontakt zelleigener Hydrolasen ein erhebliches Hindernis darstellen. Dies kommt auch in der relativ langen Persistenz ischämischer Ganglienzellnekrosen zum Ausdruck. Zwar hat KÖRNYEY (1954) die Möglichkeit eines längeren Erhaltenbleibens im Gewebe bezweifelt. Doch konnte sie SCHOLZ noch nach 9 Tagen auffinden. Auch H. JACOB (1961) und COLMANT (1965) fanden eine relative Resistenz koagulierter Zellen. Letzterer konnte solche in dorsalen Ammonshornabschnitten noch nach 7 Monaten nachweisen. Auch die Eosinophilie sah er noch lange weiterbestehen, u. a. im Striatum noch nach 14 Tagen, im Ammonshorn sogar noch nach 1 Monat. COLMANT nimmt daher an, daß eine gewisse Resistenz gegen autolytische Einwirkungen eine bleibende Eigenschaft koagulierter Zelleiweiße sei. Was die Eosinophilie betrifft, so dürften das Verschwinden der hochpolymeren cytoplasmatischen RNS und die Verdichtung des koagulierten Grundcytoplasmas ihr Auftreten begünstigen. Über das Wesen der Gerinnungsvorgänge im Cytoplasma beim Zelltod hat man sich seinerzeit vorwiegend von der kolloidchemischen Betrachtungsweise bestimmte Vorstellungen gemacht[2]. Unter Wasserverlust des Cytoplasmas soll es zu einer Zunahme gröberer disperser Phasen und damit zu einer Veränderung der Viscositätsverhältnisse kommen. Der mit diesen Vorgängen verbundene Denaturierungsprozeß der lebendigen Substanz soll schließlich zur Koagulation führen.

---

[1] GÖSSNER 1955, 1960.   [2] LEPESCHKIN 1937.

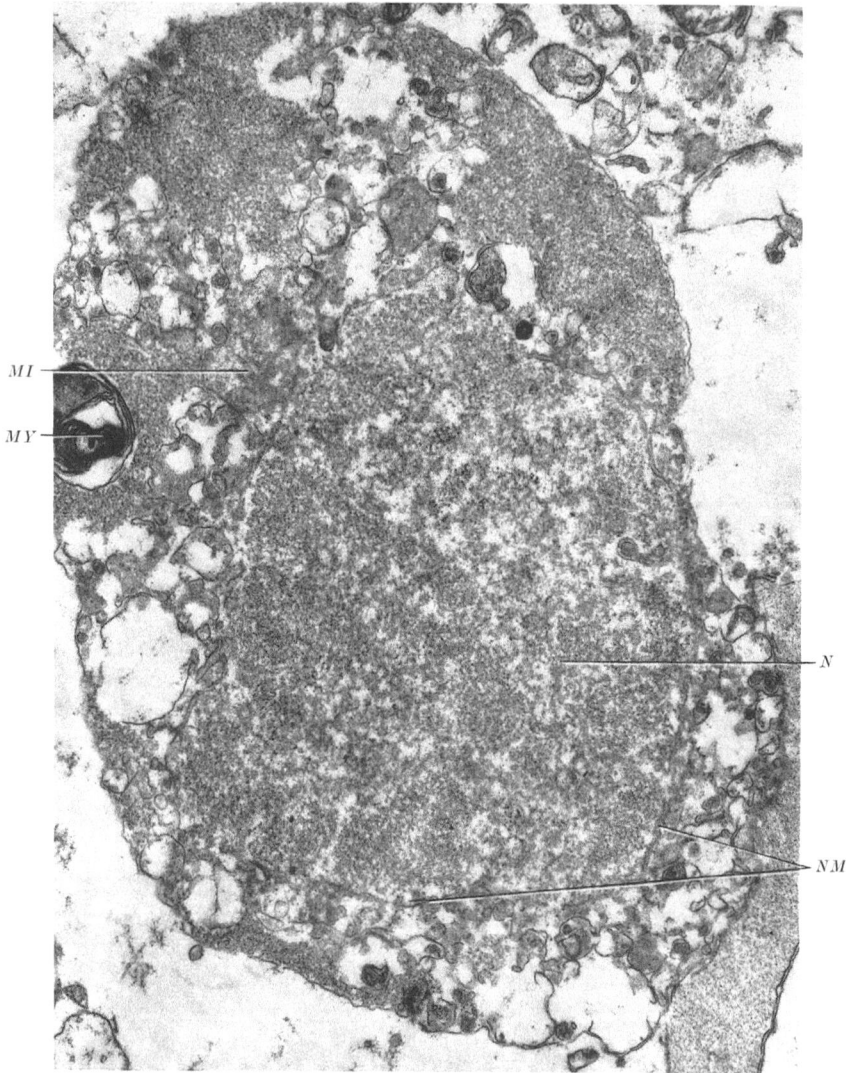

Abb. 46. Koagulationsnekrotische Nervenzelle aus der Großhirnrinde. Der Zellkörper ist von dicht gepackten körnigen bzw. faserigen Zerfallsprodukten erfüllt, in denen noch einzelne Organellenreste und Membranen erkennbar sind. *Mi* Reste einer Mitochondrie; *My* myelinfigurartiger Schichtungskörper; innerhalb des nekrotischen Detritus finden sich Auflockerungszonen und Vacuolen. Die stark verdichteten Nucleoplasmasubstanzen (*N*) sind nur durch die z.T. noch erhaltene Kernumhüllung (*NM*) vom Cytoplasma sicher abgrenzbar. Umgebung einer 16 Std alten Läsion des Goldhamstergehirns. Vergr. 9000:1

Für elektronenmikroskopische Untersuchungen erwies sich die „eosinophile" Zellnekrose als nicht sehr dankbares Objekt (Abb. 46). Der Zusammenbruch der feineren Strukturanordnungen führt zu einem eintönigen Bild. Wie wir bei der Darstellung der „schweren Zellveränderung" erwähnten, bietet immerhin die autolytische Umwandlung bestimmter Zellorganellen ein gewisses Interesse.

Der „ischämischen Nervenzellnekrose" wurde, wie das Adjektiv ja schon besagt, eine nicht geringe Bedeutung für pathogenetische Schlüsse zugemessen. Ihr kennzeichnender Wert, insbesondere für die Kenntnis von Form und Ausdehnung partieller Gewebsnekrosen, besteht darin, daß die Zelleichen länger erhalten bleiben als beim ungleich schneller ablaufenden kolliquierenden Zellverfall. Insbesondere hat SCHOLZ (1939, 1943, 1951, 1953, 1957) die pathogenetische Bedeutung dieser Zellveränderungen und die Formen ihres Auftretens im Rahmen unvollständiger Gewebsnekrosen eingehend erörtert und gebührend gewürdigt. Er trat auch den skeptischen Einwänden, die gegen die pathogenetische Bedeutung der ischämischen Zellveränderung laut wurden, energisch entgegen. Hier sei nur daran erinnert, daß CAMERER (1943) sie schlechthin als postmortales Phänomen ansehen wollte. Um das Problem der Beeinflussung postmortaler autolytischer Prozesse im Nervengewebe durch terminale intravitale Einwirkungen hat sich vor allem LINDENBERG (1956, 1963) bemüht. Seine Versuche, auf die hier im einzelnen nicht eingegangen werden kann, führten ihn zu der Annahme, daß zumindest die Ausprägung des postmortalen, färberisch darstellbaren Zellbildes durch die metabolische Situation vor Eintritt des Todes bestimmt wird. Insbesondere maß er dem terminalen Auftreten von zeitlich ausgedehnteren hypoxischen Mangelzuständen („morphostatische mortale Nekrobiose") für die postmortale Strukturerhaltung Bedeutung zu; er stellte ihr daher eine „morphotrope mortale Nekrobiose" gegenüber, für die in der Regel eine nur kurzzeitige terminale Hypoxie prägend sein sollte. LINDENBERG (1956) beschrieb als postmortale Veränderungen Tigrolyse, Schwellung, Vacuolisation, Schrumpfung, Inkrustation und Abblassung. Er argumentierte u. a. damit, daß der Tod als ein Zustand permanenter Stagnationsanoxie angesehen werden könnte. An den Ganglienzellen seien demnach logischerweise die gleichen Veränderungen zu erwarten, wie nach dem Tod der Nervenzelle im fortlebenden Organismus. COLMANT (1964) bestätigte die Befunde LINDENBERGs anhand von Beobachtungen an menschlichen Gehirnen. Auch er beobachtete wiederholt Tigrolyse, Vacuolisation und Inkrustation von Ganglienzellen. Es wurde bereits ausführlich dargelegt (vgl. S. 25), daß die postmortalen Phänomene die Beurteilung intravitaler Zellveränderungen außerordentlich erschweren können. Wenn die Vorstellung LINDENBERGs zutrifft, daß die präterminalen Bedingungen die entscheidenden Faktoren für die formale Ausbildung des nekrotischen Zellbildes sind, würde nach unserer Überzeugung ihre Auswirkung in Unterschieden des mortalen Zellmilieus und den damit veränderten Bedingungen für die Wirksamkeit der ursprünglich strukturgebundenen zelleigenen hydrolytischen Enzymgarnituren zu suchen sein.

Einer nicht selten zu beobachtenden eindrucksvollen und lange Zeit persistierenden Imprägnation der Zelleichen mit Kalksalzen haben SPIELMEYER sowie SCHOLZ, WAKE und PETERS (1938) nähere Aufmarksamkeit geschenkt (Abb. 45).

Schließlich sei noch erwähnt, daß Gerinnungsnekrosen der Purkinjeschen Zellen, des Zellbestandes des Nucleus dentatus und der Zellen der unteren Olive von SPIELMEYER ursprünglich mit der Bezeichnung *homogenisierende Ganglienzellnekrose* bedacht wurden. Das völlige Verschwinden der färbbaren protoplasmatischen Ribosenucleotide zusammen mit dem Fehlen einer ausgeprägten Eosinophilie bewegte ihn zu der gesonderten Bezeichnung; im Nissl-Präparat pflegen sich solche toten Zellkörper kaum mehr von dem umgebenden Neuropil abzuheben. Reaktionen des gliösen Interstitiums, auf die noch zurückzukommen sein wird, erleichtern das bei disseminierten Nekrosen oft schwierige Auffinden dieser Zellveränderungen.

m) Alzheimersche Fibrillenveränderungen der Nervenzellen

ALZHEIMER und seine Schüler haben diese eindrucksvolle und charakteristische Veränderung seinerzeit als einen der wesentlichen morphologischen Befunde bei einer mit Herdsymptomen einhergehenden progressiven Demenz des Präseniums

(Alzheimersche Krankheit) in klassischer Form beschrieben. Bezüglich der überaus umfangreichen Literatur über diese distinkte Zellalteration und ihr Vorkommen bei senilen Prozessen sei auf die umfangreiche Darstellung von BRAUNMÜHL (1957) verwiesen. Im Nissl-Präparat pflegt diese Veränderung sich wenig eindrucksvoll darzustellen. Der Kern zeigt sich in den betroffenen Zellen meist an die Peripherie verdrängt, während die Zonen des Cytoplasmas, welche die erst nach Silberimprägnation eindrucksvoll hervortretenden Phänomene zeigen, nur negativ, d. h. durch Verlust ihrer basophilen Substanzen hervortreten. Von nicht geringem Hinweiswert ist die ausgeprägte Formdoppelbrechung dieser Partien im polarisier-

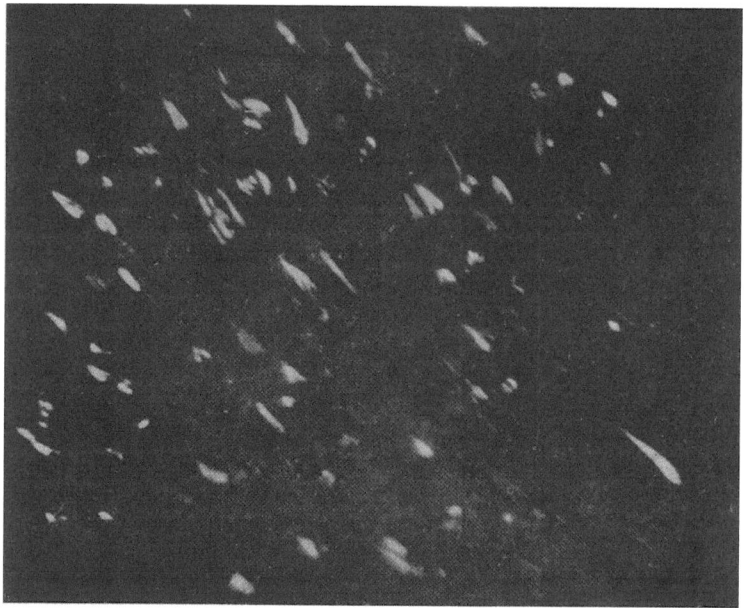

Abb. 47. Anisotropie kongorotgefärbter Ganglienzellen mit Alzheimerschen Fibrillenveränderungen bei seniler Demenz. (Nach DIVRY)

ten Licht, die meist durch Kongorotfärbung noch erhöht werden kann (Abb. 47). Seit ALZHEIMERs Untersuchungen hatte man gelernt, mit Hilfe von geeigneten Silbermethoden eigenartige Knäuel und zopfartige Geflechte darzustellen, die nicht selten nahezu das ganze Cytoplasma auszufüllen bzw. zu verdrängen scheinen. Von besonderem Interesse ist es, daß diese Bildungen augenscheinlich den Untergang von Zellen überleben und recht lange als charakteristische Gebilde im Gewebe liegenbleiben können.

Auf die Fülle von Hypothesen und Spekulationen, die der Bemühung entsprungen sind, diese eigenartigen Veränderungen zu deuten, können wir in diesem Rahmen nicht eingehen; v. BRAUNMÜHL hat sie vor nicht allzulanger Zeit umfassend dargestellt und diskutiert. Hier sei nur erwähnt, daß genannter Autor selbst kolloidale Entmischungs- bzw. Gerinnungsvorgänge (synhäretische Prozesse) für die Entstehung dieser Zellveränderungen verantwortlich machen wollte. Von besonderer Bedeutung ist, daß BIELSCHOWSKY (1935), einer der besten Kenner der Silberbilder der Neurone des Zentralnervensystems, einen Zusammenhang zwischen den normalen Neurofibrillen der Ganglienzellen und diesen Alzheimerschen Fibrillenveränderungen bezweifelt hat, indem er seinerzeit schrieb: „gegen den histogenetischen Zusammenhang läßt sich vor allem die Tatsache geltend machen, daß sich die Schlingen häufig ganz unabhängig vom fibrillären Bauplan des betreffenden Zelltypus zeigen und nicht selten zuletzt in einem Zellterritorium auftreten, wo ja normalerweise die Fibrillen fehlen, nämlich in dem Gebiet der Lipofuscinablagerung". Er dachte an Niederschlagsprodukte, die sich im Zentralorgan an oder in Nervenzellen ablagern. Die bereits erwähnte starke Doppelbrechung der fibrillären Zöpfe nach Kongorotfärbung bewog DIVRY (1934), an eine Amyloid-Infiltration des Cytoplasmas der Ganglienzellen zu denken. Diese interessante Deutung, die sich vor allem auf die polarisationsoptischen Befunde stützte, blieb allerdings nicht unwidersprochen. Neue Bedeutungen gewannen die Auffassungen DIVRYS durch die Ergebnisse elektronenmikroskopischer Untersuchungen bei experimenteller Amyloidose[1]. Im wesentlichen haben diese neueren Beobachtungen, welche die polarisationsmikroskopischen Feststellungen widerspruchslos und weitgehend ergänzen, eine fibrilläre Grundstruktur des Amyloids ergeben. Es handelt sich dabei um 50—100 Å dicke, meist in geordneten Bündeln angeordnete Proteinfibrillen. Für die Beurteilung des Wesens der Alzheimerschen Fibrillenveränderung dürfte es ebenfalls von ausschlaggebender Bedeutung sein, Beschaffenheit und Lage der die eigenartigen Stränge und Knäuel bildenden Elementarfibrillen evident zu machen. Leider brachten die bisherigen elektronenmikroskopischen Untersuchungen am bioptischen Material von Alzheimer-Kranken keine völlige Klarheit. TERRY (1963) beobachtete in Nervenzellen der Großhirnrinde Geflechte, die sich aus im Mittel 100 Å dicken, hohlen Fibrillen zusammensetzten. Sie zeigten sich im Grundcytoplasma der Nervenzellen eingebettet, das im übrigen nicht hochgradig regressiv verändert war. Die cytoplasmatischen Organellen waren lediglich durch diese Geflechte verdrängt. Es überrascht, daß keine extracelluläre Lagerung von Fibrillenkomplexen beobachtet wurde. Als Residuum von Zellzuntergängen müßte eine solche zumindest gelegentlich zu erwarten sein. TERRY glaubte, die Fibrillen dieser Geflechte mit den Neurofilamenten des normalen Neurons vergleichen zu können; er bezog sich dabei auf Überlegungen von SCHMITT und DAVIDSON (1962), welche die tubuläre Natur eines Teils der Neurofilamente und ihre mutmaßliche Konstruktion aus helical angeordneten Protofibrillen betreffen. Inzwischen hat sich in der Tat gezeigt, daß im Grundcytoplasma der Nervenzellen tubuläre Gebilde vorkommen, die wohl den weitverbreiteten cytoplasmatischen Microtubuli zuzurechnen sind. Auch KIDD (1963, 1964) hat an bioptischem Material intracytoplasmatische Bündel aus parallel ausgerichteten Filamenten gesehen, die sich bei höherer Auflösung als doppelhelicale Anordnungen, bestehend aus zwei Filamenten von 100 Å Durchmesser und 150 Å Abstand, ansprechen ließen. Ähnliche Umwandlungen des Grundcytoplasmas sind u. a. bei Regenerationsvorgängen an Neuronen des peripheren Nervensystems beobachtet worden. Wenn den Alzheimerschen Fibrillenveränderungen in der Tat eine intracytoplasmatische Vermehrung von Microtubuli zugrunde liegt, was aufgrund der Befunde von TERRY und KIDD vorerst zumindest zu diskutieren ist, so wäre ihre Amyloidnatur zweifelhaft geworden. Im übrigen zeigten die alterierten Nervenzellen Mitochondrienschwellungen, die TERRY auf Sauerstoff- bzw. Glucosemangel zurückführen wollte. Ferner führte er mit gewissem Recht die Konstanz der Breite der Intracellularfugen gegen die etwaige Beteiligung synhäretischer Mechanismen an präsenilen bzw. senilen Prozessen im Sinne der Hypothesen von BRAUNMÜHL an.

Nicht ausschließlich bei präsenilen und senilen atrophisierenden Prozessen kommen Alzheimersche Fibrillenveränderungen vor. Recht ähnliche Alterationen wurden bei verschiedenen degenerativen Erkrankungen (u. a. beim postencephalitischen Parkinsonismus, bei der amyotrophischen Lateralsklerose, bei Friedreichscher

---

[1] COHEN und CALKINS 1959, GHIDONI und GUEFF 1962, HEEFNER und SORENSON 1962.

Ataxie und bei olivopontocerebellarer Atrophie) gefunden (Abb. 48a und b). Eine experimentelle Erzeugung ähnlicher Zellbilder gelang in jüngster Zeit KLATZO, WISNIEWSKI und STREICHER (1965). Sie konnten nach intrathekaler Applikation von Aluminiumphosphat bei Kaninchen Nervenzellveränderungen hervorrufen, deren

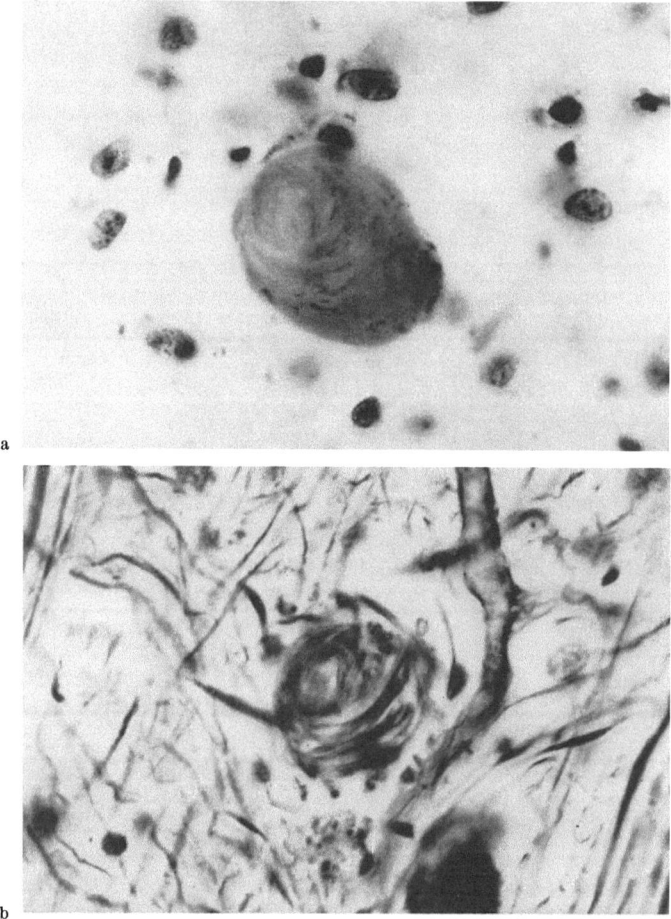

Abb. 48a u. b. Alzheimersche Fibrillenveränderung in Nervenzellen der Substantia nigra bei postencephalitischem Parkinsonismus. a Nisslfärbung. b Silberimprägnation nach BIELSCHOWSKY, Vergr. 800:1.
(Aus HALLERVORDEN, Hdb. spez. path. Anat., Bd. XIII/1 A, 1957)

charakteristische Merkmale als ,,hypertrophische" Alteration des Cytoplasmas mit einer auffallenden Veränderung fibrillärer Komponenten beschrieben wurden. Daneben ließen sich Abnahmen des Wassergehaltes und des Chloridraumes im ZNS feststellen, die für eine geringfügige Reduktion des Hirnvolumens sprachen. Eine Vergrößerung des Thiocyanatraumes (vgl. S. 231) wurde dagegen auf eine erhöhte Permeabilität der Zellen für dieses Ion zurückgeführt. Mit dem Elektronenmikroskop stellten TERRY und PENA (1965) an dem dergestalt alterierten Gewebe fest, daß diese künstlich erzeugten neurofilamentären Aggregate eine Ähnlichkeit mit den von TERRY beschriebenen menschlichen Neurofibrillenzöpfen bei der Alzheimerschen Krankheit und der senilen Demenz zeigen. Auch diese Aggregate waren aus hohlen Fibrillen zusammengesetzt, die mehr oder weniger parallel verlaufend ins neuronale Cytoplasma eingebettet waren. Gelegentlich lagen auch hier Organellen zwischen den Fibrillen. Doch wurden immerhin nicht unwesentliche Unterschiede zwischen den menschlichen und experimentellen Neurofibrillengeflechten hervorgehoben. So zeigten die letzteren nicht selten eine größere Färbbarkeit mit Hämatoxylin, die vielleicht auf eine gelegentliche Beimischung von Ribosomen rückführbar sein dürfte. TERRY denkt ganz allgemein daran, daß die Fibrillen, die vielleicht miteinander verkleben, immerhin die Viscosität des Cytoplasmas erhöhen, dadurch die Plasmaströmungen herabsetzen und so sich auf den Metabolismus der Zelle nachteilig auswirken könnten. Im übrigen ließ sich mittels der Röntgenmikroanalyse in dergestalt veränderten Zellen kein Aluminium nachweisen.

Die Änderungen des Neurofibrillenbildes, die CAJAL (1928, 1952) bei Reptilien während des Winterschlafes beschrieben hat, sind wohl nicht den eigenartigen Alzheimerschen Fibrillenveränderungen gleichzusetzen. Interessant ist, daß CAJAL solche Wandlungen der Fibrillenanordnung auch bei experimentell unterkühlten Säugern gefunden hat. Aufgrund unserer heutigen Anschauungen müssen wir an eine unter solchen Bedingungen eintretende, grundlegende Veränderung der Beschaffenheit des Grundcytoplasmas der Nervenzellen denken.

n) Pigmentatrophie der Nervenzellen

Die Erörterung der Alzheimerschen Fibrillenveränderung bildete die Überleitung zur Besprechung von pathologischen Stoffablagerungen im Cytoplasma der Nervenzellen. An den Beginn ihrer Darstellung ist sinngemäß die sog. Pigmentatrophie der Ganglienzellen zu stellen, da es sich bei ihr im gewissen Sinn um eine Steigerung physiologischer Ablagerungen im Cytoplasma handeln dürfte. Bezüglich der Daten über Verteilung, Häufung und stoffliche Natur des Pigmentes sei auf die S. 18—20 verwiesen. Die Problematik des Begriffs „Pigmentatrophie" ergibt sich schon aus den nicht geringen Schwierigkeiten, die der Abschätzung der den einem gewissen Lebensalter zukommenden Pigmentanhäufungen im Cytoplasma einer Ganglienzellpopulation entgegenstehen. Wie u. a. GELLERSTEDT (1933) hervorgehoben hat, wurde die Ausdehnung der Lipofuscinanhäufung auf die Dendriten und eine hochgradige Ausbauchung des perikariellen Cytoplasmas als eines der Kriterien dafür angesehen, daß Pigmentablagerungen bereits als pathologisch zu werten seien (Abb. 49). In diesen extremen Situationen kommt es meist zur Verlagerung des Kernes und zur Veränderung der ganzen Zellgestalt. BIELSCHOWSKI (1935) hat gezeigt, daß sich in mit Pigmentkörpern beladenen Cytoplasmagebieten in der Regel keine silberimprägnierbaren Fibrillen erkennen lassen. Hochgradige Pigmentablagerungen können wie SCHOLZ (1957) hervorhebt, mitunter schon bei Jugendlichen beobachtet werden, vorzugsweise in den Zellen der unteren Olive. Die gleiche Zellart zeigt sich nach schweren Infektionskrankheiten oder Vergiftungen nicht selten dergestalt verändert, daß sie aufgrund der starken Pigmentablagerungen ballonförmig aufgetrieben ist. Nicht zuletzt unter dem Eindruck der Tatsache, daß sich diese Pigmentablagerungen nicht von solchen im Rahmen der senilen Atrophie unterscheiden lassen, hat SCHOLZ eindringlich davor gewarnt, das Auftreten stärkerer Pigmentanhäufungen in Nervenzellen bei degenerativen Prozessen als Hinweis auf eine „lokale Alterung des Gewebes" zu werten.

Bezüglich der Auswirkung der intracytoplasmatischen Pigmentanhäufung auf die Funktion der betroffenen Einzelelemente besitzen wir bis jetzt keine sicheren Aufschlüsse. Immerhin hat SCHOLZ hervorgehoben, daß man Zelluntergänge, die etwa auf Pigmentanhäufungen rückführbar wären, recht selten beobachten kann.

Es ist auch bis heute keineswegs geklärt, welche metabolischen Vorgänge in der Nervenzelle für die physiologischen und pathologischen Pigmentablagerungen verantwortlich zu machen sind. Es war naheliegend, das Produkt als Stoffwechselschlacke aufzufassen; man dachte daher u. a. an eine etwaige Herabsetzung cellulärer Oxydationsvorgänge. Unsere heutigen Einsichten in den Zellstoffwechsel lassen solch simplifizierenden Deutungen problematisch erscheinen. Mit dem modernen Rüstzeug physikalisch-optischer und mikrochemischer Methoden haben HYDÉN und sein Arbeitskreis das Problem der Pigmentablagerung in Beziehung zur Zellalterung angegangen. Eine größere Zahl mikrochemischer Ribonucleoproteinanalysen wurde an motorischen Vorderhornzellen des Rückenmarks des Menschen vorgenommen[1]. Es ergab sich ein Anstieg des Gesamtgehaltes an

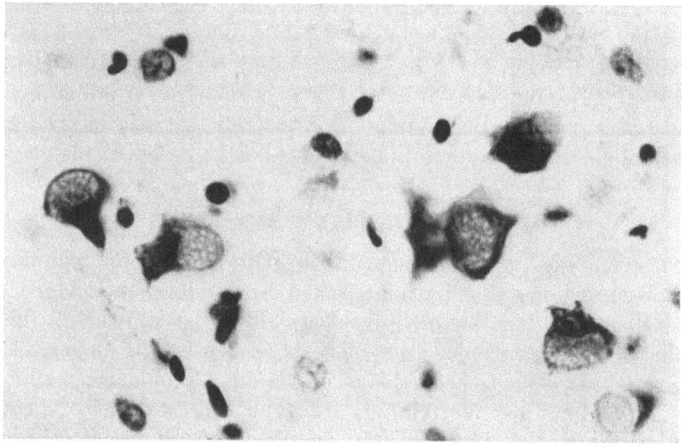

Abb. 49. Starke Einlagerung lipofuscinartigen Pigments in Nervenzellen der unteren Olive, die zu ballonartiger Auftreibung des reduzierten Cytoplasmas und zur Kernverlagerung geführt hat (jugendlicher Patient, Dementia praecox, Sepsis). (Aus SCHOLZ, Hdb. spez. path. Anat., Bd. XIII/1 A, 1957)

Ribonucleotiden in Nervenzellen vom 3. zum 40. Lebensjahr; er bleibt dann etwa vom 55. bis zum 60. Lebensjahr konstant und nimmt bei Personen höheren Lebensalters signifikant ab. Diesen Meßergebnissen wurden die Schwankungen des Gehaltes an gelbem Pigment gegenübergestellt, der mittels der Röntgenmikroradiographie bestimmt wurde. Man fand, daß der Pigmentgehalt bis zum Alter von 40—50 Jahren vorerst langsam ansteigt. Im höheren Lebensalter zeigt er jedoch im Gegensatz zum RNA-Gehalt keine Abnahme. Direkte Beziehungen zwischen Ribonucleoproteidabnahme und Pigmentanhäufung im Cytoplasma, auf die vorausgehende UV-spektrographische Untersuchungen hingewiesen hatten, ließen sich demnach mit Mikroanalysen der Ribosenucleotide und mit der Röntgenmikroradiographie nicht nachweisen. WECHSLER (1963) hatte aufgrund seiner elektronenmikroskopischen Befunde am bioptischen Material den Eindruck, daß die wesentlichen Folgen des pigmentatrophischen Prozesses in einer Abnahme cytoplasmatischer Ribosomen bestünden. Dies bedürfte gerade im Hinblick auf die Hydénschen Befunde noch der Bestätigung; denn pigmentbeladene Nervenzellen können zusätzlich Schrumpfungen des Nucleo- und Cytoplasmas zeigen, die artifiziellen Ursprungs sein mögen. Die Veränderungen des endoplasmatischen Reticulums und der Ribosomenanordnung erschweren dann die sichere Feststellung einer Abnahme cytoplasmatischer Bestandteile. Es überrascht nicht, daß die

---
[1] HYDÉN 1960.

Feinstruktur von Pigmentkörpern pigmentatrophischer Nervenzellen mit der des physiologischen gelben Pigments übereinstimmt[1].

So wurde auch durch die Ergebnisse moderner Methoden nicht allzuviel über die Rolle des Lipofuscins im Metabolismus der Nervenzellen, über seinen Ursprung und über die Auswirkung von Pigmentanhäufungen pathologischen Grades auf die Lebenserscheinungen der Nervenzellen bekannt. Der Meinung HYDÉNs (1960), daß das gelbe Pigment aktiv am Nervenzellstoffwechsel teilnimmt, können wir uns nicht vorbehaltlos anschließen.

o) Sogenannte „Verfettung" der Nervenzellen

Im Gefolge akuter Vergiftungen ist zuweilen eine Durchsetzung des Cytoplasmas von Nervenzellen mit Tröpfchen, die sich histochemisch wie fettartige Stoffe verhalten, beobachtet worden (Abb. 50). SPIELMEYER (1922) hat dieses Bild „Verfettung der Nervenzellen" genannt und wollte es von der Pigmentatrophie der Ganglienzellen geschieden wissen. Über die Natur der bei solchen Prozessen im Cytoplasma erscheinenden Stoffe ist bisher kaum etwas Sicheres bekannt geworden. Das Auftreten von Lipiden im Cytoplasma von Ganglienzellen bei akuten Krankheitsprozessen wäre gleichartigen Vorgängen an den Parenchymzellen anderer Organe an die Seite zu stellen. Im Elektronenmikroskop erscheinen solche Lipidablagerungen im allgemeinen als scharf begrenzte, mehr oder minder osmiophile Tropfen. Eine Beziehung der Mitochondrien zur Entstehung dieser Fetttropfen ließ sich nicht beobachten[2]. Die Vorstellungen, die man sich über die Störungen des Zellmetabolismus gebildet hat, die zur pathologischen Cytoplasmaverfettung führen sollen, können hier im einzelnen nicht erörtert werden. Es sei auf die Ausführungen von ALTMANN (1955) in diesem Handbuch verwiesen.

p) Ablagerungen in Nervenzellen bei den Speicherkrankheiten

Den Problemkreis der Veränderungen des Zentralnervensystems bei Störungen des Lipoidstoffwechsels hat in jüngster Zeit PETERS (1958) zusammenfassend dargestellt. Hier kann nur auf den morphologischen Charakter der bei diesen Speicherkrankheiten in den Nervenzellen auftretenden Ablagerungen eingegangen werden. Die abundante Speicherung lipoider Stoffe in den Ganglienzellen und ihren Fortsätzen bei der

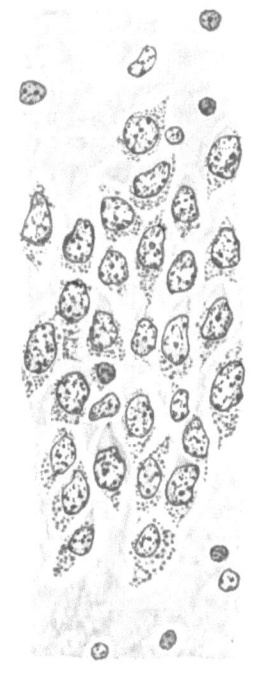

Abb. 50. „Verfettung" der kleinen Nervenzellen des Stratum granulosum der Fascia dentata bei Veronalvergiftung; Fettfärbung nach ROMEIS. (Aus W. SCHOLZ, Hdb. spez. path. Anat., Bd. XIII/1 A, 1957)

familiären amaurotischen Idiotie haben etwa gleichzeitig SCHAFFER und SPIELMEYER beschrieben. Bei dieser Erkrankung erreichen die nahezu ubiquitären Lipoideinlagerungen im Cytoplasma der Nervenzellen eine solche Menge, daß vielfach der Zellkörper und seine dendritischen Fortsätze eine groteske Verformung erleiden. Um diese eindrucksvolle Zellveränderung ist ein äußerst umfangreiches neuropathologisches Schrifttum entstanden, das hier nicht berücksichtigt werden kann. Ich möchte daher auf die zusammenfassende Darstellung der Hirnveränderungen bei der familiären amaurotischen Idiotie von FRIEDRICH (1957) verweisen.

---

[1] WECHSLER 1963, ESCOLÁ 1964.   [2] MILLER 1959.

Wie schon die Erstbeschreiber betonten, ist bei der juvenilen Form (SPIELMEYER-VOGT) meist die Speicherung im Cytoplasma nicht so hochgradig, wie bei der infantilen Form. Bei letzterer kommt es im Cytoplasma zur Ausbildung mächtiger Lipoideinlagerungen; die Basaldendriten können streckenweise in monströse Säcke umgewandelt sein. Bei der juvenilen Form geht im allgemeinen die Quantität der Lipoideinlagerungen über die der noch physiologischen Lipofuscineinlagerung in Nervenzellen nicht wesentlich hinaus. Aus den Beobachtungen an Fällen mit langsamem Verlauf läßt sich schließen, daß hochgradig pigmentbeladene Ganglienzellen offenbar über längere Zeit fortexistieren können. Doch steht am Ende dieser Erkrankung in der Regel schließlich der Untergang der Zelle. Was das färberische und histochemische Verhalten betrifft, so zeigen bei den infantilen Fällen die Ablagerungen in den Nervenzellen keine ausgeprägte Anfärbbarkeit mit Sudan- oder Scharlachrot. Bei juvenilen Fällen dagegen nehmen die Einlagerungen meist diese Farbstoffe schwach an. Ebenso zeigen sich Unterschiede bei der Behandlung mit Osmiumsäure und Hämatoxylinlacken. Die genannten Methoden geben aber nur beschränkte Informationen hinsichtlich der chemischen Beschaffenheit der Einlagerungen. Was histochemische Bemühungen betrifft, so kann hier auf die Fülle der Befunde und ihre zum Teil recht widersprüchliche Deutung im einzelnen nicht eingegangen werden. Hingewiesen sei hier nur auf die Arbeiten von DIEZEL (1954) sowie von SEITELBERGER, VOGEL und STEPHAN (1957). Ganz allgemein ließen die Ergebnisse der histochemischen Reaktionen den Schluß zu, daß bei den meisten Verlaufsformen der amaurotischen Idiotie in den Ganglienzellen leichtlösliche, stark saure und metachromatische Glykolipoide (freie Ganglioside) gespeichert werden. Ferner ließen sich schwerlösliche saure metachromatische wohl eiweißgebundene Glykolipoide und daneben noch zuckerfreie Sphingolipoide (Sphingomyeline) nachweisen. Was enzymhistochemische Befunde betrifft, so verdient der Reichtum der speichernden Zellen an granulär verteilter saurer Phosphatase, erwähnt zu werden[1].

Um die Lipoidchemie der Speichersubstanzen bei der familiären amaurotischen Idiotie hat sich vor allem KLENK (1936—1937) verdient gemacht. Er konnte zeigen, daß die aus Gehirnen von Tay-Sachs-Fällen gewonnenen Ganglioside einheitliche Substanzen darstellen. Dieses Tay-Sachs-Gangliosid ist zusammengesetzt aus äquimolaren Mengen von Fettsäure, Sphingosin, Glucose, Galaktose, N-Acetyl-Galaktosamin und N-Acetyl-Neuraminsäure (KLENK, LIEDKE und GIELEN, 1963). Die Anhäufung von Gangliosiden bei der Tay-Sachsschen Krankheit mag ebenso wie bei anderen Lipoidspeicherkrankheiten auf dem Defekt eines für den Abbau dieser fettartigen Stoffe verantwortlichen Enzyms oder auf Besonderheiten der Konstitution dieser Speicherstoffe beruhen. Immerhin wurde für die Anhäufung von Lipoiden bei den Lipoidosen neuerdings ein Defekt des Strukturgens und des von ihm determinierten abbauenden Enzyms angenommen.

An allen primären Lipoidstoffwechselstörungen des Zentralnervensystems ist neben dem Cholesterin die Gruppe der Sphingolipoide beteiligt. Dies gilt neben der amaurotischen Idiotie auch für die Niemann-Picksche und die Gauchersche Erkrankung. Bei diesen sog. Sphingolipoidosen handelt es sich um hereditäre Krankheiten mit autosomalrecessivem Erbgang, die samt und sonders durch eine Vermehrung von Sphingolipoiden gekennzeichnet sind; die Ablagerungen treten meist besonders eindringlich im Zentralnervensystem in Erscheinung, sind aber oft auch in anderen Organen nachweisbar. Die Sphingolipoide sind Derivate des Sphingosins. Bei der Gaucherschen Krankheit werden Glykocerebroside, seltener Ceramidlactose gespeichert, bei der amaurotischen Idiotie Sphingoglykolipoide, bei der Niemann-Pickschen Erkrankung das Sphingomyelin. Die Menge eines Lipoids in einem

---
[1] TERRY und WEISS 1963.

Organ wird im wesentlichen durch das Verhältnis von Synthese und Abbau bestimmt. JATZKEWITZ (1964) hat analytische Methoden entwickelt, die es ermöglichten, eine quantitative Ultramikrobestimmung der Sphingolipoide im Gehirn durchzuführen. Er konnte zeigen, daß Unterschiede in der Speicherlipoidkonzentration bei den Sphingolipoidosen am ehesten erfaßbar werden, wenn man sie auf die Gesamtsphingolipoidfraktion bezieht. Bei Bezug auf den Gesamtlipoidextrakt treten diese Unterschiede ungleich weniger deutlich hervor, während sie sich am undeutlichsten beim Bezug auf das Gehirntrockengewicht abzeichnen. Was spezielle Ergebnisse betrifft, so ließ sich eine weitere Differenzierung der bei der amaurotischen Idiotie angehäuften Ganglioside mit Hilfe der Dünnschichtchromatographie durchführen. Auch die Grenzen der Lipoidhistochemie ließen sich aufzeigen; denn mit histochemischen Methoden glaubten einige Untersucher festgestellt zu haben, daß bei juvenilen und späten Fällen der amaurotischen Idiotie in den Ganglienzellen keine Ganglioside gespeichert werden. Dagegen haben JATZKEWITZ, PILZ und SANDHOFF (1965) mit Ultramikromethoden das Ausmaß der Glykolipoidspeicherung bei infantilen, juvenilen und adulten Fällen quantitativ bestimmt. Die Untersuchungen ergaben, daß bei der infantilen amaurotischen Idiotie das Tay-Sachs-Ganglioid und im geringen Maß auch sein neuraminsäurefreies Derivat gespeichert werden. Bei einem biochemisch besonders gelagerten Fall von spätinfantiler amaurotischer Idiotie fand man das Stammganglioid und sein neuraminfreies Derivat gespeichert. Bei einem infantilen Fall von Niemann-Pickscher Krankheit wurde in der Hirnrinde ebenfalls das Tay-Sachs-Ganglioid vermehrt gefunden.

Besonders eindrucksvolle und aufschlußreiche Befunde haben sich bei der Untersuchung der Ultrastruktur der bei infantilen Formen der amaurotischen Idiotie vorliegenden Speichersubstanzen ergeben (Abb. 51a—c). Elektronenmikroskopische Untersuchungen am bioptischen bzw. autoptischen Material von Fällen infantiler amaurotischer Idiotie haben TERRY und KOREY (1960), SAMUELS, KOREY, GONATAS, TERRY und WEISS (1962), TERRY und WEISS (1963) und ESCOLÁ (1964) durchgeführt. Dabei zeigen die in Form scharf abgegrenzter cytoplasmatischer Einlagerungen auftretenden Speicherstoffe stets einen eindrucksvollen Feinbau. Sie treten überwiegend in Gestalt runder Gebilde auf, die aus Schichten von feinen konzentrisch verlaufenden Lamellen aufgebaut sind; der Durchmesser dieser Gebilde beträgt an bioptischem Material zwischen 0,5 und 2 μ[1]. Die Lamellen können wechselnd dicht gepackt sein. Die aus ihnen aufgebauten Schichtungskörper schließen in ihrem Zentrum oft homogene bis feingranuläre Massen ein. Bei hoher Auflösung stellten TERRY und WEISS an den lamellären Bauelementen dieser Körper folgende Abmessungen fest:

Die Grundperiodizität beträgt 50—60 Å. Die periodische Schichtung kommt durch die abwechselnde Folge von dichten osmiophilen Linien von 33—40 Å Breite und von hellen Streifen von geringer Dichte zustande, deren Breite 14—23 Å beträgt. Die dichten Linien scheinen durch innige Versinterung schmälerer (18—20 Å) Lamellen zu entstehen, die gelegentlich auch getrennt beobachtet werden können. Übergangsformen von Mitochondrien zu den geschichteten Ablagerungen wurden nicht gesehen. Letztere zeigten auch keine Beziehung zu intracytoplasmatischen Membransystemen (endoplasmatisches Reticulum, Golgi-Zone). An corticalen Biopsien von Tay-Sachsscher Krankheit ließen sich im Elektronenmikroskop die Reaktionsprodukte der sauren Phosphatase in den aus Membranen zusammengesetzten Lipoidkörpern sowohl innerhalb der Membranen als auch der granulären Höfe und der schmalen Vesikeln nachweisen. Ferner fand

---
[1] TERRY und WEISS 1960.

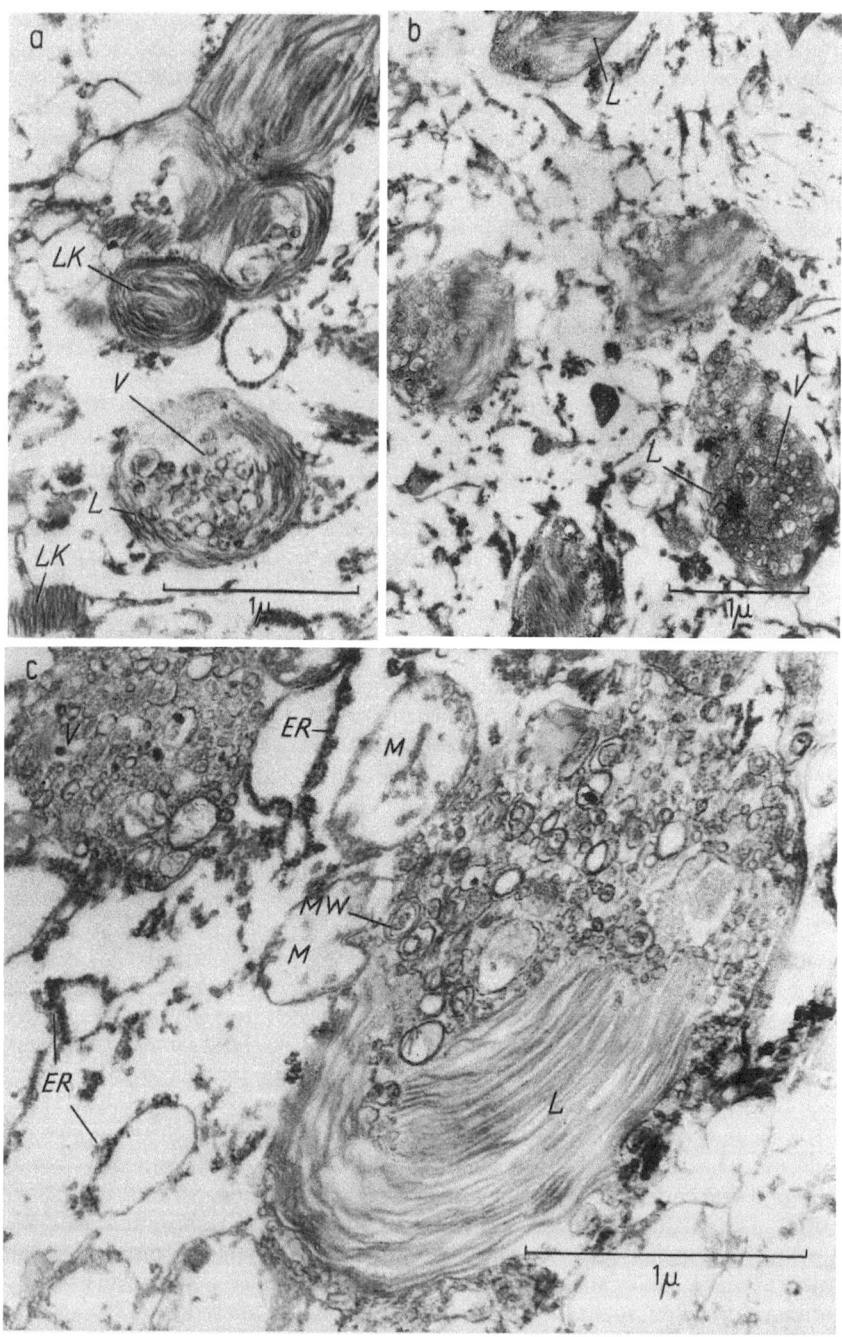

Abb. 51a—c. Feinstruktur der Speichersubstanzen bei der infantilen Form der familiären amaurotischen Idiotie. a u. b Lamellierte Körper (*LK*), die vielfach auch Gruppen von Vesikeln (*V*) enthalten. Vergr. 28000:1. b 20000:1. c Bei höherer Auflösung ist erkennbar, daß die Wände der größeren Vesikel manchmal durch mehrere Lamellen gebildet sind (*MW*). Der lamellierte Anteil des Körpers *L* zeigt zahlreiche Schichten. *M* Mitochondrien; *ER* endoplasmatisches Reticulum. Vergr. 40000:1. [Aus ESCOLÁ-PICÓ, Acta neuropath. (Berl.) **3**, 1964]

sich das Enzym in Lysosomen und in Golgi-Zisternen[1]. Die Untersucher nahmen an, daß die aus Membranen zusammengesetzten Schichtungskörper eine lysosomale Grundlage haben. Das Auftreten der sauren Phosphatase sei ein Ausdruck des Bemühens der Zelle, die Lipoidablagerungen abzubauen. Es wurde schon früher postuliert[2], daß bei der infantilen Tay-Sachsschen Krankheit das Neuron aufgrund seiner Enzymopathie unfähig ist, die in ihm angehäuften Lipoide zu verarbeiten; diese Störung solle zur reaktiven Produktion großer Mengen von Lysosomensubstanzen führen. Nach dieser Auffassung würden in den Schichtungskörpern im Verlauf ihrer Entwicklung hydrolytische Enzyme auftreten, so daß im Grund eine ähnliche Situation wie bei der Bildung von Digestionsvacuolen und „residual bodies" vorläge. Zu nennen sind in diesem Zusammenhang noch die Untersuchungen, welche SAMUELS, KOREY, GONATAS, TERRY und WEISS (1963) an aus Homogenaten der Hirnrinde isolierten konzentrischen Schichtungskörpern angestellt haben; kombinierte elektronenmikroskopische und biochemische Feststellungen ergaben einen hohen Lipid- und einen niedrigen Proteingehalt. Auf Ganglioside entfielen 50% des Trockengewichtes der Schichtungskörper. Der Gehalt an Cholesterin war wesentlich höher als der an Phosphatiden. Auch ein Glykocerebrosid ließ sich nachweisen.

Was die Interpretation der der Strukturperiodizität dieser Schichtungskörper zugrunde liegenden molekularen Ordnungsprinzipien betrifft, so ist die große Ähnlichkeit mit dem Aufbau von künstlich erzeugten Myelinfiguren augenfällig. Die Periodizitäten, die an solchen durch Emulgierung komplexerer Lipoide in Wasser hergestellten Myelinfiguren im Elektronenmikroskop gemessen wurden, seien beiläufig erwähnt. Sie betrugen bei Phospholipiden 40 Å[3], bei Lecithin 50—60 Å[4] und bei einer Cephalin-Lecithin-Fraktion 40 Å[5]. Von Interesse ist in diesem Zusammenhang, daß CASPER und WOLMAN (1964) polarisationsmikroskopisch eine Bildung von Myelinfiguren aus cellulären Speichersubstanzen wohl bei Fällen infantiler amaurotischer Idiotie, nicht aber bei solchen der juvenilen Form beobachten konnten. WEISS und KOREY (1963) schreiben mit gutem Grund den Gangliosiden eine besondere Rolle bei der Bildung der eigenartigen Schichtungskörper zu. Ihre Überlegungen führten zu einem hypothetischen Modell der molekularen Anordnung der die Schichtung bewirkenden Strukturkomponenten. Den hydrophilen polaren Gruppen der Ganglioside soll nach diesen Vorstellungen der Hauptanteil an der Bildung der dichten osmiophilen Linien zuzusprechen sein, während die langen Fettsäureketten des Glykolipids und das Cholesterin die hellen Lamellen bilden sollen. Aus konzentrischen Membranen zusammengesetzte Körper wurden von GONATAS und GONATAS (1965) auch bei einem Fall gefunden, der als „systematische infantile Lipoidose" bezeichnet wurde. Es ließ sich eine starke Erhöhung des Gehaltes an kleinen Vesikeln in den Nervenzellen feststellen. Die Untersuchungen, insbesondere im Vergleich zum Gargoylismus ergaben, daß wohl die Komponenten zweier Gangliosidfraktionen an der Bildung der Membrankörper beteiligt sein dürften. Es gelang, mit Rindergangliosiden in vitro Membrankörper zu erzeugen aus einer Kombination von Gangliosiden, Phospholipiden, Cholesterin-Cerebrosiden, Aminosäuren und Peptiden[6]. Das Fehlen einer dieser Komponenten verhinderte die Bildung der Membrankörper in vitro[7].

An autoptischem Material von infantiler familiärer amaurotischer Idiotie fand ESCOLÁ (1964) neben den geschichteten Lamellen Ansammlungen von Vesikeln,

---

[1] WALLACE, VOLK und LAZARUS 1964.
[2] LAZARUS, WALLACE und VOLK 1962, WALLACE, LAZARUS und VOLK 1963.
[3] GEREN und SCHMITT 1953.   [4] REVEL, ITO und FAWCETT 1958.   [5] STOECKENIUS 1959.
[6] SAMUELS, GONATAS und WEISS 1964.   [7] SAMUELS, GONATAS und WEISS 1965.

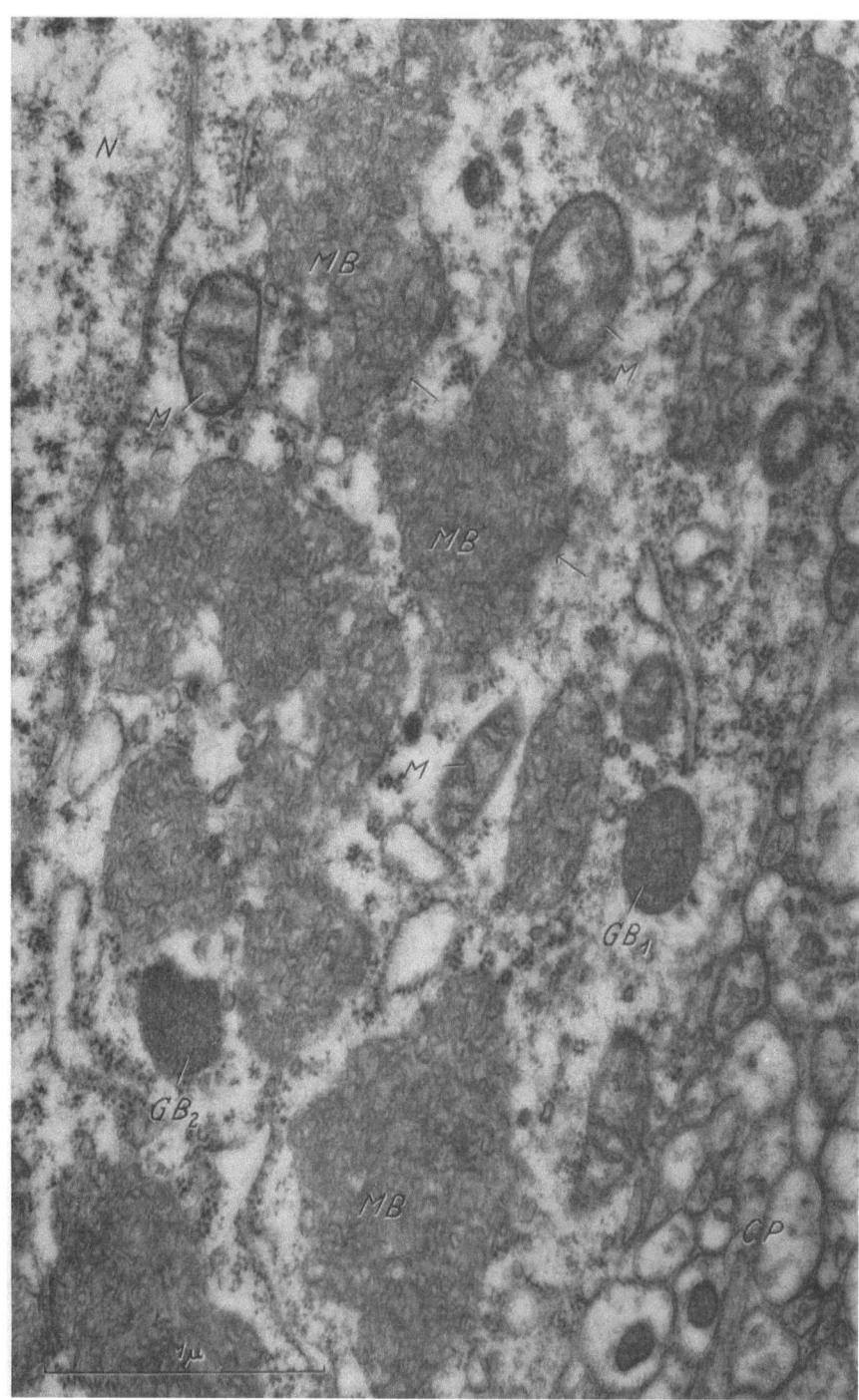

Abb. 52. Feinstruktur der lipoiden Speichersubstanzen bei der juvenilen Form der amaurotischen Idiotie. Abschnitt des Perikaryons einer Nervenzelle aus dem frontalen Cortex. Das Cytoplasma ist von Lipidkörpern (MB) angefüllt, die polymorph und von variabler Größe sind; z. T. zeigen sie eine Begrenzung durch Membranen (Pfeile!), Die in ihrem Innern sich abzeichnenden Strukturen sprechen für einen Aufbau aus Membranen, welche runde ovale und tubuläre Strukturen bilden. Ferner sind einige Mitochondrien (M) und zwei Körper mit dichter und granulärer Matrix (GB 1 und GB 2) zu finden. N Kern; CP Fortsätze des Neuropils. [Aus ZEMAN und DONAHUE, Acta neuropath (Berl.) **3**, 1963]

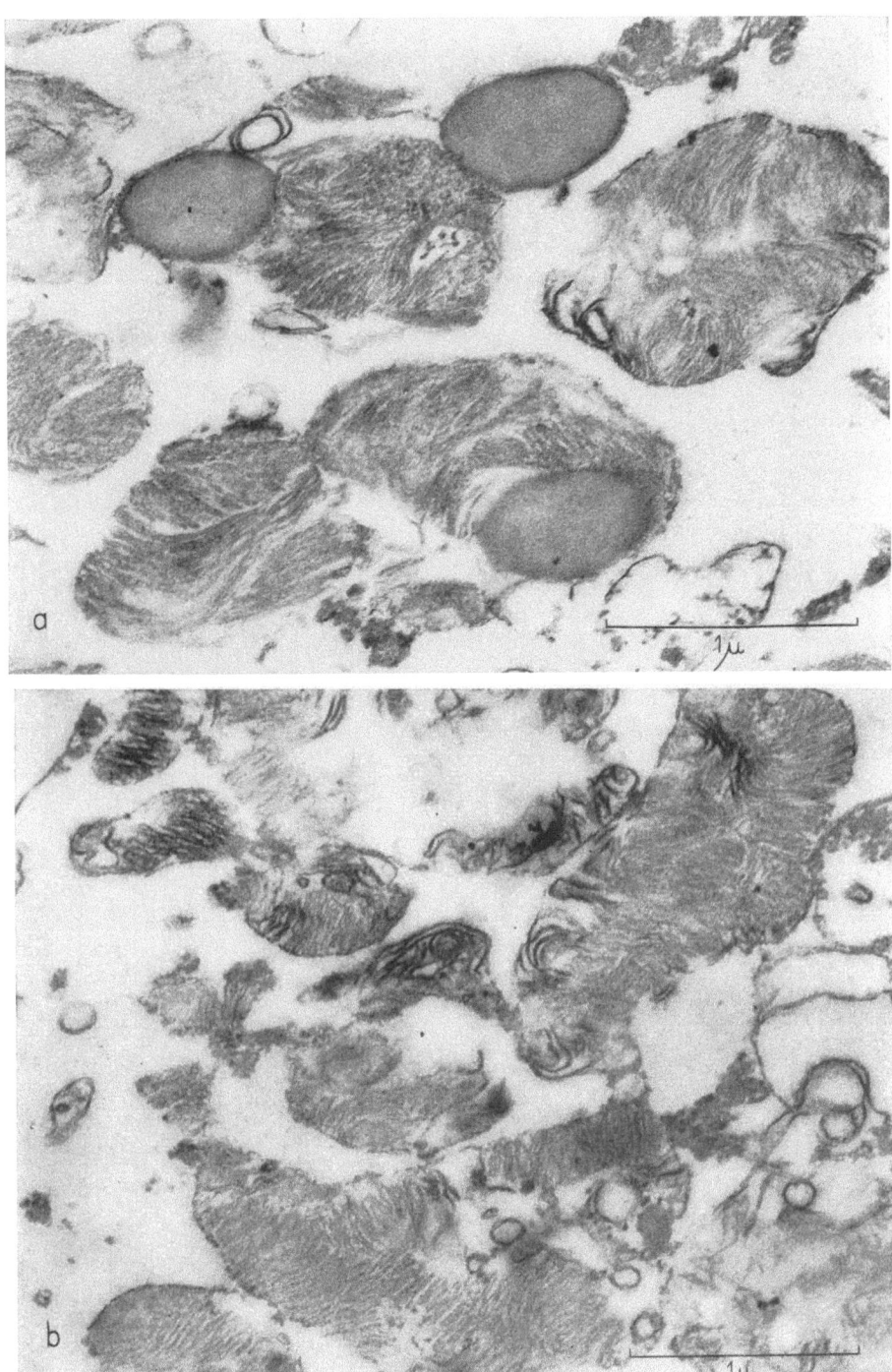

Abb. 53a u. b. Feinstruktur der Speichersubstanzen bei einem Spätfall von amaurotischer Idiotie. Neben mehr oder minder zahlreichen homogenen Einlagerungen finden sich Lamellenkörper, die aus geradlinigen oder leicht gebogen verlaufenden Membranen zusammengesetzt sind. a Vergr. 35000:1. b Vergr. 32500:1. [Aus ESCOLÁ-PICÓ, Acta neuropath. (Berl.) **3**, 1964]

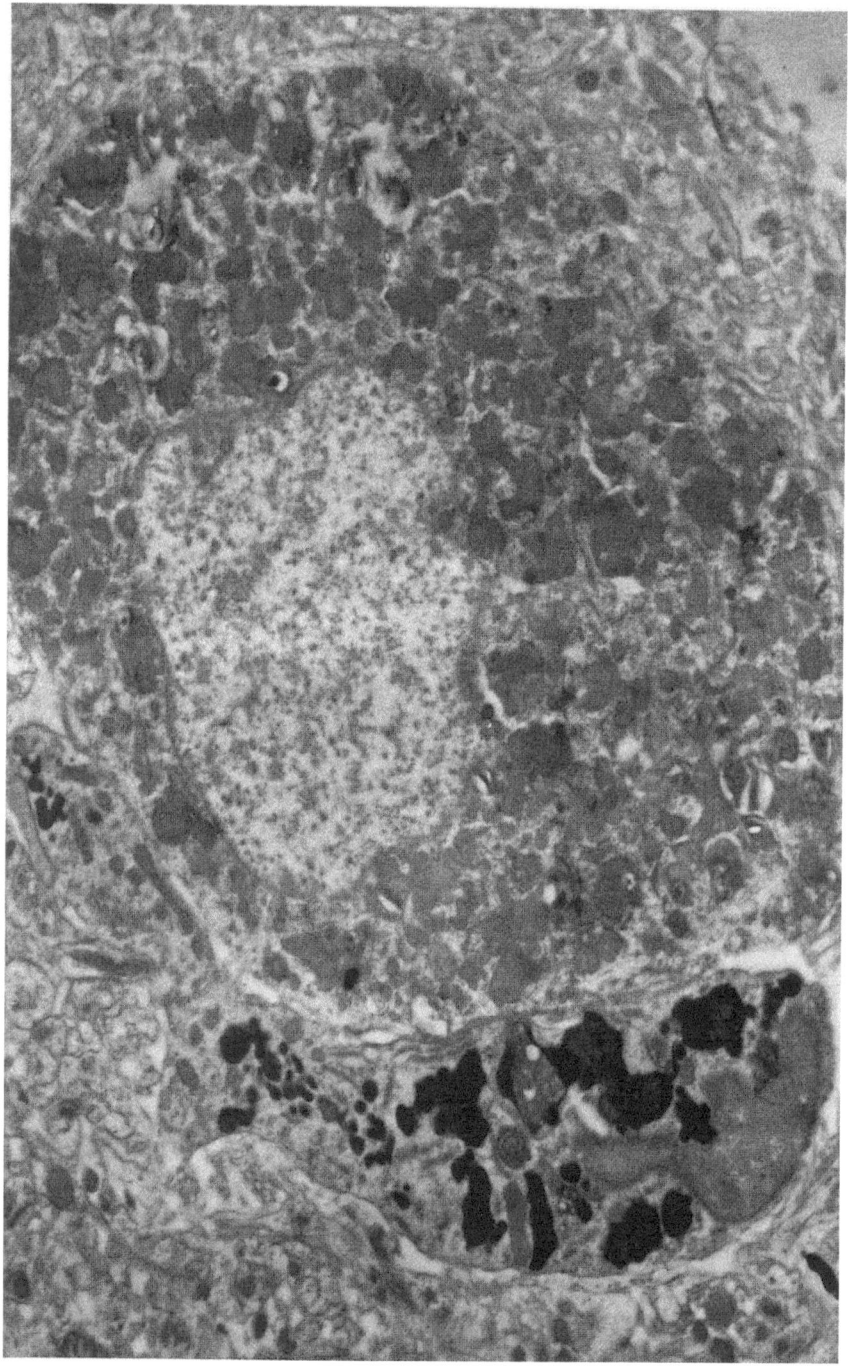

Abb. 54. Feinstruktur der Speichersubstanzen in den Nervenzellen bei Gargoylismus. Biopsie aus der Frontalrinde eines 7jährigen Knaben. Das Cytoplasma der Nervenzelle ist prall von Speichersubstanzen erfüllt. Eine anliegende Mikrogliazelle enthält vielgestaltige Tropfen von dichtem, osmiophilem Material. Vergr. 6000:1.
[Aus UCHIMURA u. Mitarb., Acta neuropath. (Berl.) **4**, 1965]

die in eine homogene Substanz eingebettet waren und deren Beziehung zu den Speicherlipoiden nicht klar gedeutet werden konnte (Abb. 51).

Wie einige Beobachtungen aus jüngster Zeit zeigen, dürfte den Speicherlipoiden bei den juvenilen und den späten Fällen der amaurotischen Idiotie eine Feinstruktur zukommen, die nicht unwesentlich von der der Ablagerungen bei der infantilen Tay-Sachsschen Form abweichen (Abb. 52). Bei juvenilen Fällen, die ja in der Regel keine Gangliosidvermehrung aufweisen[1], sind vielgestaltige Einlagerungen von recht wechselnden Abmessungen gefunden worden, die aus zahl

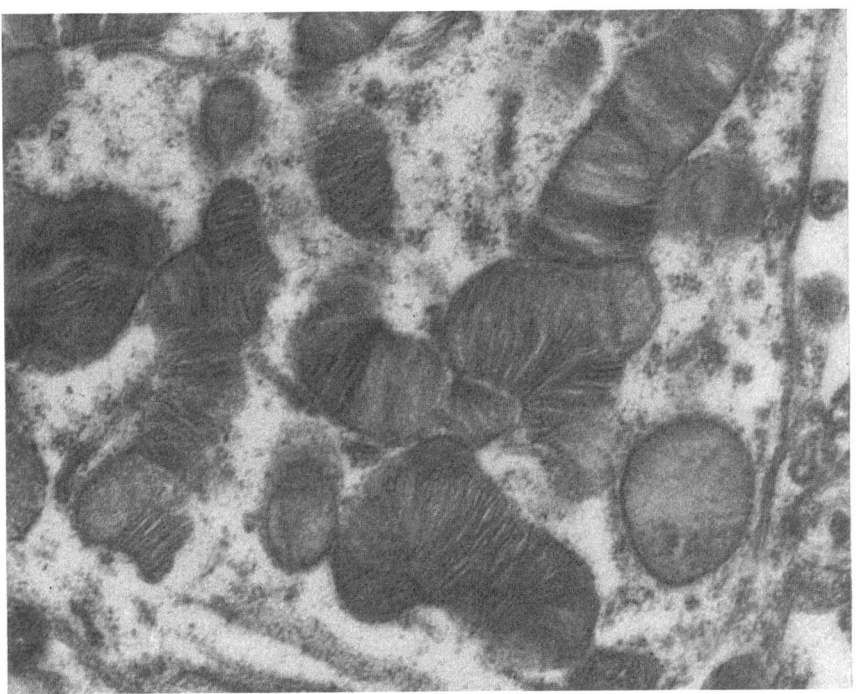

Abb. 55. Feinstruktur der Speichersubstanzen bei Gargoylismus. Die Binnenstruktur der von einer einfachen Membran umgebenen Körper wird durch Membranen gebildet, die querverlaufende Lamellen bilden. Vergr. 32000:1 [Aus UCHIMURA u. Mitarb., Acta neuropath. (Berl.) 4, 1965]

reichen, dicht gepackten, in ein Stroma eingebetteten membranbegrenzten runden und tubulären Körpern aufgebaut waren[2], und bei einem vielleicht verwandten Fall von juveniler Lipoidose[3] wurden ähnliche Körper im Verein mit zahlreichen lysosomenähnlichen Gebilden beobachtet. Schließlich sind noch Befunde zu nennen, die ESCOLÁ (1964) bei Spätfällen amaurotischer Idiotie erhoben hat (Abb. 54). Er fand neben aus Lamellen zusammengesetzten Einlagerungen zahlreiche homogene, regelmäßig begrenzte Körper mittlerer Dichte, die eine nicht zu verkennende Ähnlichkeit mit Bestandteilen massiver Lipofuscinablagerungen aufwiesen.

Beim sog. Gargoylismus zeigen sich die Nervenzellen vielfach universal geschwollen und mit PAS- und sudanpositiven Granula beladen. Der Nervenzelluntergang und die gliöse Reaktion sind im Gegensatz zur amaurotischen Idiotie selten sehr ausgeprägt. ALEU, TERRY und ZELLEWEGER (1965) sowie UCHIMURA, TOSHIMA und SEKIYA (1965) fanden beim Gargoylismus am bioptischen Material

---

[1] JERVIS 1959.   [2] ZEMAN und DONAHUE 1963.
[3] GONATAS, TERRY, WINKLER, KOREY, GOMEY und STEIN 1964.

elektronenmikroskopisch im Cytoplasma der Nervenzellen zahlreiche vielgestaltige Körper, die von einer einzigen Membran umschlossen sind (Abb. 54 und 55). Sie weisen eine ausgeprägte transversale, durch Membranen bewerkstelligte Bänderung auf. ALEU u. Mitarb. bezeichneten sie daher als „Zebrakörper". UCHIMURA u. Mitarb. fanden daneben auch konzentrische Membrankörper, die denen bei den infantilen amaurotischen Idiotien glichen. Die „Zebrakörper" lassen sich im übrigen gelegentlich auch bei der Tay-Sachsschen Krankheit beobachten[1]. Bemerkt sei, daß den „Zebrakörpern" gleichende Gebilde in Alveolarepithelien der Lunge von HATASA und NAKAMURA (1965) beschrieben wurden. SCHULTZ (1958) hatte solche Körper als transformierte Mitochondrien aufgefaßt. Erwähnt sei noch, daß beim Gargoylismus biochemische Untersuchungen eine Steigerung sowohl des Gangliosid- als auch des Mucopolysaccharidgehaltes im Gehirn ergeben haben[2]. Beim Morbus Gaucher wurden auch filamentöse Körper beschrieben[3], die keine periodische Struktur erkennen ließen und als Abkömmlinge von Mitochondrien angesehen wurden.

q) Ablagerung bzw. Einschlüsse eiweiß- und kohlenhydratartiger Stoffe in Nervenzellen

Besondere Aufmerksamkeit haben kugelige, vielfach geschichtete Einschlüsse im Cytoplasma der Nervenzellen gefunden, die LAFORA (1911) bei der sog. Myoklonusepilepsie gefunden und beschrieben hat (Abb. 56 und 57). Sie wurden ursprünglich aufgrund ihres färberischen und histochemischen Verhaltens auch als „Amyloidkörperchen" bezeichnet. Bezüglich eingehender Angaben über die morphologische und histochemische Beschaffenheit dieser eigenartigen Einschlüsse verweisen wir auf den Artikel von NOETZEL (1957).

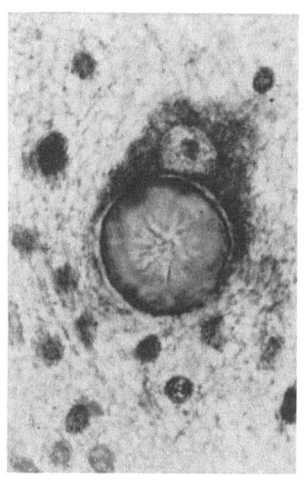

Abb. 56. Einlagerungen in Nervenzellen bei Myoclonusepilepsie: sogenanntes Myoclonuskörperchen. Im Zelleib findet sich eine regelmäßig geformte Kugel, die eine undeutliche, radiäre Innenstruktur zeigt. Das basophile Material der Nisslsubstanz ist ebenso wie der Kern zu einem Pol der Zelle verdrängt. Färbung mit Kresylviolett. (Nach OSTERTAG)

Es handelt sich um rundliche Gebilde, deren Binnenraum meist inhomogen erscheint. Häufig findet sich eine deutliche Kern-Schalendifferenzierung. Gelegentlich trifft man auch konzentrische Streifungen an. SEITELBERGER u. Mitarb. (1964) haben beobachtet, daß die Art der Innenstruktur im allgemeinen eine gewisse Relation zu den Größenverhältnissen zeigt. So weisen kleinere Myoklonuskörperchen meist eine homogene Beschaffenheit auf, während die größeren Exemplare vielfach die Kern-Schalendifferenzierung erkennen lassen. Gelegentlich finden sich in der Schalenzone radiär angeordnete basophile Streifen (Abb. 56). Um das histochemische Verhalten dieser „Myoklonuskörper" hat sich OSTERTAG (1925) besonders bemüht. Er kam seinerzeit aufgrund färberischer und histochemischer Untersuchungen zu dem Ergebnis, daß die Myoklonuskörperchen aus einer mit den damals zur Verfügung stehenden Methoden nicht näher charakterisierbaren einheitlichen Stoffgruppe zusammengesetzt sind. Er glaubte aber Amyloid, Hyalin, Glykogen oder Lipoide als wesentliche Bestandteile ausschließen zu können. Auch ROIZIN und FERRARO (1942) gelang es mit Hilfe histochemischer Methoden nicht, die stoff-

---

[1] TERRY und WEISS 1963.   [2] KLENK 1955, BRANTE 1957.
[3] FISHER und REIDBORD 1962.

Ablagerung bzw. Einschlüsse eiweiß- und kohlenhydratartiger Stoffe in Nervenzellen 91

lichen Zusammensetzungen dieser Körper eindeutig zu charakterisieren. Immerhin sprach der Ausfall der PAS-Methode und die deutliche Metachromasie für das Vorliegen von sauren Mucopolysacchariden bzw. Mucoproteinen[1]. Lipide ließen sich nicht nachweisen. Da man wohl Mucopolysaccharide als einen wesentlichen Bestandteil dieser Gebilde ansehen kann, glaubten die letztgenannten Untersucher, für die Bildung dieser Körperchen eine Störung des cellulären Kohlenhydratstoffwechsels in Erwägung ziehen zu können. SEITELBERGER u. Mitarb. kamen aufgrund ihrer histochemischen Befunde sogar zu der Auffassung, daß Kern- und Schalenzone eine verschiedene chemische Struktur besitzen. Denn die

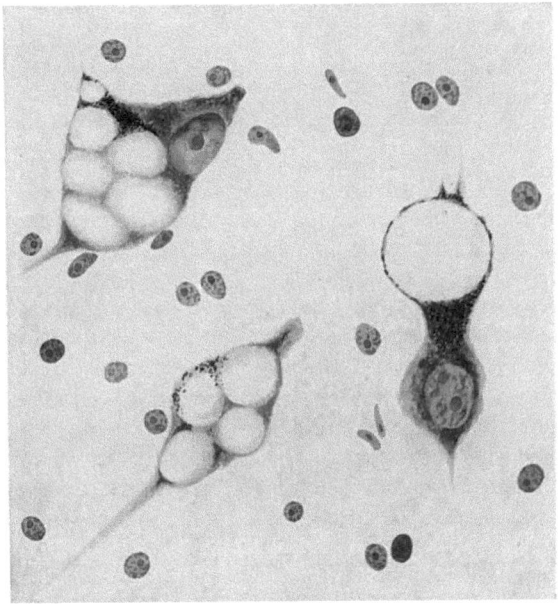

Abb. 57. Ganglienzellen mit Myoclonuskörpern, die weitgehend homogen erscheinen. Kresylviolettfärbung.
(Aus NOETZEL, Hdb spez. path. Anat., Bd. XIII/1 A, 1957.)

Schalenzonen der großen Gebilde und die kleinen Myoklonuskörper zeigten Reaktionen, die auf saure Mucopolysaccharide hinwiesen. Die Reaktionen im Kernbereich größerer Körper dagegen ließen auf das Vorhandensein reiner Polysaccharide schließen. SCHWARZ und YANOFF (1965), sowie EDGAR (1963) fanden in der Umgebung der Myoklonuskörper feine PAS-positive Partikeln, die mit Diastase verdaubar waren. Die Untersucher nahmen an, daß es sich dabei um vermehrte Glykogenablagerungen handelt. Erwähnt sei noch, daß EDGAR in Gehirnen mit Myoklonuskörperchen einen normalen Hexosamingehalt fand, und daher annahm, daß die Ablagerungen frei von Mucopolysacchariden seien.

Im Polarisationsmikroskop zeigt der Kern ein optisches Verhalten, das auf eine bestimmte submikroskopische Ordnung hinweist. Diese ließ sich mit Hilfe des Elektronenmikroskops evident machen. Erste Befunde legte WANKO (1965) aufgrund von Untersuchungen an formolfixiertem Material vor. Er stellte fest, daß unter diesen Untersuchungsbedingungen die Körper filamentöse Strukturen enthalten, welche in einer homogen erscheinenden Matrix eingebettet waren. Die kleineren Exemplare zeigten eine netzartige, die größeren eine mehr büschel-

---
[1] AJURIAGUERRA, SIGWALD und POIT 1954, HARRIMAN und MILLAR 1955.

förmige Anordnung dieser Filamente. In neuerer Zeit gelang es SLUGA und STOCKINGER (1966), geeignetes bioptisches Material einer eingehenden elektronenmikroskopischen Untersuchung zuzuführen. Sie konnten die charakteristische Differenzierung in eine Kern- und Schalenzone bestätigen. Die Schalenzone erschien aufgrund des häufigen Einschlusses von Zellorganellen in die Speichersubstanzen recht vielgestaltig. Von erheblicher Bedeutung ist der Befund, daß sich das Ablagerungsmaterial der Schalenzone ausschließlich im Grundcytoplasma fand und mit dem verdrängten Restcytoplasma der befallenen Zelle in kontinuierlichem Zusammenhang stand; denn eine Trennung der zwei Phasen durch eine Membran war nirgendwo erkennbar. Diese Befunde machen es wahrscheinlich, daß die abgelagerten Substanzen primär im Grundcytoplasma auftreten und mit steigender Anhäufung die Zellorganellen verdrängen oder auch einschließen. Zwischen dem Kern und der Schalenzone fand sich eine relativ scharfe Trennzone. Bei kleinen Myoklonuskörperchen pflegte dieser Übergang sich jedoch ungleich unschärfer abzuzeichnen. Im übrigen ließen sich sowohl im Schalenbereich als auch im Kerngebiet relativ kurze, in Netzen oder Büscheln angeordnete Filamente erkennen. In den Kernzonen neigten diese Gebilde gelegentlich auch zur radiären Anordnung; diese dürfte für das polarisationsoptische Verhalten, das SEITELBERGER u. Mitarb. festgestellt hatten, verantwortlich sein. Von gewissem Interesse ist auch die Existenz von scholligen Strukturen, die sich in umschriebenen Arealen des Grundcytoplasmas von Nervenzellen fanden. Sie wurden als die initialen Ablagerungsprodukte einer freilich noch nicht näher umrissenen Kohlenhydratstoffwechselstörung angesehen. Diese ebenfalls im Grundcytoplasma vorliegenden Substanzen sind weder scharf abgegrenzt, noch in sich strukturiert, ferner von mäßiger Dichte und nicht osmiophil.

Bemerkt sei noch, daß weitgehend den Myoklonuskörperchen gleichende Einschlüsse bei ätiologisch andersartigen Krankheiten vorkommen können. Ihr Auftreten und ihre Bedeutung hat SCHOLZ (1957) erörtert. Einschlüsse, die aufgrund ihrer Beschaffenheit bei der färberischen Darstellung im Gewebe als Kolloid bezeichnet wurden, hat BIONDI (1932) bei jugendlichem Parkinsonismus in den Vorderhornzellen des Rückenmarks beschrieben. Daß solche Einschlüsse auch im Cytoplasma normaler Nervenzellen vorkommen, ging aus den Untersuchungen von PETERS (1935) hervor, der kolloidartige Tropfen bei Serienuntersuchungen des Hypoglossuskernes nicht allzu selten antraf. Die Beschaffenheit dieser Einlagerung zeigte weitgehende Ähnlichkeit mit den obenerwähnten (vgl. S. 22) neurosekretorischen Kolloideinschlüssen.

Die älteren Befunde über pathologische Glykogenanhäufungen in Nervenzellen sind ebenso wie die Normalbefunde (vgl. S. 23) aufgrund der Problematik der früher verwandten histochemischen Nachweisverfahren mit gewissem Vorbehalt aufzunehmen. In neuerer Zeit wurden neben der Bestschen Karminfärbung vielfach die PAS-Reaktion und ihre Modifikationen zur Darstellung des Glykogens herangezogen. Die Befunde über pathologische Glykogenspeicherung und über pathologische Glykogenablagerungen in Nervenzellen haben SCHOLZ (1957) und PETERS (1958) kritisch gewürdigt. Bei der Glykogenspeicherkrankheit (Glykogenose) wurden Befunde erhoben, die zumindest auf ein inkonstantes Auftreten von Ablagerungen in Nervenzellen schließen lassen und z.T. umstritten sind. Am überzeugendsten erscheint noch ein von SELBACH (1953) mitgeteilter Fall.

Die einzige Form, bei der es regelmäßig zur Beteiligung des Zentralnervensystems kommt, ist die Pompesche Erkrankung. Sie unterscheidet sich von den anderen Glykogenosen dadurch, daß kein Enzym des normalen Glykogenkatabolismus fehlt, sondern die lysosomale α-1,4-Glucosidase abwesend ist. Es kommt dabei zur vorwiegend lysosomalen Speicherung von Glykogen. Erwähnt sei noch, daß RESIBOIS-GRÉGOIRE und DOUROV (1966) einen offenbar nicht der Pompeschen Krankheit zugehörigen Fall von cerebraler Glykogenspeicherkrankheit elektronenmikroskopisch untersucht haben. Es fand sich keine Glykogenspeicherung in Lysosomen. Die Glykogenpartikeln waren in Axonen, Dendriten sowie in synaptischen Regionen abgelagert.

r) Regenerative Phänomene an Nervenzellen. Hypertrophie des Zellkörpers

Schon kurz nach der Jahrhundertwende wurde die Ansicht nahezu zum Dogma erhoben, daß zentrale Neurone keine Regenerationsfähigkeit zeigen. Die Annahme konnte in den folgenden Jahrzehnten unbeschränkt bestätigt werden für regene-

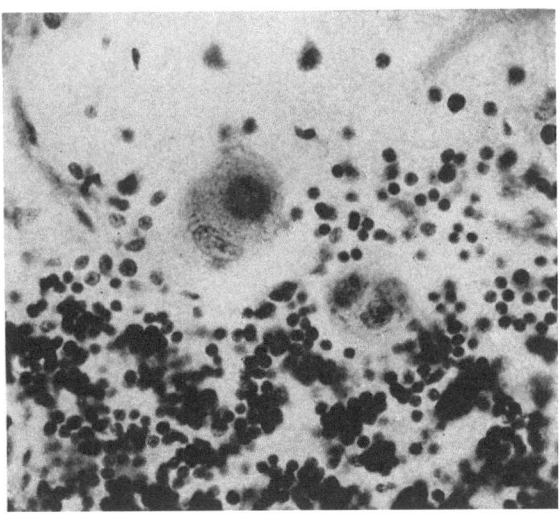

Abb. 58. Mehrkernigkeit von Purkinjezellen bei einem Fall von juveniler Paralyse. In einer der Zellen sind zwei, in einer anderen drei Kerne zu erkennen (Präparat von NEUBÜRGER und SCHOB; aus E. STRÄUSSLER, Hdb. spez. path. Anat., Bd. XIII/2 A, 1957)

rative Erscheinungen im Rahmen der physiologischen Abnützung und des Untergangs ganzer zentraler Neurone im Gefolge pathologischer Prozesse. In diesem Zusammenhang sei hervorgehoben, daß erst in jüngster Zeit mit Hilfe der Autoradiographie die — wenn auch zeitlich und örtlich recht beschränkte — Existenz einer schon früher[1] vielfach behaupteten postnatalen Neuronogenese im Säugetiergehirn bewiesen werden konnte[2].

Unbeschadet dieser Ergebnisse hat die Feststellung von SPATZ (1930), daß bei Säugetieren ein regenerativer Ersatz des Neurons als Ganzes nicht eintritt, auch heute noch absolute Gültigkeit. Anders steht es mit der Regenerationsfähigkeit von Teilen des Neurons im Bereich des zentralen Nervensystems, auf die noch ausführlich zurückzukommen sein wird (vgl. S. 203). Als regenerative Veränderungen an Nervenzellen wurden neben Kernvermehrungen im wesentlichen Formveränderungen und Neubildungen an Stammdendriten und ihren Fortsätzen angesprochen. Über die Bewertung des Vorkommens mehrerer Kerne in Ganglienzellen herrscht keine völlige Klarheit. Um ein physiologisches Phänomen scheint es sich bei der von GAUPP und SCHARRER (1935) beobachteten Mehrkernigkeit in Nervenzellen bestimmter Zwischenhirnkerngebiete, in deren Cytoplasma neuro-

---
[1] SCHAPER 1897, BAILEY und CUSHING 1925.
[2] ALTMAN 1962a und b, 1963, ALTMAN und DAS 1965a und b.

sekretorische Phänomene erkennbar waren (vgl. S. 22), zu handeln. Relativ zahlreiche Mitteilungen liegen über die Doppelkernigkeit von Purkinje-Zellen bei juveniler Paralyse oder bei erwachsenen Paralytikern vor[1] (Abb. 58). Von Interesse sind auch Beobachtungen[2] über das Vorkommen doppelkerniger Nervenzellen in der Umgebung vernarbter traumatischer Läsionen des Hirngewebes. Ob es sich dabei um frustrane Zellteilungsvorgänge handelte, wie der Untersucher meinte, muß mangels eines umfangreicheren, diese Phänomene belegenden Befundgutes dahingestellt bleiben.

In diesem Zusammenhang sind Untersuchungen[3] an hypertrophierten Spinalganglienzellen von besonderem Interesse. Sie ergaben zwar keine Vergrößerung

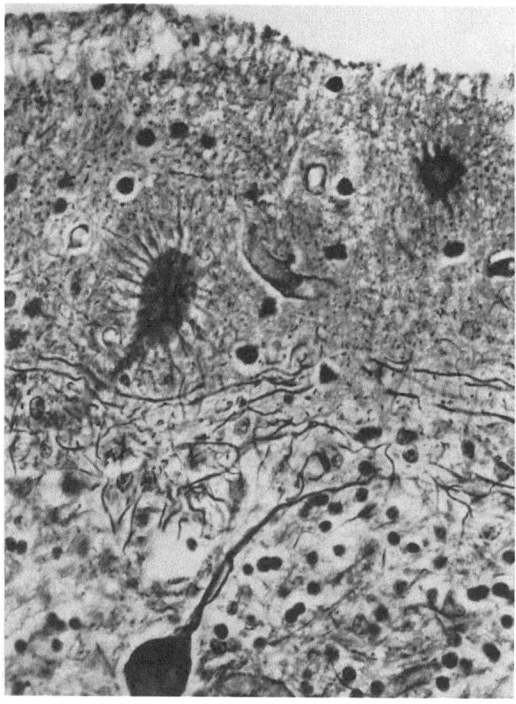

Abb. 59. Stachelkaktusartige regenerative Bildungen an Dendriten von Purkinjezellen in einer druckatrophischen Kleinhirnrinde. In der verödeten Körnerschicht findet sich eine kugelförmige Endanschwellung eines Purkinjeaxons. Silberimprägnation nach BIELSCHOWSKY. (Aus W. SCHOLZ, Hdb. spez. path Anat., Bd. XIII/1 A, 1957)

der Zellkernvolumina, boten jedoch Aufschlüsse über die bei Entwicklung einer Nervenzellhypertrophie nach Axonregeneration auftretenden feineren cytoplasmatischen Veränderungen. Bei der Wiederbildung des amputierten Eidechsenschwanzes bleibt die Regeneration der Spinalganglien aus. Vielmehr übernehmen die drei distalsten der im Stumpf verbliebenen Spinalganglienpaare die Innervation des Schwanzregenerats. Diese Zunahme des peripheren Innervationsgebietes führt zur Hypertrophie eines Teils des Nervenzellbestandes. Die elektronenmikroskopisch erkennbaren Veränderungen des Zellkörpers im Verlauf der Volumensvergrößerung bestehen in der Ausbildung umfangreicher Inseln im Grundcytoplasma, die frei von Elementen des endoplasmatischen Reticulums und von Ribosomen sind, aber dicht gelagerte Neurofilamente zeigen. Beim Fortschreiten des Prozesses gliedern sich diese Bereiche in kleine, zwischen die Nissl-

---

[1] Vgl. SCHOLZ 1957.   [2] GAUPP jr. 1933.   [3] PANNESE 1963.

Substanz verteilte Inseln um. Eine absolute Vermehrung der Mitochondrien scheint zwar vorzuliegen, sie kommt aufgrund der Volumensvermehrung des Zellkörpers jedoch nicht in einer dichteren Lagerung dieser Organellen zum Ausdruck. Nach Abschluß des hypertrophisierenden Zellprozesses zeigen alle cytoplasmatischen Strukturen wieder die ursprüngliche Anordnung. Diese Befunde von PANNESE sind ein eindrucksvolles und übersichtliches Beispiel dafür, daß im Nervensystem neuronale Hypertrophie an die Stelle der bei Wirbeltieren in der Regel nicht auftretenden echten Regeneration funktionstragender Parenchymanteile treten kann.

Auch sog. hypertrophische Bildungen an Dendriten, die mit Silbermethoden darstellbar sind, wurden mit mehr oder minder großer Berechtigung als regenerative Phänomene angesehen (Abb. 59). CAJAL (1914) hat solche Veränderungen von Dendritenbäumen der Purkinje-Zellen nach traumatischen experimentellen Läsionen beschrieben. Eher als regenerativ zu werten sind die kolbigen und kaktusartigen Anschwellungen von Hauptdendriten der Purkinje-Zellen, die bei paralytischen Prozessen im Kleinhirn beobachtet wurden[1]. Sie sind am klarsten in Silberimprägnationspräparaten erkennbar. SCHOLZ (1957) fand diese Bildungen in großer Zahl in druckatrophischen, sklerotischen Kleinhirnbezirken. In solchen Dendritenschwellungen der Purkinje-Zellen des Kleinhirns wies FRIEDE (1965) eine Aktivitätssteigerung der oxydativen Enzyme nach; dagegen war keine Aktivität der alkalischen Phosphatase, Acetylcholinesterase oder unspezifischen Cholinesterase nachweisbar. Die histochemischen Befunde ähneln denen in regenerativen Axonneubildungen (vgl. S. 205). Im Gegensatz zu den pathologischen Axonauftreibungen (vgl. S. 206) liegen Befunde über die feinere Struktur in diesen eindrucksvollen Dendritenanschwellungen bis jetzt noch nicht vor.

II. Gliazellen
1. Normale Morphologie der Makroglia

Der Name *Neuroglia* geht auf VIRCHOW zurück. Er wollte damit zum Ausdruck bringen, daß es sich um ein besonderes, vom gewöhnlichen Bindegewebe zu unterscheidendes Zwischengewebe handle, welches das Nervengewebe zusammenkitte. Gewisse Typen von Neurogliazellen wurden bereits Ende des vorigen Jahrhunderts mit Hilfe der Golgischen Imprägnationsmethoden abgegrenzt. Eine wesentliche Erweiterung der Kenntnis der Struktur der Glia brachten die Untersuchungen WEIGERTs (1895), der eine neue elektive Färbemethode einführte und mit ihrer Hilfe neben den Zellen feinere Fäserchen darzustellen vermochte, und die 1913 durch CAJAL eingeführte Gold-Sublimat-Methode (Abb. 61a). In Ergänzung der mit WEIGERTs Färbung erhobenen Befunde gelang es mit dieser Methode, die protoplasmatischen Ausläufer der Astrocyten zu imprägnieren. Die mit der Methode NISSLs darstellbaren kleinen rundkernigen Elemente, die NISSL selbst als kleine fortsatzlose Gliazellen bezeichnete, haben sich mit am längsten einer befriedigenden Klassifizierung und Einordnung entzogen. Einen wesentlichen Fortschritt in dieser Richtung brachten erst die Arbeiten HORTEGAs (1919—1928). Er konnte die von CAJAL vorläufig und pauschal als drittes Element bezeichneten Zellen in Elemente mit spindelförmigen Zellkörpern und langgestreckten Kernen und in solche mit einem runden Kern, spärlichem Protoplasmasaum und kurzen nicht sehr stark ramifizierten Zellfortsätzen scheiden. Für letztere wurde die Bezeichnung Oligodendroglia eingeführt (Abb. 61c), während die längliche Zellform den Namen Mikroglia (Mesoglia, Hortegaglia) erhielt (Abb. 61d). Weitere Einsichten in die cytologischen

---
[1] ARCAUTE 1912.

Besonderheiten dieser drei Gliazellformen sind in neuerer Zeit der Elektronenmikroskopie zu verdanken. Die elektronenmikroskopischen Untersucher standen vor ähnlichen Problemen wie die sich um die Kenntnis und Klassifizierung der Glia bemühenden Histologen und Histopathologen um die Jahrhundertwende. Auch ihnen bereitete die Identifizierung der Gliazellarten anfangs nicht un-

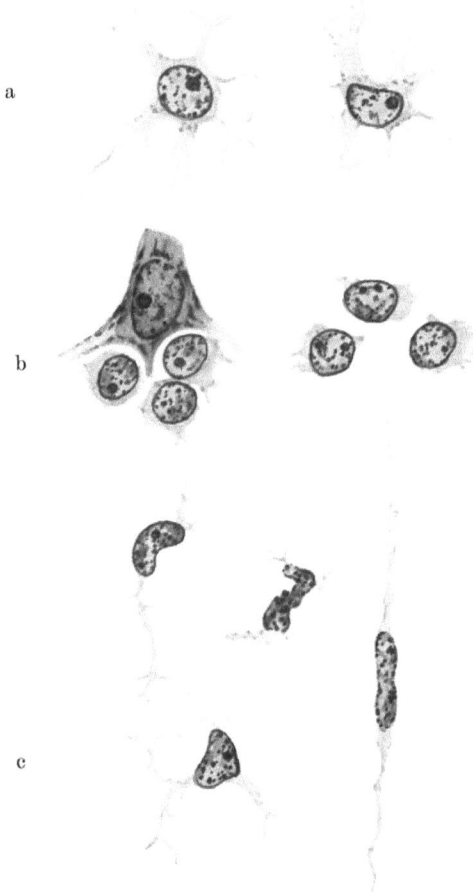

Abb. 60a—c. Die drei Gliazellarten im Nisslpräparat (menschliches Gehirn). a Makroglia (Astroglia). b Oligodendroglia, links als Trabant eine Nervenzelle. c Mikroglia. Vergr. 945:1. (Nach W. SCHOLZ, Handbuch der speziellen pathologischen Anatomie, Bd. XIII/1 A, 1957)

beträchtliche Schwierigkeiten. Während diese bei der histologischen Analyse des Zentralnervensystems darauf beruhten, daß nach elektiven Methoden gesucht werden mußte, welche die Zellkörper und ihre Fortsätze vom Grundgewebe und von den Neuronen abzuheben und gleichsam zu isolieren vermochten, zeigte sich im Elektronenmikroskop das gesamte Erscheinungsbild dieser Zellen aufgrund der ungemein geringen Schichtdicke der Dünnschnitte wesentlich verändert. In jüngster Zeit ließen sich jedoch eine Reihe zuverlässiger Kriterien für die feinstrukturelle Charakterisierung der einzelnen Gliazelltypen herausarbeiten, auf die noch im einzelnen zurückgekommen werden soll. Bis in die neuere Zeit wurde die Stützfunktion der Makroglia in den Vordergrund gestellt. Diese Auffassung wurde namentlich von WEIGERT (1895), SPIELMEYER (1922) und SCHOLZ (1957) vertreten. Dagegen wies HELD (1903, 1907, 1927) frühzeitig und wiederholt darauf hin, daß zusätzlich dieser Gliazellgattung eine nutritive Funktion zukommen dürfte. Allerdings nahm er eine syncytiale Organisation der Makroglia an. Auch BIELSCHOWSKY (1935) sprach sich entschieden für eine zentrale Bedeutung der Makroglia im Gewebsstoffwechsel aus. Welchen Standpunkt wir heute hinsichtlich dieser Grundfrage unter dem Eindruck der mit modernen Methoden gewonnenen Ergebnisse einnehmen, wird in den folgenden zwei Kapiteln und insbesondere im Abschnitt IV eingehend darzulegen sein.

a) Protoplasmatische Astrocyten

Im Nissl-Bild oder bei der Tingierung mit verwandten basischen Farbstoffen (Abb. 60a) zeigen die protoplasmatischen Astrocyten eine mäßige Anfärbung ihres Cytoplasmas; in ihm sind nicht selten feine Granula zu erkennen. Die fuchsinophilen Granula, die HELD (1903), ALZHEIMER (1910), HORTEGA (1916), PENFIELD (1928) beobachtet haben, entsprechen wohl großteils Mitochondrien oder Resten dieser Organellen. Schon um die Jahrhundertwende wurden diese Granula Gliosomen genannt und ihre Identität mit den Mitochondrien angenommen.

Die Kerne zeigen ein lockeres Chromatingerüst. Unter den Gliazellen der Purkinje-Zellschicht fanden bei Messung mittels der Feulgen-Mikrospektrophotometrie LAPHAM und JOHNSTONE (1963) zwei Klassen von Gliazellkernen. Es ließ sich neben diploiden eine geringe Zahl von tetraploiden Kernen feststellen. Diese Polyploidie wurde als Ausdruck einer höheren funktionellen Leistung angesehen.

Über die weitgehende Ramifikation der Fortsätze und ihre Beziehung zu anderen Gewebselementen, insbesondere zu Blutgefäßen, gab die Cajalsche Gold-Sublimat-Methode eindrucksvoll Aufschluß (Abb. 61a). CAJAL (1913) gab eine äußerst vollkommene Beschreibung der gesamten morphologischen Charakteristica der Astrocyten. HORTEGA (1928) unterschied auf Grund der Topographie im Gewebsverband drei Typen von protoplasmatischen Astrocyten: Solche, die einen intimen Kontakt mit Nervenzellen zeigen, solche, bei denen ein Kontakt mit Blutgefäßen überwiegt und schließlich einen Zwischentyp. Die protoplasmatischen Astrocyten, die als neuronale Satelliten auftreten, zeigen im allgemeinen eine Abflachung des Zellkörpers, da sie sich der Oberfläche der Nervenzelle anpassen. Auch sie senden einige oder mehrere Fortsätze zu den Blutgefäßen aus. Die Gefäßsatelliten sind Zellen, deren Körper direkt die Wand von Blutgefäßen umschließt. Eine Sonderform der protoplasmatischen Astrocyten stellen die Bergmannschen Zellen in der Kleinhirnrinde dar. Ihre Zellkörper sind in der Purkinje-Zellschicht angeordnet, während ihre Fortsätze senkrecht durch die Molekularschicht zur Oberfläche der Kleinhirnrinde ziehen. Normale Astrocyten zeigen nach den enzymhistochemischen Feststellungen von FRIEDE (1962), sowie von OGAWA und ZIMMERMAN (1959) im Vergleich zu Oligodendroglia, Nervenzellen und Ependym eine geringe Aktivität der oxydativen Enzyme. Als Ausnahme wird die intensive Reaktion für Glutamatdehydrogenase angeführt. Bei ihr pflegen sich die Astrocyten förmlich nach Art einer Silberimprägnation darzustellen.

FRIEDE (1964) untersuchte in der Gewebekultur an der Großhirnrinde der Ratte den Effekt des Wechsels der Ionenkonzentration auf die enzymatische Aktivität der Astrocyten. Er fand, daß oxydative Enzyme, u. a. die Bernsteinsäuredehydrogenase und die DPN-Diaphorase, eine Abhängigkeit von der Konzentration von Natrium und Chlorid im umgebenden Milieu zeigen. Er schloß daraus,

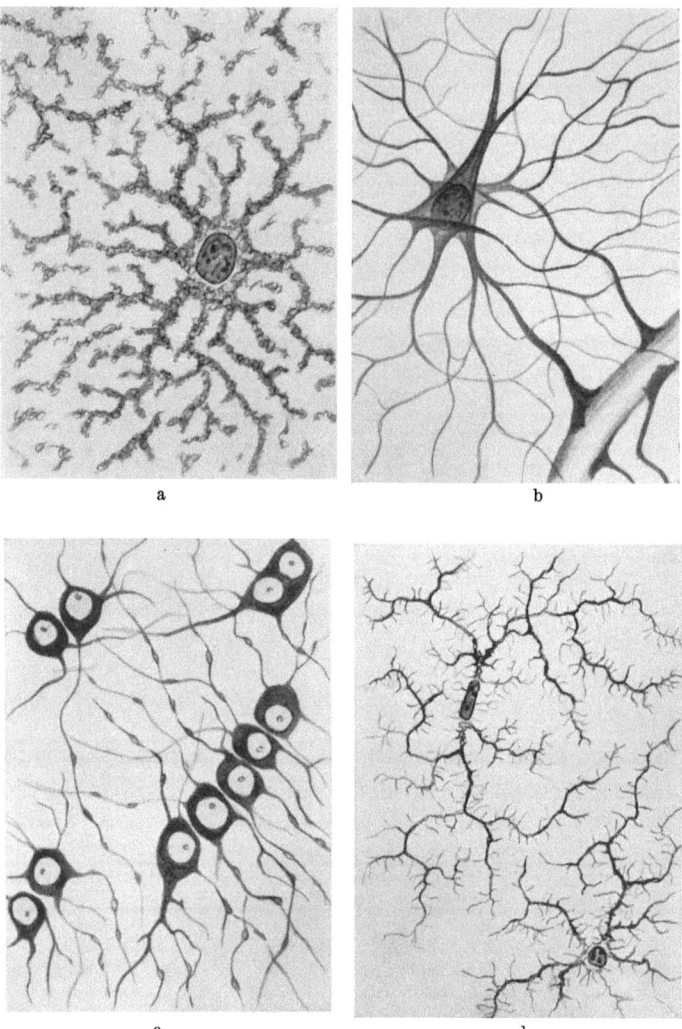

Abb. 61 a—d. Die drei Gliazellarten bei Imprägnation nach CAJAL und HORTEGA. a Protoplasmatischer Astrocyt; b faserbildender Astrocyt mit an einem Gefäß inserierenden Fußstücken; c Mikrogliazellen; d Oligodendrogliazellen. (Nach HORTEGA, 1919)

daß der Stoffwechsel der Astrocyten im Dienst der Aufrechterhaltung des Ionenmilieus und der osmotischen Verhältnisse stehe und am aktiven Transport von Natrium beteiligt sei. Was das färberische Erscheinungsbild dem Kundigen schon seit langem verriet, bekräftigten in jüngster Zeit autoradiographische und histochemische Untersuchungen; sie ergaben nämlich, daß das Cytoplasma der Astrocyten arm an Ribonucleinsäuren ist[1].

Wie einführend schon erwähnt wurde, bereitete im Elektronenmikroskop die Charakterisierung der Astrocyten und ihre Abgrenzung von anderen Gliazellarten beträchtliche Schwierigkeiten[2] (Abb. 62). Als eines der wesentlichsten Charakte-

---

[1] KOENIG 1961.
[2] FARQUAR und HARTMANN 1957, SCHULTZ, MAYNARD und PEASE 1957, HARTMANN 1958, PALAY 1958, DE ROBERTIS und GERSCHENFELD 1961, HAGER 1964, MUGNAINI und WALBERG 1964.

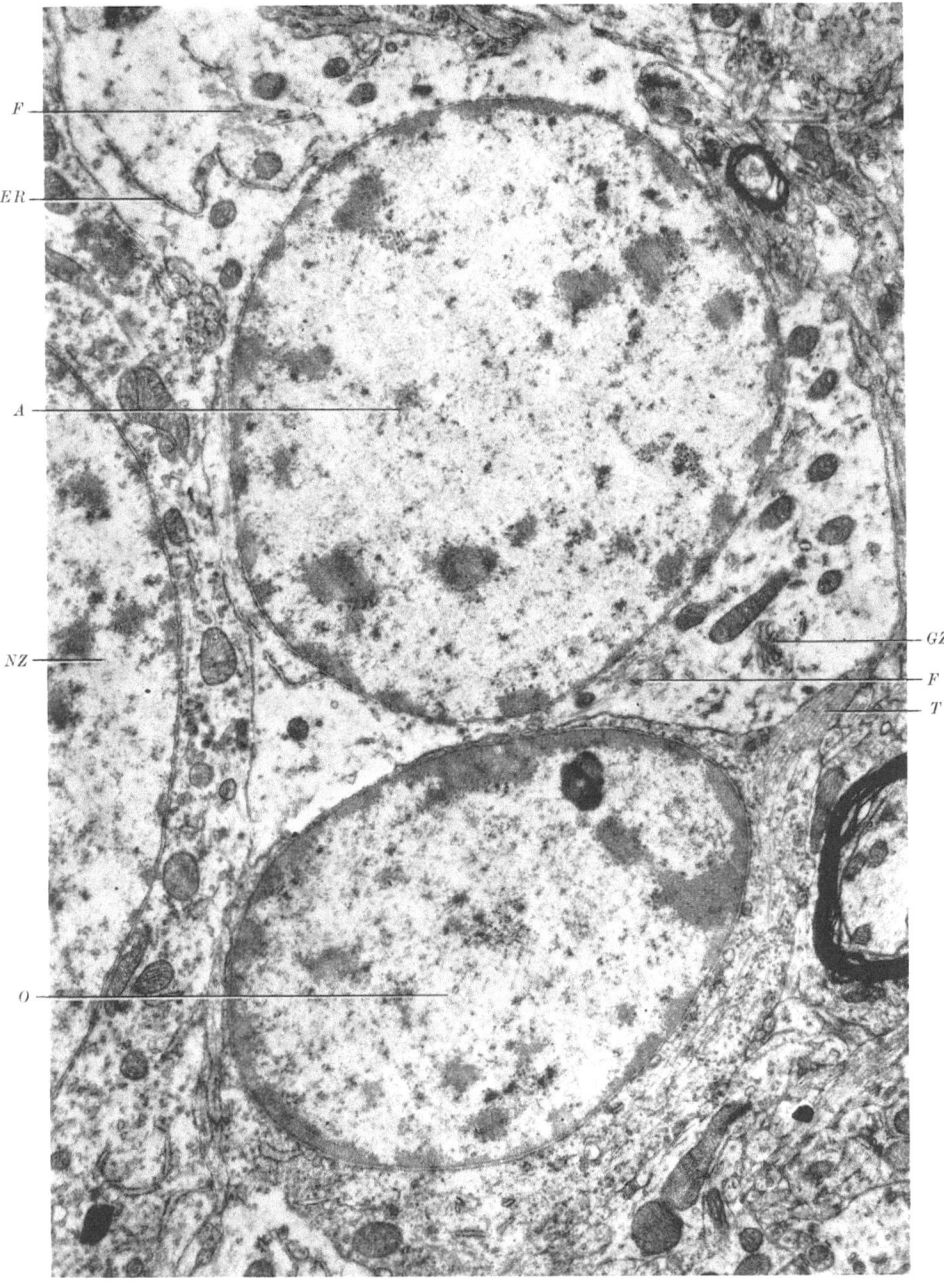

Abb. 62. Protoplasmatischer Astrocyt (*A*) und Oligodendrocyt (*O*) in Satellitenposition dem Zellkörper einer Nervenzelle (*NZ*) anliegend. Das Cytoplasma des Astrocyten enthält relativ wenig Organellen und geformte Strukturbestandteile. Es finden sich einige längliche Profile des endoplasmatischen Reticulums (*ER*), verstreute kleine Mitochondrien und schwach ausgeprägte Golgizonen (*GZ*). Der Ribosomenbestand ist äußerst spärlich. Einige kleine Gliafilamentebündel (*F*) finden sich in Nähe des Kernes. Das Cytoplasma des Oligodendrocyten weist aufgrund seines Gehaltes an Ribosomen sowie an Neurotubuli und Filamenten eine ungleich größere Dichte auf. Die Nucleoplasmasubstanzen sind in dem relativ kleineren Kern etwas dichter verteilt. Parietaler Cortex des Kaninchens. Vergr. 30000:1

ristica wird übereinstimmend die geringe Eigendichte des Cytoplasmas und seine relative Armut an strukturierten Bestandteilen angegeben. Diese Beschaffenheit des Cytoplasmas dürfte wohl auf einer hochgradigen Hydratation des astrocytären Zellraumes bzw. auf einem großen Anteil von in Lösung vorliegenden Stoffen beruhen. Die modernen Anschauungen über die Funktion dieser Zellart, auf die noch im anderen Zusammenhang ausführlich zurückzukommen sein wird (vgl. S. 245), sprechen durchaus für diese Deutung. Neuerdings hat SCHULTZ (1964) die cytologischen Merkmale der Astrocyten zusammengefaßt. Die Strukturarmut des Zellkernes und des blassen Cytoplasmas, das nur wenige Ribosomen enthält, werden dabei als wesentlich bewertet. Weniger Bedeutung wird der Größe des Zellkernes, der Gesamtgröße der Zelle sowie der Zahl der Fortsätze und der Quantität des Cytoplasmas für die Differenzierung der Gliazellen beigemessen. Im übrigen enthält das Perikaryon der Astrocyten relativ kleine Mitochondrien in wechselnder Zahl, wenige Mikrotubuli, ein recht schwach ausgeprägtes endoplasmatisches Reticulum und eine oder mehrere Golgi-Zonen. Hervorzuheben ist, daß sich nur ganz vereinzelt Ribonucleoproteinpartikeln finden. Die Synthese von Proteinen scheint demnach nicht zu den wesentlichen metabolischen Funktionen ruhender protoplasmatischer Astrocyten zu zählen. Insgesamt erklärt das submikroskopische Strukturbild gut die färberischen Eigenschaften der Zellen im Lichtmikroskop, besonders die geringe Basophilie des Grundcytoplasmas und das Hervortreten feiner cytoplasmatischer Granula. Erwähnt sei beiläufig, daß sich im Säugetiergehirn gelegentlich Zellen finden, die wir auch den Astrocyten zuzählen möchten, deren Cytoplasma jedoch reicher an geformten Bestandteilen, insbesondere auch an Ribonucleoproteingranula ist[1]. Sie stehen demnach bezüglich der Organisation ihres Cytoplasmas zwischen den Astrocyten und den Oligodendrocyten.

Erwähnenswert ist ferner der elektronenmikroskopische Nachweis von strukturgebundenen Hydrolasen und damit der Existenz von Lysosomen in Astrocyten[2]. Daß Lipofuscinpigment in diesen Gliazellen vorkommt, ist seit langem bekannt. Diese Pigmentkörper zeigen licht- und elektronenmikroskopisch die nämlichen Charakteristica, wie in anderen Zellen. Von besonderem Interesse ist das Vorkommen von Glykogen in Astrogliazellen[3]. Besonders sorgfältig hat OKSCHE (1958) das Glykogenvorkommen im Zentralnervensystem von Vertebraten analysiert und seine Lokalisation sowie seine Schwankungen in der Abhängigkeit vom Stoffwechsel studiert; eindrucksvolle Befunde wurden dabei bei Winterschläfern erhoben. Auf die aktuellen Anschauungen über die Funktion der Astrocyten ist im Rahmen der Besprechung der Raumverhältnisse im Zentralnervensystem und des morphologischen Substrates der Bluthirnschranke noch eingehend zurückzukommen.

b) Faserbildende Astrocyten

Daß die Forschungen WEIGERTs einen großen Fortschritt auf dem Gebiet der Differenzierung der Glia bedeutet haben, wurde bereits kurz gestreift. Ihm gelang es mit Hilfe einer selektiven Färbemethode nachzuweisen, daß zusammen mit den Gliazellen häufig kleine Fasern auftreten, die keinen bindegewebigen Charakter zeigen. Er nahm allerdings an, daß diese Fasern räumlich von den Zellen und ihren protoplasmatischen Fortsätzen getrennt seien und von ihnen auch in stofflicher Hinsicht abweichen würden. Der geniale Forscher faßte aufgrund der mit seiner Methode erhobenen Befunde die Neuroglia als Zwischengewebe auf, das sich einerseits aus Zellen und andererseits aus von ihnen völlig emanzipierten Faserelementen zusammensetzt. Ferner ist ihm eine grundlegende Kenntnis der topo-

---

[1] HAGER 1964. [2] HAGER und KREUTZBERG 1964. [3] HAVET 1937, SCHUBEL 1955.

graphischen Verteilung der Gliafasern und des Fasergehaltes in verschiedenen Gebieten des menschlichen Zentralnervensystems zu verdanken. Die Zellkörper und die schmalen langen Fortsätze der faserbildenden Astrocyten lassen sich mit der Golgi-Methode darstellen. Die perivasculären Fußstücke dagegen treten besser nach Anwendung der Cajalschen Imprägnationsmethode hervor. Faserbildende Astrocyten finden sich im menschlichen Gehirn vorzugsweise in der weißen Substanz. Die längsten ihrer Fortsätze sind häufig zur Hirnoberfläche orientiert.

Zu recht eigenwilligen Auffassungen über die Struktur der Neuroglia gelangte in der Folgezeit HELD. Seine Ergebnisse wichen in wesentlichen Punkten von den Weigertschen Lehren ab. Er sprach sich gegen das Vorliegen einer räumlichen Trennung der Gliafaser vom Cytoplasma der Gliazellen unter normalen und pathologischen Verhältnissen aus. An der intracellulären Lage des faserigen Anteils hielt vor allem die spanische Schule beharrlich fest. Doch wurde das Problem,

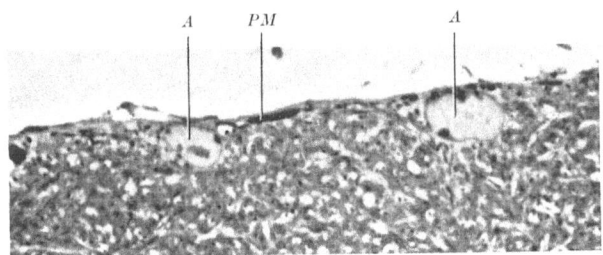

Abb. 63. Membrana gliae limitans superficialis der Großhirnrinde. In den die Grenzstruktur der Hirnrinde bildenden Fortsätzen der Astrocyten (A) finden sich dichte walzenförmige Gebilde (PM), die die Größe der übrigen Mitochondrien um ein Vielfaches übertreffen. Es handelt sich um Prismamitochondrien. Parietalrinde des Goldhamsters. Eponschnitt, gefärbt mit Paraphenylendiamin. Phasenkontrast. Vergr. 1280:1

ob dieser Fasertyp im intra- oder extracellulären Bereich entsteht, auch noch in neuerer Zeit diskutiert[1]. Endgültig entschieden werden konnte dieses Problem erst durch elektronenmikroskopische Untersuchungen. Sie blieben anfänglich aus methodischen Gründen auf aus menschlichen Gehirnen gewonnenes Gliafasermaterial beschränkt[2]. SCHMIDT (1942) wies eine positive Doppelbrechung der Gliafasern nach. Er nahm an, daß dieses Verhalten auf das Vorliegen von fibrillären Proteinen zurückzuführen sei. BAIRATI (1958) hat die Ergebnisse einer eingehenden Untersuchung des polarisationsoptischen Verhaltens der Gliafasern vorgelegt. Er stellte u. a. fest, daß Gliafasern eine einachsige Doppelbrechung zeigen, die sich als positiv in bezug auf die Hauptachse des Gliafortsatzes erweist. SCHNABEL (1963) fand die PAS-Reaktion und Nebenreaktionen schwach positiv und nimmt aufgrund dieser Ergebnisse das Vorliegen von Oligoglykoproteiden in der Faser an.

Im Rahmen der Fortführung polarisationsmikroskopischer Analysen kam SCHNABEL (1965) zum Ergebnis, daß die Gliafasern Lipoidbausteine besitzen dürften. Er fand nämlich an isomorphen Fasergliosen, daß die histochemischen Reaktionen nach Fettextraktion für das Vorhandensein feindisperser Lipide sprechen, die aufgrund der beobachteten orientierten Farbstoffbindung bei Nilblausulfatfärbung in die Gliafibrillen eingelagert sein dürften. BAIRATI (1962) fand an isolierten Gliafasern einen Proteingehalt von 87,3% der Trockensubstanz. Der restliche Stoffanteil setzte sich überwiegend aus Lipoiden (12,5%) und einem geringen Anteil von Hexosaminen (0,2%) zusammen. Weitere Untersuchungen über die Lipide der Faserglia wurden von BAIRATI (1958, 1961) angestellt. Die Ergeb-

---

[1] WILKE 1951, WILKE und KIRCHER 1952.   [2] BAIRATI 1949, HORANYI und HAJOSSI 1957.

nisse sprachen durchwegs für einen relativ hohen Lipidgehalt. BAIRATI hat die Analyse methodisch noch weiter geführt. Röntgenbeugungsdiagramme und papierchromatographische Analysen wiesen auf Beziehungen zu Faserproteinen der KEMF-Gruppe hin[1]. Nach Dissoziation von Gliafasern mittels Ultraschall ließen sich im Elektronenmikroskop Filamente von etwa 100 Å Dicke sichtbar machen. Auch an Dünnschnitten konnte man in der Folge erkennen, daß diese Filamente nicht mehr weiter auflösbare Grundeinheiten darstellen. BAIRATI gelangte aufgrund

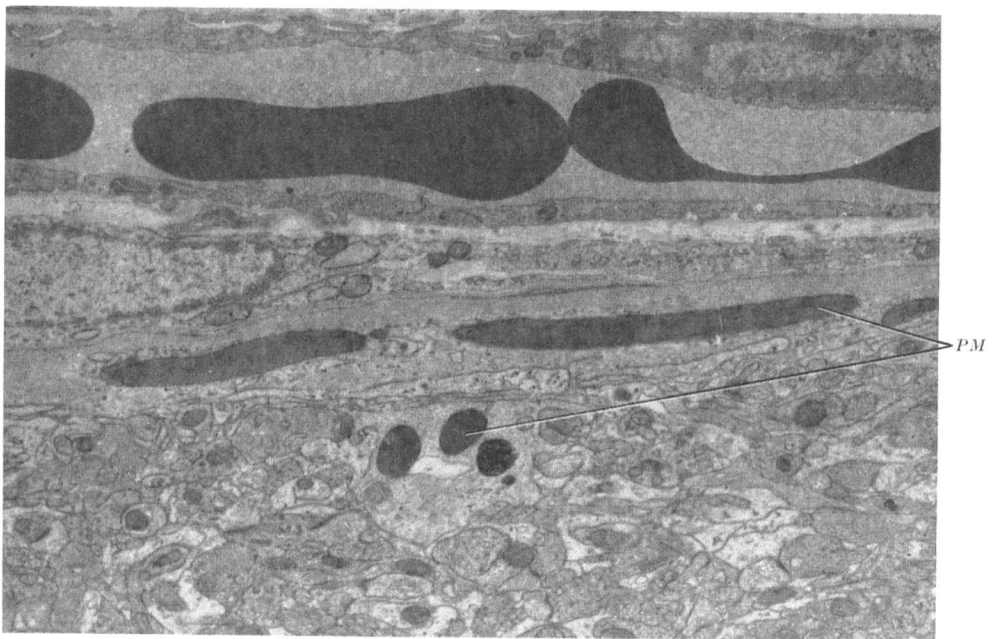

Abb. 64. Feinstruktur der Membrana gliae limitans superficialis; in den subpialen Astrocytenfortsätzen sind longitudinal und quer geschnittene atypische Mitochondrien [Prismamitochondrien (PM)] sichtbar. Sie sind ungleich größer und ein wenig dichter, als andere Mitochondrien in verschiedenartigen Fortsätzen des Neuropils. PC Pialzelle; V Blutgefäß des Subarachnoidalraumes, ER Erythrocyt. Vergr. 12000:1

seiner sorgfältigen und umfassenden Untersuchungen zu der Überzeugung, daß die molekulare Organisation der Gliafilamente auf eine nahe Verwandtschaft mit den Tonofibrillen epithelialer Herkunft hinweist. Eine intracytoplasmatische Lagerung der Gliafilamente wurde sowohl in Tanycytenausläufern von Reptilien (FLEISCHHAUER, 1958) als auch innerhalb von Gliazellfortsätzen des Säugerzentralnervensystems (GRAY, 1959; NELSON, BLINZINGER und HAGER, 1961) eindeutig nachgewiesen. Die meist zu Bündeln vereinigten Filamente lassen durchwegs keine fibrillären Untergliederungen erkennen. Der Durchmesser der feinfädigen Einzelelemente beträgt auch in situ etwa 100 Å.

Ebensowenig wie die Existenz eines ,,allgemeinen Grundnetzes" (vgl. S. 231) ließ sich durch elektronenmikroskopische Befunde die Ansicht HELDs bestätigen, daß die Astrogliazellen ein Syncytium bilden würden, in dessen Plasmabalken vielfach die Gliafasern eingebettet seien, welche der Versteifung der in ihrer Gesamtheit kontinuierlichen Apparatur dienen sollten. Bezüglich der Organellen in astrocytären Elementen sind besonders interessante Befunde nachzutragen[2].

---

[1] ASTBURY 1953. [2] BLINZINGER, REWCASTLE und HAGER 1964, 1965.

In subpial und perivasculär angeordneten Astrocytenfortsätzen beobachteten wir neben den Mitochondrien vom Crista-Typ große Mitochondrien von beträchtlicher Länge (Abb. 63 und 64), deren Umhüllung aus einem Membranpaar besteht. In ihre Matrix sind longitudinal verlaufende, membranbegrenzte Tubuli eingebettet, welche die Gestalt eines nahezu gleichseitigen Prismas besitzen (Abb. 65). Diese Tubuli weisen ein regelmäßiges räumliches Verteilungsmuster („hexagonal spacing")

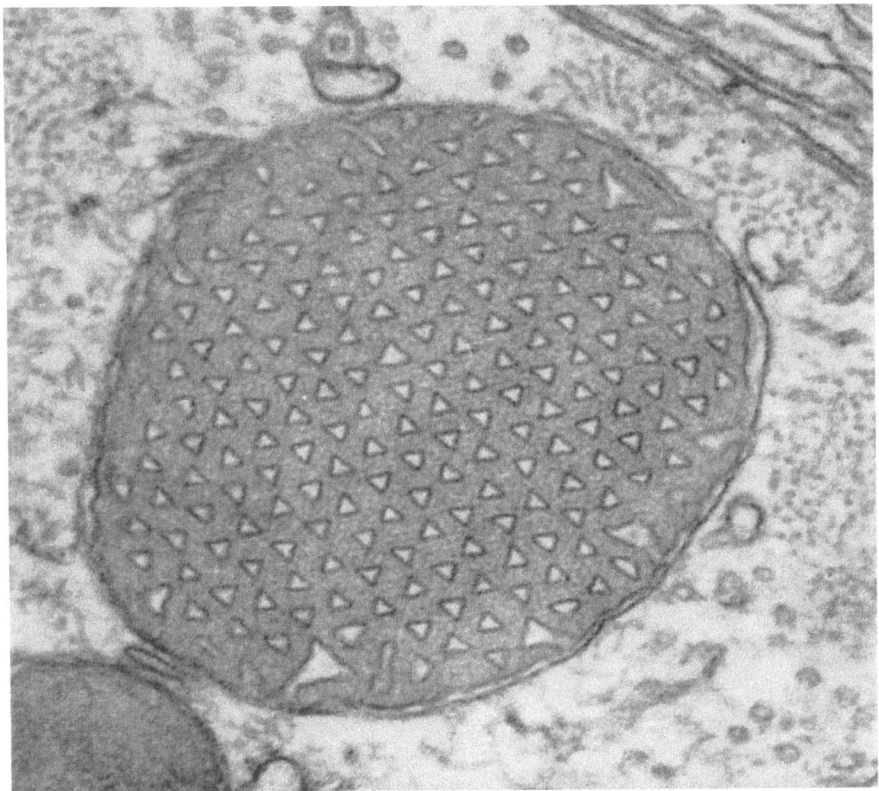

Abb. 65. Querschnitt durch eine Prismamitochondrie in den die Membrana gliae superficialis bildenden Astrocytenfortsätzen. Die Dreieckchen stellen die Anschnittprofile von Prismen dar, die die Organelle etwa parallel zur Längsachse durchziehen und in äußerst regelmäßiger hexagonaler Form angeordnet sind. Vergr. 120000:1

auf. Die prismatischen Tubuli entstehen offensichtlich aus Einstülpungen der inneren Hüllmembran. Wir haben sie als Mitochondrien vom Prismatyp bezeichnet. Diese Mitochondrien zeichnen sich durch einen besonderen Reichtum an Matrixsubstanzen aus. Sie dürften das morphologische Korrelat einer metabolischen Besonderheit darstellen, die auf einer Abweichung hinsichtlich Qualität, Quantität und Anordnung der für die Oxydations- und Phosphorylierungsprozesse verantwortlichen Multienzymsysteme beruhen. Eine Beziehung zwischen metabolischer Spezifität und der Innenstruktur von Mitochondrientypen verschiedener Organe ergab sich aus Untersuchungen von KLINGENBERG (1963) und VOGELL (1963). MUGNAINI (1964) beschrieb in Astrocyten des Corpus striatum einen weiteren, besonderen Mitochondrientyp, den sie besonders häufig in pericapillären Endfüßen fanden und der dadurch ausgezeichnet war, daß er zwischen den Cristae Filamente enthielt, die schraubenförmig verliefen.

2. Pathologische Veränderungen der Makroglia

Die bei vielen Prozessen im Zentralnervensystem hervortretende enorme Proliferationskraft der Astrocyten ist äußerst eindrucksvoll. Herkömmlicherweise wird angenommen, daß die Proliferation dieser Zellelemente vorwiegend auf dem Wege der amitotischen Teilung vor sich geht. Ob bei bestimmten Zellverbänden,

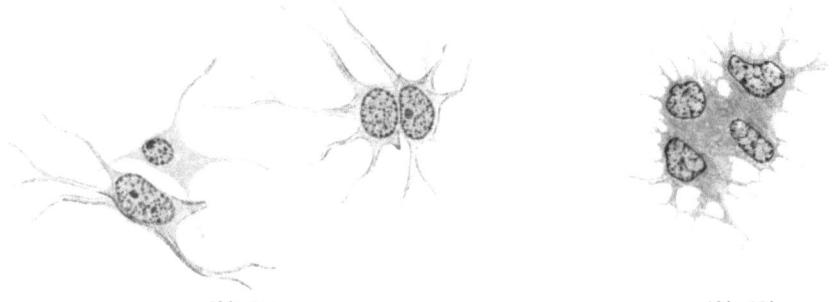

Abb. 66a. Abb. 66b

Abb. 66a. Progressiv veränderte Astrocyten, die besonders in den Zellfortsätzen eine frische Faserbildung zeigen. Weigerts Gliafaserfärbung. (Aus SPIELMEYER, Histopathologie des Nervensystems, 1922)

Abb. 66b. Als Symplasma erscheinender Zellverband von protoplasmatischen Astrocyten, sog. Gliarasen. Nisslfärbung. (Aus SPIELMEYER, Histopathologie des Nervensystems, 1922)

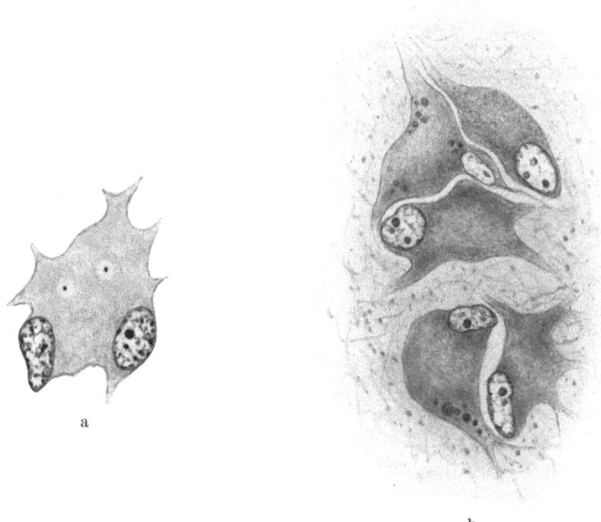

Abb. 67a u. b. Protoplasmareiche, progressiv veränderte Astrocyten, sog. gemästete Gliazellen. Azanfärbung nach HEIDENHAIN. a Vorstufe einer amitotischen Zellteilung mit Verdopplung von Kern und Centrosom. b Vollzogene amitotische Zellteilung. (Aus W. SCHOLZ, 1933)

den sog. Gliarasen, tatsächlich keine Zellgrenzen vorliegen, bedürfte der elektronenmikroskopischen Erhärtung. Als Gliarasen (Abb. 66b) wurden von NISSL als Symplasma imponierende Ansammlungen von Zellen bezeichnet, welche gelegentlich bei chronischen Entzündungen, z. B. bei der progressiven Paralyse zu beobachten sind. Die Potenz der Astrocyten zur Proliferation tritt besonders eindrucksvoll in Herden von multipler Sklerose hervor. Es scheint dabei häufig zur Bildung vielkerniger Elemente zu kommen. PETERS hat hervorgehoben, daß die überaus großen, mehrkernigen Astrocyten oft in Häufchen von 3 bis 8 Zellen zusammenliegen. Was die Vermehrung reaktiver Astrocyten betrifft, so wurde, wie schon erwähnt, angenommen, daß die Amitose überwiegt, da im Bereich proliferierender Astrocyten in der Regel Mitosefiguren vermißt werden. SPIELMEYER (1922) sprach davon, daß sowohl Mitose als auch Amitose bei Astrocyten vorkommt. CREUTZFELDT hat in proliferierenden Astrocyten u. a. kleinste Chromatinpartikeln beschrieben. Sie können vielfach auch am Rande des Zellkörpers liegen. PETERS (1958) faßte sie als Ausdruck einer Art von atypischen Mitosevorgängen auf. PENFIELD (1932) legte das Schwergewicht auf die amitotische Vermehrung. Die meisten Cytologen neigen jedoch zu der Ansicht, daß die somatische Zellproduktion ausschließlich durch mitotische Teilung vor sich geht. POMERAT (1958) hat in der Gewebekultur Mitosen an normalen Astrocyten beobachtet. Andererseits haben HUGOSSON und KÄLLEN (1960) berichtet, daß Astrocyten in der Gewebekultur sich amitotisch teilen können. LAPHAM (1962) benutzte die Feulgenreaktion, um mikrospektrophotometrisch dem Teilungsmechanismus reaktiver Astrocyten nachzugehen. Es fanden sich diploide Zellen und Zellen mit besonders großen Kernen, in denen die DNS-Mengen zuweilen für das Vorliegen von Tetraploidie sprachen. Die Befunde wurden zugunsten einer amitotischen Vermehrung der reaktiven Astrocyten gedeutet. Was die reaktiven Veränderungen der protoplasmatischen Astrocyten betrifft, so läßt sich mit histologischen Methoden im Gefolge der zahlreichen pathogenen Einwirkungen, die zur Reaktion der Makroglia führen, eine Vermehrung und Ver-

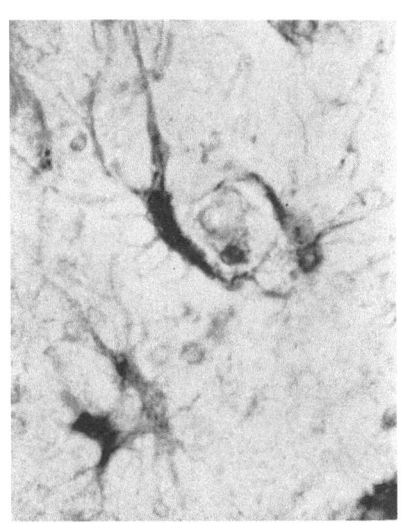

Abb. 68. Reaktiv proliferierende Astrocyten nach Carotisunterbindung und bei Sauerstoffmangelbeatmung bei der Ratte. Malico-Dehydrogenase. Ein großer, einem Gefäß anliegender Astrocyt zeigt eine starke Aktivität des Enzyms. Vergr. 560:1. (Die Abbildung wurde von Herrn COLMANT zur Verfügung gestellt)

breiterung der Fortsätze nachweisen; ferner kann es zu Vergrößerungen des Kernes sowie zur Zunahme der Cytoplasmamasse unter Beibehaltung der Zellgrundform kommen (Abb. 66a). Die dickeren Zellfortsätze stellen sich bei Silberimprägnation besonders eindrucksvoll dar; im Nissl-Präparat zeichnen sich Zelleib und Fortsätze aufgrund einer erhöhten Basophilie deutlicher vom Grundgewebe ab. Äußerst protoplasmareiche Formen, bei denen der Zelleib und auch der Kern mächtig an Volumen zu nehmen, hat man seit NISSL (1899) als gemästete Gliazellen bezeichnet (Abb. 67a und b).

Reaktive Astrocyten zeigen einen deutlichen Anstieg verschiedener enzymatischer Aktivitäten (Abb. 68). Die Aktivität der Astrocyten an sauren Phosphatasen ist relativ gering. COLMANT (1964) fand eine nennenswerte Aktivität dieser Enzymgruppe erst in späten Stadien der astrocytären Reaktion und dann vorwiegend an den großen faserbildenden Astrocyten. Eine stärkere Aktivität zeigt in reaktiven Astrocyten die DPN-Diaphorase und DNP-abhängige Dehydrogenase[1]. COLMANT fand mit genannten Enzymmethoden stark positiv reagierende

---

[1] Ähnliche Befunde erhoben FRIEDE 1958, RUBINSTEIN 1962, SCHIFFER und VESCO 1962, MOSSAKOWSKY 1963, KÖNIG und BARRON 1963, CHASON u. Mitarb. 1963, NASU und MÜLLER 1964 und SMITH 1964.

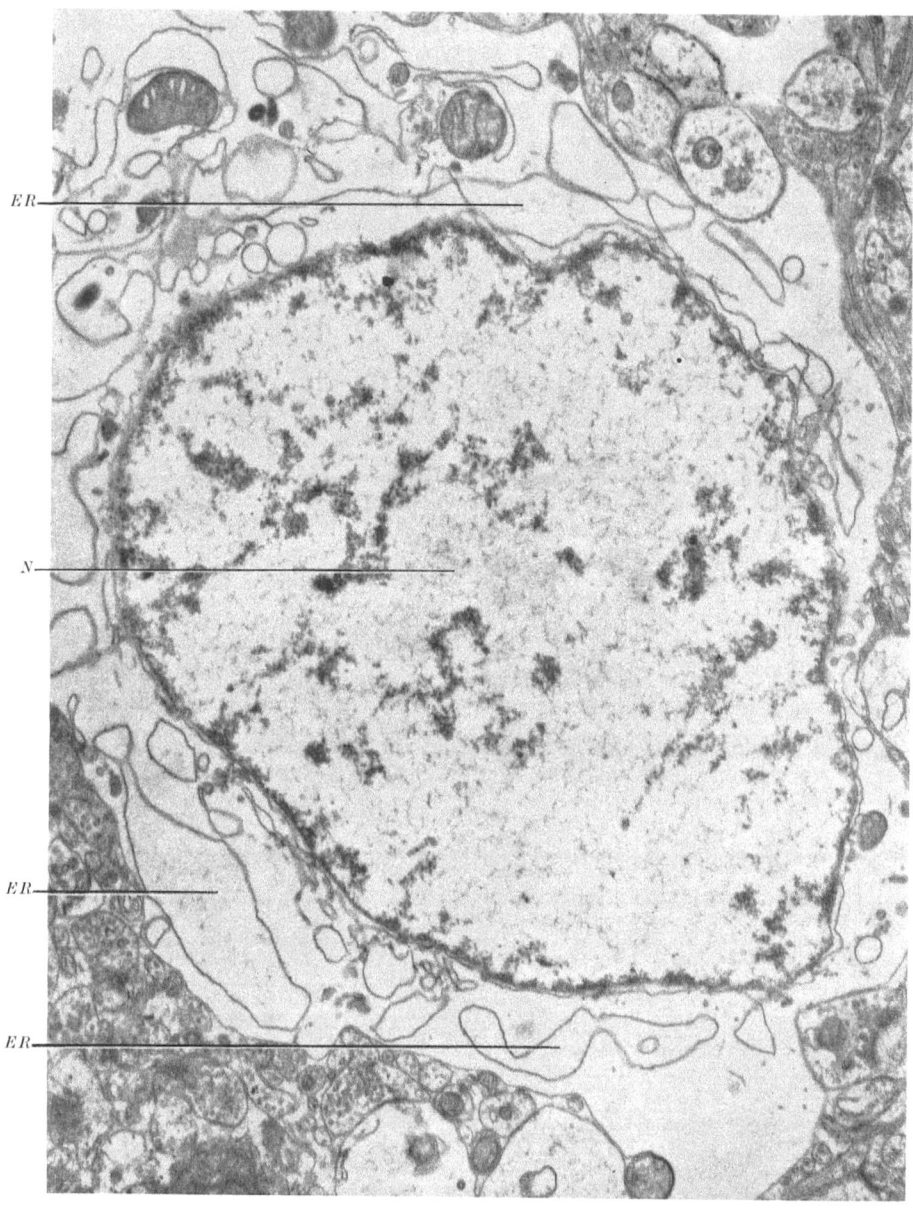

Abb. 69. Ausweitung des endoplasmatischen Reticulums eines protoplasmatischen Astrocyten in der Umgebung einer experimentellen traumatischen Läsion der Großhirnrinde. Die sonst schmalen Profile des endoplasmatischen Reticulums (*ER*) haben sich zu ansehnlichen Lacunen und Säcken erweitert. Der spärliche Mitochondrienbestand ist nicht erheblich verändert. Die umgebenden Komponenten des Neuropils zeigen keine tiefgreifenderen Veränderungen. *N* Karyoplasma. 16 Std alte traumatische Läsion in der Großhirnrinde des Goldhamstergehirns. Vergr. 15000:1

Astrocyten bereits 13 Std nach Läsion des Gewebes und zwar vorwiegend am Rand der Herde im gesunden Gewebsbereich, in dem auch die Aktivität des Neuropils nicht vermindert war. Bei elektiven Parenchymnekrosen kommt es in späten Phasen zur Ausbildung besonders plasmareicher Astrocyten, die nicht selten eine enge Beziehung zur Gefäßwand zeigen. COLMANT konnte beobachten, daß beim DPN-Diaphorasenachweis sich dieser Typus besonders eindrucksvoll darstellt. Er findet sich bei ausgedehnten Rindenschäden auch im Bereich der subpialen marginalen Glia; hierbei handelt es sich dann um fortsatzarme, nahezu eiförmige Elemente.

Die oben bereits erwähnte Zunahme der Cytoplasmamasse sowie die gesteigerte Basophilie besitzen ihr feinstrukturelles Korrelat in einer Dichteerhöhung des

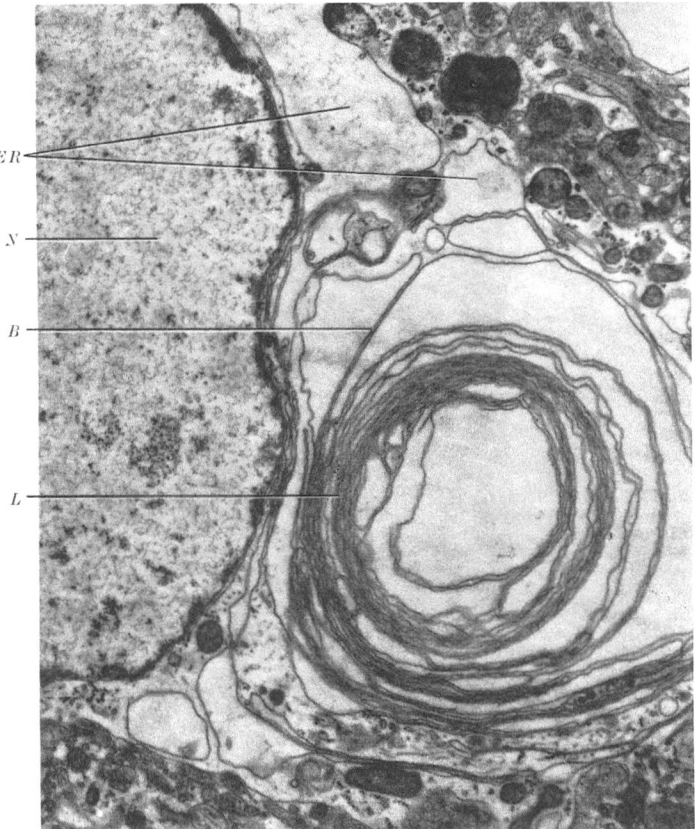

Abb. 70. Umformung der Golgizone eines reaktiv veränderten protoplasmatischen Astrocyten in einen Lamellenkörper (L). Dieser besteht aus Membranpaaren, die ein schmales Cytoplasmablatt einschließen. In der Peripherie bilden die konzentrischen Lamellen Brücken (B) zu benachbarten Cytoplasmainseln zwischen ausgeweiteten Lacunen des endoplasmatischen Reticulums (ER). N Karyoplasma. Umgebung einer 16 Std alten traumatischen Läsion der Großhirnrinde des Goldhamsters. Vergr. 9000:1

Grundcytoplasmas und in einer Vermehrung gewisser Organellen (Abb. 71 und 72). Es treten gehäuft längliche Profile des endoplasmatischen Reticulums auf. Die Zahl der Ribosomen, die z. T. den Membranen des endoplasmatischen Reticulums zugesellt sind, nimmt deutlich zu. Die Mitochondrien werden mitunter zahlreicher und größer. Diese Veränderungen der protoplasmatischen Astrocyten bleiben gewöhnlich auf das perikarielle Cytoplasma beschränkt. Ferner lassen reaktiv veränderte Gliazellen frühzeitig eine Vermehrung charakteristischer cytoplasmatischer Stoffeinlagerungen erkennen, die sich in nicht alterierten Zellen nur gelegentlich finden[1] (Abb. 73). Es handelt sich um weitgehend homogene Substanzen, die stark und

[1] HAGER 1964.

gleichmäßig osmiophil sind. Nach Osmiumtetroxydfixierung liegen sie in der Regel in Form scharf begrenzter Körper vor, welche stets eine unregelmäßig gezackte, sternförmige oder auch bizarr gelappte Kontur zeigen. Nach Glutaraldehydfixierung dagegen stellen sich diese Einlagerungen rund, regelmäßig begrenzt und tropfenartig dar. Substanzen gleicher Beschaffenheit sind auch in anderen reaktiv veränderten Zellen zu beobachten; u. a. auch in proliferierenden Fibroblasten, sowie in Histiocyten und Leukocyten (HAGER, 1964), und unter dem Einfluß von Oestrogenen im Uterusepithel der Maus[1]. Was die Natur dieser Stoffanhäufungen betrifft, so haben sie aufgrund ihrer Beschaffenheit sicher nichts mit den bisher bekannt gewordenen und z. T. bio- sowie topochemisch charakterisierten Lysosomenformen zu tun. Alle Wahrscheinlichkeit spricht dafür, daß es sich um dem Cytoplasma segregierte Lipoide („Lipoidphanerose")

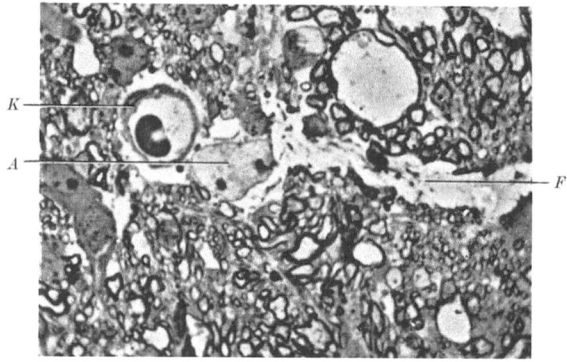

Abb. 71. Reaktive Veränderungen eines in Capillarsatellitposition befindlichen protoplasmatischen Astrocyten (*A*). Das gesamte Cytoplasma ist vermehrt und enthält zahlreiche dichte osmiophile Granula; sowohl der ins Neuropil eindringende Fortsatz (*F*) als auch die die Gefäßwand (*K*) umhüllenden pericapillären Fußstücke sind verbreitert. Paraphenylendiamin, Phasenkontrast. Vergr. 1280:1

handelt; denn zu Abbauvorgängen scheinen sie keine unmittelbare Beziehung zu haben, da sich zwar gelegentlich für eine Stoffaufnahme, nicht aber für eine fortschreitende Dekomposition von Gewebszerfallsprodukten an frisch proliferierenden Astrocyten Anhaltspunkte finden lassen. Dies steht im Gegensatz zu vielen histopathologischen Beobachtungen; denn immerhin haben eine Reihe von Untersuchern den Eindruck gewonnen, daß die Stoffaufnahme unter pathologischen Bedingungen den vitalen Eigenschaften der Astrogliazellen zuzurechnen sei. So beobachtete PETERS (1958) in Herden von multipler Sklerose in gemästeten Gliazellen und in anderen reaktiven Astrocyten mit Lipoidfarbstoffen färbbare Substanzen, die in Form feinster Tröpfchen in das Cytoplasma im Randbereich des Zellkörpers eingelagert waren. SCHOLZ sowie PETERS glaubten ausschließen zu können, daß es sich um eine Lipoidphanerose handelt und sprachen sich für eine Beteiligung astrocytärer Elemente, insbesondere solcher vom gemästeten Typ, an intracellulären Stoffaufnahme- und Stoffverarbeitungsvorgängen entschieden aus. SCHOLZ (1933) kam zu der Überzeugung, daß Speicherung und Ablagerung von Stoffen ähnlich wie bei der Mikroglia unter Plasmareticulierung erfolgen und daß neben anderen Zellzerfallsstoffen auch die Myelinkügelchen von Astrocyten aufgenommen werden können. Die von anderer Seite behauptete Umbildung zu echten mobilen Körnchenzellen wurde von ihm jedoch abgelehnt. Doch möchte ich mich aufgrund eigener Erfahrungen der Ansicht der meisten älteren Untersucher anschließen, daß die resorptiven bzw. digestiven Fähigkeiten der Makrogliazellen als bescheiden zu bezeichnen sind.

---
[1] NILSON 1958.

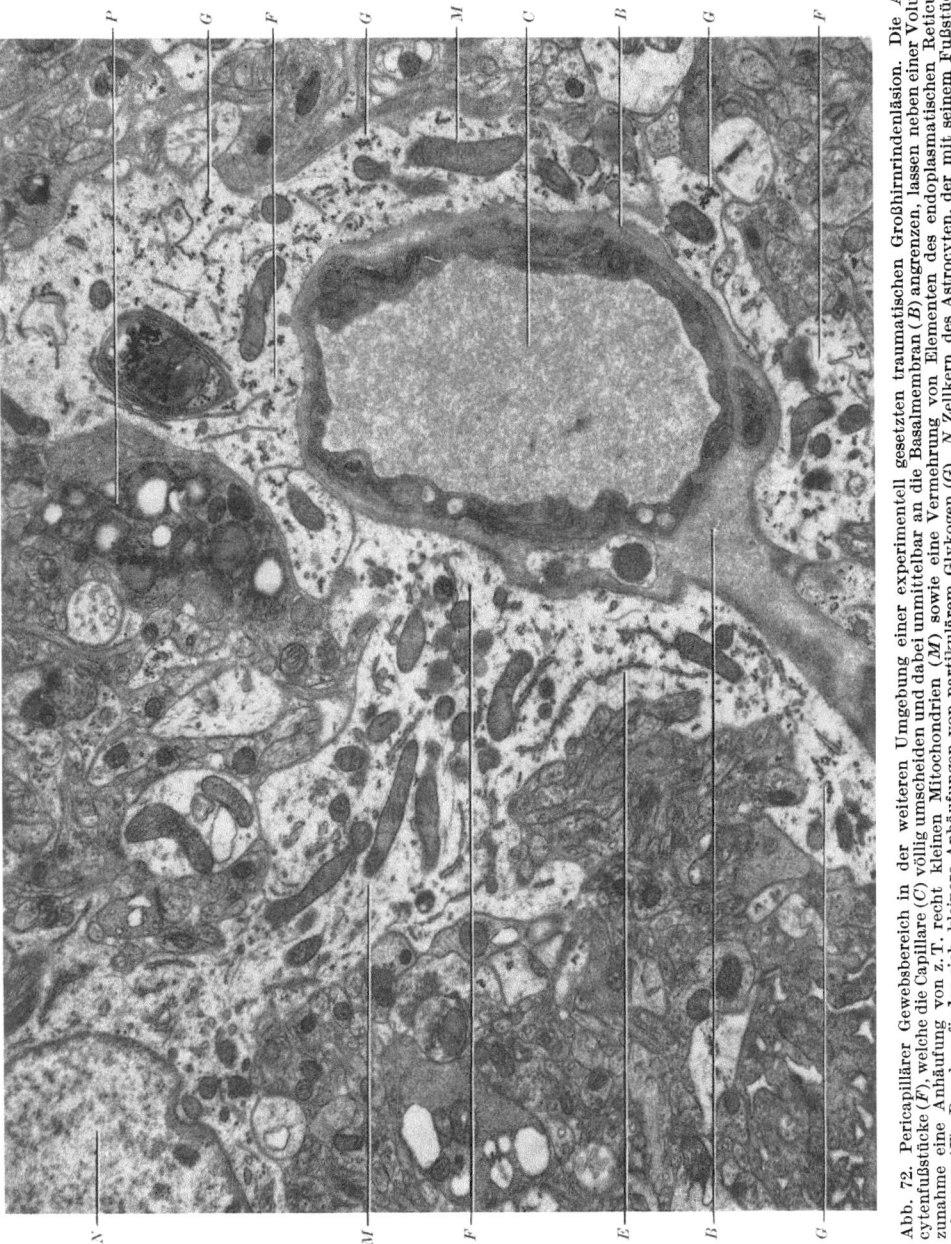

Abb. 72. Pericapillärer Gewebsbereich in der weiteren Umgebung einer experimentell gesetzten traumatischen Großhirnrindenläsion. Die Astrocytenfußstücke (F), welche die Capillare (C) völlig umscheiden und dabei unmittelbar an die Basalmembran (B) angrenzen, lassen neben einer Volumenzunahme eine Anhäufung von z.T. recht kleinen Mitochondrien (M) sowie eine Vermehrung von Elementen des endoplasmatischen Reticulums erkennen (E). Daneben finden sich kleinere Anhäufungen von partikulärem Glykogen (G). N Zellkern des Astrocyten, der mit seinem Fußstück an der Capillare inseriert; P Anschnitt einer progressiven Mikrogliazelle. Umgebung einer 5 Tage alten traumatischen Läsion der Großhirnrinde des Goldhamsters. Vergr. 5000:1. [Aus H. HAGER, Nervenarzt **37**, 1966]

Wenig Beachtung fand bisher die Anhäufung von Glykogen in reaktiv veränderten Astrocyten, obgleich dieser Befund für die metabolische Stellung der genannten Gliazellart ungemein aufschlußreich ist. In jüngerer Zeit wurde mit Hilfe histochemischer Methoden die Anreicherung dieses Depotkohlenhydrates in Neurogliazellen nachgewiesen und zur Diskussion gestellt[1]. Mit geeigneten

---

[1] SHIMIZU und HAMURO 1958, FRIEDE 1954, 1956, KLATZO, MIQUEL, HAYMAKER, TOBIAS und WOLFE 1962, WOLFE, KLATZO, MIQUEL, TOBIAS und HAYMAKER 1962, MIQUEL, KLATZO, MENZEL und HAYMAKER 1963.

Methoden läßt es sich im alterierten Nervengewebe in Form von Körnern und Klumpen darstellen, die schon lichtmikroskopisch eine mehr oder minder deutliche Beziehung zu den Zellkörpern der Astrocyten erkennen lassen (Abb. 74 und 75). Die histochemischen Verfahren konnten ihrem Wesen nach jedoch keine Auskunft über die Struktur, feinere Verteilung und celluläre Lokalisation des Glykogens geben. Mit Hilfe der elektronenmikroskopischen Untersuchung von reaktiv veränderten

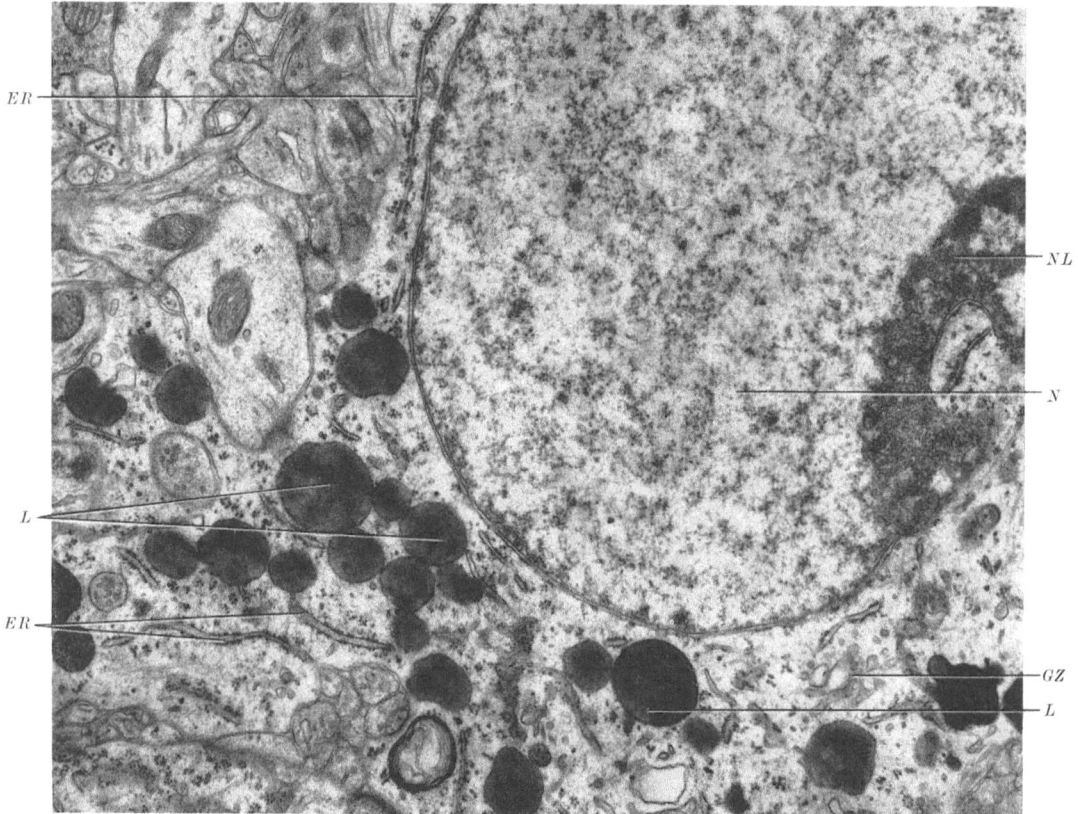

Abb. 73. Reaktiver Umbau des Cytoplasmas in einen Astrocyten aus der Umgebung einer Läsion der Großhirnrinde. Es ist zur stärkeren Ausbildung von schmalen Profilen des endoplasmatischen Reticulums (*ER*) und zur Vermehrung von Ribosomen gekommen. Letztere sind z. T. in Form von kleinen Rosetten im Cytoplasma angeordnet. Ferner finden sich zahlreiche rundliche osmiophile Lipidtropfen (*L*) verschiedenen Durchmessers. *GZ* Golgizone; *NL* randständiger Nucleolus in der Nähe einer Kernbucht; *N* Kern. 16 Std alte traumatische Läsion des Goldhamstergehirns. Vergr. 18 000:1

Astrocyten des protoplasmatischen und fibrillären Types waren diese Aufschlüsse zu erlangen[1]. Besonders nach Anwendung geeigneter Verfahren zur Dünnschnittkontrastierung finden sich im Grundcytoplasma sowohl von protoplasmatischen als auch von fibrillären Astrocyten gleichmäßig verstreute oder auch in lockeren Häufchen angeordnete Körnchen (Abb. 76—78). Sie kommen jedoch ausschließlich in Protoplasmabezirken vor, die frei von Filamenten sind. Nach Kontrastierung mit Bleihydroxyd oder verwandten Verfahren zeigen die Granula eine wohl auf einer starken Affinität zu den Metallverbindungen beruhende Erhöhung ihrer Dichte, und sind daher gut abgrenzbar, während sie im unkontrastierten Zustand ein helleres Aussehen und unscharfe Begrenzung zeigen, so daß ihre Anhäufungen lediglich als

---

[1] HAGER 1963, 1964, 1965.

fleckige Verdichtungen des Grundcytoplasmas imponieren können. Die Durchmesser der Partikeln schwanken etwa zwischen 150 und 400 Å. Schon 1955 hat FAWCETT Partikeln mit relativ geringer Dichte in Leberzellen beschrieben. Er versuchte sie von den typischen Ribonucleoproteingranula abzutrennen und diskutierte

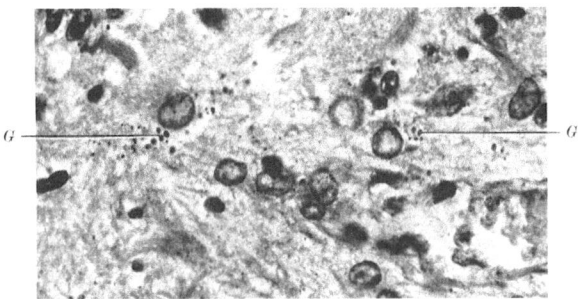

Abb. 74. Glykogenanhäufungen im Cytoplasma von Astrocyten in der Nähe einer 41 Tage alten traumatischen Läsion der Großhirnrinde des Goldhamsters. Die protoplasmatischen Astrocyten, die sich im Randbereich einer gliös-faserigen Defektdeckungszone finden, zeigen in ihrem hellen Cytoplasma zahlreiche Tropfen und Körnchen von Glykogen (G). (Glykogendarstellung nach BAUER)

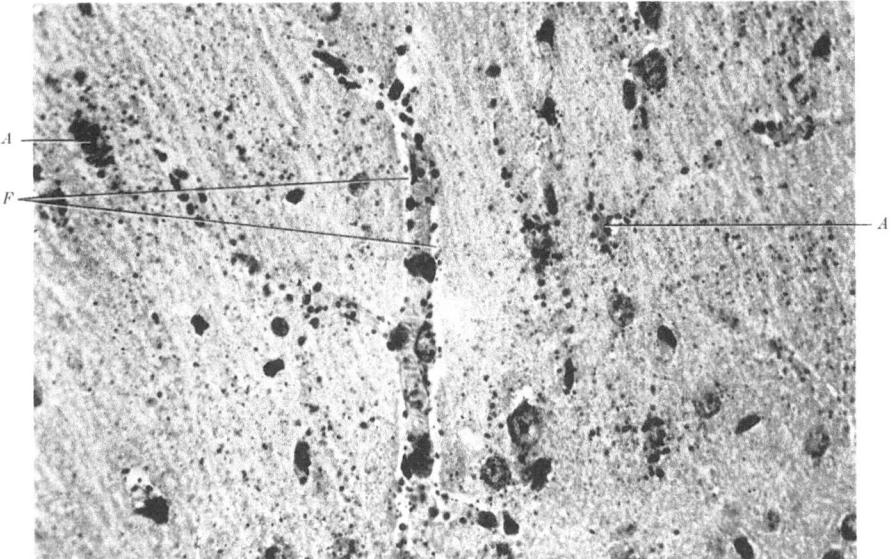

Abb. 75. Vermehrte Glykogenablagerung im Neuropil, im Zellkörper von Astrocyten (A) und in deren pericapillären Fußstücken (F). Umgebung einer 7 Tage alten traumatischen Läsion der Großhirnrinde des Goldhamsters. (Glykogendarstellung nach BAUER)

die Identität dieser Gebilde mit Glykogen. Den schlüssigen Beweis, daß es sich bei den beschriebenen Körnchen in der Tat um eine verbreitete intracytoplasmatische Ablagerungsform des Glykogens handelt, haben REVEL, NAPOLITANO und FAWCETT (1960) aufgrund eingehender und vielseitiger Untersuchungen an Leberzellen, am Sarkoplasma des Herzmuskels und am Glykogenkörper des Hühnchens erbracht. Es zeigte sich dabei, daß in diesen Zellen das Glykogen in der Regel in granulärer Form vorkommt und daß seine Eigendichte von Gewebe zu Gewebe variieren kann. Aufgrund ihrer Abmessungen allein wären die Granula nicht sicher von Ribosomen (Ribonucleoproteinpartikeln) abgrenzbar. Man muß sich

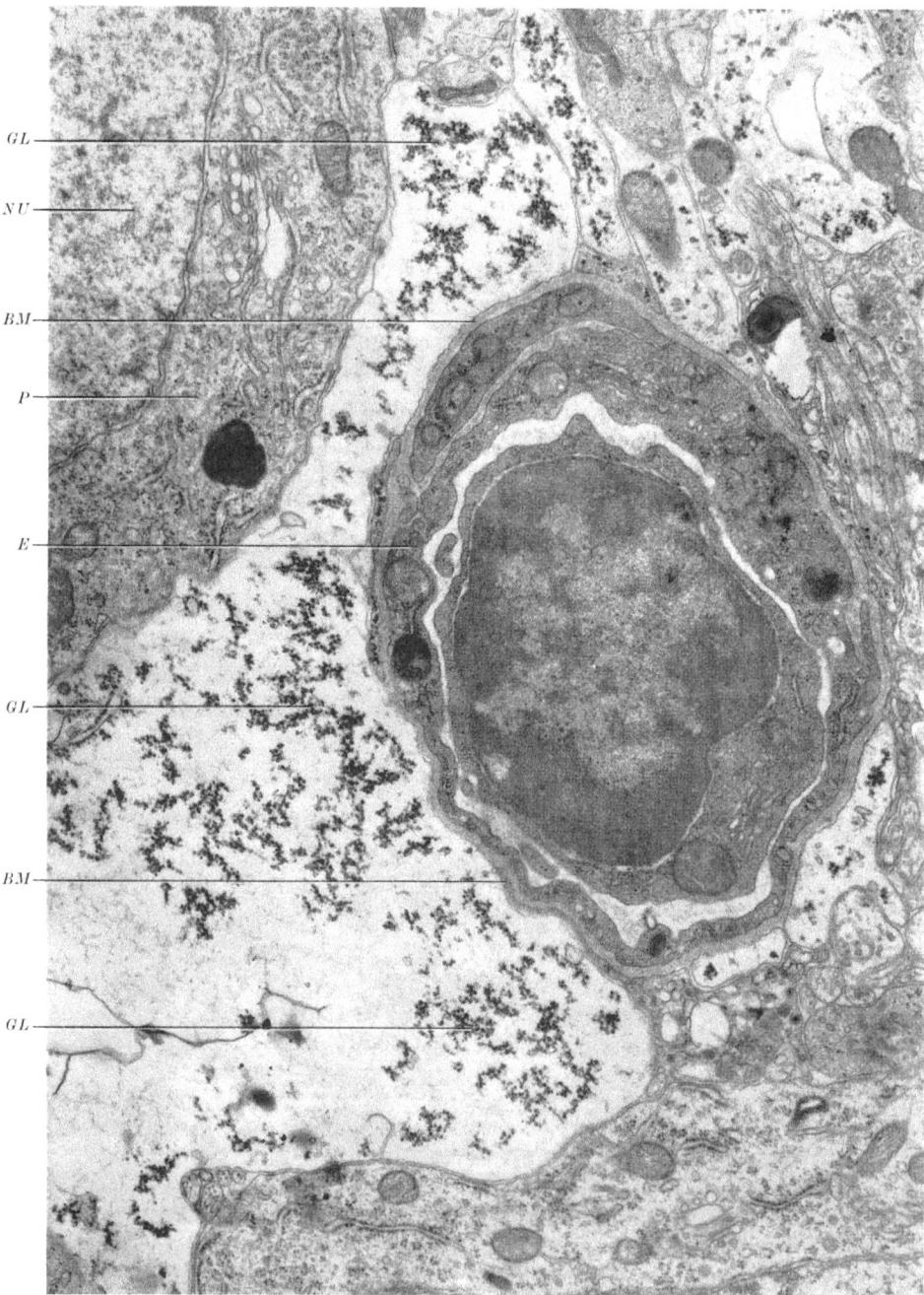

Abb. 76. Häufung von partikulärem Glykogen im perineuronal-pericapillären Fußstück eines Astrocyten. Glykogenpartikeln (*GL*), die nach Kontrastierung mit Bleihydroxyd eine starke Dichteerhöhung zeigen, finden sich in lockerer Häufung im Grundcytoplasma. Die Oberflächenmembran des Fußstückes schließt einerseits an eine Capillarwand, andererseits an zwei Neurone direkt an. *BM* Basalmembran der Capillare; *E* Endothel; *NU* und *P* Nucleo- und Cytoplasma der Nervenzelle. Umgebung einer 3 Tage alten Läsion der Großhirnrinde des Goldhamsters. Vergr. 18000:1

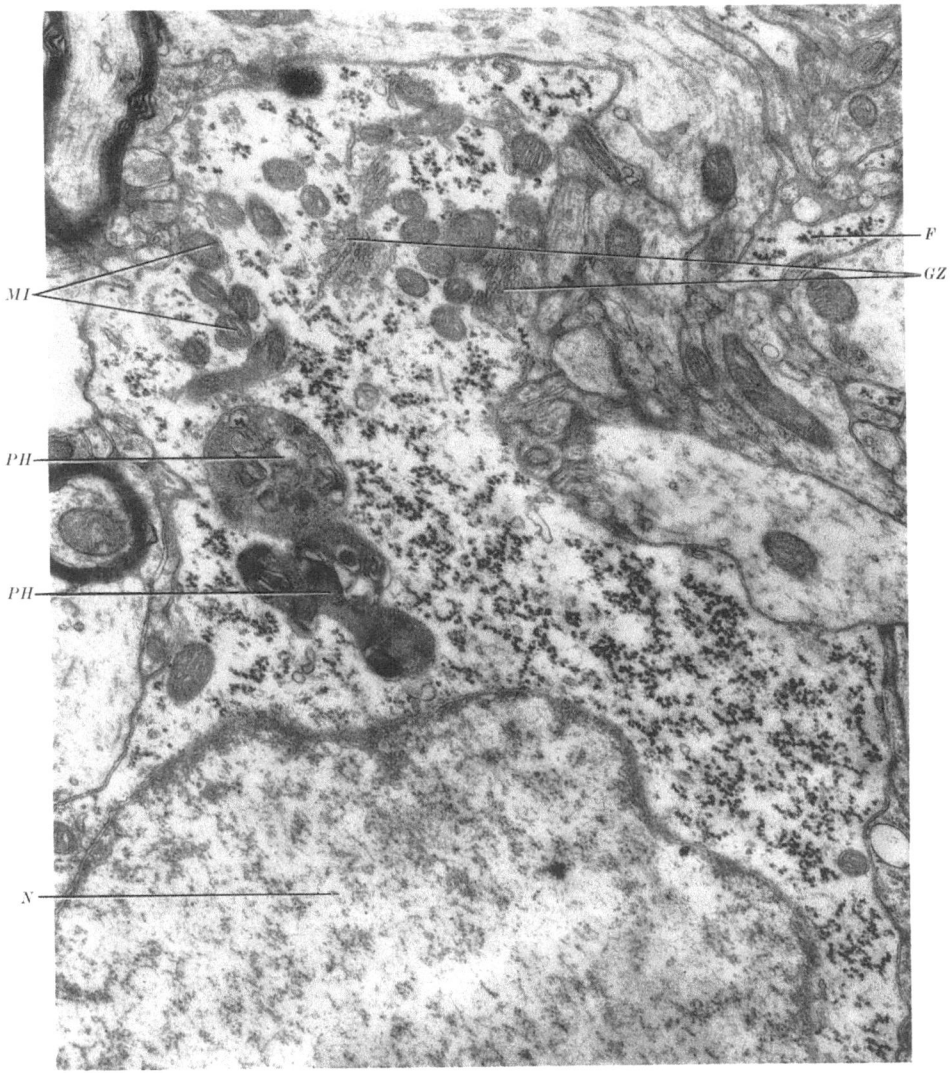

Abb. 77. Reaktiver Astrocyt der Großhirnrinde; nahezu im gesamten kernnahen Cytoplasma finden sich massive Häufungen von Glykogengranula. In einem distaleren Abschnitt, in dem diese Granula zurücktreten, sind kleine Mitochondrien (*MI*) und Golgizonen (*GZ*) konzentriert. *PH* phagosomenartiges Gebilde; *N* Nucleoplasma. Umgebung einer 24 Std alten traumatischen Läsion der Großhirnrinde der Ratte. Vergr. 18000:1

neben der schon erwähnten starken Affinität für Bleihydroxyd, welche die Glykogenpartikeln zeigen, jedoch in Erinnerung rufen, daß die Ribosomen im Gegensatz zu den Glykogenpartikeln nicht selten mit Membranen des endoplasmatischen Reticulums assoziiert sind. Das Auftreten von partikulärem Glykogen in reaktiv proliferierenden Astrocyten in der Randzone von Läsionen, die durch Bestrahlung mit Alphapartikeln gesetzt wurden, haben neuerdings auch MAXWELL und KRUGER (1965) beobachtet. Biochemische Untersuchungen des alterierten Hirngewebes, welche auf unsere Anregung hin durchgeführt wurden[1], ergaben keinen Anstieg des freien, wohl aber einen des gebundenen Glykogens. Die

---

[1] HAGER, LUH, RUŠČÁKOWA und RUŠČÁK 1967.

Glykogenanhäufungen sind wohl auf einen erniedrigten Metabolismus des Gewebes bei normaler Glucosezufuhr zurückzuführen. Die Vermehrung des partikulären Glykogens ist neben der noch näher zu würdigenden Bedeutung für den Elektrolyt- und Flüssigkeitstransport als weiterer Hinweis für die zentrale Funktion zu werten, die der protoplasmatische Astrocyt im Stoffwechsel des Gehirns

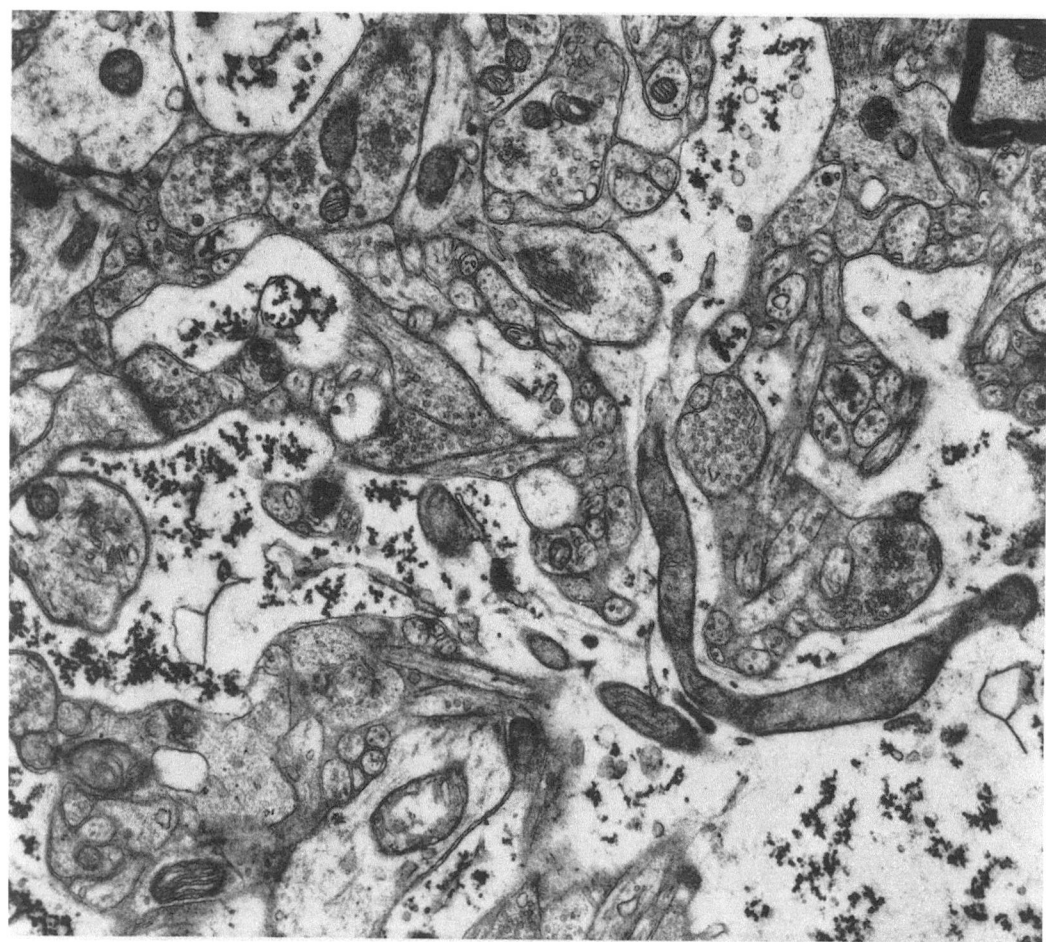

Abb. 78. Anhäufung von Glykogengranula in Fortsätzen reaktiver Astrocyten. Diese Fortsätze heben sich aufgrund der geringen Dichte ihres Cytoplasmas von den übrigen Komponenten des Neuropils ab. Umgebung einer 5 Tage alten traumatischen Läsion der Großhirnrinde des Goldhamsters. Vergr. 18000:1

einnimmt[1]. Atypische und pathologische Gliaformen treten besonders eindrucksvoll bei der hepato-lenticulären Degeneration (Wilsonsche Krankheit) in Erscheinung. ALZHEIMER hatte seinerzeit dabei zwei Formen unterschieden und deskriptiv als Typ 1 und 2 bezeichnet. Der erste Typ wird durch Zellen mit äußerst großen Kernformen repräsentiert, deren Cytoplasma sehr ausgedehnt ist und bei Färbung mit basischen Anilinfarbstoffen gegen die Umgebung nur unscharf abgrenzbar zu sein pflegt (Abb. 79). Kernbuchten sind nicht selten; sie können so ausgeprägt sein, daß der Eindruck einer Vielkernigkeit entstehen kann.

---

[1] HAGER 1964, 1965.

Das Nucleoplasma färbt sich intensiv an; daher können diese Elemente leicht mit nekrobiotischen Ganglienzellen verwechselt werden. Die Zellen des Typ 2[1] pflegen wesentlich kleiner zu sein; ihr Kern ist jedoch relativ groß, erscheint blasig und besitzt in der Regel gut erkennbare Kernkörperchen. Diese zwei atypischen

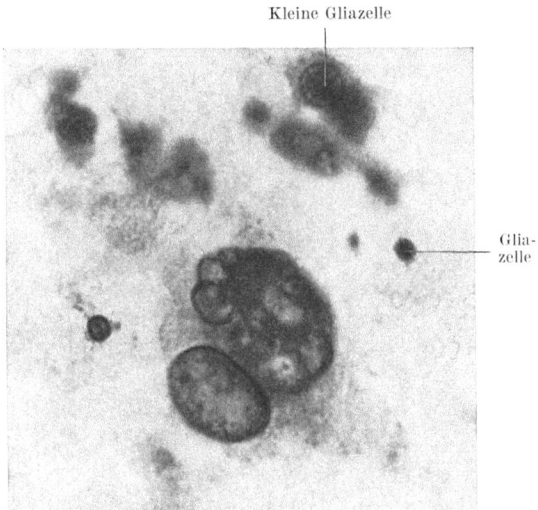

Abb. 79. Hepatolentikuläre Degeneration, pathologische Gliazelle vom Typ Alzheimer 1 im Striatum, der Zellkörper ist unscharf begrenzt, der Zellkern mehrfach gelappt. Vergr. 720:1. (Aus EICKE, Hdb. spez. path. Anat., Bd. XIII/1 A, 1957)

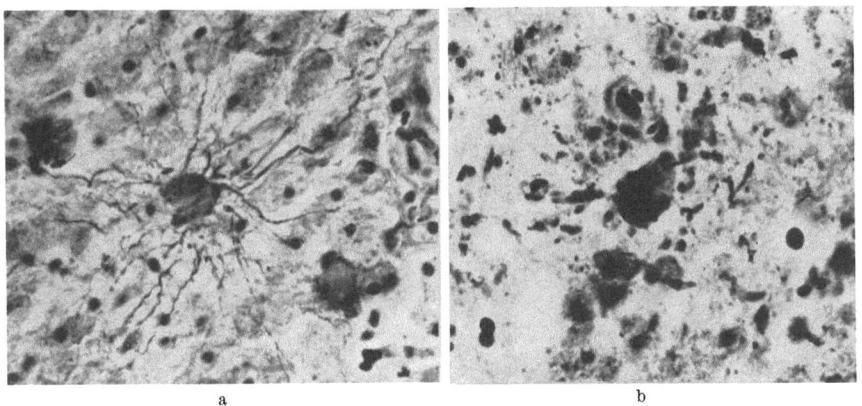

Abb. 80a u. b. Clasmatodendrose (Amöboidose) an progressiv veränderten Astrocyten, Silbercarbonatverfahren nach HORTEGA-PENFIELD. a Progressiver Astrocyt mit weithin sichtbaren dünnen Fortsätzen. b Quellung der Fortsätze, die in Trümmer zerfallen erscheinen; Verklumpung des Zellkörpers. Vergr. 480:1. (Aus W. SCHOLZ, Hdb. spez. path. Anat., Bd. XIII/1 A, 1957.)

Gliazellformen, wurden von der überwiegenden Zahl der Untersucher von den Astrocyten abgeleitet [2]. Beiläufig sei erwähnt, daß sie bei der Wilsonschen Krankheit weitaus am häufigsten im Striatum nachweisbar sind; aber auch in der Rinde und in den anderen grauen Gebieten trifft man sie an. Ferner sei bemerkt, daß sich auch bei akuten und chronischen Lebererkrankungen solche atypischen Gliaformen im Gehirn finden [3]. Auch diese zeichnen sich durch große Zellkerne,

---

[1] Abbildung s. Beitrag H. NOETZEL in diesem Band, S. 433 (Abb. 27).
[2] A. JAKOB, SPIELMEYER u. a.   [3] BOSTRÖM 1914, 1921, STADLER 1939, 1940, EICKE 1952.

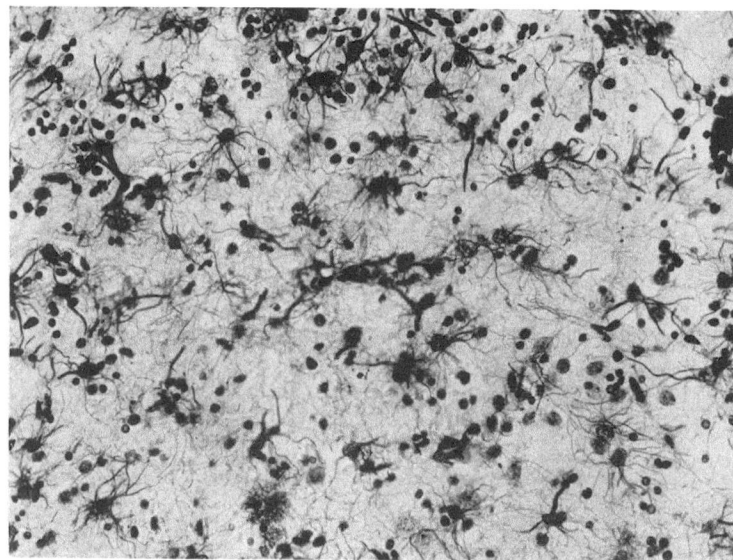

Abb. 81. Proliferation und reaktive Faserbildung von Astrocyten in einem Bezirk dicht gelagerter disseminierter Ganglienzellnekrosen. Gliafaserfärbung nach HOLZER. (Aus W. SCHOLZ, Krampfschädigung des Gehirns, 1951.)

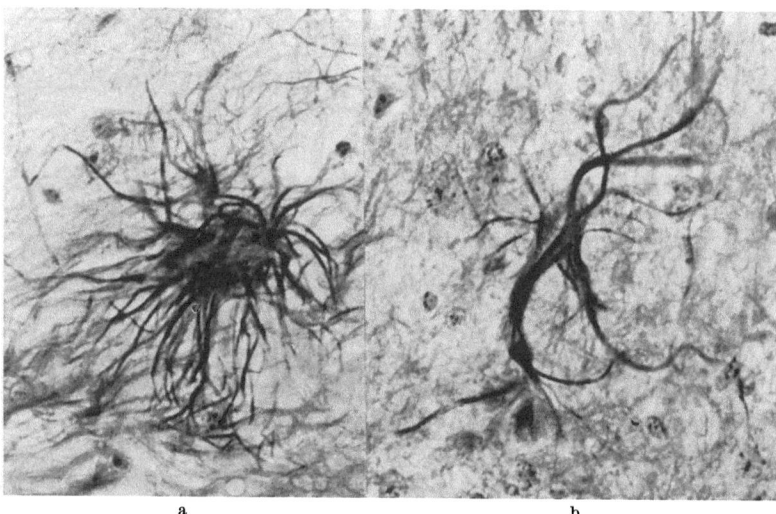

Abb. 82a u. b. Zwei monströse faserbildende Astrocyten (Gliamonstrezellen). Holzers Gliafaserfärbung. b Zelle mit verhältnismäßig spärlichen, faserbündelführenden Fortsätzen. a Mit sehr zahlreichen faserführenden Fortsätzen. (Aus W. SCHOLZ, Hdb. spez. path. Anat., Bd. XIII/1 A, 1957)

runde oder leicht ovale Kernformen aus. Die Begrenzung des Kernes ist meist recht deutlich, Kernkörperchen sind in der Regel vorhanden; im Kernraum beschränkt sich vielfach das Vorkommen von Chromatinpartikelchen auf deren Umgebung. Der Cytoplasmasaum ist mit lichtmikroskopischer Auflösung häufig nicht zu erkennen, so daß der Eindruck der „Nacktkernigkeit" entsteht; auch mit Imprägnationsmethoden lassen sich keine oder nur kurze cytoplasmatische Fortsätze darstellen.

Als typische regressive Veränderung der protoplasmatischen Astrocyten wird meist die ursprünglich von ALZHEIMER als *amöboide Umwandlung* beschriebene Alteration angeführt, welche besonders eindrucksvoll in der weißen Substanz hervorzutreten pflegt (Abb. 80). Der Zellkörper wird dabei plumper; die Fortsätze scheinen sich von ihm abzulösen, so daß meist nur kurze Stummel übrigbleiben. Die Ähnlichkeit dieser Stummel mit den Pseudopodien von Amöben führte zur Bezeichnung „amöboide Zellen". Das Cytoplasma zeigt eine größere Affinität zu sauren Farbstoffen; mitunter werden in ihm granuläre Gebilde sichtbar. Der Kerninhalt verdichtet sich; an fortgeschrittenen Stadien zeigen die Fortsätze Zeichen des Zerfalls in größere und kleinere unregelmäßig gefärbte Brocken. Diese Fragmen-

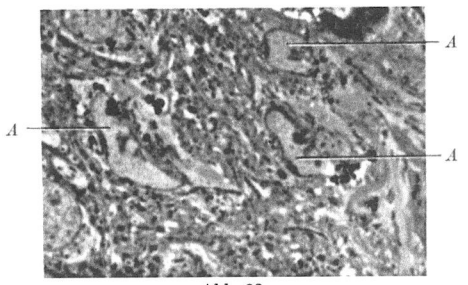
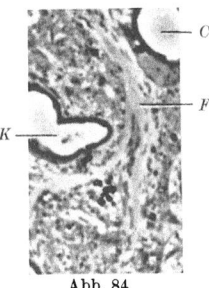

Abb. 83   Abb. 84

Abb. 83. Reaktive Faserbildner in der Umgebung einer 72 Tage alten traumatischen Läsion des Goldhamstergehirns. Die Kerne der faserbildenden Astrocyten (*A*) zeigen starke Buchten. Das filamenteführende Cytoplasma zeichnet sich durch eine erhöhte Dichte aus, in ihm sind Mitochondrien und stark osmophile Lipid- bzw. Pigmentkörper eingelagert. Eponeinbettung. Paraphenylendiaminfärbung. Phasenkontrast. Vergr. 1280:1

Abb. 84. Von Filamenten erfüllter Fortsatz eines Astrocyten (Gliafaser). In die aufgrund ihrer höheren Dichte sich auszeichnenden Filamentebündel (*F*) sind zahlreiche Mitochondrien eingelagert. *C* Capillaren. Eponeinbettung, Paraphenylendiamin, Phasenkontrast. Vergr. 1280:1

tation der Gliazellfortsätze tritt im Silberbild eindrucksvoll hervor. Sie wurde von CAJAL als Clasmatodendrose bezeichnet.

Ursprünglich vertrat ALZHEIMER entschieden die Auffassung, daß der Bildung der amöboiden Glia eine reaktive, dem Abbau des Parenchyms zugewandte Tendenz zugrunde liege. Doch neigte man in der Folgezeit mehr dazu, diese eigentümliche Veränderung als Ausdruck einer Nekrobiose der Astrocyten aufzufassen. Von besonderem Interesse ist, daß diese Alteration schon von älteren Untersuchern mit einer ödematösen Durchtränkung des Gewebes in ursächlichen Zusammenhang gebracht wurde. Ferner wurde wiederholt darauf hingewiesen, daß eine generalisierte Clasmatodendrose sich häufig nach plötzlichen Todesfällen darstellen läßt. LINDENBERG und NÖLL (1952) gingen diesem Problem auf dem Wege des Tierexperimentes nach; sie fanden, daß nach rasch eingetretenem Tod bzw. nach sehr kurzen terminalen Mangelzuständen sich postmortal ziemlich schnell eine Schwellung der Astroglia einstellt, die bald in eine Clasmatodendrose übergeht. Nach „subkritischem" Sauerstoffmangel ließen die protoplasmatischen Astrocyten keine so tiefgreifenden postmortalen Veränderungen erkennen. Diese Ergebnisse veranlaßten die Untersucher die Veränderungen des Gewebsstoffwechsels durch den präterminalen Sauerstoffmangel, welche die postmortalen autolytischen Vorgänge hintanhalten, als „strukturstabilisierenden" Faktor anzusehen. Zumindest sind diese Deutungen als Mahnung aufzufassen, die pathomorphologische Bedeutung der sog. Clasmatodendrose nicht zu hoch einzuschätzen.

Eine Reihe von in anderem Zusammenhang noch zu besprechenden elektronenmikroskopischen Befunden (vgl. S. 248) weist darauf hin, daß Gewebsalterationen der verschiedensten Art recht schnell zur Schwellung der Astrocyten führen

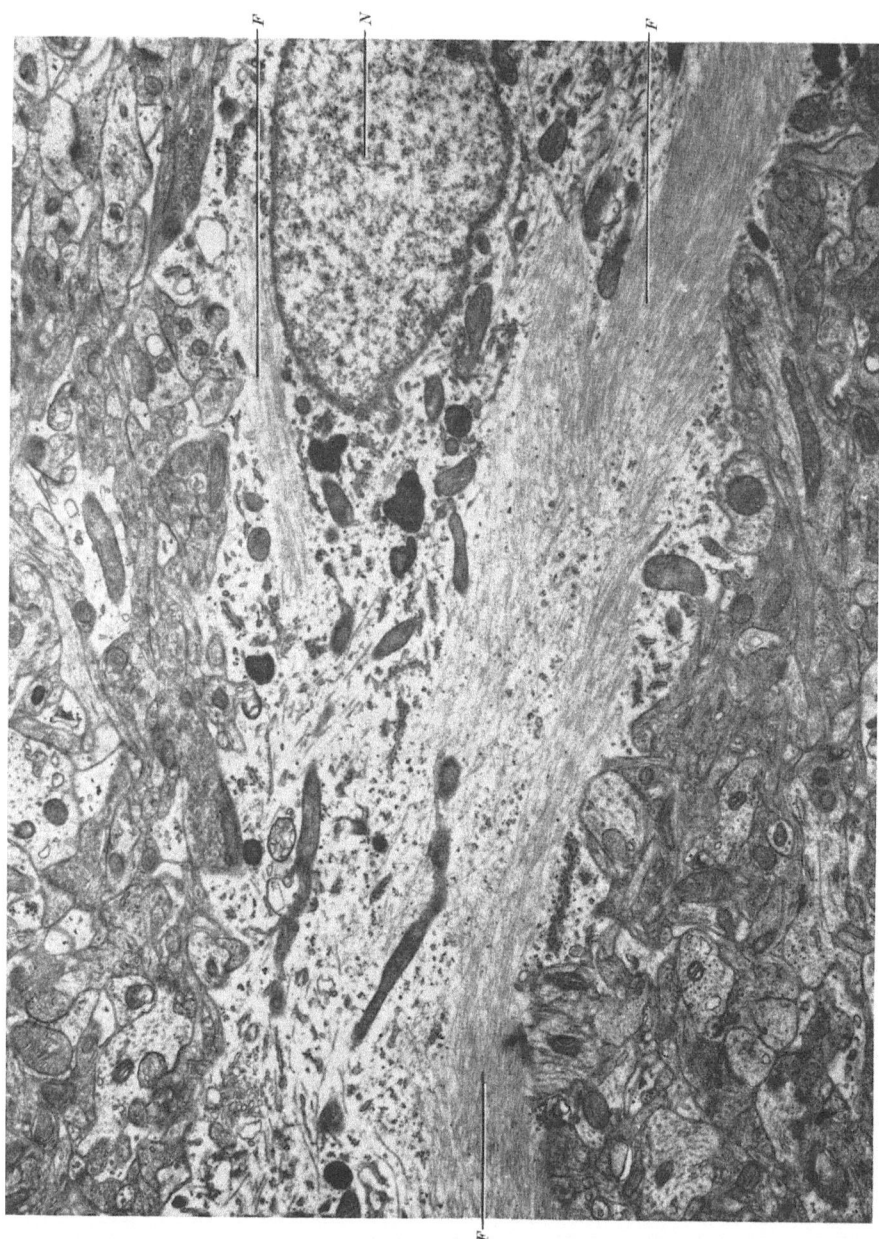

Abb. 85. Astrocytärer Faserbildner aus der Randzone einer 14 Tage alten traumatischen Läsion. Das Cytoplasma enthält als Zeichen einer in Gang gekommenen reaktiven Gliafaserbildung Züge von z. T. parallel ausgerichteten und mehr oder minder dicht gebündelten Gliafilamenten (F). In filamentefreien Cytoplasmabezirken beobachtet man rosettenartige Anordnungen von Ribosomen, Profile des endoplasmatischen Reticulums, Mitochondrien, lysosomenartige Gebilde und einzelne Mikrotubuli. N Zellkern des Astrocyten. Vergr. 9000:1. [Aus H. HAGER, Nervenarzt **37**, 1966]

können. Uns scheint die veränderte Imprägnierbarkeit der Fortsätze bei der sog. Clasmatodendrose wenigstens zum Teil auf der starken Hydratation des Cytoplasmas der Astrocyten, die solchen Schwellungen zugrunde liegt, zu beruhen.

Wohl die eindrucksvollste Veränderung, die reaktive Astrocyten zeigen können, ist die vermehrte Faserbildung (Abb. 81, 83 und 84). In einem großen Teil der Astrocyten, welche als erste Zeichen der Reaktion eine Hypertrophie bzw. Schwellung des Zellkörpers aufweisen, kommt es in den Randzonen des

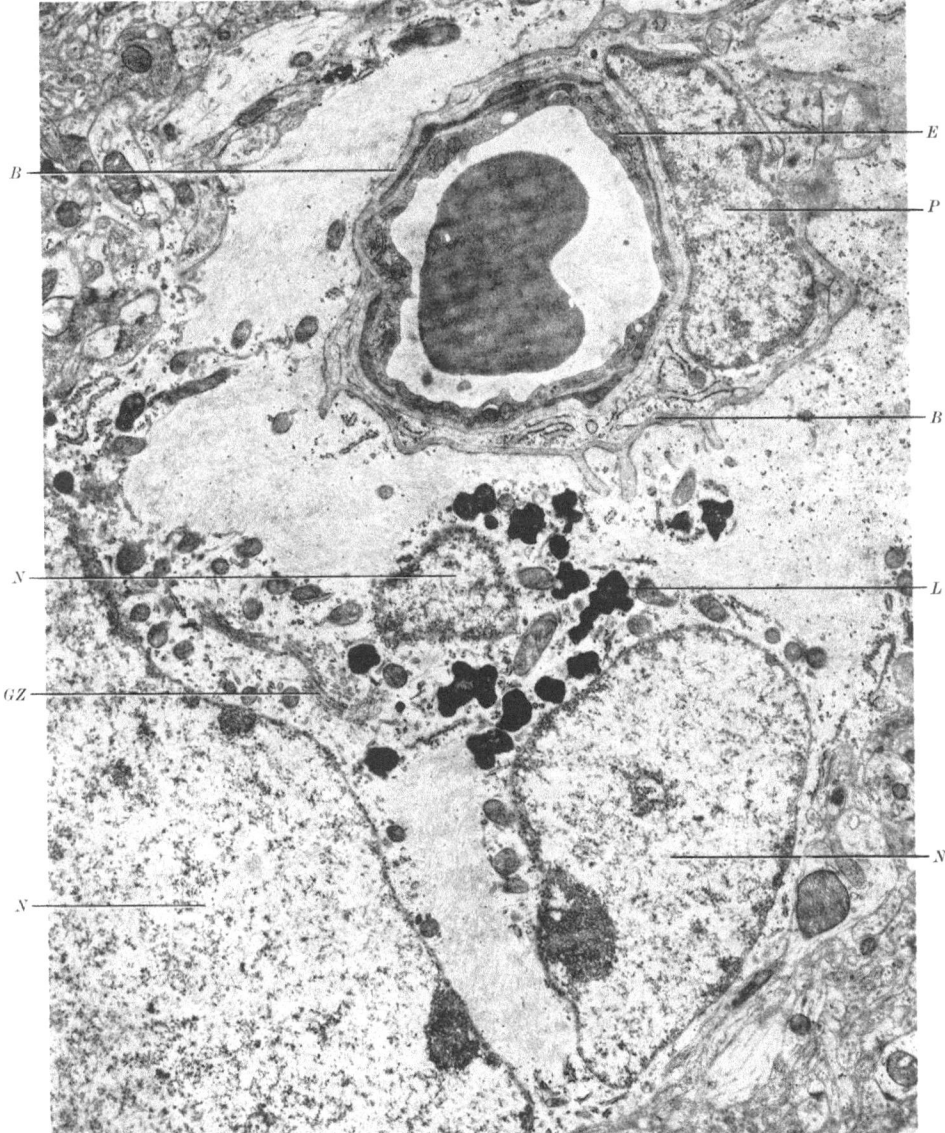

Abb. 86. Fortgeschrittene Faserbildung im Zellkörper eines als Capillarsatelliten situierten Astrocyten. In der Schnittebene liegen wohl aufgrund tiefer Lappungen mehrere getrennte Karyoplasmabezirke (*N*) vor. Ein großer Teil des perikariellen Cytoplasmas und die gesamten, die Capillare scheidenförmig umfassenden Fortsätze sind von dichtgepackten, in verschiedene Richtungen verlaufenden Filamenten erfüllt. Im kernnahen Cytoplasma bzw. innerhalb von Kernbuchten finden sich inselförmig konzentriert die cytoplasmatischen Organellen: zahlreiche kleine Mitochondrien, Golgizonen (*GZ*) und Anhäufungen von Pigmentkörpern (*L*); ferner Profile des endoplasmatischen Reticulums, Ribosomen und Mikrotubuli. *B* Basalmembranen der Capillare; *E* Endothel; *P* Pericyt. Umgebung einer 72 Tage alten traumatischen Läsion der Großhirnrinde des Goldhamsters. Vergr. 9000:1

Cytoplasmas zur Bildung von Fasern oder Faserbündeln, die häufig einen bogenförmigen Verlauf erkennen lassen. Diese Umwandlungen können zur Ausbildung monströser Gliazellen mit zahlreichen, vorzugsweise zu den Gefäßen verlaufenden faserhaltigen Fortsätzen führen (Abb. 82). LAPHAM (1962) hat neuerdings die Annahme zurückgewiesen, daß die riesigen Astrocyten, die

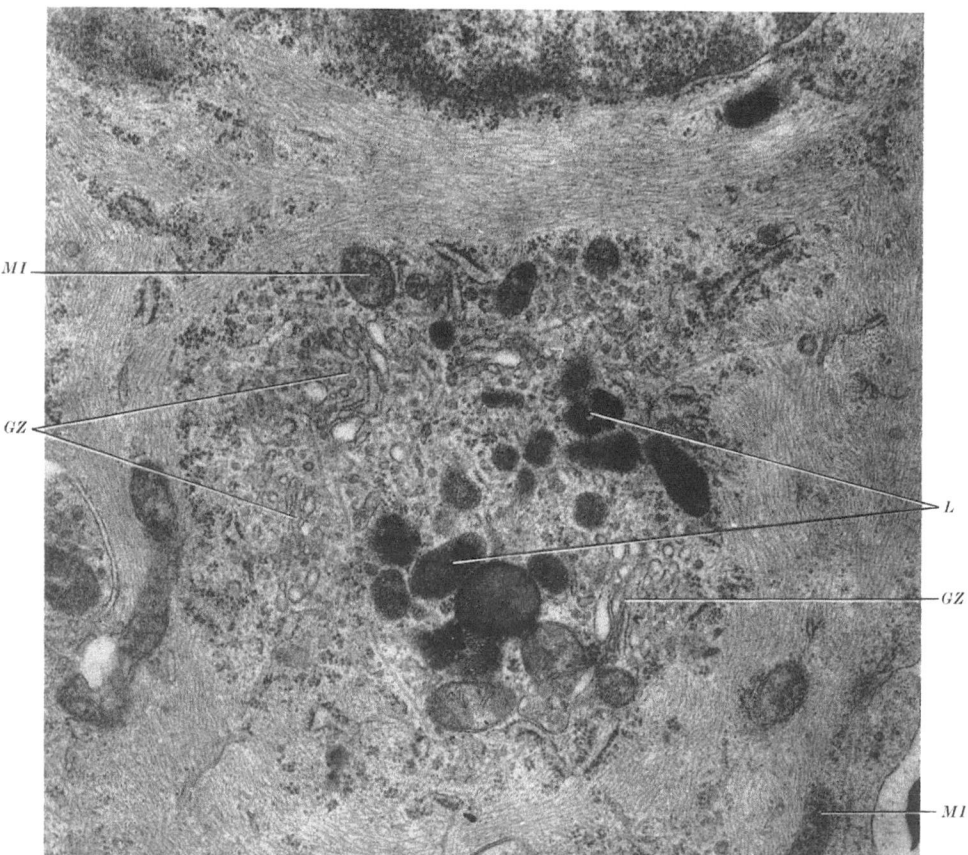

Abb. 87. Kernnaher Cytoplasmabereich eines älteren reaktiven astrocytären Faserbildners. Die dichtgepackten Einzelfilamente im Grundcytoplasma und ihr Verlauf sind deutlich zu erkennen. In einer umschriebenen filamentefreien Insel finden sich zusammengedrängt Golgizonen (*GZ*), in Rosettenform angeordnete Ribosomen, Mikrotubuli, Lipid- bzw. Pigmentkörper (*L*) sowie verhältnismäßig wenig Mitochondrien (*MI*). Letztere finden sich ebenso wie Ribosomengruppen auch innerhalb der Filamentebündel eingestreut. Aus der Umgebung einer 72 Tage alten traumatischen Läsion der Großhirnrinde des Goldhamsters. Vergr. 30000:1

ansehnliche Faserbündel bilden, regressive Formen darstellen. Die Größe der Kerne dieser riesigen astrocytären Faserbildner und ihr Chromatinreichtum regten LAPHAM und JOHNSTONE (1964) zu cytophotometrischen Messungen ihres DNS-Gehaltes an. Die Existenz polyploider Kerne bei diesen Formen wurde dabei nachgewiesen: Kleine faserbildende Astrocyten sind gewöhnlich diploid, Riesenformen sind in der Regel polyploid. Die Polyploidie ist begleitet von einer Vergrößerung des Nucleolus und von stärkerem Ribonucleinsäuregehalt des Cytoplasmas. Diese Befunde sprechen für eine starke metabolische Aktivität der Riesenastrocyten und keineswegs für eine regressive Veränderung. Denn man kann annehmen, daß die Polyploidie in Zusammenhang steht mit einer aktiveren Proteinsynthese, die wohl auf Bildung der ansehnlichen Faserbündel abzielt.

Der elektronenmikroskopische Aspekt der reaktiven Gliafilamentbildung wurde in jüngerer Zeit untersucht[1] (Abb. 85). Wir hatten den Eindruck, daß die Filamentbildung in der Umgebung des Kerns zu beginnen pflegt[2]. Tiefe Kernbuchten sind

---

[1] PALAY 1958, LUSE 1958, BUNGE, BUNGE und RIS 1961, HAGER 1962, 1964.
[2] HAGER, HIRSCHBERGER und BREIT 1962.

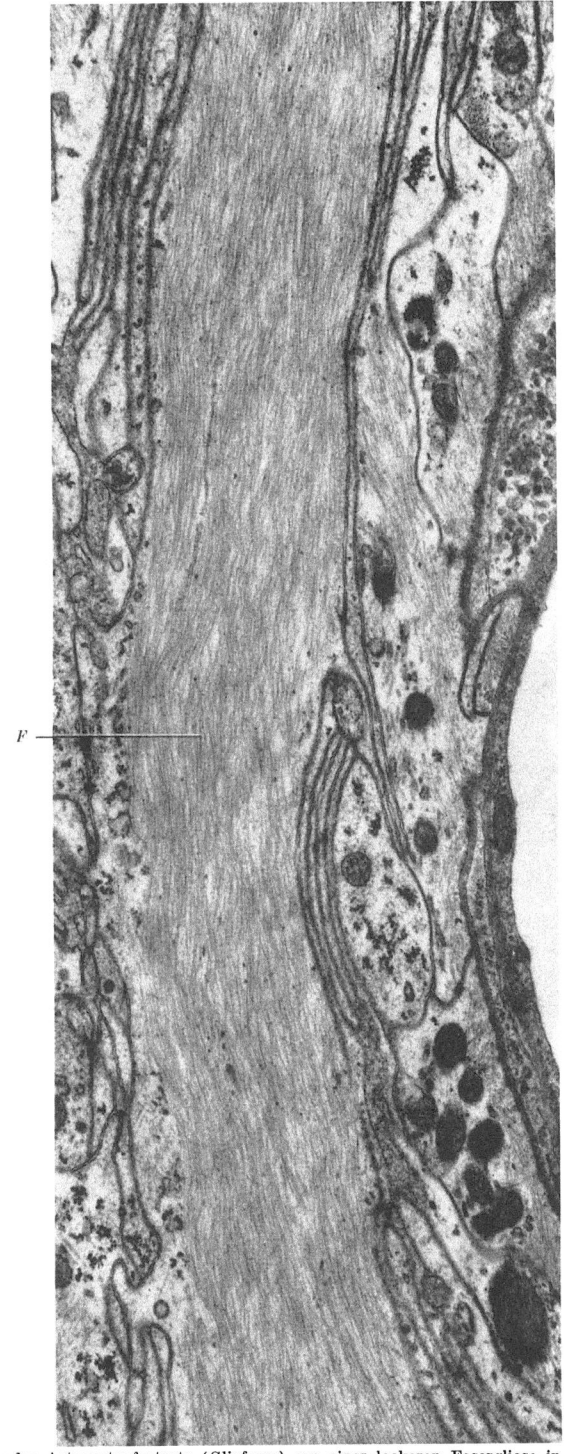

Abb. 88. Faserführender Astrocytenfortsatz (Gliafaser) aus einer lockeren Fasergliose in der Umgebung einer 72 Tage alten traumatischen Läsion der Großhirnrinde des Goldhamsters. Die parallel ausgerichteten, gleichmäßig dichtgepackten Filamente (F) füllen nahezu den gesamten Querschnitt des Zellfortsatzes aus. Nur an den Randzonen finden sich freie Cytoplasmasäume mit vereinzelten Ribosomen und Glykogenpartikeln. Die Filamente verbleiben durchwegs im intracellulären Bereich. Vergr. 18000:1

offensichtlich die Vorzugsplätze für die erste Bildung von Filamentbündeln[1]. In den frühesten Stadien finden sich die Filamente locker ins Grundcytoplasma eingelagert. Es ist besonders hervorzuheben, daß sie die Neigung zeigen, sich zu parallelen Zügen zu bündeln. Schließlich dehnt sich die Filamentbildung auch auf die Fortsätze aus. In älteren Faserbildnern, wie wir sie in gliösen Narbengebieten beobachten konnten, zeigen die Filamente eine besonders dichte Packung und eine ausgeprägte Ordnung in Bündel, welche das Cytoplasma in verschiedener Richtung durchziehen (Abb. 86). Ein großer Teil des Grundcytoplasmas kann in fortgeschrittenen Stadien der reaktiven Gliafaserbildung von Filamenten erfüllt sein; das endoplasmatische Reticulum und der Ribosomenbestand bleiben auf Proto-

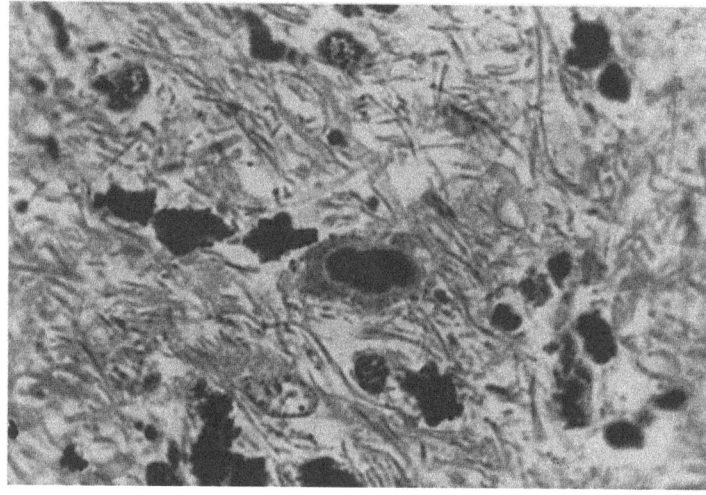

Abb. 89. Rosenthalsche Fasern bei multipler Sklerose. In einem Entmarkungsherd des Parietalmarkes liegen frei im Gewebe äußerst dichte, intensiv mit Toluidinblau angefärbte Rosenthalsche Fasern. Vergr. 1000:1. [Aus OGASAWARA, Acta neuropath. (Berl.) 5, 1965]

plasmainseln zwischen den Filamentzügen beschränkt (Abb. 87). Es ist hervorzuheben, daß sogar prall mit Filamenten gefüllte Fortsätze, die lichtmikroskopisch als Gliafasern imponieren, stets Mitochondrien enthalten, die ebenfalls innerhalb kleiner filamentefreier Cytoplasmainseln liegen. Eine Untergliederung der Filamente in Fibrillen ist ebenso wie in normalen Faserbildnern in der Regel nicht zu erkennen (Abb. 88). Es sei besonders unterstrichen, daß diese Befunde eindeutig auch unter pathologischen Bedingungen für eine absolut intracelluläre Bildung der Gliafasern sprechen. Zu einer Freisetzung der Filamentebündel kommt es nach unserern Beobachtungen nur in nekrotischen Fortsätzen. Die Fähigkeit zur umfangreichen Produktion von Filamenten dürfte als prospektive Potenz den meisten Astrocyten innewohnen. Über den Prozeß, der zur Bildung der Filamente im Grundcytoplasma führt, lassen sich bisher noch keine gut fundierten Vorstellungen entwickeln. Es ist denkbar, daß die Zelle fädige Molekeln produziert, die im Rahmen der Filamentbildung orientiert und durch Bindungen stabilisiert werden. Eine andere Möglichkeit, die ENGSTRÖM und FINEAN (1958) für die Bildung von KEMF-Fasern schlechthin in Erwägung ziehen, ist eine End-zu-End-Assoziation corpusculärer Proteine. Bestimmte Eigenschaften der Röntgenbeugungsdiagramme von zahlreichen Faserproteinen aus der KEMF-Gruppe sollen für eine solche Deutung sprechen.

---
[1] HAGER 1962, 1964.

ROSENTHAL beschrieb 1898 unregelmäßig geformte kolbige Auftreibungen in den zentralen Gliosen bei Syringomyelie. Für diese kolbigen und fadenförmigen Gebilde, welche für Degenerationsformen von Gliafasern gehalten wurden, gebrauchten BIELSCHOWSKY und UNGER (1920) die Bezeichnung *„Rosenthalsche Fasern"* (Abb. 89 und 90). Es zeigte sich, daß die Fähigkeit zur Bildung solcher Fasern auf Spongioblasten und spongioblastenartige Zellen beschränkt ist. Histochemische Untersuchungen solcher Fasern ergaben[1], daß diese eigenartig veränderten Fasern keine Kohlenhydrate und Lipoide enthalten, wohl aber eine positive Reaktion auf Eiweißkörper aufweisen. Insgesamt sprachen die Ergebnisse der Reaktionen dafür, daß die Rosenthalschen Fasern als Degenera-

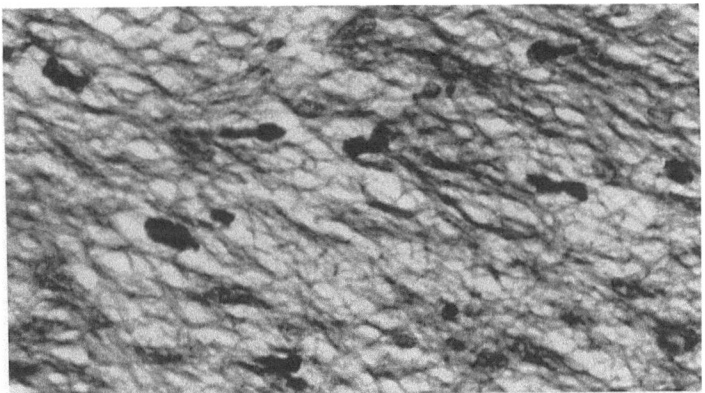

Abb. 90. Rosenthalsche Fasern aus einem Spongioblastom des Halsmarks. Eisenhämatoxylin nach HEIDENHAIN Vergr. 420:1. (Die Abbildung wurde von Herrn W. SCHLOTE, Tübingen, zur Verfügung gestellt)

tionsprodukte von Gliafasern aufzufassen sind. Die positive Anfärbung mit den Markscheidenmethoden führte man auf das vermutete Vorliegen von gerichteten Eiweißkörpern zurück. Enzymhistochemische Untersuchungen an Rosenthalschen Fasern innerhalb von Spongioblastomen stellten neuerdings SCHIFFER, FABIANI und VESCO (1964) sowie GULOTTA und KREUTZBERG (1963) an. Sie fanden eine mangelnde Aktivität oxydativer Enzyme im Bereich der Fasersubstanzen. In jüngerer Zeit wurde darauf hingewiesen, daß Rosenthalsche Fasern auch in Herdbereichen bei multipler Sklerose auftreten können[2] (Abb. 90). Auch bei Leukodystrophien wurden sie beschrieben[3]. SCHLOTE (1966) konnte feststellen, daß auch innerhalb reparativer dichter Fasergliosen in Randgebieten ventrikelferner, alter kreislaufbedingter Parenchymschäden zuweilen reichlich Rosenthalsche Fasern vorhanden sind. Die optisch isotropen Rosenthalschen Fasern fand er im Verlauf der anisotropen Gliafasern eingeschaltet. In diesen Bezirken waren in Zügen angeordnete spongioblastenartige Zellen anzutreffen. Es scheint aus diesen Beobachtungen hervorzugehen, daß Spongioblasten sich bei lokaler Alteration des Gewebes aus den gliösen Elementen formen können. Besonders SCHLOTE faßte das Auftreten der Spongioblasten als Ausdruck einer Dedifferenzierung innerhalb der astrogliösen Zellen auf. Nach diesen neueren Befunden ist die ursprüngliche Ansicht, daß die Spongioblasten und damit die Rosenthalschen Fasern sich ausschließlich aus den subependymären Gewebsbereichen entwickeln, nicht aufrechtzuerhalten.

---

[1] DIEZEL und ROTTMANN 1958. [2] OGASAWARA 1965.
[3] VOGEL und HALLERVORDEN 1962.

Schließlich hat SCHLOTE (1964, 1966) Rosenthalsche Fasern von bioptisch gewonnenem formolfixiertem Material elektronenmikroskopisch untersucht (Abb. 91 a und b). Er fand innerhalb dieser Gebilde im Verlauf der Filamentbündel Anhäufungen einer amorphen dichten osmiophilen Substanz. Die angrenzenden Gliafilamente gehen unter körnigem Zerfall in diese Substanzen über. Dies erklärt den Verlust der Doppelbrechung im Bereich der Rosenthalschen Fasern, die demnach keine faserigen bzw. feinfädigen Bestandteile aufweisen. SCHLOTE

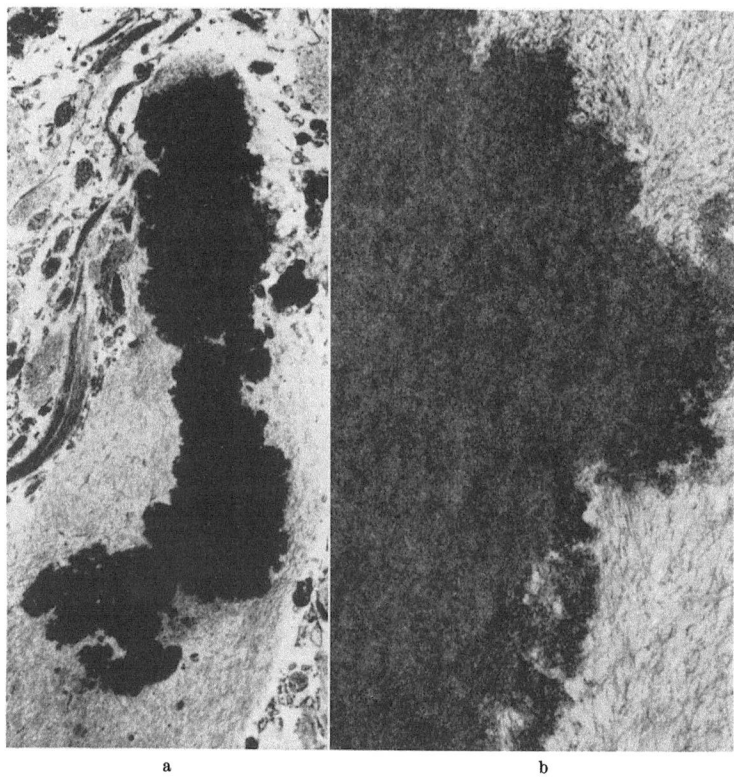

a   b

Abb. 91a u. b. Feinstruktur von Rosenthalschen Fasern aus einem Spongioblastom. In den von Gliafilamenten erfüllten Zellfortsätzen finden sich längliche, unregelmäßig begrenzte, osmiophile Körper von hoher Dichte. Bei höherer Auflösung ist erkennbar (b), daß diese Rosenthalschen Fasern aus dichter gepacktem granulärem bzw. amorphem Material zusammengesetzt sind und keine begrenzende Membran aufweisen. Vergr. a 6000:1. b 25000:1. (Die Abbildungen wurden von Herrn W. SCHLOTE, Tübingen, zur Verfügung gestellt.)

machte die Anwesenheit von Lipiden für die starke Osmiophilie der Substanzen verantwortlich; als wesentlichen Vorgang nimmt er eine Anreicherung von Stoffen im Grundcytoplasma und im Bereich der Filamente an, die er als Stapelungsdystrophie bezeichnet. SCHLOTE (1966) hat damit die Annahme von BIELSCHOWSKY und UNGER (1920), daß die Bildung Rosenthalscher Fasern auf einer Verhinderung der Markbildung durch die Myelinisationsglia mangels Kontakt mit Axonen beruhe, aufgrund seiner elektronenmikroskopischen Ergebnisse widerlegt.

3. Normale Morphologie des Ependyms

Unter Ependym wird die Zellschicht verstanden, die die Ventrikelwände des Zentralnervensystems bekleidet und in ihrer Anordnung an einschichtige Epithelien erinnert. Grob lassen sich an der ependymalen Auskleidung der Ventrikelwände der Säugetiere und des Menschen meist mehrere Schichten unterscheiden: Der Schicht der eigentlichen Ependymzellen ist meist eine subependymäre, weitgehend kompakte Schicht von Gliafasern und eine Schicht, die sich aus mehr oder minder dicht angeordneten astrocytären und oligodrogliösen Elementen und ihren Fortsätzen zusammensetzt, unterlagert. Verlagerungen von Ependymzellen in die Subependymärschichten sind auch im Ependym des Erwachsenen — vor allem im Bereich der sog. Ventrikelkiele — vereinzelt zu erkennen. Daß die Ependymzellen mit den Astrocyten viel Gemeinsames haben, entging schon den älteren Untersuchern nicht. Der Gehalt an Fasern, die mit den Fasern dieser Gliaelemente identisch sind, sowie die Ausbildung langer Fortsätze, die nicht selten Beziehungen zu den Gefäßwänden zeigen, sprechen für eine nahe Verwandtschaft. Man hat geglaubt, bei der eigentlichen Ependymzellschicht zwei Formen unterscheiden zu können, die als bandförmige und gekammerte bezeichnet wurden. Die erstere soll mehr aus flachen konischen Zellen mit überwiegend runden Kernen bestehen. Beim sog. gekammerten Ependym wurde das Vorliegen von flüssigkeitsgefüllten Vacuolen innerhalb der Ependymzellen angenommen. Jedoch läßt sich, wie die Arbeiten FLEISCHHAUERS, auf die noch zurückzukommen sein wird, zeigten, die Differenzierung des Ependyms und des subependymären Gewebes viel weiter treiben.

Die faserhaltigen Zellfortsätze der Ependymzellen können bei niederen Wirbeltieren eine extreme Länge erreichen. Sie durchziehen das Zentralnervensystem oft bis zu den Hirnoberflächen, wo sie die Membrana limitans gliae superficialis bilden und lassen sich mit den Silbermethoden CAJALS eindrucksvoll darstellen. Das Vorkommen von Schlußleisten entging den älteren Untersuchern, die sich histologischer Methoden bedienten, nicht. Im übrigen ließ sich die Oberflächenstruktur der Ependymzellen mit histologischen Methoden aufgrund der Begrenzung der Auflösungsfähigkeit des Lichtmikroskops nicht ergiebig analysieren. Man dachte gelegentlich daran, daß der Oberflächenmembran eine Cuticula aufliege; die erst im Elektronenmikroskop erkennbaren Mikrovilli können durchaus bei gehäuftem Auftreten im histologischen Schnittpräparat ein solches Bild hervorrufen. Schon die lichtmikroskopischen Untersucher hatten festgestellt, daß die Cilien recht hinfällige Gebilde sind, die rasch postmortalen Vorgängen zum Opfer fallen können. Gleiche Erfahrungen haben wir bei der Präparation für elektronenmikroskopische Untersuchungen gemacht. Die Flimmerbewegungen des Ependyms wurden vielfach an exzidierten Ventrikelwandstücken bzw. an embryonalen Ependymzellkulturen in der Gewebekultur eingehend studiert. Das diesbezügliche Schrifttum findet sich bei BLINZINGER und HENN (1966). Bemerkt sei noch, daß sich die Cilien mit der Holzerschen Gliafasermethode darstellen. Blepharoblastenähnliche Gebilde an der Zelloberfläche wurden vielfach beschrieben. Ein relativer Reichtum der Ependymzellen an Mitochondrien wurde bereits aufgrund histologischer Ergebnisse angenommen. Das Golgisystem läßt sich mit geeigneten Methoden gut darstellen. Auch auf das Vorkommen von mit Lipoidfarbstoffen anfärbbaren Einlagerungen in Ependymzellen des erwachsenen Menschen wurde verschiedentlich hingewiesen. Der ependymäre Belag der Ventrikelwände wurde von verschiedener Seite als morphologisches Substrat der Schranke zwischen Liquor und Hirngewebe angesehen. Das wesentliche Schrifttum findet sich in der Arbeit von JAHN (1940). SPATZ hat seinerzeit in eingehenden, an die Untersuchung GOLDMANNS anknüpfenden Versuchen gezeigt, daß bei intraventriculärer Applikation von Trypanblau der Farbstoff in einer solchen Form ins Gewebe eindringt, daß er Verteilungsgesetzen zu folgen scheint, wie sie in einer toten Gallerte bestimmend sind. Im allgemeinen kann, wie BIONDI (1956) hervorhebt, das Ependym nur als eine sehr schwach wirksame Barriere für das Eindringen gewebsfremder Stoffe aus dem Liquor ins kompakte Gewebe angesehen werden. Die Eigenarten und regionären Unterschiede des Übertritts von Stoffen aus dem Liquor in die Ependymwände wurden in jüngerer Zeit von FLEISCHHAUER unter Verwendung von fluorescierenden Farbstoffen eingehend studiert. Insgesamt fand die Ansicht der älteren Untersucher, daß das Ependym vorwiegend resorptive Funktion hat und die zu resorbierenden Stoffe dem Liquor entnimmt, in jüngerer Zeit weitgehend Bestätigung.

Über das Ependym liegen eine Reihe von feinstrukturellen Untersuchungen vor. SCHULTZ, BERKOWITZ und PEASE (1956), FLEISCHHAUER (1957, 1958), OKSCHE (1958) untersuchten die Auskleidung der Ventrikelwände von Kaltblütern. Die feinstrukturelle Organisation des Ependyms von Säugern haben LUSE (1956), PALAY (1958), BRIGHTMAN und PALAY (1963) und BLINZINGER (1962) studiert. Das Ependym erscheint im Elektronenmikroskop eindeutig als eine einschichtige, epithelähnliche Zellage (Abb. 92). Eine Basalmembran, welche bei echten Epithelien stets vorhanden ist, fehlt jedoch. Im basalen Bereich der Ependymzellperikarya läßt sich auch an ultradünnen Schnitten nicht selten der Abgang einzelner oder mehrerer, ziemlich dicker cytoplasmatischer Fortsätze verfolgen. Sie dringen in die vorwiegend aus gliösen Elementen sich zusammensetzende subependymale Schicht ein und scheinen sich dann weiter zu verästeln. Von gewissem Interesse ist, daß Ependymzellen nicht selten direkt, d. h. ohne Zwischenschaltung astrocytärer Plasmafortsätze, mit ihren Oberflächenmembranen an die Basalmembran von kleinen subependymalen Venen oder Capillaren angrenzen. Die Ependymzellen zeigen an ihren Seitenflächen gewöhnlich zahlreiche, recht unterschiedlich gestaltete Aus- und Einstülpungen ihrer Plasmaleiber, die in mannigfacher Weise innig miteinander verzahnt sind. Nicht selten findet sich eine Überlappung durch lange zungenförmige Cytoplasmaausläufer. Von besonderem Interesse ist das regelmäßige Vorkommen von schlußleistenähnlichen Differenzierungen der Zellmembranen, die denen ähneln, die bei vielen Deckepithelien beobachtet wurden. Es finden sich Anlagerungen eines homogen erscheinenden Materials von erheblicher Eigendichte, die entweder Unterbrechungen zeigen oder kontinuierlich über eine Strecke hin die Zellmembranen begleiten. Das Grundcytoplasma der Ependymzellen zeigt eine etwas größere Dichte als das von Astrocyten. Das endoplasmatische Reticulum ist mäßig entwickelt. Seine Membranen zeigen nur vereinzelte Anlagerungen von Ribosomen, im übrigen sind diese Partikeln im Grundcytoplasma verstreut. Der Mitochondrienbestand ist relativ stattlich. Diese Organellen sind meist klein und von recht variabler Form. Auffallend ist ihre vorzugsweise Anordnung in den apikalen Zellpartien. Gelegentlich finden sich auch Cytosomen. Untersuchungen über die Aktivität lysosomaler hydrolytischer Enzyme in diesen Organellen liegen bisher nicht vor. Golgizonen, zusammengesetzt aus mehreren eng aneinanderliegenden, membranbegrenzten Vacuolen und Tubuli, sind regelmäßig vorhanden. Sie sind oft direkt unterhalb der Basalkörperchen der Kinozilien gelagert. Gelegentlich trifft man sog. ,,multivesicular bodies" an. Der Zellkern weist nicht selten tiefe, lichtmikroskopisch nicht erkennbare, sackförmige Einbuchtungen auf. Von besonderem Interesse sind die Differenzierungen an der Zelloberfläche (Abb. 93). Es lassen sich im Elektronenmikroskop einerseits Mikrovilli und andererseits Kinozilien unterscheiden. Erstere sind die wesentlich einfacheren Gebilde und stellen etwa im Durchschnitt 2 µ lange und 35—50 µ dicke fingerförmige Ausstülpungen der Zellmembran dar, die eine weitgehend homogene Binnensubstanz zeigen. Sie erheben sich zuweilen von kegel- oder prismaförmigen Cytoplasmasockeln, mitunter auch in kleinen Gruppen und zeigen dabei gelegentlich dichotomische Aufzweigungen; sogar geweihartige Formen können vorkommen[1]. Bemerkenswerterweise ist zu erkennen, daß die losen Enden der Mikrovilli mitunter Körper, die der Ventrikeloberfläche aufliegen, gleich Fangarmen

---
[1] BLINZINGER 1962.

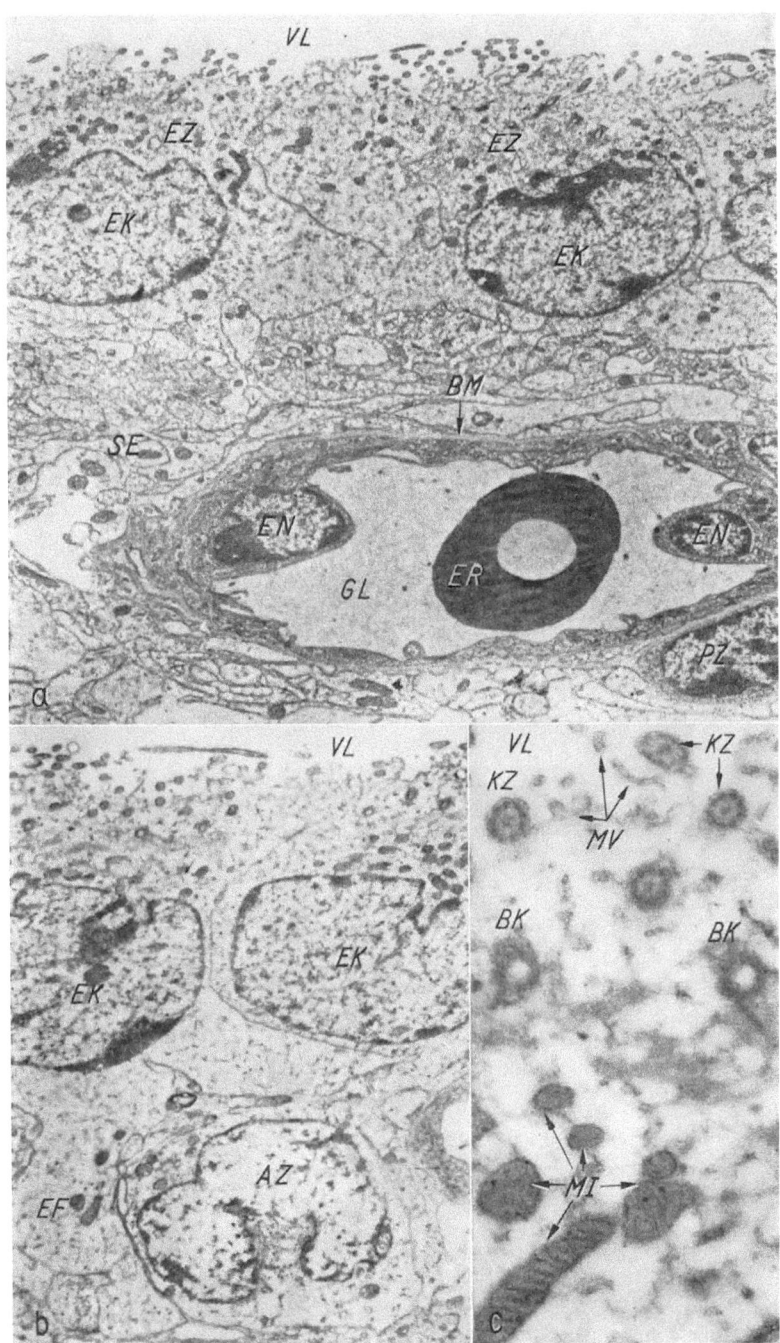

Abb. 92a—c. a Wandabschnitt des Seitenventrikels. Die gegen das Ventrikellumen (*VL*) gerichtete freie Oberfläche der Ependymzellen ist mit Mikrovilli und Kinocilien ausgestattet. Die Zellkerne (*EK*) sind ventrikelwärts eingebuchtet. Die Mitochondrien sind in den apikalen Partien der Ependymzellkörper (*EZ*) konzentriert. Die subependymale Schicht (*SE*) besteht aus einem dichten Filz von gliösen und ependymalen cytoplasmatischen Fortsätzen; einige davon grenzen unmittelbar an die äußere Basalmembran (*BM*) einer kleinen Vene. *GL* Gefäßlichtung; *EN* Endothelkerne; *PZ* Pericytenkern; *ER* Erythrocyt. Vergr. 4500:1. b Wandabschnitt des Seitenventrikels: Die Ependymzelle links im Bild dringt mit einem dicken basalen Cytoplasmafortsatz (*EF*) in die subependymale Schicht ein. *VL* Ventrikellumen; *EK* Ependymzellkern; *AZ* subependymaler Astrocyt. Vergr. 6000:1. c Apikaler Bereich eines Ependymzellperikaryons. Es sind mehrere Mitochondrien (*MI*) sowie quergeschnittene Basalkörperchen (*BK*) von Kinocilien zu erkennen. *VL* Ventrikellumen; *KZ* Kinocilien im Querschnitt; *MV* Mikrovilli. Vergr. 21 600:1. [Aus K. H. BLINZINGER, Acta neuropath. (Berl.) **1**, 527, 1962]

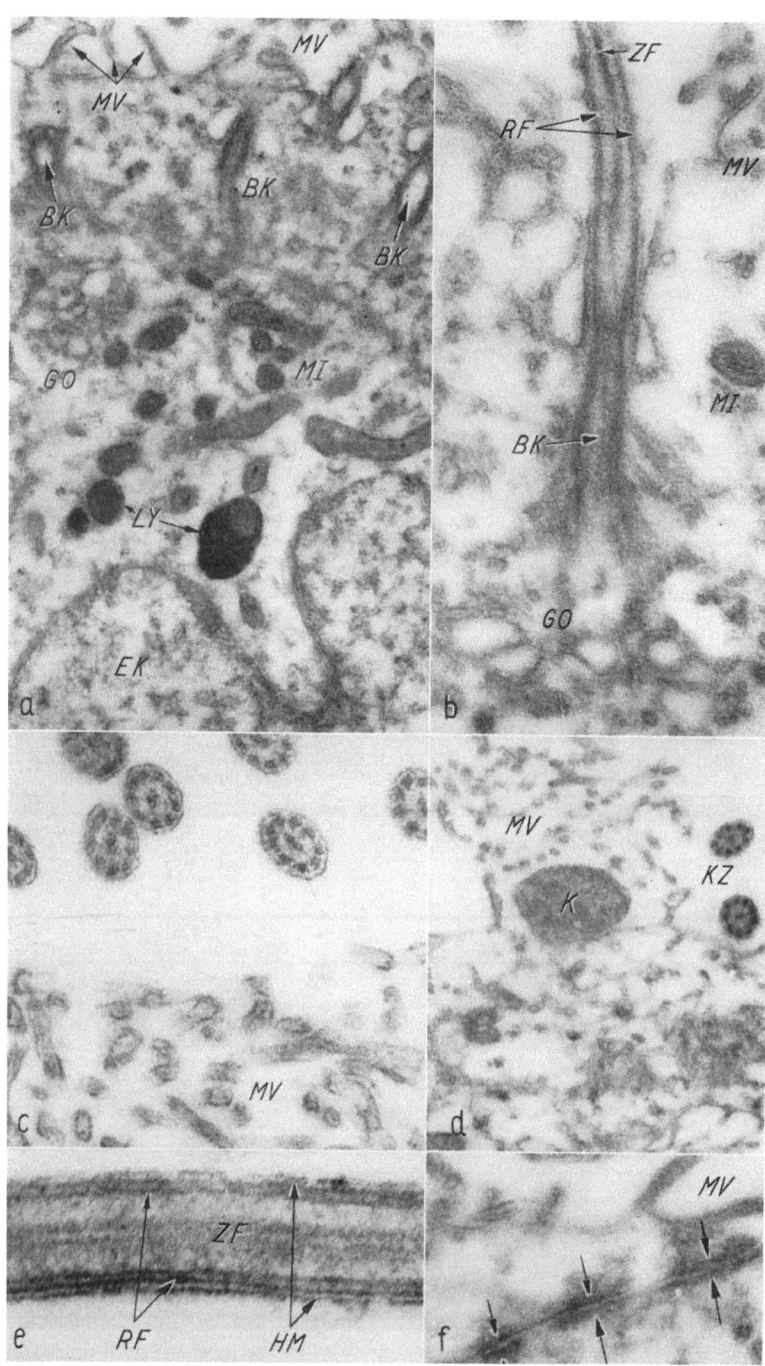

Abb. 93a—f. a Apikaler Abschnitt einer Ependymzelle. Von der freien Zelloberfläche erheben sich einige fingerförmige Mikrovilli. Im Cytoplasma finden sich quer und schräg geschnittene Basalkörperchen und Kinocilien (*BK*), ferner Mitochondrien (*MI*), Lysosomen (*LY*) und Anschnittprofile der Golgizonen (*GO*). Der Zellkern (*EK*) weist ventrikelwärts eine sackförmige Einbuchtung auf. Vergr. 14400:1. b Längsschnitt durch den proximalen Anteil einer Kinocilie. Die Austrittsstelle der Cilie aus dem Zellkörper liegt versenkt im Grund einer Einstülpung der Plasmamembran. Die randständigen Fibrillen (*RF*) der Kinocilie scheinen kontinuierlich in das röhrenförmige Basalkörperchen (*BK*) überzugehen. Von den beiden zentralen Fibrillen (*ZF*) liegt nur eine in der Schnittebene. Unterhalb des Basalkörperchens ist eine Golgizone (*GO*) sichtbar. *MV* Mikrovilli; *MI* Mitochondrien. Vergr. 40000:1. c Querschnitte von mehreren Kinocilien. Die Innenstruktur mit neun peripheren Doppel-Fibrillen und einem axialen Paar einfacher Fibrillen tritt deutlich hervor. *MV* Mikrovilli. Vergr. 60000:1. d Apikaler Bereich eines Ependymzellperikaryons. Die losen Enden zahlreicher Mikrovilli (*MV*) umschließen einen den freien Zelloberflächen aufliegenden Körper (*K*). *KZ* Kinocilien quergeschnitten. Vergr. 21600:1. e Längsschnitt durch eine Kinocilie. Die von der Plasmamembran der Ependymzelle gebildete äußere Hülle (*HM*) sowie die randständigen (*RF*) und zentralen Fibrillen (*ZV*) sind gut zu erkennen. Vergr. 100000:1. f Schlußleiste im apikalen Bereich zweier benachbarter Ependymzellen. Die aneinandergrenzenden Plasmamembranen weisen an ihren Innenseiten symmetrisch angeordnete saumartige Anlagerungen eines dichten Materials auf (Pfeile!). *MV* Mikrovilli. Vergr. 60000:1.

[Aus K. H. BLINZINGER, Acta neuropath. (Berl.) **1**, 527, 1962]

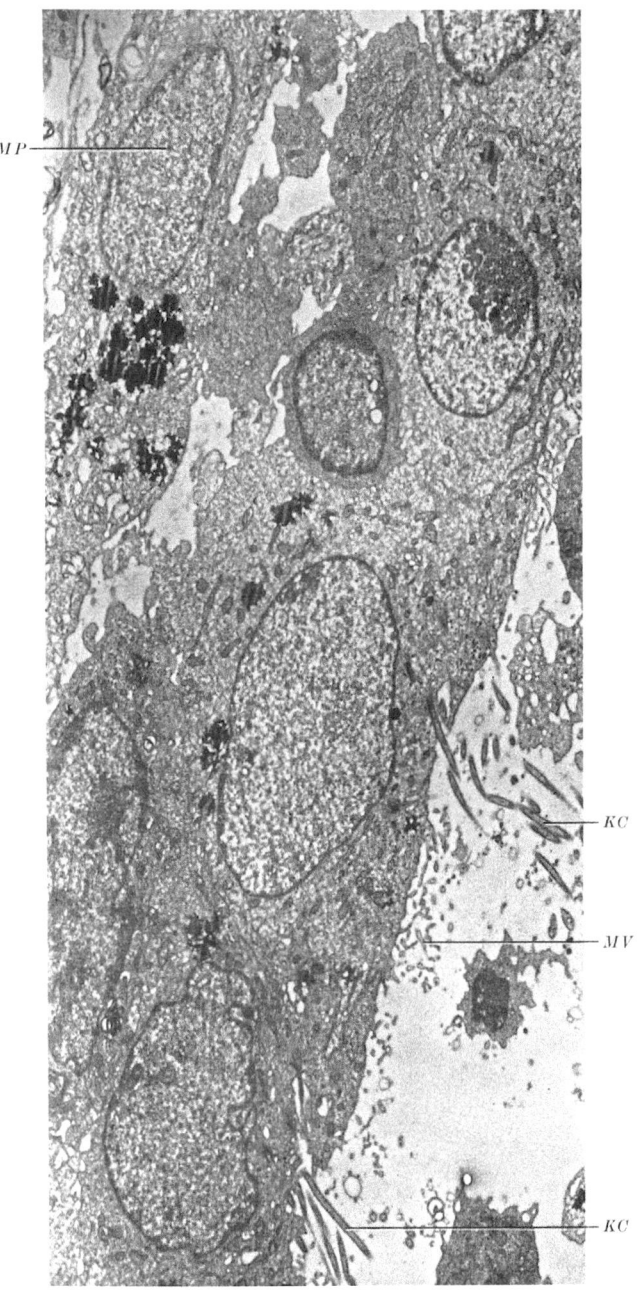

Abb. 94. Das Ventrikelependym ist als geschlossene Zellage über einen erweichten und im Abbau befindlichen Gewebsbezirk erhalten geblieben. Die Ependymzellen sind durch ihre Oberflächendifferenzierungen, Kinocilien (*KC*) und Mikrovilli (*MV*), charakterisiert. Das erweichte subependymäre Gewebe ist von Makrophagen (*MP*) durchsetzt. 5 Tage alte traumatische Läsion im Großhirn des Goldhamsters. Vergr. 4500:1

umschließen. Eine eingehende Beschreibung der Kinocilien der Ependymzellen hat BLINZINGER (1962) gegeben. Sie zeigen den für derartige Bewegungsorganellen typischen Aufbau[1].

---
[1] FAWCETT 1958, 1961, FAWCETT und PORTER 1954.

BLINZINGER hat darauf hingewiesen, daß die Ependymzellen von Säugern hinsichtlich ihrer feineren cytologischen Merkmale eine grundsätzliche Übereinstimmung mit denen der niederen Vertebraten zeigen. Die sog. ependymalen Tanycyten von Amphibien und Reptilien zeigen in ihren Fortsätzen häufig Filamente, die mit den Gliafilamenten der Astrocyten identisch sein dürften [1].

4. Pathologische Veränderungen des Ependyms

Das Vorkommen regressiver bzw. atrophisierender Prozesse am ependymären Belag der Hirnventrikel ließ sich mit histopathologischen Methoden nicht sicherstellen. Ältere Untersucher sprachen gelegentlich von hyalinoider Entartung und berichteten dabei von intensiver Anfärbbarkeit der Zellkerne mit Eosin. Auch

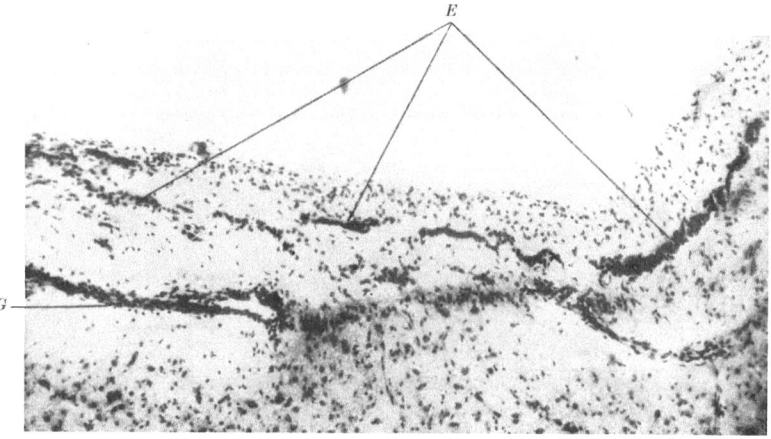

Abb. 95. Die ependymäre Auskleidung des Ventrikels (E) ist durch Wucherung subepithelialer Gewebsbestandteile völlig überlagert. G infiltriertes Gefäß. Cysticercus racemosus. (Aus G. BIONDI, Hdb. spez. path. Anat., Bd. XIII/4)

Schwellungszustände wurden gelegentlich beschrieben. Bezüglich der älteren Literatur sei auf die Darstellung von BIONDI (1956) verwiesen.

Nicht selten kommt es bei eingreifenderen Alterationen der Ventrikelwände zum schnellen Schwund des ependymären Belages, der mit einer mehr oder minder intensiven Reaktion der subependymären Schichten verbunden ist. Dabei wird es augenscheinlich, daß die Regenerationsfähigkeit der ependymalen Elemente äußerst gering ist. Bei entzündlichen Prozessen kommt meist eine rege Proliferation des subependymären Gewebes in Gang, die zur Bildung kleiner Wärzchen führen kann, welche sich merklich über das Niveau des unterbrochenen Ependymbelages erheben oder in Form einer geschlossenen Decke das erhaltene ependymäre Gewebe überwuchern (Ependymitis granularis (Abb. 95). Auch auf diese Veränderungen kann hier nicht näher eingegangen werden; ich möchte auf das entsprechende Kapitel von BIONDI im Handbuch der Speziellen Pathologischen Anatomie, Bd. XIII/4, verweisen. Kurze Erwähnung verdient in diesem Zusammenhang noch das Auftreten versenkter Ependymzellen; sie kommen gelegentlich schon normalerweise isoliert oder auch in Form von Bändern und Schläuchen an bestimmten Ventrikelgebieten, insbesondere am dritten Ventrikel, am Aquädukt und an Kielen der Seitenventrikel vor. TENNYSON und PAPPAS (1962) haben elektronenmikroskopische Befunde an versenkten Ependymzellen im Aquädukt neugeborener Kaninchen mitgeteilt. Unter pathologischen Verhältnissen, die zu

---

[1] FLEISCHHAUER 1957, 1958.

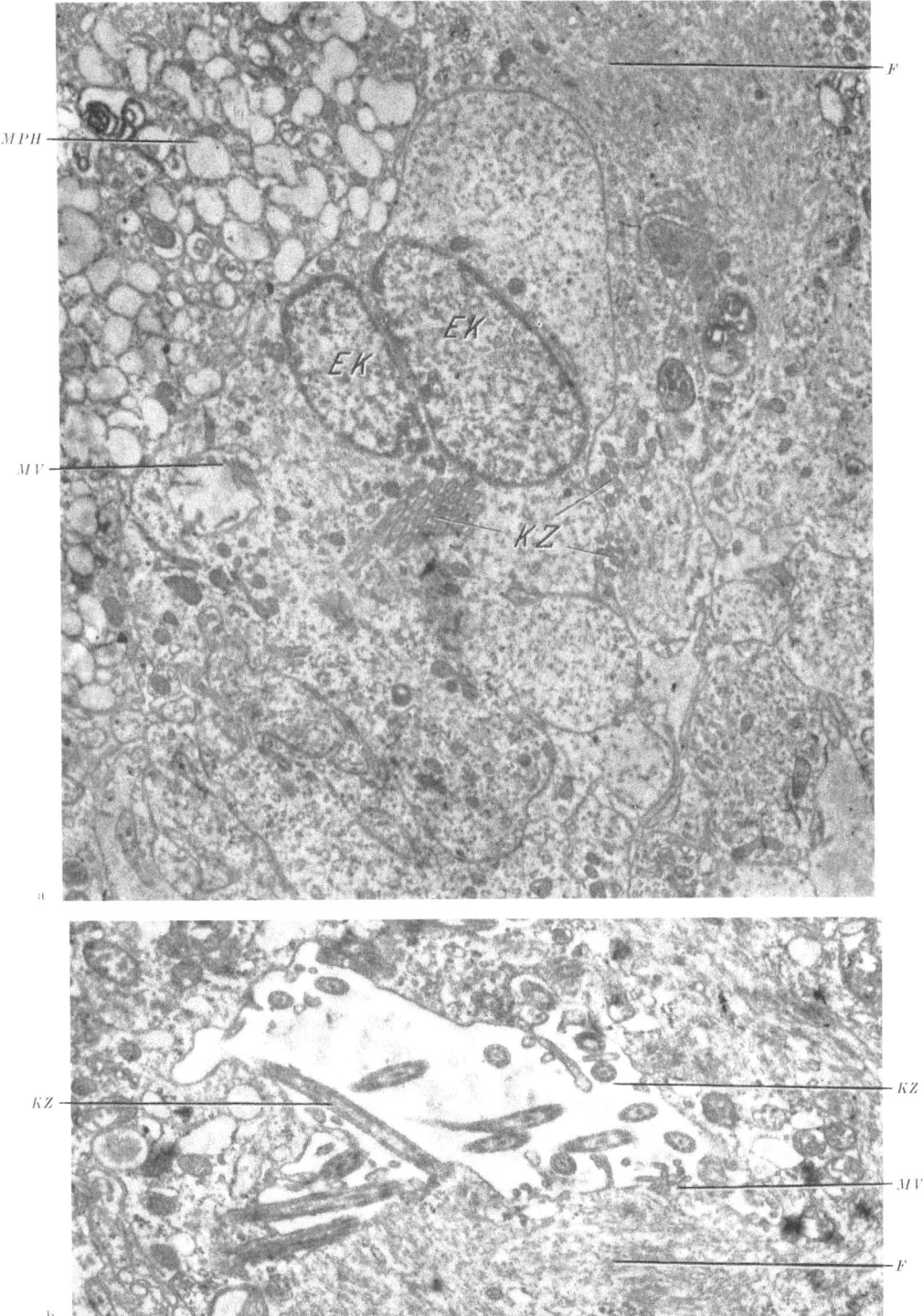

Abb. 96a u. b. a Versenkte Ependymzelle innerhalb eines gliösen Narbenbereiches. Im Cytoplasma finden sich zwei Binnenräume, die Kinocilien (*KZ*) und Mikrovilli enthalten. *EK* Kern der Ependymzelle. Vergr. 10000:1. b Filamenthaltige Ependymzelle, die ebenfalls in einem Binnenraum quergetroffene Kinocilien (*KZ*) und Mikrovilli (*MV*) enthält. Das Cytoplasma enthält dichtgepackte Bündel von Filamenten (*F*). Vergr. 12000:1.
[Aus J. Escola-Pico, Acta neuropath. (Berl.) **3**, 137, 1962]

ausgiebiger reaktiver Wucherung der subependymären Astroglia führen, sind innerhalb des proliferierenden Gewebes Bänder oder auch Schläuche von Ependymzellen nicht selten anzutreffen. Schon MAGNAN und MIERZEJEWSI (1873) haben sich mit solchen Befunden bei progressiver Paralyse auseinandergesetzt. Auch die Möglichkeit einer Proliferation von ursprünglich schon versenkten Ependymzellen[1] wurde in Erwägung gezogen. Im Rahmen pathologischer Untersuchungen[2] wurde auf die exzentrische Lagerung des Kerns als Charakteristikum der versenkten Ependymzellen hingewiesen. Auch das Erscheinen von Blepharoblasten in umschriebener Gruppierung an der konkaven Seite des Kernes wurde beschrieben. Doch waren die feineren Strukturverhältnisse im Bereich versenkter Ependymzellen in ventrikelnahen Narbenbereichen lichtmikroskopisch schwer zu charakterisieren. ESCOLA (1963) hat daher in experimentell erzeugten Bereichen gliös-narbiger Defektdeckung die gewebliche Situation und die cytologischen Charakteristica solcher versenkter Ependymzellen elektronenmikroskopisch untersucht (Abb. 96). Es ergab sich, daß bei versenkten Ependymzellen die Kinocilien und Mikrovilli in der Regel nicht an der äußeren Zelloberfläche, sondern innerhalb von Buchten recht unterschiedlicher Dimensionen angeordnet sind, die im Anschnitt gelegentlich als intracellulär imponieren können. Ähnlich wie bei normalen Ependymzellen sind in der Nähe der blasenartigen Räume, die Cilien enthalten, die Zellorganellen (Mitochondrien, Golgi-Apparat) konzentriert. Auch Schlußleisten sind an den Oberflächenmembranen aneinandergrenzender, versenkter Ependymzellen zu beobachten. Häufig zeigen sich im Grundcytoplasma dieser Ependymzellen Filamente, die Gliafilamenten ähneln. Ob sie ihre Entstehung reaktiven Prozessen verdanken, ist deshalb schwer zu entscheiden, weil im Cytoplasma normaler Ependymzellen gelegentlich ebenfalls filamentöse Strukturen anzutreffen sind.

5. Normale Morphologie der Oligodendroglia

Diese Gliazellart wurde erst relativ spät abgegrenzt. NISSL bezeichnete sie ursprünglich als fortsatzlose Gliazellen. Es bedurfte der Entwicklung besonderer Imprägnationsverfahren, um die Zellkörper und ihre Fortsätze zuverlässig darstellen zu können[3] (Abb. 60b und c). Nach CAMMERMEYER (1966) lassen die mit Silber imprägnierten Oligodendrocyten eine einförmige Kontur des Perikaryons erkennen. In nach NISSL gefärbten Präparaten zeigen sich die kreisrunden Kerne gewöhnlich dichter als die der Astrocyten, sie sind meist exzentrisch; die basophil gefärbten Kernsubstanzen sind gröber verteilt. Der Zelleib nimmt meist ein wesentlich geringeres Volumen als das Karyoplasma ein, färbt sich schwach basophil an; Andeutungen von Fortsatzbildungen sind erkennbar. Das Cytoplasma ist fein vacuolisiert. Nach Anwendung von Methylgrün-Pyronin lassen sich in ihm feine Granula erkennen.

Die Verteilung der Oligodendrocyten ist stark von der Myeloarchitektur beeinflußt. Die Vermehrung der Gliazellen bei der Markscheidenbildung bezeichneten ROBACK und SCHERER (1935) als Myelinisationsgliose. Sie wurden im Balken der Katze von FLEISCHHAUER und HILLEBRAND (1966) nachuntersucht; es ergab sich dabei, daß es in den ersten Lebenswochen nach der Geburt zu zahlreichen Mitosen kommt. Im Gegensatz dazu hatten ROBACK und SCHERER (1935) bei ihren Untersuchungen am menschlichen Untersuchungsgut mitotische Teilungen vermißt.

Was die Enzymhistochemie der Oligodendroglia betrifft, so gibt COLMANT (1964) an, daß in ihr deutliche Aktivitäten an oxydativen Enzymen, wie Succinat-

---
[1] STIEDA 1895, OPALSKI 1934, JAHN 1940. [2] OPALSKI 1934, JAHN 1940.
[3] ROBERTSON 1900, HORTEGA 1919, 1928, PENFIELD 1932.

dehydrogenase, DPN-Diaphorase, in etwas geringerem Maße an TPN-Diaphorase demonstriert werden können. Die Aktivität der sauren Phosphatase ist recht gering. Im Gegensatz zu den Astrocyten sind die Oligodendrocyten im Elektronenmikroskop aufgrund der ausgeprägten Differenzierung ihres Cytoplasmas leicht mit kleinen Nervenzellen zu verwechseln (Abb. 62). Die Kerne dieser Gliazellen sind kleiner und dichter als die der Astrocyten; das Nucleoplasma ist zum Teil in Form gröberer Klumpen an der Kernmembran angeordnet. Auch das Cytoplasma hat eine ungleich höhere Dichte als das der Astrocyten; es umgibt den Kern in der Regel nur als schmaler Saum und enthält ein gut ausgebildetes endoplasmatisches Reticulum, sowie zahlreiche Ribosomen. Kleine Mitochondrien sind in nicht sehr großer Zahl vertreten. Die Golgizone pflegt nur schwach ausgeprägt zu sein[1]. In jüngerer Zeit hat RAMSEY (1962) die Differenzierung der Oligodendroglia aus wandernden Spongioblasten im Balken von neugeborenen Ratten elektronenmikroskopisch untersucht. Sie kommt ähnlich wie bei Nervenzellen in einer fortschreitenden Ausbildung des endoplasmatischen Reticulums und in einer Vermehrung von Ribosomen zum Ausdruck. Bei Beobachtungen in der Gewebekultur[2] zeigten sich regelmäßige Bewegungen des perinucleären Cytoplasmas in Form von Dehnungen und Kontraktionen.

Die Oligodendrocyten bilden den wesentlichen Teil der sog. Trabantzellen (Satelliten) der Nervenzellen (Abb. 60 b und 62). Ihre Oberflächenmembran liegt, wie die elektronenmikroskopische Beobachtung zeigt, unmittelbar dem Grenzbereich der Nervenzellen an. HYDÉN und PIGON (1961) gelangten aufgrund cytochemischer Analysen an isolierten Elementen zu dem Ergebnis, daß die Oligodendrocyten eine ansehnliche Menge an Ribonucleinsäuren und — auf die Raumeinheit berechnet —, mehr Aktivität der Cytochromoxydase, Succinatdehydrogenase enthalten als Nervenzellen. Schon ABOOD u. Mitarb. (1952) sowie POPE und HESS (1957) hatten sich dafür ausgesprochen, daß die Oligodendroglia einen höheren oxydativen Stoffwechsel besitzt als Astrocyten. HYDÉN und PIGON sowie HYDÉN und LANGE (1961) sind der Überzeugung, daß Nerven- und Trabantzellen als funktionelle Einheit zu betrachten sind. Bei der Bewertung dieser cytochemischen Feststellungen ist jedoch zu berücksichtigen, daß HYDÉN u. Mitarb. bei ihren Analysen an isolierten Zellindividuen Oligodendrocyten und Mikrogliazellen nicht mit Sicherheit unterscheiden konnten, denn ein Teil der Trabantzellen wird durch Mikrogliazellen repräsentiert, deren Struktur und Funktion beträchtlich von der der Oligodendrocyten abweicht. Bei erhöhter Beanspruchung des Nervenzellstoffwechsels, der in einer gesteigerten Produktion von Proteinen, sowie in einem Anstieg des RNS-Gehaltes und der Aktivität der Cytochromoxydase und der Succinatdehydrogenase seinen Ausdruck fand, beobachteten HYDÉN u. Mitarb. ein Absinken des Stoffgehaltes bzw. der Aktivität der genannten Enzyme in den Oligodendrocyten. Da sich ferner ein relativ hoher Lipidgehalt der Trabantzellen fand, gelangten die Untersucher zu der Annahme, daß die Oligodendrocyten Lipoproteine für ihren Energiemetabolismus benutzen und in akuten Mangelsituationen den Nervenzellen den Vorrang für den Glucoseverbrauch einräumen dürften. Dies hätte zur Vorbedingung einen Transport von energiereichen Produkten aus dem gliösen Zellraum in den Nervenzellraum. Von besonderem Interesse und daher an anderem Orte (vgl. S. 165) noch näher zu besprechen ist die Anordnung der Oligodendrocyten im Marklager und ihre Beziehung zu den zentralen markhaltigen Nervenfasern. Sie sind dort als interfasciculäre Oligodendrocyten in Zügen gereiht. Daß sie mit ihren Fortsätzen die Markfasern umhüllen,

---

[1] SCHULTZ, MAYNARD und PEASE 1957, FARQUAR und HARTMANN 1957, DE ROBERTIS und GERSCHENFELDT 1961, MUGNAINI und WALBERG 1964, HAGER 1964.
[2] CANTI, BLAND und RUSSELL 1935, LUMSDEN und POMERAT 1951.

blieb den Beobachtern, die sich des Lichtmikroskopes bedienten, nicht verborgen, Auch auf ihre Beziehung zu den Myelinisationsvorgängen, auf die noch ausführlich unten eingegangen werden soll, hat u. a. schon HORTEGA (1928) hingewiesen.

6. Pathologische Veränderungen der Oligodendroglia

Die pathologischen Veränderungen der Oligodendroglia sind weit weniger eindrucksvoll und eindeutig als die der Astrocyten. Oligodendrocyten scheinen als Trabanten der Nervenzellen in perivasculären Gewebsbereichen, sowie im Marklager unter entsprechenden Bedingungen zur Proliferation zu neigen (Abb. 101). HORTEGA hat sich dafür ausgesprochen, daß die Vermehrung der Oligodendrocyten in solcher Situation durch amitotische Teilung vor sich geht. Eine Vermehrung von

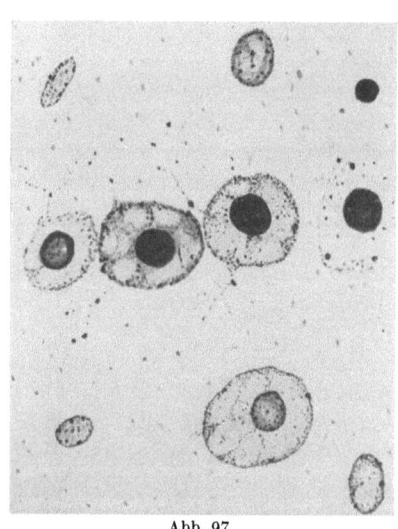
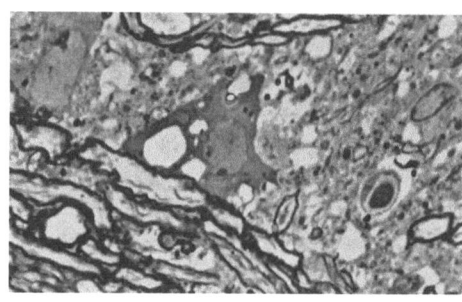

Abb. 97. Abb. 98

Abb. 97. Akute Schwellung der Oligodendrogliazellen; Silberimprägnation. (Aus PENFIELD und CONE, 1926)

Abb. 98. Ausbildung großer Vacuolen im Cytoplasma eines Oligodendrocyten. Umgebung einer 16 Std alten traumatischen Läsion der Großhirnrinde des Goldhamsters. Paraphenylendiamin. Phasenkontrast. Vergr. 1280:1

Trabantzellen um die Neuronen wurde auch als „Satellitosis" bezeichnet. Es wurde vielfach behauptet, aber nie schlüssig bewiesen, daß sich Oligodendrocyten an Abräumvorgängen bzw. an neuronophagischen Reaktionen beteiligen[1]. Schon HORTEGA wies darauf hin, daß an den Oligodendrocyten autolytische Veränderungen sehr leicht und sehr frühzeitig auftreten. Von PENFIELD und CONE (1926) und CONE (1928) wurde seinerzeit eine sog. akute Schwellung der Oligodendrogliazellen beschrieben (Abb. 97). Diese tritt im Rahmen der Autolyse, doch auch nach mannigfachen Krankheiten sowie bei experimentellen Eingriffen auf. Ihre Entwicklung wurde schon 6 Std nach Gewebsalterationen beobachtet. Man nahm an, daß sie vielfach erst agonal zur Entwicklung kommt und daß daher ihre postmortale bzw. autolytische Entstehung durchaus in Rechnung zu stellen ist. Es handelt sich um eine Veränderung des perinucleären Cytoplasmas, das an eine hypertrophische Schwellung erinnert. Die Zellen erscheinen als rundliche Gebilde; die färbbaren Plasmateile retrahieren sich vom Kern und schließlich kommt es zu einer pyknotischen Umwandlung des letzteren. JACOB (1965) hat die Kernalterationen in geschwollenen Oligodendrogliazellen neuerdings eingehend untersucht und nennt diese Veränderungen „Kernhomogenisierung". Die dabei erhobenen histochemischen Befunde deutete er als das Zeichen für einen Umbau und eine Zerstörung der DNS und RNS innerhalb der homogenisierten Kerne. Es wurde ferner eine

---
[1] STRUWE 1926, METZ 1926, FERRARO und DAVIDOFF 1928.

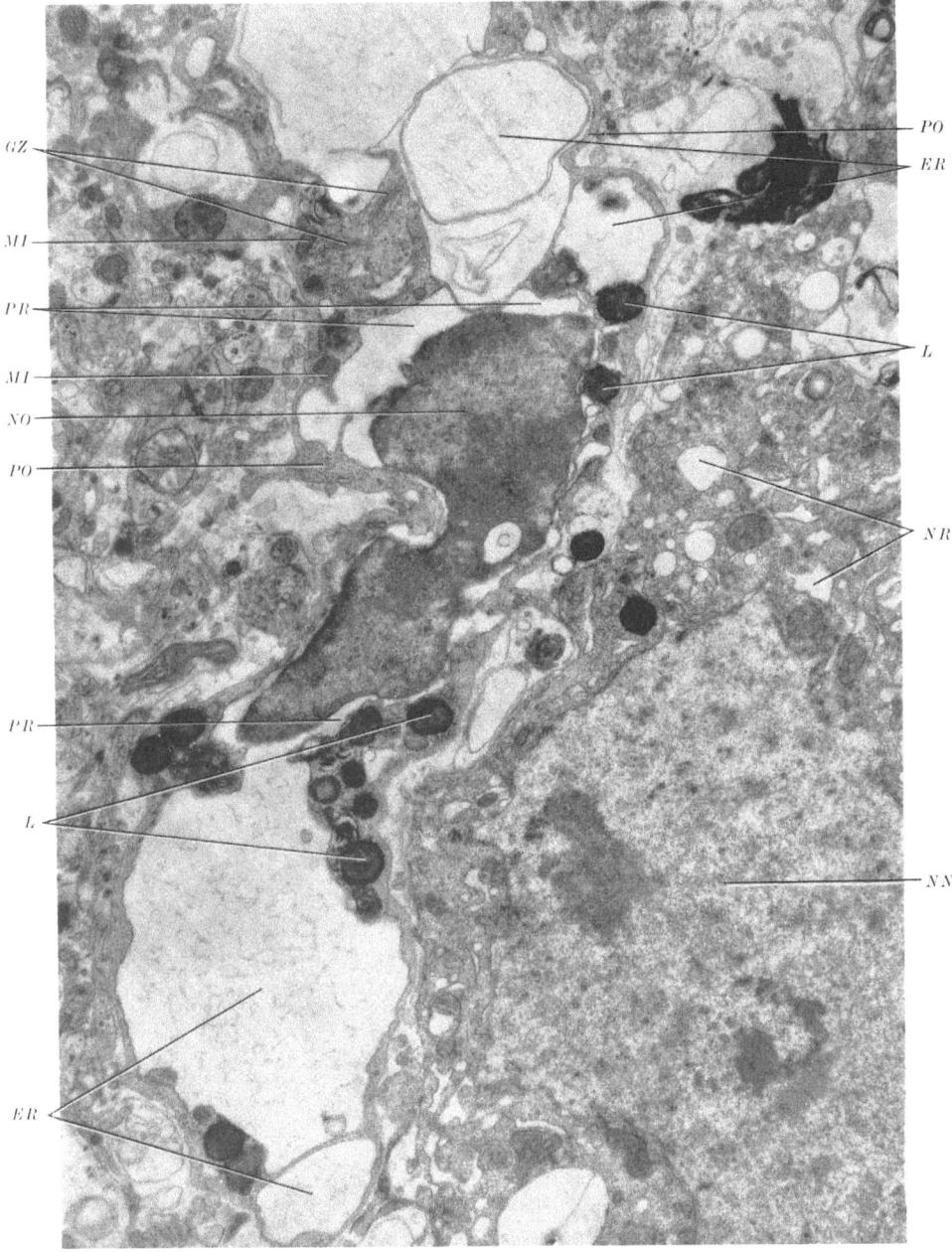

Abb. 99. Schwellung eines in perineuraler Satellitenposition befindlichen Oligodendrocyten. Die Zelle zeigt ansehnliche Ausweitungen der Lacunen des endoplasmatischen Reticulums (*ER*), die z.T. in einem kontinuierlichen Zusammenhang mit dem ebenfalls extrem ausgeweiteten perinucleären Raum (*PR*) stehen. Die so entstandenen Vacuolen sind von schmalen Cytoplasmatrabekeln und -inseln (*PO*) begrenzt, welche noch Reste des Organellenbestandes wie Mitochondrien (*MI*) und Golgizonen (*GZ*), daneben auch runde, stark osmiophile Einlagerungen (*L* Lipidtropfen) enthalten. Das Karyoplasma (*NO*) des erheblich verformten Kernes zeigt keine tiefer greifenden Veränderungen. Im Cytoplasma der benachbarten Nervenzelle sind geringfügige Ausweitungen des endoplasmatischen Reticulums (*NR*) zu erkennen. *NN* Kern der Nervenzelle. Das umgebende Neuropil ist z.T. dissoziiert, z.T. im Zerfall begriffen. Umgebung einer 15 Std alten traumatischen Läsion der Großhirnrinde des Goldhamsters. Vergr. 18000:1

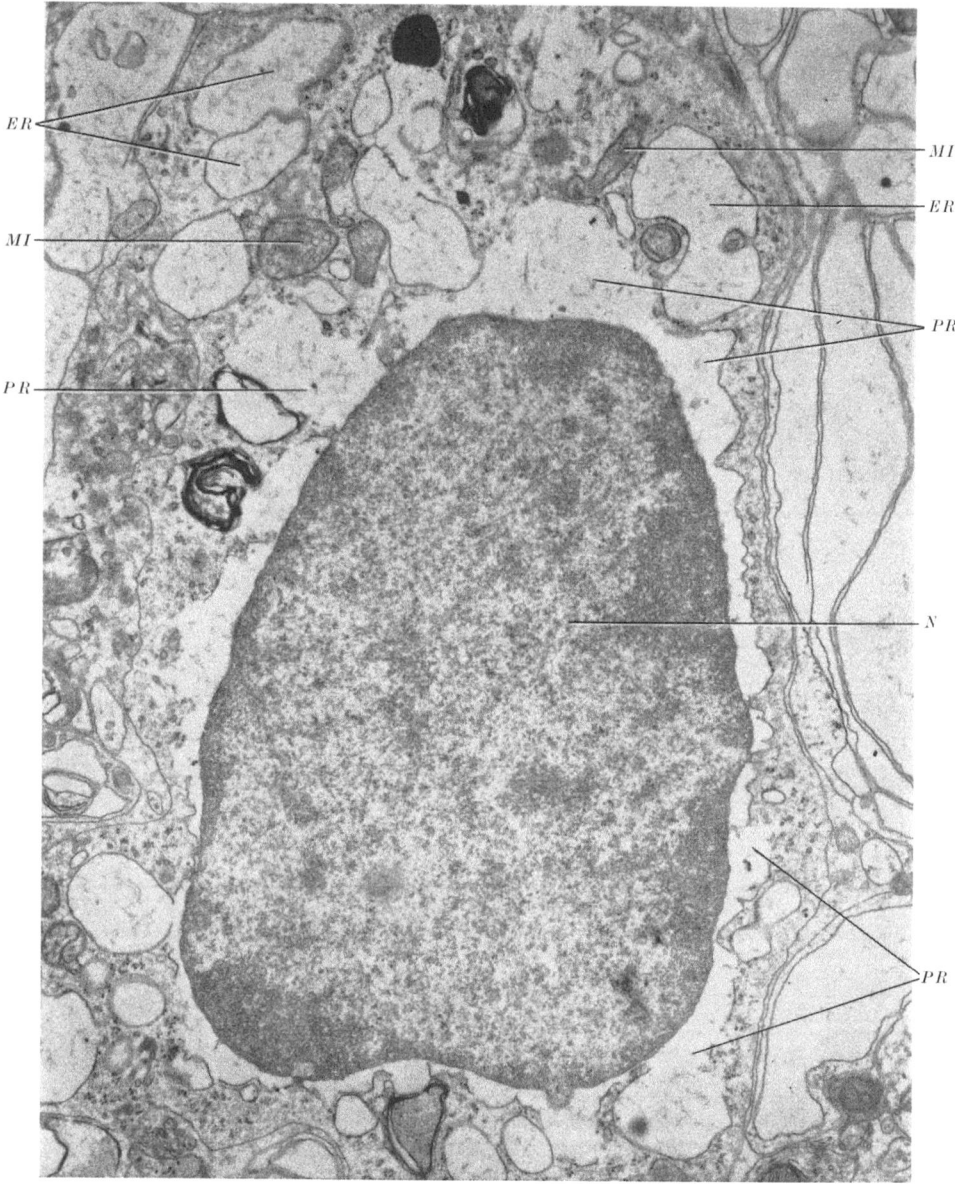

Abb. 100. Extreme Dilatation des perinucleären Raumes (*PR*) eines Oligodendrocyten in einem 16 Std alten peritraumatischen Ödembereich der Großhirnrinde. Ebenfalls eine hochgradige Ausweitung zeigen die meisten Lacunen des endoplasmatischen Reticulums (*ER*). Die Mitochondrien (*MI*) sind nicht tiefgreifender alteriert. Auch die Substanzen des Nucleoplasmas (*N*) zeigen noch eine normale Anordnung. Vergr. 18000:1

chronischere Form der Oligodendrogliaveränderung beschrieben[1], u.a. bei Schizophrenie, seniler Demenz, Paralysis agitans, Wilsonscher Krankheit und diffuser Sklerose. Experimentell ließ sie sich bei Hunden durch Applikation von Histamin und von Ameisensäure erzeugen. Die geschwollenen Zellen erschienen dabei polyglobulär. Das intracelluläre Material gab die färberischen Reaktionen des Mucins

---

[1] FERRARO 1928, GRÜNKER und STEVENS 1929, PENFIELD 1932, SMITH 1949, GREENFIELD 1958, RUSSELL und RUBINSTEIN 1959.

d. h., es färbte sich mit Muzicarmin rötlich metachromatisch. Daher wurde diese Veränderung „mucoide Degeneration" genannt. (Abb. 102) Auch der Name Mucocyten findet sich gelegentlich in der Literatur. HIRANO, ZIMMERMANN und LEVINE

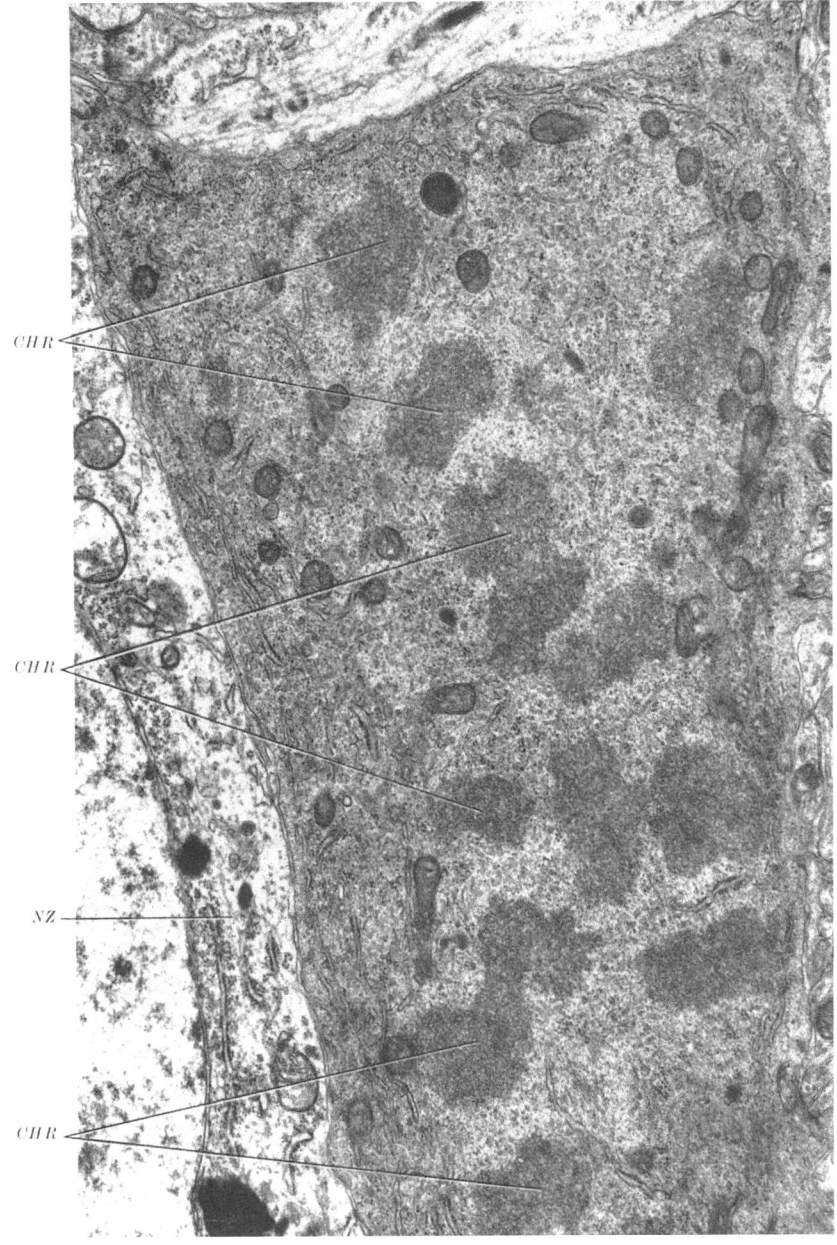

Abb. 101. Kernteilungsbild (Prophase) eines in perineuraler Satellitenposition befindlichen Oligodendrocyten. Im Cytoplasma, das keine wesentlichen Veränderungen der Strukturbestandteile zeigt, ist die Umhüllung des Kernes völlig verschwunden. Im Bereich des Karyoplasmas finden sich, in ein Medium geringerer Dichte eingebettet, zahlreiche unregelmäßig konturierte, verdichtete Zonen, die den Querschnitten von Chromosomen (CHR) entsprechen. NZ Perikaryon einer Nervenzelle mit stärkerer Reduktion des Ribosomenbestandes. Umgebung einer 3 Tage alten traumatischen Läsion der Großhirnrinde des Goldhamsters. Vergr. 18000:1

(1965) haben bei elektronenmikroskopischen Untersuchungen einer durch Injektion von Kryptokokkenpolysaccharid hervorgerufenen Flüssigkeitsanhäufung im Hirngewebe beobachtet, daß die polysaccharidreiche Flüssigkeit ursprünglich sich vornehmlich extracellulär ausbreitet (vgl. S. 259), aber nach einigen Tagen sich in der interfasciculären Oligodendroglia nachweisen läßt. Die Oligodendroglia weist zahlreiche Vacuolen auf, die die Flüssigkeit enthalten. Diese aufgeblähten Zellen können nach den Beobachtungen der Untersucher bis zu 3 Monaten persistieren.

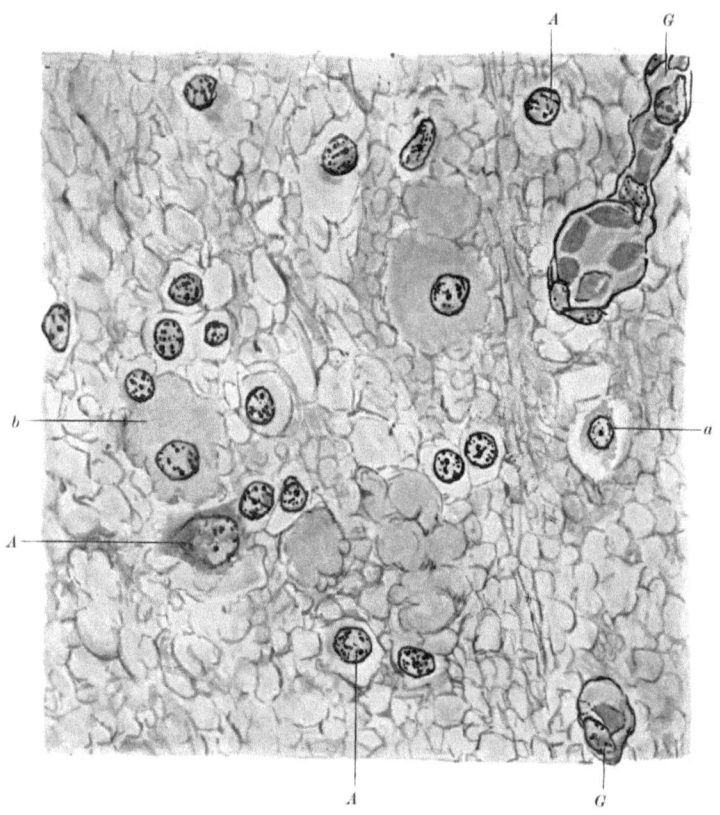

Abb. 102a. u. b. Mucoide Degeneration der Oligodendroglia. Alaun-Hämatoxylin-Methylgelb-Mucocarmin. Vergr. 850:1. (Aus BAILEY und SCHALTENBRAND, 1927). a Mucinartige Substanzen nur perinucleär; b ganze Zelle mit den mucinartigen Substanzen gefüllt. *A* Astrocyt; *G* Gefäße

Die elektronenmikroskopischen Bilder dürften der sog. akuten Schwellung der Oligodendroglia, bei der nach eigenen Beobachtungen gewaltige Ausweitungen des endoplasmatischen Reticulums bzw. des perinucleären Raumes zur Entwicklung kommen, bzw. der mucoiden Degeneration weitgehend entsprechen (Abb. 98—100). Im übrigen konnte COLMANT (1964) an Oligodendrocyten im lädierten Gewebe und an proliferierenden Oligodendrocyten histochemisch keine erheblichen enzymatischen Veränderungen nachweisen.

7. Normale Morphologie der Mikroglia

HORTEGA hatte das schon oben erwähnte Cajalsche dritte Element einer weiteren Differenzierung unterzogen und mit Hilfe von Imprägnationsmethoden eine besondere Zellform abgegrenzt. Schon im Lichtmikroskop läßt sich erkennen, daß diese Zellen ein großes Anpassungsvermögen an benachbarte Gewebselemente besitzen (Abb. 60c und 61d). Diese äußerst variable Zellart wird heute als Mikroglia (Hortega-Glia) bezeichnet. Es handelte sich um spindelförmige Elemente mit langgestreckten Zellkernen, die in der Regel einen schmalen Cytoplasmasaum zeigen, der im Lichtmikroskop lediglich in Form von Plasmakappen auf den Kernpolen erkennbar ist. Die Fortsätze, die hinsichtlich Zahl, Länge und Durchmesser erheblich variieren können, sind reichlich mit Seitenzweigen ausgestattet. Bipolare Elemente überwiegen. In der grauen Substanz treten jedoch auch sternförmige Gebilde auf. Im Mark macht lichtmikroskopisch ihre Unterscheidung von der interfasciculären Oligodendroglia oft beträchtliche Schwierigkeiten.

Die Mikrogliazellen sind über alle Schichten der Hirnrinde des Menschen verteilt[1]. Quantitative Daten über die Verteilung der Mikroglia im Primatengehirn legte DEWULF (1937) vor. Besonders reich an diesem Zelltyp sind die Molekularschicht des Kleinhirns[2] und die untere Olive. Häufig finden sie sich in nächster Nähe der Neurone[3]. Sie bilden also einen großen Anteil der sog. Satellitenzellen. Kursorische Beschreibungen der submikroskopischen Strukturmerkmale stammen von PALAY (1958), FARQUAR und HARTMANN (1958), MUGNAINI und WALBERG (1964). Eingehend dargestellt haben die Feinstruktur ruhender Mikrogliazellen BLINZINGER und HAGER (1962). Das Grundcytoplasma dieser Zellen zeigt im Elektronenmikroskop eine ansehnliche Dichte. Mitochondrien, deren Größe gewöhnlich gering ist, finden sich in recht kleiner Anzahl. Dagegen trifft man in vergleichsweise größerer Zahl als in anderen Gliazellen Gebilde an, die die feinstrukturellen Merkmale von Lysosomen zeigen. Gelegentlich finden sich in diesen Körpern auch körnige Einschlüsse von stärkerer Osmiophilie und Dichte. Das endoplasmatische Reticulum pflegt relativ schwach entwickelt zu sein. Ribonucleoproteinpartikeln (Ribosomen) sind in mäßiger Zahl diffus verstreut oder zu lockeren Gruppen gefügt. Die Golgizonen sind meist recht klein. Die Fortsätze der Mikrogliazellen, deren Abgang von Zellkörpern auch im Dünnschnitt nicht selten nachweisbar ist, haben z. T. recht geringe Durchmesser (60—80 μ). Wir haben besonders hervorgehoben, daß die feinstrukturellen Merkmale dieser Zellen weitgehend mit denen der ruhenden Mesenchymzellen übereinstimmen[4]. Bezüglich quantitativer Daten der Mikrogliazellen im menschlichen Gehirn liegen von GLEES (1955) mitgeteilte, auf Messungen im Lichtmikroskop beruhende Werte vor. Der Zellkörper hat danach im Mittel einen längsten Durchmesser von 61 μ (maximal 100 μ), die Kerne messen um 12 μ (maximal 14 μ). Schon HORTEGA dachte an eine Wanderungsfähigkeit dieser Zellen im normalen Hirngewebe; ihr Verhalten in der Gewebekultur weist auf eine starke aktive Beweglichkeit hin. Von besonderem Interesse ist das Problem der Herkunft dieser Zellelemente. HORTEGA und CAJAL waren der Überzeugung, daß die Mikrogliazellen mesenchymalen Ursprungs seien. Denn sie würden während der Embryogenese erst zu einer Zeit darstellbar, in der das Mesoderm mit den Gefäßen in das Nervengewebe einwachse. HORTEGA bezeichnete diese Zellen als Mesoglia. SANTHA und JUBA (1933) und KERSHMAN (1939) haben die ersten noch uncharakteristischen, mobilen Formen der Mikroglia bereits beim Beginn der Vascularisation des Gehirns festgestellt; jedoch sprachen sich gegen eine mesenchymale Natur der Mikroglia eine Reihe von Forschern (METZ und SPATZ, PRUIS, RYDBERG und BIELSCHOWSKY) entschieden aus. Ein besonders gewichtiges Argument zugunsten der Deutung von HORTEGA und CAJAL ist die feinere Cytologie ihrer progressiven Formen, die, wie noch ausführlich darzulegen ist, eine völlige Parallele zu der der histiocytären Bindegewebszellen zeigt. Auch der oben beschriebene cyto- und karyoplasmatische Feinbau ruhender Mikrogliazellen spricht nicht gegen ihre mesenchymale Herkunft.

---

[1] HORTEGA 1919, 1920, 1921b, SCHLOTE 1959.   [2] SCHRÖDER 1929.
[3] CAMMERMEYER 1966.   [4] BLINZINGER und HAGER 1962, 1964.

8. Pathologische Veränderungen der Mikroglia

Die pathologischen Veränderungen der Mikrogliazellen werden durch ihre außerordentliche Wandlungsfähigkeit, durch ihre enorme Proliferationskraft und nicht zuletzt durch ihre bis ins Extreme steigerbare Fähigkeit zur Stoffaufnahme und Stoffverarbeitung geprägt. Seit langem ist bekannt, daß diese Zellen bei allen pathologischen Prozessen, die mit einem Gewebszerfall einhergehen, eine überaus starke Aktivität entwickeln. Diese mannigfaltigen, als progressiv zu bezeichnenden Veränderungen wurden von HORTEGA eingehend studiert und subtil beschrieben (Abb. 103). Er hat auch beobachtet, daß die Vermehrung zum wesentlichen Teil durch Mitose erfolgt. Gleichzeitig mit den ersten morphologisch sich abzeichnenden Erscheinungen einer Alteration des Parenchyms läßt sich in zweck-

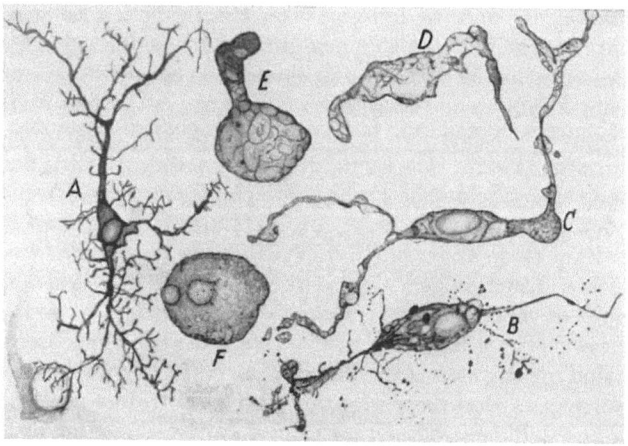

Abb. 103. Entwicklungsreihe von der einfachen progressiven Mikrogliazelle zu runden fortsatzlosen mobilen Formen (Körnchen- oder Gitterzellen). Hortegas Silbercarbonatmethode. (Aus PENFIELD; in: Special cytology, herausg. v. COWDRY, 1928.)

dienlich gefärbten Präparaten, besonders deutlich aber nach Anwendung von Imprägnationsmethoden beobachten, daß die Zellkörper der Mikrogliazellen sich ansehnlich vergrößern und ihre ursprünglich zarten Fortsätze sich verbreitern; vor allem das kernnahe Cytoplasma nimmt dabei deutlich an Volumen zu. Diese Periode wurde von HORTEGA als „frühe Reaktion" bezeichnet. Später vergrößern die progressiven Mikrogliazellen weiterhin ihre Zelleiber, erscheinen fortsatzärmer und schärfer begrenzt. Es finden sich ovale kleeblattflügelförmige und schließlich auch runde Formen, welche dann einen rundlichen bzw. leicht ovalen Kern aufweisen. Auf ihre Entstehung wird noch zurückzukommen sein. Alte Mikrogliazellen zeigen, worauf COLMANT (1964) hinweist, später vielfach ein „knittriges" Aussehen.

Was das Auftreten der mikrogliösen Veränderungen unter zeitlich kontrollierbaren experimentellen Bedingungen betrifft, so fand COLMANT (1965) progressive Veränderungen schon nach 18 Std.

Dem elektronenmikroskopischen Bild pathologischer Mikrogliaveränderungen gingen BLINZINGER und HAGER (1962, 1964) nach (Abb. 107). Es ergab sich, daß im alterierten Gewebe die Protoplasmazunahme der Mikrogliazellen mit einer Vermehrung der Ribonucleoproteingranula vergesellschaftet ist. Zudem pflegt sich das in der ruhenden Zelle spärlich entwickelte endoplasmatische Reticulum etwas stärker auszubilden; während die Mitochondrien keine auffallende Vermehrung zeigen, trifft dies auf Gebilde zu, die die feinstrukturellen Merkmale der Lysosomen zeigen. Neben einfachen runden kompakten Körpern treten auch solche auf, die Vacuolen, Tropfen und Schollen eines stark osmiophilen Materials oder auch geschichtete Lamellen enthalten. Bei der progressiven Umwandlung der Mikrogliazellen kommt es zur regeren Ausbildung von kleinen pseudopodienartigen Fortsätzen, die sich offenbar unter Ausweitung der Intercellularfugen zwischen die Bestandteile des umgebenden Rindengewebes zwängen.

Schon in früheren Stadien der Mikrogliareaktion kommt es nicht selten zur Bildung langgestreckter Zellformen mit stäbchenförmigem Kern, die nach entsprechenden Färbungen zahlreiche lipoide Einschlüsse in ihrem Cytoplasma erkennen lassen

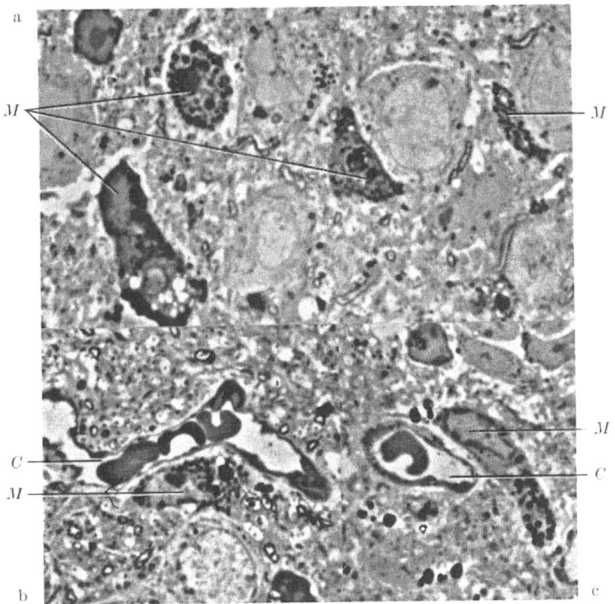

Abb. 104a—c. a Mobilisierte mit Abbauprodukten beladene Mikrogliazellen (M) z.T. in perineuronaler Satellitenposition. Das Cytoplasma der Zellen ist dicht von Abbaumaterial erfüllt, das vorzugsweise in Form von Lipidtropfen vorliegt. b u. c Juxtacapilläre Position von phagocytierenden progressiven Mikrogliazellen (M), deren Cytoplasma z.T. mit Abbaumaterial beladen ist. C Capillaren. Vergr. 1280 : 1, Paraphenylendiamin, Phasenkontrast

(Abb. 106 und 107). NISSL hatte seinerzeit diese „Stäbchenzellen" bei der progressiven Paralyse beschrieben. Bei der gleichen Erkrankung ließen sich in diesen extrem elongierten Formen eisenhaltige Einlagerungen nachweisen. Das elektronenmikroskopische Bild von Stäbchenzellen ließ sich besonders im Verlauf experimenteller Entzündungen beobachten[1]. Bei dieser Umwandlung nimmt der gesamte Zellkörper unter Ausbildung endständiger Cytoplasmaausläufer eine länglich gestreckte bzw. spindelförmige Form an. Das Cytoplasma und das Karyoplasma zeigen im übrigen das für die progressiven Modifikationen der Mikroglia kennzeichnende Gepräge. Das weitgehende Erhaltenbleiben der dem Neuropil eigenen Strukturanordnung, nämlich die filzartige, praktisch lückenlose Verflechtung gliöser und neuronaler Zellfortsätze, scheint die Voraussetzung für die Entwicklung von Stäbchenzellen zu sein. Die langgestreckte stäbchenartige oder sonst unregelmäßige Form ist somit, wie HORTEGA schon vermutete und wir aufgrund unserer Texturanalyse des Neuropils (HAGER, 1959) bekräftigen können, ein Ausdruck der Anpassung an die umgebenden Strukturen; d. h. Form und Rich-

---
[1] BLINZINGER und HAGER 1962, 1964.

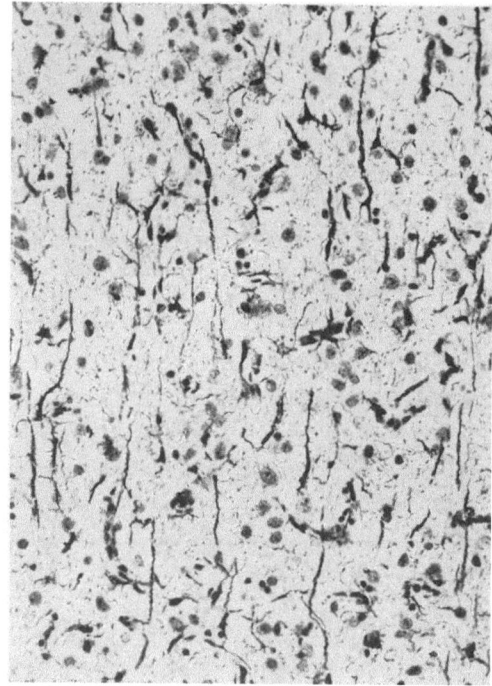

Abb. 105. Stäbchenartig elongierte Mikrogliazellen aus der Großhirnrinde bei der progressiven Paralyse. Hortegas Silbercarbonatmethode. (Aus E. STRÄUSSLER, Hdb. spez. path. Anat., Bd. XIII/2A)

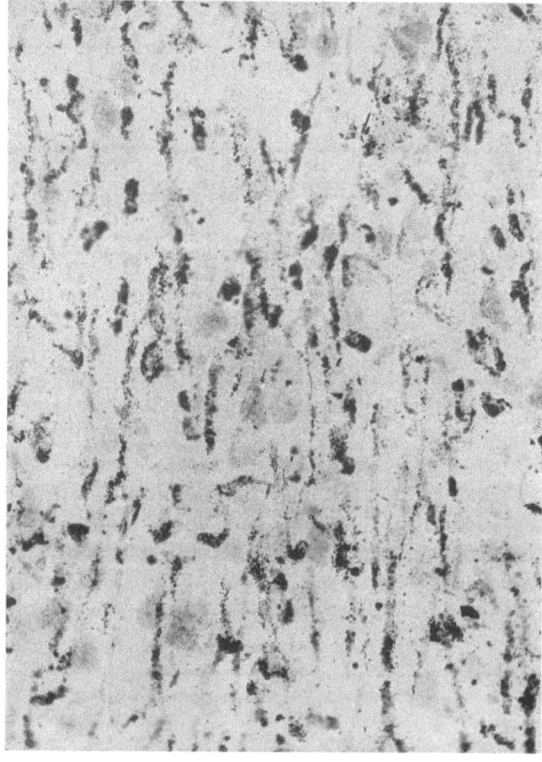

Abb. 106. Diffuse Proliferation von mit feintropfigem Lipidmaterial beladenen Stäbchenzellen in einem Bezirk elektiver Nekrose der Nervenzellen. Färbung nach HERXHEIMER. (Aus W. SCHOLZ, Krampfschädigungen, 1951)

tung des Längenwachstums werden offenbar von der örtlichen Anordnung des Gewebes weitgehend bestimmt. Besonders eindrucksvoll ist die bei den schon oben erwähnten paralytischen Prozessen der Hirnrinde klar zutage tretende Neigung der Stäbchenzellen, sich senkrecht zur Hirnoberfläche zu orientieren. Jedoch füllen, wie HORTEGA glaubte, die Zellen beileibe keine vorgegebenen Räume im Gewebe aus. Denn im elektronenmikroskopischen Bild wird ersichtlich, daß sie sich

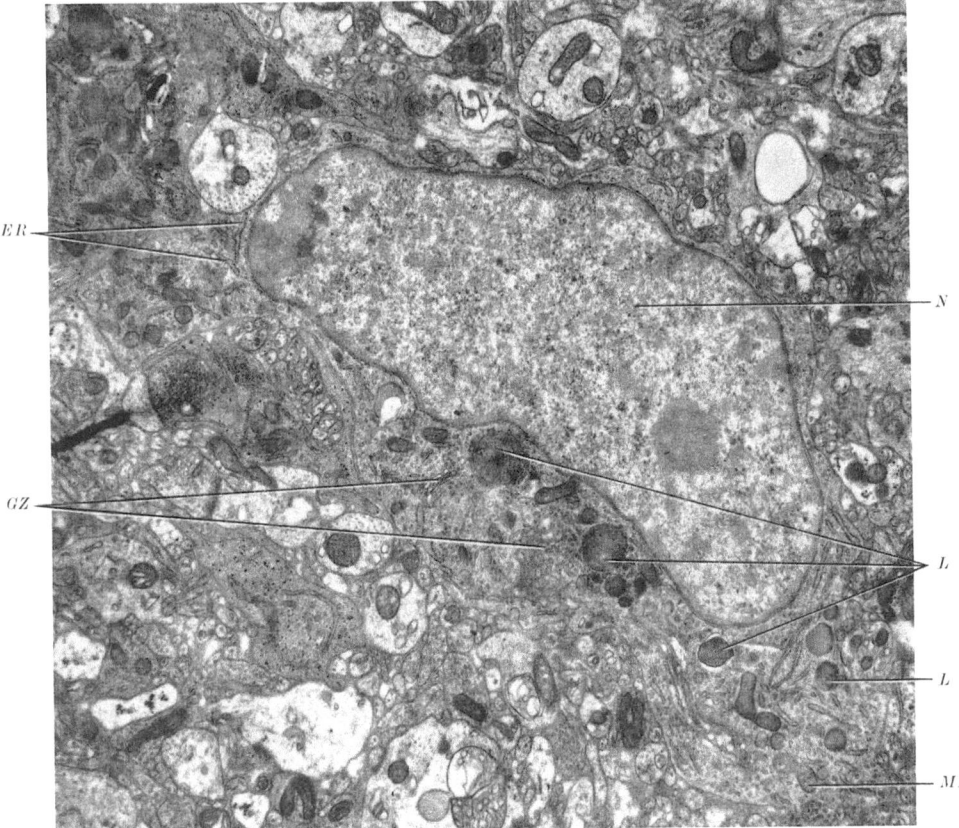

Abb. 107. Progressive Mikrogliazelle. Die Masse des Cytoplasmas hat zugenommen. In ihm finden sich vermehrt längliche Profile des endoplasmatischen Reticulums (*ER*), vermehrte Ribosomen und von einfachen Membranen begrenzt lysosomenartige Gebilde (*L*) der verschiedensten Größe. Auch die Golgizonen (*GZ*) sind sehr ausgeprägt. *MI* Mitochondrien; *N* Nucleoplasma. Umgebung einer 5 Tage alten traumatischen Läsion der Großhirnrinde. Vergr. 9750:1

erst Platz für die Vergrößerung ihres Zellkörpers schaffen müssen (Abb. 108). Gänzlich anders liegen die Dinge im Bereich eines tiefgreifenden geschädigten Gewebsverbandes. Infolge eines mehr oder minder umfangreichen Unterganges eines Teils der das Neuropil bildenden Zellfortsätze treten Lückenbildungen auf; oder es kommt gar zu einer verbreiteten Dissoziation von Komponenten des Neuropils bzw. zur Nekrose von zahlreichen Gewebsbestandteilen. In solchen Situationen fällt die Voraussetzung für die Ausbildung stäbchenzellartiger Formen weg. Die Mikrogliazellen zeigen dann überwiegend eine Tendenz zur Abrundung des Cytoplasmas und zur Retraktion ihrer Fortsätze. So können sich aus den Stäbchenzellen bzw. den anderen progressiven Formen über mannigfache Zwischenstufen Zellen entwickeln, die in der älteren Literatur als Fettkörnchenzellen bzw. als

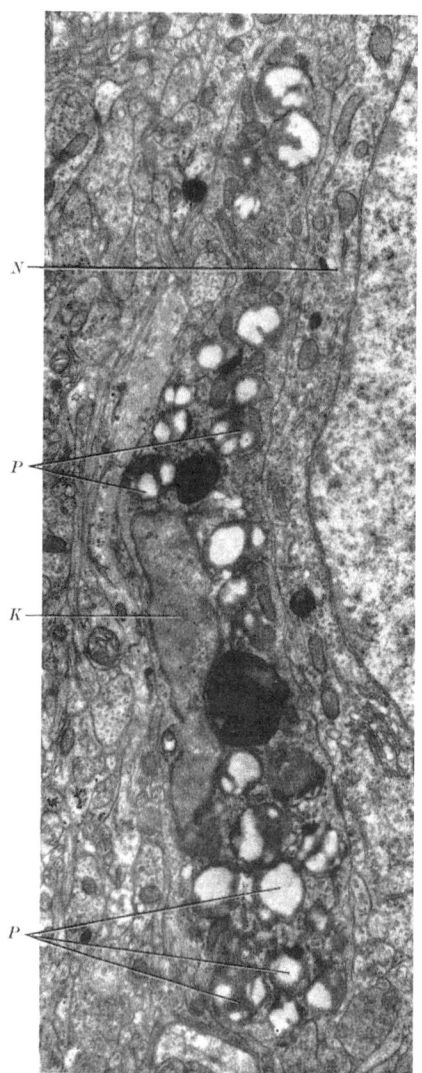

Abb. 108. Progressive Mikrogliazelle, die sich in Satellitenposition einem Neuron anschmiegt. Der Zellkern (K) und das Cytoplasma weisen im Vergleich zu einer benachbarten kleinen Nervenzelle (N) eine recht ansehnliche Dichte auf. Als Zeichen einer regen Stoffaufnahme und Stoffverarbeitung finden sich im Plasma der Mikrogliazelle zahlreiche Phagosomen (P), welche von vacuolenartigen Aussparungen durchsetzte, homogene osmiophile Substanzen enthalten. Umgebung einer 5 Tage alten traumatischen Läsion der Großhirnrinde. Vergr. 9000:1

mikrogliöse Makrophagen bezeichnet wurden. Im Lichtmikroskop ist zu erkennen, daß bei diesen Umwandlungen der Kern der Zellen, das Protoplasma und seine Fortsätze sich weiter vergrößern, so daß es mitunter zur Bildung von grotesken Formen kommt. Die Fortsätze neigen zu progressiver Retraktion; sie verschwinden zuguterletzt vollkommen unter fortschreitender Abrundung des Zellkörpers. Dabei kommt der Kern im Zentrum der Zelle zu liegen.

Als Ausdruck der reichlichen Stoffaufnahme und Stoffverarbeitung im Raum des Cytoplasmas ist bei der Darstellung mittels Färbung und Metallimprägnationen bald eine gitterförmige Struktur zu erkennen. Die starke Aktivität der Mikroglia (Mesoglia) bei Abräumvorgängen sowie ihre Fähigkeit zur Stoffaufnahme und Stoffverarbeitung hat schon HORTEGA gebührend hervorgehoben. Diese Zellart ist augenscheinlich besonders befähigt, alle Abnützungs- und Zerfallsprodukte intracellulär abzubauen und damit ihrer Entfernung aus dem zentralnervösen Gewebe den Weg zu bereiten (Abb. 104). Bei seinen Experimenten beobachtete COLMANT (1965) in mikrogliösen Kammerzellen bzw. Gitterzellen vom 3. Tag an eine zunehmende, perinucleär akzentuierte Aktivität der sauren Phosphatase. Diese Erhöhung der Aktivität des lysosomalen Leitenzyms, die 1957 bereits HAMURO an Makrophagen in Hirnnekrosen demonstriert hat, wurde von verschiedener Seite festgestellt[1]. In proliferierender Mikroglia fand COLMANT zusätzlich noch eine gesteigerte Aktivität von 5-Nucleotidase, jedoch keine Aktivitätserhöhung der alkalischen Phosphatase. Die Aktivität der sauren Phosphatase reduziert sich erst im Verlauf von Monaten. COLMANT hob die schwache Aktivität der reaktiven Mikroglia an oxydierenden Enzymen besonders hervor. So fand er die Aktivität der Succinatdehydrogenase, der Diaphorasen und der DPN- und TPN-Dehydrogenasen relativ gering. Die Kammerzellen weisen nach COLMANT eine relativ größere Aktivität auf als die nicht abgerundete Mikroglia.

---

[1] BECKER und BARRON 1961, BOSTELMANN 1963, GLUSZCZ 1963, FRIEDE 1964, SAMORAISKI u. Mitarb. 1964, NASU und MÜLLER 1964, ESCOLA und THOMAS 1965.

Den feineren morphologischen Ausdruck der phagocytotischen Aktivität mikrogliöser Makrophagen haben mit Hilfe des Elektronenmikroskops BLINZINGER und HAGER (1962, 1964) studiert (Abb. 108—110). Die abgerundeten Elemente, die gliösen Makrophagen SPIELMEYERs zeigen stark vergrößerte Zellkörper; ihr Cytoplasma ist nahezu restlos mit Lysosomen und mit Vacuolen verschiedenen Durchmessers und Inhalts ausgefüllt (Abb. 110). Die Gitterzelle mikrogliöser Her-

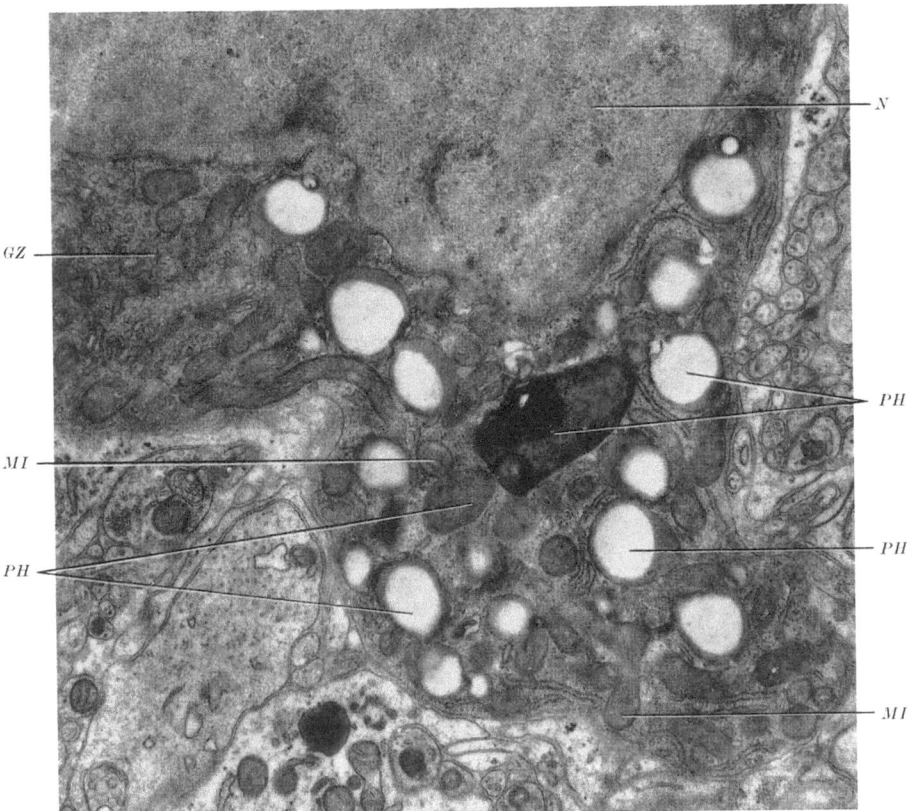

Abb. 109. Als Reste einer regen Stoffaufnahme zeigt eine progressive Mikrogliazelle (Umgebung einer 5 Tage alten traumatischen Läsion der Großhirnrinde des Goldhamsters) große Phagosomen (*PH*), welche durch Membranen gegen das Cytoplasma abgegrenzt sind und saumförmig Reste eines homogenen osmiophilen Materials enthalten. Die Golgizone (*GZ*) ist sehr stark ausgebildet. Die Zahl der Mitochondrien (*MI*) ist größer als in ruhenden Mikrogliazellen. *N* Kern. Vergr. 18000:1

kunft ist somit das extreme Resultat einer der wesentlichen Potenzen der Mikroglia, nämlich der Fähigkeit zur Stoffaufnahme und Stoffverarbeitung. BLINZINGER und HAGER (1962, 1964) konnten unter verschiedenen Versuchsbedingungen variable Ausdrucksformen dieser Aktivität festhalten. Schon die Vermehrung und Vergrößerung der lysosomenähnlichen Gebilde dürfte mit der intracellulären Stoffaufnahme in Zusammenhang zu bringen sein (Abb. 107). Das gleiche gilt für die in progressiven Mikrogliazellen in variierender Zahl nachweisbaren membranbegrenzten Vacuolen. Diese enthalten in der Regel feinflockige Substanzen und lassen an ihren begrenzenden Membranen nicht selten saum- bzw. kappenförmige Anlagerungen eines Materials erkennen, das Ähnlichkeit mit der Füllsubstanz von Lysosomen hat. Solche Vacuolen, die ihren Ursprung mit großer Wahrschein-

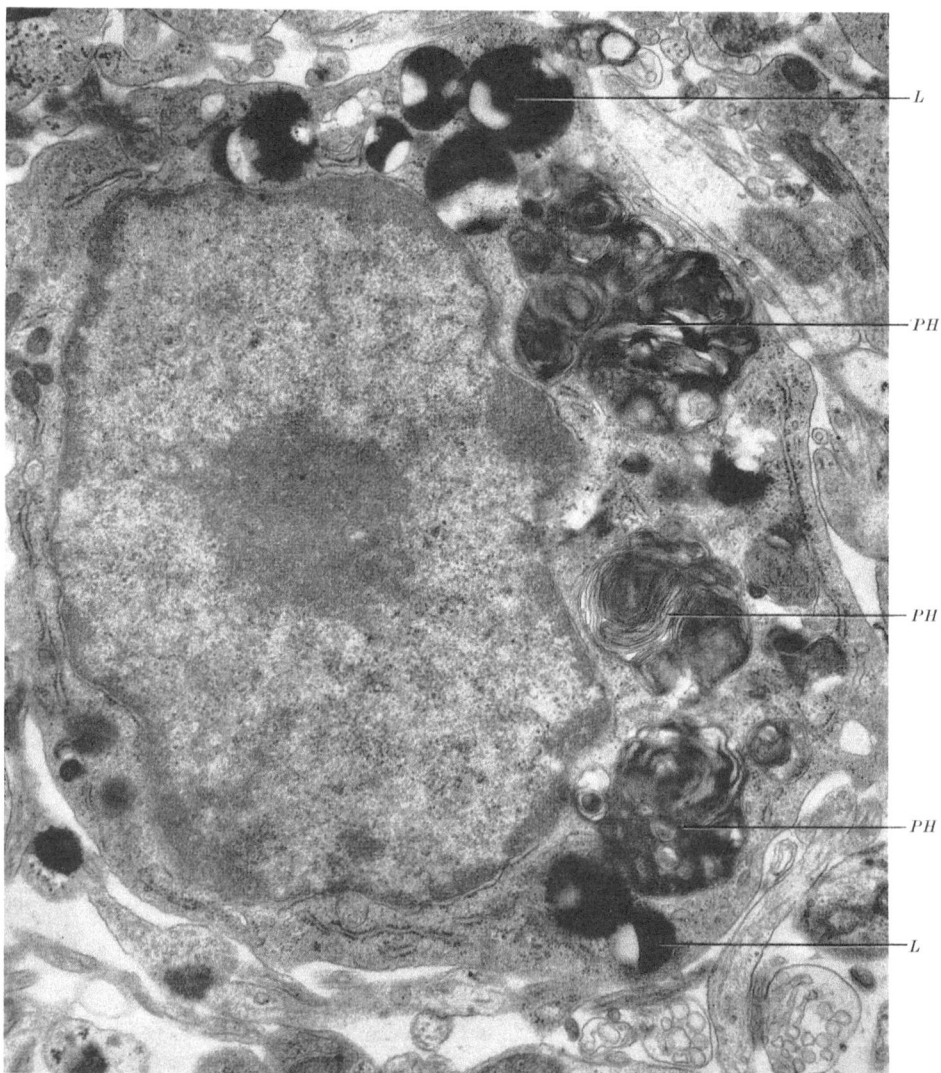

Abb. 110. Abgerundeter mikroglöser Makrophage im von Lücken durchsetzten Neuropil (Umgebung einer 32 Tage alten traumatischen Läsion der Großhirnrinde des Goldhamsters). Das Cytoplasma enthält große Phagosomen (*PH*), die mit geschichtetem Material erfüllt sind, das vielfach an Myelinfiguren erinnert. Daneben finden sich auch runde, stark osmiophile Lipidtropfen (*L*). Vergr. 18000:1

keit Phagocytosevorgängen verdanken, werden vielfach als Phagosomen[1] bezeichnet. Daneben finden sich, besonders im Verlauf experimenteller entzündlicher Prozesse, in progressiven Mikrogliazellen unregelmäßig gestaltete Körper von beachtlicher Größe, die den Gebilden völlig gleichen, die bei Spätstadien von experimentellen Meningitiden in Makrophagen des Subarachnoidalraumes als ansehnliche „residual bodies" zu beobachten waren[2]. Ihre Entstehung ist wohl auf die Aufnahme umfangreicherer nekrotischer Zellteile zurückzuführen. In der Tat ist zu beobachten, daß Mikrogliazellen nicht nur nekrotische Zellbestandteile, sondern auch ganze abgestorbene Zellen phagocytieren. Auch bei chronischen encephalitischen

---

[1] STRAUSS 1950. [2] BLINZINGER und HAGER 1961.

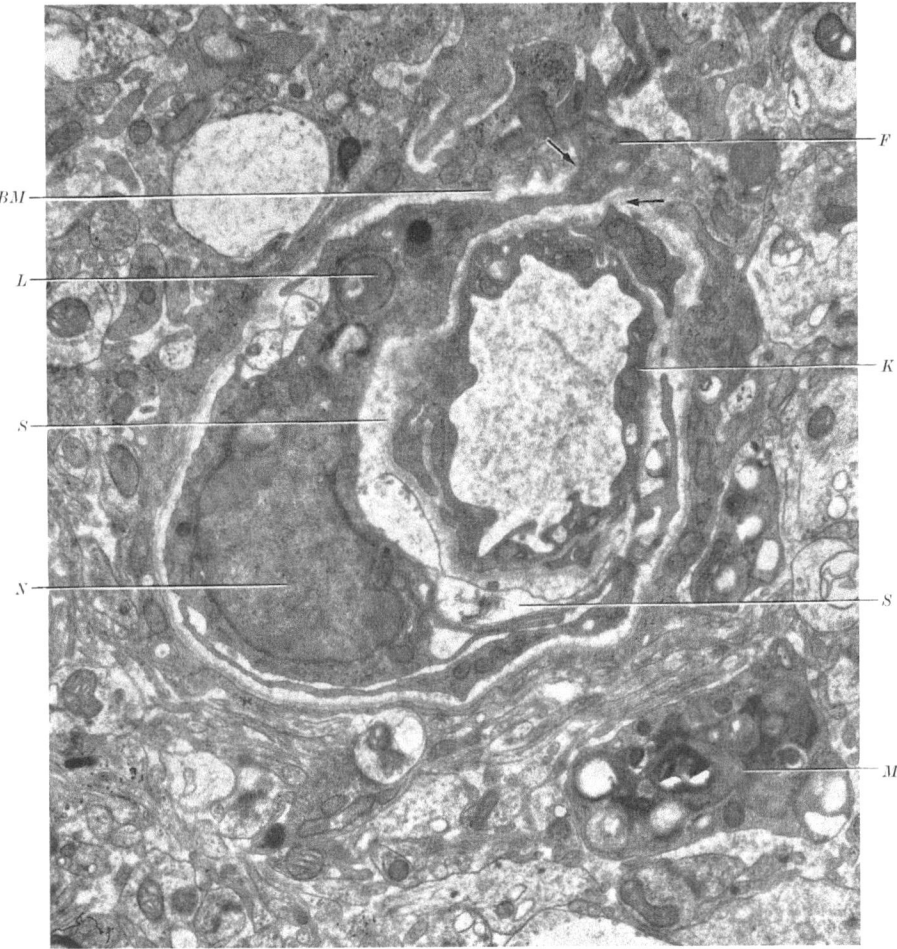

Abb. 111. Mobilisierung eines Pericyten in der Umgebung einer 5 Tage alten traumatischen Läsion der Großhirnrinde. An der Capillare hat sich durch Teilung der Basalmembran ein pericapillärer Spaltraum (S) gebildet. In ihm liegt eine längliche Zelle (N). Einer ihrer Fortsätze hat die die äußere Begrenzung des pericapillären Spaltraums bildende Basalmembran (BM) durchbrochen (Pfeile). Der Fortsatz (F) dringt in das umgebende Neuropil ein. L lysosomenartiger Körper; M Mikrogliazelle. Vergr. 9000:1

Prozessen, wie bei der in manchen Zügen des histopathologischen Bildes der progressiven Paralyse recht nahestehenden afrikanischen Schlafkrankheit wurden in mikrogliösen Elementen nicht selten phagocytierte Zellen, insbesondere Russelsche Körperchen gefunden[1]. Die aufgenommenen Zellteile kommen dabei innerhalb ansehnlicher Phagosomen zu liegen, die sie nahezu völlig ausfüllen. Zuweilen sind in den Cytoplasmarandzonen phagocytierender Mikrogliazellen linear ausgerichtete Bläschen anzutreffen, die an Pinocytosevesikelreihen erinnern. Solche Anordnungen wurden[2] in Gewebekulturzellen unter bestimmten Bedingungen beobachtet.

Mit Nachdruck sei der Überzeugung Ausdruck gegeben, daß HORTEGA durchaus nicht über das Ziel hinausschoß, wenn er den Mikrogliazellen den größten Anteil der Abräumfunktionen, d. h. der Säuberung des geschädigten Gewebes

---

[1] Diesen Hinweis verdanke ich Herrn Professor ROULET, Basel.
[2] EASTON, GOLDBERG und GREEN 1962.

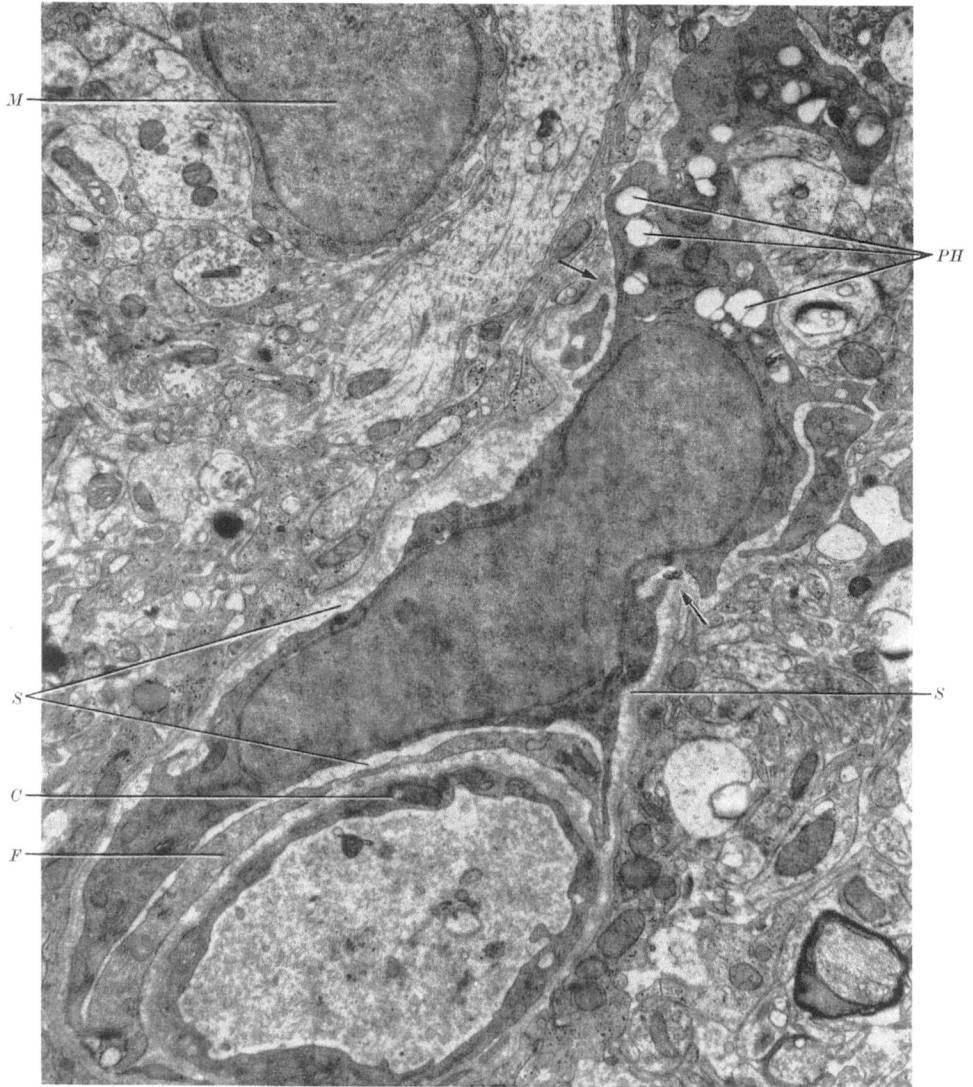

Abb. 112. Mikrogliaartige Zelle beim Verlassen des pericapillären Bereiches. (Umgebung einer 5 Tage alten traumatischen Läsion der Großhirnrinde des Goldhamsters.) Die Zelle, deren Cytoplasma zahlreiche Phagosomen (*PH*) enthält, hat sich einen pericapillären Spaltraum (*S*) geschaffen, die den Gliafußstücken aufliegende Basalmembran an der mit Pfeilen bezeichneten Stelle durchbrochen. Die Zelle zwängt sich mit Hilfe von pseudopodienartigen Fortsätzen *P* in Lücken des umgebenden Neuropils. In der Umgebung findet sich eine Mikrogliazelle (*M*), deren Struktur mit der der mobilisierten Zelle weitgehend übereinstimmt. *C* Capillarwand; *F* Fortsatz eines Pericyten. Vergr. 9000:1

von Zerfallsstoffen bzw. der intracellulären Stoffaufnahme und Stoffverarbeitung im zentralen Nervensystem zusprach. Aus der Gesamtheit ihrer morphologischen Veränderungen unter pathologischen Bedingungen ergibt sich, daß ihre Beziehung zum reticulo-endothelialen System eine sehr nahe zu sein scheint. Daß METZ und SPATZ (1924) eine Speicherung saurer Vitalfarbstoffe in der Hortega-Glia vermißten, ist wohl damit zu erklären, daß reticulo-endotheliale Zellen, die im Bereich des Gefäß-Bindegewebsapparates lokalisiert sind, die auf dem Blutweg zugeführten

Farbstoffe ohne weiteres aufnehmen können. Der Einverleibung durch die innig in den geschlossenen Gewebsverband des Neuropils eingegliederte Mikroglia stehen die besonderen Permeabilitätseigenschaften im Gehirn, die unter dem Begriff der Bluthirnschranke zusammengefaßt wurden, entgegen. Auf diese Zusammenhänge wird unten (vgl. S. 244) noch ausführlich einzugehen sein.

Abschließend sei hervorgehoben, daß die reaktiven Mikrogliazellen aller Stadien bezüglich ihres Feinbaus eine weitgehende Übereinstimmung mit Capillarpericyten, Histiocyten bzw. mit Markophagen mesenchymaler Herkunft zeigen. Die Bezeichnung dieser durch eine ausgeprägte Reaktions- und Wandlungsfähigkeit sich auszeichnenden Zellen als gliöse Elemente läßt sich strenggenommen nur mit ihrer Lage im Gewebe begründen. Sie liegen außerhalb der von Basalmembranen begrenzten Gewebszone der perivasculären Räume (vgl. S. 240) und fügen sich sowohl unter normalen als auch unter pathologischen Bedingungen ins Neuropil. Auch die feinstrukturellen Befunde sind daher als gewichtige Stütze für die schon oben dargelegten (vgl. S. 139), auf CAJAL und HORTEGA zurückgehenden histogenetischen Anschauungen, die u. a. KERSHMAN (1939), sowie SANTHA und JUBA (1933) weiter verfochten haben, zu werten. Progressive Mikrogliazellen sind relativ häufig in der unmittelbaren Nähe intracerebraler Capillaren anzutreffen. Zudem fand ich nicht selten Anhaltspunkte für die Mobilisation von Pericyten und für ihre Fähigkeit, die Basalmembranbarriere des pericapillären Raums zu durchbrechen (HAGER, 1966) (Abb. 111 und 112). Diese Capillarwandelemente sind daher als Quelle für die reaktive Vermehrung der Mikrogliazellen durchaus in Betracht zu ziehen[1]. Ob die Deutung aufgrund neuerer Untersuchungen[2] zu Recht besteht, daß Makrophagen mikrogliöser Beschaffenheit sich von monocytoiden Zellen ableiten können, bedarf noch der Nachprüfung. Sicher trifft dies nur unter Bedingungen zu, die einerseits für den diapedetischen Austritt solcher Elemente und andererseits für ihre Migration im Neuropil günstige Voraussetzungen bieten.

III. Die Nervenfasern

1. Histologie und Feinstruktur der peripheren Nervenfasern

Ein weiterer Hauptbestandteil des Nervengewebes, der für die allgemeine Pathologie von größter Bedeutung ist, wird von den Nervenfasern gebildet. Im Zentralnervensystem bauen sie die Massen der weißen Substanz auf und durchsetzen mehr oder minder die grauen Gebiete. In den peripheren Nerven werden sie durch die interstitiellen Strukturen des Endo- und des Perineuriums zu parallelfaserigen Bündeln zusammengefaßt. Die folgenden Bemerkungen zur Normalstruktur beschränken sich auf das periphere cerebrospinale Nervensystem. Eine Besprechung der verwickelten Strukturverhältnisse des peripheren vegetativen Nervensystems ist schon aus Raumgründen hier nicht möglich. Es muß daher auf die ausführliche Darstellung von REISER in STÖHR-MOELLENDORFs Handbuch der mikroskopischen Anatomie, Bd. IV/4 „Nervensystem" verwiesen werden.

Wenn von peripheren cerebrospinalen Nerven gesprochen wird, so ist damit der Abschnitt der Fasern gemeint, der außerhalb des Zentralorgans verläuft und durch die Besonderheit seiner Umhüllung, deren strukturelle Eigenschaften bereits im vorigen Jahrhundert bekannt wurden, charakterisiert ist. An den einzelnen Fasern ließ sich ein zentral gelegener Achsenzylinder (Axon) und eine ihn röhrenförmig umschließende Hülle, die Markscheide sowie eine von den Schwannschen Zellen gebildete Ummantelung abgrenzen. Man war ursprünglich

---
[1] BLINZINGER und HAGER 1962, 1964.   [2] KÖNIGSMARK und SIDMAN 1963.

geneigt, den Achsenzylinder als ausschließlichen Träger der nervösen Reizleitung anzusehen und seine Scheide als funktionell untergeordneten Bestandteil zu werten. Die Fortschritte der Morphologie und Physiologie in jüngerer Zeit führten zu einer völligen Revision dieser Ansicht.

Der Achsenzylinder bietet in gefärbten Präparaten meist ein homogenes Aussehen. Die sich im Lichtmikroskop abzeichnende Grenzstruktur des Achsenzylinders, das Axolemma, dürfte wohl auf Brechungs- bzw. Dichteunterschiede zwischen dem Axoplasma und der Markscheide rückführbar und damit eine Scheinstruktur sein[1]. Gesetzmäßige Beziehungen zwischen Achsenzylinderdurchmesser und Markscheidendicke wurden durch verschiedene Untersucher aufgezeigt[2]. Über das anisotrope Verhalten des Achsenzylinders hat VALENTIN (1861) erstmals berichtet. Er zeigt im polarisierten Licht eine positive Formdoppelbrechung, deren optische Achse parallel zur Faserachse liegt[3]. Bezüglich der Stärke der Doppelbrechung wurde an isolierten Achsenzylindern des Frosch-Ischiadicus ein Wert von $N_a - N_o = 0,0006$ gemessen[4]. Durch Quellung und Eiweißfällung wird die Doppelbrechung beträchtlich gesteigert[5]. Die polarisationsoptischen Befunde ließen auf eine Anordnung anisodiametrischer Teilchen parallel zur Faserachse schließen. Diesen gerichteten Partikeln konnte nur ein relativ geringer Anteil am Axoplasmavolumen zugesprochen werden. Für eine Längsorientierung anisodiametrischer submikroskopischer Teilchen im Achsenzylinder sprachen auch die Untersuchungen von CHAMBERS (1947), der in das Tintenfischaxon einerseits Öltröpfchen injizierte und andererseits am selben Objekt die Bildung und Ausrichtung von Eiskristallen nach Einfrieren verfolgte. Diese Befunde ließen die Hypothese begründet erscheinen, die Substanz des Achsenzylinders als ein hochgradig hydriertes, labiles Gel zu betrachten, in dem eine besondere Ordnung submikroskopischer Teilchen vorliege. Neuere cytochemische Befunde über ein Vorkommen von Ribonucleinsäure im Axoplasma stehen im Widerspruch zu den elektronenmikroskopischen Feststellungen, auf die in anderem Zusammenhang unten noch zurückzukommen ist; denn im Axoplasma kommen in der Regel keine Ribosomen vor. Das Fehlen dieser Cytoplasmapartikeln wurde dafür ins Feld geführt, daß keine lokale Proteinsynthese im Axon stattfinden könne. Nun wurde im Mautnerschen Axon von Cypriniden das Vorkommen von RNS mit cytochemischen Methoden nachgewiesen[6]. Es fragt sich jedoch, ob es sich dabei um eine funktionell aktive Zustandsform handelt. Über den Ursprung dieser axonalen RNS und über ihre cytoplasmatische Verteilungsform konnte man sich bisher nicht klar werden. Doch wurde angegeben, daß ein proximodistales Gefälle des RNS-Gehaltes vorliegt, und daß ferner die Zusammensetzung dieser Kernsäuren der der in den cytoplasmatischen Ribosomen vorkommenden gleicht[7]. Bei experimenteller funktioneller Belastung ließ sich im Mautnerschen Axon eine signifikante Abnahme der RNS im proximalen Teil feststellen. Es ist wohl anzunehmen, daß RNS auch in Nervenfasern der Säugetiere vorkommt. Die Kleinheit der Faserkaliber steht jedoch einer Isolation und damit der cytochemischen Analyse im Wege. Histochemisch wurde die Gegenwart von nicht näher charakterisierbaren Hyaluronsäuren im Axoplasma und Neurilemm der Säugetiernervenfasern demonstriert. Da Hyaluronsäure als Kationenaustauscher wirken soll und vorwiegend Kalium bindet, wurde von den Unter-

---

[1] STOECKENIUS und ZEIGER 1955.
[2] SCHMITT und BEAR 1937, TAYLOR 1940, 1941, WERNDLE und TAYLOR 1943, SANDERS und WHITTERIDGE 1946, SANDERS 1948.
[3] APATHY 1889, SCHMIDT 1924, ETTISCH und JOCHIMS 1927, MIHALIK 1934, BEAR, SCHMITT und YOUNG 1937.
[4] THORNBURG 1954.   [5] SCHMIDT 1936.   [6] EDSTRÖM 1964.   [7] EDSTRÖM 1964.

suchern¹ gemutmaßt, daß dieser Stoff eine Rolle bei der Erregungsleitung im Nerven spielen könnte.

Die in jüngster Zeit vielzitierte und vielumstrittene Theorie der Axoplasmaströmung, die in anderem Zusammenhang noch eingehend erörtert werden soll, sagt im wesentlichen aus, daß der Nervenzellkörper konstant auch das Cytoplasma formt, das im Axon nach distal weiterwandert. Eine Reihe von experimentellen Beobachtungen² führten zu dem Schluß, daß das Axoplasma von der Nervenzelle zur Peripherie mit einer gewissen, allerdings geringen Geschwindigkeit ständig strömt bzw. verschoben wird. Eine der eindrucksvollsten Beobachtungen war, daß nach Kompression lebender Nervenfasern in situ proximalwärts charakteristische Auftreibungen des Axoplasmas beobachtet wurden (Abb. 113). Auch radioaktive Substanzen wurden vielfach zur Verifizierung des Axoplasmastroms angewendet, so u. a. P^{32}-Phosphat³, C^{14}-Glucose und markierte Aminosäuren⁴. Jedoch wurden bei diesen Versuchen die radioaktiv markierten Substanzen nicht nur von Nervenzellkörpern aufgenommen, sondern auch von Schwannzellen. Auch war die Differenz der Radioaktivität in aufeinanderfolgenden Segmenten der Nervenfasern relativ gering; so räumte WEISS (1960) ein, daß die Resultate, auf die man große Erwartungen gesetzt hat, eigentlich enttäuschend waren. In der Folge untersuchten DROZ und LEBLOND (1963) die Dynamik der Proteinbildung in Nervenzellkörpern und Axonen bei Säugetieren nach Inkorporation markierter Aminosäuren (^{35}S-Methionin, ^{3}H-Leucin und -Arginin). Initial ließ sich keine Inkorporation in peripheren Abschnitten von Axonen erkennen. Kurz nach dem Einbau im Zellkörper trat jedoch eine Aktivität im Axonursprungskegel auf, die sich später auf das Axon fortpflanzte. Die markierten Proteine waren im Axon nach 24 Std nachweisbar und nach einer Reihe von Tagen in der peripheren Strecke der Nerven. Die Wanderungsgeschwindigkeit wurde bei jungen Tieren auf 1,5 mm, bei alten auf 0,8 mm pro die bestimmt. Diese Feststellungen mit Isotopen sprechen zusätzlich für die Existenz eines Axonstroms im Sinne einer kontinuierlichen Wanderung von Proteinen von den Nervenzellkörpern auf dem Weg der Axone in die Peripherie. Es ist anzunehmen, daß die Proteine, die im Axon verschoben werden, Substanzen zu ersetzen haben, die einem ständigen Verbrauch unterliegen. Der Eiweißverbrauch im Axon könnte durch die Wirkung proteolytischer Enzyme erklärt werden.

Die Schlüsse bezüglich des Feinbaues des Axoplasmas, die von den Ergebnissen indirekter Methoden ausgingen, konnten in jüngerer Zeit durch elektronenmikroskopische Untersuchungen ergänzt und bestätigt werden; die ersten Bemühungen in dieser Richtung⁵ führten aufgrund der damals noch unzureichenden präparativen Methoden zu keinen eindeutig verwertbaren Ergebnissen. FERNANDEZ-MORAN (1948) bediente sich der Replica-Adhäsionspräparationsverfahren, um fribrilläre Strukturen im Axoplasma nachzuweisen. Die Befunde von SCHMITT (1950), MAXFIELD (1951, 1954) sprachen ebenfalls für das Vorliegen fädiger Elemente von sehr geringem Durchmesser (150—200 Å) im Axoplasma. Schließlich gelang es auch in Dünnschnitten von osmiumfixiertem Material filamentöse Strukturen (Axonfilamente) im Protoplasma der Achsenzylinder nahezu aller Nervenfasertypen darzustellen⁶ (Abb. 116). In jüngster Zeit machte man die Erfahrung, daß sich nach Fixierung der Nervenfasern mit Glutaraldehyd ein großer Teil der nach

---

[1] ABOOD und ABUL-HAI 1956.
[2] WEISS 1944, WEISS, WANG, TAYLOR und EDDS 1945, WEISS und HISCOE 1948.
[3] SAMUELS u. Mitarb. 1951, OCHS und BURGER 1958, OCHS u. Mitarb. 1962.
[4] WAELSCH 1958, KÖNIG 1958, SCHULZE und OEHLERT 1958, VERNE und DROZ 1960.
[5] RICHARDS, STEINBACH und ANDERSON 1943, DE ROBERTIS 1948.
[6] FERNANDEZ-MORAN 1950, SCHMITT und GEREN 1950, ROSZA, MORGAN, SZENT-GYÖRGYI und WYCKHOFF 1950, THORNBURG und DE ROBERTIS 1965.

Osmiumtetroxydbehandlung feinfädig erscheinenden Strukturen in Form von Tubuli darstellt. Bezüglich der Abmessungen und vermutlichen Bedeutung dieser geformten Bestandteile des Grundcytoplasmas sei auf die Ausführungen auf

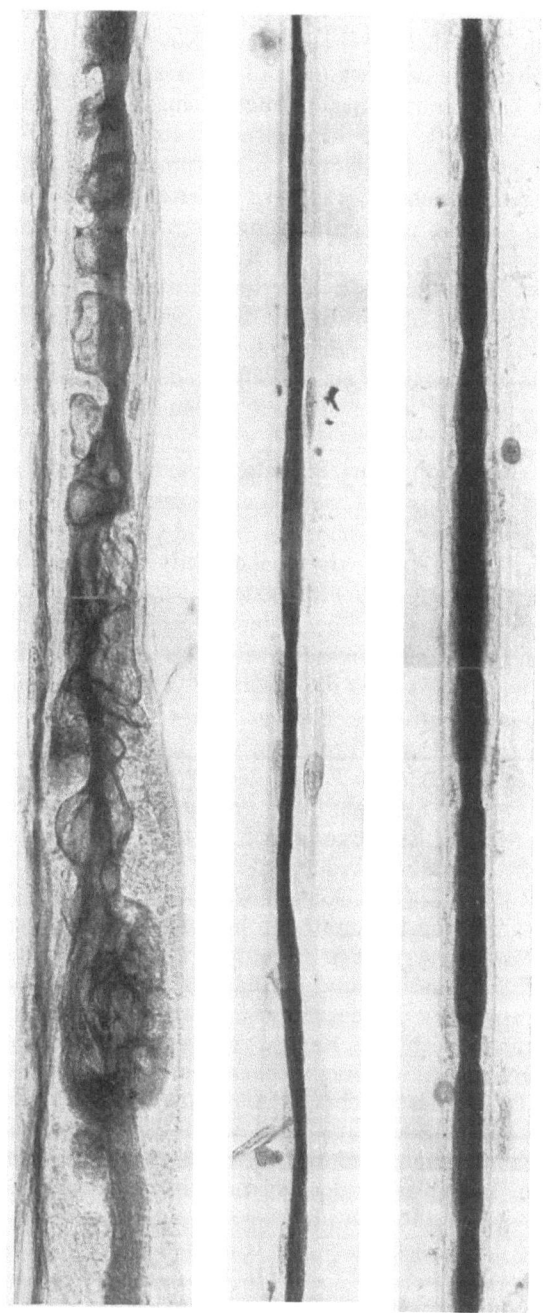

Abb. 113. Effekt einer länger andauernden Konstriktion auf markhaltige Nervenfasern; Stauungserscheinungen im proximalen Stumpf (links); Kaliberverminderung des Achsencylinders innerhalb der Konstriktionszone (Mitte); unregelmäßige Kontur des Achsencylinders im distalen Bereich (rechts). (Nach WEISS und HISCOE, 1948)

S. 21 verwiesen. Mitochondrien lassen sich im Achsenzylinder der Nervenfasern von Vertebraten und Evertebraten regelmäßig nachweisen. BLUME und SCHARF (1964) führten histochemische, histologische und statistische Untersuchungen über die Mitochondrienverteilung in peripheren Nervenfasern des Säugetieres durch. Ihre Ergebnisse führten sie zu der Annahme, daß die neuroaxonalen Mitochondrien im Perikaryon gebildet und auf dem Wege einer Protoplasmaströmung im Achsenzylinder peripherwärts transportiert werden. SCHARF und BLUME (1964) führten eine große Zahl von Messungen und Zählungen an Mitochondrien durch und fanden, daß in der Nähe des Perikaryons die Zahl der Mitochondrien

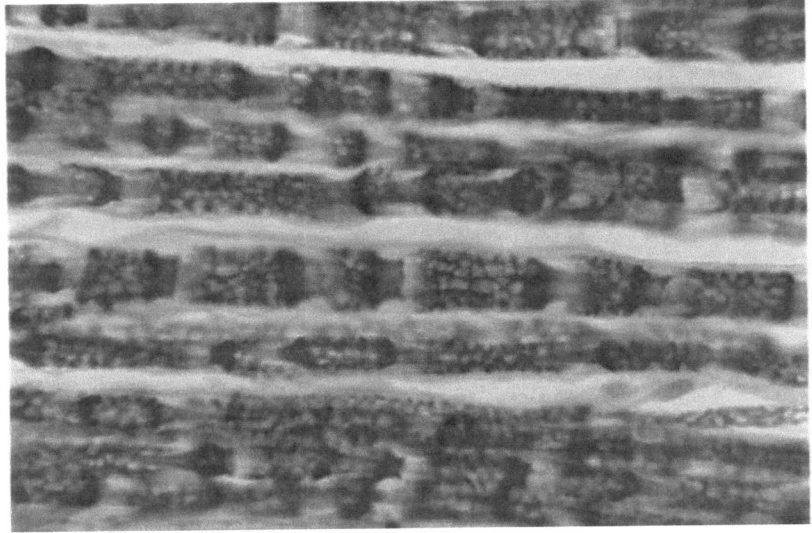

Abb. 114. Neurokeratingerüst an markhaltigen Nervenfasern des N. ischiadicus der Katze. Färbung nach VOLKMANN-STRAUSS. Vergr. etwa 600fach. (Aus A. E. LEHMANN, Hdb. mikrosk. Anat., Bd. IV, Nervensystem, Teil 4, 1959)

am höchsten, ihre Abmessungen dagegen am geringsten sind, während peripherwärts die Zahl ab-, die Länge des Einzelelements dagegen zunimmt. Distal kommt es zum terminalen Anstau der Organellen. Das endoplasmatische Reticulum ist im Axoplasma in Form von spärlich verteilten, schlauchförmigen Elementen vertreten. Ribosomen fehlen nahezu völlig.

Sämtliche Nervenfasern sind in Schwannsche Zellen eingehüllt (Abb. 115), die sie scheidenförmig umgeben. Bereits RANVIER (1872) hatte festgestellt, daß je ein Schwannsches Zellindividuum je ein internodales Segment bildet. Der Kern der Schwannschen Zellen neigt zur ovalen Verformung; im Kernraum sind meist ein bis zwei Nucleolen erkennbar. Im perinucleären Cytoplasma im Polbereich der Kerne treten die sog. „Reichschen π-Granula" hervor. Wie histochemische Methoden ergaben, enthalten sie neben Proteinen auch eine Lipoidkomponente und zeigen damit eine gewisse Ähnlichkeit mit den Lipofuscinen. In ausgeprägter Form sind sie in der Regel erst bei älteren Individuen nachweisbar. Von gewissem Interesse sind auch die sog. Elzholzschen Körperchen[1]; sie lassen sich mit der Methode nach MARCHI oder ähnlichen Chrom-Osmiumsäuregemischen darstellen.

Im elektronenmikroskopischen Bild (Abb. 116) zeigen die Schwannschen Zellen ein schwach ausgebildetes endoplasmatisches Reticulum. Ribosomen sind in

---
[1] Kleine, nur färberisch von den Reichschen π-Granula abgrenzbare Lipoidtröpfchen.

rosettenförmiger Anordnung und in mäßiger Zahl über das Cytoplasma verstreut. Ihre Mitochondrien sind gewöhnlich klein und nicht sehr zahlreich. Der gesamte Organellenbestand, darunter auch die Golgi-Zonen, konzentriert sich gewöhnlich auf das kernnahe Cytoplasma. Der Oberflächenmembran der Schwannschen Zellen ist eine circumferente Basalmembran aufgelagert. Sie bildet die Grenzstruktur zum endoneuralen Raum, in dem sich mesenchymale Elemente und Kollagenfasern finden. Ähnlich wie in anderen Organen ist auch hier die Basalmembran eine ordnende Struktur, welche die Nervenfasern gegen die mesenchymalen Anteile

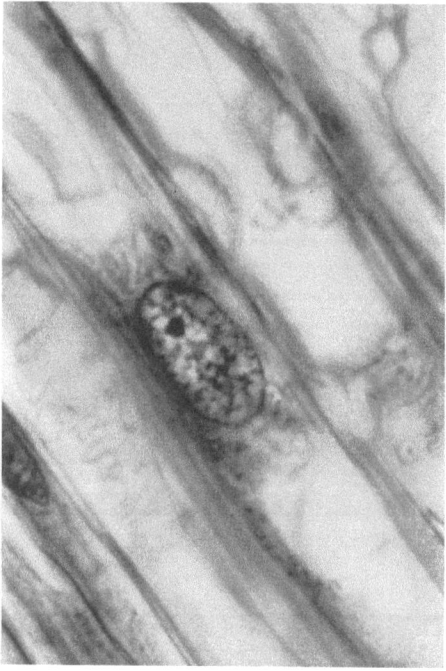

Abb. 115. Kern und perinucleäres Cytoplasma einer Schwannschen Zelle. Nervus ischiadicus der Katze. Vergr. etwa 1000fach. (Aus H. E. LEHMANN, Hdb. mikrosk. Anat., Bd. IV, Nervensystem, Teil 4, 1959)

begrenzt und mit ihnen verlötet. Damit trägt sie entscheidend zur Kohärenz aller Bestandteile des peripheren Nerven bei.

Die Markscheide zeigt sich an unfixierten lebensfrischen Nervenfasern bei der licht- und phasenkontrastmikroskopischen Beobachtung in der Regel als weitgehend homogen aussehendes glattes Rohr[1]. Auch nach Vitalfärbung mit Acridinorange konnten an dieser Hülle keine anderen Strukturen erkannt werden, als die Ranvierschen Schnürringe[2]. Dagegen treten nach verschiedenen histologischen Fixierungsmethoden am peripheren Nerven nicht selten konzentrische und radiäre Strukturen und gitterartige Gerüste auf. Die außerordentliche Widerstandsfähigkeit dieser Gerüststrukturen gegen chemische Agenzien hatten schon EWALD und KÜHNE (1874) bewogen, sie als hornähnliche Substanz („Neurokeratin") zu bezeichnen (Abb. 114). Offensichtlich präcipitiert das Neurokeratin aus dem ursprünglich homogenen Mark durch die Wirkung verschiedener präparativer Behandlungen, insbesondere der länger dauernden Formalineinwirkung. SCHMIDT (1927, 1936) gelangte aufgrund polarisationsoptischer Beobachtungen zu einer Deutung

---
[1] RAWITZ 1897, SPEIDEL 1933, SCHÜMMELFEDER 1950, STOECKENIUS und ZEIGER 1955.
[2] HARDERS 1949, ZEIGER und HARDERS 1951.

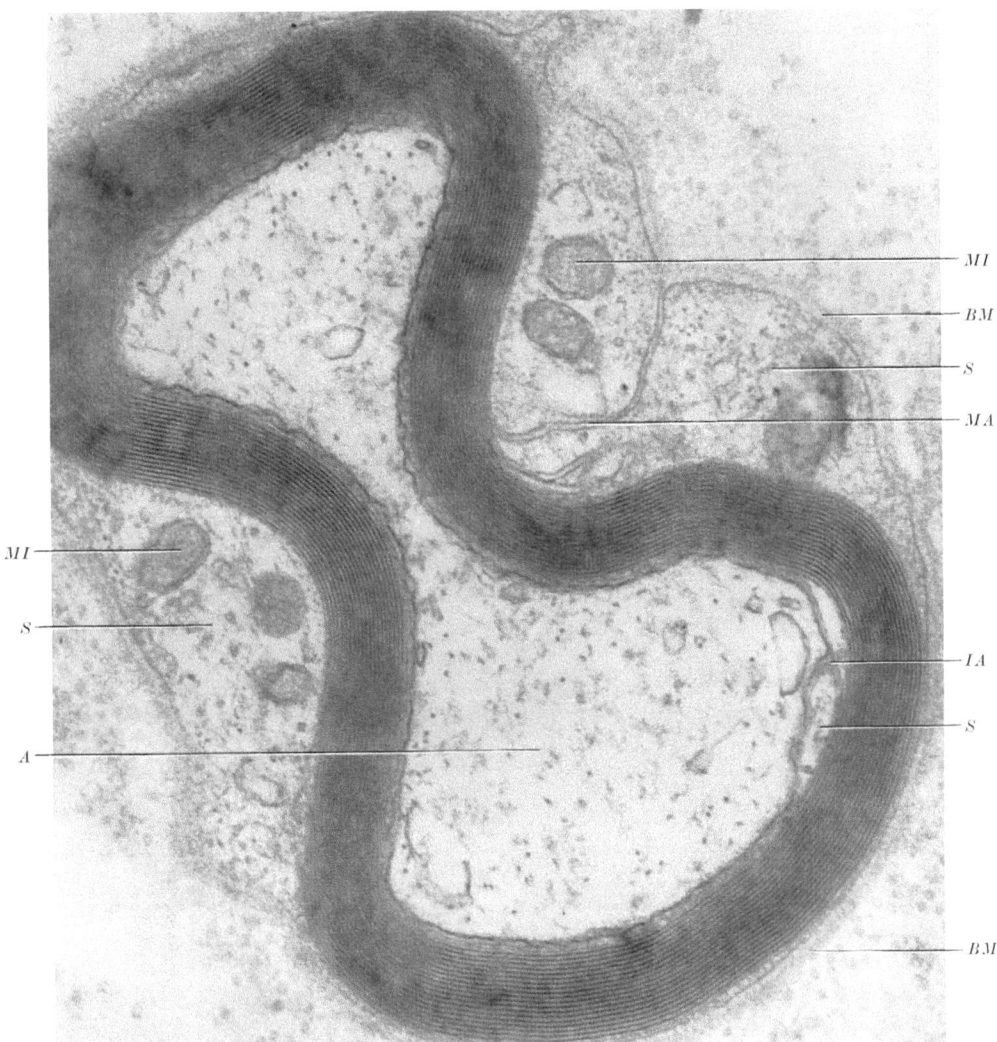

Abb. 116. Markhaltige Nervenfasern aus dem N. ischiadicus der Ratte. Die gesamte Faser ist ins Cytoplasma einer Schwannschen Zelle (S) eingebettet. Sie enthält Ribosomen und einige Mitochondrien (MI). Die Oberflächenmembranen der Schwannschen Zellen sind von einer kontinuierlichen Basalemembran (BM) bedeckt. Eine Verbindung des Markmantels mit dem extracellulären Raum wird durch ein Membranpaar hergestellt, das einen schmalen Spalt in der Schwannschen Zelle bildet und als äußeres Mesaxon bezeichnet wird (MA). Eine gleichsinnige Anordnung findet sich innerhalb eines zwischen Axonoberfläche und Markmantel eingeschalteten Cytoplasmabereiches der Schwannschen Zelle. Dieses innere Mesaxon (IA) stellt eine Verbindung des Markmantels mit der die Oberflächenmembran des Axons einerseits und die Membran der Schwannschen Zelle andererseits trennenden Fuge dar. Der Markmantel selbst zeigt eine äußerst regelmäßige Lamellierung, die auf einer Folge dichter und heller Schichten beruht. Das Axoplasma (A) enthält Querschnitte von Filamenten und von vesiculären und tubulären Strukturen. Vergr. ca. 30000:1

des Neurokeratingerüstes, der bis heute nichts Wesentliches hinzuzufügen ist: Seine Entstehung würde auf einer Trennung der labilen Markscheidensubstanzen in eine Eiweiß- und Lipoidphase beruhen. Bei Behandlung mit verdünntem Alkohol geht ein Teil der Lipoidkomponenten des Myelins in Lösung, während der Proteinanteil die als netzartig beschriebenen Formen annimmt. Chemische Analysen ergaben, daß das Neurokeratin einen denaturierten Eiweißstoff darstellt, der keineswegs zur Gruppe der Keratine gehört.

Mit gewisser Berechtigung kann man als Beginn der Erforschung der Feinstruktur des Nervensystems das Jahr 1849 setzen. Damals veröffentlichte EHRENBERG seine Beobachtung, daß die Markscheide der Wirbeltiernervenfasern sich im Polarisationsmikroskop doppelbrechend verhält. Später ergab die nähere Analyse dieses optischen Verhaltens, daß es sich um eine positive einachsige Doppelbrechung handelt, bei der die optische Achse radiär gerichtet ist (KLEBS, 1865). Man war ursprünglich geneigt, die doppelbrechenden Eigenschaften auf einen Spannungszustand des Myelins zurückzuführen[1]. Als besonders wichtig für die Deutung der Markscheidenfeinstruktur erwies sich die Tatsache, daß nach Extraktion der Lipoide eine bedeutend schwächere Doppelbrechung zurückbleibt[2], sich aber von der Lipoiddoppelbrechung durch ihr Vorzeichen unterscheidet. SCHMIDT (1931, 1936) führte die polarisationsoptische Analyse des Mark-

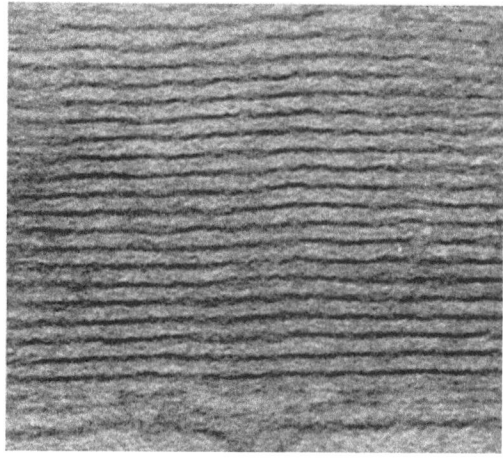

Abb. 117. Feinstruktur des Markmantels einer Nervenfaser aus dem N. ischiadicus der Ratte. Osmiumtetroxydfixierung nach PALADE. Bei hoher Auflösung ist erkennbar, daß die Lamellierung auf einer Folge von dichten dunklen Linien von 25 Å Breite und von wesentlich helleren Bändern von 75—80 Å Breite beruht. Die hellen Lamellen werden von einer sich wesentlich undeutlicher abzeichnenden Zwischenlinie (intraperiod line) durchzogen. Vergr. ca. 200000:1

mantels aufgrund ungemein sorgfältiger, z. T. schon mehrfach erwähnter Untersuchungen zu einem Gipfelpunkt. Hier können nur die bedeutendsten seiner Schlußfolgerungen angeführt werden. Die Eigendoppelbrechung des Markmantels ist auf die Eigenart der Orientierung geschichteter Lipoidmolekel zurückzuführen; nach Extraktion der Lipoidkomponenten verbleibt eine Formdoppelbrechung mit negativem Vorzeichen. Dieses optische Verhalten führt zu der Annahme, daß der Markscheide ein komplexeres submikroskopisches Gefüge zukommt. Die Formdoppelbrechung weist auf das Vorliegen konzentrischer, parallel zur Faserachse orientierter, aus anisodiametrischen Teilchen sich zusammensetzender Proteinlamellen hin. Zwischen sie sind alternierend bimolekulare Schichten von radiär ausgerichteten Lipoidmolekeln eingefügt. GÖTHLIN (1913) hat aufgrund des Verhaltens im polarisierten Licht nach Imbibitionsversuchen eine Einteilung aller Nervenfasertypen getroffen: Als myelotrop bezeichnete er die markhaltigen Fasern der Wirbeltiere und gewisse Nervenfasern von Evertebraten, als proteotrop die marklosen Fasern des sympathischen Nervensystems der Wirbeltiere; schließlich als metatrop u. a. Netzhautfasern der Wirbeltiere und

---

[1] VALENTIN 1861, VON EBNER 1882, SPIEGEL 1921.   [2] AMBRONN 1890.

die grauen Nervenfasern der Arthropoden und Mollusken. Messungen der Doppelbrechung ergaben für die peripheren Nervenfasern des Frosches die Werte N_a-N_o = 0,011[1], für die der Warmblüter den Wert 0,017[2]. Die Faserdurchmesser sind bei solchen Bestimmungen zu berücksichtigen[3]. Als weitere indirekte Strukturforschungsmethode wurde für die Ermittlung des Feinbaues der Markscheide die Röntgenbeugung herangezogen. Mit ihrer Hilfe gelang es, quantitative Daten über die submikroskopische Textur zu erlangen. Die klassischen Untersuchungen von SCHMITT, BEAR und CLARK (1935) an verschiedenen Nervenfasern ergaben das Vorliegen einer periodischen Schichtung von 175—185 Å (Abstand in radiärer Richtung!). Der Periodenabstand von aus peripheren Nerven extrahierten Lipoiden betrug dagegen nur 60—70 Å[4]. Diese augenscheinliche Differenz wurde durch die Annahme einer Folge von bimolekularen Schichten in der nativen Markscheide erklärt. Angeführt seien in diesem Zusammenhang noch die Untersuchungen von ELKES und FINEAN (1949, 1953). Die Analyse von Beugungsdiagrammen von Nervenfasern nach kontrollierter Dehydrierung, nach Temperaturwechsel und nach Behandlung mit Lipoidlösungsmitteln deutete auf das Vorliegen eines Lipoidproteinkomplexes hin, in dem ein Teil der Lipoide sich als ziemlich labil und vom Proteinanteil leicht trennbar erweist. FINEAN (1956) kam anhand der Deutung der Beugungsdiagramme zu dem Schluß, daß in der Mitte der Grundperiode eine Schicht besonderen Materials vorliege und sich wahrscheinlich die aufeinanderfolgenden Proteinschichten der Markscheide aufgrund bestimmter Eigenschaften („difference factor") voneinander unterscheiden dürften (Abb. 118b). Der Feinbau der Markscheide (Abb. 116 und 117) ließ sich schließlich im Elektronenmikroskop direkt evident machen. FERNANDEZ-MORAN (1950) erkannte die lamelläre Schichtung an osmiumfixierten gefrorenen Nervenfasern. Befunde an ultradünnen Schnitten veröffentlichte SJÖSTRAND (1953). An solchen Fasern läßt sich eine Periodizität der Schichtung von annähernd 120 Å erkennen. Dichte Linien (major dense lines) von 25 Å Breite zeigen sich durch hellere Zonen von 95 Å getrennt. Nach Osmiumfixierung findet sich im Bereich der helleren Bänder von 95 Å Breite in der Regel eine weniger klar durchgezeichnete Zwischenlinie (Intraperiod line). Nach Osmiumfixierung fand FINEAN (1959) im Röntgenbeugungsdiagramm einen Periodenabstand von 148 Å und damit eine Reduktion von 25—30 Å gegenüber dem frischen Zustand, welche auf die bei den elektronenmikroskopischen Untersuchungen gemessenen zusätzlichen Objektveränderungen (thermische Belastung und Einschlußmittelsublimation im Elektronenstrahl) rückführbar sein dürften. Bei Fixierung mit anderen Medien, insbesondere mit Kaliumpermanganat, zeigen die Markhüllen peripherer Nerven zwar dieselbe Grundperiodizität, aber die Zwischenlinie (interperiod line) erscheint bedeutend ausgeprägter. Man war bemüht, eine Beziehung zwischen der periodischen Dichtevariation der Markscheide und dem molekularen Aufbau bzw. der stofflichen Zusammensetzung dieses Gebildes herzustellen (Abb. 118b). FERNANDEZ-MORAN und FINEAN (1957) schlugen vor, die nach Osmiumfixierung zu beobachtenden dichten Linien auf Metallablagerung sowohl im Bereich der polaren Gruppen der Lipide als auch der Proteinschichten zurückzuführen. FINEAN (1953) nahm an, daß ein Komplex von Phospholipidmolekeln mit Cholesterin die Grundkomponente der Lipidschichten bildet. Über den Platz der übrigen Markscheidenlipide im Strukturverband sind noch keine präziseren Vorstellungen entwickelt worden. Zusätzliche Aufschlüsse ergab die Analyse des periodischen Anbaues von aus

---

[1] SCHMITT und BEAR 1937.   [2] TAYLOR 1942.
[3] BEAR, SCHMITT und YOUNG 1937, SCHMITT und BEAR 1937, TAYLOR 1940, 1941, WERNDLE und TAYLOR 1943.
[4] BEAR, PALMER und SCHMITT 1941.

peripheren Nerven extrahierten osmiumfixierten Lipidfraktionen[1]. Auf weitere Einzelheiten kann in diesem Rahmen nicht eingegangen werden.

Bezüglich der Bildung der Markscheide erbrachten die histologischen Untersuchungen keine sicher deutbaren Ergebnisse. Manche Autoren waren geneigt, sie als ein Produkt der Schwannschen Zellen aufzufassen, andere nahmen eine Bildung der Myelinsubstanz durch den Achsenzylinder, gleichsam in Form eines Sekretionsvorganges, an. So mußten sich histologische Untersuchungen über die

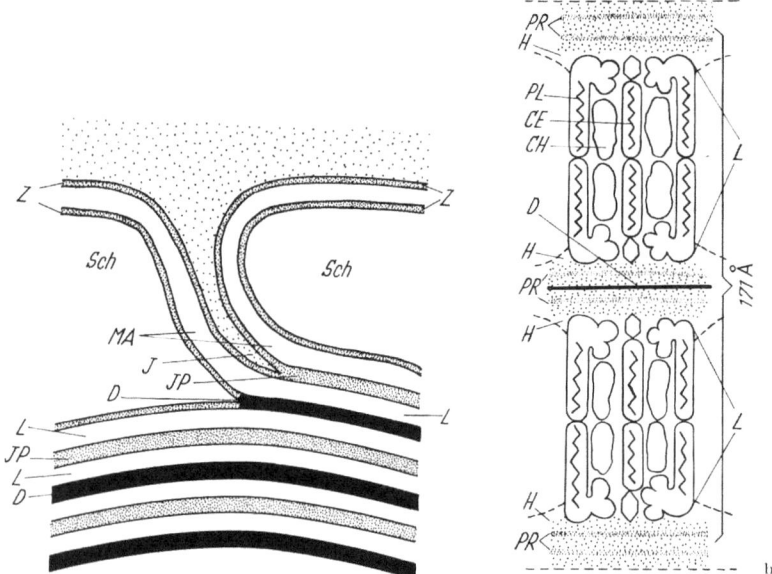

Abb. 118a u. b. a Schematische Darstellung der lamellären Strukturen der reifen Markscheide sowie ihrer Beziehungen zu der Zellmembran der Schwannschen Zelle. Letztere bildet ein äußeres Mesaxon (*MA*). Die Zwischenlinie (intraperiod line) (*IP*) wird unter weitgehender Extrusion der Intercellularfugensubstanz (*J*) durch Kontakt der äußeren Oberflächen der Schwannschen Zellmembran (*Z*) im Mesaxonbereich gebildet. Durch Vereinigung der inneren cytoplasmaseitigen Membranoberflächen entsteht dagegen die dichte Linie (*D*). Im Bereich der hellen Linien (*L*) dürften bimolekulare Lipidschichten angeordnet sein. *Sch* Cytoplasma der Schwannschen Zelle. [Gezeichnet nach einer Abbildung von FINEAN und ROBERTSON, 1958. Aus H. HAGER, Erg. Biol. **24**, 1961] b Das Schema faßt röntgenographische, elektronenmikroskopische und chemische Befunde zusammen, die durch Untersuchung des Nervus ischiadicus des Frosches gewonnen wurden. Dargestellt ist eine Grundperiode von 171 Å. *D* Difference factor; *L* bimolekulare Lipidschichten; *PR* Proteinlamellen; *H* Gegend der hydrophilen Gruppen; *PL* Phospholipide; *CH* Cholesterin; *CE* Cerebroside. [Abgewandelt nach einer Abbildung von FINEAN und ROBERTSON, 1958. Aus H. HAGER, Erg. Biol. **24**, 1961]

Histogenese des peripheren Nerven lange auf die bloße Feststellung der Markreifung beschränken. Es ergab sich u. a., daß beim Menschen die ersten Myelinhüllen im vierten Fetalmonat gebildet werden. Zum Zeitpunkt der Geburt fanden KISS und MIHALIK (1930) an den Hirn- und Rückenmarksnerven eine durchwegs schon weit fortgeschrittene Myelinisation. Gründliche Myelinisationsstudien hat auch SOKOLANSKY (1931) angestellt. Bezüglich Einzelheiten muß auf die Spezialuntersuchungen verwiesen werden.

Erst den elektronenmikroskopischen Untersuchungen in jüngerer Zeit war es vergönnt, den komplizierten Mechanismus der Markscheidenentwicklung aufzuklären. Den Ausgangspunkt dieser Forschungen bildete die Strukturanalyse der marklosen Nervenfasern und ihrer Beziehungen zu den Schwannschen Zellen. GASSER (1955) hatte beobachtet, daß sich marklose Nervenfasern in der Regel zu mehreren in das Cytoplasma von Schwannschen Zellen eingebettet finden (Abb. 119a). Bei der Umhüllung des Axons kommen die Protoplasmalippen dieser Zellen mitein-

---
[1] ROBERTSON 1960.

ander in Berührung. So entsteht eine spaltförmige Einsenkung des extracellulären Raums, die eine Breite von minimal 150 Å einnimmt und von den Oberflächenmembranen der Schwannschen Zellen begrenzt ist. Für diese Anordnung hat GASSER den den Sachverhalt gut kennzeichnenden Ausdruck *Mesaxon* eingeführt. GEREN (1954), GEREN (1956) und GEREN und SCHMITT (1954) untersuchten die Histogenese der Wirbeltiernerven anhand von relativ frühen Entwicklungsformen von Markfasern in peripheren Nerven von Hühnchenembryonen. In diesen Stadien fanden sich die Mesaxone in lockerer Form spiralig um die in das Cytoplasma der Schwannschen Zellen versenkten Achsenzylinder gewunden. Aus diesen Beobachtungen ließ sich zwingend schließen, daß die Markscheide als extrem verlängertes, um den Achsenzylinder in Form einer Helix gewickeltes Mesaxon auf-

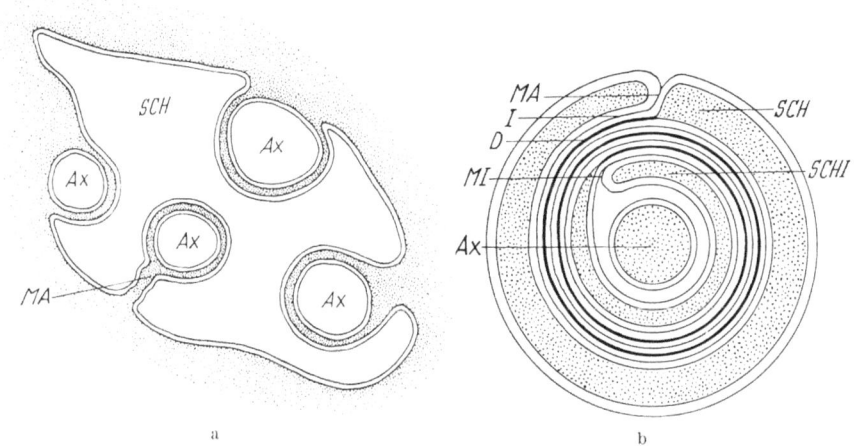

Abb. 119a u. b. a Die Beziehung markloser Nervenfasern zu Schwannschen Zellen (halbschematische Zeichnung). Basalmembranmaterial und Intercellularfugensubstanzen sind durch Punktierung angedeutet. Durch Einbettung der Axone (*AX*) in das Cytoplasma Schwannscher Zellen (*SCH*) entsteht die Mesaxonanordnung (*MA*). [Gezeichnet nach einer Abbildung von ROBERTSON, 1959. Aus H. HAGER, Erg. Biol. **24**, 1961]. b Entwicklung der Markscheiden an peripheren Nervenfasern (Schema). Das Mesaxon windet sich in Form einer Spirale um den ins Cytoplasma der Schwannschen Zelle (*SCH*) versenkten Achsencylinder (*AX*). Ein äußerer (*MA*) und innerer (*MI*) Mesaxonanteil bleibt nach Abschluß der Myelinisierung nachweisbar. *D* Dichte Linie; *I* Zwischenlinie (intraperiod line). Ein innerer Cytoplasmafortsatz der Schwannschen Zelle (*SCHI*) umhüllt das Axon. [Gezeichnet nach einer Abbildung von PETERS, 1960. Aus HAGER, Erg. Biol. **24**, 1961]

zufassen ist (Abb. 119b). Bezüglich des Mechanismus der zur Spiralisation der duplizierten Schwannschen Zellmembran führt, boten sich zwei Möglichkeiten an, einerseits eine Rotation der Schwannschen Zelle um das Axon, andererseits eine Drehung des in die Zelle versenkten Axons. Die Beobachtungen an Gewebekulturen sprachen eher für den ersteren Mechanismus. Bezüglich der histogenetischen Verhältnisse haben PETERS und MUIR (1959) beobachtet, daß embryonale periphere Nerven der Ratte aus Bündeln von schmalen Axonen bestehen, die von einer Scheide aus Schwannschen Zellen umgeben sind. Im weiteren Verlauf der Entwicklung und Differenzierung werden die Axone durch das Eindringen der Schwannschen Zellen in schmälere Bündel aufgetrennt. Ein Teil der Axone zeigt sich dann im Bereich eines internodalen Segmentes jeweils von einer einzelnen Schwannschen Zelle umschlossen; die marklosen Fasern dagegen verbleiben in Gruppen in den zugehörigen Hüllzellen eingebettet. Diese Beobachtungen widersprechen der aufgrund der Untersuchungen von frühen postmortalen Stadien entwickelten Vorstellung von HESS (1956), daß die zur Myelinisierung bestimmten Axone von Anfang an isoliert auftreten und von einer einzelnen Schwannschen Zelle eingeschlossen werden. Die von GEREN (1956) aufgestellte Theorie der

Markscheidenbildung fand durch die elektronenmikroskopischen Befunde an markreifen Fasern eine weitere Stütze. ROBERTSON (1955) wies die Kontinuität der äußeren Lamellen der Markscheide mit der Zellmembran der Schwannschen Zelle über das Mesaxon nach. Gleichsinnige Beziehungen zwischen innerster Lamelle und dem Komplex Axon — Schwannsche Zellmembran waren ebenfalls erkennbar. Die elektronenmikroskopische Strukturanalyse ließ den Schluß zu, daß die Zwischenlinie (interperiod line), die in der kompakten ausgereiften Markscheide zu beobachten ist, durch den Kontakt der äußeren Schicht des Zellmembranpaares des Mesaxon entsteht (Abb. 118a und 119b). Die Fugensubstanz wird dabei vielleicht durch eine Entquellung bzw. Synhäresis verändert und großteils entfernt. Die dichten osmiophilen Schichten der Markscheide dürften dagegen durch Vereinigung der dem Schwannzellcytoplasma zugewandten Membranoberflächen des Mesaxons entstehen. Dies ließ die Annahme berechtigt erscheinen, daß der „difference factor" der Röntgenbeugungsdiagramme (Abb. 118b) auf Unterschieden der stofflichen Organisation zwischen äußerer und cytoplasmaseitiger dichter Lamelle bzw. auf einer Asymmetrie im makromolekularen Aufbau der Zellmembran beruht[1]. Aus den Resultaten der Analyse der Markscheidenstruktur mit Hilfe indirekter Strukturforschungsmethoden und des Elektronenmikroskops ließ sich ein hypothetisches Schema der molekularen Organisation der Zellmembran ableiten[2].

Für die Deutung des submikroskopischen Baues der Markscheide war die Kenntnis ihrer chemischen Zusammensetzung von nicht geringer Bedeutung. Schon früher war man bestrebt, das färberische Verhalten der Markscheiden, das für die Beurteilung ihrer pathologischen Veränderungen von größter Bedeutung ist, möglichst auf die chemische Zusammensetzung des Markmantels zurückzuführen. Ältere Untersuchungen ließen auf Cholesterin, Lecithin und nicht weiter analysierbare Eiweißsubstanzen schließen. Die Kenntnis der stofflichen Zusammensetzung der Markfaser gewann für die morphologische Pathologie in jüngerer Zeit zunehmend an Bedeutung, da Zerfalls- und Abbauvorgänge der Markscheiden immer mehr mit histochemischen Methoden studiert wurden. Besonders aufschlußreich für die chemische Zusammensetzung der Markfaser waren die Untersuchungen von JOHNSON, MCNABB und ROSSITTER (1948), BRANTE (1949) sowie KLENK (1952). Das Lipoidgemisch, das einen wesentlichen Bestandteil des Nervenmarks bildet, zeigt nach den Ergebnissen zahlreicher quantitativer Untersuchungen, die BRANTE zusammenstellte, etwa folgende Zusammensetzung: Cholesterin, Cerebroside, Sphingomyeline, Serincephalin und Acetalphosphatide bilden die wesentlichen Lipoidbausteine, während der Lecithingehalt relativ niedrig ist. Zahlenmäßige Angaben über die Lipoidzusammensetzung der Markscheiden finden sich bei BRANTE (1949). Als sog. markscheidentypische Lipoide wurden Cholesterin, Cerebroside, Sphingomyeline, Cephalin B und Serincephalin bezeichnet[3]. Der Bezug der histochemischen Eigenschaften zur stofflichen Zusammensetzung ist nur z. T. geklärt. Bei Färbung mit Sudanschwarz nimmt die Markscheide den für Lipoide spezifischen tief grünschwarzen Farbton an. Da Neutralfette im Myelin nicht enthalten sind, färbt es sich mit anderen Fettfarbstoffen nur schwach an. Mit der Plasmalreaktion läßt sich der hohe Acetalphosphatidgehalt der Markscheide histochemisch demonstrieren[4]. Die positive PAS-Reaktion der Markscheide tritt nach Vorbehandlung mit Methanol, Chloroform[5] sowie mit Pyridin und heißem Äthanol nicht auf[6]. Dies dürfte auf

---

[1] FINEAN und ROBERTSON 1958.   [2] ROBERTSON 1959, 1960, 1964.
[3] BRANTE 1949, JOHNSON, MCNABB und ROSSITER 1948.
[4] WALLRAFF 1942, ALBERT und LEBLOND 1946, WISLOCKI und SINGER 1950.
[5] NOBACK und MONTAGNA 1952.   [6] HESS 1953.

die Lipoidnatur eines überwiegenden Teils der PAS-positiven Substanzen hinweisen. Es mag sich dabei überwiegend um Phospholipide und Cerebroside handeln. Die metachromatischen Eigenschaften der Markscheiden in bestimmten pH-Bereichen wurden besonders von FEYRTER (1936), FEYRTER und PISCHINGER (1942), WISLOCKI und SINGER (1950) und von LANSER (1951) studiert.

Von besonderem Interesse sind die feineren Strukturverhältnisse an den Ranvierschen Knoten der peripheren Nervenfasern (Abb. 120). Diese ließen sich mit Hilfe des Lichtmikroskops nicht klären. In der Literatur findet sich noch gelegentlich das Vorliegen einer das Axon durchziehenden Quermembran im Bereiche der

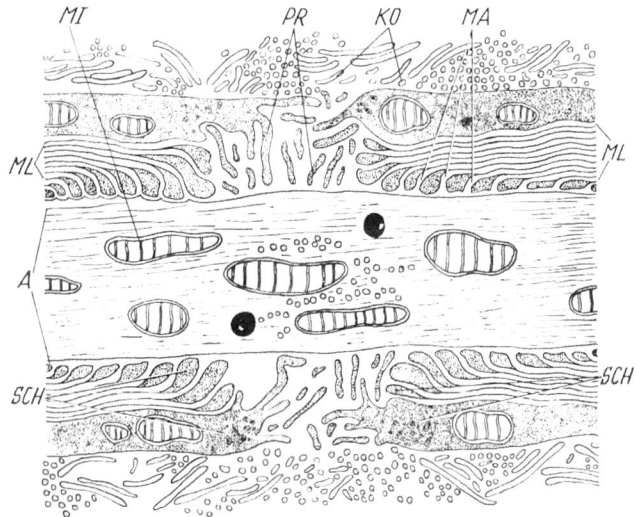

Abb. 120. Feinstruktur des Ranvierschen Knotens. Halbschematische Zeichnung aufgrund von Befunden an peripheren markhaltigen Nervenfasern des Frosches, parallel zur Faserachse. Das Axon (*A*) enthält longitudinal ausgerichtete Neurofilamente, längliche Mitochondrien (*MI*), bläschenförmige Gebilde und runde osmiophile Körper. Das Cytoplasma der Schwannschen Zelle (*SCH*) bildet zu beiden Seiten des Knotenbereichs fingerförmige cytoplasmatische Fortsätze (*PR*), die den myelinfreien Axonabschnitt bedecken. Die Kollagenfibrillen (*KO*) des Endoneuriums dringen nicht in die zwischen den Cytoplasmafortsätzen angeordneten Fugen ein. Die Marklamellen (*ML*) nehmen einen zur Faserachse annähernd senkrechten Verlauf, bilden die Membranen der helical verlaufenden Cytoplasmabereiche der Schwannschen Zellen und endigen großteils an der periaxonalen Fuge. Dadurch wird am Längsschnitt eine regelmäßige Folge innerer Mesaxone (*MA*) sichtbar. [Gezeichnet nach einer Abbildung von ROBERTSON, 1957. Aus H. HAGER, Erg. Biol. **24**, 1961]

Schnürringe als nachgewiesen erwähnt; ihre Existenz wurde schon von BETHE behauptet; in jüngerer Zeit glaubte v. MURALT (1946) aufgrund von Beobachtungen an lebenden Nervenfasern mit verschiedenen mikroskopischen Methoden an das Vorliegen einer solchen Quermembran. Es ließ sich aber in jüngerer Zeit unschwer darlegen, daß der Eindruck einer Quermembran durch optische Phänomene hervorgerufen wird, insbesondere durch die starken Brechungsunterschiede zwischen Axoplasma einerseits und kompaktem Markmantel andererseits. Die Entstehung der klassischen Ranvierschen Kreuze bei Imprägnation ist auf die besonderen Struktur- und Permeabilitätsverhältnisse im Schnürringabschnitt zurückzuführen. Die ersten elektronenmikroskopischen Befunde ergaben, daß der Markmantel im Bereich des Schnürringes völlig unterbrochen ist, während der Achsenzylinder lediglich eine Verengung und Substanzverdichtung zeigt[1]. Durch die fortschreitende Vervollkommnung der elektronenmikroskopischen Methodik wurde eine eingehende Analyse der ungemein komplizierten Strukturverhältnisse ermöglicht[2]. Sie ergab, daß längs zum Faserverlauf die Marklamellen im Knotenbereich

---

[1] GASSER 1952. [2] ROBERTSON 1957, GEREN-UZMANN und NOGUEIRA-GRAF 1957.

ihre Richtung ändern und bogenförmig zum Achsenzylinder hinziehen. Der Markmantelabschluß dürfte demnach die Form eines stumpfen Hohlkegels mit zentraler Öffnung für den Durchtritt des Axons besitzen. Im Rahmen der in Richtung zur Kegelspitze fortschreitenden Reduzierung der Marklamellen wurden im Längsschnitt parallel zur Faserachse aneinandergereihte zur Axonmembran verlaufende innere Mesaxone sichtbar. Die aufeinanderfolgenden Membranpaare der Mesaxone bilden durch ihr Auseinanderweichen Taschen, die vom Cytoplasma der Schwannschen Zellen erfüllt sind. Es wurde evident, daß diese Cytoplasmabereiche räumlich eine zusammenhängende Helix bilden. Die markfreie Strecke des Axons im Knotenbereich ist von fingerförmigen Fortsätzen der Schwannschen Zellen bedeckt, die von den Zellelementen der beiden benachbarten, durch den Knoten abgeteilten Marksegmente (Internodien) herstammen. Die Fortsätze zeigen sich innig miteinander verzahnt. Sie lassen jedoch Fugen zwischen ihren Zellmembranen erkennen, welche die Axonoberfläche mit dem den Knoten umgebenden interstitiellen Raum verbinden.

Eine besondere Form der Separierung der Myelinlamellen scheint an den Schmitt-Lantermannschen Einkerbungen vorzuliegen. Sie wurden an der lebensfrischen und fixierten Nervenfaser als die Markhülle schräg durchsetzende circumferente trichterartige Spalten (Infundibularmembranen) beschrieben. Sie verleihen im histologischen Präparat bei entsprechender präparativer Vorbehandlung der Markscheide durch die ausgeprägte konisch-zylindrische pseudosegmentäre Gliederung, die vielfach auch mit einer Fischflossenstruktur verglichen wurde, ein recht charakteristisches Aussehen. Die ersten elektronenmikroskopischen Befunde führten zu der Annahme, daß diese Spalten vollständige Unterbrechungen der Markscheide seien[1]. Untersuchungen mit besserer Technik ergaben jedoch, daß durch die Einkerbungen in regelloser Form Myelinlamellen ziehen, die sich entlang der dichten osmiophilen Linien separiert haben[2]. Jede Lamelle besteht aus zwei Schwannschen Zellmembranen, die sich manchmal unter Bildung schmaler Spalten voneinander trennen. Die Präexistenz der Einkerbungen in der lebenden Faser ließ sich bisher noch nicht überzeugend beweisen. YOUNG (1945) zog in Erwägung, daß ihrer Entstehung ein Tonusverlust der isolierten bzw. fixierten Nervenfaser zugrundeliegen könnte.

2. Histologie und Feinstruktur der zentralen Nervenfasern

Als Hauptunterscheidungsmerkmale der zentralen Nervenfasern von den peripheren wurde das Fehlen der Schwannschen Scheiden und der bindegewebigen Hüllen angesehen. Im nativen Zustand umgeben die Markscheiden die Achsenzylinder in Gestalt glatter zylindrischer Mäntel. Nach verschiedenen histotechnischen Vorbehandlungen neigen auch die Markhüllen der zentralen Nervenfasern zur Ausbildung von Höckern, Buchten und perlschnurartigen Unregelmäßigkeiten; ihre artifizielle Natur ist sichergestellt. Ebenso wie an den peripheren sind auch an den zentralen Nervenfasern ein Neurokeratingerüst sowie Bildungen nachweisbar, die den Lantermannschen Einkerbungen der peripheren Nerven (vgl. oben) ähneln. Das Kaliber der Nervenfasern variiert auch im Zentralnervensystem erheblich. Die dicksten Wirbeltierfasern überschreiten kaum einen Durchmesser von 30 μ, wenn wir von den sog. Mautnerschen Fasern bestimmter Knochenfische (Cypriniden) absehen. Die Untersuchungen von SPERRY und WAELSCH (1950) haben gezeigt, daß die Lipoide der Markscheide im Gehirn synthetisiert werden. Als „markscheidentypische" Lipoide gelten die Sphingolipoide. Cholesterin und Glycerinphosphatide kommen auch in anderen Organen vor. Dies gilt

---
[1] GASSER 1952.   [2] ROBERTSON 1958.

sowohl für die Myelogenese als auch für den Markscheidenstoffwechsel im späteren Leben. Bei der erwachsenen Ratte haben Untersuchungen unter Anwendung von Isotopen Aufschluß über den Strukturstoffwechsel der Lipoide des Zentralnervensystems gegeben; Hinweise auf die diesbezügliche Literatur finden sich in den von DAVSON und GREGSON (1966) mitgeteilten Ergebnissen. Die Cerebroside und Sphingomyeline treten im Fetalleben noch nicht in nennenswerter Weise in Erscheinung. Sie scheinen im wesentlichen erst während der Myelogenese in die Markscheidenstrukturen eingebaut zu werden. Was die Markscheidenfärbung mit Hämatoxylinlacken betrifft (Methoden nach WEIGERT, SPIELMEYER und SCHRÖDER), so kam DIEZEL (1956) aufgrund histochemischer Untersuchungen zu der Vermutung, daß die Proteinkomponente der Markscheide dabei die Hauptrolle spielt. Er dachte an Verbindungen von Eiweißen und Lipoiden (Lipoproteine). Die Gesamtheit der Markscheidenlipoide werden herkömmlicherweise mit Sudanschwarz histochemisch demonstriert. Zum Nachweis der Phospholipide bediente man sich der Kupfer-Phthalocyanin-Reaktion. Plasmalogene lassen sich mit besonderer Methodik histochemisch in den Markscheiden des Zentralnervensystems nachweisen[1]. Nach Behandlung mit Thiofarbstoffen zeigen Gefrierschnitte zentraler und auch peripherer markhaltiger Fasern eine Metachromasie.

Im Zentralnervensystem gestaltete sich der Nachweis der Existenz Ranvierscher Schnürringe mit histologischen Methoden besonders schwierig. Für ihre Existenz sprach sich entschieden CAJAL aus, vor allem aufgrund von Befunden mit der vitalen Methylenblaufärbung. Der Altmeister der Neurohistologie fand ferner, daß die Ranvierschen Schnürringe im Zentralnervensystem im allgemeinen viel geringeren Abstand einhalten als in den Fasern peripherer Nerven. Er beobachtete auch eine besondere zylindrisch geformte Plasmascheide[2]. Die Existenz Ranvierscher Schnürringe an zentralen Markfasern konnte auch in jüngster Zeit mit histologischen Methoden mehrfach bestätigt werden[3]. Auch für zentrale Nervenfasern scheint das von BOYCOTT (1904) und TAKAHASI (1908) formulierte Gesetz zu gelten; es beinhaltet, daß die Länge der Internodien während des Wachstums in gleichem Maße zunimmt wie die Länge der ganzen Faserbahn[4]. Nichtsdestoweniger wurden bezüglich des Vorkommens Ranvierscher Knoten im Zentralnervensystem bis in die jüngste Zeit Zweifel angemeldet, welche erst durch elektronenmikroskopische Beobachtungen völlig zerstreut werden konnten[5]. Die Ranvierschen Knoten im Zentralnervensystem sind von etwas erweiterten extracellulären Räumen umgeben. Sie enthalten eine feingranuläre Substanz, die METUZALS (1965) als nodale Matrix bezeichnet. Nach METUZALS setzt sich der nodale Apparat zusammen aus dem nodalen Axonabschnitt, den terminalen Kompartimenten der interfasciculären Oligodendrogliazellen, der perinodalen Matrix und den umgebenden gliösen und nervalen Strukturen. Schon die Existenz der Ranvierschen Ringe läßt darauf schließen, daß auch im Verlauf der Entwicklung zentraler Fasern das Myelin segmentweise gebildet wird. In der Tat hat HILD (1957a) an Gewebekulturen des Cerebellums neugeborener Katzen die Beschränkung der beginnenden Markumhüllung auf umschriebene, kragenähnliche, deutlich getrennte Abschnitte des Axons beschrieben.

---

[1] NORTON, DROZ und KOREY 1965.
[2] Vgl. Histologie du système nerveux, Neudruck 1952—1955.
[3] BODIAN 1951, ALLISON und FEINDEL 1949, HESS und JUNG 1949, BODIAN 1951.
[4] HESS und YOUNG 1949.
[5] PEASE 1955, MATURANA 1960, PETERS 1960, METUZALS 1960, 1962, UZMAN und VILLEGAS 1960, BUNGE, BUNGE und RIS 1960, ROBERTSON 1959, ROBERTSON, BODENHEIMER und STAGE 1963, METUZALS 1965.

Was nun die Markscheidenbildung betrifft, so sprachen sich für eine wesentliche Rolle der Oligodendroglia bereits ältere Untersucher aus[1]. Das Auftreten granulierter Oligodendrogliazellen während der Myelogenese wurde zugunsten einer Teilnahme dieser Zellart am Markbildungsvorgang interpretiert. Doch fand auch die Annahme, daß die Markbildung unter wesentlicher Teilnahme des Achsenzylinders vor sich geht, bis in jüngste Zeit entschiedene Anhänger. Aufgrund der Struktur der Ranvierschen Knoten (s. S. 161) war zu erwarten, daß der zentralen Myelogenese ein ähnlicher Mechanismus zugrundeliegt, wie der durch elektronenmikroskopische Untersuchungen an der peripheren Nervenfaser aufgeklärte. Doch schienen vorerst für grundsätzliche Abweichungen zu sprechen die Befunde von LUSE (1956), die den Eindruck gewann, daß kein Spiralisierungsprozeß von Membranduplikaturen, sondern eine einfache Apposition bzw. Schich-

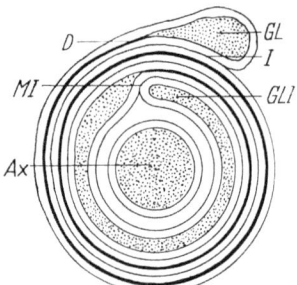

Abb. 121. Entwicklung der Markscheiden an zentralen Nervenfasern. Die Markscheide entsteht durch Spiralisierung der Zellmembranduplikatur eines zungenförmigen Gliazellfortsatzes (*GL*) um den Achsenzylinder (*AX*). Da letzterer sich nicht primär ins Gliacytoplasma einsenkt, unterbleibt die Ausbildung eines äußeren Mesaxons. Die dichte Linie (*D*) wird analog zum Vorgang an der peripheren Faser durch Vereinigung der cytoplasmatischen Oberflächen der Zellmembran der markbildenden Zelle gebildet. Sie endigt durch Trennung der Zellmembranen am inneren Cytoplasmafortsatz der Gliazelle (*GLI*). Die durch Kontakt der äußeren Oberflächen der Gliazellmembran beim Spiralisierungsvorgang zustandegekommene Zwischenlinie (*I*) endigt am inneren Mesaxon (*MI*). [Gezeichnet nach einer Abbildung von PETERS, 1960. Aus H. HAGER, Erg. Biol. 24, 1961]

tung von Gliazellfortsätzen vorliege, sowie die Beobachtungen von DE ROBERTIS, GERSCHENFELD und WALD (1958), die sich dafür aussprachen, daß die Marklamellen im Cytoplasma von Oligodendrocyten mit wohlentwickeltem endoplasmatischen Reticulum gebildet würden. Doch METUZALS gelang es (1960), innere Mesaxone an zentralen Markfasern nachzuweisen. Dies war neben den Strukturverhältnissen an den Ranvierschen Schnürringen als ein weiterer Hinweis darauf zu werten, daß die zentrale und die periphere Myelogenese hinsichtlich ihres Grundablaufes analoge Prozesse seien.

Einer erfolgreichen und eindeutigen Analyse der Verhältnisse stand jedoch die äußerst komplizierte Anordnung der Gewebsbestandteile im Markweiß des Zentralnervensystems von Wirbeltieren lange im Wege. Schließlich gelang es PETERS (1960) und MATURANA (1960) aufgrund ihrer Befunde am Rückenmark und Nervus opticus von Anuren, ein klares Bild der bei der Myelinisierung zentraler Nervenfasern ablaufenden Vorgänge zu entwerfen. Auch am Nervus opticus junger Ratten stellte PETERS (1960) aufschlußreiche Beobachtungen an. Es ließen sich sowohl innerhalb als auch außerhalb des aus spiralig verlaufenden Lamellen aufgebauten Markmantels cytoplasmatische Zellfortsatzanteile der markbildenden Gliazelle nachweisen. Während sie innen den Achsenzylinder unter Bildung eines inneren Mesaxons umschließen, findet sich außen im Gegensatz zu den Verhältnissen bei der peripheren Faser keine circumferente Bedeckung des Markmantels durch Gliacytoplasma (Abb. 121). Es liegt ihm vielmehr nur ein schmaler zungenförmiger Zellfortsatz an, dessen Oberflächenmembranen sich unter weitgehender Extrusion des Cytoplasmas zusammenschließen und ohne Unterbrechung mit der äußersten Lamellenlage des Markmantels zusammenhängen. Auch an der zentralen Nervenfaser läßt sich anschaulich machen, daß die Zwischenlinie („interperiod line") durch Vereinigung der äußeren Membranoberflächen des Gliazellfortsatzes entsteht, während die dichte Linie einem Kontakt der cytoplasmaseitigen Oberflächen

---

[1] Unter anderen HORTEGA 1928, ALPERS und HAYMAKER 1932.

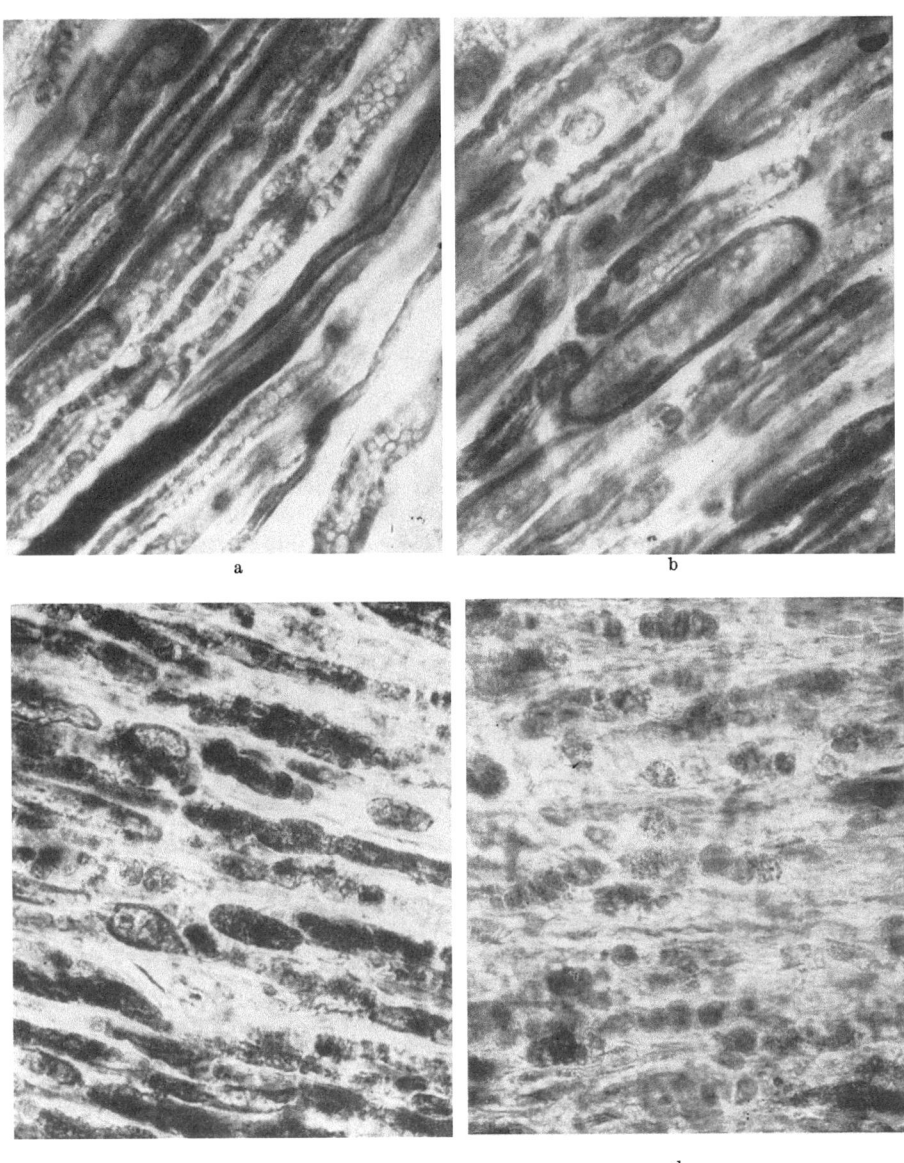

Abb. 122a—d. Zerfall und Abbau der Markscheiden während der sekundären Degeneration. N. ischiadicus der Ratte; Färbung mit Bakers Hämatein. a Ungeschädigte Nervenfasern mit Neurokeratingerüst. b Zerfall der Fasern mit Bildung von elliptischen Markballen, 5 Tage nach der Durchschneidung. c Weitgehender Zerfall in ellipsoide Ballen und Tropfen, 10 Tage nach der Durchschneidung. d Weitgehender Abbau der Marksubstanzen im Cytoplasma der Schwannschen Zellen, 20 Tage nach der Durchschneidung. (Nach NOBACK und MONTAGNA, 1952.)

der Membranen ihren Ursprung verdankt. Es konnte gezeigt werden[1], daß die an der Markbildung beteiligten Cytoplasmazungen durchwegs Zellfortsätzen von Oligodendrocyten zugehörig sind. Doch zeigen die myelinbildenden interfasciculären Oligodendrocyten, die in kurzen perlenkettenartigen Zellreihen zwischen die Markbündel eingefügt sind, bei weitem keine so einfachen Beziehungen zu einzelnen Internodien von Nervenfasern wie die Schwannschen Zellen in der Peripherie.

[1] BUNGE, BUNGE und PAPPAS 1962.

Es scheint vielmehr ein einzelnes Zellindividuum Fortsätze zu verschiedenen Internodien zu senden. Dies ist auch einer der Gründe dafür, daß der Ablauf der Myelinisationsvorgänge an der zentralen Faser ungleich schwerer zu rekonstruieren ist als an der peripheren. Erwähnt sei noch, daß GAZE und PETERS (1961) durch die Beobachtung, daß Myelinisationsbeginn am N. opticus und Einsetzen der Reaktion auf visuelle Reize übereinstimmen, die gegenseitige Bedingtheit zwischen Myelinisationsbeginn und Einsetzen der Funktion nachgewiesen haben. Ein solcher Zusammenhang war schon wesentlich früher unter dem Eindruck der Ergebnisse histologischer Myelinisationsstudien postuliert worden.

3. Morphologische Pathologie der peripheren Nervenfasern
a) Sekundäre Wallersche Degeneration

Alle wesentlichen Kenntnisse der patho-morphologischen Vorgänge an den Nervenfasern haben von dem Studium der sog. sekundären Degeneration ihren Ausgang genommen. Nach dem von WALLER (1850) aufgestellten Gesetz fällt nach Durchschneidung oder andersartiger tiefgreifender, umschriebener Schädigung von Nervenfasern der vom Neuron abgetrennte Faserabschnitt einer Degeneration anheim, während der zentrale Abschnitt bestehen bleibt. Späteren Untersuchern entging es nicht, daß auch am zentralen Abschnitt Veränderungen eintreten, die unter dem Sammelnamen der retrograden Degenerationserscheinungen zusammengefaßt wurden (vgl. S. 190). Sekundäre degenerierende periphere Nerven lassen bei makroskopischer Beobachtung als früheste Veränderung eine leichte Schwellung erkennen. In den ersten 2 Wochen nach der Durchtrennung erscheinen sie weißlicher als normale. Nach Monaten entwickelt sich eine deutliche Schrumpfung, Verhärtung und graue Verfärbung. Die histopathologische Analyse der Wallerschen Degeneration führte zur Trennung von regressiven Erscheinungen an der Markscheide und am Achsenzylinder und von progressiven an den Schwannschen Zellen, neben die noch Proliferationsvorgänge am Gefäß-Bindegewebsapparat treten. Seit langem war bekannt, daß der Achsenzylinder beim Zerfall der Nervenfaser frühzeitig Veränderungen erleidet. Als Ausdruck der Frühveränderungen im Verlauf der Wallerschen Degeneration stellt sich in der Regel ein Wechsel der Färbbarkeit des Achsenzylinders ein, wie er schon BETHE (1903) aufgefallen war. Bei Färbung nach JAKOB-MALLORY nimmt der Achsenzylinder, der sich normalerweise blau anfärbt, einen gelben bis rötlichen Ton an. Auch nach intravenöser Methylenblauinjektion läßt sich eine Veränderung der vitalen Anfärbbarkeit nachweisen[1]. Schon an einfachen Karminpräparaten wurde in der zweiten Hälfte des vorigen Jahrhunderts festgestellt, daß er in ähnlicher Weise wie die Markscheide in kugelige oder ovale Bruchstücke zerfällt. Später wurden auch die Silberreduktionsverfahren zur Untersuchung der verschiedenen Stadien des Achsenzylinderverfalls herangezogen. In der normalen Faser erscheinen die Fibrillen mit dem perifibrillären Plasma zu einem homogenen, tief imprägnierten Band vereinigt. Bei der sekundären Degeneration läßt sich im Silberbild als erste Veränderung eine beträchtliche Anschwellung des Achsenzylinders beobachten. Er büßt seine Imprägnierbarkeit streckenweise ein bzw. läßt in solchen Abschnitten häufig ein Maschenwerk erkennen[2]. Es kommt dann zu einer Ausbuchtung und Einschnürung der Randpartien der verbreiterten Achsenzylinder, die den Zerfall in anfangs gröbere, dann fortschreitend kleiner werdende Teilstücke einleitet. Was den zeitlichen Eintritt der histopathologisch erkennbaren Achsenzylinderveränderungen betrifft, so sind eindeutige Volumensveränderungen, wie CAJAL (1928)

---
[1] FEINDEL und ALLISON 1948. [2] WEDEL und GLEES 1941, SWANK 1940.

berichtet hat, bereits nach 16 Std zu beobachten. Daß die Beurteilung von Achsenzylinderveränderungen an marklosen peripheren Nervenfasern enorm schwierig ist, gilt nach unseren Erfahrungen nicht nur für die lichtmikroskopische, sondern auch für die elektronenmikroskopische Beobachtung. Dementsprechend ließen sich sichere Veränderungen an ihnen später als an den markhaltigen Fasern beobachten[1].

Wesentlich vertieft hat unseren Einblick in die frühen Achsenzylinderveränderungen des peripheren Nerven bei der sekundären Degeneration in jüngerer Zeit das Elektronenmikroskop[2]. Es sind 6—12 Std nach Durchtrennung der peripheren Faser noch keine wesentlichen Veränderungen zu erkennen. Eine Ausnahme bildeten die Mitochondrienanhäufungen, welche WEBSTER (1962) und LEE (1963) in jüngster Zeit in einem umgrenzten läsionsnahen Bereich des Axoplasmas frühzeitig feststellen konnten. Ähnliche Vorgänge sind auch im proximalen Stumpf lädierter peripherer und zentraler Nervenfasern zu beobachten (vgl. S. 193). Nach 24—50 Std finden sich — in ihrer Manifestationszeit allerdings abhängig vom Fasertyp — eindeutige Veränderungen im Axoplasma der Markfasern (Abb. 123). Innerhalb dieser Zeitspanne bleiben die Markscheiden im wesentlichen noch frei von Alterationen. Ein Teil des Mitochondrienbestandes des Achsenzylinders zeigt hochgradige Schwellungen. Die Neurotubuli (Neurofilamente) wandeln sich zunehmend in völlig ungeordnete, feinklumpige Aggregationen um oder scheinen in feingranuläre Bestandteile zu zerfallen. Nach etwa 3 Tagen treten beim Warmblüter gewöhnlich die Auftreibungen des Achsenzylinders, die starken Schwellungen der Mitochondrien und die präcipitationsartigen Verklumpungen der Axoplasmastrukturen noch eindrucksvoller hervor. Auch kleinvesiculäre Fragmentationen des endoplasmatischen Reticulums wurden beschrieben[3]. Schließlich wechseln in den in Zerfall befindlichen Achsenzylindern Abschnitte, in denen eine flüssige Phase zu überwiegen scheint, mit solchen, in denen sich in dichtester Häufung verklumpte Axoplasmapräcipitate finden (Abb. 124). Dies dürfte als Äquivalent einer Entmischung der intravital tiefgreifend veränderten Axoplasmasubstanz aufzufassen sein.

Die elektronenmikroskopischen Befunde zeigen uns besonders eindrucksvoll, daß die Wallersche Degeneration durch Veränderungen im Bereich des Grundcytoplasmas des Achsenzylinders und seiner Organellen eingeleitet wird. Volumensvermehrung als Zeichen einer Wasseraufnahme, Mitochondrienschwellungen und Desintegrationen der Neurotubuli bzw. filamentöser Bestandteile des Grundcytoplasmas, sowie Umformung des endoplasmatischen Reticulums stehen dabei im Vordergrund. Der gemeinsame Nenner, auf den diese Veränderungen im wesentlichen zu bringen sind, scheint eine erhebliche Vermehrung des Flüssigkeitsgehalts des Axoplasmas, die durch eine Störung der Permeabilität des Axolemms mit nachfolgendem Einströmen von Elektrolyten aus dem extracellulären Milieu zustande kommt. Darauf weisen auch pauschale Feststellungen der Wassergehaltsveränderungen des peripheren Nerven bei der sekundären Degeneration hin[4]. Die Untersucher konnten im Frühstadium des Prozesses durchwegs eine signifikante Zunahme des Wassergehaltes quantitativ feststellen. Es wurde in jüngerer Zeit in Erwägung gezogen[5], daß der granuläre Zerfall der Neurofilamente bzw. der Neurotubuli auf Änderungen des pH-Wertes und des Ionenmilieus durch den

---

[1] CAJAL 1928, SPEIDEL 1933, 1935.
[2] Erste Beobachtungen stammen von LUSE und MCCAMMAN 1957, LUSE 1961, VIAL 1958, TERRY und HARKIN 1959, sowie GLIMSTEDT und WOHLFAHRT 1960, WECHSLER und HAGER 1962 und LEE 1963.
[3] VIAL 1958.
[4] MOTT und HALLIBURTON 1901, JOHNSON, MCNABB und ROSSITER 1949, 1950.
[5] VIAL 1958.

primären Achsenzylinderhydrops zurückgeführt werden könnte. Dafür sprachen auch Beobachtungen am Evertebratenaxoplasma in vitro[1]. Die Steigerung des Wassergehalts im axonalen Raum ist wohl auch für die Schwellung des Mito-

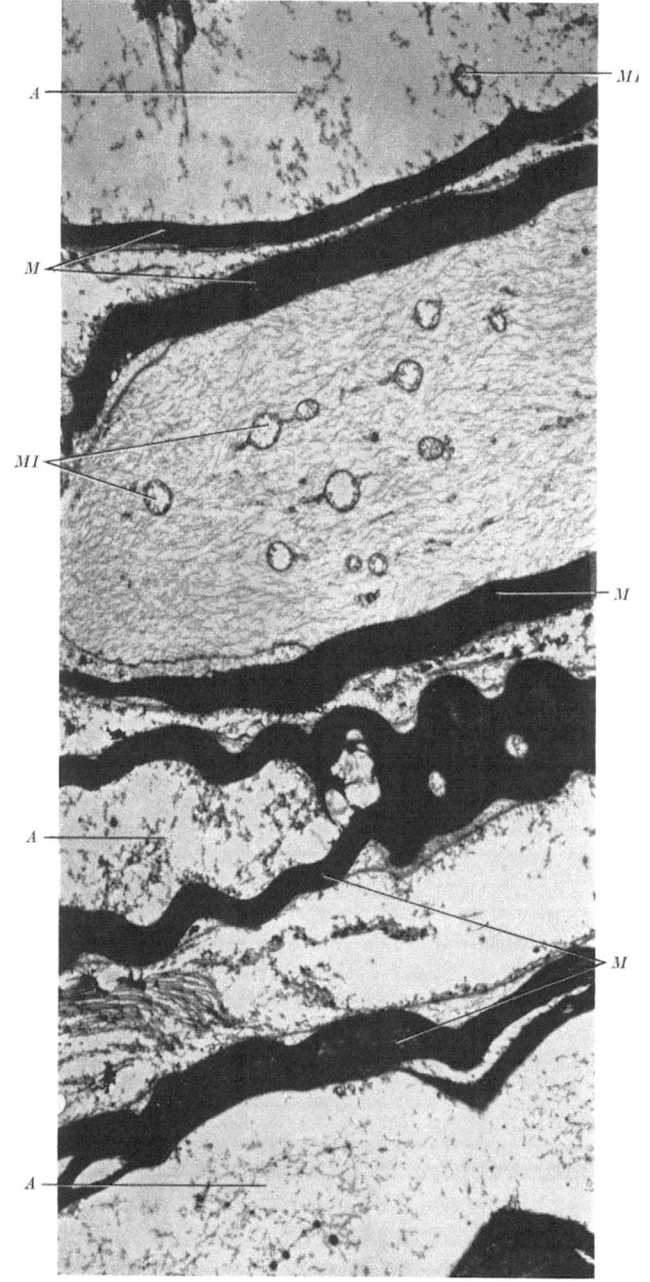

Abb. 123. Axonale Frühveränderungen bei sekundärer Wallerscher Degeneration, 50 Std nach Durchschneidung des N. ischiadicus der Ratte. Im Axoplasma einer Faser ist eine ausgeprägte Schwellung der Mitochondrien (*MI*) zu erkennen, während die Neurofilamente keine wesentlichen Veränderungen zeigen. In benachbarten Fasern erscheinen die Axoplasmasubstanzen, insbesondere die Neurofilamente, verklumpt bzw. in granuläre Substanzen umgewandelt (*A*). Die Markmäntel (*M*) sind noch weitgehend intakt. Vergr. 4500:1

[1] MAXFIELD 1954.

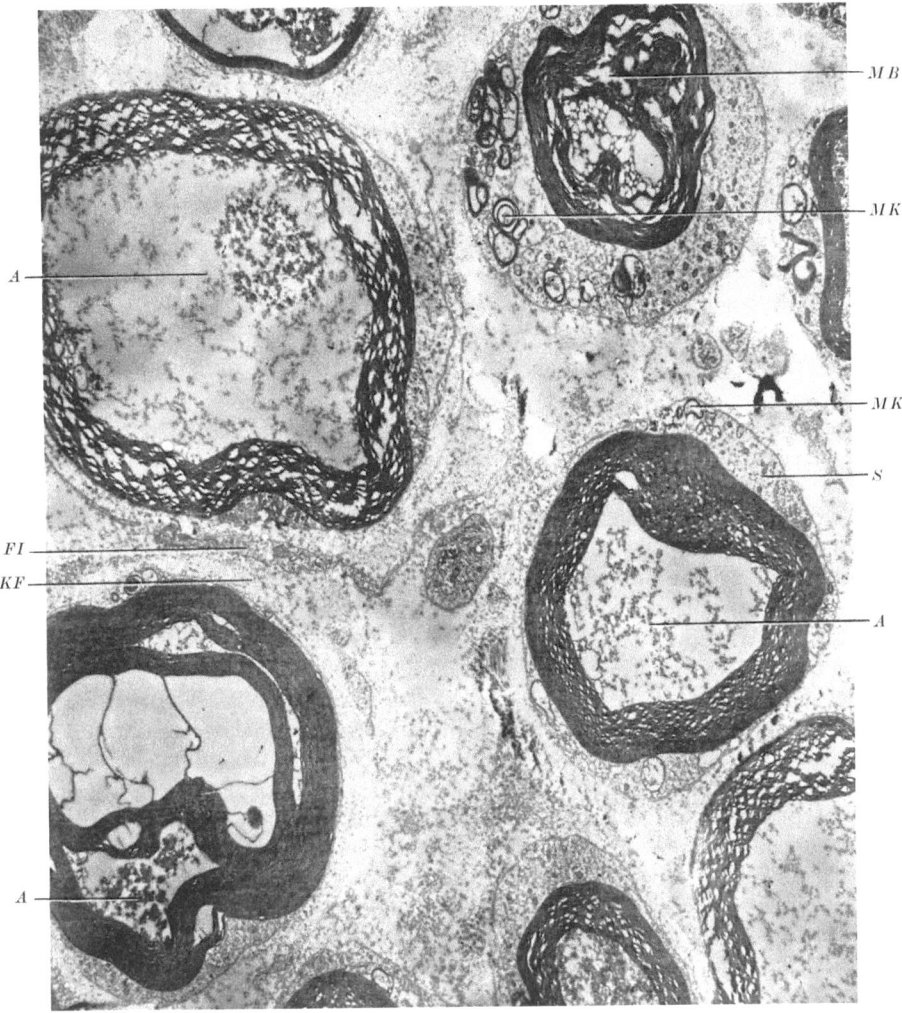

Abb. 124. Querschnitt durch den sekundär degenerierenden Nervus ischiadicus der Ratte, 7 Tage nach der Durchtrennung. Im Cytoplasma vieler Schwannscher Zellen (S) finden sich Ballen (MB) und Tropfen (MK), die vom Zerfall der Markscheiden herrühren. Ein Teil der Markmäntel ist noch weitgehend intakt. Die Axoplasmasubstanzen (A) zeigen jedoch schwere Veränderungen in Form einer groben Ausflockung. Im endoneuralen Raum findet sich neben Fibrocytenfortsätzen (FI) eine deutliche Vermehrung der Kollagenfibrillen (KF). Vergr. 4800:1

chondrienbestandes verantwortlich zu machen. Als funktionelles Korrelat dieser Veränderungen seien u. a. nur die Ergebnisse von MANJO und KARNOWSKI (1958) über den Gaswechsel von sekundär degenerierten peripheren Nerven des Säugers im Warburg-Apparat erwähnt. Sie gelangten zur Feststellung eines starken initialen Atmungsabfalls, der um den 2. Tag herum sein Maximum mit 60% der Ausgangslage erreichte. Schließlich sind annähernd am gesamten Axonenbestand des distalen Nervenstumpfes bei Warmblütern noch nach 3 Tagen Veränderungen zu erkennen, die nur als eine irreversible Schädigung des Axoplasmas gedeutet werden können. Sie gipfeln in der bei der Besprechung der histopathologischen Befunde schon angeführten Fragmentation des Achsenzylinders, die, wie noch darzustellen ist, den Markmantel nicht unbeteiligt läßt[1]. Als Ursache der

---

[1] LUSE und McCAMMAN 1957, TERRY und HARKIN 1959, GLIMSTEDT und WOHLFAHRT 1960, WECHSLER und HAGER 1962, LEE 1963.

sekundären Degeneration haben schon HEIDENHAIN (1911) und CAJAL (1928) das Fehlen eines trophischen Stromes von der Nervenzelle in den Achsenzylinder angenommen, der in jüngerer Zeit in Form der Konzeption der Axoplasmaströmung (vgl. S. 151) näher präzisiert werden konnte. Die Unterbrechung des kontinuierlichen Substanznachschubs vom perikariellen Cytoplasma erklärt nicht völlig befriedigend, daß es in so kurzer Zeit zu schweren Störungen des Stoffwechsels und in ihrem Gefolge zu solchen der Zellmembranpermeabilität kommt. Immerhin stehen dem von der Nervenzelle getrennten Fortsatz die Substrate der energieliefernden Prozesse weiterhin an Ort und Stelle zur Verfügung.

Die Bedeutung des Zellkernes als Regelungs- und Informationszentrum für Regeneration und Wachstum wurde durch die Ergebnisse der klassischen Merotomie-Experimente eindringlich vor Augen gestellt. Meist kommen nach Entfernung des Kernes die Lebenserscheinungen im Cytoplasma nicht unmittelbar zum Erliegen[1].

Daß mit den Zerfallsvorgängen am Achsenzylinder eindrucksvolle Veränderungen an den Markscheiden eintreten, wurde schon erwähnt (Abb. 122a—c). Etwa 24 Std nach einer zureichenden Läsion des peripheren Nerven lassen sich im distalen Stumpf Quellungen und Zerklüftungen der Markmäntel beobachten. Die Oberfläche wird zunehmend uneben und zackig; unter Bildung tiefer Einschnürungen kommt es schließlich zur Fragmentation in rundliche oder ovale Klumpen und Schollen. Im weiteren Verlauf setzen sich diese Zerfallsprodukte in kleinere Kugeln und Tropfen um. Als früheste Veränderung führt CAJAL (1928) eine bereits nach 16 Std eintretende Retraktion des Markes im Schnürringbereich an. Ferner wurde frühzeitig beobachtet, daß die Desintegration des kompakten Markmantels an der Oberfläche der Markscheide zu beginnen pflegt[2]. Es war naheliegend, die frühesten Stadien der Markscheidenalteration durch Beobachtung des doppelbrechenden Verhaltens im Polarisationsmikroskop zu erfassen. SPIEGEL (1922) glaubte seinerzeit festgestellt zu haben, daß anfangs frühzeitig eine vorerst reversible Abschwächung der Doppelbrechung der Markscheide auftritt, die in der Folge bestehen bleibt. Auch andere Forscher[3] haben über Veränderungen des polarisationsoptischen Verhaltens wenige Stunden nach Läsion der Nervenfasern berichtet. Diesen polarisationsmikroskopischen Befunden über frühe Veränderungen im „Lipoid-Proteinmischkörper" Myelin sind bisher keine elektronenmikroskopischen Beobachtungen von entsprechenden Veränderungen des Markmantelfeinbaues an die Seite zu stellen; allerdings ist von vornherein anzunehmen, daß sich solche Alterationen im Elektronenmikroskop, wenn überhaupt, dann nur in sehr begrenztem Umfange erfassen lassen. Denn es sind die nicht völlig übersehbaren Effekte der elektronenmikroskopischen Präparationsmethoden in Rechnung zu stellen. Zum Beispiel wird bei der Fixierung, Dehydrierung und Einbettung die Dimension der Grundperiode der Markscheidenlamellierungen um nahezu ein Drittel reduziert; darauf haben FINEAN und WOOLF (1962) hingewiesen (vgl. S. 157) und gleichzeitig hervorgehoben, daß dabei Unregelmäßigkeiten der Schrumpfungsvorgänge im kompakten Markmantel Scherungseffekte und andere Veränderungen der Lamellierung hervorrufen können. Wenn daher in Frühstadien von Nervenfaseralterationen solche Veränderungen im elektronenmikroskopischen Bild angetroffen werden, ist hinsichtlich der Annahme einer intravitalen Entstehung größte Zurückhaltung am Platz. WEBSTER (1965) beobachtete während der ersten 24 Std eine Zunahme der Schmitt-Lantermannschen Einkerbungen. Er glaubt daher, daß es initial vor dem Markzerfall zur Bildung von

---

[1] BRACHET 1961. [2] BIELSCHOWSKY 1935, HOLMES und YOUNG 1942.
[3] MARMIER 1945, SETTERFIELD und SUTTON 1935, SCHABBEL 1936, DRAGANESCO, STATE und CASANGIO 1938, PRICKETT und STEVENS 1939.

zusätzlichen Separationen der Marklamellen kommt. Diese Einkerbungen stellen die Trennlinien für den Zerfall des Markmantels dar. Durch Fragmentierung des Markmantels entstehen Marksegmente verschiedener Abmessung, die eine fortschreitende Tendenz zur Abrundung zeigen. Zerfallsvorgänge sollen in den dicken Fasern früher einsetzen als in den dünnen.

Über die Unterschiede des Prozeßtempos des Markscheidenzerfalls bei der sekundären Degeneration bei poikilothermen und homöothermen Vertebraten liegen Beobachtungen von BETHE (1903) vor. Der Markscheidenzerfall ist bei Vögeln weitgehend fortgeschritten oder abgeschlossen etwa nach 2 Tagen, bei Säugern nach 3—5 Tagen, bei Amphibien nach 30—40 Tagen, bei hibernierten Amphibien nach 130—140 Tagen. Bezüglich der Ausbreitung der Veränderungen an durchtrennten peripheren Nervenfasern in bezug auf den Zeitablauf finden sich bis in die jüngere Zeit konträre Ansichten. SPIELMEYER (1922) und BOEKE (1917), neuerdings auch PARKER und PAINE (1934) und PALMER (1953) sprachen sich für einen proximalen Beginn der Läsionen und für ein mehr oder minder schnelles Fortschreiten auf die distalen Abschnitte aus, während CAJAL (1928) aufgrund seiner sorgfältigen Untersuchungen zu der Überzeugung gelangte, daß die Veränderungen der einzelnen Faser über die ganze Ausdehnung hin etwa gleichzeitig vor sich gehe. Den bei peripheren Nerven der Warmblüter nach etwa 3 Tagen in voller Entwicklung befindlichen Retraktionen der Markscheide im Bereiche der Ranvierschen Schnürringe und den ersten Zeichen eines beginnenden Zerfalls in große längliche und ovale Markballen entsprechen eine Reihe von feinstrukturellen Veränderungen, die im Elektronenmikroskop sichtbar werden (Abb. 124). Neben den geschilderten großen Markballen finden sich hohlkugelartige Schichtungsfiguren und in Vacuolen eingeschlossene, dichte osmiophile Tropfen. Die Gebilde kommen sämtlich im Cytoplasma der Schwannschen Zellen zu liegen. Die Schichtungsfiguren, die z. T. noch vor dem Auftreten großer Markballen entstehen dürften, scheinen der Absplitterung einer gewissen Zahl von Lamellen von einem begrenzten Bereich der Markoberfläche ihren Ursprung zu verdanken. Sie zeigen jedoch keinen spiraligen, sondern einen konzentrischen Schichtungsverlauf im Gegensatz zu den Verhältnissen in der kompakten Markscheide. Auf diese Besonderheiten haben FINEAN und WOOLF (1962) anläßlich der Untersuchung peripherer Neuropathien hingewiesen. THOMAS und SHELDON (1964) fanden in den ovalen Markballen, die sie im Cytoplasma der Schwannschen Zellen beobachtet hatten, an der Oberfläche Aggregationen von zirkulären und ovalen Profilen, die bei recht gleichförmigem Durchmesser (um 6000 Å) dicht gepackt waren und so ein recht regelmäßiges hexagonales Muster zeigten.

Wenn aus dem Prozeßablauf auf die Ursache des Myelinzerfalls geschlossen werden soll, bedarf es einiger zusätzlicher Überlegungen. Mit Hilfe des Elektronenmikroskopes gelang es, den Mechanismus der Entstehung der Markscheiden peripherer Nervenfasern durch Spiralisierung der Schwannschen Zellmembranen aufzuklären (vgl. S. 158). Metabolisch dürfte der Markmantel weitgehend von seiner Bildungszelle abhängen. Jedoch zeigen bei der sekundären Degeneration die Schwannschen Zellen initial elektronenmikroskopisch keine Alterationen, die auf eine tiefergreifende Störung ihrer Lebensvorgänge hinweisen würden. Daher scheint es auch unter dem Aspekt der neueren Befunde berechtigt, zur Erklärung des frühen Zerfalls der Markscheide auf Hypothesen zurückzugreifen, die von SPIEGEL (1922), später auch von YOUNG (1945), UMRATH und HELLAUER (1949, 1951) formuliert wurden. Sie besagen, daß die Erniedrigung der Oberflächenspannung durch den Zusammenbruch des Axonturgors einen Zerfall der Markscheide bewirke. Neuerdings haben auch FINEAN und WOOLF (1962) die Beteiligung physikalischer Kräfte bei der Ablösung von Marktropfen und dem Zerfall des Markmantels im Rahmen von primär axonalen Nervenfaserläsionen gründlich erörtert. Die beim Zerfall des Markmantels sich bildenden großen Ballen und Kugeln schließen in der Regel Fragmente des nekrotischen Axons in sich ein. Auch in diesen Stadien zeigen die Markballen und Tropfen eine Lamellierung, die in ihren wesentlichen Merkmalen mit der des intakten Markmantels übereinstimmt[1].

Mit histochemischen und biochemischen Methoden ließen sich innerhalb der ersten Tage beim Warmblüter keine signifikanten Änderungen der Zusammensetzungen des Markmaterials nachweisen[2], wenn wir von einer geringfügigen Veränderung des Phosphatidgehaltes absehen[3].

Die frühesten Veränderungen der Schwannschen Zellen bestehen in Vergrößerungen des Zellvolumens; wie Cajal (1928) beobachtet hat, nimmt das in der normalen Schwannschen Zelle nur an Kernpolen erkennbare Protoplasma an Volumen zu und füllt später die Lücken zwischen den Fragmenten der zerfallenen Fasern aus. Die Kerne färben sich stärker an. Ein gesteigerter Kernsäuregehalt ist mit Hilfe mikrophotometrischer Methoden nachgewiesen worden[4]. Das Auftreten von Mitosen wurde von den älteren Untersuchern schon am 2. und 3. Tag beschrieben. Später kann es unter stärkerer Reduktion der Ribosomen zur Ausbildung von Filamenten im Grundcytoplasma kommen.[5] Erwähnung verdient noch, daß im Cytoplasma Schwannscher Zellen das Auftreten von particulärem Glykogen beobachtet wird. Die stärksten Glykogenablagerungen finden sich zwischen dem 5. und 10. Tag nach der Nervendurchschneidung. Sie verschwinden mit dem Ingangkommen des Myelinabbaus in den Schwannschen Zellen wieder. Die Schwannschen Zellen, welche massenhaft Abbauprodukte aufgenommen haben, werden treffend als Myelophagen bezeichnet. Die Kerne dieser Zustandsformen sind kleiner und chromatinreicher und zeigen vielgestaltigere Formen als die der Ausgangszellen. Schon Büngner faßte die Umwandlung der Schwannschen Zellen als Ausdruck einer phagocytären Tätigkeit auf. Die Elemente runden sich dabei ab. Die massenhafte Einlagerung von Zerfallsprodukten bewirkt, daß der Zellkörper bei Anwendung von Cytoplasmafärbungen eine gitterartige Struktur zeigt. Setterfield und Sutton (1935) beobachteten bereits nach 18 Std isotrope Tröpfchen von Lipiden; ob es sich bei ihnen um Markabbauprodukte gehandelt hat, ist zu bezweifeln. Was die fortschreitende stoffliche Umwandlung der Markzerfallsprodukte betrifft, so kommt sie in entsprechend gefärbten Präparaten in einer Abnahme von mit Hämatoxylin färbbaren Ballen und Tropfen und einer allmählichen Zunahme feiner sudanophiler Tröpfchen zum Ausdruck. In den Chromsmiumpräparaten nach Marchi zeigen in der Folge die Zerfallsprodukte des Markmantels dann eine tiefe Schwärzung. Diese „Marchi-Färbbarkeit" läßt sich im allgemeinen noch in der 2. bis 3. Woche erkennen. Sie wird neuerdings auf eine Akkumulation von hydrophoben Lipiden, vor allem von verestertem Cholesterin, zurückgeführt[6].

Im Elektronenmikroskop zeigt sich das Fortschreiten der Abbauprozesse dadurch an, daß neben den geschichteten Myelinkugeln und Myelintropfen in zunehmendem Maße tropfiges, homogenes, osmiophiles Material auftritt, welches innerhalb membranbegrenzter Vacuolen zu liegen kommt. Es verdient besonders hervorgehoben zu werden, daß die Schwannschen Zellen ansehnliche Teile ihrer eigenen Zellmembran abbauen. Reife Nervenfasern sind samt ihren Markscheiden

---

[1] Terry und Harkin 1959, Glimstedt und Wohlfahrt 1960, Wechsler und Hager 1962, Hager 1964.
[2] Noback und Montagna 1942, Johnson, McNabb und Rossiter 1950, Wolfgram und Rose 1958.
[3] Brante 1949.
[4] Hyden und Rexed 1944, Holmgren und Rexed 1947.
[5] Blümcke und Niedorf 1964, Blümcke, Themann und Niedorf 1965.
[6] Adams u. Mitarb. 1966.

schon primär in das Axoplasma der Schwannschen Zellen versenkt. Daher entfallen bei diesem Abbauprozeß die ersten Stadien der Phagocytosevorgänge, nämlich das aktive Aufsuchen von Zerfallsprodukten mit nachfolgender Aufnahme durch Pseudopodienbildung. Der konstante Anstieg der Aktivität der sauren Phosphatase, welchen biochemische Pauschalbestimmungen bei der sekundären Degeneration ergaben, zeigt die Anreicherung von Hydrolasen in den Phagocytosevacuolen der Schwannschen Zellen an. Die homogen erscheinenden tropfigen Einschlüsse beim Fortschreiten der Abbauprozesse dürften wohl überwiegend aus durch Osmierung stabilisierten Spaltprodukten von Lipoiden zusammengesetzt sein. Es dürfte darüber Einigkeit herrschen, daß in den Hauptphasen des Prozesses die Zerfalls- und Abbauvorgänge im wesentlichen innerhalb der Schwannschen Zellen ablaufen. Schwerer entscheiden läßt es sich, ob Schwannsche Zellen aus dem Verbande und damit aus ihrer Basalmembranhülle treten und sich ähnlich wie Abräumzellen mesenchymaler Herkunft frei mobilisieren.

Nicht selten läßt sich beobachten, daß ein Teil der mit Abbauprodukten beladenen Schwannschen Zellen regressive Veränderungen erfährt und schließlich zugrunde geht; so sind Kernpyknosen an den mit Dekompositionsmaterial beladenen Schwannschen Zellen häufig anzutreffen. Erwähnt sei ferner, daß auch noch nach einigen Monaten im peripheren Stumpf häufig cellulär gespeichertes, mit Lipoidfarbstoffen anfärbbares Material vorhanden ist[1].

Untersuchungen über die substantielle Veränderung der Markfasern bei der Degeneration reichen weit zurück. Eine Abnahme des nach Ätherextraktion darstellbaren, seinerzeit als „Protagon" bezeichneten Lipoidgemisches wurde 1899 schon von NOLL beschrieben. Veränderungen des Phosphorgehaltes haben MOTT und HALLIBURTON (1901) und MAY (1930) mitgeteilt. Letzterer Untersucher fand eine Abnahme des Gesamt- und Lipoidphosphors, sowie eine Zunahme der wasserlöslichen Phosphorverbindungen. Mittels mikrochemischer Methoden ist bereits nach 12 Std an degenerierenden Nervenfasern eine geringfügige Abnahme der Phosphatide erfaßt worden[2]. Veränderungen des Cholesterins treten in den ersten Tagen noch nicht merklich in Erscheinung. Es kommt aber dann zur fortschreitenden Veresterung dieser Lipide. Eine Ausnahme macht das Lecithin; die Aufhebung der Färbbarkeit mit Hämatoxylinlacken könnte vielleicht auf solche frühen Veränderungen rückführbar sein. Mit dem Beginn des morphologisch erfaßbaren Markzerfalles werden auch die chemischen Umwandlungen der Myelinsubstanzen eindrucksvoller. Die Untersuchungen BRANTES ergaben bei der sekundären Degeneration nach 13 Tagen eine erhebliche Reduktion des freien Cholesterins und eine fortgeschrittene Bildung von Cholesterinestern; ferner eine Reduktion des Cerebrosidgehaltes auf 50% und des Serincephalins auf 45%, sowie eine Abnahme der Sphingomyeline; Cerebroside, Sphingomyeline und Cephaline dürften weitgehend hydrolytisch gespalten werden. Es treten dabei Cholinphosphate, Galaktose und Sphingosine auf. Veresterte Cholesterine sind in sekundär degenerierten Nervenfasern noch lange nachweisbar[3] (Abb. 125 und 126). Ältere Untersucher nahmen an, daß beim Abbau der Markscheiden eine Umwandlung von Phosphatiden in Neutralfette eintritt. Eine solche spielt jedoch nach den Ergebnissen neuerer mikrochemischer Untersuchungen keine erhebliche Rolle. Die markscheidentypischen Lipoide, nämlich Cholesterin, Sphingomyeline und Cerebroside, enthalten sämtlich kein Glycerin. Die mit Fettfarbstoffen intensiv anfärbbaren Substanzen dürften vielmehr aus Cholesterinestern und daneben aus einer Fülle von Spaltprodukten, Di-Glyceride, Phosphate, Ceramide und Fettsäuren bestehen[4].

---

[1] KRÜCKE 1957.   [2] BRANTE 1949.   [3] JOHNSON, MCNABB und ROSSITER 1949.
[4] JOHNSON, MCNABB und ROSSITER 1950.

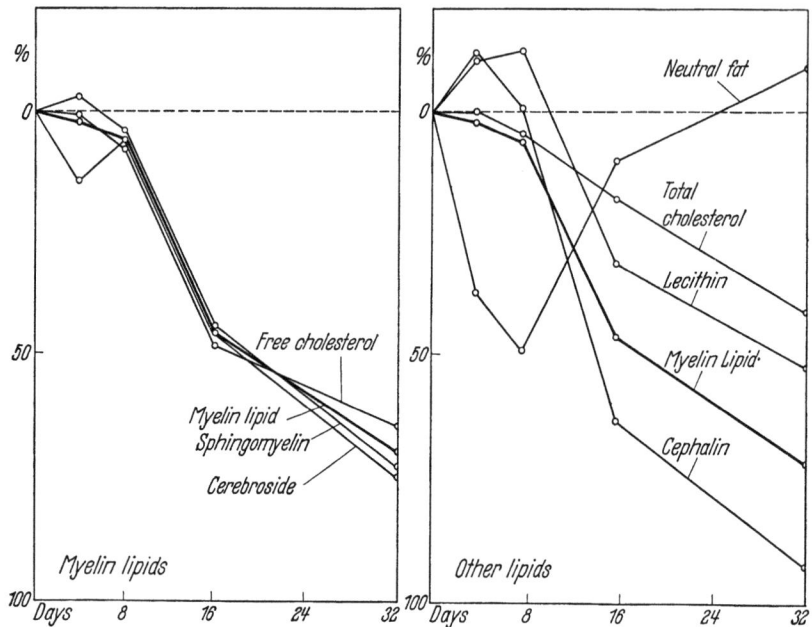

Abb. 125. Prozentuale Verschiebung der Lipoidkonzentration eines peripheren Nerven der Katze im Verlauf der Wallerschen Degeneration. Links sind als markscheidentypische Lipoide die Cerebroside, das freie Cholesterin und das Sphingomyelin, rechts das Gesamtcholesterin, Lecithin, Cephalin und Neutralfett eingetragen. Die dicke schwarze Kurve zeigt beiderseits das Verhalten der gesamten Lipoide des Myelins. (Aus JOHNSON, MCNABB und ROSSITER, 1950)

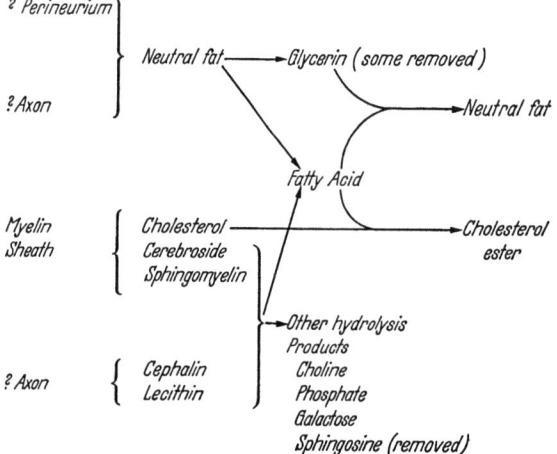

Abb. 126. Schematische Darstellung der stofflichen Umwandlung der Markfaserlipoide während der sekundären Degeneration. (Aus JOHNSON, MACNABB und ROSSITER, 1950)

Was das färberische und histochemische Verhalten der Markfasernzerfallsprodukte betrifft, so sind vor allem die Untersuchungen von NOBACK und MONTAGNA (1952) zu nennen[1]. Während die Färbbarkeit mit Sudanschwarz sowie mittels der Bakerschen Methode, die PAS-Reaktion, die Plasmalreaktion und der Cholesterinnachweis nach SCHULZ in den Frühstadien der sekundären Degeneration kein entscheidendes Abweichen vom normalen Zustand zeigen, manifestieren sich in der 2. Woche des Markfaserzerfalls die chemischen Veränderungen eindringlich

---

[1] NOBACK und REILLY 1956.

auch im histochemischen Befund[1]. Der Plasmalgehalt nimmt ab. Cholesterinester lassen sich nachweisen. Die Markscheide enthält trypsinresistente und trypsinangreifbare Proteine. Es wurde festgestellt, daß das trypsinresistente Protein während des Markzerfalls keine histochemische oder biochemische Veränderung zeigt[2]. Das trypsinangreifbare Protein wird durch proteolytische Enzyme abgebaut, die wahrscheinlich freigesetzt werden und im normalen Nerven schon vorhanden sind. Der Abbau der Proteine mag zur Freisetzung der Lipide führen; Er wäre demnach ein wichtiger Faktor beim Ingangkommen des Markabbaues. In späteren Abbaustadien kann im Polarisationsmikroskop das Auftreten doppelbrechender nadelförmiger Kristalle beobachtet werden. Die Kristalle bilden sich unter dem Einfluß der Fixierung aus einer im lebensfrischen Gewebe tropfigen Zustandsform. Nach Erwärmung auf etwa 40° C wandeln sie sich wieder in flüssige Spherokristalle um und zeigen im polarisierten Licht die kennzeichnende Kreuzform[3]. v. HIRSCH und PEIFFER (1955) haben beobachtet, daß die Umwandelbarkeit in die Sphaerokristallform durch eine vorausgegangene Sudanfärbung nicht beeinflußt wird. Bei der polarisationsmikroskopischen Untersuchung lassen sich die Sphaerokristalle von Markscheidenquerschnitten sowie von Myelinkugeln, die im Verlauf des Faserzerfalls entstehen, durch die Vornahme einer PAS-Gegenfärbung abgrenzen; mit ihr färben sich die letztgenannten Strukturen deutlich an.

Die Ergebnisse enzymhistochemischer Untersuchungen bei der sekundären Degeneration sind einerseits durch die enzymatischen Veränderungen im Rahmen der nekrobiotischen Vorgänge an Achsenzylindern und andererseits durch das Auftreten von Hydrolasen im Rahmen der Abbauprozesse geprägt. Eine Reduktion verschiedener Enzymaktivitäten wurde bei der sekundären Degeneration demonstriert, so ein Absinken der Cholinesterasekonzentration[4], daneben ein Absinken des Acetylcholingehaltes[5]; daß ursprünglich in Organellen in gebundener Form vorliegende hydrolytische Enzyme während des Prozesses eine Aktivitätssteigerung erfahren, ist nicht verwunderlich. Dies gilt vor allem, wie bereits erwähnt wurde, für die saure Phosphatase, die wir heute als lysosomales Leitenzym sehen (vgl. S. 18)[6]. Längsschnittbestimmungen des Verhaltens der Aktivitäten hydrolytischer Enzyme bei der sekundären Degeneration sind von JOHNSON und Mitarb. durchgeführt worden. Bis zum 16. Tag nach Strangdurchtrennung erfährt die saure Phosphatase eine Steigerung der Aktivität[7]. Gleichfalls zeigen eine solche die 5-Nucleotidase und die Adenosintriphosphatase. ADAMS und TUGAN (1960) haben einen Anstieg der Aktivität proteolytischer Enzyme im Verlauf des Markabbaues festgestellt.

Im Anschluß an die Darlegung enzymatischer Befunde erscheint es angebracht, auf Beobachtungen über den Strukturzerfall des peripheren Nerven in Auto- und Heterotransplantaten einzugehen. Unter dem Eindruck solcher Befunde war MARINESCO (1928) geneigt, die sekundäre Degeneration schlechthin als Autolyse in vivo zu deuten. Dem ist entgegenzusetzen, daß bei Veränderungen eines Nervenstückes in vitro zwar Aktivitäten gewebseigener lysosomaler Enzyme freigesetzt und in gewissen Grenzen autolytisch wirksam werden, daß die charakteristischen Ingestions- und Dekompositionsvorgänge in Schwannschen Zellen und in Makrophagen mesenchymaler Herkunft jedoch fehlen. Dementsprechend haben auch biochemische Untersuchungen der Autolyse des Nerven in vitro ergeben, daß es zwar zur Hydrolyse von Bestandteilen des Myelins kommt, doch keineswegs in dem Umfang, wie sie in vivo bei den aktiven intrazellulären Abbauprozessen ge-

---

[1] NOBACK und MONTAGNA 1952.   [2] ADAMS 1958, 1966, WOLFGRAM und ROSE 1958.
[3] AMORIM 1934.   [4] SAWYER 1946.   [5] v. MURALT und SCHULTHESS 1944.
[6] HEINZEN 1944, BODIAN 1947.
[7] HOLLINGEN, ROSSITER und UPMALIS 1952.

funden wird[1]. Man hat auch versucht, das funktionelle Verhalten der isolierten peripheren Nerven in vitro zu den Verhältnissen bei der Wallerschen Degeneration in Beziehung zu setzen. Es ließ sich feststellen, daß in vitro die Nerven die Fähigkeit zur Leitung von Aktionspotentialen innerhalb von 24 Std verlieren[2], während bei der Wallerschen Degeneration in vivo dies erst nach 3—5 Tagen eintritt[3].

Das Erhaltenbleiben der Leitfähigkeit in vitro während voller 24 Std weist auf beträchtliche metabolische Reserven des Nerven hin. JACOBSON (1965) hat sogar elektronenmikroskopisch die Veränderungen des in vitro befindlichen Nervus ischiadicus und die Beziehung dieser Befunde zu Veränderungen der Leitfähigkeit untersucht. Die marklosen Z-Fasern waren unter den gegebenen Versuchsbedingungen 5—6 Std leitfähig. Ihre Ultrastruktur veränderte sich nach etwa 12 Std. Es bildeten sich dann Vacuolen im Axoplasma. Die myelinisierten A-Fasern bewahrten ihre Leitfähigkeit für 7—8 Std. Die Ultrastruktur dagegen zeigte sich in den ersten 24 Std unverändert. Bezeichnenderweise ließ sich demnach keine Beziehung zwischen der Einbuße der Leitfähigkeit und den ultrastrukturellen Veränderungen feststellen.

Es erübrigt sich fast, darauf hinzuweisen, daß der Standpunkt, den BOEKE (1933) seinerzeit einnahm, abwegig ist. Er wollte die sekundäre Degeneration nicht als nekrobiotischen Vorgang auffassen, sondern lediglich als Reaktion, welche den regenerativen Vorgängen den Weg bereitet. Es braucht nur daran erinnert zu werden, daß als der Initialvorgang, mit dem alle anderen Gewebsreaktionen causal verbunden sind, der nekrobiotische Zerfall des Axons zu betrachten ist; denn er zieht schließlich die Desintegration der Markscheide nach sich.

Da in diesem Kapitel die Veränderungen der peripheren Nervenfasern bei der sekundären Degeneration zu behandeln waren und nicht die des peripheren Nerven in seiner Gesamtheit, kann hier auf den Komplex der mesenchymalen Reaktion nicht näher eingegangen werden. Hinsichtlich allgemeiner Gesichtspunkte sei auf die Kapitel „Abbau und Abräumung" (S. 276) sowie „mesenchymale Defektdeckung" (S. 333) verwiesen.

b) Andere primär-axonale Neuropathien und ihre Beziehung zur Wallerschen Degeneration

Ungleich weniger häufig und gründlich untersucht als die Veränderungen bei der Wallerschen Degeneration wurden andere primär-axonale Neuropathien. Mit das eindrucksvollste Beispiel einer solchen Alteration bietet die durch Isonicotinsäurehydrazid hervorgerufene Neuropathie[4]. Es zeigte sich insbesondere beim Studium der experimentell erzeugten Veränderungen, daß schwere Axoplasmaveränderungen zu einem Zeitpunkt auftreten, in dem weder die Markscheiden noch die Schwannschen Zellen Zeichen von Alterationen aufweisen. Diese Axoplasmaalterationen weisen im Silberbild und im Phasenkontrastmikroskop große Ähnlichkeit mit den Achsenzylinderveränderungen bei der Wallerschen Degeneration auf (Abb. 127). Im Elektronenmikroskop ließen sich noch vor dem Eintritt von Axoplasmaentmischungen und Verklumpungen (Abb. 128) verbreitete Schwellungen des Mitochondrienbestandes feststellen[5] (Abb. 129). Eine Besonderheit dieser Alteration ist wohl die Umwandlung von Mitochondrien in große sackartige Gebilde, die ihre Innenstruktur verlieren und stattdessen gröber granuliertes Material enthalten (Abb. 130). Ferner fand sich eine Ansammlung kleiner Mitochondrien und dichter Körper in perinodalen taschenförmigen Ausbuch-

---
[1] JOHNSON, McNABB und ROSSITER 1950, WEISS und BURT 1944, LEWIS 1945, 1950.
[2] GERARD 1930.   [3] LISSAK, DEMPSEY und ROSENBLUETH 1939.
[4] KLINGHARDT 1954, SCHLAEPFER und HAGER 1964.   [5] SCHLAEPFER und HAGER 1964.

Sekundäre Wallersche Degeneration

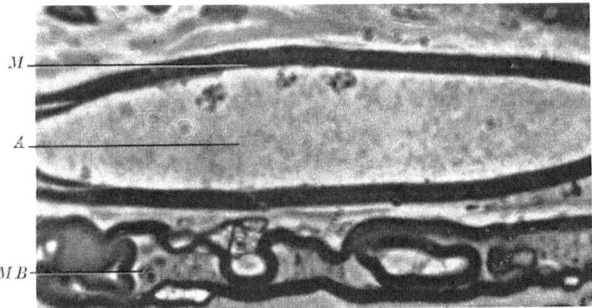

Abb. 127. INH-Polyneuropathie: N. ischiadicus der Ratte, 13 Tage. Die schwere Veränderung des Axons (*A*) kommt in einer feingranulären Umwandlung und Verklumpung zum Ausdruck. Der Markmantel der alterierten Fasern (*M*) ist intakt. In der unmittelbaren Umgebung findet sich eine in Desintegration befindliche Markfaser (*MB*) mit Verdichtung der veränderten Axoplasmasubstanzen. Phasenkontraste Vergr. 1150:1

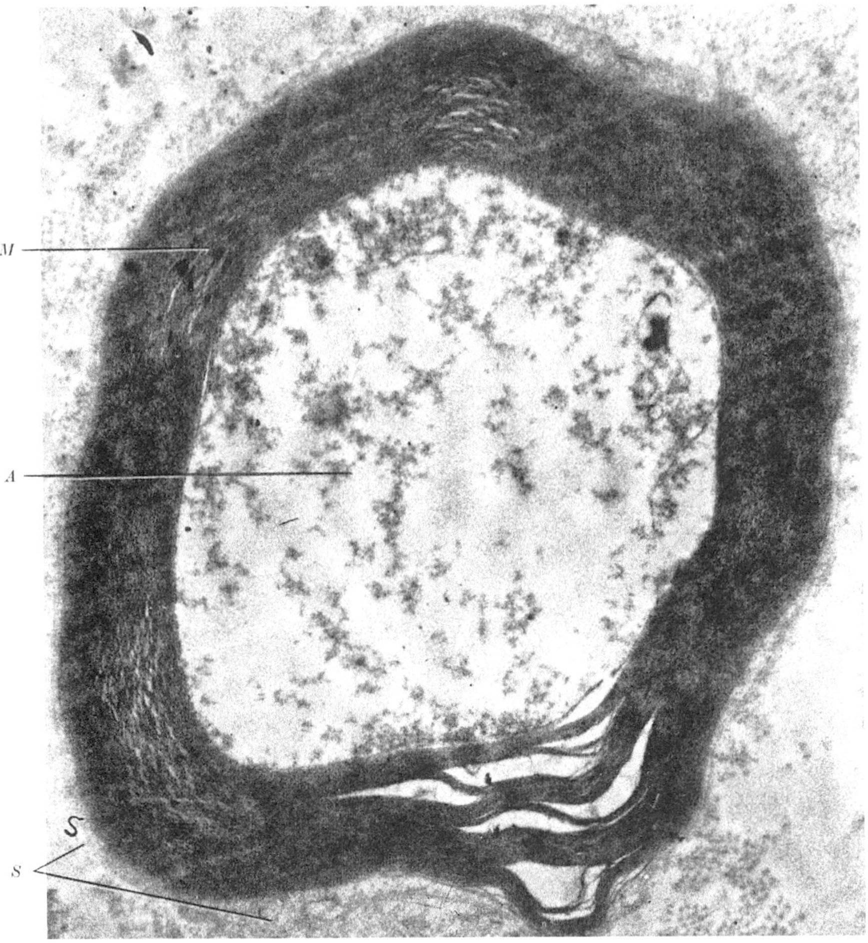

Abb. 128. INH-Neuropathie der Ratte; N. ischiadicus, 8 Tage. In einer quergeschnittenen Nervenfaser hat sich eine schwere Verklumpung der Axoplasmasubstanzen (*A*) entwickelt. Neurofilamente und Tubuli sind nicht mehr zu erkennen. Der Markmantel (*M*) ist ebenso wie das Cytoplasma der Schwannschen Zelle (*S*) noch nicht alteriert. Vergr. 20 000:1

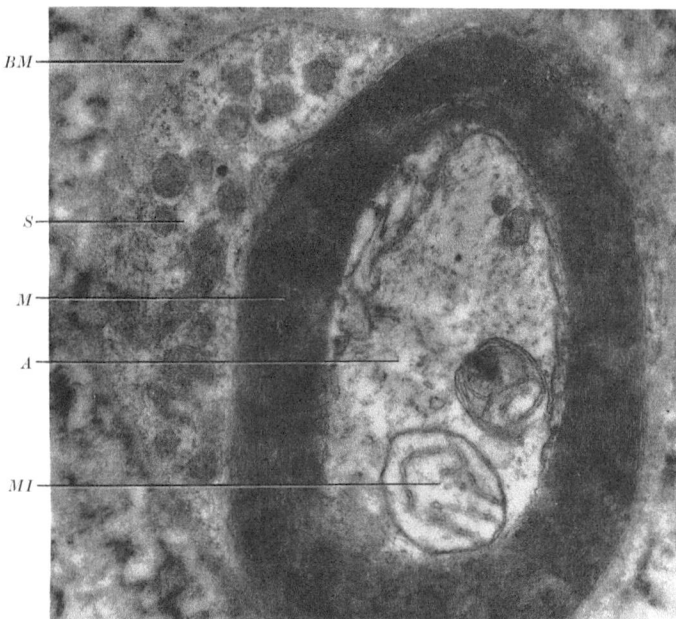

Abb. 129. INH-Neuropathie der Ratte: N. ischiadicus, 12 Tage. Querschnitt durch eine markhaltige Nervenfaser. Der Mitochondrienbestand (*MI*) zeigt schwere Schwellungen mit Auflockerungen der Matrix und Verlagerung der Cristae; weder das Axoplasma (*A*) noch die Markscheide (*M*) sind erheblich alteriert. *S* Cytoplasma der Schwannschen Zelle; *BM* Basalmembran. Vergr. 20000:1

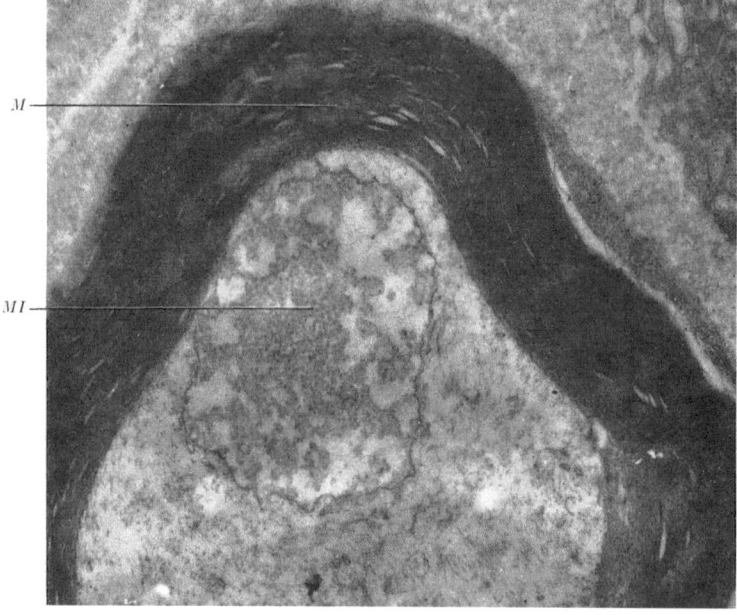

Abb. 130. INH-Neuropathie der Ratte, 8 Tage, markhaltige Nervenfaser aus dem N. ischiadicus. Im Axoplasma ist es zur Bildung großer sackartiger Gebilde gekommen, die durch Membranen abgegrenzt sind und locker angeordnete granuläre Massen enthalten (*MI*). *M* Markmantel. Vergr. 20000:1

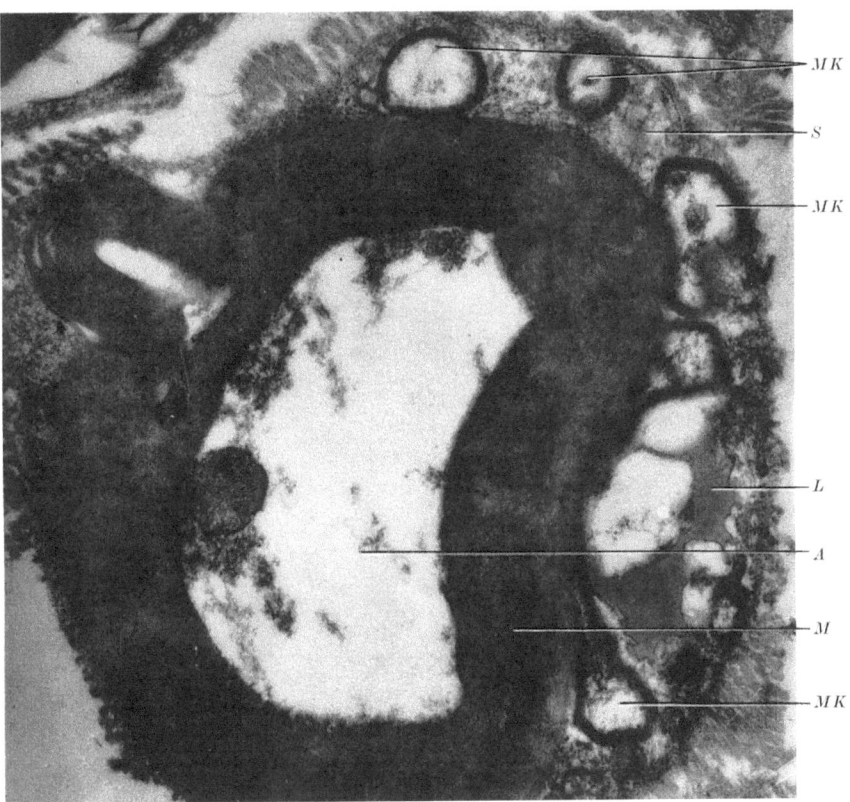

Abb. 131. INH-Neuropathie der Ratte. Das Axoplasma (*A*) ist grob verklumpt. Den Zerfall des Markmantels (*M*) leitet die Absplitterung einer gewissen Zahl von Marklamellen ein, die sich in hohle Kugeln (*MK*) umformen und nach Ablösung vom Markmantel im Cytoplasma der Schwannschen Zelle (*S*) zu liegen kommen. Neben diesen ersten Zerfallsprodukten finden sich zu unregelmäßigen Tropfen konzentrierte Ansammlungen von Lipidmaterial (*L*) Vergr. 30000:1

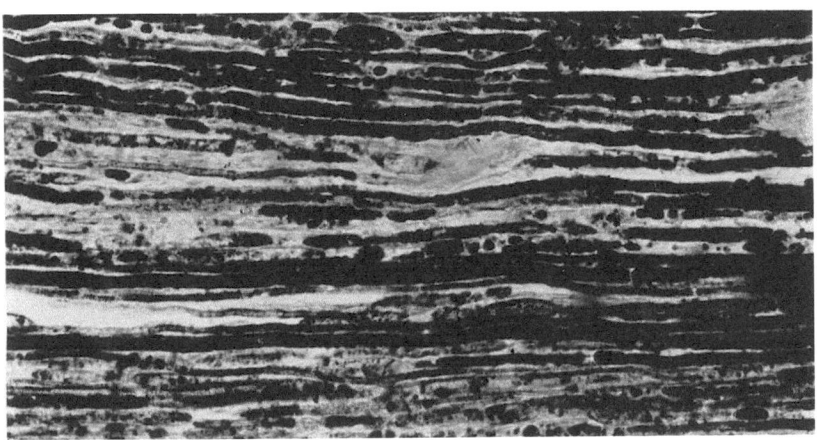

Abb. 132. INH-Neuropathie: N. ischiadicus der Ratte. Ein großer Teil des Nervenfaserbestandes läßt einen Zerfall der Markmäntel in Kugeln, Ballen und Schollen erkennen. Ein Teil der Markmäntel ist völlig im Zerfall begriffen; z.T. sind die Zerfallsprodukte mit Hämatoxylinlack nicht mehr anfärbbar. (Markscheidenfärbung nach SCHRÖDER.)

tungen des Axoplasmas. Der Zerfall der Axone hat in ganz ähnlicher Form wie bei der Wallerschen Degeneration einen Zusammenbruch der Markscheiden zur Folge. Auch hier kommt es zur Absplitterung mehrerer Schichtfolgen von Myelinlamellen von den beim initialen Zerfall gebildeten großen Markkugeln mit nachfolgender Bildung kleinerer hohler Myelintropfen (Abb. 131—134). Im Cytoplasma der Schwannschen Zellen, das eine Vermehrung von Ribosomen und Elementen des endoplasmatischen Reticulums zeigt, läuft der Abbau des Myelins und der Axoplasmareste in völlig gleicher Weise ab wie bei der Wallerschen Degeneration (Abb. 136). Unter anderem ließen sich gleichfalls primäre Axonalterationen

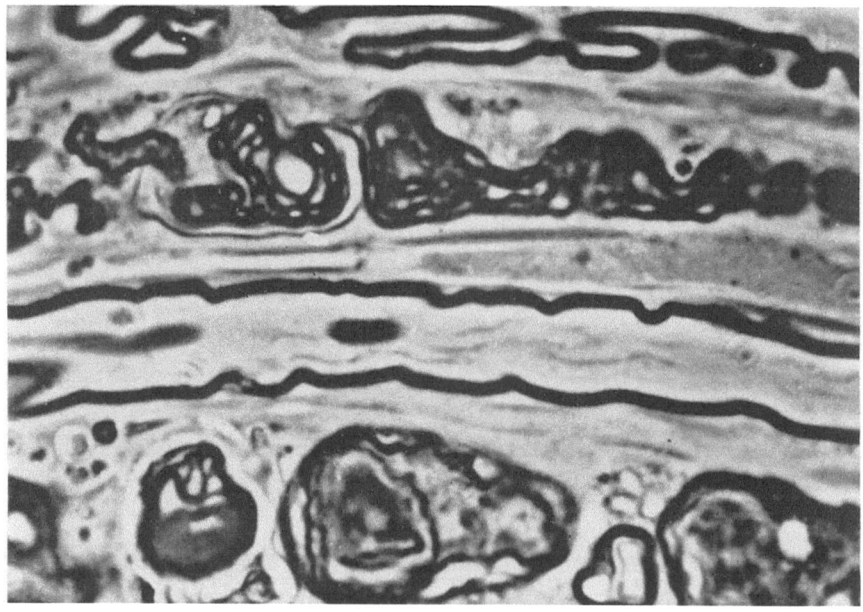

Abb. 133. INH-Neuropathie: Longitudinalschnitt durch den N. ischiadicus der Ratte. Der totale Zusammenbruch der Markscheiden hat im Cytoplasma der Schwannschen Zellen zur Bildung großer zerklüfteter Markballen geführt, die in ihrem Innern z.T. Axoplasmasubstanzen einschließen. Phasenkontrast. Vergr. 1150:1

mit Acetylcholinesterasenhemmern (Mipafox u. a.) hervorrufen. Nach den Befunden von FINEAN und WOOLF (1962) scheint mit aller Wahrscheinlichkeit bei bestimmten akuten Polyradiculoneuritiden vom Guillain-Barré-Typ eine primäre axonale Schädigung aufzutreten. Ein Mangelzustand als ursächlicher Hauptfaktor verbindet die Isonicotinsäure-hydrazidneuropathie, für deren Auftreten ein Mangel des Vitamin B_6 verantwortlich sein dürfte, mit den Alterationen des peripheren Nerven beim Beri-Beri. Diese sind seit etwa 70 Jahren Gegenstand der Forschung. Von den älteren histopathologischen Befundmitteilungen sei hier nur die grundlegende und gründliche Untersuchung von DÜRK (1908) angeführt. Elektronenmikroskopische Befunde, die bei experimentell erzeugtem Beri-Beri der Ratte COLLINS, WEBSTER und VICTOR (1964) vorgelegt haben, sprechen sehr dafür, daß die wesentlichen Veränderungen in den Axonen auftreten, und daß erst in deren Gefolge sich Veränderungen der Markscheidenkontur sowie fokale Demyelinisation entwickeln. Die Alterationen können so fortschreiten, daß ein der Wallerschen Degeneration ähnliches Bild entsteht.

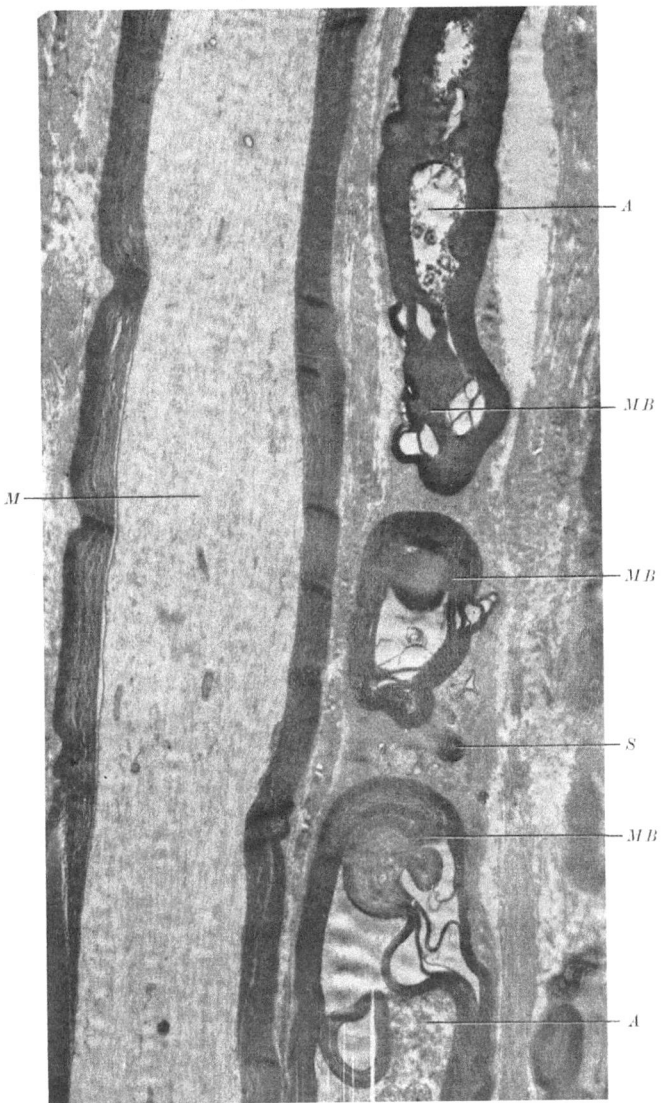

Abb. 134. INH-Neuropathie, 13 Tage: Longitudinalschnitt durch den N. ischiadicus der Ratte. In unmittelbarer Nachbarschaft einer weitgehend intakten Nervenfaser (*M*), die im Markmantel und Axoplasma keinerlei Veränderungen erkennen läßt, liegt eine im völligen Zerfall begriffene Faser. Die Markscheide hat sich in eine diskontinuierliche Folge von Ballen (*MB*) und Klumpen umgewandelt die in ihrem Innern ausgeflockte, z.T. erheblich verdichtete, in einer wäßrigen Phase verteilte Axoplasmasubstanzen (*A*) enthalten. Alle Zerfallsprodukte liegen innerhalb des Cytoplasmas von Schwannschen Zellen (*S*). Vergr. 5000:1

c) Diskontinuierliche Läsionen an peripheren Nervenfasern

Eines der wesentlichen Merkmale der sekundären Degeneration der Nervenfasern ist, daß der Zerfall sich kontinuierlich über die gesamte Länge des peripheren Stumpfes ausbreitet. Älteren Untersuchern entging es jedoch nicht, daß unter Einwirkung der verschiedenen Noxen (Bleiintoxikation, Diphtherietoxin) nur die Markmäntel im Bereich einzelner internodärer Segmente primär erkranken (GOMBAULT, 1880/1881) (Abb. 136). Bei diesem Schädigungstypus pflegen die

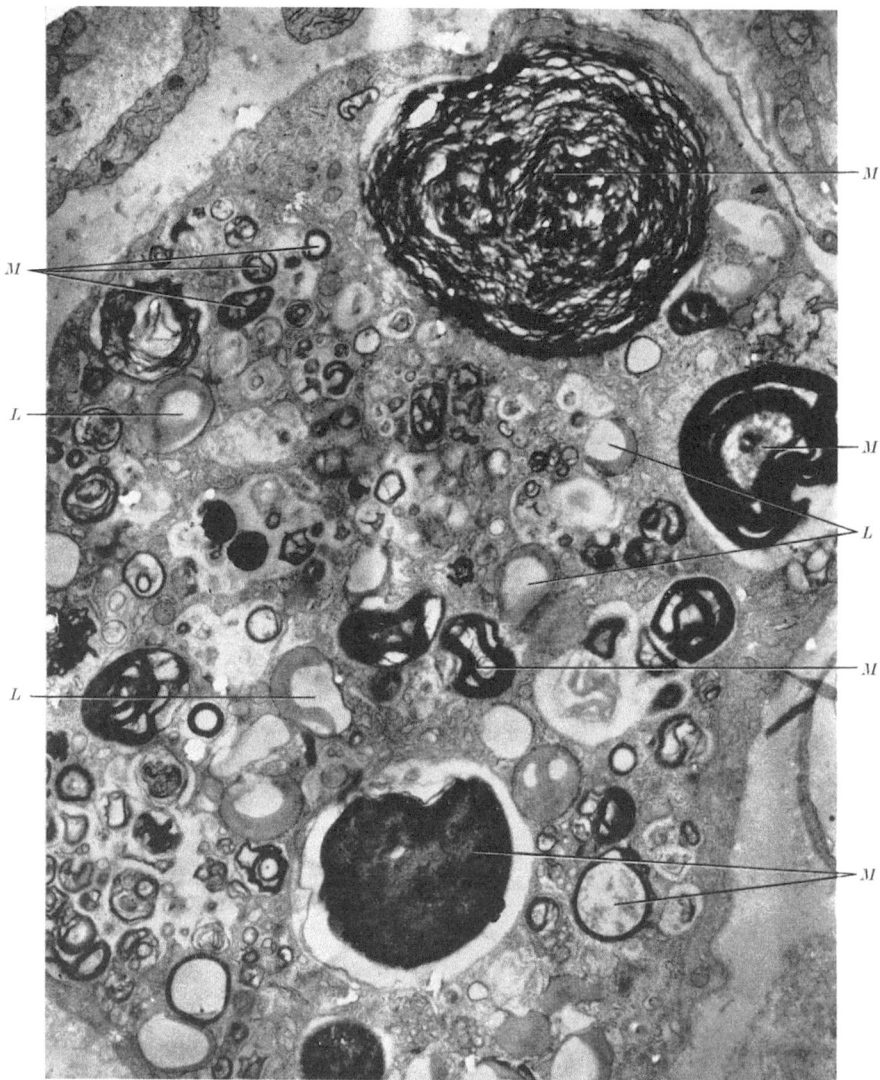

Abb. 135. INH-Neuropathie; Nervus ischiadicus der Ratte. Weitgehender Abbau der Axonmarkzerfallsprodukte im Cytoplasma einer Schwannschen Zelle. Neben Markballen, -kugeln und -tropfen (*M*), deren Lagen innerhalb von Phagosomen z. T. erkennbar sind, finden sich zahlreiche Vacuolen (*L*), die homogenes, vielfach randständig angeordnetes Material mittlerer Dichte enthalten. Vergr. 10000:1

Achsenzylinder unter Anwendung der gebräuchlichen histopathologischen Methoden sich als intakt zu erweisen. Von GOMBAULT wurde für diese Schädigungsform der Ausdruck „Névrite segmentaire périaxiale" geprägt; sie findet sich u. a. bei der akuten idiopathischen Ganglioneuritis[1], bei der experimentellen allergischen Neuritis[2].

Auch bei diesem Fasererkrankungstyp bediente man sich mit gewissem Erfolg der Marchi-Methode, um frühe Läsionen der Markmäntel nachzuweisen. Es ist seit langem bekannt, daß dabei Veränderungen des internodalen Marksegmentes sich vorzugsweise zuerst in der unmittelbaren Nähe der Ranvierschen Schnürringe

---

[1] HAYMAKER und KERNOHAN 1949.   [2] WAKSMAN und ADAMS 1956.

entwickeln. Der histopathologische Befund spricht auch meist für ein Erhaltenbleiben der Achsenzylinder in den befallenen Fasern. Auch hier wird beim Abbau der Markzerfallsprodukte eine Beteiligung der Schwannschen Zellen durch die enge Beziehung zum Verlauf der alterierten nodalen Segmente der Fasern augenscheinlich. Die histopathologische Analyse erwies, daß die Abräumung der Markzerfallsprodukte in ähnlicher Form vor sich geht, wie bei der Wallerschen Degeneration.

Eine Hauptschwierigkeit bei der Analyse dieser Prozesse besteht darin, daß es bei einer Anzahl von Fasern im Bereich der erkrankten Segmente schließlich auch zur Achsenzylinderläsion kommt; dieser schließt sich eine sekundäre Degeneration der peripheren Strecke der alterierten Fasern an.

Einige eingehendere Analysen, u. a. auch elektronenmikroskopische Untersuchungen, haben in jüngerer Zeit ergeben, daß der segmentale Markzerfall, dessen Existenz als primärer Schädigungstyp ursprünglich häufig angezweifelt wurde, sich in der Tat durch einen hinsichtlich seines Beginns und seiner Ausdehnung eigenartigen Verlauf auszeichnet. Die segmentale Demyelinisation und Remyelinisation wurden auch in der Gewebekultur studiert[1]. Eine experimentelle Studie der diphtherischen Neuropathie[2] führte zu dem Ergebnis, daß die ersten Veränderungen in Fasern mit kleinem Durchmesser auftreten. Diese bestehen in einer Verbreiterung der Lücken zwischen den Endigungen des Myelins an Ranvierschen Knoten; ein partieller Zusammenbruch des Myelins in der paranodalen Region und im anschließenden Internodium folgt dieser initialen Alteration. In der paranodalen Region sind große Cytoplasmamassen und zahlreiche Mitochondrien als Indikatoren eines hohen Energiebedarfes vorhanden. Es wurde in Betracht gezogen, daß das Diphtherietoxin in die Umwandlung der energiereichen Phosphate eingreift. WEBSTER, SPIRO, WAKSMAN und ADAMS (1961) konnten bei der experimentellen diphtherischen Neuritis zeigen, daß Läsionen

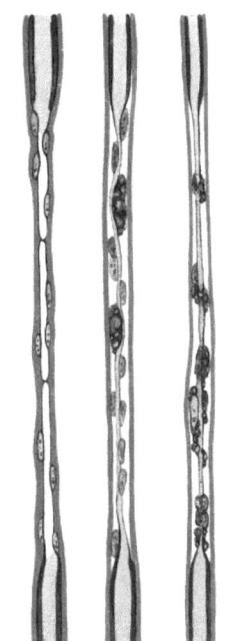

Abb. 136. Schema der segmentalen Fasererkrankung. 1. Abbau der Markscheide im Bereich eines internodalen Segmentes bei erhaltenem Achsenzylinder. 2. Kernvermehrung der Schwannschen Zellen. 3. Regeneration der Markscheide mit Bildung neuer kürzerer Segmente (Nach GOMBAULT)

primär an oberflächlichen Lamellen der Markmäntel wie an den Mesaxonen, an den Membranpaaren Axon-Schwannzelle sowie im Schnürringbereich in Erscheinung treten. Die primäre Alteration scheint also die Oberflächenmembranen und ihre Abkömmlinge zu betreffen. Der Markmantelzerfall, der innerhalb einer Schwannschen Zelle in Gang kommt, ist ursprünglich diskontinuierlich. Die Untersucher vermißten eine starke Vergrößerung und Umbildung der Schwannschen Zellen zu großen Myelophagen, wie sie bei der sekundären Degeneration stets zu beobachten ist. Stellenweise werden einzelne Achsenzylinderabschnitte in den Desintegrationsprozeß einbezogen.

Im Gegensatz zu anderen experimentellen Demyelinisationen sind bei der diphtherischen Neuropathie nie völlig nackte Axone festzustellen. Auch nach dem Markzerfall sind die Achsenzylinder stets vom Schwannzellcytoplasma eingehüllt. Kommt es nicht zu irreversiblen Läsionen des Achsenzylinders, so ist im weiteren Verlauf im Bereich der betroffenen Segmente eine Proliferation der Kerne von

---

[1] PETTERSON, YONEZAWA und MURRAY 1962.   [2] CAVANAUGH und JACOBS 1964.

Schwannzellelementen zu erkennen. Es kommt schließlich zur Remyelinisierung und zur Neubildung von Ranvierschen Schnürringen, so daß nach Ablauf dieses Prozesses die betroffenen internodalen Segmente durch eine Reihe von kürzeren, neuangelegten Marksegmenten ersetzt sind.

Die Kardinalmerkmale der segmentalen Demyelinisation wurden neuerdings von WEBSTER (1963) auch an peripheren Nerven bei der metachromatischen Leukodystrophie festgestellt. Veränderungen der peripheren Nerven finden sich bei diesen Erkrankungen gelegentlich[1]. (Abb. 137) WEBSTER konnte cytoplasmatische Ablagerungen, die dem am Gefrierschnitt charakterisierbaren metachrom-

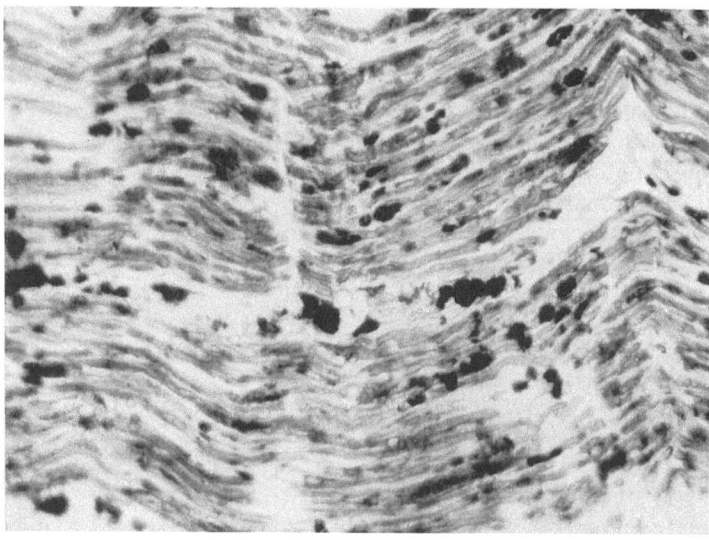

Abb. 137. N. ischiadicus bei Leukodystrophie. Die zahlreichen Zerfalls- und Abbauprodukte haben sich ebenso rot-violett eingefärbt wie die Markscheiden, nur in etwas dunklerem Ton. Färbung nach FEYRTER. Vergr. 200:1. [Aus JACOBI, Virchows Arch. path. Anat. **314**, 1947]

atischen Material entsprechen, im Schwannzellcytoplasma unmyelinisierter und myelinisierter Axone feststellen und ihre ziemlich uncharakteristische Feinstruktur analysieren.

4. Veränderungen der zentralen Nervenfasern

Die Veränderungen an Markscheiden und Achsenzylindern zentraler Nervenfasern sind schon aufgrund des geringen Kalibers der Einzelfasern und ihrer dichten Packung in der weißen Substanz ungleich schwieriger zu beurteilen als die der peripheren Nervenfasern. Dies gilt besonders für die Analyse des histopathologischen Bildes von Alterationen des Achsenzylinders. Auch im Zentralnervensystem zeigen gequollene Axone eine Änderung ihres färberischen Verhaltens. So stellen sie sich bei der Alzheimer-Mannfärbung häufig nicht mehr blau, sondern rot dar. Sonst gilt auch hier, daß der normalerweise glatt und homogen erscheinende Axonstrang Auftreibungen und Buchten bekommen kann und schließlich in gewundene Fragmente zerfällt.

Für die Darstellung des Achsenzylinderzerfalls haben GLEES und NAUTA (1955) eine spezielle Silbermethode angegeben, die für fasersystematische Untersuchungen eine nicht unerhebliche Bedeutung erlangt hat. Die Imprägnierbarkeit degenerierender Fasern mit der Technik von NAUTA-GYGAX (1964) scheint dagegen auf dem Auftreten ungesättigter Lipide,

---

[1] HALLERVORDEN 1957.

vornehmlich wohl von Cholesterinestern, zu beruhen. Es besteht also eine grundsätzliche Ähnlichkeit mit der Marchi-Methode.

Der Ablauf der sekundären Wallerschen Degeneration zeigt an zentralen Nervenfasern keine wesentlichen Unterschiede gegenüber dem an peripheren Nerven (Abb. 138—140). Grundlegend hat diesen Prozeß JAKOB (1913) im Rückenmark untersucht[1]. Von besonderem Interesse sind auch hier Angaben über den Zeitfaktor. Während KERESTSZEHY und HANNSS (1892) eine deutliche Marchi-Degeneration erst nach dem 9. Tag beobachtet haben, fand STRÖBE (1894) eine solche in den

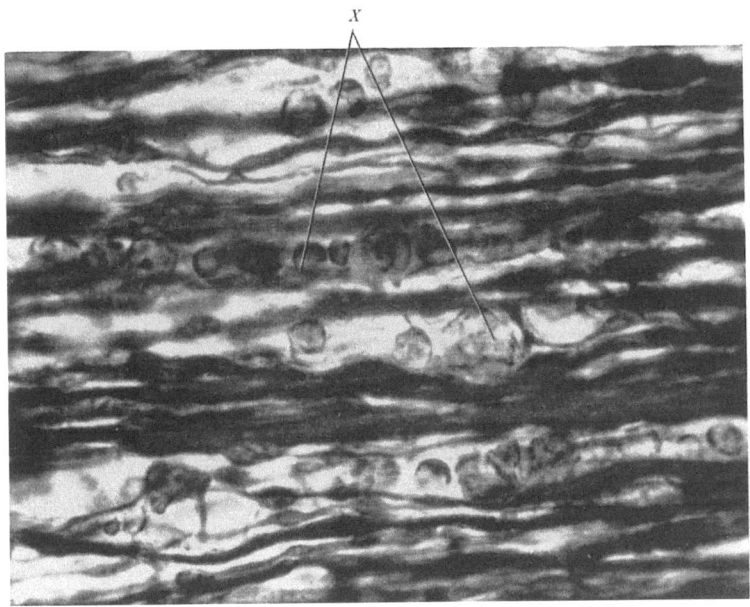

Abb. 138. Markfaserzerfall in Pyramidenbahnareal bei amyotrophischer Lateralsklerose. Die Fasern zeigen Verschmälerungen und Auftreibungen sowie Zerfall in kugelige Myelinballen, die stellenweise Reihen bilden (X). Rückenmarkslängsschnitt. Markscheidenfärbung. (Aus H. COLMANT, Hdb. spez. path. Anat., Bd. XIII/1 A, 1957)

aufsteigenden Trakten des Rückenmarks schon nach $3^{1}/_{2}$ Tagen. KNICK (1908) beobachtete im menschlichen Rückenmark die ersten Veränderungen nach $2^{1}/_{2}$ Tagen. Es verdient hervorgehoben zu werden, daß GLEES und SMITH (1951) die Anwesenheit von Marchi-positivem Material noch nach Monaten nachweisen konnten. GLEES (1948) fand die erste positive Marchi-Degeneration in der Pyramidenbahn am 3. Tag, den frühesten Markzerfall nach 7 Tagen, während erst nach 3 Wochen alle Fasern ergriffen waren. Das früheste Zeichen im Marchipräparat ist nach GLEES eine schwarze Färbung eines großen Teils der Nervenfasern. Dabei brauchen sie noch keine Zerfallserscheinungen zu zeigen. Nach 7 Tagen kommt es zum deutlichen Verfall des Markmantels in Fragmente (Abb. 139). Die Zerfallsprodukte zentraler Nervenfasern präsentieren sich gewöhnlich als kugelige und unregelmäßig geformte Ballen. Das sog. Scharlachrotstadium SPIELMEYERs erreicht um den 1. bis 3. Monat seinen Höhepunkt (Abb. 140). Im übrigen wird der Ablauf der intrazellulären Abbau- und Abräumvorgänge im Zentralnervensystem im Kapitel VI (vgl. S. 276) eingehend behandelt. Auch die gliöse Defektdeckung, die an die Stelle der endoneuralen Bindegewebswucherung beim peripheren Nerven

---

[1] Von den ältesten Arbeiten seien noch die von SCHIEFERBECKER und SHERRINGTON 1885, HOFRICHTER 1883, HOMEN 1885 angeführt.

tritt und die bei sekundärer Degeneration von Strangsystemen im Zentralnervensystem in massiver Form etwa nach dem ersten Monat in Gang kommt, wird in ihren allgemeinen Grundzügen an anderer Stelle (Kapitel VIII, S. 313) dargestellt.

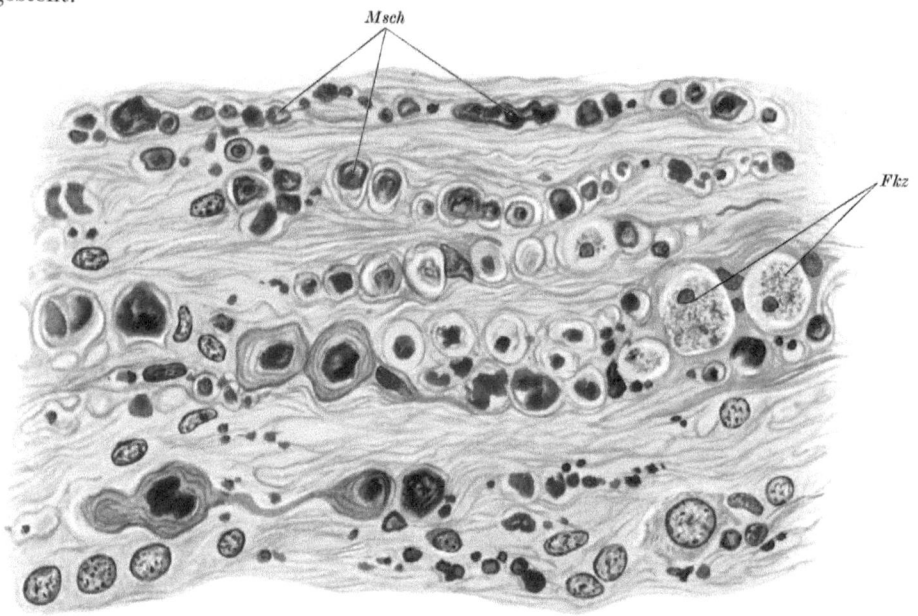

Abb. 139. Zerfallende Pyramidenfasern im sog. Marchi-Stadium. *Msch* Marchischollen; *Fkz* Fettkörnchenzellen. (Aus BIELSCHOWSKY, Hdb. Neurol., Bd. 1, 1934.)

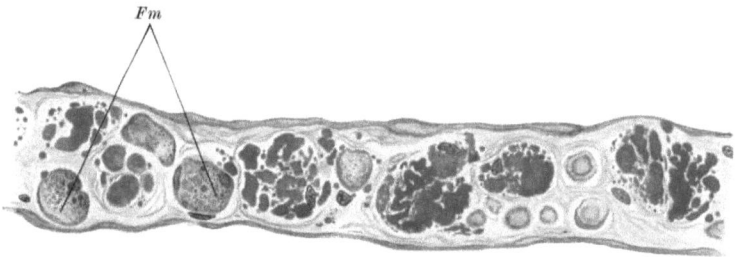

Abb. 140. Im Zerfall begriffene Markfasern aus der Pyramidenbahn bei amyotrophischer Lateralsklerose. *Fm* Markballen, die eine beginnende Umsetzung in mit Fettfarbstoffen färbbare Tröpfchen zeigen. Daneben Abbauprodukte in Körnchenzellen. (Aus SPIELMEYER, Histopathologie des Nervensystems, 1922)

Eigene Züge pflegt die Alteration der Markfasern in Ödembereichen zu tragen. Unter Verlust ihrer Anfärbbarkeit scheinen sie buchstäblich durch Verquellung zugrundezugehen, ohne daß dabei eindrucksvolle Zerfallsbilder entstünden. Vielfach läßt sich auch beobachten, daß bei längerem Bestehen einer ödematösen Gewebsdurchtränkung die Myelinmäntel in herdförmiger umschriebener oder auch mehr diffuser Ausbreitung ihre Anfärbbarkeit verlieren und mannigfache Auftreibungs-, Quellungs- und Zerfallszustände zeigen. PETERS (1949) hat beim sog. festen Ödem im Gefolge schwerer Intoxikationen solche Markscheidenveränderungen gefunden. Bei Fortdauer der Destruktion kann es zur grobmaschigen spongiösen Auflockerung des Gewebes kommen (vgl. S. 327). Was die Eigenart der Markmantelveränderungen bei besonderen Ödemformen betrifft, so lassen

Beobachtungen[1] mit Hilfe des Elektronenmikroskopes eine hochgradige Separierung der Myelinlamellen erkennen, bei der es zur Ausbildung sehr großblasiger, flüssigkeitserfüllter interlamellärer Räume kommt. HIRANO fand eine ähnliche Separation der Myelinlamellen in der ödematösen weißen Substanz nach Implantation von Silbernitrat. Wir selbst haben diese Alteration der Markscheiden häufig in peritraumatischen Zonen im Bereich ödematöser Durchtränkung und beginnender Nekrose beobachtet[2].

Aufgrund ihrer praktischen Bedeutung muß den Veränderungen der zentralen Nervenfasern bei der multiplen Sklerose eine besondere Besprechung gewidmet werden. Ihr wesentlichstes Kriterium hat PETERS (1957) umrissen; es besteht darin, daß eine Alteration des Markmantels im Herdbereich in der Regel zum Markzerfall führt, während ein guter Teil der Axone der betroffenen Fasern sich wieder zu erholen scheint. PETERS hat hervorgehoben, daß gerade das Fehlen oder die schwache Ausprägung sekundärer, von der Herdbildung abhängiger Degenerationen als ein wichtiges Indiz für die Persistenz eines Großteils der Achsenzylinder zu betrachten ist. Er hat bei der großen Zahl der von ihm durchuntersuchten Fälle von multipler Sklerose ein nennenswertes Auftreten von Faserveränderungen, die den Charakter der sekundären Degeneration zeigten, vermißt. Der Nachweis der ausgedehnten Persistenz von Axonen in Entmarkungsherden war erst nach der Entwicklung brauchbarer Silbermethoden (BIELSCHOWSKY) möglich. Unter dem Eindruck des Verhaltens der Markfasern bei der multiplen Sklerose hat man geglaubt, ganz allgemein eine stärkere Anfälligkeit der Markscheide und eine größere Widerstandsfähigkeit des Achsenzylinders gegenüber verschiedenen exogenen Noxen annehmen zu dürfen. Insbesondere JABUREK (1931) glaubte seinerzeit, diese Differenz des Verhaltens aus der Verschiedenheit der Quellungsbereitschaft des Achsenzylinders und der Markscheide erklären zu können. Ich bin jedoch der Überzeugung, daß dem Problem der Vulnerabilität der Markscheide mit solch vereinfachten Betrachtungen nicht näher zu kommen ist; sie lassen insbesondere außer acht, daß an den zentralen Faserstrecken Markscheiden und Oligodendrogliazellen eine strukturelle und metabolische Einheit bilden. Mit der Aufklärung der Bildung der Myelinhüllen der zentralen Nervenfasern durch Oligodendrocyten wurde bewiesen, daß die Myelinhüllen spiralig gerollte Zellmembranduplikaturen der Oligodendrocyten darstellen (vgl. 164); dies führt die Abhängigkeit der Existenz des Markmantels von der Integrität dieser Gliazellen eindringlich vor Augen. Die Konsequenz für pathogenetische Überlegungen bei den sog. Entmarkungskrankheiten des Zentralnervensystems liegt nahe (HAGER, 1964). Zumindest sind für degenerative Markzerfallsprozesse Störungen des Metabolismus der Oligodendrocyten ursächlich mit in Rechnung zu stellen. Im übrigen zeigen die Markzerfallsvorgänge bei der multiplen Sklerose keine Besonderheiten. Gelegentlich ist nach Markscheidenfärbungen an zerfallenen Fasern noch eine graubläuliche Anfärbbarkeit anzutreffen. Es liegt auf der Hand, daß dem eigentlichen Zerfall der Markmäntel in der Regel eine Schwellung, Auftreibung und Fragmentierung vorausgehen, die schließlich zur Bildung von Ballen führen. Sonst schreitet der Abbau der lipoidreichen Zerfallsprodukte in normaler Weise bis zum Auftreten sudanophiler Produkte in Makrophagen mikroglöser Herkunft fort.

Was die Histochemie des Markzerfalls bei der multiplen Sklerose betrifft, so haben EINARSSON und NEEL (1942) versucht, den Prozeß in Form einer Skala zu ordnen; dem steht jedoch entgegen, daß der Effekt intracellulärer hydrolytischer Enzyme auf die einzelnen Lipoide der Markscheiden eine recht verschie-

---

[1] HIRANO, ZIMMERMANN und LEVINE 1965.   [2] HAGER 1964.

dene Intensität und Schnelligkeit zeigen kann. Diese Gesichtspunkte werden im Kapitel VI (S. 276) noch näher berücksichtigt.

Obgleich die Axone zum guten Teil nicht in die Zerfallsvorgänge einbezogen werden, wurden vielfach mit histopathologischen Methoden an ihnen Alterationen dargestellt (Abb. 141). Ein Teil der Achsenzylinder pflegt sich in den Herden, die frische Faseralterationen zeigen, mit den Bielschowskyschen Silbermethoden nur mehr schwach zu imprägnieren. Ferner wurden Verschmälerungen, Verbreiterungen und kugelförmige Auftreibungen beschrieben. Auch über Zerfallsvorgänge,

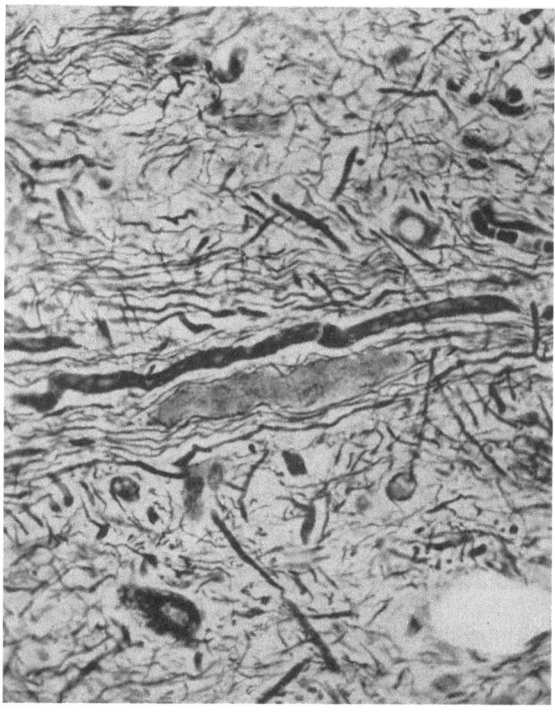

Abb. 141. Veränderungen der Achsenzylinder im Bereich eines polysklerotischen Herdes. Es finden sich eine Verdickung und Verschmälerung, ein Zerfall der Axone sowie eine Bildung von Retraktionskugeln. Silberimprägnation nach BIELSCHOWSKY. Vergr. 360:1. (Nach SCHOB)

die denen bei der sekundären Degeneration geglichen hätten, wurde berichtet. Eine Reihe von älteren Untersuchern hat auf eine Veränderung des Fibrillenbildes der Achsenzylinder hingewiesen, die als eine Aufsplitterung in feinste Fibrillen beschrieben wurde. Die Methylenblau-Eosin-Färbung nach ALZHEIMER-MANN ließ gelegentlich die schon erwähnte veränderte Färbbarkeit der Achsenzylinder erkennen. Sorgfältigere Untersuchungen hat dem Verhalten der Achsenzylinder bei der multiplen Sklerose JABUREK (1931) gewidmet. Dieser Untersucher glaubte grundsätzlich an eine Mitbeteiligung des Achsenzylinders am Faserzerfall. Er ging sogar so weit, diesen Veränderungen eine primäre Bedeutung im Rahmen des Prozesses beizumessen. Mit gutem Grund stellt PETERS (1957) die Schlußfolgerungen JABUREKs bezüglich der Priorität von Achsenzylinderveränderungen aufgrund seiner an einem großen Beobachtungsgut gewonnenen Erfahrungen in Frage. Er hält daran fest, daß unbeschadet der Feststellung primärer Achsenzylinderveränderungen die Persistenz eines beträchtlichen Anteils der Axone in älteren multiplen Skleroseherden zweifelsfrei nachgewiesen sei. Die Kenntnis des formalen pathogenetischen Ablaufes der Faseralterationen bei der multiplen Sklerose würde durch elektronenmikroskopische Untersuchungen zweifellos beträchtlich bereichert werden. Doch stehen solchen Untersuchungen schwer überwindbare Schwierigkeiten entgegen. So liegen bis jetzt nur Beobachtungsergebnisse bei experimentell erzeugten Entmarkungen vor, die als Modellprozesse dienen können. Sie sind nichtsdestoweniger recht aufschlußreich. BUNGE, BUNGE und RIS (1960) konnten durch Entzug und Reinjektion von Liquor am Rückenmark von Katzen eine Randentmarkung hervorrufen. Die elektronenmikroskopischen Untersuchungen der dabei erzeugten Läsionen ergaben, daß die Axone vollständig von Markhüllen entblößt sind und einer Umhüllung mit Gliacytoplasma entbehren. Die Annahme, daß bei der multiplen Sklerose eine Remyelinisierung stattfindet, wurde gelegentlich geäußert[1]. Jedenfalls konnten an den Randentmarkungsläsionen bei der Katze ausgiebige Remyelinisierungsvorgänge beobachtet werden. Sie scheinen dergestalt abzulaufen, daß ein Fortsatz der die Remyelinisierung besorgenden Gliazellen sich abzuplatten beginnt, sich einem Axon anlegt und es in spiraliger Form umhüllt. Während des Abplattens kommen die Plasmamembranen miteinander in Berührung. An der Außenseite der neugebildeten Markscheide bleibt das äußere Ende des spiralisierten Fortsatzes in der Regel in Form einer schmalen Cytoplasmazunge sichtbar. Hervorzuheben ist, daß Segmente verschiedener Axone von einer einzigen Gliazelle myelinisiert werden können[2].

Erwähnt seien noch elektronenmikroskopische Feststellungen über die Demyelinisierung und Remyelinisierung bei experimenteller allergischer Encephalitis[3]. LUSE und McDOUGAL (1960) und BUBIS und LUSE (1964) fanden bei der allergischen Encephalomyelitis eine vacuoläre Degeneration der Oligodendrogliazellen. LAMPERT (1965) beobachtete vielfach eine Separation der Markscheide an der Zwischenlinie, die ähnlich wie bei bestimmten Ödemsituationen zur Bildung eines Raumes führte, der mit dem extracellulären Raum, der die Markscheide umgab, in Zusammenhang stand.

5. Regenerationsvorgänge an peripheren Nervenfasern

Seit der Zeit JOHANNES MÜLLERS hat man sich intensiv um die Erforschung der Regenerationsvorgänge an peripheren Nervenfasern bemüht. Eine kaum übersehbare Zahl von Untersuchungsergebnissen war die Früchte dieser Bemühungen. Es ist unmöglich, im Rahmen dieses Kapitels die Fülle der vorliegenden Arbeiten auch nur annähernd vollständig zu berücksichtigen. Das Schwergewicht mußte daher auf die Darstellung der Forschungsergebnisse der jüngeren Zeit gelegt werden. Bezüglich der älteren Arbeiten sei besonders auf die ausführlichen Darstellungen von BOEKE (1935) und BIELSCHOWSKY (1935) verwiesen.

Solange der Streit um die Gültigkeit der Neuronenlehre, insbesondere der trophischen Einheit des Neurons, noch nicht endgültig entschieden war, standen sich bezüglich der Regenerationsfrage zwei Theorien diametral und unvereinbar gegenüber, nämlich eine monogenetische (zentrogenetische) und eine polygenetische (autogenetische). Die letztere nahm eine Bildung von jungen Nervenfasern durch die Schwannschen Zellen des peripheren Stumpfes an, während die erstere die Neubildung von Nervenfasern ausschließlich auf den zentralen Stumpf beschränkt wissen wollte. Da es heute als gesicherte Tatsache zu betrachten ist, daß

---

[1] MCALPINE, COMPSTON und LUMSDEN 1955. [2] BUNGE, BUNGE und RIS 1961.
[3] BUBIS und LUSE 1964, KOSUNEN, WAKSMAN und SAMUELSON 1963, LAMPERT und CARPENTER 1965, LAMPERT, WAKSMAN und ADAMS 1962.

das Neuron eine morphologische, trophische und funktionelle Einheit darstellt, erübrigt sich eine Erörterung der älteren Befunde, die für eine autogenetische bzw. polygenetische Theorie in Anspruch genommen wurden. Die Annahmen der zentrogenetischen Theorie wurden durch die Untersuchungsergebnisse der jüngeren und jüngsten Zeit voll und ganz bestätigt. Die Untersucher, die sich ihr ursprünglich zuneigten, insbesondere CAJAL, waren fest überzeugt, daß nach Kontinuitätstrennung eines Nerven das Aussprossen junger Fasern vom zentralen Stumpf ausgeht. Für die Demonstration dieses Sachverhaltes haben sich ganz besonders die Silbermethoden bewährt. Mit ihrer Hilfe konnten erst die feinen Axone, ihr Ursprung, ihr Wachstum und der Weg, den sie dabei einschlagen, einwandfrei vor Augen geführt werden (Abb. 142).

Die Vorgänge am proximalen Abschnitt des durchtrennten peripheren Nerven wurden in der älteren Literatur vielfach als retrograde Degeneration bezeichnet. Man wollte unter diesem Begriff sowohl die Auftreibungen des Achsenzylinders, die SPATZ als primäre Alteration im Gegensatz zur sekundären des peripheren Abschnittes bezeichnet hat, als auch die primäre retrograde Veränderung im Bereich des Perikaryons zusammenfassen. Von den Veränderungen an den unmittelbar lädierten nodalen Segmenten des proximalen Stumpfes, die mit Zerfall der Markscheide und schweren Veränderungen des Axoplasmas einhergehen und die in der Regel sich nur bis zum nächsten Schnürring nach proximal fortsetzen, muß dabei abgesehen werden, da es sich um einen Faserzerfall handelt, der im einzelnen recht ähnlich abläuft wie bei der sekundären Degeneration. Schon den älteren Untersuchern wurde bekannt, daß die Neubildung von Sprossen und von Nervenfasern am proximalen Stumpf mit überraschender Schnelligkeit einsetzt. Mit Silbermethoden wurden nach 3—4 Std Sprossungsvorgänge sichtbar gemacht.

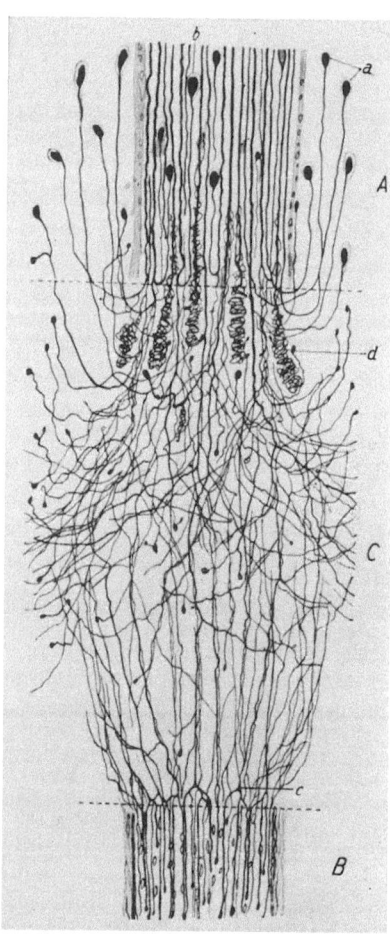

Abb. 142. Schema des Verhaltens der Achsenzylinder bei Regeneration am durchtrennten peripheren Nerven. Zentraler Stumpf mit aussprossenden Achsenzylindern (A). Die Stümpfe der durchtrennten Fasern haben z.T. Perroncitosche Spiralen (1) ausgebildet. Nur ein Teil der Axonsprosse erreicht den distalen Stumpf; ein anderer Teil weicht ab oder nimmt einen rückläufigen Verlauf. Im Bereich des Narbengewebes (C) zeigen sich eine unregelmäßige Verflechtung der Achsenzylinder (a und b) sowie rückläufige Fasern mit Endauftreibungen (c) und Achsenzylinder, die sich beim Eintritt in den distalen Stumpf B verzweigen. (Nach CAJAL, 1928)

In der Regel wachsen dabei aus den Achsenzylindern seitliche Sprosse, sog. Kollateralzweige aus, während es am Endstumpf zur Bildung ganzer Büschel von Axonen kommen kann. Wie CAJAL (1928) besonders hervorgehoben hat, übertrifft die Zahl der neugebildeten Axone in der Regel beträchtlich die der zugrundegegangenen. An den zentralen Stümpfen wurden seinerzeit von PERRONCITO (1905) büschel- bzw. pinselförmige Strukturen beschrieben, die als Aufsplitterungen neuer Axonsprosse gedeutet wurden. Ferner bildete er schraubenförmige

Gebilde im zentralen Stumpfbereich ab, für die sich die Bezeichnung „Perroncitosche Spiralen" eingebürgert hat.

Schon CAJAL (1928) hat bei der Beschreibung der terminalen und kollateralen Axonneubildungen aus Terminalanschwellungen und aus weiter zurückliegenden Axonabschnitten eine spezielle Organisation der Wachstumskegel vermutet. Die Ergebnisse histochemischer Untersuchungen bilden für diese Annahme eine weitere Stütze. FRIEDE (1959) fand nach Durchtrennung des peripheren Nerven überaus starke Aktivitäten von DPN- und TPN-Diaphorase sowie von Succinodehydrogenase im proximalen Stumpf. Nach Constriction des Nerven durch Ligaturen sah er eine Anstauung der enzymatischen Aktivität oberhalb der Ligatur; er nahm daher einen Transport der Enzyme auf dem Wege des Axoplasmastromes (vgl. S. 151) im Sinne von PAUL WEISS an. FRIEDE und KNOLLER (1964) fanden auch eine Aktivitätssteigerung der Lactatdehydrogenase in geschwollenen Axonen des proximalen Stumpfes. Histochemische Untersuchungen am proximalen Stumpf durchtrennter Nerven wurden ferner von KREUTZBERG und WECHSLER (1963) durchgeführt. Sie fanden eine erhöhte Aktivität der DPN-Diaphorase, der Apfelsäuredehydrogenase, der Milchsäuredehydrogenase sowie der Bernsteinsäuredehydrogenase. Des weiteren wies KREUTZBERG (1962) nach Durchtrennung peripherer Nerven und Überlebenszeiten von 3—48 Std einen eindeutigen Aktivitätsanstieg der DPN-Tetrazoliumreduktase, sowie der Lactat-, Malat- und Succinodehydrogenase nach. Besonders bemerkenswert ist, daß im Frühstadium die distalen Axonstümpfe bezüglich der Aktivitätssteigerung dieser Enzyme sich genauso verhielten wie die proximalen Stümpfe. Distal stieg die Aktivität bis zum Ablauf von 24 Std weiter an, fiel aber 48 Std nach der Durchschneidung merklich ab und ließ sich am 3. Tag nur mehr in wenig Axonen demonstrieren. Die Kreutzbergschen Befunde, die mit weiter unten noch zu erwähnenden elektronenmikroskopischen Befunden gut in Beziehung zu setzen sind, stehen im Widerspruch zu den Beobachtungen von FRIEDE, der am distalen Stumpf keine Aktivitätssteigerung der genannten Enzyme nachweisen konnte, und aus diesem Ergebnis auf einen Anstau der enzymatischen Aktivität im proximalen Stumpf und ihren Transport auf dem Wege des Axonstromes schloß. Das gleichwertige Auftreten der Aktivität im distalen Stumpf weist darauf hin, daß für diesen Effekt Mechanismen verantwortlich zu machen sind, die mit dem Axonstrom im Sinne von WEISS nichts zu tun haben. Erwähnung verdient in diesem Zusammenhang noch, daß FRIEDE (1964) 3—5 Std nach Durchschneidung des Nervus ischiadicus von Säugetieren in Segmente, die keine Verbindung mit dem Zellkörper besaßen, zylinderförmige Axonanschwellungen an beiden Enden der Teilstücke beobachtet hat. In diesen angeschwollenen Axonbereichen stellte er eine Aktivitätssteigerung verschiedener oxydativer Enzyme fest. Die Aktivitätssteigerung bestand 24 bis 48 Std. FRIEDE gibt an, daß die Entwicklung der Axonschwellungen durch Depolarisation des gesamten Segmentes mittels KCl verhindert werden kann. Er suchte auf dem Wege der Elektrophorese durch Längsdurchströmung frischer unfixierter Nerven Axonschwellungen zu erzeugen. Er gibt an, daß die dergestalt hervorgebrachten Effekte von reaktiven Axonschwellungen in vivo nicht unterscheidbar seien. Auch in diesen elektrophoretisch erzeugten Axonschwellungen fand er eine starke Aktivität zahlreicher oxydativer Enzyme. Ferner beobachtete er eine Anhäufung von Mitochondrien und Lipiden. FRIEDE glaubte daher annehmen zu dürfen, daß physiologische Ströme im Gewebe speziell für die Entstehung der reaktiven Axonschwellung und allgemein für die normale Axoplasmaströmung verantwortlich seien. Untersuchungen über die Aktivität der Acetylcholinesterase in Wachstumsendkolben peripherer Nervenregenerate[1] haben einen

---

[1] SNELL 1957.

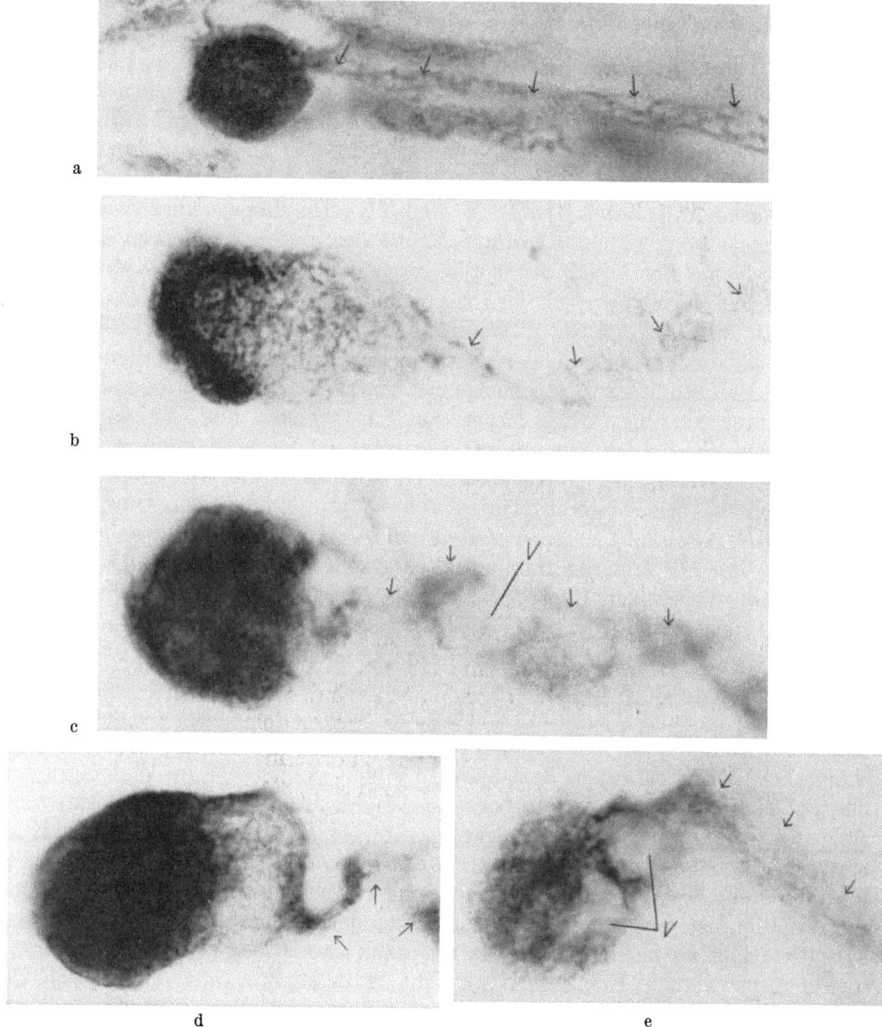

Abb. 143a—e. Wachstumsendkolben peripherer Nervenfaserregenerate mit erhöhter Acetylcholinesteraseaktivität im Cytoplasma, 15 Tage nach Durchschneidung des N. ischiadicus. a Aus dem proximalen Stumpf nahe der Durchschneidungsstelle. b—e Aus der Nervennarbe. Darstellung der Acetylcholinesteraseaktivität nach KOELLE und FRIEDENWALD, 1949, modifiziert nach GEREBTZOFF, 1953. Substrat Acetylthiocholin-Jodid. V Vacuolen; die Pfeile markieren den Verlauf der sich den Endkolben anschließenden Axonsprosse. Vergr. 9000:1. [Aus S. BLÜMKE, Acta neuropath. (Berl.) 4, 1964]

Anstieg der Acetylcholinesterase in den Faserregeneraten feststellen lassen. Auch ZELENA und LUBINSKA (1962) haben einen örtlichen Anstieg der Acetylcholinesteraseaktivität sowohl proximal als auch distal gefunden. BLÜMCKE (1964) fand ebenfalls eine deutliche Steigerung der Acetylcholinesteraseaktivität in den Endanschwellungen, nicht aber im Axoplasma der Axonsprosse (Abb. 143).

Eine Reihe von elektronenmikroskopischen Untersuchungen aus jüngerer Zeit[1] haben die feinere Struktur der terminalen Axoplasmaabschnitte bzw. des

---

[1] ESTABLE, ACOSTA-FERREIRA und SOTELO 1957, TERRY und HARKIN 1957, 1959, GLIMSTEDT und WOHLFAHRT 1960, WECHSLER und HAGER 1962, OHMI 1962, BLÜMCKE 1964, BLÜMCKE und NIEDORF 1964.

Wachstumskegels und der Axonsprosse klargestellt. Bereits nach wenigen Stunden finden sich im proximalen Abschnitt eindrucksvolle Axoplasmaveränderungen, welche von denen, die der traumatischen Degeneration zugehören, gut zu unterscheiden sind (Abb. 124). Zeitlich an erster Stelle steht eine Ansammlung kleiner Mitochondrien. Daneben finden sich mehr oder minder zahlreich dichte Körper, die etwa die Größe und Form der Mitochondrien haben. Zu diesen Organellenansammlungen treten Anhäufungen kleiner, von Membranen umgebener Bläschen und Tubuli im Grundcytoplasma. Anhäufungen von Vesikeln wurden in Wachstumsendkolben[1] beobachtet. Ob sie, wie BLÜMCKE und NIEDORF (1965) meinen, mit den synaptischen Vesikeln bei normalen Nervenfaserendigungen identisch sind,

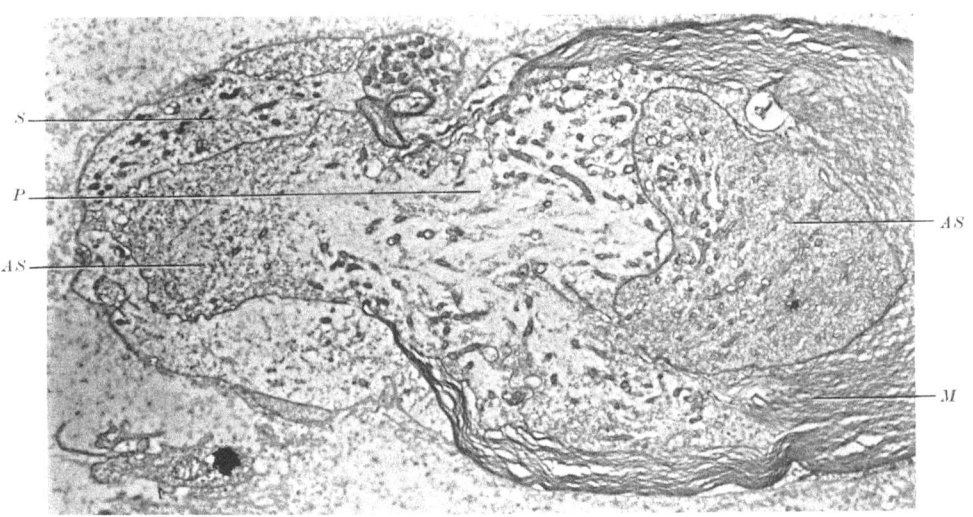

Abb. 144. Regenerierende periphere Markfaser, 24 Std nach Durchtrennung des N. ischiadicus der Ratte. Neben dem proximalen Stumpf (*P*) sind ausgewachsene Axonsprosse (*AS*) in verschiedenen Anschnittrichtungen getroffen. Das Cytoplasma der letzteren erscheint aufgrund des reichen Gehaltes an vesiculären und tubulären Elementen recht dicht. *M* Markscheide; *S* vom Cytoplasma einer Schwannschen Zelle gebildete Hülle. Vergr. 4500:1

muß dahingestellt bleiben. Auch morphologisch sind sie mit den synaptischen Vesikeln nicht völlig identisch, denn es kommen großblasigere und tubuläre Formen vor. BLÜMCKE und NIEDORF (1965) beschrieben in den Endanschwellungen konzentrisch lamellierte Körper. Im Verlauf der weiteren Axoplasmadifferenzierungen scheinen diese Schichtungskörper wieder zu verschwinden. Ähnliche Gebilde aus konzentrischen Lamellen hat PANNESE (1966) in Neuroblasten von Spinalganglien im Stadium der Mitochondrienvermehrung beschrieben. Er hält eine Beziehung dieser Strukturen zur Neubildung von Mitochondrien für wahrscheinlich.

Axonregenerate, die in den interstitiellen Raum als Solitärsprosse oder auch zu Bündeln vereinigt zur Durchschneidungsstelle vordringen, zeigen in den Frühstadien keine Beziehung zu den Schwannschen Zellen. Das Axoplasma ist mit Vesikeln und Tubuli übersät (Abb. 145); daneben finden sich Mitochondrien in nicht geringer Zahl. Der Oberflächenmembran ist in der Regel eine Schicht von basalmembranähnlicher Beschaffenheit aufgelagert. An gebündelten Axonregeneraten läßt sich elektronenmikroskopisch die Zusammensetzung aus dicht zusammenliegenden, schmalen Axonen erkennen. Das Cytoplasma zeigt in der Regel dieselbe Struktur

---

[1] ESTABLE, ACOSTA-FERREIRA und SOTELO 1957, WECHSLER und HAGER 1962, BLÜMCKE 1964.

wie die der dünnkalibrigen Solitärsprosse. Es herrschen demnach in der Wachstumsspitze neugebildeter Axone Vesikeln und ein mehr oder minder verzweigtes tubuläres System vor. Zwischen den in Vielzahl auftretenden Mikrovesikeln und der Neubildung eines endoplasmatischen Reticulums im Axoplasma der Axonregenerate dürfte ein genetischer Zusammenhang bestehen. BLÜMCKE und NIEDORF deuteten ihre Befunde so, daß bei der Differenzierung des regenerierenden Axons sich die vesiculären Strukturen abflachen und sich über vesiculär-tubuläre Stadien zu lang ausgezogenen kollabierenden Tubuli umwandeln. WECHSLER und HAGER (1962) fanden nach 5 Tagen, zu einem Zeitpunkt also, an dem die Axon-

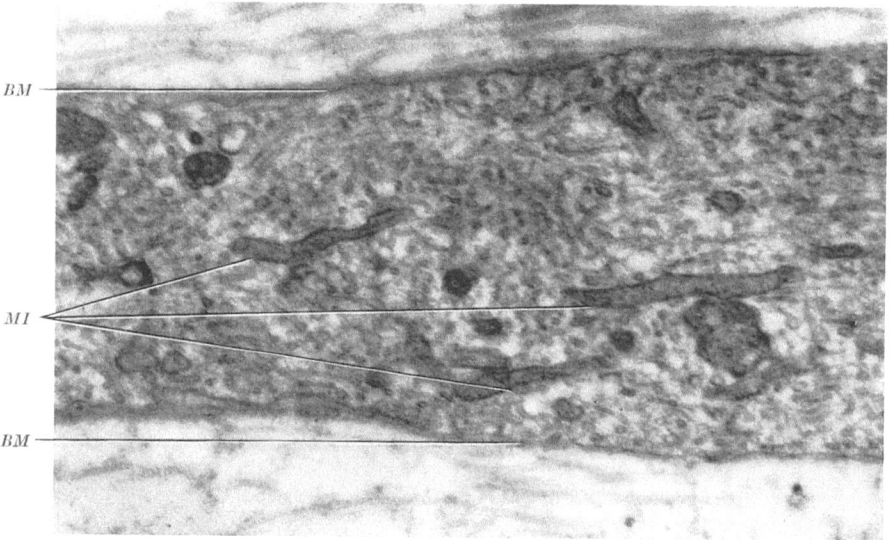

Abb. 145. Feinstruktur eines von den proximalen Stümpfen durchtrennter peripherer Markfasern auswachsenden Axonsprosses, 24 Std nach Durchtrennung des N. ischiadicus der Ratte. Das ganze Cytoplasma ist durchsetzt von dicht angeordneten, z. T. verzweigten Tubuli und Vesikeln. Die Oberflächenmembranen des Axonsprosses, dem eine Umhüllung durch Schwannsche Zellen fehlt, ist von einer Basalmembran (*BM*) bedeckt. *MI* Mitochondrien. Vergr. 30000:1

regeneration im vollen Gang ist, 5 mm von der Durchschneidungsstelle entfernt ein normales Bild des Axoplasmas an nahezu sämtlichen Nervenfasern. Auch nach Überlebenszeiten von 9—14 Tagen zeigten sich die eindrucksvollen Axoplasmaveränderungen auf einen verhältnismäßig kleinen Terminalabschnitt der auswachsenden Neuriten beschränkt.

Es verbleibt nun, die Natur der gesamten reaktiven und regenerativen Vorgänge am proximalen Stumpf einfach lädierter Nervenfasern zu besprechen. Die Entwicklung so ungemein langer Fortsätze zur Erregungsleitung bzw. zur Informationsübermittlung über lange Strecken hin erfordert einerseits besondere Differenzierungen der cytoplasmatischen Strukturen, andererseits besondere celluläre Mechanismen, die der Aufrechterhaltung der Existenz dieser ansehnlichen Cytoplasmagebiete dienen. Die Natur dieser Mechanismen ist nur z. T. bekannt. Sie scheint sowohl chemischer als auch physikalischer Art zu sein. Chemische Prozesse sind die Vorgänge, die dem Stoffwechsel und insbesondere der Synthese von Cytoplasmabestandteilen in Neuriten dienen. Physikalische Prozesse wurden dagegen für einen etwaigen Transport von Substanzen entlang der gewaltigen Strecke, die der Neurit beansprucht, angenommen. Während eines erfolgreichen Regenerationsvorganges hat nach HYDÉN (1960) die Nervenzelle etwa das 50- bis 100fache des gesamten organischen Materials des Zellkörpers zu ersetzen. SPATZ

(1921) und SCHOLZ (1957) sprachen sich entschieden dafür aus, daß die sog. primäre Reizung des geschädigten Neurons, wie sie insbesondere nach Axondurchtrennung auftritt, den regenerativen Vorgängen zuzurechnen sei. Sowohl SPATZ als auch SCHOLZ gaben der Auffassung Ausdruck, daß zwischen der sog. primären Reizung der Ganglienzellen (NISSL, 1892) und den Veränderungen am axonalen Stumpfende (primäre Axonveränderung) eine enge Wesensverwandtschaft bestehe. Das Bild und die Deutung dieser Nervenzellveränderung fand oben (S. 31) eine eingehende Darstellung. Histopathologische, histochemische und elektronenmikroskopische Befunde haben eindeutig erwiesen, daß die nach Läsion zentraler Nervenfasern im Verlauf der proximalen Axonabschnitte als vitale Reaktion der Neurone auftretenden Axonauftreibungen durch Anhäufung cytoplasmatischer Strukturen entstehen und nicht etwa, wie früher vielfach angenommen wurde, einfach durch Aufnahme von Flüssigkeit. Was den zeitlichen Ablauf betrifft, so scheint nach unseren Beobachtungen die Mitochondrienanhäufung das initiale Phänomen zu sein. Es kommt aber schon in den ersten 24 Std zu gehäuftem Auftreten andersartiger Strukturen und Organellen. Bei den dichten Körpern, die sich in Gesellschaft von kleinen Mitochondrien finden, scheint es sich um regressive Umwandlungsformen dieser Organellen zu handeln[1]. Darüber hinaus konnte man solche Gebilde in alterierten Axonen im Verlauf verschiedenartiger Prozesse feststellen[2]. Bezüglich der Entstehung der axonalen Mitochondrienanhäufung glaubte SCHLOTE (1964), einen genetischen Zusammenhang mit den Zisternen des endoplasmatischen Reticulums annehmen zu dürfen. Das Auftreten bedeutend kleinerer Mitochondrien als sie im normalen Axoplasma vorhanden sind, spricht eher für eine Vermehrung dieser Organellen durch Fragmentierung. Viele Beobachtungen machen es wahrscheinlich, daß Mitochondrien in vivo sich in Bruchstücke teilen bzw. zerfallen können. In letzter Zeit wurde vielfach die Ansicht geäußert, daß die gehäuften vesiculären und tubulären Gebilde in proximalen Axonstümpfen peripherer Nerven durch Umbildung ortsständiger Axonfilamente und Neurotubuli zustandekommen[3]. Es wurde ferner die Meinung vertreten[4], daß die Vesikeln aus der Oberflächenmembran des Axons durch Einstülpungen und Abfaltungen, ähnlich wie Pinocytosevesikeln, entstünden. Überzeugende Befunde, die für diese Annahme sprechen, konnten jedoch nicht beigebracht werden. Im allgemeinen ist eine Proliferation des endoplasmatischen Reticulums als ein Kennzeichen regenerierender oder reaktiver Zellen anzusehen. Die Vereinigung vesikulärer Strukturen zu kompakteren lamellären Anordnungen ist in regenerierenden Axonen nicht selten. LAMPERT u. Mitarb. beobachteten solche Phänomene auch bei Vitamin E-Mangelzuständen der Ratte.

Die annähernde Übereinstimmung der Geschwindigkeit des Axoplasmastromes (vgl. S. 151) mit der Regenerationsgeschwindigkeit auswachsender Axone haben WEISS und HISCOE (1948) dazu bewogen, die Ursache der Axonregeneration in der von ihnen postulierten Verschiebung des Axoplasmas als Säulchen-Struktur zu suchen und anzunehmen, daß die seinerzeit mittels Imprägnationsmethoden erstmals dargestellten Axonendkolben durch terminale „Axoplasmastauungen" entstünden. Nach den Vorstellungen von WEISS soll das Neuroplasma durch einen Pumpmechanismus in proximodistale Richtung befördert werden. Er dachte an submikroskopische peristaltische Bewegungen der Axonoberfläche. Die Rate der auf Perikaryon beschränkten Neuroplasmasynthese dürfte einer bestimmten Regulation unterworfen sein durch retrograde Einflüsse, die von der Peripherie

---

[1] WECHSLER und HAGER 1962, SCHLOTE 1964.
[2] LAMPERT u. Mitarb. 1964, BUBIS und LUSE 1964, SCHLAEPFER und HAGER 1964.
[3] ESTABLE, ACOSTA-FERREIRA und SOTELO 1957, BLÜMCKE und NIEDORF 1965.
[4] WETTSTEIN und SOTELO 1963.

ihren Ausgang nehmen. Das Regenerationsgeschehen wäre nach dieser Auffassung nichts anderes als eine Steigerung des von WEISS postulierten Mechanismus, welche zur Ausbildung von pseudopodienartigen protoplasmatischen Sprossen führt. Um die elektronenmikroskopisch festgestellte terminale Axoplasmaumformung durch Akkumulation von schon normalerweise im Axon vorhandenen Strukturkomponenten zu erklären, müßte die Hypothese von WEISS dahingehend erweitert werden, daß die Vesikeln und Mitochondrien im Bereich des perikariellen Cytoplasmas gebildet werden, mit dem Axoplasmastrom nach distal gelangen und sich dort anhäufen. Zwar haben BREEMEN, ANDERSON und REGER (1958) elektronenmikroskopisch oberhalb der Ligatur eines Froschnerven eine Zunahme normaler, im Axoplasma vorhandener Strukturen beobachtet und dieses Phänomen im Sinne von WEISS als Folge einer Axoplasmastromstauung („axon damming") interpretiert. Aus den von den Untersuchern vorgelegten Abbildungen ist aber zu ersehen, daß auch nach längerer Zeit die Zunahme von Vesikeln und Mitochondrien im Vergleich zu den Befunden an terminalen und auch distalen Axonstümpfen sehr geringfügig ist. In ähnlichen Gedanken bewegten sich CHOU und HARTMANN (1964). Sie haben die Anhäufung von Protoplasmabestandteilen nahe der Perikarya beim Neurolathyrismus als Zeichen einer primären Axostasis aufgefaßt. Das Wesen dieser primären Axostasis wäre ein Ansteigen der relativen Viscosität der Axoplasmaproteine. HOFFMANN (1954, 1955) hat die spekulative Ansicht geäußert, daß eine Verflüssigung des Axoplasmagels die Axonaussprossungen bei der Regeneration beschleunigt. Ich meine, daß man derartige Mechanismen keineswegs als zureichend betrachten kann, eine Anhäufung von Organellen in einem solchen Umfang in so kurzer Zeit zu bewerkstelligen. Meiner Überzeugung nach konnte bisher kein Beweis dafür erbracht werden, daß nach Nervendurchtrennung ein Transport von Strukturbestandteilen in solchem Ausmaß und in solcher Schnelligkeit vom Perikaryon zur Läsionsstelle vor sich geht, daß er am regenerierenden Neuriten bereits nach wenigen Stunden die Anhäufungen von Organellen bewerkstelligen könnte. Ich neige vielmehr zu der Ansicht, daß zumindest die schon sehr früh auftretenden cytoplasmatischen Vesikeln entweder überwiegend an Ort und Stelle gebildet werden oder durch Fragmentierung präformierter Strukturen entstehen. Doch geht SCHLOTE zu weit, wenn er die Herkunft der vielgestaltigen Zisternensysteme und der vermehrt vorgefundenen Neurotubuli und Filamente von ortsveränderten präexistenten Strukturen schlechthin ablehnt. Sicher ist dies nicht für die Anhäufung der Mitochondrien in den proximalen und distalen Stumpfbereichen zulässig. Hier neigen wir zu der Annahme begrenzter Protoplasmaströmungen, die diese Verlagerungen von Organellen kurzzeitig bewerkstelligen könnten (HAGER, 1964). Strömungsvorgänge im Cytoplasma sind keineswegs ein Charakteristikum der Nervenfasern. Solche wurden auch in den Fortsätzen von pflanzlichen Zellen, von Protozoen, insbesondere in denen von Foraminiferen, beobachtet. Für wesentlich kompliziertere Strömungsvorgänge im Axoplasma als die im Rahmen der Weissschen Hypothese konzipierten, spricht insbesondere die Beobachtung von Wanderung und Verlagerung von Mitochondrien und anderen lichtmikroskopisch sichtbaren granulären Bestandteilen in der Gewebekultur[1]. In jüngster Zeit wurden in vitro an regenerierenden Nervenfasern zwei Typen von Axoplasmabewegungen beobachtet[2]. Einerseits ein Vorrücken des Axoplasmas in proximodistaler Richtung, andererseits eine bidirektionale Strömung, die durch Bewegung der axoplasmatischen Einschlüsse zum Ausdruck kommt. WEISS (1963) ist allerdings der Ansicht, daß bidirektionale Strömungsvorgänge im Axoplasma, wie sie in der Gewebekultur beobachtet wurden, in situ

---

[1] MATSUMOTO 1920, HILD 1954, HUGHES 1953, NAKAI 1956, GEIGER 1958, RHINES 1959.
[2] LUBINSKA 1964.

nicht ablaufen. Die bidirektionale Strömung soll eine Geschwindigkeit von 30 bis 70 mm/Tag haben[1]. Daß die Akkumulation der Mitochondrien im proximalen Teil nicht auf den Grundlagen der von WEISS postulierten gesteuerten, proximodistalen, recht langsamen Protoplasmaströmung beruhen kann, beweisen überdies die Beobachtungen von WEBSTER über eine Häufung von Mitochondrien in der paranodalen Region des distalen Stumpfes, 24—36 Std nach Nervendurchtrennung. An zentralen Nervenfasern fanden wir massive Mitochondrienanhäufungen schon 15 Std nach der Läsion. In Übereinstimmung mit LUBINSKA sind wir geneigt, eine bidirektionale Axoplasmaströmung im regenerierenden Teil des Axons als Ursache für die Akkumulation von Mitochondrien und vielleicht auch anderer strukturierter Bestandteile in der Endanschwellung und in Axonsprossen anzunehmen. Da die Strömungsrate nach LUBINSKA merklich höher ist als die Wachstumsgeschwindigkeit der Axonsprosse, soll die letztere bestimmt sein durch die Differenz zwischen der Axoplasmamenge, die vom Perikaryon zum Axonsproß verlagert wird und der, die zurück zum Zellkörper in Form einer in aufsteigender Richtung strömenden Schicht sich bewegt.

Nicht völlig klar ist es, wie der Umbau des Axoplasmas funktionell zu deuten ist. Die Häufung der Mitochondrien weist auf eine starke oxydative Phosphorylierungsrate hin. Dagegen zeichnen sich normale Achsenzylinder durch eine geringe Zahl von Mitochondrien aus; dementsprechend ist in ihnen die Aktivität von Enzymen des Oxydationscyclus[2] relativ niedrig. Die regenerative Bildung von Axonsprossen würde auch eine intensive Proteinsynthese erfordern. Eine Anhäufung von Ribosomen fehlt jedoch sowohl in den Axonkugeln als auch in den Axonsprossen[3]. Auch zeigen die Axonauftreibungen lichtmikroskopisch keinerlei Basophilie.

Während die Veränderungen am proximalen Stumpf, die dazu berufen sind, die Regeneration einzuleiten, recht früh sich einstellen, tritt eine vom proximalen Stumpf ausgehende Proliferation bei Warmblütern in der Regel erst innerhalb der ersten Tage ein. Die sich zu sog. Hanken-Büngnerschen Bändern ordnenden proliferierenden Schwannschen Zellen wurden vielfach, da sie von den endoneuralen Zellen aufgrund ihrer Anordnung unschwer abzugrenzen sind, Axialstrangfasern genannt. Der Zeitraum, in dem diese Proliferation besonders eindringlich in Erscheinung tritt, wurde auch als Bandfaserstadium bezeichnet. Grundlegende Untersuchungen über die Rolle der Schwannschen Zellen in peripheren Nervenfaserregeneraten stammen von CAJAL (1908, 1935), BOEKE (1917, 1935, 1950), SPEIDEL (1932, 1933) und REXED (1942, 1944, 1950), sowie von LÜTHY (1953), KRÜCKE (1955) und LEHMANN (1959). Schon ältere Untersucher, u. a. BOEKE, der diesen Fragen besondere Sorgfalt zugewandt hatte, kamen zu der Überzeugung, daß die Schwannschen Zellen bzw. ihre Wachstumsbänder das Leitgewebe für die regenerierenden Axonsprosse darstellen. Ungeklärt blieb, ob die in den Büngnerschen Bändern angeordneten Schwannschen Zellen einen syncytialen Wachstumsverband darstellen. Ferner ließ sich auch mit Hilfe der Imprägnationsmethoden nicht entscheiden, in welcher räumlichen Beziehung aussprossende feinste Fäserchen und Schwannsche Zellen zueinander stehen. Man sprach vielfach von einem Wachstum der Fasern innerhalb des Cytoplasmas der Schwannschen Zellen. Auch die feineren Vorgänge bei der Remyelinisierung blieben unklar. Auf die zahlreichen Kontroversen in der älteren Literatur über die Rolle der Schwannschen Zellen kann hier nicht näher eingegangen werden. Die Überzeugung von BIELSCHOWSKY (1935), daß nach Zusammenhangsunterbrechung der periphere Stumpf keine Nervenfasern neu bilden kann, daß aber die

---

[1] LUBINSKA 1964. [2] ROBERTS u. Mitarb. 1958, FRIEDE 1959.
[3] HAGER 1964, WECHSLER und HAGER 1962.

aus dem zentralen Stumpf sprossenden Axone für ihr weiteres Wachstum des Leitgewebes der Schwannschen Zellen bedürfen, hat sich als völlig richtig erwiesen.

Jüngere lichtmikroskopische Beobachtungen über das Verhalten der Schwannschen Zellen nach experimenteller Durchschneidung des Nerven stammen von PESCATOTI und LEVI (1930), ABERCROMBIE und JOHNSON (1942) und von JOSEPH (1947). Die Auswanderung der Schwannschen Zellen in das Granulationsgewebe des Narbengebietes hat REXED (1942) eingehend untersucht. Die Aus-

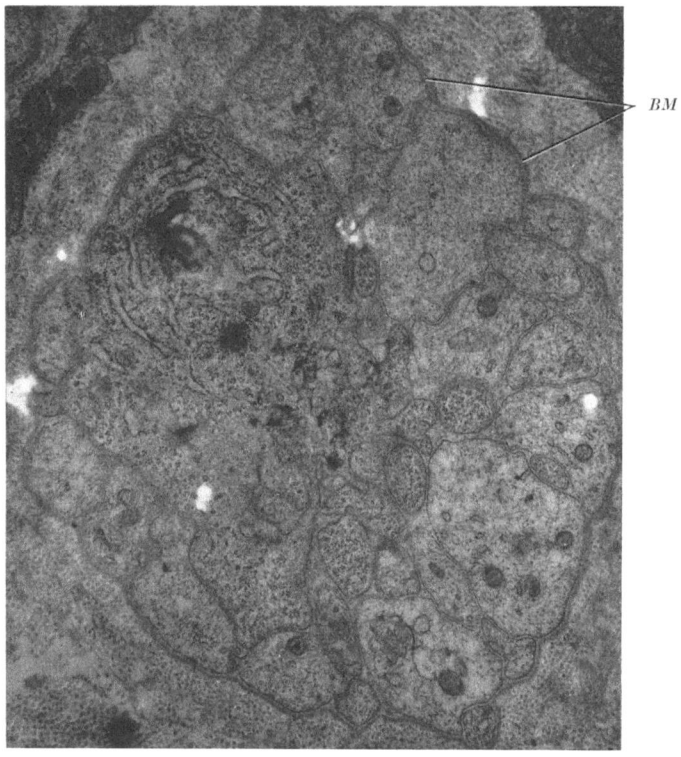

Abb. 146. Querschnitt durch ein Büngnersches Band, das sich aus einem Bündel dichtgepackter Fortsätze von Schwannschen Zellen zusammensetzt, die durch eine gemeinsame Basalmembranhülle (*BM*) von den interstitiellen mesenchymalen Gewebselementen abgegrenzt werden. Isonicotinsäurehydrazidneuropathie, 16 Tage; N. ischiadicus der Ratte. Vergr. 10 000:1

bildung der Büngnerschen Bänder beginnt um den 9. Tag nach der Läsion. Es wurde eine 13fache Vermehrung der Zellzahl während der der Nervendurchschneidung folgenden 25 Tage festgestellt[1]. Als Reiz für diese Proliferation wurde der Fortfall eines hemmenden Einflusses des Axons angesehen[2]. In den Gewebekulturen pflegen Schwannsche Zellen erst zu proliferieren, wenn nervales Gewebe zugrundegeht[3]. Auf cytologische Zeichen für eine Steigerung der Proteinsynthese in den Schwannschen Zellen haben vor allen Dingen HYDÉN und REXED (1944), HOLMGREN und REXED (1947) hingewiesen. Hinzuzufügen ist, daß über eine stärkere Aktivität der sauren Phosphatase in proliferierten Schwannschen Zellen nach Nervendurchschneidung berichtet wurde[4].

Grundlegende neue Einsichten in die Beziehungen der Schwannschen Zellen zu den Axonen sind den elektronenmikroskopischen Untersuchungen zu verdanken.

---

[1] ABERCROMBIE und JOHNSON 1946. [2] MASSON 1932.
[3] INGEBRIGTSEN 1916, ABERCROMBIE und JOHNSON 1942. [4] HEINZE 1947.

Die Büngnerschen Bänder erscheinen als Bündel von Schwannzellfortsätzen, die von einer einzigen gemeinsamen Basalmembran umgeben sind (Abb. 146). Es kommt dann zur Separierung einzelner Fortsätze und zur Bildung einer zentralen Lücke[1]. Bildungen von Röhren mit Persistenz des Neurilemms wurden bereits lichtmikroskopisch beobachtet[2]. Wir waren geneigt, diese Lücken als Bahn für die auswachsenden Axone anzusehen. Auch könnten sie die Separierung einzelner Schwannscher Zellen einleiten. DENNY BROWN (1946) zweifelte die ausschließliche Bedeutung der Schwannschen Zellen für die Neubildung des Leitgewebes an und hielt neurale Fibroblasten für die eigentlichen Bildner der neuen Bahnen. BLÜMCKE und KNOCHE (1962) nahmen an, daß peri- und epineurale mesenchymale Zellelemente Leitgewebe für die Nervenfaserregenerate im Bereich der Nervenstränge bilden und die Funktion der Schwannschen Zellen übernehmen können. Die Befunde, die als Beweis für die Umwandlung von jungen Mesenchymzellen zu Schwannschen Zellen beigebracht wurden, vermögen mich nicht völlig zu überzeugen. Bereits in frühen Stadien des Regenerationsvorganges kommt es zu einer solch lebhaften Proliferation von Schwannschen Zellen, daß eine Notwendigkeit für die Bildung von Leitgewebselementen aus mesenchymalen Zellen nicht gegeben erscheint. Fibroblasten und Schwannsche Zellen lassen sich bezüglich ihres cytoplasmatischen Feinbaues nur schwer unterscheiden. Das wichtigste Unterscheidungsmerkmal der Schwannschen Zellen ist die sie umgebende Basalmembran, das Neurilemm, durch die sie als parenchymatöses Element gekennzeichnet und vom Mesenchym abgegrenzt werden. Die Basalmembranen sind es auch, welche die Schwannschen Zellen zu Büngnerschen Bändern ordnen und zusammenhalten. Sie sind sozusagen ein stabilisierendes Gewebsskelet. Die Basalmembranverhältnisse bei der Regeneration der peripheren Nerven sind in jüngster Zeit[3] eingehender untersucht worden: besonders nach der Resorption unmyelinisierter Axone tritt eine Volumenreduktion der Schwannzellkörper ein[4]. Diese Reduktion führt zu einem partiellen Kollaps und zu sehr komplexen Abfaltungen der Basalmembran, wie auch wir sie im Verlauf der sekundären Degeneration beobachten konnten[5]. Neue sekundäre Basalmembranen werden vielfach innerhalb der ursprünglichen Umhüllung angelegt, so daß es zur Bildung von Fächern kommt. Kollagenfibrillen erscheinen oft innerhalb der ursprünglichen Basalmembran in unmittelbarer Nachbarschaft von Schwannzellen, aber auch in den sekundären Fächern. NATHANIEL und PEASE geben an, daß Fibroblasten verhältnismäßig selten sind. Wir haben hingegen beobachtet, daß in bestimmten Stadien Fibroblasten in stattlichen Mengen auftreten. Insbesondere kommt es zur Bildung langer lappenförmiger Fortsätze, die nachher wieder retrahiert werden. NATHANIEL und PEASE nehmen dagegen an, daß die Polymerisation von Kollagen durch die Schwannzellen selbst besorgt werden kann. Auch THOMAS (1964) spricht sich dafür aus, daß diese Zellart an der lokalen Polymerisation des Kollagens während der Nervenregeneration beteiligt ist. Er läßt es aber offen, ob die endoneuronalen Fibroblasten als Quelle für das Präkollagen zu betrachten sind. Ich neige aufgrund meiner eigenen Beobachtungen nicht dazu, eine Teilnahme der Schwannschen Zellen an der Kollagenneubildung anzunehmen. Man müßte zudem voraussetzen, daß unpolymerisiertes Kollagen durch die persistierenden Basalmembranen der Schwannzellen durchtreten kann.

Die Remyelinisierungsvorgänge an neugebildeten Axonen zeigen denselben Ablauf, wie er sich bei der Bildung peripherer Nervenfasern während der Embryogenese beobachten läßt (Abb. 147—149). Das Problem der Markumkleidung regenerierter

---

[1] SCHLAEPFER und HAGER 1964.   [2] HOLMES und YOUNG 1962.
[3] NATHANIEL und PEASE 1963.   [4] NATHANIEL und PEASE 1963.
[5] WECHSLER und HAGER 1962.

Nervenfasern war durch histologische Untersuchungen im Lichtmikroskop nicht restlos zu lösen. Die Überzeugung von BIELSCHOWSKY (1935), daß die in den Büngnerschen Bändern sichtbaren feinen Axone von Anfang an selbständige Gebilde sind und nicht etwa, wie BOEKE (1935) annahm, mit den Neurofibrillen der reifen Markfasern identisch sind, haben die elektronenmikroskopischen Befunde in vollem Umfange bestätigt. Dieser Irrtum konnte nur durch die Kleinkalibrigkeit der mit Silbermethoden imprägnierten Axonsprosse entstehen. Schon lichtmikroskopisch ließ sich erkennen, daß mit Beginn der Markscheidenbildung die

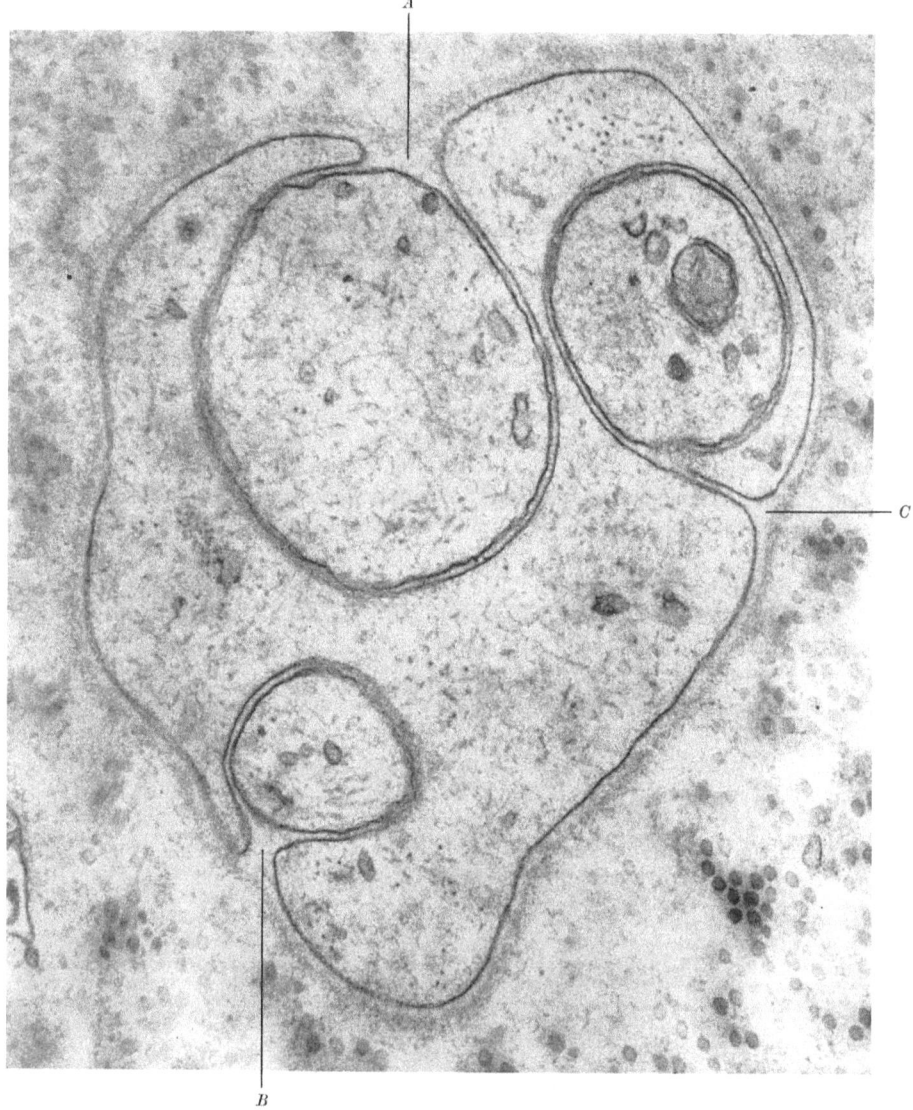

Abb. 147. Regeneration am peripheren Nerven der Ratte. Drei Axone verschiedenen Durchmessers sind in dem Fortsatz einer Schwannschen Zelle versenkt. Bei *A* ist dieser Prozess noch unvollständig. Die Cytoplasmalippen der Schwannschen Zelle haben sich noch nicht geschlossen. Die klaffende Fuge wird von einer Basalmembranbrücke überspannt. Bei *B* haben sich diese Lippen schon mehr genähert. Bei *C* sind sie über dem tiefer versenkten Axon so weit geschlossen, daß es zur Bildung eines eine schmale Fuge begrenzenden Mesaxons gekommen ist (INH-Neuropathie). Vergr. 60000:1

Axone voneinander abrücken und jedes Fädchen eine besondere Zellhülle bekommt. Diesem Vorgang dürfte eine konstante Proliferation der Schwannschen Zellen zugrundeliegen. So bekommt nach Separierung der Axonbündel eine große

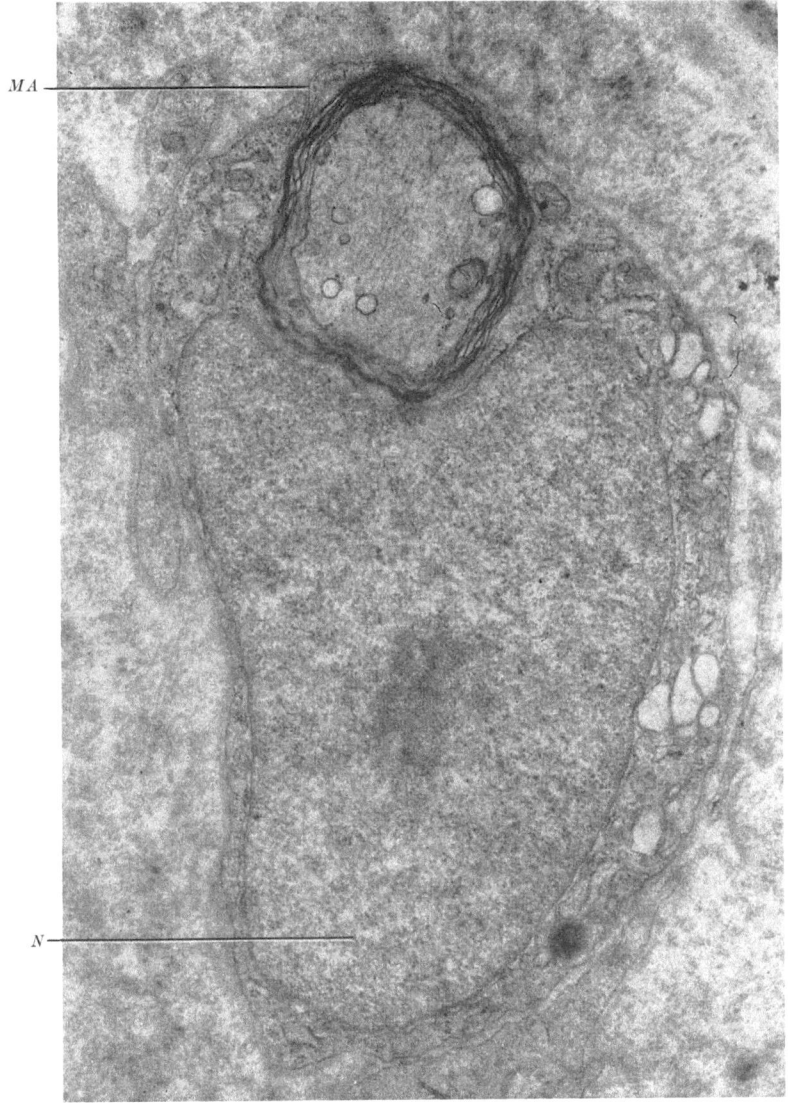

Abb. 148. Myelinisierung eines regenerierenden ins Cytoplasma einer Schwannschen Zelle versenkten Axons. Um den Achsenzylinder ist bereits eine lockere, aus der Zellmembranduplikatur der Schwannschen Zelle gebildete Spirale angelegt. Ein äußeres Mesaxon (*MA*) ist deutlich zu erkennen. Das Cytoplasma der Schwannschen Zelle enthält zahlreiche Ribosomen, Mitochondrien und zu Golgizonen gehörige Vacuolen. *N* Kern der Schwannschen Zelle. INH-Neuropathie der Ratte, 44 Tage. Vergr. 12000:1

Zahl der neugebildeten Fasern eine eigene Schwannsche Scheide. In der Proliferationszone ist vom 4. Tage an das Eindringen Schwannscher Zellen in die Axonbündel zu beobachten[1]. Aus der Umhüllung einzelner Axonabschnitte durch

---

WECHSLER und HAGER 1962.

einzelne Schwannzellen resultiert die Bildung von Mesaxonen. Die Myelinisation regenerierender Axone ist mit der Markmantelbildung während der Histogenese völlig identisch[1] (Abb. 148 und 149). BIELSCHOWSKY (1935) hat aufgrund sorgfältiger lichtmikroskopischer Beobachtungen darauf hingewiesen, daß der Wiederanbau des Markes diskontinuierlich erfolgt, so daß in bestimmten Phasen der Entwicklung an einer Faser marklose und markhaltige Strecken miteinander abwechseln. Auch diese Besonderheit ist durch die neueren Myelinisationstheorien

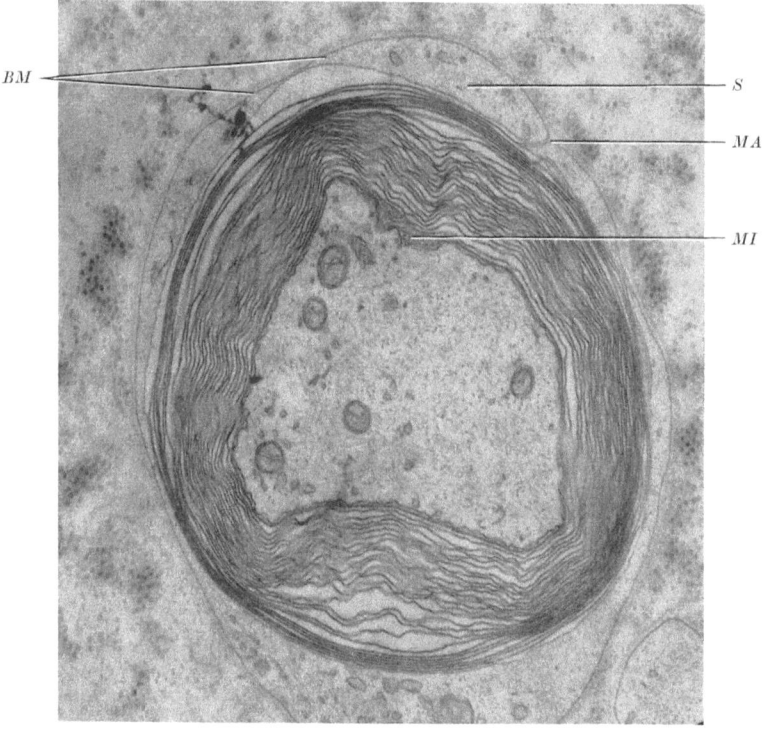

Abb. 149. Weitgehende Myelinisierung eines regenerierenden Axons. Die Zellmembranduplikaturen schlingen sich noch in Form einer lockeren Spirale um den Achsenzylinder. Äußere (MA) und innere Mesaxone (MI) sind zu erkennen. Das Schwannzellcytoplasma (S) hüllt den Markmantel in Form eines schmalen Saumes ein. Eine Basalmembran (BM) bildet die Begrenzung zum Endoneurium. INH-Neuropathie der Ratte, 44 Tage. Vergr. 24000:1

aufgrund elektronenmikroskopischer Befunde zwanglos erklärbar. Wo sich die von zwei benachbarten Schwannschen Zellen produzierten Markscheidensegmente berühren, sind im Lichtmikroskop zunächst Lücken zu erkennen, deren feinere Struktur nicht aufgeklärt werden konnte. Das Elektronenmikroskop zeigt an solch jungen Schnürringen, bei denen erst wenige Myelintouren angelegt sind, daß eine relativ weite Strecke des Axons vom Cytoplasma der beiden aneinandergrenzenden Schwannschen Zellen bedeckt ist[2]. Durch den von WEISS angenommenen Axonstrom ist vielleicht die Kaliberzunahme des Achsenzylinders zu erklären, die mit der Entwicklung des Markes eintritt.

---

[1] SCHLAEPFER und HAGER 1964, WECHSLER und HAGER 1962, GLIMSTEDT und WOHLFAHRT 1960.
[2] SCHLAEPFER und HAGER 1964.

6. Regenerationsvorgänge an zentralen Nervenfasern

Relativ frühzeitig fand man nach Läsionen im Gehirn und Rückenmark Veränderungen, die mit Recht als regenerativ angesehen wurden, da eine zwingende Wesensähnlichkeit mit regenerativen Vorgängen an den peripheren Nervenfasern nicht zu verkennen war, unbeschadet dessen, daß diese Prozesse im Zentralnervensystem hinsichtlich ihrer Beschaffenheit und Anordnung erhebliche Eigenarten zeigten[1]. Als eindrucksvolles Zeugnis für die Existenz regenerativer Prozesse

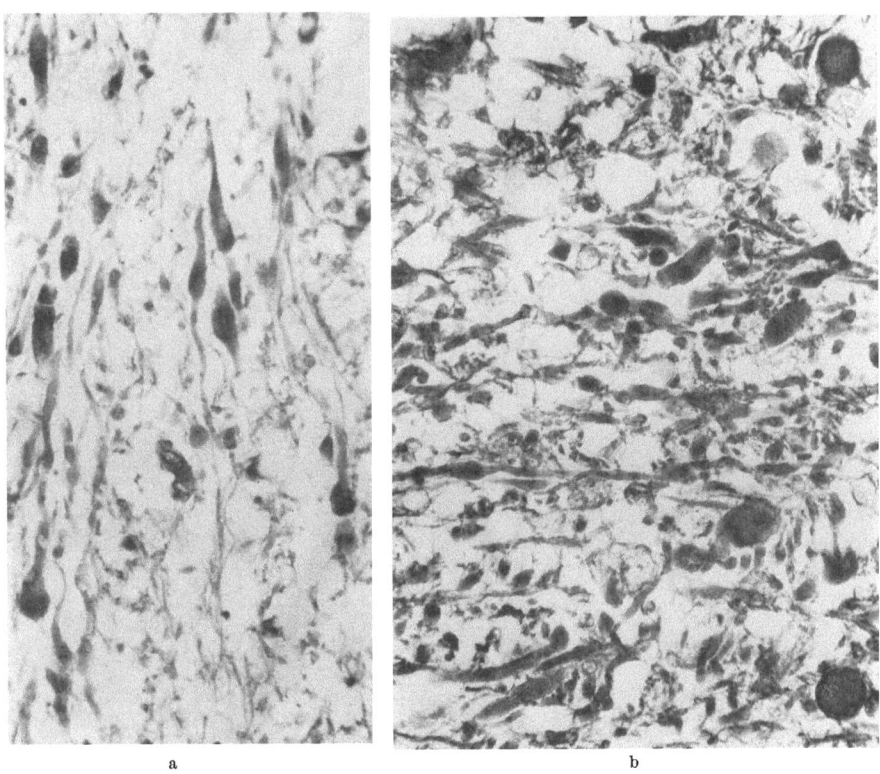

Abb. 150a u. b. Frische Erweichung im Mittelhirn. a Spindel- und kolbenförmige Axonauftreibungen. Tetrazoniumreaktion nach DANIELLI. Vergr. 184:1. b Spindel- und kolbenförmige sowie kugelige Axonauftreibungen, Sudanschwarzfärbung. Vergr. 184:1. [Aus W. SCHLOTE, Acta neuropath. (Berl.) 1, 1961]

an zentralen Nervenfasern führte SCHOLZ (1957) die mit Markscheidenfärbungen erfaßbaren Markfaserregenerationen („Plaques fibromyéliniques", C. und O. VOGT, Status marmoratus, SCHOLZ, 1924) in gliös-narbig gedeckten Schadensbezirken an, die über Jahrzehnte persistieren können (Abb. 158).

Eine genauere Kenntnis des Ablaufs und des Wesens dieser Phänomene ist jedoch den umfangreichen experimentellen Forschungen CAJALs zu verdanken, die er in seiner 1928 erschienenen Studie über Regeneration im Nervensystem zusammenfaßte. Er konnte mit Hilfe seiner meisterhaft gehandhabten histologischen Technik nachweisen, daß im Zentralnervensystem nach Durchtrennung bzw. nach andersartigen Läsionen der Nervenfasern, die persistierenden proximalen Axonstrecken sich verdicken (Abb. 150) und vielfach ganze Bündel von terminalen und

---

[1] BORST 1904, TELLO 1911, OIYE 1928, SALTYKOW 1905, FICKLER 1905, MARINESCO und MINEA 1910, BIELSCHOWSKY 1935, GLEES 1955.

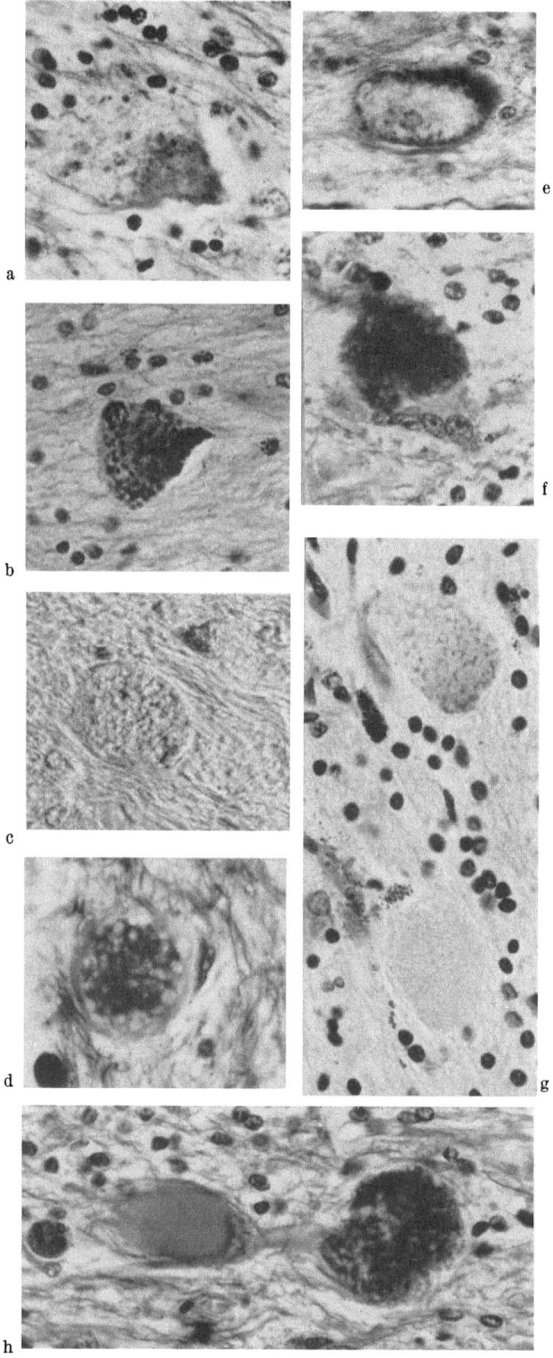

Abb. 151a—h. Endstadien der Axonkugelbildung aus verschieden alten cerebralen Erweichungen. a Eisenhämatoxylin nach HEIDENHAIN. Substanzverlust durch Eröffnung der Kugel. b Turnbull-Blau-Reaktion auf eisenhaltige Verbindungen. Deutlich eisenpositive Inhaltsstoffe. c Ungefärbt. Fein- bis grobgranuläre Innenstruktur. d Masson-Färbung. Beginnender Substanzverlust, Auftreten von Vacuolen. e Massonfärbung. Entstehung eines kernartigen Gebildes im Innern durch Aggregation von granulärem Material. f Massonfärbung. Axonkugel, der sich mehrkernige Astrocyten angelegt haben. g Cresylviolett. Das obere Exemplar enthält basophile Körnchen. h Massonfärbung. Gemästete Astrogliazelle in Konnex mit der Axonkugel. Vergr. 400—450:1. [Aus W. SCHLOTE, Acta neuropath. (Berl.) 1, 1961]

kollateralen Seitenästchen bilden. Er erkannte im Bereich dieser Endanschwellungen der Fasern mit Silberreduktionsmethoden darstellbare spiralig fibrilläre Strukturen, deren Ähnlichkeit mit den vielbeschriebenen Perroncitoschen Spiralen im Stumpfbereich regenerierender peripherer Fasern augenscheinlich war.

Achsenzylinderauftreibungen, an denen keine neugebildeten Fasern nachweisbar waren, nannte DOINIKOW (1915) aufgrund seiner Beobachtungen bei der multiplen Sklerose „Retraktionskugeln" und nahm eine regressive Umformung dieser Gebilde an. Schon SPATZ (1921) und JAKOB (1927) haben das gehäufte Auftreten fuchsinophiler Granula in Axonschwellungen nach experimenteller Commotio cerebri und medullae spinalis beschrieben. MARINÉSCO (1924) beobachtete, daß die Retraktionskugeln und die anschließenden Axonstrecken der lädierten Fasern eine stark positive Oxydasereaktion liefern. In jüngerer Zeit hat sich SCHLOTE (1961) um die histologische und histochemische Charakterisierung der Axonauftreibungen verdient gemacht (Abb. 151). Er konnte in diesen Gebilden mit Eisenhämatoxylin und Säurefuchsin anfärbbare feingranuläre Substanzanhäufungen feststellen, deren nicht geringe Eigendichte sich im Phasenkontrastmikroskop geltend machte (Abb. 153). Die Granula zeigten ferner eine intensive gelbliche Eigenfluorescenz. Die angewandten histochemischen Methoden ergaben das Vorliegen von Glykolipoiden und Proteiden. FRIEDE (1959) hat an durchschnittenen peripheren und zentralen Nervenfasern der Ratte die Enzymaktivität der Bernsteinsäuredehydrogenase und der Triphosphor-Pyridin-Nucleotid-Diaphorase bestimmt. Er fand 12 Std nach der Faserdurchtrennung ein Anwachsen der Fermentaktivität am

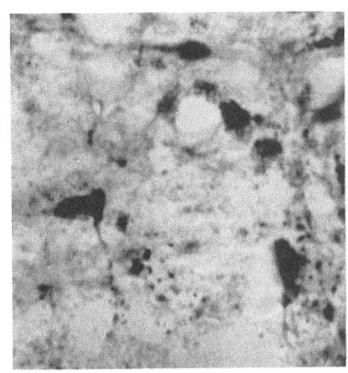

Abb. 152. Achsenzylinderschwellungen in einem Läsionsbereich des Marklagers nach Carotisunterbindung und Sauerstoffmangelbeatmung (Rattengehirn). Starke Aktivität der Succinatdehydrogenase. Vergr. 720:1. (Die Abbildung wurde von Herrn COLMANT, Hamburg, zur Verfügung gestellt)

proximalen Stumpf, die sich im Zeitraum vom 1. bis zum 3. Tag auf einer gewissen Strecke des proximalen Faserabschnittes fortsetzte (Abb. 152). Nach dem 3. Tag schwand die Aktivitätserhöhung in den proximalen Faserabschnitten, während sie in den Endanschwellungen noch weiter anwuchs. Eine Steigerung der Aktivität der DPN-Diaphorase, der Milchsäure-, Maluronsäure- und Bernsteinsäuredehydrogenase stellten unter ähnlichen Versuchsbedingungen KREUTZBERG (1962), KREUTZBERG und PETERS (1962) fest. Mit biochemischen und histochemischen Methoden wurde verschiedentlich ein Anstieg der Acetylcholinesteraseaktivität im proximalen Stumpf durchtrennter zentraler Nervenfasern festgestellt[1]. Schließlich wurde über eine Aktivitätssteigerung der sauren Phosphatase berichtet[2].

SCHLOTE (1961) glaubte aufgrund seiner Befunde, daß die reaktiv veränderten Axonkugeln sich isolieren könnten, dann nekrobiotischen Veränderungen unterlägen und schließlich nahezu einen fremdkörperartigen Charakter im Gewebe gewännen. Die spindeligen und knollenförmigen Axonauftreibungen in der Nähe frischer Schadensbereiche sollen früher als die großen kugelförmigen Auftreibungen regressiven Veränderungen unterworfen sein. Es ist bekannt, daß diese Relikte reaktiver und regenerativer Vorgänge an Axonen am Rand alter

---

[1] SHUTE und LEWIS 1961a und b, ZELENA und LUBINSKA 1962 u. a.
[2] SAMORAJSKY 1957, GOULD und HOLT 1961.

Erweichungs- und Kontusionsherde monate- bis jahrelang persistieren können [1]. Mit der Gewinnung eines Ablagerungscharakters bringt SCHLOTE (1961) das Auftreten von Mucopolysacchariden und ceroidähnlichen Substanzen in Zusammenhang. FRIEDE konnte an Retraktionskugeln, von denen er annahm, daß die Verbindung zu den Axonen gelöst sei, noch bis zum 8. Tag eine gewisse Aktivität oxydativer Enzyme nachweisen.

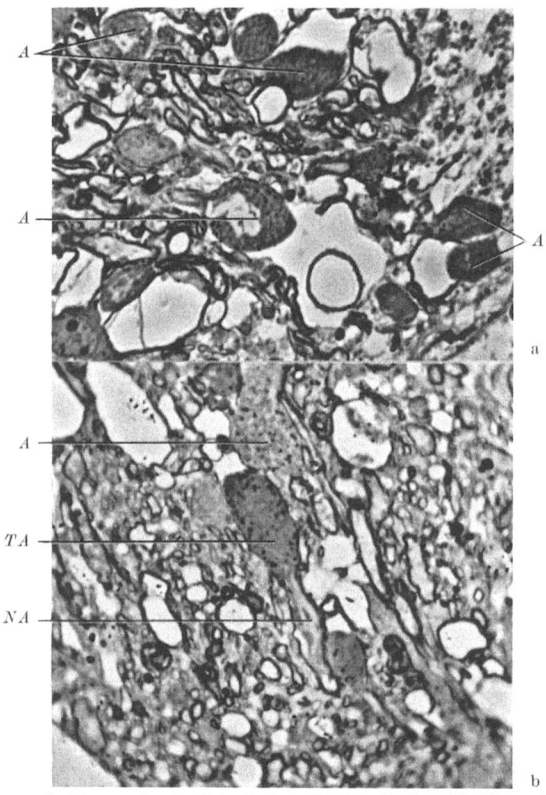

Abb. 153a u. b. Axonauftreibungen in Großhirnrinde und subcorticalem Marklager des Goldhamsters in der Umgebung der 16 Std alten traumatischen Läsion. a Es sind verschiedene Axonauftreibungen (A) sichtbar. Ihre relativ dichten Substanzen lassen zuweilen zentrale inselförmige Aufhellungen erkennen. b Terminale Axonauftreibung (TA), die in Kolbenform einer weitgehend normalen Axonstrecke (NA) entspringt. In unmittelbarer Nachbarschaft findet sich eine weitere Axonauftreibung (A), deren Cytoplasma eine wesentlich geringere Dichte zeigt. Phasenkontrast, Paraphenylendiamin. Vergr. 1280:1

Mit der Feinstruktur der Axonauftreibungen an zentralen Nervenfasern (Abb. 157) haben sich in den letzten Jahren verschiedene Untersucher [2] auseinandergesetzt. Im Elektronenmikroskop ist erkennbar, daß es bereits einige Stunden nach der Faserläsion zur Anhäufung von Mitochondrien sowie vesiculären und tubulären Elementen im Grundcytoplasma des proximalen Stumpfbereiches kommt (Abb. 154). Später ist nicht selten die Ausbildung von dicht gepackten Zisternen zu erkennen, die wohl dem endoplasmatischen Reticulum zuzuordnen sind. Für Variationen hinsichtlich der Art und Anordnung der erwähnten geformten Bestandteile scheint mir die nach der Läsion verflossene Zeit der wesentlichste bestimmende Faktor zu sein (HAGER, 1966). Daneben zieht SCHLOTE noch als weitere Faktoren in

---
[1] JACOB 1957, EICKE 1957.
[2] SCHLOTE und HAGER 1960, SCHLOTE 1962, 1964, HAGER 1964, 1966, LAMPERT und CRESSMANN 1964.

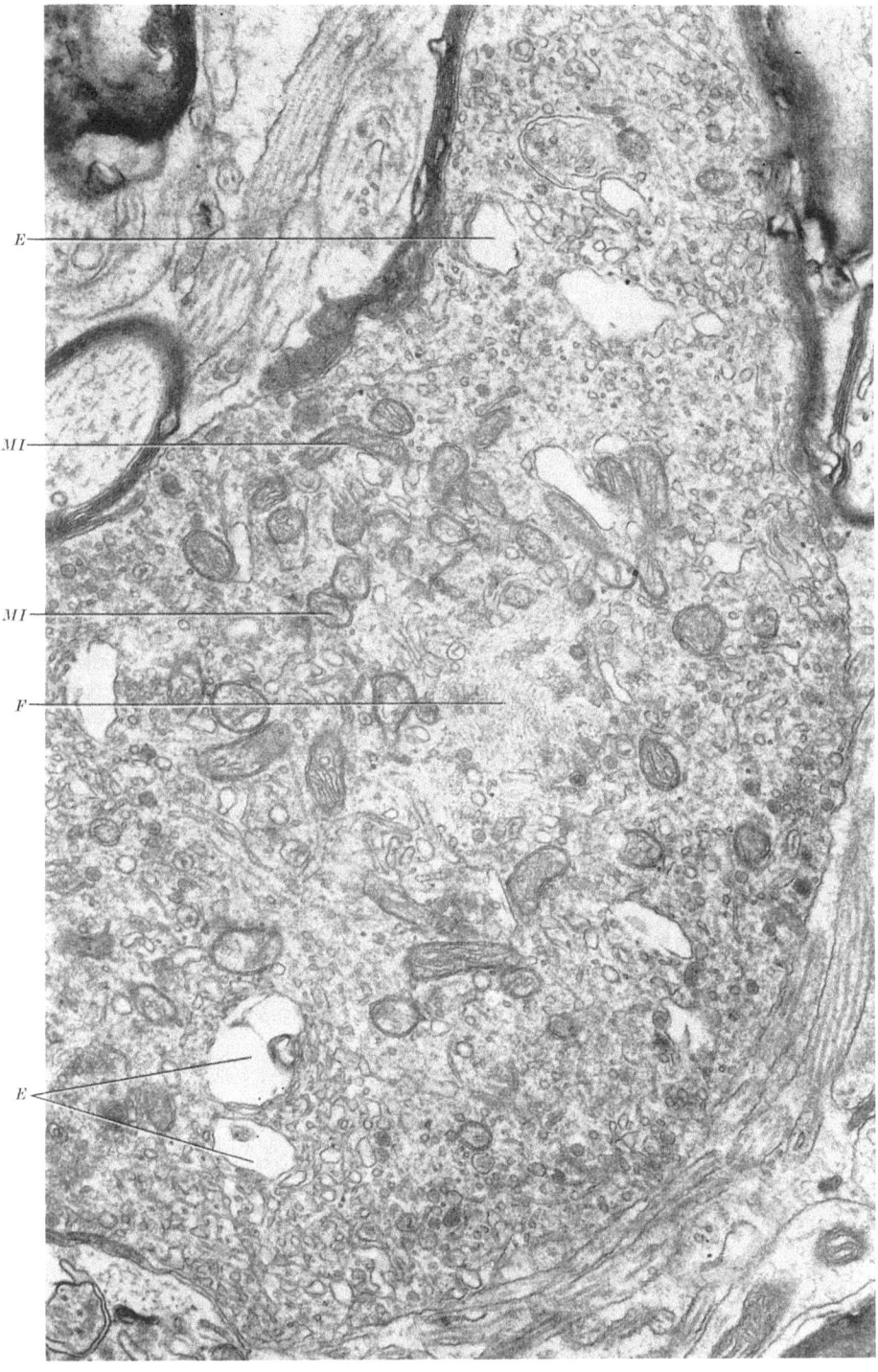

Abb. 154. Axonauftreibung aus dem subcorticalen Marklager in der Umgebung einer 16 Std alten traumatischen Läsion. Die Umformung des Cytoplasmas kommt in einem massenhaften Auftreten kleiner Vesikeln und Tubuli zum Ausdruck; im Zentrum findet sich eine Häufung von Mitochondrien (M) um eine Insel (F), in der filamentöse Gebilde konzentriert sind. Einige größere sackförmige Gebilde (E) zeigen in ihrem Binnenraum keine geformten Bestandteile. Vergr. 30000:1

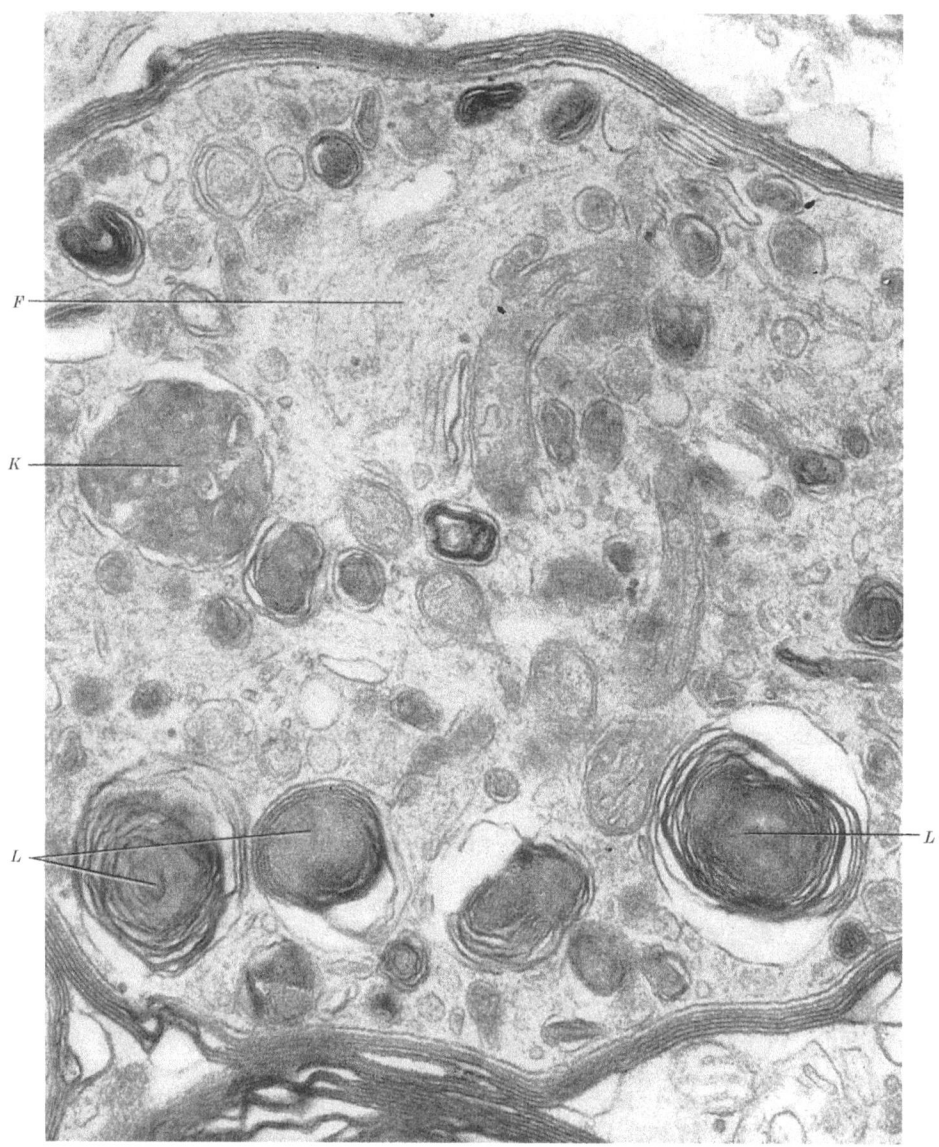

Abb. 155. Ausschnitt aus einer Axonauftreibung in der Umgebung einer 16 Std alten traumatischen Läsion. Ins Cytoplasma sind mehrere, aus konzentrischen osmiophilen Schichten aufgebaute lamelläre Körper (L) eingelagert. Ihr Zentrum zeigt in der Regel geringere Eigendichte und keine Struktur. Andere Körper (K) besitzen keinen regelmäßigen lamellären Aufbau, sondern lediglich eine Inhomogenität ihrer Füllsubstanz aufgrund von Dichteunterschieden. Im Grundcytoplasma finden sich neben Vesikeln filamentöse Strukturen (F). Vergr. 60000:1

Erwägung den Abstand zwischen Läsionsstelle und Perikaryon, das Kaliber der betroffenen Fasern und ihren Funktionszustand zur Zeit der Durchschneidung. Dichte osmiophile Körper, die in Gesellschaft der Mitochondrienanhäufungen schon nach 15 Std in nicht geringer Zahl auftreten und die vielfach durch zirkulär angeordnete Membranen gekennzeichnet sind, gleichen den von WECHSLER und HAGER (1962) in den proximalen, von WEBSTER (1962) und von LEE (1963) in den distalen Stümpfen durchtrennter peripherer Nervenfasern beobachteten

Gebilden (vgl. S. 193). Die aus histopathologischen Untersuchungen bekannten Vacuolen in den Axonauftreibungen[1] sind als die lichtmikroskopischen Entsprechungen der von Neurofilamenten bzw. von Neurotubuli erfüllten, sonst aber organellenarmen Cytoplasmabereiche anzusehen. Es finden sich im Grundcytoplasma von Axonkugeln gelegentlich aus Doppelmembranen zusammengesetzte

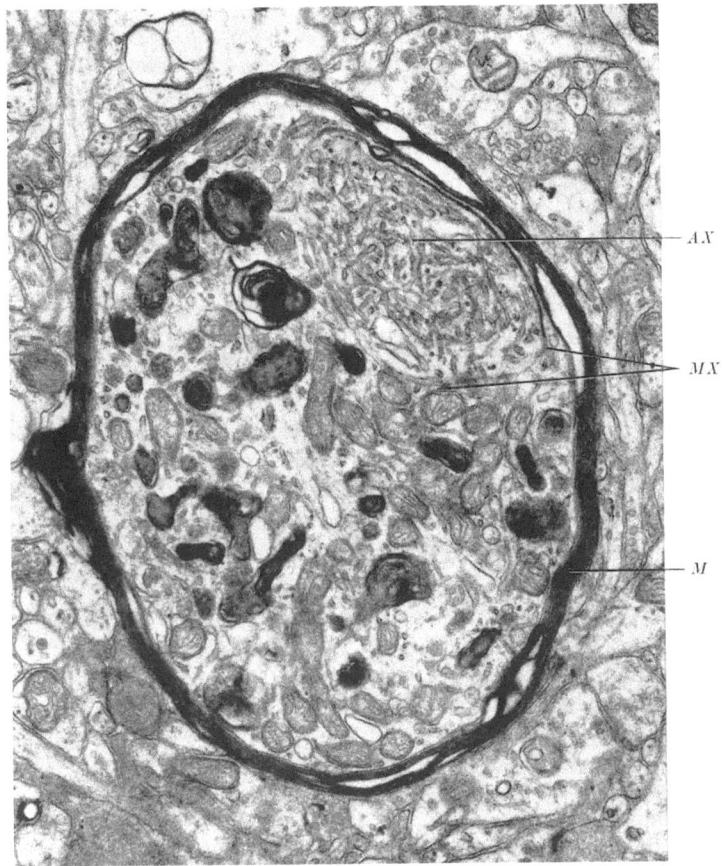

Abb. 156. Bildung eines randständigen Axonsprosses im Bereich einer terminalen Axonauftreibung, die von einem Markmantel (*M*) umgeben ist. Der Axonsproß (*AX*), der durch eine Membran (*MX*) vom Grundcytoplasma der Axonauftreibung geschieden ist, läßt außer einem dicht angeordneten verzweigten tubulären endoplasmatischen Reticulum keine Organellen erkennen. Im Bereich der Axonauftreibungen sind außer Ansammlungen von Mitochondrien und von vesiculären Elementen einige dichte lamellierte Körper erkennbar. 16 Std alter peritraumatischer Bereich. Vergr. 18000:1

Schichtungsfiguren, die dann als konzentrische Schichtungskörper imponieren können (Abb. 155 und 156). Solche Gebilde wurden in Wachstumsendkolben peripherer Nerven eingehend beschrieben und als Lamellenkörper bezeichnet[2]. Für die Genese dieser Lamellenkörper konnte bisher noch keine überzeugende Deutung beigebracht werden. BLÜMCKE, THEMANN und NIEDORF (1965) haben im Axoplasma einzelner Nervenfasern des zentralen Stumpfes regenerierender peripherer Nervenfasern partikuläres Glykogen nachweisen können. Sie fanden das Depotkohlenhydrat nur in der Phase der beginnenden Umwandlung des Axoplasmas.

[1] SPATZ 1921, SCHLOTE 1961.
[2] BLÜMCKE, THEMANN und NIEDORF 1965, BLÜMCKE und NIEDORF 1965.

Eigene Befunde an zentralen Nervenfasern[1] sprachen ebenfalls für das flüchtige Auftreten von partikulärem Glykogen im Axoplasma innerhalb bestimmter Zeiträume.

Kompliziert wird die Situation dadurch, daß SPATZ (1921) und CAJAL (1928) am proximalen Ende des distalen Faserstumpfes Axonauftreibungen beschrieben haben. SPATZ subsummierte sie unter dem Begriff der „traumatischen Degeneration" des Achsenzylinders. Es verdient, hervorgehoben zu werden, daß CAJAL in diesem Zusammenhang von einem gewissen Eigenleben plasmatischer kernloser Strukturen sprach. Überraschenderweise hat WEBSTER (1962) eine Anhäufung von Mitochondrien auch distal von der Läsionsstelle im Axoplasma durchtrennter peripherer Nervenfasern gefunden.

CAJAL (1928) hatte nach experimentellen Läsionen im Säugetiergroßhirn die Vielgestaltigkeit der von den proximalen Stümpfen ausgehenden Axonaussprossungen eindringlich aufgezeigt. Seine Silbermethoden sind besonders geeignet, die Neubildung junger Axone zur Darstellung zu bringen. Er hat ferner erkannt, daß im Zentralnervensystem die terminal und kollateral neugebildeten Axone flüchtige Erscheinungen darstellen können, die meist nicht längere Zeit persistieren. Zu einer Bildung von Axonsprossen ohne ausgeprägte Richtungsdetermination und zu ihrer Remyelinisierung kommt es im großen Umfange wohl bei dem schon erwähnten Status marmoratus. Gewisse Hinweise auf die bei der Axonsprossung an lädierten Nervenfasern vorliegenden feineren Strukturverhältnisse haben weitere Beobachtungen erbracht[2]. Axonsprosse pflegen im Grundcytoplasma dichtgelagerte, kleinvesiculäre und tubuläre Elemente aufzuweisen (Abb. 1956). Die Achsenzylinder älterer Faserregenerate zeigen noch einen relativ großen Reichtum an Mitochondrien. Sie werden großteils remyelinisiert. In späteren Stadien ist es bei der elektronenmikroskopischen Untersuchung ungemein schwer, neugebildete remyelinisierte Fasern von persistierenden zu unterscheiden.

Der Bildung des Markmantels bei den Remyelinisationsvorgängen an zentralen Nervenfasern dürfte der nämliche Mechanismus zugrunde liegen, der für die Myelinisation zentraler Nervenfasern aufgrund überzeugender Befunde angenommen worden ist[3] (vgl. S. 164). Die Untersucher zeigten, daß der Myelinisationsvorgang an zentralen Nervenfasern in seinen Grundzügen gleichsinnig verläuft wie an peripheren Nervenfasern. Jedoch findet sich an der Außenseite der zentralen Nervenfasern im Gegensatz zu den Verhältnissen bei der peripheren Faser keine circumferente Bedeckung des Markmantels durch Gliacytoplasma, sondern nur ein zungenförmiger Zellfortsatz. BUNGE, BUNGE und RIS haben 1961 für die Formierung regenerierender Markscheiden im Zentralnervensystem folgenden Mechanismus angenommen: Ein Zellfortsatz der myelinisierenden Zelle umschließt das Axon, beginnt sich abzuplatten und umschlingt es in spiraliger Form. Ein langes spiralisiertes inneres Mesaxon kommt im Gegensatz zur peripheren Faser aufgrund dieses Mechanismus nicht zustande. An der Oberfläche des neugebildeten Markmantels ist das äußere Ende des spiralisierten Zellfortsatzes als kleine Cytoplasmazunge zu sehen. BUNGE, BUNGE und RIS sind der Ansicht, daß bei der Spiralisierung das innere Ende des markbildenden Zellfortsatzes die Führung übernimmt. Verschiedene Fortsätze einer cellulären Einheit können offenbar verschiedene Axone myelinisieren. Bei den an der Markbildung beteiligten Cytoplasmazungen dürfte es sich durchwegs um Zellfortsätze von Oligodendrocyten handeln. Diese interfasciculären Oligodendrocyten sind in kurzen perlenkettenartigen Zellreihen angeordnet. Es ist hervorzuheben, daß im

---

[1] HAGER 1966.
[2] SCHLOTE 1964, sowie ESTABLE-PUIG, BAUER, BLUMBERG, HAYMAKER und TOBIAS 1962.
[3] PETERS 1960a und b, MATURANA 1960, BUNGE, BUNGE und RIS 1961, 1962.

Gegensatz zu den Verhältnissen am peripheren Nerven die Perikarya der myelinbildenden Zellen sich nicht selten in gewisser Entfernung von den zugehörigen Marksegmenten befinden. Während der Remyelinisierung kommt es nach den Untersuchungen von KÖNIG, BUNGE und BUNGE (1962) an experimentellen Randentmarkungen zu einem autoradiographisch nachweisbaren starken Einbau von Aminosäuren.

Die bereits erwähnte Markfleckenbildung im Bereich der ,,Plaques fibromyéliniques'' bzw. des sog. Status marmoratus (Abb. 158) sind ein eindringlicher Hinweis

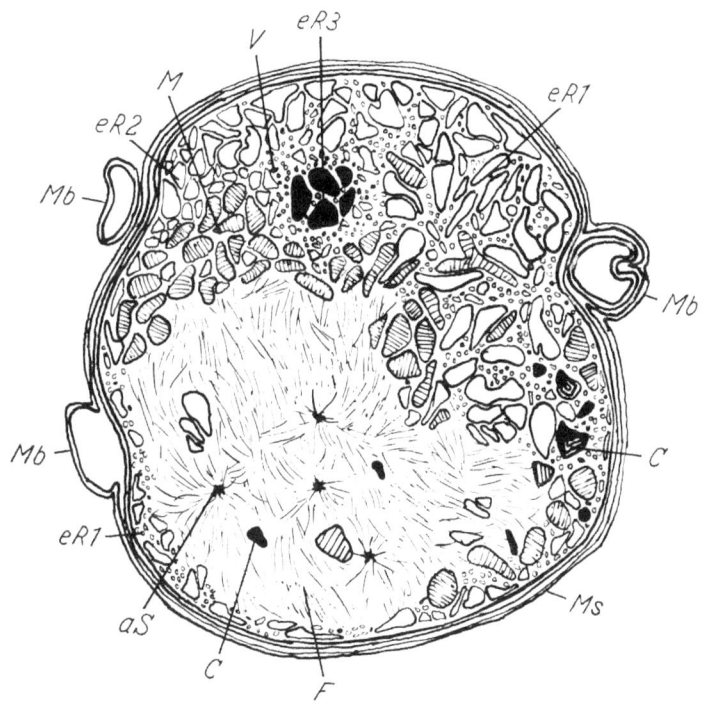

Abb. 157. Schematische Darstellung der Axoplasmaumformung im proximalen Stumpf lädierter zentraler Nervenfasern. *eR 1* Ansammlung von Bläschen und Elementen des endoplasmatischen Reticulums; *eR 2* Endoplasmatisches Reticulum; *eR 3* Einlagerungen osmiophilen Materials; *M* Mitochondrien; *V* Bläschen. *F* Filamente; *aS* amorphe Substanzanhäufungen um die die Filamente zuweilen sternförmig angeordnet sind; *C* dichter lamellierter Körper; *Ms* Markscheide; *Mb* verschiedene Stadien des Markmantelzerfalls. [Aus W. SCHLOTE, Acta neuropath. (Berl.) **4**, 147, 1964]

darauf, daß die Fähigkeit zur Axonsprossung an zentralen Nervenfasern viel ausgeprägter ist, als ursprünglich vermutet wurde. Doch stellen diese Sprossungsvorgänge nahezu nie das morphologische Korrelat einer funktionellen Restitution dar. Der Umstand, daß an zentralen Nervenfasern eine Wiederherstellung der Kontinuität der durchtrennten Bahnen und damit eine Wiederherstellung der Funktion ausbleibt, während bei peripheren Fasern die Regenerationsvorgänge nicht selten zum Erfolg führen, wurde von SPATZ (1930) als das Kardinalproblem der Regenerationsvorgänge am Neuron im Zentralnervensystem schlechthin bezeichnet. Im wesentlichen wurden für das Ausbleiben des Erfolges der Fortsatzregeneration am Neuron im Zentralnervensystem folgende Faktoren verantwortlich gemacht[1]: vom Neuron selbst ausgehende Wirkungen, welche in der Bildung neuerer Axonsprosse ihren Ausdruck finden; das Fehlen von Schwannschen Zellen

[1] SPATZ 1930, BIELSCHOWSKY 1935, CLEMENTE 1955, SCHOLZ 1957 u. a.

im Zentralnervensystem; ferner die Alteration des Gewebes im Gefolge von Traumatisation und Zirkulationsstörungen; schließlich die Eigenschaften der aus dem Zusammenwirken von bindegewebiger und gliöser Defektdeckung resultierenden Narben. Jede Veränderung eines der multiplen Faktoren, die die komplexen Vorgänge bei der Regeneration beeinflussen, kann für die qualitativen und quantitativen Aspekte des Prozesses in modifizierender Weise wirksam werden. CLEMENTE (1955) maß dem Fehlen geordnet proliferierender und nach Art

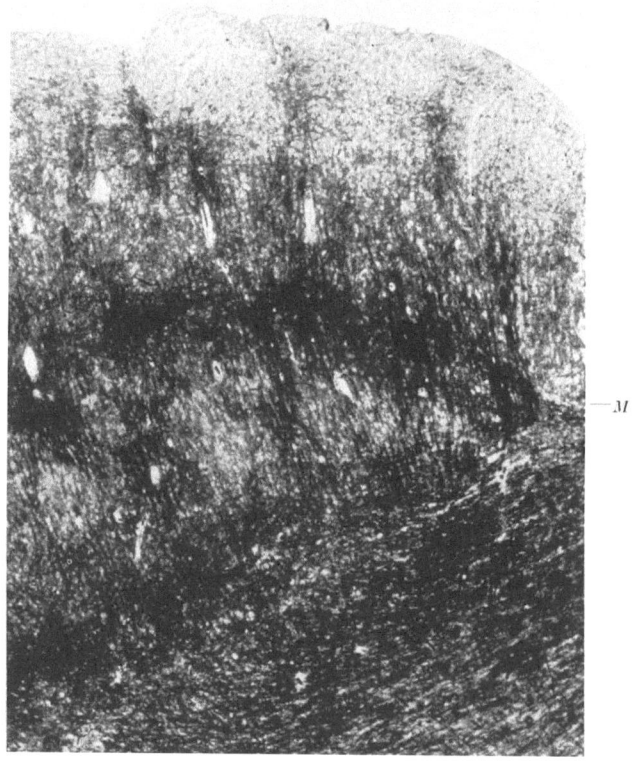

Abb. 158. Multiple Markfleckenbildung innerhalb gliöser Narben in der Hirnrinde. *M* Rindenmarkgrenze. (Aus W. SCHOLZ, Hdb. spez. path. Anat., Bd. XIII/1A, 1957)

der Schwannschen Zellen Leitbahnen bildender Elemente keine Bedeutung für den regelmäßigen Mangel des Regenerationserfolges im Zentralnervensystem bei. Er übersah dabei, daß die Beziehung der Oligodendrocyten zu den Nervenfasern sowie der Mechanismus der von dieser Zellart abgewickelten Markhüllenbildung sich, wie oben erwähnt, von den bei den Schwannschen Zellen vorliegenden Verhältnissen grundsätzlich unterscheiden. Wenn CLEMENTE als Beweis für eine Entbehrlichkeit cellulärer Leitelemente das Wachstum von Fortsätzen embryonaler, infantiler und adulter Neurone in der Gewebekultur anführt, so übersieht er dabei, daß die Gegenwart von geordnet proliferierenden gliösen Hüllzellen zwar keine conditio sine qua non für eine Regeneration von Axonen, wohl aber für den Regenerationserfolg, d. h. für die Einordnung in alte Bahnen und die Wiederherstellung eines synaptischen Kontaktes sein dürfte. Mit gutem Grund suchten daher DUSTIN (1910), SPATZ (1930) und BIELSCHOWSKY (1935) die wesentlichen Ursachen für das Ausbleiben des Regenerationserfolges im Zentralnervensystem in den Eigenschaften des gliösen Gewebes bzw. Gewebsumbaues im Rahmen der stets in Gang kommenden gliösen bzw. gliös-mesenchymalen Defektdeckung. BIELSCHOWSKY (1935) kam aufgrund sorgsamer Beobachtungen zu dem Schluß, daß die Wachstumsrichtung regenerierender Axone durch die aus dem Umbau des Gewebes sich ergebenden mechanischen Faktoren stark beeinflußt wird. Es zeigt sich dabei die deutliche Tendenz, in Richtung des geringsten Widerstandes zu wachsen. Doch gehen PFEIFFER (1909) und CLEMENTE (1955) entschieden zu weit, wenn sie schlechthin behaupten, daß astrocytärfaserige Narbengebiete einen größeren Widerstand für regenerierende Axone bieten als rein bindegewebige Narbenanteile. In der Tat finden sich (vgl. S. 316) in gliös-astrocytären Narben die stets intracellulär verbleibenden Gliafasern dicht gepackt. Der von verschiedener Seite geäußerten Ansicht, daß den bindegewebigen Anteilen in gliös-mesenchymalen Mischnarben für die Wachstumsanregung der Axonregenerate eine wesentliche Rolle zuzubilligen sei, ist SCHOLZ (1957) aufgrund seiner Erfahrungen bei den sog. elektiven Parenchymnekrosen im Zentralnervensystem, in denen es vielfach zu intensiven Neubildungen dicht verfilzter myelinisierter Axone kommt, entgegengetreten. Er wies ebenso wie SPATZ (1930) darauf hin, daß es sich bei dem Status marmoratus bzw. bei den „Plaques fibromyéliniques" um abundante Axonneubildungen im Gebiet rein gliöser Narben handelt. Zudem werden bei experimentellen Läsionen im Zentralnervensystem Axone nur da gefunden, wo gliöses Gewebe vorhanden ist. Ein Eindringen der Sprosse in mesodermales Narbengewebe ließ sich nach den Beobachtungen zahlreicher Autoren nicht feststellen. Dieses Verhalten ist heute aufgrund feinstruktureller Befunde unschwer erklärbar (vgl. S. 337). Es zeigte sich, daß stets eine strenge Trennung des mesenchymalen Narbenanteils vom gliös-faserigen Gewebsverband durch Basalmembranen vorliegt (HAGER, 1964). So kommt es bei nahezu allen zentralen Regenerationsvorgängen zu keiner Ordnung der neugebildeten und remyelinisierenden Axonsprosse. Das Resultat ist vielmehr eine Bildung von regellosen Knäueln und Geflechten. Das alte Ziel wird von diesen Axonsprossen niemals oder nur in Ausnahmefällen erreicht. Daher bleiben die Axonregenerate für die Wiederherstellung der Funktion in der Regel bedeutungslos.

Möglichkeiten einer experimentellen Beeinflussung des Regenerationsvorganges auf dem humoralen Wege wurden erst in jüngerer Zeit in Betracht gezogen. WINDLE und CHAMBERS (1950, 1951) zeigten, daß im Experiment eine weitgehendere Regeneration intraspinaler Nervenfasern zu erzielen ist, wenn gewisse bakterielle Pyrogene zur Anwendung kommen. Die Ausbildung des Narbengewebes in Bereichen der Läsionen scheint dadurch im Sinne günstigerer örtlicher Bedingungen beeinflußt zu werden. Es erscheint uns nicht ausgeschlossen, daß die Bakterienpyrogene auf die Basalmembranbildung bzw. auf die Textur der Basalmembranen wirken. CLEMENTE (1955) überprüfte im Rahmen ähnlicher Experimente die Wirkungen von ACTH, Desoxycorticosteron, Piromen[1] und Cortison. Auch von diesem Autor wurde berichtet, daß nach Anwendung dieser Agenzien signifikante Differenzen des Narbenaufbaus im Vergleich zu Kontrolltieren in Erscheinung treten. Besonders ausgeprägt fanden sich solche nach Piromenanwendung. Der bindegewebige Narbenanteil war wesentlich lockerer gefügt, und die gliös-astrocytäre Defektdeckung war viel weniger ausgeprägt.

SCOTT und LIU (1963, 1964) haben neuerdings Modifikationen der Regenerationsvorgänge nach Anwendung eines sog. „Nervenwachstumsfaktors" im Rückenmark systematisch untersucht.

---

[1] Aus Pseudomonas gewonnenes bakterielles Polysaccharid, das u. a. für therapeutische Erzeugung von Fieber Verwendung findet.

Dieser Faktor ließ sich aus der Glandula submaxillaris der Maus gewinnen und wurde als ein Protein mit dem Molekulargewicht von 20000—22000 charakterisiert. Er steigert das Wachstum sympathischer und sensorischer Neurone in vitro (SCOTT und LIU 1963). Am durchtrennten Funiculus dorsalis von Kätzchen wurde nach Behandlung der Tiere mit dem Nervenwachstumsfaktor eine deutliche Beschleunigung des regenerativen Wachstums von Axonsprossen im Läsionsbereich beobachtet. Der Anwendung des Faktors wurden in der Regel Piromeninjektionen vorausgeschickt. Die Untersucher hatten den Eindruck, daß auch das Auftreten regressiver Veränderungen an den Axonen reduziert war, während die gliöse Proliferation bei den behandelten und unbehandelten Tieren quantitativ und qualitativ dieselbe zu sein schien. Ferner stellten sie fest, daß die Dichte der regenerierenden Axonsprosse durch die Größe der täglich verabreichten Dosis beeinflußt wird, während die Wegstrecke rostral von der Läsion, welche die regenerierenden Axone im Verlauf ihres Wachstums bis in die gliös-mesenchymale Narbenzone zurücklegen, durch die Zeitdauer bestimmt wird, in der der Faktor zur Anwendung kommt.

Aufgrund ihrer Experimente neigen SCOTT und LIU dazu, humoral wirksam werdenden, wachstumsfördernden Faktoren eine große Rolle für das Zustandekommen und den Umfang von regenerativen Vorgängen im Zentralnervensystem von Warmblütern zuzuschreiben.

Dieser Schluß überzeugt nicht völlig. Die begrenzenden Faktoren für den Regenerationserfolg sind nach unserer Überzeugung vor allem in der Textur der gliös-mesenchymalen Narben, daneben auch in der Eigenart der Myelinisationszellen zu suchen (HAGER, 1966). Die quantitativ stärkeren regenerativen Vorgänge unter Einfluß des Nervenwachstumsfaktors, die offenbar zur teilweisen Überwindung der strukturellen Barrieren führen können, sind eher als ein Beweis für die Wirksamkeit dieser Barrieren für Form und Ablauf der zentralen Regeneration anzusehen als für die ausschlaggebende Bedeutung des Mangels eines am Neuron angreifenden Wachstumsstimulans.

7. Neuroaxonale Dystrophie

Es zeigte sich in jüngster Zeit, daß Axonalterationen verschiedenster Ätiologie sowohl in morphologischer als auch in histochemischer Hinsicht mit den nach einfacher Läsion in zentralen Nervenfasern entstehenden Axonauftreibungen weitgehend identisch sind. Bei sog. degenerativen Erkrankungen des Zentralnervensystems wurden Axonauftreibungen vielfach beschrieben. Gelegentlich finden sich diese Phänomene auch bei bestimmten Verlaufsformen der Leukodystrophie[1] sowie innerhalb von Entmarkungsgebieten bei amaurotischer Idiotie an einigen Prädilektionsorten[2]. Mit dem Auftreten von Axonauftreibungen bei sog. degenerativen Erkrankungen hat sich in jüngerer Zeit SEITELBERGER (1957) eingehend auseinandergesetzt. Die sich von Retraktionskugeln ableitenden Gebilde werden als „Schollen" bezeichnet. Die durchgeführten histochemischen Untersuchungen ergaben, daß der Hauptanteil der Schollen aus Eiweißkörpern bestehen dürfte. Ferner ergab sich eine positive Reaktion mit der Methode nach HALE sowie ein schwach positiver Ausfall der PAS-Reaktion. Nucleotide und Phospholipide ließen sich nicht nachweisen. Eine Metachromasie fehlte. SEITELBERGER nahm ferner an, daß ein weiterer wesentlicher Bestandteil des Scholleninhalts von Mucopolysacchariden gebildet wird. Ein mengenmäßig kleiner Anteil zeigte das histochemische Verhalten von Glykolipoiden. Als Ursache für die Anhäufung der Stoffe in den Axonauftreibungen wurde eine intraneuronale Stoffwechselstörung von bestimmter Natur angenommen und für diesen Prozeß daher der Ausdruck „neuroaxonale Proteiddystrophie" gewählt[3]. Ein recht häufiges Auftreten dieser Axonauftreibungen fand sich bei der Hallervorden-Spatzschen Krankheit (Abb. 159), so daß man zu der Auffassung gelangte, daß die neuro-

---
[1] JAKOB 1927, VAN BOGAERT und SCHOLZ 1932.
[2] SEITELBERGER 1957.   [3] SEITELBERGER 1952, 1953.

axonale Dystrophie als das entscheidende Geschehen bei dieser Erkrankung zu betrachten sei[1]. Das bei der Hallervorden-Spatzschen Krankheit anfallende Lipopigment soll zumindest z. T. in den Schollen gebildet werden und soll aus den Glykolipoidfraktionen des Scholleninhaltes stammen. Durch den Zerfall der Schollen frei geworden, soll das Pigment von gliösen Elementen aufgenommen werden. Auch bei infantilen Verlaufsformen dieses Prozesses führte SEITELBERGER histochemische Untersuchungen der Schollen durch. Sie bestehen in diesen Fällen durchwegs aus homogen anmutendem Material, das die typischen Glykolipoid- und Proteinreaktionen gibt und daher als Glykolipoprotein angesprochen wurde.

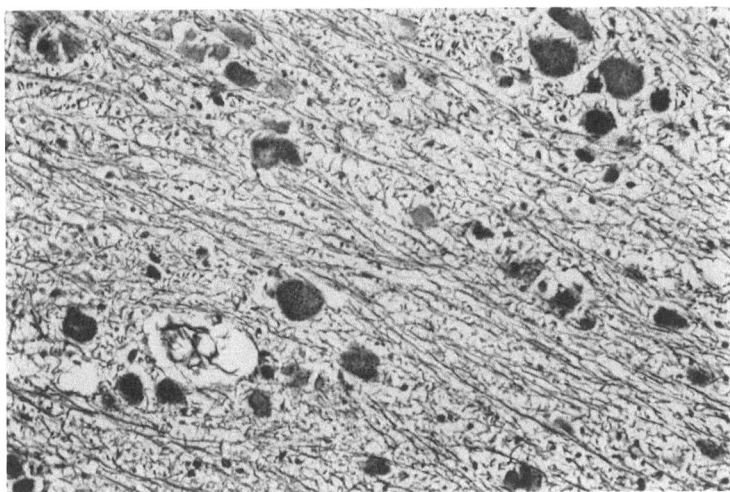

Abb. 159. Axonauftreibungen mit scholliger Beschaffenheit ihres Inhalts im subcorticalen Kleinhirnmark, das eine deutliche Lichtung des Neurofibrillenbestandes zeigt. Spätinfantile Form der Hallervorden-Spatzschen Krankheit. Vergr. 180:1. [Aus H. GROSS, E. KALTENBÄCK und B. UIBERRAK, Dtsch. Z. Nervenheilk. 176, 1957]

SEITELBERGER nimmt an, daß dieses Verhalten durch eine qualitative, vom Lebensalter abhängige Verschiedenheit des Metabolismus bedingt ist[2].

Von größerem Interesse, da experimentell untersucht, sind in diesem Zusammenhang die Befunde bei Vitamin E-Mangel[3]. Elektronenmikroskopisch konnte bei Vitamin E-Mangel in Nervenfasern an den Hintersträngen des Rückenmarks von Ratten ebenfalls eine zur Aufblähung führende Anhäufung von Filamenten, Mitochondrien und Vesikeln festgestellt werden. Beim experimentellen Neurolathyrismus[4] ist in Nervenzellfortsatzauftreibungen (ghost cells) eine starke Anreicherung von Eiweißkörpern gefunden worden; diese histochemischen Veränderungen wurden zu der enormen Vermehrung der Neurofilamente im Grundcytoplasma der aufgetriebenen ghost cells in Beziehung gesetzt. Sie ist neben einer Vermehrung von kleinen Mitochondrien und vesiculären Elementen elektronenmikroskopisch nachgewiesen worden[5]. Alle diese Veränderungen bei sog. Degenerationsprozessen und bei bestimmten Mangelzuständen (Abb. 160) sind, worauf SCHLOTE (1961) hinweist, wahrscheinlich als Reaktion des Neurons auf die jeweilige Stoffwechselstörung oder möglicherweise auch auf eine Kontinuitätsunterbrechung

---

[1] SEITELBERGER und GROSS 1957.
[2] Einschlägige Fälle wurden in jüngerer Zeit von COWEN und OLLSTEAD 1963, LYON und SÉE 1963 und TAKEI 1965 beschrieben.
[3] PENTSCHEW und SCHWARZ 1962, LAMPERT und PENTSCHEW 1964, LAMPERT, BLUMBERG und PENTSCHEW 1964.
[4] DIEZEL und ULE 1963.   [5] ULE 1961, 1962, CHOU und HARTMANN 1964.

des Axons zu werten. Die traumatische Axonreaktion (vgl. S. 203) unterscheidet sich demnach von anderen, nicht mechanisch bedingten Axonreaktionen nur quantitativ; sie ist daher als morphologischer Ausdruck einer besonderen Reaktionsweise des axonalen Zellfortsatzes auf sehr verschiedene Einwirkungen anzusehen.

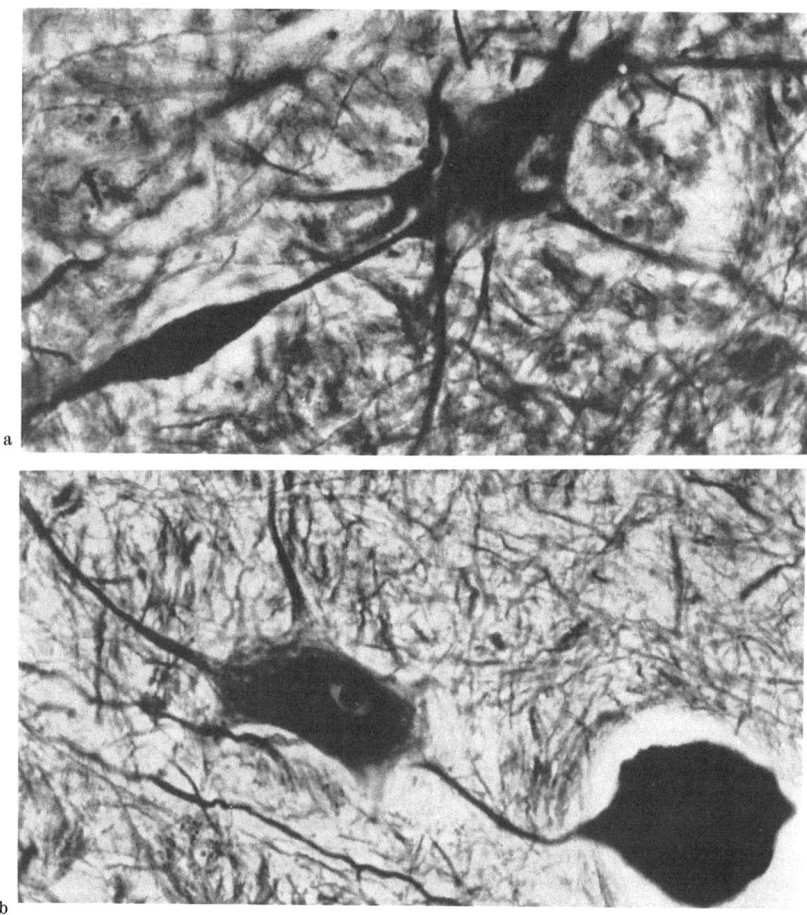

Abb. 160a. u. b. Axonauftreibungen in der medialen Formatio reticularis der Ratte nach Injektion von Iminodipropionitril. *a* Spindelig aufgetriebenes Axon. 2 Wochen nach der Injektion. *b* Stark ausgeprägte Axonauftreibung 4 Wochen nach der Injektion. Imprägnation nach BODIAN. Vergr. 670:1. [Aus S. M. CHOU und H. A. HARTMANN, Acta neuropath. (Berl.) **3**, 1964]

8. Die Struktur der axonalen Endformationen und synaptischen Verbindungen

Die Neurophysiologie ist in jüngerer Zeit zu der Auffassung gelangt, daß synaptische Erregungsübertragung ihrem Charakter nach verschieden ist von der Fortleitung der Nervenimpulse entlang axonaler Strecken und daß sie meist primär chemischer Natur ist. Die zur Zeit geltenden Vorstellungen beinhalten, daß nach Ankunft des Impulses an den axonalen Endigungen des präsynaptischen Neurons eine chemische Transmittersubstanz freigesetzt wird, die nach Diffusion durch den axonalen Spalt, der die präsynaptische und postsynaptische Zellmembran trennt, eine elektrische Depolarisation an der postsynaptischen Membran bewirkt. Wenn diese Depolarisation umfangreich genug ist, leitet sie die

Freisetzung eines Impulses entlang der axonalen Strecken des postsynaptischen Neurons ein. Man nahm an, daß der Transmitter in der präsynaptischen Nervenendigung in Depots bereitgehalten und in effektiven Mengen im Verlauf des präsynaptischen Erregungsvorganges freigesetzt wird. Die wesentliche Funktion einer synaptischen Verbindung ist demnach in einer gerichteten polarisierten Erregungsübertragung zu sehen. In inhibitorischen Synapsen soll nach den Annahmen der Neurophysiologie der Transmitter an der postsynaptischen Membran Hyperpolarisation erzeugen, welche die Erregungswelle am postsynaptischen Neuron hemmt. Man hat angenommen, daß an allen Endigungen eines einzelnen Neurons dieselbe Transmittersubstanz gespeichert und freigesetzt wird. Es wurde offengelassen, ob verschiedene, hintereinandergeschaltete Neurone sich differenter Transmittersubstanzen bedienen. Ferner wurde postuliert, daß die freigesetzten Überträgersubstanzen in kürzester Zeit an Ort und Stelle auf enzymatischem Wege zum Abbau kommen. Als synaptische Transmittersubstanzen wurden bisher neben Acetylcholin Hydroxytryptamin und Noradrenalin angesehen.

Es sei daran erinnert, daß bei Wirbeltieren synaptische Verbindungen des axosomatischen und axodendritischen Types überwiegen, axonale Kontakte dagegen in den Hintergrund treten. Endanschwellungen der Axone an der Oberfläche von Nervenzellen wurden seit den Untersuchungen von HELD (1897) und AUERBACH (1898) zunehmend bekannt. Mit Färbe- und Imprägnationsmethoden wurden synaptische Endigungen als ringförmige Gebilde, solide Auftreibungen oder reticulierte Fortsatzanschwellungen dargestellt. Unter den älteren Untersuchern hat vor allen Dingen CAJAL die Kenntnis der axonalen Endigungen und axonalen Kontakte an Zellkörpern und dendritischen Verzweigungen postsynaptischer Neurone ungeahnt bereichert. Bezüglich der älteren Literatur über die Typen synaptischer Verbindungen und ihre Variabilität in verschiedenen Regionen des Zentralnervensystems sei auf die Zusammenfassung des Lebenswerkes von CAJAL und auf den Aufsatz CAJALs „Die Neuronenlehre" (1935) hingewiesen. Im Silberpräparat werden nur die Formationen sichtbar, die ein Netz feinster Innenfibrillen zeigen (BIELSCHOWSKY, 1935). Für Parallelkontakte bilden die an den Dendriten der Purkinjeschen Zellen sich emporrankenden Kletterfasern ein gutes Beispiel. Über die Quantität axosomatischer und axodendritischer Verbindungen liegen wenig Angaben vor. Am zuverlässigsten und von exemplarischem Wert erscheinen die Berechnungen von BARR (1939, 1940), der an Vorderhornzellen im Rückenmark der Katze eine annähernde Gesamtzahl von 1250 Endigungen und einen synaptischen Kontaktanteil von etwa 38% für das Soma berechnete.

Die Innenstruktur der synaptischen Endigungen blieb der lichtmikroskopischen Analyse jedoch meist verschlossen (Abb. 161). Zwar hat HELD (1897) auf Neurosomenhäufungen in bestimmten Synapsen hingewiesen, und es wurde von verschiedener Seite über den Reichtum präsynaptischer Endigungen an Mitochondrien berichtet[1].

Doch haben erst die elektronenmikroskopischen Untersuchungen die Feinstruktur der prä- und postsynaptischen Komponenten evident gemacht (Abb. 162 und 164). Zudem erbrachten sie den endgültigen Nachweis einer Diskontinuität der sich berührenden Zelleinheiten im Bereich synaptischer Kontakte. Im Elektronenmikroskop zeigen die meisten Synapsen folgende Strukturmerkmale: einen offenen Spalt zwischen präsynaptischer und postsynaptischer Membran, Anhäufungen von Vesikeln an der präsynaptischen Seite und eine relative Reduktion von Neurofilamenten oder Mikrotubuli in der unmittelbaren Nachbarschaft der Endformation (Abb. 164). Nicht selten findet sich eine Anhäufung von Mito-

---

[1] BARTELMEZ 1915, BARTELMEZ und HOERR 1933, BODIAN 1937, 1940.

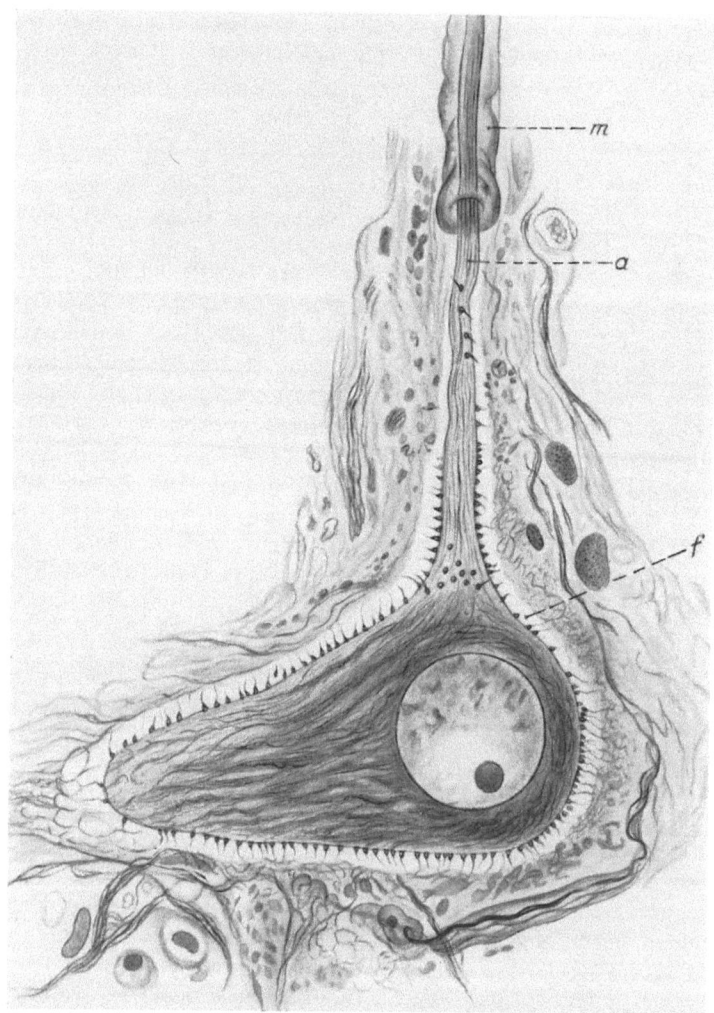

Abb. 161. Endknöpfchen, die axosomatische Synapsen an einer Ganglienzelle aus dem Nucleus motorius segmenti des Goldfisches bilden. m Markscheide; a Axon; f blasse perineuronale Zone, in deren Bereich die Endauftreibungen liegen. (Nach BODIAN, 1940.)

chondrien im präsynaptischen Cytoplasma. Diese Organellen sind in der Regel nicht in der unmittelbaren Nachbarschaft der präsynaptischen Membran angeordnet; diese Zone wird vielmehr von den Vesikeln eingenommen. Ferner ist eine Einlagerung von dichtem Material zwischen der präsynaptischen und postsynaptischen Membran zu erkennen. Damit vereint, findet sich eine Akkumulation dichter Substanz im präsynaptischen und postsynaptischen Cytoplasma in unmittelbarer örtlicher Beziehung zu den synaptischen Membranen. Die Bläschen, die sich in Haufen bzw. Trauben im Grundcytoplasma eingelagert finden, wurden „Synapsenbläschen" genannt (Abb. 162—164). Ihr Durchmesser beträgt um 300—600 Å. Sie wurden von verschiedenen Untersuchern als Charakteristika der präsynaptischen Endigungen angesehen. Vesiculäre Gebilde kommen auch in anderen Cytoplasmastrecken des Neurons vor, insbesondere im Bereich der Golgizone. Der Ausdruck „synaptische Vesikel" läßt sich jedoch aufgrund

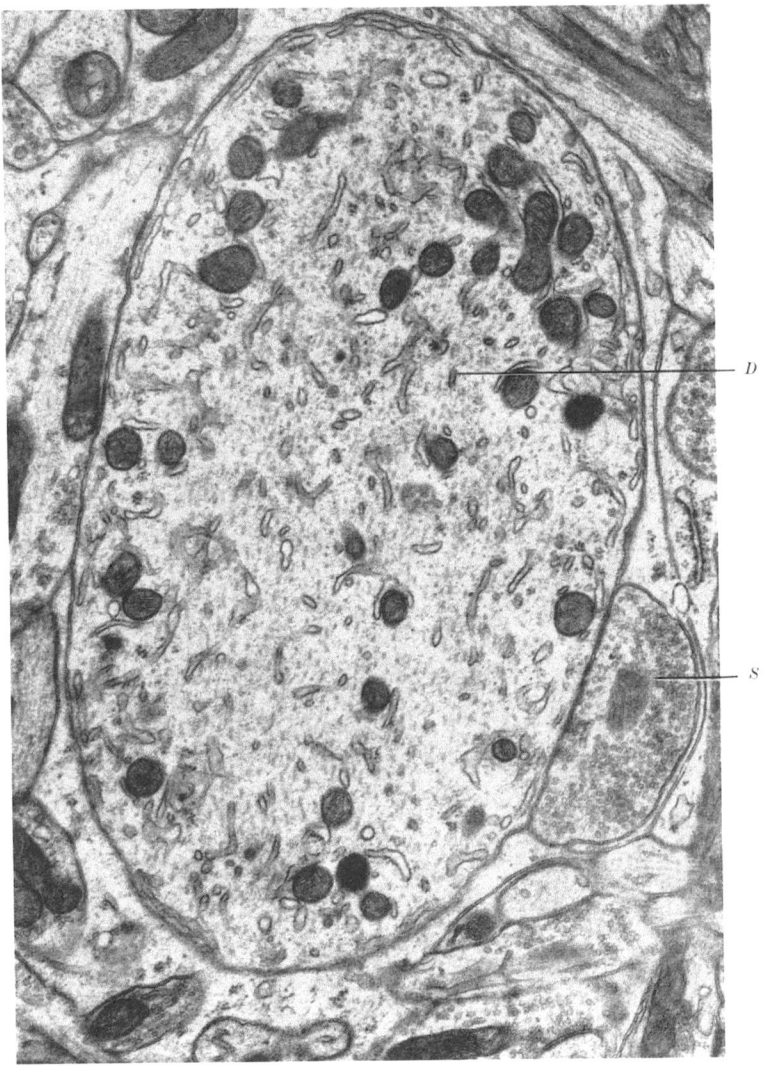

Abb. 162. Synaptische Endanschwellung, die einem großen Dendritenast (*D*) der Kleinhirnrinde breitflächig anliegt. Der präsynaptische Bereich enthält zahlreiche Synapsenbläschen (*S*) und den Anschnitt einer Mitochondrie. In Dendriten sind neben zahlreichen Mikrotubuli und Ansammlungen kleiner Mitochondrien schlauchförmige verzweigte Bestandteile des endoplasmatischen Reticulums zu erkennen. Vergr. 18000:1

folgender Charakteristika rechtfertigen[1] (Abb. 165): hohe Konzentration dieser vesiculären Gebilde in den präsynaptischen Endigungen; Anordnung in kleinen Schwärmen, Haufen oder Trauben; Kontakt eines Teils dieser Bläschen mit der präsynaptischen Membran und gleichzeitiges Vorkommen anderer struktureller Charakteristika der synaptischen Kontaktregion, insbesondere präsynaptischer und postsynaptischer Membranverdickungen.

Über den Ursprung bzw. den Bildungsmechanismus der Synapsenbläschen herrscht noch durchaus Unklarheit. Es hat nicht an Stimmen gefehlt, die das Perikaryon als Bildungsstätte und die Verlagerung im Rahmen einer Axoplasma-

---
[1] GRAY (1959)

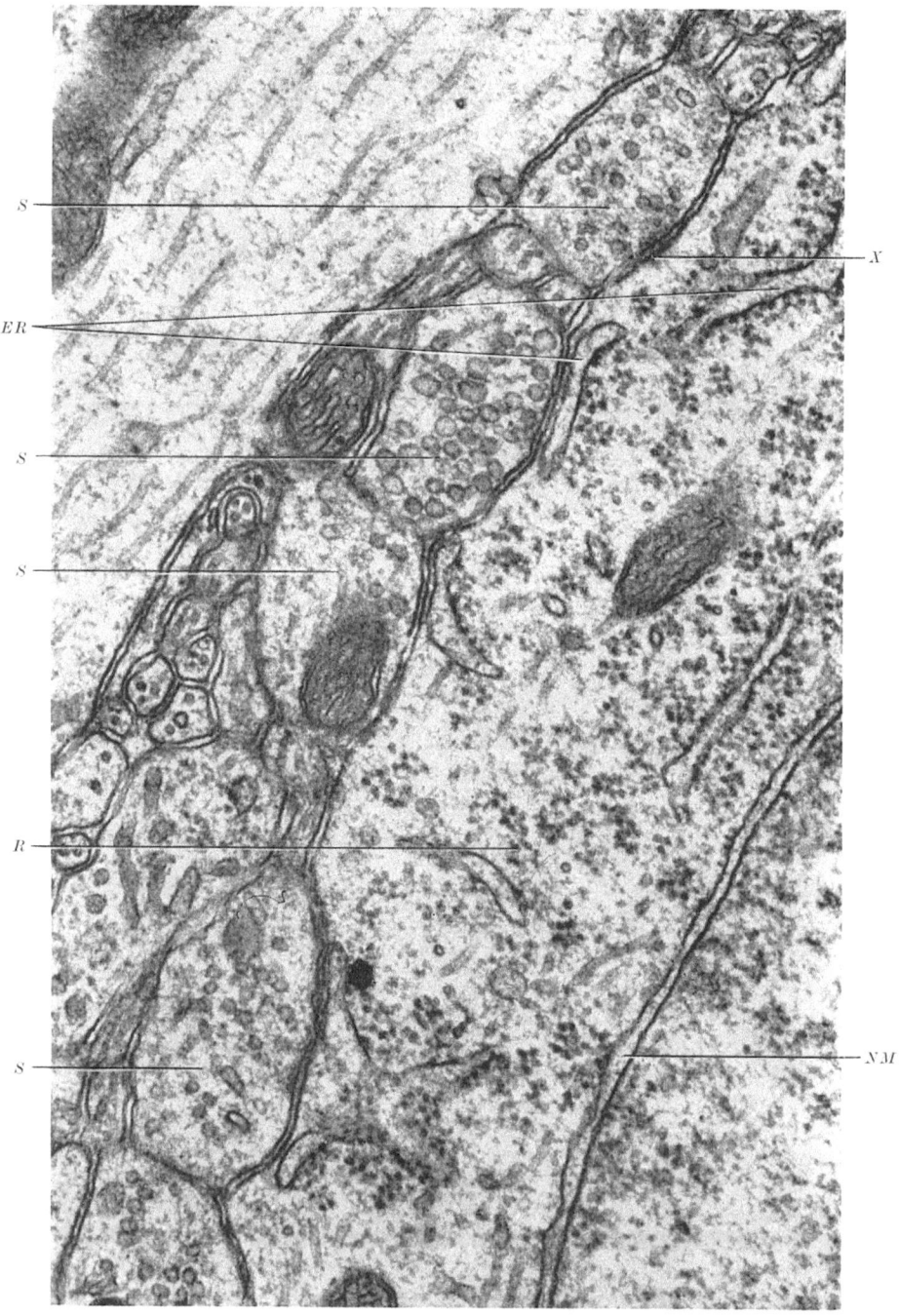

Abb. 163. Aufreihung von axosomatischen Synapsen an der Oberfläche der Nervenzelle der Großhirnrinde des Goldhamsters. Der Kern der Nervenzelle ist durch eine Umhüllung (*NM*) vom Cytoplasma abgegrenzt, das zahlreiche in Sternen und Rosetten angeordnete Ribosomen (*R*) und Profile des endoplasmatischen Reticulums (*ER*) aufweist. Die synaptischen Endigungen enthalten zahlreiche Synapsenbläschen (*S*). Ferner lassen sich gelegentlich umschriebene Verdickungen der prä- und postsynaptischen Membranen (*X*) erkennen. Vergr. 60000:1

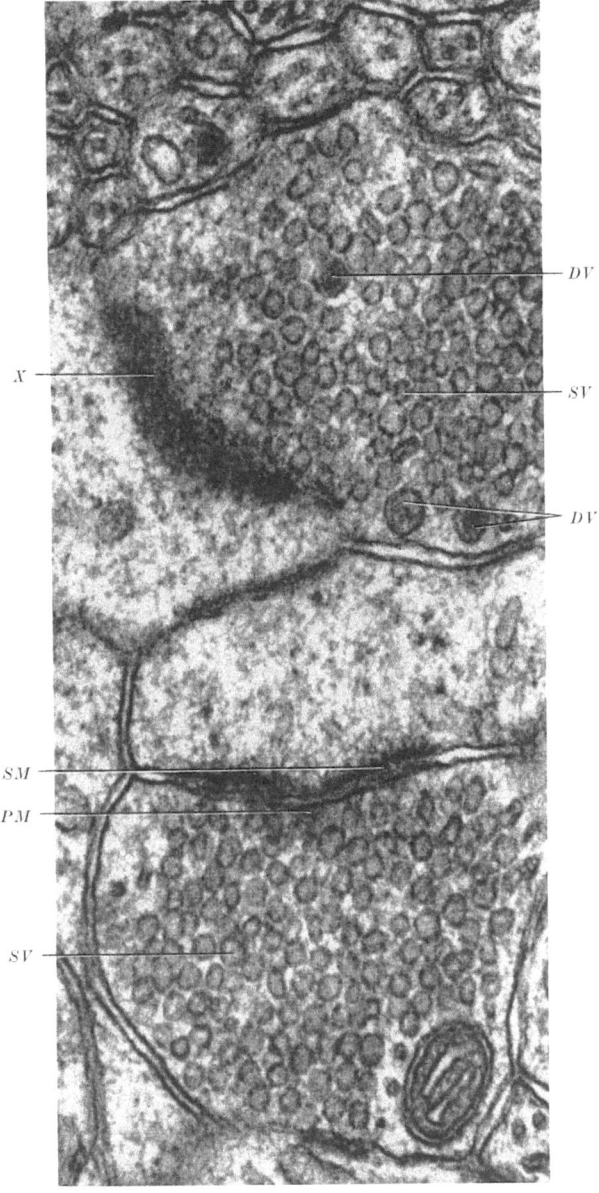

Abb. 164. Synapsen in der Hirnrinde des Goldhamsters; in dem präsynaptischen Bereich finden sich dichte Häufungen von Synapsenbläschen (SV), zwischen denen sich einige größere Gebilde mit dichtem Kern (DV) befinden. Die präsynaptischen (PM) und die postsynaptischen (SM) Membranen zeigen Anlagerungen von dichtem Material. Substanzen etwas geringerer Dichte sind auch in den synaptischen Fugen zu erkennen. Bei X sind die an den synaptischen Membranen angelagerten Substanzen tangential geschnitten. Vergr. 90000:1

strömung zur Peripherie annahmen. Sicher kommen im Bereich der Golgizonen Vesikeln verschiedenster Größe vor. Daß sich Synapsenbläschen aus tubulären bzw. vesiculären Komponenten des axonalen Cytoplasmas bilden können, wird von GRAY in Frage gestellt. Er weist mit Recht darauf hin, daß an tubulären Gebilden sich mit Permanganatfixierung nicht die charakteristischen Membranen

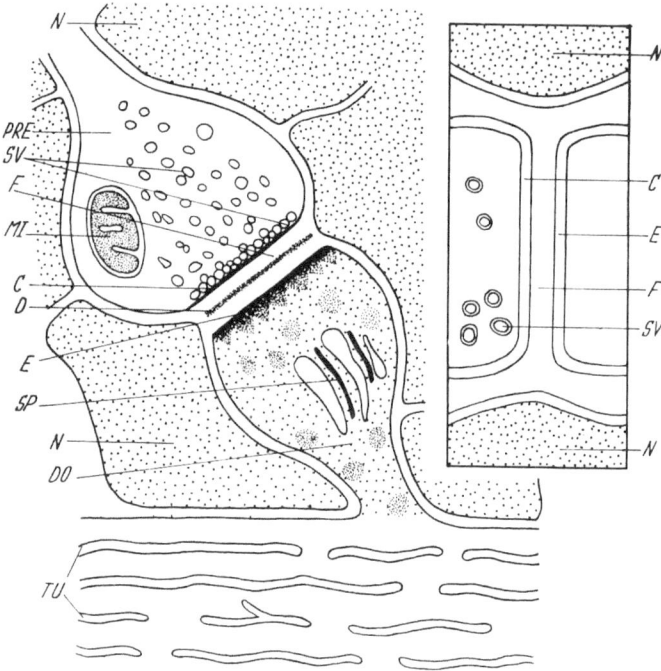

Abb. 165. Schematische Darstellung eines synaptischen Kontaktbereiches an einem Dendritendorn (*DO*) der Großhirnrinde. Im Cytoplasma des Dendritendornes findet sich eine als Dornapparat (*SP*) bezeichnete Anordnung. Die präsynaptische Endigung (*PRE*) enthält zahlreiche Synapsenbläschen (*SV*), die z.T. in Kontakt mit der präsynaptischen Membran (*C*) stehen. An der postsynaptischen Membran (*E*) finden sich Anlagerungen eines dichten, osmiophilen Materials. In der synaptischen Fuge hebt sich ein schmales Band (*D*) durch etwas größere Eigendichte von den die Intercellularfugen ausfüllenden Substanzen ab. *N* Zellfortsätze des Neuropils; *TU* Tubuläre Bestandteile des endoplasmatischen Reticulums im Dendritencytoplasma; *MI* Mitochondrien. Im umrahmten Bereich ist die nach Kaliumpermanganatfixierung erkennbare Doppelkontur der prä- und postsynaptischen Membranen (*C* und *E*) schematisch wiedergegeben. *F* synaptische Fuge. [Gezeichnet nach einer Abbildung von E. G. Gray, 1959. Aus H. Hager, Erg. Biol. **24**, 1961]

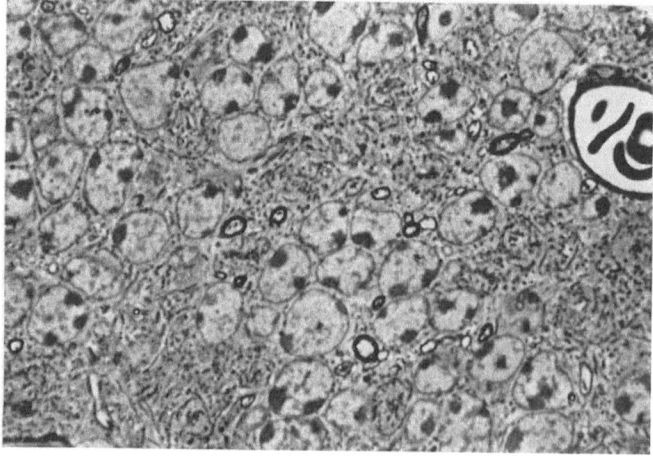

Abb. 166. Glomeruli cerebellosi aus der Kleinhirnrinde des Goldhamsters. Zwischen den Körnerzellen finden sich Gewebszonen, die eine große Anzahl länglicher und kugeliger Mitochondrien enthalten. Daß es sich um Zellfortsatzknäuel handelt, ist im Lichtmikroskop nicht erkennbar. Paraphenylendiamin, Phasenkontrast. Vergr. 1400:1

darstellen lassen, wie sie mit dieser Methode die synaptischen Vesikeln und das perikarelle endoplasmatische Reticulum zeigen[1]. Es gibt keine Befunde, die die Annahme einer Entstehung der Synapsenbläschen aus präsynaptischen Mitochondrien stützen würden. GRAY (1962) hat sehr flache, durch Membranen begrenzte sackförmige Strukturen in Boutons des Säugerrückenmarks dargestellt. An diesen Gebilden glaubte er eine Absprossung von synaptischen Bläschen erkannt zu haben. Es kann als wahrscheinlich gelten, daß die Synapsenbläschen wirklich isolierte, sphärische Organellen darstellen. Jedoch ist nach ROBERTSON

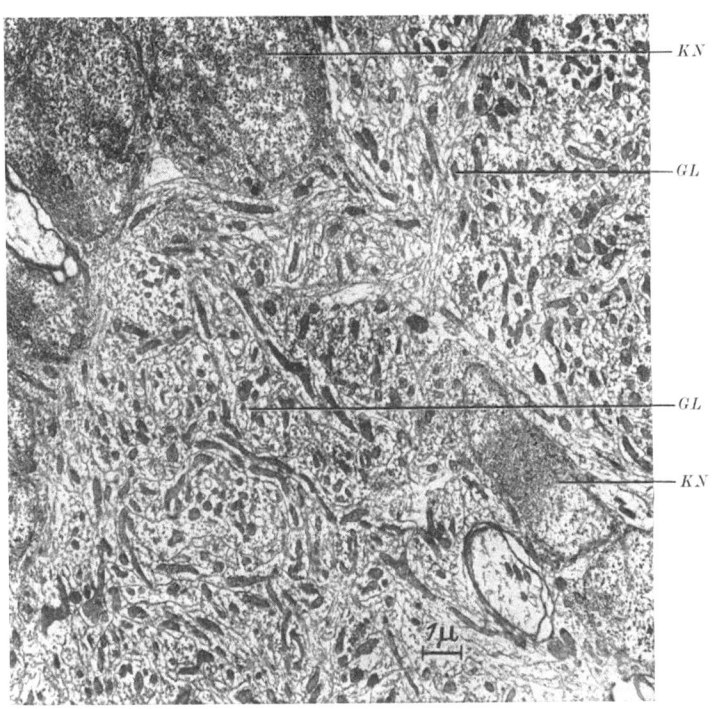

Abb. 167. Glomerulus cerebellosus (*GL*) aus der Körnerschicht der Kleinhirnrinde. *KN* Körnerzellen. Mit Hilfe des Elektronenmikroskops ist erkennbar, daß die Synapse aus verknäuelten Zellfortsätzen besteht, die zahlreiche und große Mitochondrien enthalten. (Aus H. HAGER und W. HIRSCHBERGER, IV. Internat. Kongr. f. Elektronenmikroskopie, Verh. II; Berlin-Göttingen-Heidelberg: Springer 1960.)

(1965) die Möglichkeit nicht völlig auszuschließen, daß die Vesikeln durch den Zerfall eines tubulären Systems entstehen, das intravital Kontakt mit der Oberflächenmembran hat[2]. Er nahm aufgrund seiner Befunde an, daß laufend ein gewisser Anteil der Vesikeln sich der präsynaptischen Membran anlagert und dort der Auflösung verfallen kann. Die Hypothese, daß die vesiculären Gebilde der Speicherung von Transmittersubstanzen dienen, wurde von PALAY und PALADE (1955), DE ROBERTIS und BENNET (1955) und von FERNANDEZ-MORAN (1957) aufgestellt. Aber erst kombinierte biochemische und elektronenmikroskopische Untersuchungen konnten die Lokalisation von Überträgersubstanzen in den bläschenförmigen präsynaptischen Organellen wahrscheinlich machen. Es ließen sich aus Homogenaten des Säugetiergehirns durch Ultrazentrifugation Fraktionen gewinnen, die reich an durch Synapsenbläschen charakterisierten präsynaptischen Endigungen („Synaptosomen") waren[3]. In solchen Fraktionen ließ sich ein

---
[1] GRAY 1959.   [2] DE ROBERTIS 1958.
[3] GRAY und WHITTAKER 1960, DE ROBERTIS, PELLEGRINO, ARNEIZ und SALGANIKOFF 1962.

beträchtlicher Anteil des im Hirngewebe vorkommenden gebundenen Acetylcholins und Hydroxytryptamins nachweisen. Es zeigte sich, daß in Homogenaten von Hirngewebe der größte Teil des Acetylcholins an das partikuläre Material des Homogenats gebunden ist und in dieser Form pharmakologisch inaktiv zu sein scheint[1]. Erst im sauren Milieu oder bei Anwendung anderer geeigneter Behand-

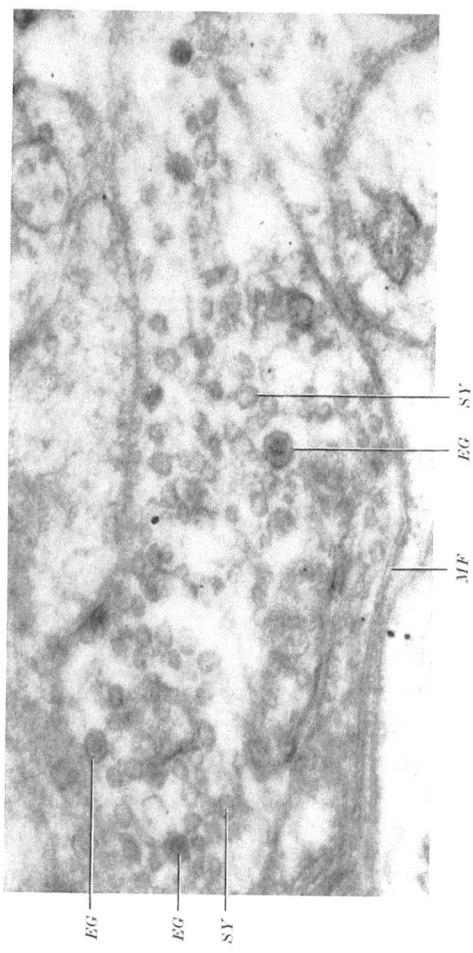

Abb. 168. Vorkommen von Granula mit dichten Zentren (*EG*) neben Synapsenbläschen (*SV*) in intraganglionären präsynaptischen Axonabschnitten des Plexus myentericus im Colon des Meerschweinchens. *MF* begrenzende Membran der synaptischen Endigung. Vergr. 43000:1. [Aus H. HAGER und W. L. TAFURI, Arch. Psychiat. Nervenkr. **199**, 1959]

lungen wird es in eine aktive Form überführt. Mit Hilfe der Dichtegradientenzentrifugierung gelang es WHITTAKER zusammen mit MICHAELSON und KIRKLAND (1963), alle strukturellen Komponenten der Synaptosomen zu isolieren. Eine Behandlung der Synaptosomen in einem hypotonen Medium („osmotischer Schock") führte zur Freisetzung von intakten Vesikeln, aber nur von 50—60% des Acetylcholins. Dieser Befund nötigte zu der Annahme, daß ein Teil des Acetylcholins im Cytoplasma der Nervenendigungen vorliegt. Man hat sich heute mit der Hypothese völlig vertraut gemacht, daß die etwaige Transmittersubstanz in den Vesikeln

---

[1] GRAY und WHITTAKER 1960, 1962, WHITTAKER 1961, HEBB und WHITTAKER 1958, WHITTAKER 1958.

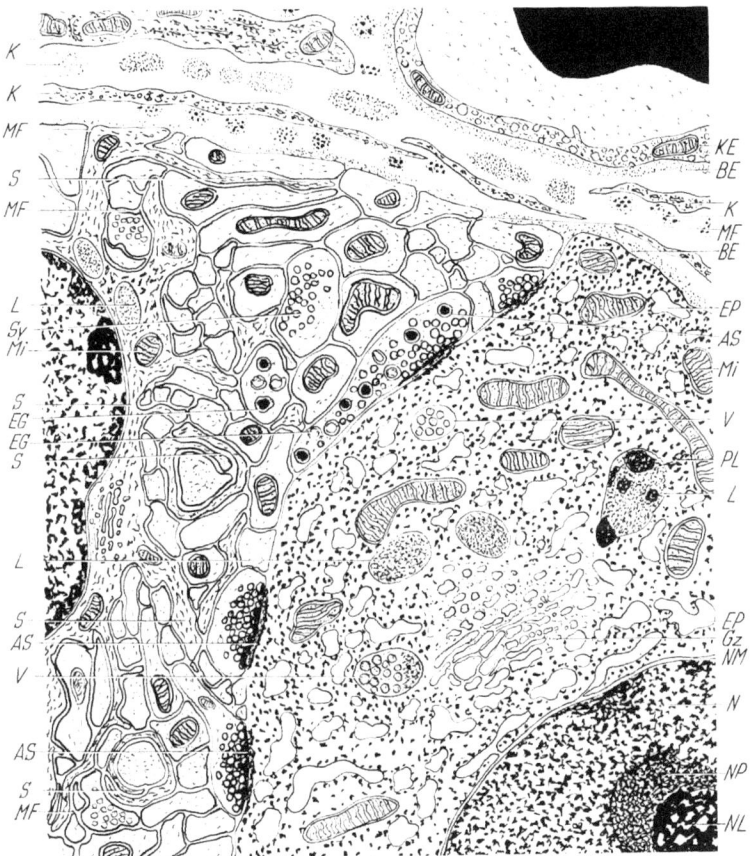

Abb. 169. Halbschematische Darstellung der Strukturverhältnisse in einem Ganglion des Plexus myentericus (AUERBACH) aufgrund elektronenmikroskopischer Befunde. *AS* Axosomatische Synapsen; *SY* Synapsenbläschen; *EG* Granula mit dichten Zentren; *N* Kern einer großen Nervenzelle; *NL* Kernkörperchen; *NM* Kernmembran; *NP* paranucleoläre Körperchen; *EP* endoplasmatisches Reticulum; *PL* Ribosomen; *MF* Zellmembranen und Intercellularfugen; *GZ* Golgizone im Perikaryon der Nervenzelle; *MI* Mitochondrien; *V* cytoplasmatische Vesikeln im Perikaryon der Nervenzelle; *L* Lysosomen; *S* Schwannsche Zelle; *BE* Basalmembranen; *K* und *KE* Bestandteile der Kapsel des Ganglions. (Aus H. HAGER, Erg. Biol. **24**, 1961)

lokalisiert ist und aus ihnen kleine Quantitäten freigesetzt werden im Rahmen einer Fusion von Vesikeln mit der präsynaptischen Membran. ROBERTSON (1965) hat darauf hingewiesen, daß diese Hypothese — im Gegensatz zu der gängigen Meinung — durchaus noch der Fundierung durch restlos überzeugende Befunde entbehrt. Es ist noch nicht völlig auszuschließen, daß die Transmittersubstanz im Axoplasma lokalisiert sein könnte. Der Mechanismus, der der Freisetzung in kleinen Quanten dient, könnte auch in Membranporen zu suchen sein, deren Dimension und Öffnungszeit geeignet wäre, eine bestimmte Zahl von Acetylcholinmolekeln in die synaptische Fuge gelangen zu lassen. Auch die Ergebnisse der Untersuchungen an Homogenaten sind nach ROBERTSON (1965) nicht unbedingt als Beweis für die vesiculäre Lokalisation einer Transmittersubstanz anzusehen. Immerhin könnte das Acetylcholin im Homogenat an die vesiculäre Komponente während der Homogenisierung und der Separierungsprozedur nachträglich gebunden werden.

In Synapsen des Auerbachschen Plexus fanden HAGER und TAFURI (1958) Gebilde, deren Durchmesser 1200—1500 Å betrug und die einen homogenen dunklen Kern aufwiesen, der von einem helleren substanzärmeren Hof und von einer Membran umschlossen war (Abb. 168 und 169). In jüngerer Zeit wurden unsere anscheinend nicht allgemein bekanntgewordenen Feststellungen über das Vorkommen solcher Granula in präsynaptischen autonomen Nervenendigungen von PALAY, DE ROBERTIS, TAXI u. a. bestätigt. Es wird daran gedacht, daß sie bestimmte biogene Amine, wie etwa Noradrenalin und Dopamin, speichern. Mit Hilfe der Autoradiographie im Elektronenmikroskop konnte im Corpus pineale ein Einbau von mit ^{3}H-markiertem Noradrenalin ausschließlich in den Axonabschnitten festgestellt werden, in dem die Granula gehäuft auftraten[1]. DE ROBERTIS (1965) fand die Granula mit dichtem Kern im Nervus phrenicus, in der Glandula pinealis und in vorderen hypothalamischen Kerngebieten. Er beobachtete, daß es nach Reserpinapplikation nach wenigen Minuten zu einem Verschwinden des dichten Kernes kommt. Die Restitution dieser Vesikeln soll etwa 8 Tage in Anspruch nehmen. In jüngster Zeit konnte gezeigt werden, daß die Fluorescenzmikroskopie eine Nachweismethode von hoher Empfindlichkeit für biogene Amine darstellt[2]. Damit ließen sich in terminalen Axonabschnitten bestimmter Hirngegenden ganz ausgeprägte Ansammlungen dieser Amine demonstrieren.

Die nicht selten zu beobachtende, auffällige Häufung von Mitochondrien in bestimmten Synapsentypen weist darauf hin, daß diese Örtlichkeiten eine besonders hohe oxydative Phosphorylierungsrate besitzen. Einer besonderen Besprechung bedürfen die Substanzanlagerungen, die den Desmosomen bzw. Schlußleisten an Epithelien ähneln und Membranabschnitte mit besonderen adhäsiven Eigenschaften markieren dürften. Es wird daran gedacht, daß in Epithelien diese Kontakte labiler Natur sind und während des Lebens des Organismus auf- und abgebaut werden können. Es ist nach BODIAN (1965) damit zu rechnen, daß eine ähnliche Labilität im Zentralnervensystem vorliegt. Dem widerspricht allerdings die starke Adhärenz der Membranen an synaptischen Verbindungen, wie sie durch elektronenmikroskopische Beobachtungen an sog. Synaptosomen in Homogenaten des zentralnervösen Gewebes erhärtet worden ist.

Die strukturelle Organisation innerhalb der synaptischen Fuge ist noch nicht völlig geklärt. DE ROBERTIS (1962) beschrieb feine, parallel angeordnete Filamente und führte auf diese Differenzierungen die feste Adhäsion der prä- und postsynaptischen Membranen zurück. Er hatte den Eindruck, daß dem subsynaptischen dichten Material eine bestimmte gespinstartige Organisation zukommt. An Nervenzellen der Vorderhörner des Katzenrückenmarks fand GRAY neuerdings an bestimmten präsynaptischen Membranen nach Kontrastierung mit Bleihydroxyd und Uranylacetat dichte Partikeln, deren Durchmesser um 500 Å betrug. An Tangentialschnitten konnte er eine ziemlich regelmäßige hexagonale Anordnung dieser Partikeln mit Zwischenabständen von ungefähr 100 Å zeigen[3]. Diese präsynaptischen Differenzierungen sah er in der Regel vereint mit Anhäufungen von dichtem Material im postsynaptischen Cytoplasma. Eine andere Struktur, die GRAY beschrieb, interpretiert er als sehr dünne Fibrillen, deren Durchmesser durchwegs unter 100 Å liegt und die in gewundener Form aus den präsynaptischen Partikeln entspringen, durch die präsynaptische Membran ziehen und dort sich mit ähnlichen fibrillären Differenzierungen, die vom postsynaptischen Cytoplasma durch die postsynaptische Membran verlaufen, verhaken. Auch VAN DER LOOS (1965) beschrieb im synaptischen Spalt feine fädige Strukturen. Die Interpretationen von strukturellen Differenzierungen im synaptischen Spalt sind nach ROBERTSON (1965) z. T. nicht völlig überzeugend. Er wendet mit

---
[1] WOLFE, AXELROD, POTTER und RICHARDSON 1962.
[2] CARLSSON, FALK und HILLARP 1963, ANDÉN, CARLSSON und DAHLSTRÖM, FUXE, HILLARP und LARSON 1964, CARLSSON, FALK, FUXE und HILLARP 1960, DAHLSTRÖM und FUXE 1964a—c, DAHLSTRÖM, FUXE, HILLARP und MALMFORS 1964, FUXE 1964a, 1965.
[3] GRAY 1965.

Recht ein, daß bei präparativen Behandlungen, insbesondere bei der Kontrastierung, verschiedene Aggregationszustände der bisher ihrer stofflichen Natur nach noch nicht charakterisierbaren Fugensubstanz dargestellt werden können. Die Fugensubstanz ist nach ihm wahrscheinlich ein Komplex von makromolekularen Mucopolysacchariden bzw. Mucoproteiden. Es liegt auf der Hand, daß dieses Material hochgradig hydriert ist. Doch ist es durchaus nicht unwahrscheinlich, daß diese Makromolekeln, in einem Sinne, wie es die bisher vorliegenden Untersuchungen glaubhaft machen wollten, im synaptischen Bereich in spezifischer Weise geordnet sind und damit sozusagen eine Art von morphologischer Kontinuität zwischen präsynaptischer und postsynaptischer Membran herstellen.

Im übrigen ließ sich in jüngerer Zeit eine befriedigende Erklärung für die Tatsache beibringen, daß sich mit den gebräuchlichen Silbermethoden in der Großhirnrinde im Gegensatz zum Mittelhirn, Kleinhirn und Rückenmark ungeachtet des Synapsenreichtums nur wenige typische Endfüßchen darstellen lassen. BOYKOTT, GRAY und GUILLERI (1960) haben darauf hingewiesen, daß in den mit Silbersalzen imprägnierbaren Terminalanschwellungen sich in der Regel in der Gesellschaft der Synapsenbläschen schleifenförmig verlaufende Bündel von filamentösen Differenzierungen im Grundcytoplasma finden. Sie dürften für die Entstehung ösen- und knopfartiger Inkrustationsbilder nach Anwendung geeigneter Silbermethoden verantwortlich zu machen sein.

GRAY (1959, 1961, 1962) hat eine Klassifikation der synaptischen Formationen in der Großhirnrinde in zwei Typen gegeben. Der erste Typ besitzt neben einigen anderen Merkmalen einen synaptischen Spalt von etwa 300 Å Breite. Es finden sich recht prominente Anlagerungen dichten Materials an der postsynaptischen Membran. Synapsen vom Typ 1 fand GRAY an Dendritenstämmen oder an Dendritendornfortsätzen der Pyramidenzellen. Der zweite Typ hat einen etwas schmäleren synaptischen Spalt und ein kürzeres und weniger gut hervortretendes Band im postsynaptischen Cytoplasma. Der Typ 2 wird von GRAY als charakteristisch für axosomatische Synapsen gehalten. Auch an Dendritenstämmen soll er sich finden. Im Kleinhirn formen die Moosfaserendigungen komplexe Knäuelsynapsen, die früher als syncytiale Synapsen angesehen wurden (Abb. 166). Das Elektronenmikroskop zeigte, daß es sich um innig verknäulte Zellfortsätze mit synaptischen Kontaktgebieten handelt[1] (Abb. 167). Dendritendorne kommen in der Großhirnrinde, an den Purkinjezellen und im Rückenmark vor. Der sog. Dornapparat wurde von GRAY beschrieben[2]. Er kommt zuweilen im Cytoplasma der Dorne vor und setzt sich aus einer Reihe von flachen Säcken, zwischen die in der Regel eine Platte von dichtem Material eingelagert ist, zusammen (Abb. 165). Mit der Feinstruktur der synaptischen Verbindungen im Bereich der keulenförmigen Endanschwellungen der Mautnerschen Zellen der Cypriniden hat sich ROBERTSON unlängst befaßt[3]. Er konnte als Komponenten dieser synaptischen Verbindungen Scheiben erkennen, die offensichtlich aus zwei sich zu einem Membranverband von ungefähr 150 Å Dicke (Gesamtdicke) zusammenfügenden Membraneinheiten bestehen. Das Besondere dieses Membranverbandes ist eine perlstabartige Anordnung des zentralen dichten Striatums. In frontalen Anschnitten dieser Struktur präsentiert sich ein honigwabenähnliches Bild, das sich aus einem System von Linien und Punkten in hexagonaler Anordnung zusammensetzt. Als Arbeitshypothese nahm ROBERTSON an, daß dieses Muster durch ein Strukturprotein an der äußeren Oberfläche der Membran gebildet wird. Ähnliche synaptische Differenzierungen wurden an den Müllerschen Zellen der Medulla spinalis von Cypriniden studiert. Dieser Synapsentyp, bei dem es zu einer Obliteration des

---
[1] HAGER und HIRSCHBERGER 1960, BIRCH-ANDERSON, DAHL und OHLSEN 1962.
[2] GRAY 1959, 1961, 1962.   [3] ROBERTSON 1965.

extracellulären Raumes zwischen adhärenten Fasern und Neuronen kommt, dürfte das morphologische Substrat für eine direkte elektrische Erregungsübertragung sein.

9. Pathologische Veränderungen an synaptischen Strukturen

Veränderungen an den Endauftreibungen („Boutons terminaux") wurden mit geeigneten Silberimprägnationsmethoden von den älteren Untersuchern mit Vorliebe in der grauen Substanz des Rückenmarks studiert[1] (Abb. 170). BODIAN (1942) fand Veränderungen an terminalen Endformationen in einem Zeitraum zwischen 2 Std und 4 Tagen nach Läsion der Nervenfaser.

In jüngerer Zeit wurde zum Studium degenerierender Nervenendigungen vielfach die Nauta-Methode verwendet, die eine Modifikation der Bielschowsky-Methode darstellt und

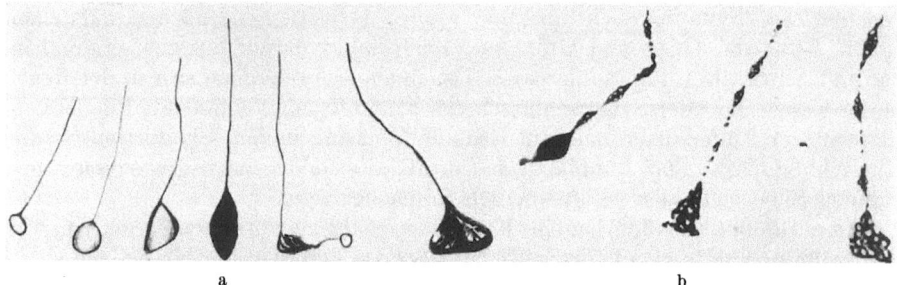

Abb. 170a u. b. a Normale Endkolbenstruktur an den motorischen Vorderhornzellen. b „Schaumartige Vacuolisation" im Verlaufe einer Degeneration der Endigung. [Aus J. SCHIMERT, Z. Anat. Entwickl.-Gesch. **108**, 761, 1938]

degenerierende Nervenfasern selektiv färbt[2]. Doch soll die Methode von GLEES (1946), nach den Feststellungen von EVANS und HAMLYN (1956), die degenerierenden Boutons frühzeitiger zur Darstellung bringen als die Nauta-Methode. GRAY und GUILLERY (1966) nehmen an, daß die Methode nach GLEES die Vermehrung der neurofibrillären Komponenten in axonalen Endigungen hervortreten läßt, während die Nauta-Methode die nichtfibrilläre Reaktion des Axoplasmas erkennbar macht.

Im Hinblick auf die geringe Größe und die komplizierte Innenstruktur der veränderten Gebilde waren von elektronenmikroskopischen Untersuchungen besonders aufschlußreiche Befunde zu erwarten. Solche Untersuchungen hat als einer der ersten DE ROBERTIS (1958, 1959) durchgeführt. Er beobachtete im akustischen ventralen Ganglion vom Meerschweinchen 22—48 Std nach Destruktion der Cochlea eine Verlagerung und Auflösung der synaptischen Bläschen nebst mitochondrialen Veränderungen. Im Tectum opticum des Vogels untersuchten die Terminaldegeneration elektronenmikroskopisch GRAY und HAMLYN (1962). Im Bereich dieser Örtlichkeit verschwanden während der ersten 8 Tage die Synapsenbläschen in den präsynaptischen Endigungen. Die Mitochondrien veränderten sich; und im präsynaptischen Cytoplasma häuften sich Neurofilamente an. Nach 30 Tagen wurde das Verschwinden eines großen Teils der präsynaptischen Fortsätze festgestellt. COLONNIER und GRAY (1962) haben 24 Std nach Unterschneidung der Sehrinde der Ratte eine Verklumpung der Synapsenbläschen und eine Verdichtung der Mitochondrien gefunden. Zu diesem Zeitpunkt standen die Endigungen noch mit den Dendriten in Verbindung. Nach 2—3 Tagen kam es zur Umhüllung der degenerierten Endigungen durch Fortsätze von Gliazellen. Im Corpus geniculatum laterale des Affen haben GUILLERY (1965), COLLONIER und GUILLERY (1964) sowie SMITH, O'LEARY, HARRIS und GRAY (1964) die Terminal-

---

[1] HOFF 1932, 1935, GIBSON 1937, GIBSON, WILLIAM und CARLTON 1938, PAHLEN und DAVENPORT 1938, NAUTA und VAN STRAATEN 1947, HAGGAR und BARR 1950.
[2] NAUTA und GYGAX 1954, NAUTA 1954.

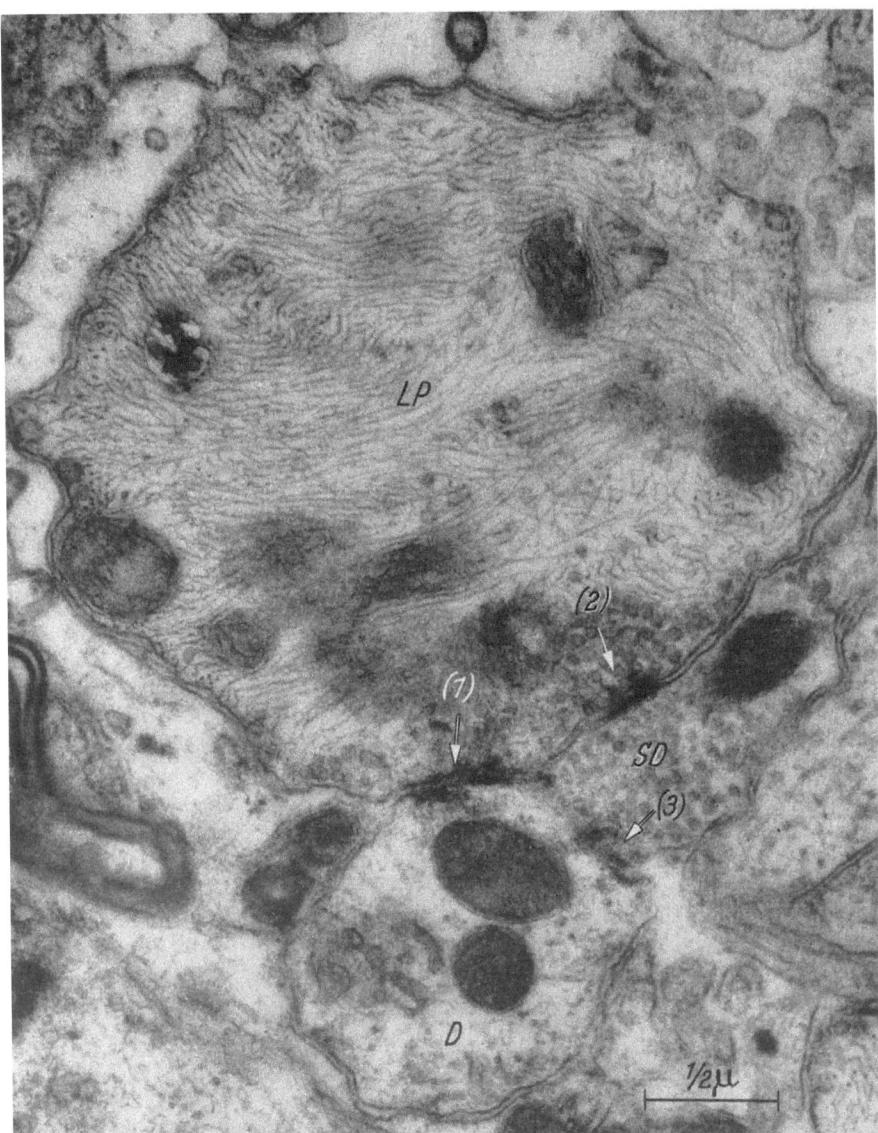

Abb. 171. Degenerierende präsynaptische Endigung aus dem Corpus geniculatum laterale von Macaca Mulatta 5 Tage nach Entfernung eines Bulbus. In der präsynaptischen Endigung (*LP*) findet sich eine ausgeprägte Vermehrung von filamentösen Bestandteilen des Grundcytoplasmas; im Bereich 1 besteht eine präsynaptische Verbindung zu einem Dendriten (*D*); in dem Bereich 2 zu einer Synapse von anderem Strukturtyp (*SD*), welcher im Bereich 3 Kontakt zu dem Dendriten hat. (Aus M. COLONNIER u. R. W. GUILLERY, Z. Zellforsch. 62, 1964)

degeneration studiert (Abb. 171). Besonders die ersteren Untersucher konnten beobachten, daß die Vesikeln im Rahmen des Degenerationsprozesses von neu auftretenden filamentösen Komponenten verdrängt werden können. Dabei kommt es zu einer fortschreitenden Reduktion der Vesikeln, die 5—7 Tage nach der Durchtrennung des N. opticus zum großen Teil verschwunden waren. GRAY und GUILLERY (1966) nehmen an, daß Endigungen, in denen bei der Degeneration eine Anhäufung von Neurofibrillen zur Entwicklung kommt, nicht so schnell degenerieren wie andersartige Endigungen. Einen ähnlichen Degenerationsablauf mit Auftreten von Filamenten beobachteten SMITH und RASMUSSEN (1965) nach Durchtrennung des olivocochlearen Nervenbündels beim Säugetier. Ebenfalls die olivocochleare Degeneration hat JURATO (1962) untersucht. Weitere elektronenmikroskopische Beobachtungen hat WALBERG (1963) (Terminaldegeneration in der unteren Olive der Katze) gemacht. Ferner wurden die degenerierenden Boutons im Hypocampus nach Golgi-Imprägnation im Elektronenmikroskop studiert. Eine Übersicht über die bisherige Kenntnis der degenerativen Synapsenveränderungen haben GRAY und GUILLERY (1966) gegeben.

IV. Die Raumverhältnisse im Zentralnervensystem; Hirngefäße, Verhalten des mesenchymalen Gewebes, pericapilläre Strukturverhältnisse

1. Die morphologischen Raumverhältnisse und ihre Beziehung zu den sog. „funktionellen" Räumen

Die Morphologie konnte lange Zeit keine definitiven Aussagen über die Ausdehnung des extracellulären bzw. zwischenzelligen Raumes im Zentralnervensystem machen. Unter den Klassikern der Neuropathologie hatte sich besonders NISSL mit diesem Problem intensiv auseinandergesetzt. In einer 1903 erschienenen kritischen Untersuchung größeren Umfanges hat er den Begriff der Grund- und Zwischensubstanz im ZNS wie folgt definiert: „Die grauen Gebiete bestehen nicht nur aus markhaltigen Nervenfasern, aus Nervenzellen, aus nicht nervösen Zellen, aus Gliafasern und aus Blutgefäßen, sondern außerdem noch aus einer eigenartigen Zwischensubstanz, welche sich zwischen den genannten Bauelementen ausbreitet und sich von den Zellen unterscheidet." Unter dieser Zwischensubstanz, für die er die Bezeichnung „nervöses Grau" wählte, hat NISSL, ausgehend von den Befunden APATHYs an Wirbellosen, einen nichtzelligen, spezifischen nervösen Anteil des Zentralnervensystems verstanden, welcher Einrichtungen zur lokalisierten Leitung besitzt und damit imstande sein sollte, nervöse Leistungen verschiedener Art zu verwirklichen. Demnach hat NISSL die Grundsubstanz des Zentralnervensystems offenbar nicht nur als formlose Intercellularsubstanz gedacht, sondern ihr ein besonderes Gefüge und eigentümliche physiologische Leistungen zugesprochen. NISSL gelangte zu dem Postulat einer neben dem Parenchym im Zentralnervensystem der Wirbeltiere existierenden Zwischensubstanz im wesentlichen durch eine indirekte Beweisführung. Er schätzte den Raum, den die Nervenzellen beanspruchen, nach den Bildern seiner selektiven Färbung ab, zog dazu noch Befunde bei der sog. „akuten Nervenzellerkrankung" (s. oben) heran, bei der viel längere Strecken der Axone und der Dendriten färberisch dargestellt werden als im normalen Zellbild sichtbar sind. Es fehlte ihm aber noch ein brauchbarer Maßstab für die richtige räumliche Abschätzung des Anteiles der Axone und ihrer Kollateralen. Denn um die Jahrhundertwende standen lediglich Methoden zur Färbung markhaltiger Nervenfasern zur Verfügung. Auch die Verfahren zur Darstellung der Gliazellen und ihrer protoplasmatischen Fortsätze waren damals noch recht unvollkommen. Erst später wurden Silberreduktionsmethoden gefunden, die zu ungleich aufschlußreicheren Bildern von den Strukturverhältnissen in den grauen Gebieten verhalfen. BIELSCHOWSKY, der an dieser Entwicklung besonders beteiligt war, hat unter dem Eindruck der Ergebnisse der verfeinerten neurohistologischen Methoden geäußert, daß die räumliche Entfaltung der Dendriten und marklosen Nervenfasern, besonders in der Großhirnrinde, eine so beträchtliche sei, daß ein Zwang, eine besondere, von den Zellen emanzipierte nervöse

Substanz oder eine Grundsubstanz als raumausfüllenden Faktor annehmen zu müssen, eigentlich nicht bestehe. Ein weiteres Hauptargument, das NISSL für seine Konzeption ins Feld führte, stützte sich auf die Beobachtung, daß im Cortex niederer Säugetiere die Nervenzellen eine relativ dichtere Lage zeigen als bei Primaten. Er nahm daher an, daß der Raum, den das „nervöse Grau" einnehme, größer sei, je höher die betreffende Tierart in der phylogenetischen Reihe stehe. Mit Recht ist dagegen von BIELSCHOWSKY eingewendet worden, daß bei höher stehenden Arten das Volumen des gesamten Zellkörpers der Neurone im Verhältnis zum Volumen des Zellkernes zunimmt. Als wesentlicher Faktor, den die Silbermethoden zur Anschauung brachten, galt jedoch, daß die Differenzierung der Fortsätze, insbesondere die Ramifikation der Dendriten, viel ausgeprägter wird. BIELSCHOWSKY war daher der Überzeugung, daß die Abnahme der Zellzahl pro Raumeinheit bei höher stehenden Arten durch die starke Entwicklung der Zellfortsätze mehr als ausgeglichen wird. Während NISSL über die Struktur seines hypothetischen nervösen Graus keine Aussagen machen konnte, glaubte sich HELD in der Folgezeit berechtigt, über die Struktur eines zwischenzelligen Gefüges Aussagen zu machen und diese zur Lehre von einem „allgemeinen Grundnetz der grauen Hirnsubstanz" auszubauen. Dieses nicht mit Silbermethoden darstellbare allgemeine Grundnetz sollte nach HELD ein noch relativ grobmaschiges mehrdimensionales Netzwerk darstellen, das mit den Fortsätzen von Glia- und Nervenzellen zusammenhängt. Durch BAUER (1953) erfuhr die Lehre von dem Heldschen Neurencytium bis in die jüngste Vergangenheit einen weiteren Ausbau. Die Lehren von NISSL und HELD stellten jedoch Hypothesen bzw. weitgehende Ausdeutungen von Befunden dar, die aus dem Bestreben geboren wurden, über die durch die Auflösung des Lichtmikroskops gezogenen Grenzen hinaus zu gelangen.

Es sei noch erwähnt, daß es bis vor kurzem nicht an Versuchen fehlte, mit histochemischen Methoden dem Problem der Existenz und der stofflichen Natur einer etwaigen Grundsubstanz im Zentralnervensystem näher zu kommen[1]. Es handelte sich meist um histochemische Reaktionen, die sich zur Darstellung von Polysacchariden bewährt hatten (PAS-Reaktion). Unter anderem gelangte HESS zu der Annahme, daß im Zentralnervensystem eine Grundsubstanz vorliege, die im wesentlichen aus Mucopolysacchariden zusammengesetzt sei.

In jüngerer Zeit häuften sich physiologische Untersuchungen, deren Ziel eine Bestimmung des Raumanteils der sog. „funktionellen Compartments" des Zentralnervensystems (extracellulärer Raum, Gliaraum, neuronaler Raum) war. Insbesondere wurde eine größere Zahl von Versuchen durchgeführt, um den funktionellen extracellulären Raum im Zentralnervensystem zu messen. Berechnungen, die auf der Annahme beruhen, daß Chlorid völlig extracellulär situiert ist, ergeben für das Ion einen Raum, der ungefähr 30% des Gesamtvolumens ist. Einen etwa gleich großen extracellulären Raum berechneten VAN HARREVELD und OCHS (1956) aufgrund von Messungen der corticalen Widerstandswerte. ^{35}S-Sulfat wurde ebenfalls benutzt, um den extracellulären Raum zu messen. WOODBURY (1958) bestimmte damit ohne Korrektur für den metabolischen Einbau in der Hirnrinde der Ratte einen Sulfatraum von 3,9%; nach Korrektur[2] beträgt er 2—4%. Die gleichen Untersuchungen führte MORRISON (1959) durch und fand ebenfalls Werte von 5%. Die Tatsache, daß Inulin sowie Thiocyanat[3] und ^{14}C-Sucrose[4] etwa denselben Raum einnehmen, spricht dafür, daß mit diesen Messungen annähernd der physiologische extracelluläre Raum erfaßt wurde. Was nun den wesentlich größeren Chloridraum betrifft, so sprechen die Ergebnisse

---
[1] BAIRATI 1953, HESS 1953, DICKSON 1953, 1954, LEBLOND 1950.
[2] BARLOW, DONEK, GOLDBERG und ROTH 1961.
[3] STREICHER 1961.   [4] REED und WOODBURY 1960.

von ANDERSON, MASH, NULDER und BEAMS (1938) und eine Reihe anderer Befunde, auf die noch zurückzukommen sein wird (vgl. S. 252), dafür, daß eine beträchtliche Menge des Hirnchlorids intracellulär lokalisiert ist. Diese in vivo-Untersuchungen ergaben ungleich klarere Ergebnisse über die Ausdehnung des extracellulären Raumes im Zentralnervensystem als die Untersuchungen in vitro an Hirnschnitten[1] oder an Gewebeblöcken[2].

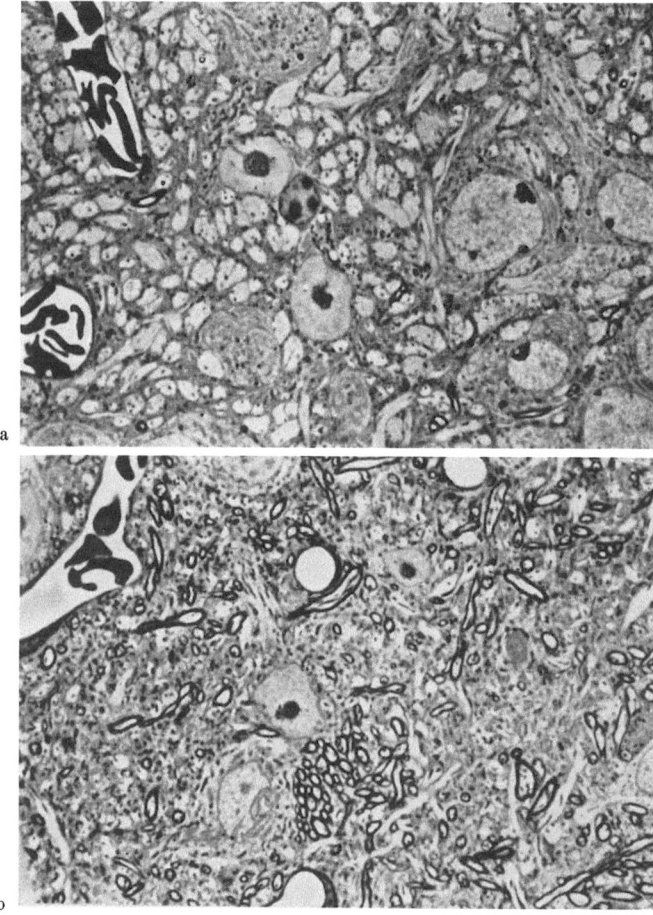

Abb. 172a u. b. Zwischenzellige Organisation in der Säugetiergroßhirnrinde bei optimaler lichtmikroskopischer Auflösung. Zwischen den Gefäßen und den Perikarya der Nervenzellen, den Querschnitten der Dendriten und den markhaltigen Nervenfasern findet sich ein Grundgewebe, das zahlreiche Mitochondrien enthält, dessen Struktur jedoch lichtmikroskopisch nicht weiter auflösbar ist. Phasenkontrast. Paraphenylendiaminfärbung. Vergr. 280:1

Eine direkte Einsicht in die Raumverhältnisse des Zentralnervensystems war erst mit Hilfe des Elektronenmikroskopes zu erlangen[3] (Abb. 172 und 173). In den grauen Bezirken des Zentralnervensystems zeigt sich eine komplette Ausfüllung der Gewebsgebiete, die ursprünglich für eine Grund- oder Zwischensubstanz oder ein besonders nervöses Grundnetz in Anspruch genommen wird, mit einem dichten Gefüge von Zellfortsätzen, die großteils in Form feiner und feinster, lichtmikroskopisch nicht mehr auflösbarer Endverzweigungen vorliegen; denn die Durch-

---
[1] Unter anderen ALLEN 1955, PAPPIUS und ELLIOT 1956.
[2] DAVSON und SPAZIANE 1959.
[3] NIESSING und VOGELL 1957, HORSTMANN 1957, HAGER 1959, HORSTMANN und MEVES 1959.

messer erstrecken sich bis herab zu wenigen 100 Å-Einheiten. Die Zellfortsätze sind unter gegenseitiger Verformung so dicht gefügt, daß zwischen ihnen keine größeren Lücken erkennbar sind. Dieses Gefüge stellt in äußerst eindrucksvoller

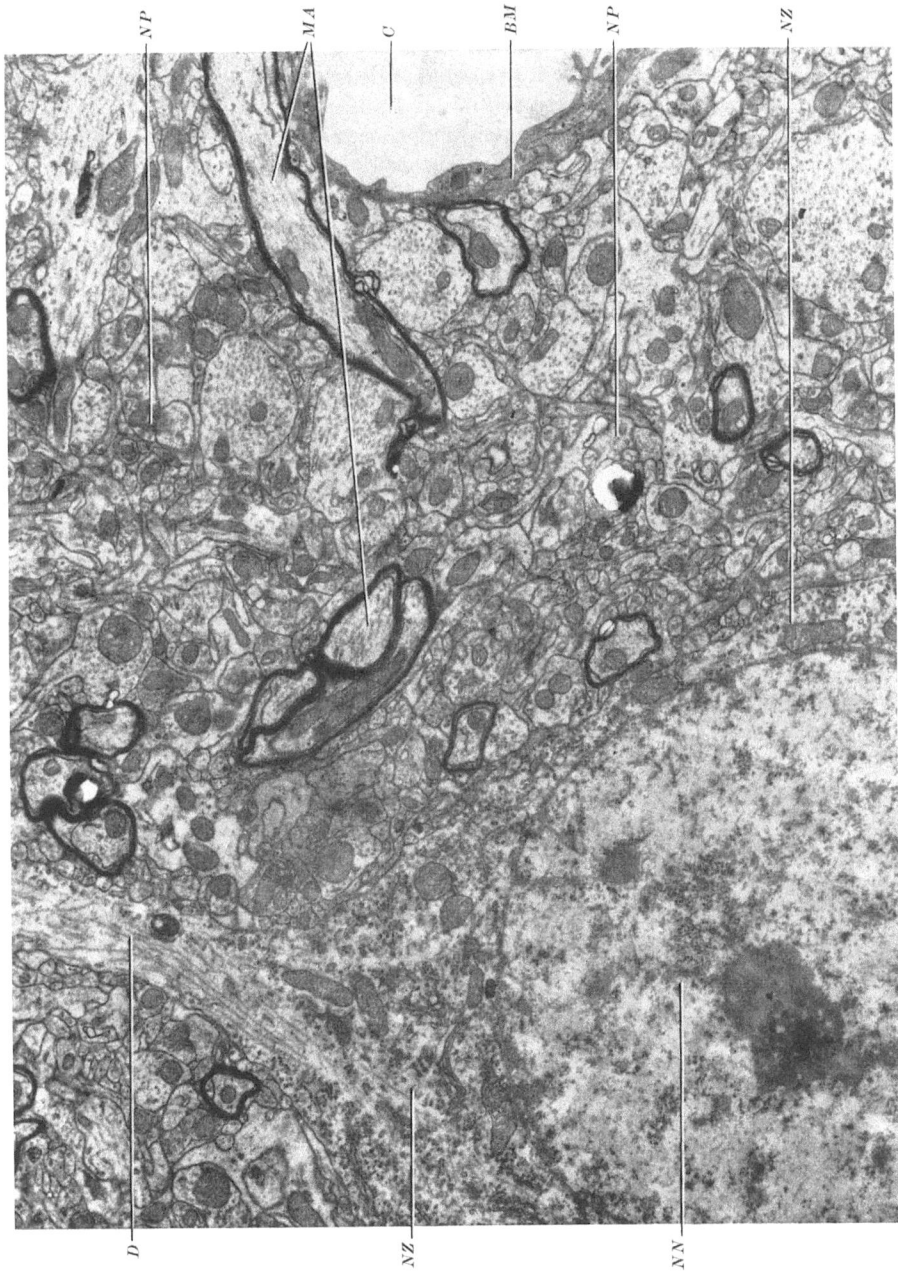

Abb. 173. Parietale Großhirnrinde (Kaninchen). Der Gewebsbereich zwischen einer Nervenzelle (*NZ*) und einer Capillare (*C*) stellt sich elektronenmikroskopisch als ein mosaikartiges praktisch lückenloses Gefüge von gliösen und neuronalen Cytoplasmafortsätzen unterschiedlichen Kalibers dar (sogenanntes Neuropil *NP*). Die Capillare ist vornehmlich von Astrocytenfußstücken umgeben; deren Oberflächenmembranen schließen unmittelbar an die Basalmembran (*BM*) der Capillare an. Ein pericapillärer Raum fehlt. *NN* Nervenzellkern; *D* Abgang eines Dendriten; *MA* myelinisierte Axone. Vergr. 9000:1 [Aus H. HAGER, Nervenarzt **37**, 1966]

Weise die Massivität der cellulären Fortsatzdifferenzierungen im Zentralnervensystem vor Augen. Nach Osmiumtetroxydfixierung stellen sich die Oberflächenmembranen (s. oben) als einfache Linien dar, deren Abstände im Bereich von etwa 150—200 Å eine gewisse Konstanz zeigen. Aufgrund dieses Verhaltens liegt ein zusammenhängendes Fugensystem vor, das sich selbst noch zwischen den feinen und feinsten Zellverästelungen findet. In ihm läßt sich zuweilen feinverteiltes Material von geringer Eigendichte erkennen. Diese Fugen stellen demnach einen allseitig kommunizierenden extracellulären Raum dar. Sein Volumen ist offensichtlich im Vergleich zum neuronalen und gliösen Raum gering. Messungen, die HORSTMANN und MEVES an elektronenmikroskopischen Aufnahmen des osmiumtetroxydfixierten Wirbeltiergehirns durchgeführt haben[1], ergaben, daß der extracelluläre Raum im Mittel 5% des Gesamtvolumens nicht überschreiten dürfte. Die celluläre Zuordnung der einzelnen Komponenten in diesem dichten Fortsatzfilz, den wir zweckmäßigerweise im Anschluß an HERRICK als *Neuropil* bezeichnen, bereitet beträchtliche Schwierigkeiten. In dendritischen Verästelungen, aber auch in Axonen finden sich in der Regel parallel ausgerichtete Mikrotubuli (Neurotubuli), die sich nach Glutaraldehydfixierung besonders deutlich und klar als solche darstellen. Mit dieser Präparationsmethode können Neurotubuli auch noch innerhalb feinerer Verästelungen erkannt werden. Vereinzelt finden sich nur zwei oder eines dieser Elemente in Ramifikationen geringsten Durchmessers. Die Fortsätze der Astrocyten sind aufgrund ihrer besonderen Verlaufsform im Neuropil — sie zwängen sich zwischen die einzelnen Elemente — und aufgrund der geringsten Eigendichte ihres Cytoplasmas in gewissem Umfang differenzierbar. Das Gesamtbild stellt eindringlich vor Augen, daß sich sowohl Dendriten als auch kollaterale und terminale Axonverzweigungen offensichtlich im submikroskopischen Bereich so fein verästeln, daß die gelungensten Golgi-Imprägnationen im besten Fall nur einen gewissen, lichtmikroskopisch noch erkennbaren Teil des Fortsatzbaumes darstellen.

Die intravitale Existenz und die Ausdehnung des morphologischen extracellulären Raumes verblieben, ungeachtet dieser überzeugenden Befunde, weiter aber Gegenstand von Kontroversen. SJÖSTRAND hatte ursprünglich vorgeschlagen, daß die helle Zone zwischen Membranpaaren im Parenchym durch kompakte Lipidschichten dargestellt wird[2]. Er kam zu der Annahme, daß eine einzelne Oberflächenmembran eine Gesamtdicke von annähernd 125 Å besitzt und daß demnach ein wahrer extracellulärer Raum zwischen den Oberflächenmembranen benachbarter Parenchymelemente nicht existiert. In jüngster Zeit haben KARLSSON und SCHULTZ (1964, 1965) und SCHULTZ und KARLSSON (1965) gepufferte Glutaraldehydlösungen von niederer Konzentration und bestimmter Osmolarität für eine Perfusionsfixierung des Zentralnervensystems benützt. Mit dieser Methode fanden sie nicht selten einen innigeren Kontakt der Oberflächenmembran der einzelnen Komponenten des Neuropils als wir ihn nach Osmiumfixierung zu sehen gewohnt sind. Von besonderer Bedeutung ist dabei, daß sich nach Glutaraldehydbehandlung die Zellmembran anders darzustellen pflegt als nach Osmiumfixierung. Sie zeigt sich nämlich dreischichtig und entspricht dem Bild, das von ROBERTSON (1957) nach Kaliumpermanganatfixierung beschrieben und in der Folge von ihm als „unit membrane" bezeichnet wurde. ROBERTSON hat dieser Strukturanordnung hypothetisch eine besondere Form molekularer Organisationen zugrunde gelegt[3]. Nach Fixierung mit Glutaraldehydlösungen von niederer Osmolarität fand sich im Neuropil nicht selten ein fünfschichtiger Membrankomplex, der durch Apposition der äußeren dichten Lamellen der Oberflächen-

---

[1] NIESSING und VOGELL 1957, HORSTMANN 1957, HAGER 1959, HORSTMANN und MEVES 1959.
[2] SJÖSTRAND 1960.   [3] ROBERTSON 1959, 1960, 1962.

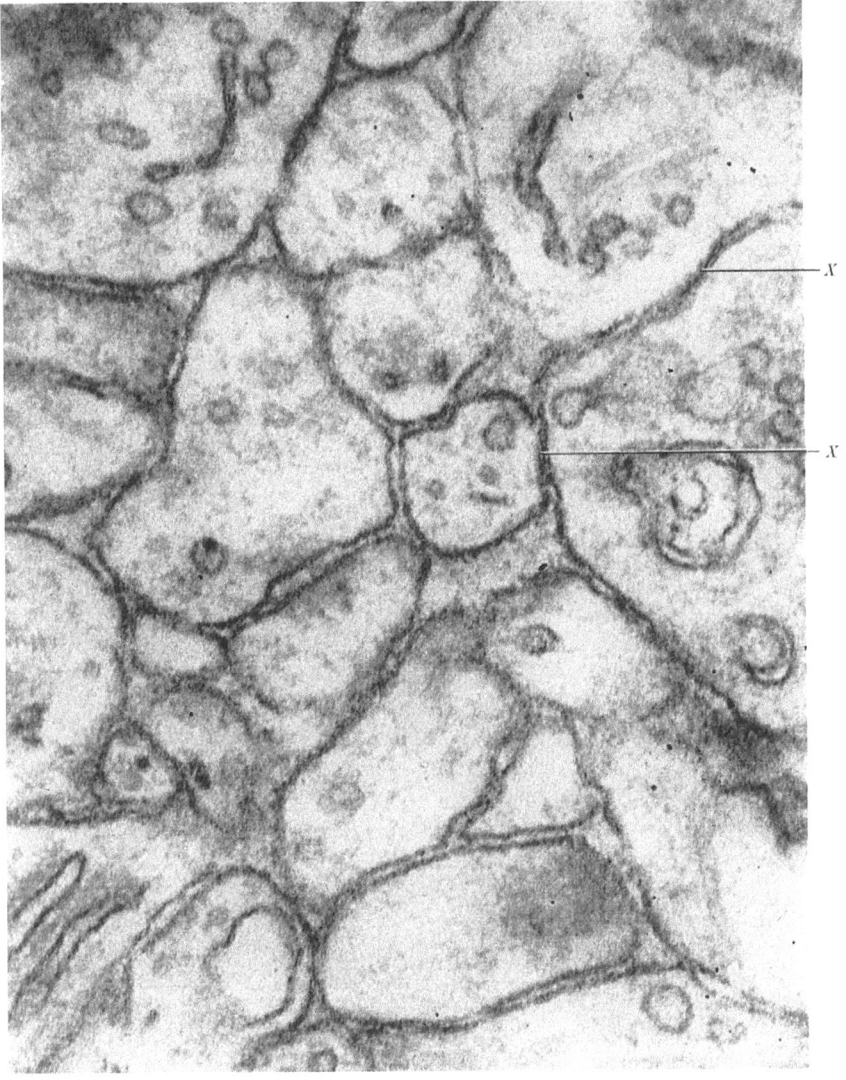

Abb. 174. Ausschnitt aus dem Neuropil der parietalen Hirnrinde des Kaninchens. Zwischen den Zellfortsätzen finden sich schmale Intercellularfugen. Nur gelegentlich (X) sind Appositionen der aus drei Schichten aufgebauten Oberflächenmembran der Zellfortsätze im Sinne einer Zonula occludens erkennbar. Es liegt dann ein fünfschichtiger Membrankomplex vor. Vergr. 120000:1

menbranen zustande kommt. Dies wurde von den genannten Untersuchern im Sinne der von SJÖSTRAND entworfenen Membrantheorie interpretiert. Doch kann auch die Struktur der fusionierten Membranen ungezwungen im Sinne des „unit-membrane"-Konzeptes von ROBERTSON gedeutet werden. Wir selbst haben etwas höhere Konzentrationen von Glutaraldehyd zur Perfusionsfixierung benutzt. Auch nach diesem Vorgehen fanden sich nicht selten Variationen des Abstandes der Oberflächenmembranen der einzelnen Zellfortsätze des Neuropils und zuweilen Fusionen benachbarter Membranen. Doch zum überwiegenden Teil stellten sich extracelluläre Räume dar, die an 100 Å breit waren (Abb. 174). Von größter

Bedeutung ist es nun, daß es BRIGHTMAN (1965) neuerdings gelang, die Aufnahme eines geeigneten Tracers vom Liquorraum her zu studieren. Er konnte den Transport der Ferritinmicellen in den Intercellularfugen und damit die intravitale Existenz des Extracellularraumes beweisen.

Gewisse Unstimmigkeiten haben sich bezüglich der Ausdehnung des extracellulären Raumes nach Immersions- und Perfusionsfixierung in der weißen Substanz ergeben. Gewöhnlich können wir an optimal fixiertem Material eine dichte Packung der Markscheiden beobachten. Bei unmittelbarer Apposition in Markscheiden kommt es oft zu einer Fusion der äußersten Membranschichten. Verschiedene Beobachter haben die Existenz dreieckiger Zwickel zwischen dicht gepackten Markfasern hervorgehoben, in deren Bereich der extracelluläre Raum einen Durchmesser von 500—1000 Å haben soll[1]. Bei Versuchen, an elektronenmikroskopischen Aufnahmen die Ausdehnung des extracellulären Raumes in der weißen Substanz zu bestimmen, gelangte man zu Werten von etwa 10% des Gesamtvolumens. Wir sind überzeugt, daß die Schrumpfung der kompakten Markscheide während der Fixierungs- und Einbettungsprozedur solche Ausweitungen an den extracellulären Räumen produzieren kann. In der Tat wurde durch kombinierte elektronenmikroskopische und Röntgenbeugungsuntersuchungen[2] nachgewiesen, daß eine ansehnliche Reduktion der Grundperiode, die dem regelmäßigen Schichtungsaufbau der Markscheide zugrunde liegt, im Rahmen der präparativen Prozedur in der Elektronenmikroskopie wohl hauptsächlich durch die Entfernung des Wassers zustande kommt.

Besonders einzugehen ist auf den eigenwilligen Standpunkt von VAN HARREVELD. Er und seine Mitarbeiter[3] behaupten, daß unsere elektronenmikroskopischen Bilder nicht die wahren Ausdehnungen des Extracellularraumes im Zentralnervensystem wiedergeben. Sie sind vielmehr der Überzeugung, daß die Behandlung des Gewebes während der Fixierung stets eine schnelle Verlagerung von Elektrolyten und Wasser vom extracellulären Raum in intracelluläre Bereiche nach sich zieht. Die Autoren werten die hohe Konzentration von extracellulären Elektrolyten im Zentralnervensystem und den niedrigen spezifischen Widerstand des Hirngewebes als indirekten Hinweis auf einen großen extracellulären Raum. Aufgrund von Widerstandsmessungen berechnete man einen extracellulären Raum von annähernd 30% des Gesamtvolumens des Cortex[4]. Nach Drosselung der Blutzufuhr zum Gehirn[5] und auch nach Asphyxie[6] fand sich ein starker Anstieg des Widerstandes. Um den indirekt erschlossenen extracellulären Raum und seine etwaige Reduktion durch eine terminale Flüssigkeitsverlagerung vom extracellulären in das intracelluläre Compartment direkt evident zu machen, haben VAN HARREVELD, CROWELL und MALHOTRA (1965) die Substitutionsfixierung[7] an tiefgefrorenem Nervengewebe herangezogen. Sie fanden im Gewebe, das unmittelbar nach dem cerebralen Kreislaufstillstand eingefroren war, einen extracellulären Raum von annähernd 24%. Dagegen war im Gewebe, das nach 8minütiger Asphyxie der gleichen Prozedur unterzogen worden war, der extracelluläre Raum sichtbar, den wir nach Immersions- und Perfusionsfixierung zu sehen gewohnt sind. Wenn die Deutungen von VAN HARREVELD u. Mitarb. zutreffen sollten, bieten unsere elektronenmikroskopischen Befunde sowohl nach Osmiumtetroxyd- als auch nach Glutaraldehydfixierung keinen sicheren Anhalts-

---

[1] GONATAS, ZIMMERMAN und LEVINE 1963, BRAMBRING 1965.
[2] FERNANDEZ-MORAN und FINEAN 1958.
[3] HARREVELD VAN und CROWELL 1964, HARREVELD VAN, CROWELL und MALHOTRA 1965.
[4] VAN HARREVELD 1957, VAN HARREVELD und OCHS 1956.
[5] VAN HARREVELD und OCHS 1956.   [6] SCHADE 1963.
[7] VAN HARREVELD und CROWELL 1964.

punkt für das intravitale Volumen des extracellulären Raumes. Es ist allerdings schwer vorstellbar, daß durch terminale Elektrolyt- und Flüssigkeitsverlagerung und die dadurch verursachte Zellschwellung Spalträume von solcher Konstanz produziert werden können. Auch ist dagegen einzuwenden, daß in anderen geschlossenen parenchymatösen Zellverbänden und in Epithelien sich die Intercellularfugen mit gleicher Konstanz und mit demselben Abstand darstellen wie im Zentralnervensystem.

Der eigene Standpunkt bezüglich der Ausdehnung des extracellulären Raumes im Zentralnervensystem läßt sich wie folgt umreißen: Das Volumen des extracellulären Raumes ist im Vergleich zu dem in anderen Organen sicher sehr klein. Sein auf elektronenmikroskopischen Aufnahmen ermitteltes Volumen stimmt gut überein mit dem des funktionellen intracellulären Raums, wie er u.a. mit Hilfe von radioaktivem Sulfat, Inulin und Thiocyanat gemessen wurde. Eine Reihe von Erfahrungen mit verschiedenen präparativen Methoden hat ergeben, daß die Auswirkungen der präparativen Maßnahmen die Ausdehnung des im Elektronenmikroskop zu beobachtenden extracellulären Raumes beeinflussen können. Daher sind die elektronenmikroskopischen Bilder hinsichtlich des exakten Volumens des extracellulären Raumes in vivo mit gewissem Vorbehalt und aller Kritik zu bewerten.

2. Normale Morphologie der Gefäße im Zentralnervensystem

Eine Darstellung der Raumverhältnisse im Zentralnervensystem verbliebe lückenhaft, wenn sie nicht das überaus wichtige Problem der perivasculären Räume einbezöge. Eine Darstellung der perivasculären Strukturverhältnisse muß aber die Kenntnis der Morphologie der Gefäße und des mesenchymalen Gewebes im Zentralnervensystem voraussetzen. Daher soll hier auf einige wesentliche Gesichtspunkte der Orthologie dieser Gewebsbestandteile eingegangen werden. Der Bau der Gefäße stimmt, wie licht- und elektronenmikroskopische Befunde zeigen, in seinen Grundzügen mit denen der übrigen Körpergefäße überein. Auch hier sind an den größeren Arterien und Venen drei Schichten zu unterscheiden: die Intima, die Media und die Adventitia. Die Kerne der Endothelien sind meist spindelförmig und zeigen parallele Anordnung zur Längsrichtung der Gefäße. Mit geeigneten histologischen Methoden lassen sich an den Arterien stärker entwickelte elastische Membranen an den Grenzen der Intima zur Media demonstrieren; der Media sind zwischen den Muskelzellen elastische Fasern eingefügt. An den Venen sind die elastischen Elemente wesentlich schwächer entwickelt. Das Zurücktreten von muskulären Elementen und elastischen Fasern wurde für die Venen des Zentralnervensystems als charakteristisch angesehen.

Im Elektronenmikroskop lassen die Wände der kleinen intracerebralen Arterien die Einzelheiten des Bauprinzipes erkennen, das die Funktion als elastisches und contractiles Rohr ermöglicht[1] (Abb. 175). Im subendothelialen Raum und innerhalb der Media sind normalerweise weder Perikarya noch Fortsätze von Fibrocyten nachzuweisen. Die glatten Muskelzellen der Media sind vorwiegend zirkulär angeordnet. Mediawärts schließt an die Zellmembran des Endothels ein Material von weitgehend gleichmäßiger Dichte und Osmiophilie an. Es füllt den subendothelialen Raum in der Regel bis zu den Zellmembranen der Muskelzellen aus und überschreitet dabei die gewöhnliche Breite von Basalmembranen. Im Gegensatz etwa zur Muskulatur des Darmes sind die interstitiellen Räume der Media mit dem gleichen Material ausgefüllt, das sich innig mit den Basalmembranen der Endo-

---

[1] NELSON, BLINZINGER und HAGER 1961, HAGER 1961, 1964.

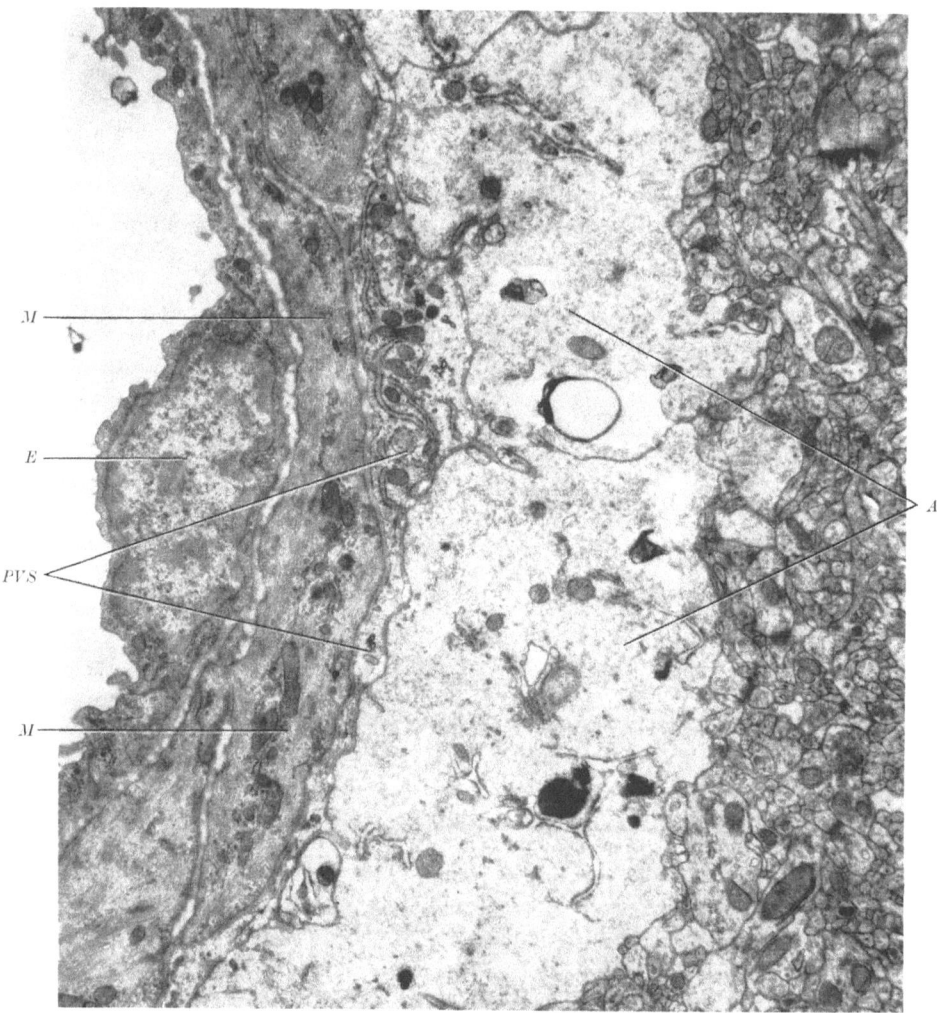

Abb. 175. Perivasculärer Raum um eine quergeschnittene kleine Arterie in der Großhirnrinde des Säugetiergehirns. Die äußere Begrenzung des perivasculären Raumes (*PVS*) wird von einer geschlossenen Schicht von Astrocytenfortsätzen (*A*) und der ihnen aufliegenden Basalmembran gebildet. Im perivasculären Raum finden sich Fortsätze von adventitiellen Zellen. Die Muskelzellen der Arterienwand (*M*) sind von Basalmembranen umgeben, welche in Zusammenhang mit dem Grundhäutchen des Endothels (*E*) stehen. Vergr. 9000:1

thelien und Muskelzellen verlötet zeigt und sich weder aufgrund von Dichte- noch von Strukturunterschieden von ihm abgrenzen läßt (Abb. 176). Daß es sich nicht ausschließlich um extrem verdichtete, miteinander verlötete Basalmembranen handelt, ist mit Hilfe der Konstrastierung mit Phosphorwolframsäure gezeigt worden [1]. Damit ließen sich die elastischen Komponenten in den interstitiellen Räumen der Media hervorheben. Extracelluläre Kollagenfibrillenbündel wurden im Bereich der Media nicht gefunden. An kleinen Hirnarterien tritt die innere Elastica in ihrer Entwicklung nicht besonders hervor. Durch diesen Basalmembranelastinkomplex (Abb. 177), der ein alle Elemente einschließlich des Endothels miteinander verbindendes extracelluläres elastisches Bindsubstanzgerüst bildet, wird die Wand der intracerebralen Arterien zur funktionellen Einheit.

---

[1] Pease und Molinari 1960.

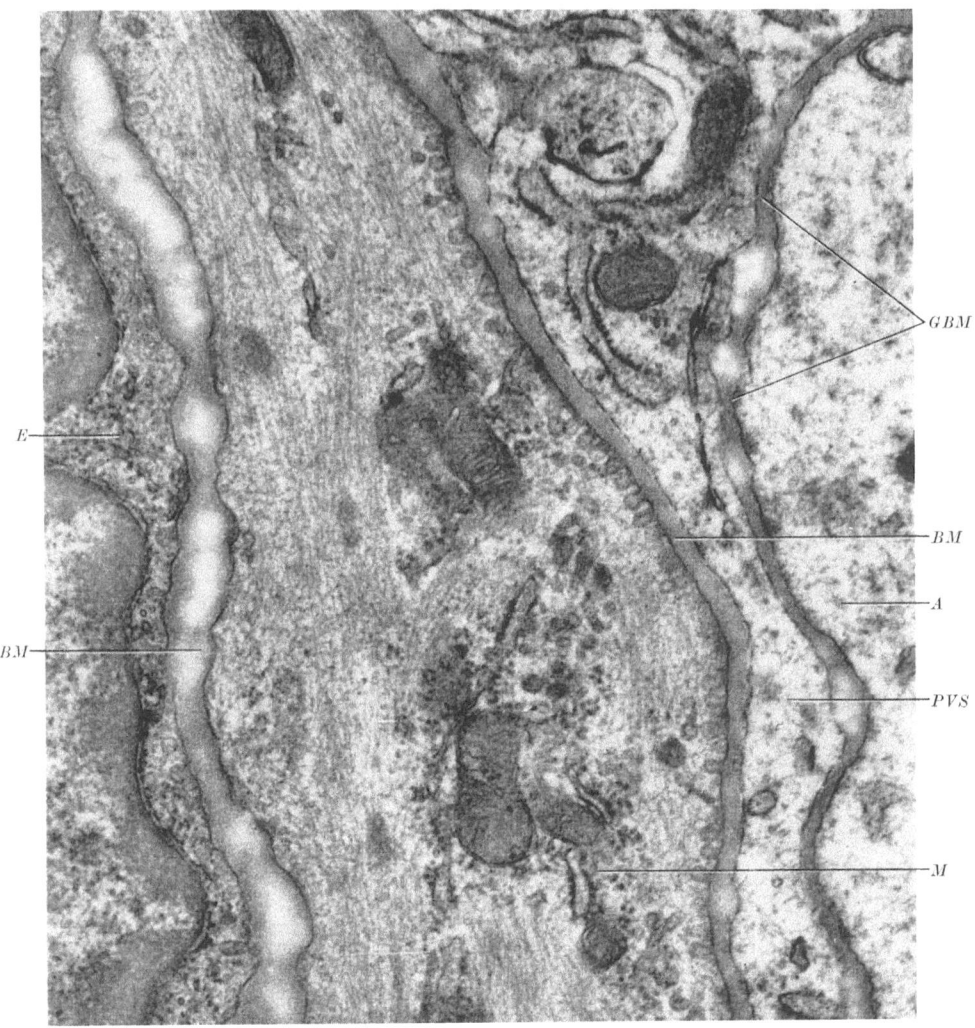

Abb. 176. Begrenzung des perivasculären Raumes einer kleinen Arterie der Großhirnrinde. Ein kontinuierlicher Basalmembrankomplex (*BM*) dient dem Endothel als Grundlage (*E*) und hüllt die glatten Muskelzellen (*M*) ein, Zusammen mit der Basalmembran der perivasculären Glia (*GBM*), welche die Astrocytenfortsätze bedecken (*A*), bildet sie die Begrenzungen des perivasculären Raumes (*PVS*), der Fortsätze von adventitiellen Zellen enthält. Vergr. 30 000:1

Über den Bau der kleinen Venen des Gehirns haben die lichtmikroskopischen Untersuchungen wenig Aufschlüsse geliefert. Im Elektronenmikroskop läßt sich zeigen[1], daß die Endothelien der kleinen Venen sich nicht wesentlich von denen der Arterien unterscheiden. Auch hier umschließt eine subendotheliale Basalmembran das Endothelrohr. Sie bildet durch Duplikation Taschen, in die hie und da Gefäßwandzellen nicht muskulärer Art eingeschlossen sind. Elastische Elemente scheinen am Bau der Gefäßwand ungleich weniger beteiligt zu sein als bei den Arterien. Die kleinsten intracerebralen Venen entbehren einer muskulären Media und eines ausgeprägten extracellulären Bindesubstanzgerüstes; als stabilisierende Grundstruktur dienen nur Basalmembranen.

---
[1] NELSON, BLINZINGER und HAGER 1961.

3. Ausdehnung und Abgrenzung der perivasculären Räume

Über die Ausdehnung und Abgrenzung der perivasculären Räume finden sich in der älteren Literatur meist recht widerspruchsvolle und verwirrende Angaben, die vorwiegend auf Mängel der Untersuchungsmethoden zurückzuführen sind. Klarere Begriffsbestimmungen ermöglichten die Arbeiten von PATEK (1944) sowie von WOOLLAM und MILLEN (1954, 1955). Mit Hilfe von Injektionen von Indicatorsubstanzen in den subarachnoidalen Raum gelang es, in überzeugender Weise reelle und künstliche Räume im Zentralnervensystem zu unterscheiden. Auch nach Auswertung dieser Untersuchungsergebnisse blieben noch wesentliche Unklarheiten über die Begrenzung und über die Ausdehnung

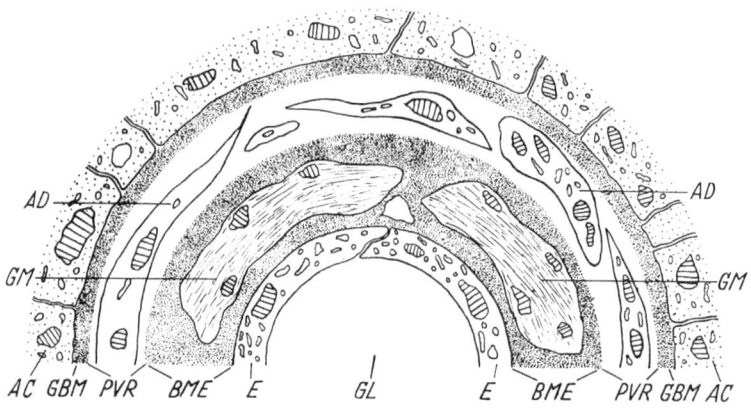

Abb. 177. Halbschematische Darstellung des perivasculären Raumes einer kleinen Arterie. Der perivasculäre Raum (PVR) enthält Fortsätze von Adventitiazellen (AD). Er wird lumenwärts von der kontinuierlichen Randzone des Basalmembranelastinkomplexes (BME) der Media, außen von der die abgeflachten Astrocytenfortsätze bedeckenden Basalmembran (GBM) begrenzt. GL Gefäßlumen; E Endothel; GM Glatte Muskelzelle; AC Astrocytenfortsätze. [Aus H. HAGER, Erg. Biol. 24, 1961]

der perivasculären Räume bestehen. WOOLLAM und MILLEN stellten die perivasculären Raumverhältnisse wie folgt dar: Die innere Grenze des um die Gefäße gelegenen Raumes bildet eine von der Arachnoidea abzuleitende und der Adventitia außen anliegende innere retikuläre Scheide. Als äußere Grenzzone fungiert eine als Fortsetzung der Pia aufzufassende und im Kontakt mit der marginalen Glia stehende äußere retikuläre Scheide. Zwischen dem perivasculären Raum und dem arachnoidalen Raum müßte nach der Auffassung WOOLLAMs und MILLENs eine freie Kommunikation bestehen. Im Bereich eines gewissen Gefäßabschnittes, der jedoch nicht genau bestimmt werden konnte, soll es zur Vereinigung der zwei retikulären Scheiden kommen.

Erst elektronenmikroskopische Untersuchungen brachten Klarheit über die die perivasculären Räume begrenzenden Strukturen und über die Verhältnisse an den Capillaren. MAYNARD, SCHULTZ und PEASE (1957) haben die Feinstruktur kleiner intracerebraler Gefäße beschrieben. Auf die Abgrenzung der perivasculären Räume gingen sie nicht näher ein. Elektronenmikroskopische Beobachtungen über die Strukturanordnungen im Bereich der perivasculären Räume haben NELSON, BLINZINGER und HAGER (1961), HAGER (1961, 1964) und SHIMODA (1961) mitgeteilt (Abb. 175—177). Ähnlich wie an der Hirnoberfläche wird die Grenzzone des Hirngewebes zum mesenchymalen Gewebsbereich in der Regel von einem Saum dicht geschlossener Astrocytenfortsätze gebildet. Ihrer Oberflächenmembran liegt eine kontinuierliche Basalmembran auf. Als Grenzen des perivasculären Raumes sind nach außen die Basalmembran der perivasculären Gliaendfüße und gefäßwärts die äußere Basalmembran der Gefäßwand zu bezeichnen. Diese Barrieren begrenzen einen je nach Gefäßwandstärke mehr oder minder breiten Spaltraum, in dem sich regelmäßig Adventitiazellen und deren Fortsätze sowie gelegentlich auch Kollagenfibrillen finden. Ein dergestalt begrenzter perivasculärer Raum findet sich ebenfalls an größeren Venen. An kleinsten Venen und insbesondere an den Capillaren sind, wenn man von wenigen Hirnörtlichkeiten absieht, adventitielle Elemente nicht nachweisbar. Es kommt daher zu einer innigen Verlötung der subendothelialen Basalmembran mit der der Glia. Die Rolle der von WOOLLAM und MILLEN angenommenen retikulären Scheiden fällt also den Basalmembranen zu.

4. Capillarwandbau und pericapilläre Strukturverhältnisse

Daten über das prozentuale Capillarvolumen verschiedener Regionen im Gehirn des Menschen hat LIERSE (1963) veröffentlicht. Er kam zu dem Ergebnis, daß die Capillardichte sich nach dem örtlichen Sauerstoffbedürfnis richtet. KROGH (1919) faßte, um zu rechnerischen Ergebnissen über die Sauerstoffdiffusion zu gelangen, das Gewebe als ein System von Zylindern auf, in deren Achsen die Capillaren verlaufen. Verschiedene Wege wurden beschritten, um den Radius der Gewebszylinder, der von einer Capillare versorgt wird, zu bestimmen[1]. THEWS (1960) hat Formeln zur Berechnung des physiologischen Sauerstoffverbrauchs im Hirngewebe angegeben.

Die Endothelien der Hirncapillaren (Abb. 178 und 179) sind dünne, porenlose Platten. An den Basalmembranen finden sich keine Fensterungen oder sonstige Unterbrechungen. Ihre Breite übertrifft die der begrenzenden Basalmembran, die den äußeren Abschluß des perivasculären Raumes von größeren Gefäßen bildet. Die scharf konturierte äußere Begrenzung des capillaren Basalmembrankomplexes wird durch die Zellmembran der unmittelbar anliegenden, abgeflachten Elemente der pericapillären Astrocytenfußstücke gebildet. Die Capillaren des Zentralnervensystems besitzen also im allgemeinen keine perivasculären Räume[2]. Dies trifft, wie unten (vgl. S. 245) dargelegt wird, lediglich für den Capillarbestand einiger umschriebener Hirnörtlichkeiten nicht zu. CERVOS-NAVARRO (1963) hat eine Schicht geringerer Dichte innerhalb der Basalmembran beobachtet, die er als Trennungslinie zwischen der Basalmembran des Endothels und der Basalmembran der perivasculären Glia ansah. Bei den meisten Capillaren weicht die Grundmembran im Bereich des mittleren Verlötungsbereiches auseinander, um Räume zu bilden, in welchen flache, an Querschnitten meist spindelförmig erscheinende Zellelemente eingeschlossen sind. Es handelt sich dabei um längliche, vorwiegend longitudinal zur Capillare angeordnete, fortsatzreiche Zellen. Ihr Cytoplasma ist etwas weniger dicht als das der Muskelzellen und ähnelt mehr dem der Endothelien. Intracytoplasmatische Myofilamentbündel sind nicht nachweisbar[3]. Diese mit der Capillarwand innig verbundenen Zellen sind als Pericyten zu bezeichnen. Mit histologischen Methoden ließ sich das Vorhandensein und die Anordnung von Pericyten nicht sicher klären. Pericyten (Rouget-Zellen) sind Elemente, die mit ihren Fortsätzen die Capillarwand krallenartig umfassen. Ihnen wurden contractile Funktionen zugeschrieben, die zur Verengerung bzw. Erweiterung des Capillarlumens führen sollten. Die Unterscheidung pericytenartiger Elemente von pericapillär lokalisierten Mikrogliazellen ist im Lichtmikroskop besonders schwierig. DUCKETT und PEARSE (1965) haben festgestellt, daß Pericyten in Hirncapillaren große Mengen der sog. NADH-Diaphorase enthalten. Zudem geben diese Zellen eine kräftige, hellgelbe oder gelblichbraune Fluorescenz[4]. Die biologische Potenz der

---
[1] CRAIGIE 1920, WORTMANN 1952, LIERSE 1960.
[2] HAGER 1961, 1964, SHIMODA 1961, WOLFF 1963.   [3] HAGER 1961.
[4] FLEISCHHAUER 1964.

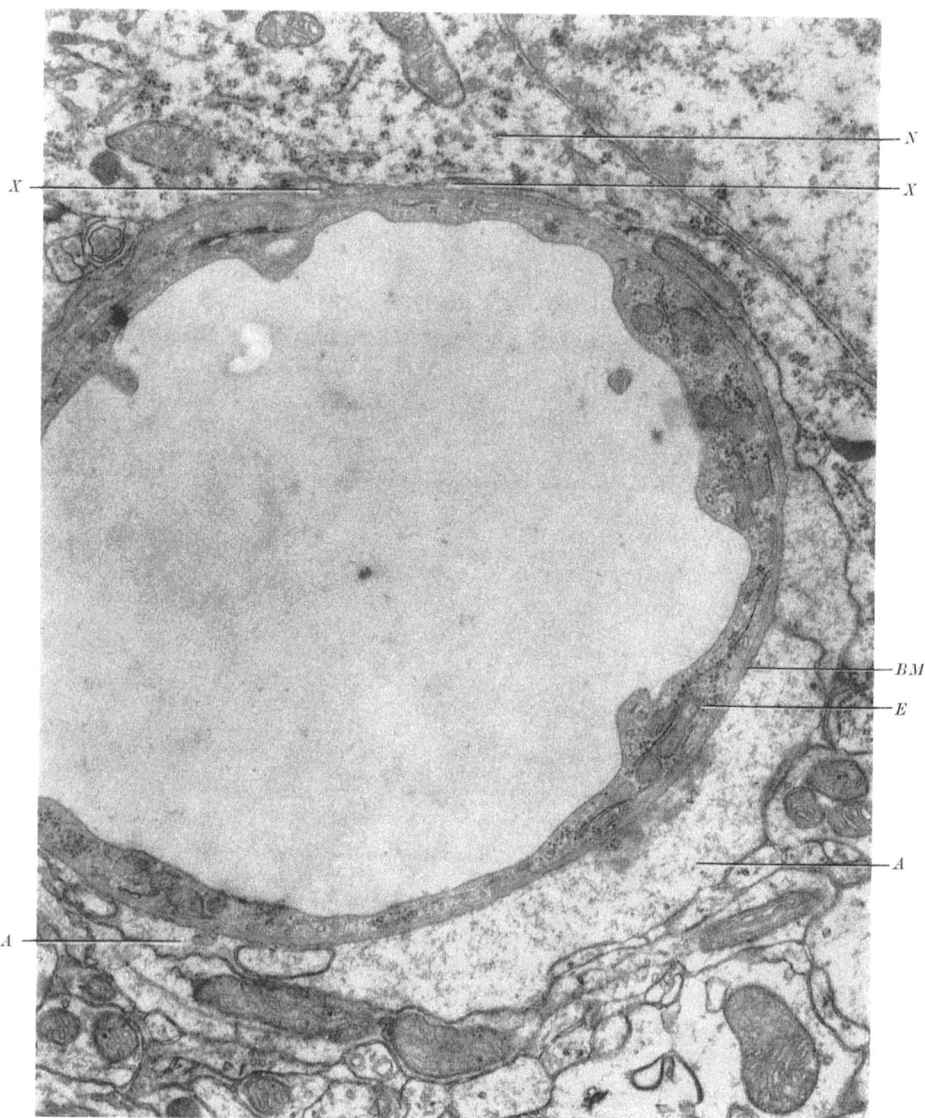

Abb. 178. Capillarwandbau und pericapilläre Strukturverhältnisse im Zentralnervensystem. Das Endothel (*E*) enthält keine Poren und ist von einer kontinuierlichen breiten Basalmembran umschlossen (*BM*). An diese schließen Fußstücke von Astrocyten (*A*) dicht an. Eine unmittelbar benachbarte Nervenzelle (*N*) ist von der Capillarwand durch schmale Cytoplasmablätter der perivasculären Astrocyten (*X*) geschieden. Vergr. 24000:1

Pericyten und der vermutlich genetische Zusammenhang der Mikrogliazellen mit ihnen wurden schon oben erwähnt. In den Endothelzellen der Hirncapillaren finden sich in der Nähe der Zellmembran gelegentlich gehäuft kleine Bläschen. Eine Beziehung zum endoplasmatischen Reticulum läßt sich meist nicht ausschließen. Es dürfte sich jedoch bei einem überwiegenden Teil dieser Bläschen um sog. Pinocytosevesikeln handeln. Denn von PALADE (1963) wurde in Gefäßendothelien häufig ein Zusammenhang dieser im Durchmesser 60—70 Å großen Bläschen mit der inneren und äußeren Oberflächenmembran der Endothelzellen

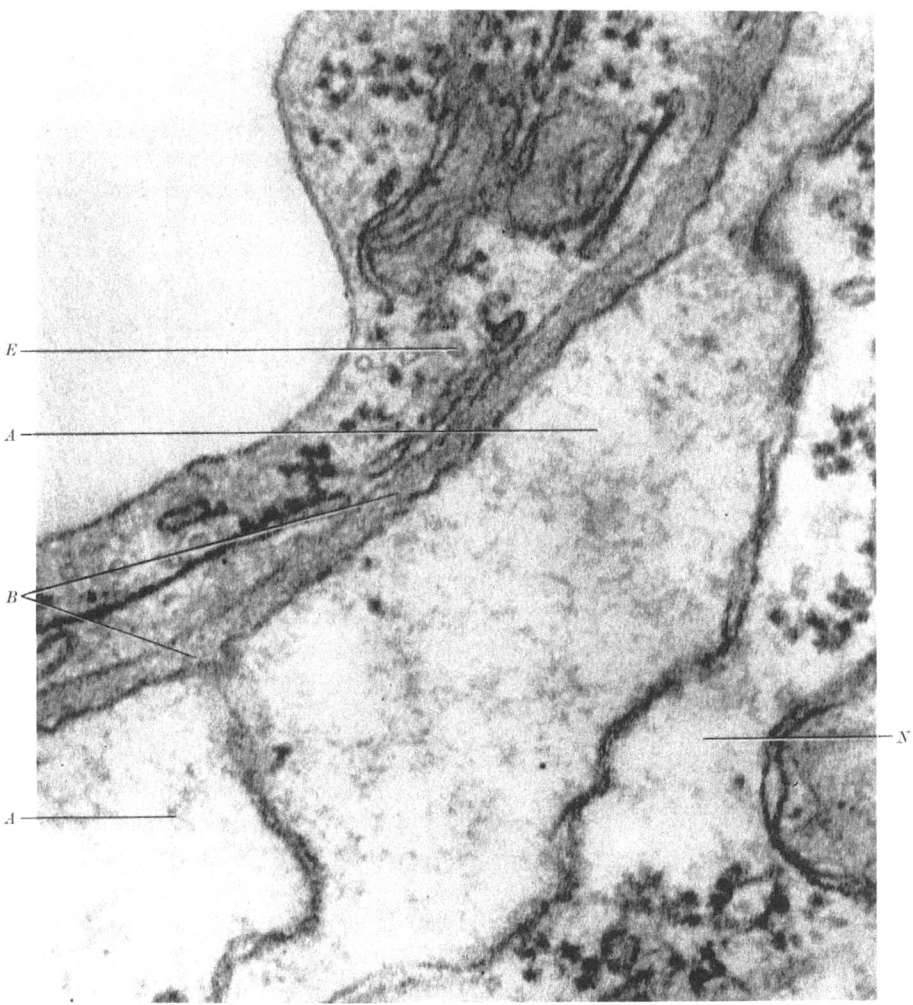

Abb. 179. Abschnitt einer Capillarwand aus der Großhirnrinde. Die Oberflächenmembranen der pericapillären Astrocytenfußstücke (*A*) sind in direktem Kontakt mit der Basalmembran (*B*). *E* Endothel; *N* Cytoplasma einer Nervenzelle. Vergr. 120000:1

beobachtet. Daraus wurde auf ihre Entstehung durch Invagination der Zellmembran geschlossen. In jüngerer Zeit wurde die Annahme näher begründet, daß die Bildung und Wanderung solcher Bläschen dem Transport von Flüssigkeiten und gelösten Substanzen durch die Endothelzellkörper dienen dürfte (Cytopempsis, MOHR und RUSKA). Aufgrund elektronenmikroskopischer Beobachtung der Permeation kolloidaler Metallpartikeln in Hautcapillaren glaubte ALKSNE (1959) annehmen zu können, daß Histamin den Vorgang der Cytopempsis intensivieren kann, was nach sorgfältigen Untersuchungen allerdings nicht bestätigt werden konnte[1]. Es ist von grundsätzlicher Wichtigkeit, daß ein in oder durch das Cytoplasma führender Stofftransport mittels Membranvesikulation als aktiver Transportvorgang den bisher von der Permeabilitätsphysio-

---

[1] MANJO und PALADE 1961.

logie überwiegend oder ausschließlich in Betracht gezogenen Mechanismen der Filtrationsosmose und Diffusion an die Seite zu stellen ist.

Die Basalmembran bildet an pericytenfreien Capillarabschnitten eine Grenzstruktur zwischen den ihr direkt anliegenden Zellmembranen der pericapillären Astrocytenendstücke und dem Endothel (Abb. 178 und 179). Wie die Untersuchungen von DONAHUE und PAPPAS (1962) und DONAHUE (1962) gezeigt haben, beginnt die Anlage von Basalmembranen im fetalen Säugetiergehirn etwa um den 13. Tag nach dem Gestationstermin. Die Membran wird nach dem 20. Tag circumferent und erreicht im fetalen Zentralnervensystem eine Breite von nicht viel mehr als 200 Å. Die Dicke dieser Wandstrukturen an Capillaren des adulten Zentralnervensystems bewegt sich dagegen um 1000 Å. WECHSLER (1965), der die Entwicklung der Hirngefäße bei Hühnchen untersucht hat, fand in frühen Entwicklungsstadien die Gefäße ohne Basalmembran, aber auch ohne perivaskulären Raum. Über die stoffliche Zusammensetzung der Basalmembran existieren bisher nur sehr summarische Angaben[1]. Aufgrund des stark positiven Ausfalls der PAS-Reaktion wurden Mucopolysaccharide als eine der Hauptsubstanzen dieser Struktur angesehen. Vieles spricht dafür, daß die Basalmembranen aus einem Grundgerüst von untereinander vernetzten Polypeptidfibrillen aufgebaut sind. In deren Maschen mögen Mucopolysaccharide eingelagert sein. Es scheint, daß die Basalmembransubstanzen die unbehinderte Diffusion klein-molekularer, wassergelöster Stoffe zulassen, wohl aber die Partikeln kolloidaler Größenordnung zurückzuhalten vermögen. Diese Filtrationsfunktion konnte durch elektronenmikroskopische Beobachtungen direkt evident gemacht werden[2]. Daß sich im Bereich von Capillarbasalmembranen in der Großhirnrinde keine Kollagenfibrillen nachweisen lassen, ist beim Fehlen pericapillärer Spalträume nicht verwunderlich. Schon lichtmikroskopische Beobachtungen[3] zeigten, daß sich mit geeigneten Silbermethoden argyrophile Fibrillen nur in Grundhäutchen der Capillaren des Nucleus supraopticus und der N. paraventricularis sowie der Area postrema, nicht aber in denen der Capillaren der anderen Hirngebiete darstellen lassen.

5. Das morphologische Substrat der sog. Bluthirnschranke

Der erste klare Hinweis auf Besonderheiten des Stoffaustausches zwischen Blut und Hirngewebe ist den experimentellen Bemühungen von EHRLICH (1885) (bzw. der Anwendung von Anilinfarbstoffen) zu verdanken; EHRLICH hatte beobachtet, daß Cerulein S bei parenteraler Anwendung als Vitalfarbstoff alle Organe mit Ausnahme des Zentralnervensystems deutlich anzufärben vermag. Grundlegend wurden in der folgenden Zeit die experimentellen Feststellungen von GOLDMANN (1913) unter Anwendung von Trypanblau. Aus diesen Experimenten wurde auf eine grundsätzliche Besonderheit des Stoffaustausches zwischen Blut und zentralnervösem Gewebe im Vergleich zu anderen Organen geschlossen. In einer grundlegenden Untersuchung hatten SCHALTENBRAND und BAILEY (1928) der Heldschen membrana gliae limitans perivascularis die wesentliche, den Stoffaustausch behindernde Funktion zugeschrieben. Aufgrund umfangreicher und sorgfältiger Experimente mit Vitalfarbstoffen hat SPATZ (1933) die Ansicht vertreten, daß die Schranke in einem besonderen Permeabilitätsverhalten des Endothels der intracerebralen Gefäße zu suchen sei. Dieser Deutung haben sich andere Untersucher[4] angeschlossen. NIESSING (1952) und CLARA (1957) sprachen sich für eine Schrankenfunktion des PAS-positiven Grundhäutchens aus. Gewisse Auf-

---

[1] PEASE 1960.   [2] ALKSNE 1959, MANJO und PALADE 1962.
[3] CLARA 1953, 1957, BAIRATI 1958.
[4] Unter anderen AIRD und STRAIT 1944, BROMAN 1949, 1955, sowie BECKER und QUADBECK 1952.

schlüsse ergaben elektronenmikroskopische Beobachtungen über Ort und Verteilung von Silberablagerungen im Gehirn, die durch langzeitige perorale Applikation von Silbernitrat experimentell hervorgerufen wurden[1]. Nennenswerte Silbermengen fanden sich in pericapillären Bereichen der Neurohypophyse, der Area postrema und des Tuberculum intercolumnare. Im Elektronenmikroskop lassen allerdings die Capillaren dieser Hirnörtlichkeiten pericapilläre Räume erkennen. Die Capillaren der übrigen Hirngebiete, die solche nicht besitzen, ließen dagegen keine nennenswerten Ablagerungen in ihrer unmittelbaren Umgebung erkennen. Was einige Gesichtspunkte zum Problemkreis der Capillarpermeabilität betrifft, so sprach PAPPENHEIMER (1953) der Capillarendothelzelle ganz allgemein eine niedrige Durchlässigkeit für Ionen und lipoidunlösliche Substanzen, dagegen eine hohe für Sauerstoff, Kohlendioxyd und lipoidlösliche Substanzen zu. Er nahm eine poröse Bauweise der Capillarwände an, um den im wesentlichen von den Größen des hydrostatischen und osmotischen Druckes abhängigen Filtrationsvorgang befriedigend erklären zu können. Der für den Durchtritt lipoidunlöslicher Substanzen verantwortliche Teil der Capillarwand wurde bei Muskelcapillaren bei einer Porenweite von etwa 30 Å auf nur 2% geschätzt. Es lag nahe, diese Poren in den Kittleisten zwischen den Endothelien zu suchen. Doch sind die Zellgrenzen der Hirncapillaren ebenso wie die anderer Capillaren ausgiebig überlappt. Viel eher dürfte der als Pinocytose bzw. als Cytopempsis bezeichnete Mechanismus den Forderungen des Porenmembranmodells gerecht werden[2]. Nun verhalten sich das Zentralnervensystem und die übrigen Körperorgane hinsichtlich der Permeation lipoidlöslicher Stoffe aus der Blutstrombahn gleich. Bei lipoidunlöslichen, für deren Durchtritt nicht das Endothelcytoplasma, sondern die Poren verantwortlich gemacht wurden, zeigt ersteres eine ausgeprägte Permeationsverzögerung. Dieses Verhalten läßt sich mit der Annahme gewisser Besonderheiten der aktiven Durchschleusung bestimmter Stoffe nicht befriedigend erklären. Unter dem Eindruck von elektronenmikroskopischen Bildern wurde darauf hingewiesen[3], daß die Konzeption der Bluthirnschranke auf der Annahme falscher Voraussetzungen über die Ausdehnung des extracellulären Raumes im Gehirn beruhe. Ich selbst habe als das wesentliche morphologische Substrat für die Besonderheiten des Permeabilitätsverhaltens im zentralnervösen Gewebe das Fehlen von ausgedehnten, die Capillaren umgebenden interstitiellen bzw. perivasculären Räumen angesehen (HAGER, 1961, 1964): Der Capillarwand sind statt eines extracellulären perivasculären Raumes, der die freie Diffusion von Stoffen gestattet (Abb. 180), unmittelbar die Oberflächenmembranen von Astrocyten sowie deren intracelluläre Stofftransport- und Verteilungsmechanismen nachgeschaltet (Abb. 181). Auf diese Anordnung dürfte es zurückzuführen sein, daß das Permeabilitätsverhalten der lipoidunlöslichen Stoffe im Gehirn eine weitgehende Ähnlichkeit mit den Durchlässigkeitseigentümlichkeiten von Zellmembranen zeigt[4]. Der astrocytäre Zellraum scheint zwischen Blutstrombahn und Neuronen als Verteiler und Regler für den Flüssigkeits- und Elektrolyttransport und für den Transport sonstiger Metaboliten eingeschaltet zu sein. Einen Hinweis auf diese Funktion ergaben auch elektronenmikroskopische enzymtopochemische Untersuchungen. TORACK und BARRNETT (1964) zeigten, daß die Aktivität von Nucleosidphosphatasen im Gehirn hauptsächlich an der Basalmembran und den gliösen Fußstücken der Capillaren lokalisiert ist. Es lag daher nahe, anzunehmen, daß diese Enzymaktivität beteiligt ist an der Kontrolle der Transportmechanismen durch die Capillarwand. In den Capillarendothelien selbst fand sich keine enzymatische Aktivität. Kurz ist noch auf die

---

[1] VAN BREEMEN und CLEMENTE 1955, DEMPSEY und WISLOKI 1955.   [2] HAGER 1961, 1964.
[3] MAYNARD, SCHULZ und PEASE 1957, EDSTRÖM 1959 und EDSTRÖM und STEINWALL 1961.
[4] KROGH 1946, DAVSON 1956, LUMSDEN 1958.

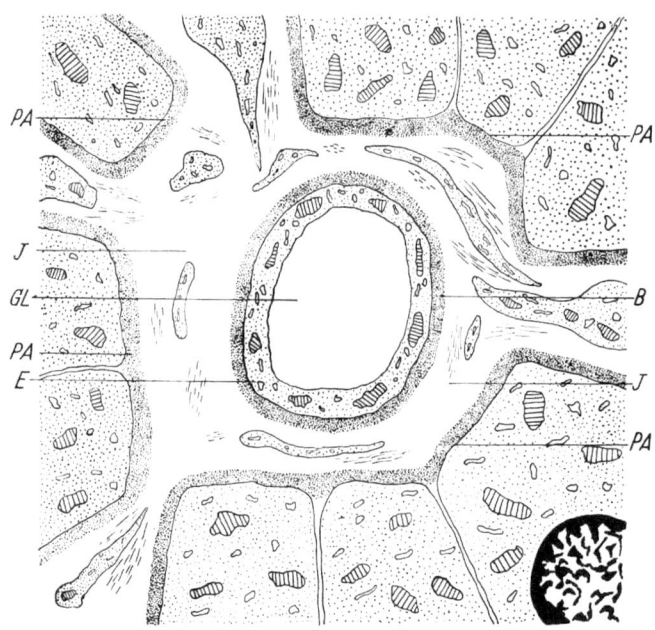

Abb. 180. Halbschematische Darstellung der in den meisten Körperorganen vorliegenden pericapillären Strukturanordnungen. Die Basalmembran (*B*) der Capillarwand und die des Parenchyms (*PA*) grenzen frei an einen ausgedehnten interstitiellen Raum (*J*), der Fibrocytenfortsätze, Kollagenfasern und Grundsubstanz enthält. *GL* Capillarlumen; *E* Endothel. [Aus H. HAGER, Erg. Biol. **24**, 1961]

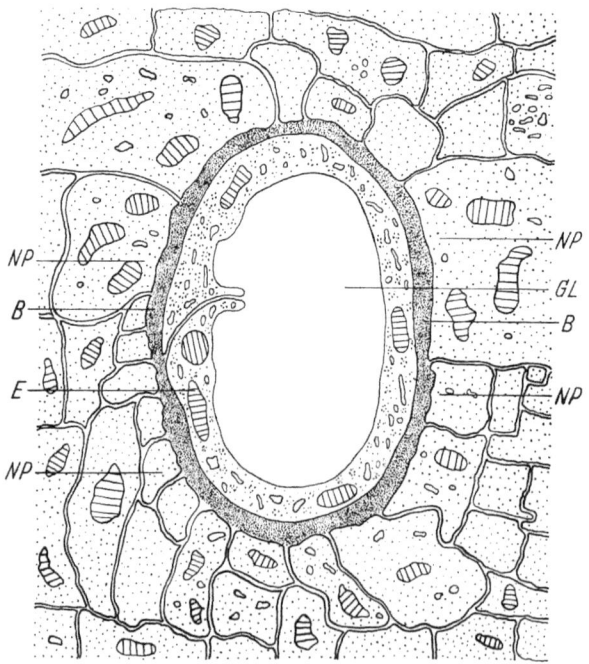

Abb. 181. Halbschematische Darstellung der pericapillären Strukturanordnungen im Zentralnervensystem. Die Zellmembranen der umgebenden Komponenten des Nervengewebes (*NP*) grenzen unmittelbar an die Basalmembran (*B*) der Capillarwand. *GL* Capillarlumen; *E* Endothel. [Aus H. HAGER, Erg. Biol. **24**, 1961]

Diskrepanz zwischen funktionellem Chloridraum einerseits und Sulfat-, Inulin- und Thiocyanatraum andererseits einzugehen. Untersuchungen der Ionenverhältnisse[1] von Gewebsgebieten, in denen eine astrocytäre Proliferation im Rahmen einer transneuronalen Atrophie zustande gekommen war, brachten zusätzliche Anhaltspunkte, daß das relativ große Volumen des Chloridraums im Zentralnervensystem durch den Gliaraum neben dem recht kleinen extracellulären Raum repräsentiert wird. Diese Vermutung hatte schon WOODBURY (1958) geäußert. Ich bin der Überzeugung, daß der Astrogliaraum auch für den niederen Widerstandswert des corticalen Gewebes, den VAN HARREVELD u. Mitarb. (s. S. 231) festgestellt haben, verantwortlich gemacht werden muß.

6. Morphologische Befunde bei Permeabilitätsstörungen im Hirngewebe
a) Hirnödem

Der Schwierigkeit, das Wesen von Schwellungen des Zentralnervensystems zu beurteilen, denen eine Flüssigkeitsvermehrung im Gewebe als markantestes Merkmal zugrunde liegt, war man sich seit langem bewußt. Es zeigte sich, daß die feine Lokalisation von Flüssigkeitsvermehrungen und ihre Bewegung innerhalb und außerhalb vorgeformter Wege in keinem Gewebe schwerer zu erkennen ist als in dem des Zentralnervensystems. Daraus ergab sich eine gewisse Unsicherheit in der morphologischen Charakterisierung und Abgrenzung des Ödems in diesem Organ.

Die klassische Pathologie verstand unter Ödem eine Vermehrung freier, nicht cellulär gebundener Flüssigkeit im Gewebe. Im Gehirn ist das eindringlichste Zeichen einer Flüssigkeitsvermehrung eine Zunahme des Organvolumens, die auf einer Schwellung mehr oder minder ausgedehnter Gewebsbezirke beruht. Daneben wurden als makroskopische Zeichen einer Flüssigkeitsdurchtränkung des Hirngewebes gewöhnlich ein feuchtes Aussehen sowie eine glänzende Beschaffenheit der Schnittfläche des frischen Gehirns angesehen, ohne daß erhebliche Konsistenzveränderungen feststellbar zu sein brauchen. Als ungleich schwieriger erwies sich die histopathologische Charakterisierung eines Hirnödems. Entgegen den landläufigen Deutungen wies SCHOLZ darauf hin, daß nicht etwa nur die Feststellung einer Erweiterung der perivasculären Räume, sondern das Bestehen einer deutlichen Auflockerung des sog. Grundgewebes der Hirnsubstanz zur Annahme des intravitalen Vorliegens einer Flüssigkeitsvermehrung im Sinne eines Ödems berechtige (Abb. 182 und 183). Geeignete Untersuchungen (Todesfälle im Gefolge von Flugunfällen) zeigten, daß spongiöse Auflockerungen des Grundgewebes nach Traumatisierung des Gehirns sich recht schnell entwickeln können[2]. Diese Untersucher haben festgestellt, daß solche Ödemveränderungen im Gewebe sich wieder rückbilden können, wobei sie keine oder nur geringe Spuren zu hinterlassen brauchen. Erwähnt sei, daß bei rezidivierenden Hirnödemen auch erhebliche Bindegewebsneubildungen im Bereich der perivasculären Räume gesehen wurden.

Was die Prädilektionsörtlichkeiten ödematöser Hirnveränderungen betrifft, so stand von jeher die bevorzugte Lokalisation in der weißen Substanz im Vordergrund des Interesses (Abb. 184). Die eindringlich ins Auge fallende, intensive und schnelle Ausbreitung von Flüssigkeitsvermehrungen in der Marksubstanz veranlaßte dazu, eine leichtere Ödemausbreitung im Gewebslückensystem des Markes[3], eine Dilatation dieses Systems oder eine Ausbreitung entlang der interfasciculären Glia[4] anzunehmen. Ein besonderer Gewebseffekt im Marklager ist die von JACOB (1940) beschriebene sog. „diffuse Ödemnekrose des Hemisphären-

---
[1] KOCH, RANCK und NEWMAN 1962. [2] PETERS und SELBACH 1943.
[3] JABURECK 1930. [4] ZÜLCH 1943.

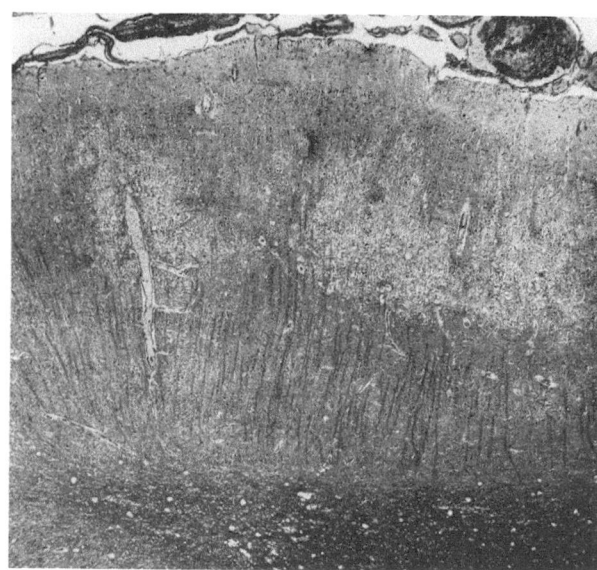

Abb. 182. Perivasculäres Rindenödem nach Status epilepticus bei traumatischer Epilepsie. Van Gieson-Färbung. Mikrophoto der Deutschen Forschungsanstalt für Psychiatrie, München. (Aus M. REICHARDT, Hdb. spez. path. Anat., Bd. XIII/B, 1957)

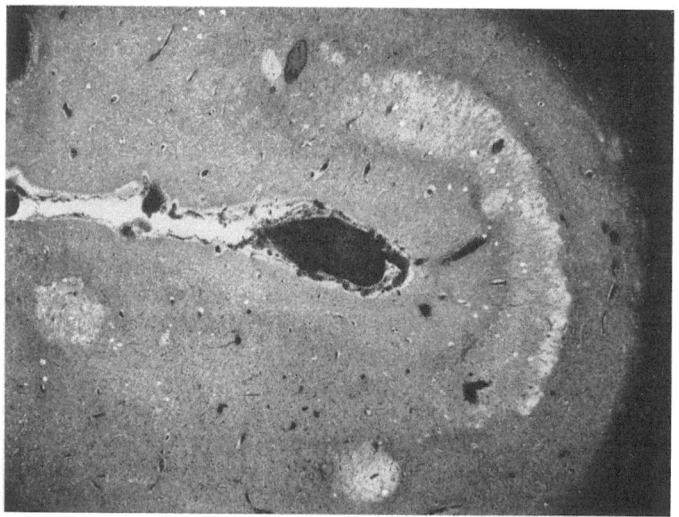

Abb. 183. Laminäres Rindenödem bei Meningitis. Van Gieson-Färbung. Mikrophoto der Deutschen Forschungsanstalt für Psychiatrie München. (Aus M. REICHARDT, Handbuch der speziellen pathologischen Anatomie, Bd. XIII/B, 1957)

markes." Bei solchen Zuständen kommt es zu umfangreichen reaktionslosen Einschmelzungen des Marklagers; nennenswerte mobile Abbau- oder Abräumprozesse (vgl. S. 285) werden dabei vermißt. Zur gliös-mesenchymalen Defektdeckung kommt es in der Regel ebenfalls nicht.

Wenn auch seit geraumer Zeit erkannt worden war, daß die ödematöse Gewebsdurchtränkung der grauen Gebiete sich von der der weißen vor allem durch quantitative Merkmale unterscheidet, so fühlte man sich doch nicht berechtigt, eine Wesensverschiedenheit der Veränderungen in den zwei Örtlichkeiten anzunehmen. Um so überraschender war es, daß elektronenmikroskopische Untersuchungen, die vornehmlich am experimentellen, aber auch am bioptischen Material durchgeführt wurden, auf eine unerwartete Diskrepanz der Lokalisation der Flüssigkeitsvermehrung hinwiesen. Das Fehlen ausgedehnter extracellulärer Räume im dichtverfilzten Neuropil und die Besonderheit der pericapillären Strukturanordnungen, die als wesentliches morphologisches Substrat der Bluthirnschrankenfunktion gelten dürften, führen in der Hirnrinde und in anderen grauen Gebieten meist dazu, daß es zu keiner wesentlichen extracellulären Flüssigkeits-

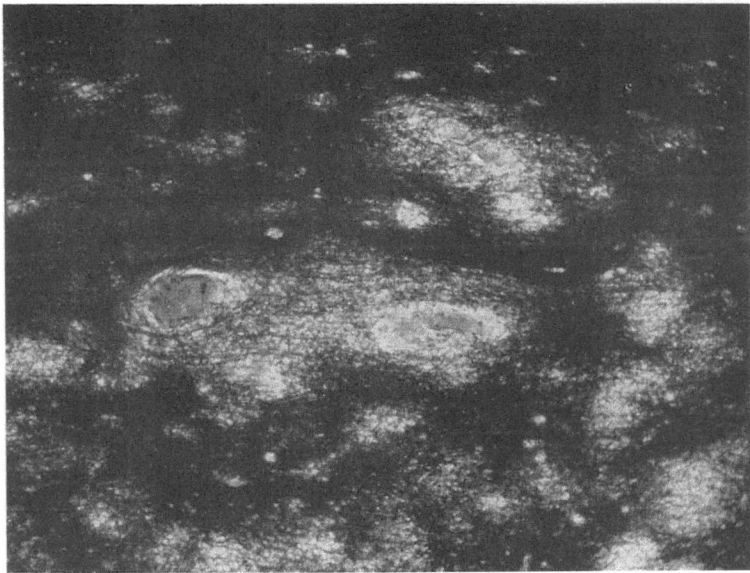

Abb. 184. Frisches fleckiges Marködem bei Meningitis; Markscheidenfärbung. Mikrophoto der Deutschen Forschungsanstalt für Psychiatrie, München. (Aus M. REICHARDT, Hdb. spez. path. Anat., Bd. XIII/B, 1957.)

ansammlung kommt und damit weder eine wesentliche Erweiterung des Intracellularfugensystems noch eine ausgeprägtere Dissoziation des Neuropils eintritt. Die Lokalisation der Flüssigkeitsvermehrung läßt sich an einer ausgeprägten Schwellung bestimmter Gewebskomponenten erkennen; sie ist im wesentlichen immer auf einen Zelltyp beschränkt, nämlich auf die protoplasmatischen Astrocyten (Abb. 185). Die Schwellung ihrer Endfüße um Capillaren und um Venen nimmt oft enorme Ausmaße an (Abb. 186 und 187). Dagegen brauchen bei ödematösen Veränderungen der Hirnrinde weder die Nervenzellen noch die Oligodendrogliazellen eine ausgeprägte cytoplasmatische Schwellung oder sonstige tiefgreifendere Veränderungen zu zeigen. Diese Feststellungen wurden übereinstimmend an perifokalen Rindenödemen nach Traumen[1], nach Kälteschädigung[2], nach Röntgenbestrahlung[3] sowie nach andersartigen Alterationen[4] getroffen. Eindrucksvolle Ödembefunde nach Thiophenvergiftung der Ratte haben ULE und KOLKMANN (1962) erhoben. Elektronenmikroskopische Untersuchungen über die feinstrukturellen Aspekte des Hirnödems am menschlichen bioptischen Material stammen von NIESSING und

---

[1] GERSCHENFELD, WALD, ZADUNAISKY und DE ROBERTIS 1959, HAGER 1964, HOSSMANN, SCHRÖDER und WECHSLER 1965, SCHRÖDER und WECHSLER 1965.
[2] TORACK, TERRY und ZIMMERMANN 1959.
[3] HAGER, HIRSCHBERGER und BREIT 1960.
[4] LUSE und HARRIS 1960, 1961, SHIMODA 1961, ULE 1962.

VOGELL (1960), GRUNER (1962) sowie von STRUCK und KÜHN (1963) und STRUCK und UMBACH (1964). Die Schwellung des astrocytären Zellraumes macht sich

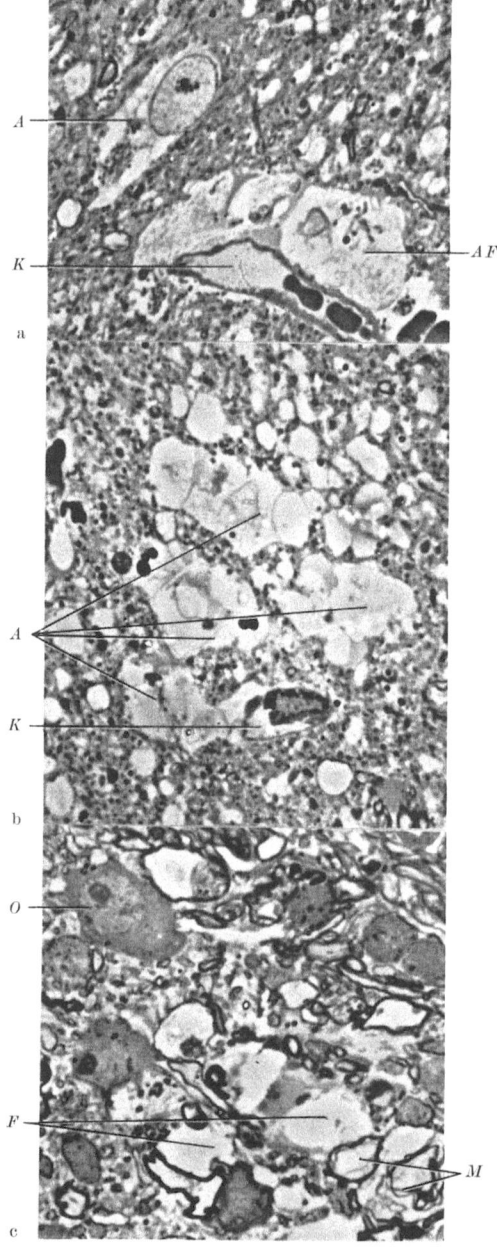

Abb. 185a—c. Perifokales Ödem in der Umgebung einer 16 Std alten traumatischen Läsion des Goldhamstergehirnes. a Es hat sich eine starke Schwellung der pericapillären Fußstücke (AF) und der Zellkörper von Astrocyten entwickelt. Die übrigen Anteile des Neuropils sind nicht erheblich aufgelockert. In geschwollenen Cytoplasmabezirken der Astrocyten (A) sind zahlreiche dichte osmiophile Granula erkennbar. K Capillarwand. b starke Gewebsauflockerung, die im wesentlichen auf eine exzessive Schwellung von Astrocytenfortsätzen (A) zurückzuführen ist. Im Cytoplasma dieser Fortsätze sind zahlreiche Membranen erkennbar. c Veränderungen des Marklagers im Bereich ödematöser Gewebsdurchtränkung; Bildung von flüssigkeitsgefüllten Räumen (F) sowie Verquellung und Aufsplitterung der Markmäntel (M). Die Oligodendrocyten (O) zeigen keine wesentlichen Veränderungen. Paraphenylendiamin. Phasenkontrast. Vergr. 1280:1

schon kurze Zeit nach der Alteration des Gewebes bemerkbar. Während Mitochondrien und Mikrotubuli meist unverändert bleiben, kann das endoplasmatische Reticulum erhebliche Ausweitungen zeigen (Abb. 187, 69). Frühzeitig tritt im Cytoplasma der geschwollenen Astrocyten, insbesondere in pericapillären Bereichen, eine Vermehrung des partikulären Glykogens auf[1]. Angefügt sei noch, daß vielfach ein

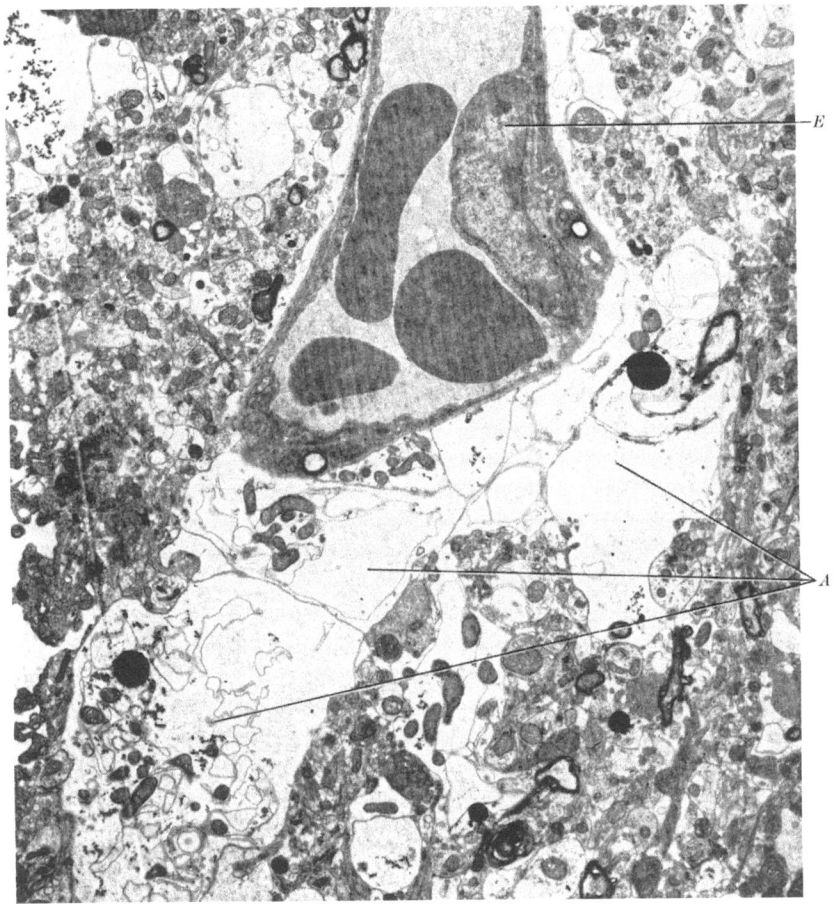

Abb. 186. Perifokales Ödem in der Umgebung einer 16 Std alten traumatischen Läsion der Großhirnrinde des Goldhamsters. Es hat sich eine exzessive Schwellung der pericapillären Fußstücke der Astrocyten entwickelt (A). Diese lassen neben Anhäufungen kleiner Mitochondrien zahlreiche erweiterte, membranbegrenzte Räume und vereinzelte runde osmophile Lipidtropfen erkennen. E Endothel der Capillarwand. Vergr. 9000:1

Einreißen der Oberflächenmembranen benachbarter geschwollener Astrocytenfortsätze zu beobachten ist. Es dürfte sich dabei viel eher um präparative Artefakte als um ein Konfluieren des hochgradig eingewässerten Cytoplasmas benachbarter Elemente, wie NIESSING und VOGELL (1960) annahmen, handeln. Was das weitere Schicksal der Astrocyten betrifft, soweit sie nicht schließlich zugrunde gehen, so hat es nach Befunden, die ich an der Hirnrinde[2] erhoben habe, den Anschein, daß das Cytoplasma bei Persistenz des Ödems eine höhere Dichte und einen größeren Reichtum an geformten Bestandteilen gewinnt; ein Teil der Zellen wird durch die mehr oder minder reichliche Produktion von intracytoplasmatischen Gliafila-

[1] HAGER 1956.   [2] HAGER 1964.

menten zu fibrillären Astrocyten. Im Cytoplasma der übrigen Astrocyten können noch reichlichere Mengen von partikulärem Glykogen auftreten (s. S. 109). Die Zahl der Mitochondrien bleibt in den Astrocyten solcher chronischer Ödembereiche auffallend gering.

Eine Reihe von Ergebnissen der Pathophysiologie über das Elektrolytmilieu bei verschiedenen Ödemformen und ihre Beziehung zu den Gewebsveränderungen sind für die Deutung der Schwellungszustände des Hirngewebes von nicht geringer Bedeutung. Daher sei auf die wichtigsten Resultate kurz eingegangen. Nach experimenteller traumatischer Alteration der geschlossen bleibenden Schädelkapsel wurde eine Schwellung des Gehirns erzeugt[1]. Es zeigte sich ein signifikanter Anstieg des Wasser- und des Natriumgehaltes und eine Abnahme des Kaliumgehaltes. Die Messungen ließen den Schluß zu, daß zwischen Natrium- und Wasservermehrung im geschwollenen Gehirn eine funktionelle Beziehung besteht. Diese deutet REULEN (1963) so, daß zunächst Natrium sich im Astrogliaraum ansammelt, dem dann aus osmotischen Gründen das Wasser nachfolgt. Die relative Verteilung von Elektrolyten in den cellulären Räumen und im extracellulären Raum des Zentralnervensystems ist allerdings nicht genau bekannt. Die Eigenschaften der Neurone sprechen dafür, daß diese Zellen eine hohe Kaliumkonzentration besitzen und von einem Medium umgeben sind, das hauptsächlich Natrium enthält[2]. Aufgrund von Widerstandsmessungen wurde festgestellt, daß ein beträchtlicher Anteil der Elektrolyte entweder im relativ großen extracellulären Raum oder in den Gliazellen lokalisiert sein dürfte; diese Zellen sollen einen hohen Natriumgehalt aufweisen[3]. Aus dem Ergebnis von Messungen des spezifischen Widerstandes der Großhirnrinde von Säugetieren wurde geschlossen[4], daß nur einem Drittel des Neurogliavolumens die Funktion eines interstitiellen Raumes zukommen dürfte. Aufgrund dieser und anderer Daten aus der Literatur nimmt REULEN einen Gliaraum von etwa 40% und einen neuronalen Raum von etwa 32% des Gesamtvolumens an. Die intracelluläre Konzentration des Kaliums soll im Gliaraum etwa ähnlich wie in dem von Neuronen sein; für wesentlich höher wird aber die Natriumkonzentration gehalten (71 m.val/l entgegen 30 m.val/l in Neuronen). REULEN nimmt an, daß bei Schwellung des Hirngewebes das Gliavolumen um etwa 6—10% zunimmt. Dabei würde die Natriumkonzentration im Gliaraum von 71 auf 76 m.val/l ansteigen, die Kaliumkonzentration dagegen von 137 auf 117 m.val/l abfallen. Die Elektrolytwerte im neuronalen Raum sollen sich dabei nicht ändern. Die Beeinträchtigung der Zellfunktion, die stets auf einer energetischen Insuffizienz beruht[5], dürfte demnach dazu führen, daß der Transport von Natrium nach außen bzw. von Kalium nach innen entgegen dem elektrochemischen Potential gestört ist; der erhöhte intracelluläre Natrium-Kaliumquotient weist nach diesen Vorstellungen auf eine Störung des Kationenmechanismus des „Bergauftransportes" an der Zellmembran hin[6]. Bei gröberer Schädigung der Zellmembran würde schließlich die Gewebsflüssigkeit eine dem Plasma vergleichbare Elektrolytkonzentration erreichen. Die Ödemflüssigkeit besitzt jedoch nach REULEN eine Natriumkonzentration von 45—70 m.val/l.

Eine Reihe von Befunden weist darauf hin, daß das Verhalten der weißen von dem der grauen Substanz nicht unerheblich abweicht (Abb. 185, 188 und 189). Hier ist im elektronenmikroskopischen Bild häufig ein Auseinanderweichen der Markfasern und der Gliazellfortsätze zu erkennen. Vielfach finden sich in den dabei entstehenden Lücken feinflockig präcipitierte Substanzen, bei denen es sich um Proteine handeln dürfte. Es scheint aufgrund der andersartigen Gewebstextur eher

---

[1] HOFFMANN und REULEN 1963, REULEN 1963, REULEN, HOFFMANN und BAETHMANN 1964.
[2] VAN HARREVELD und SCHADÉ 1960.   [3] KATZMAN 1961.   [4] RANCK 1963.
[5] AIGNER, BRENDEL und MESSNER 1964.   [6] KATZMAN, ALLEU und WILSON 1963.

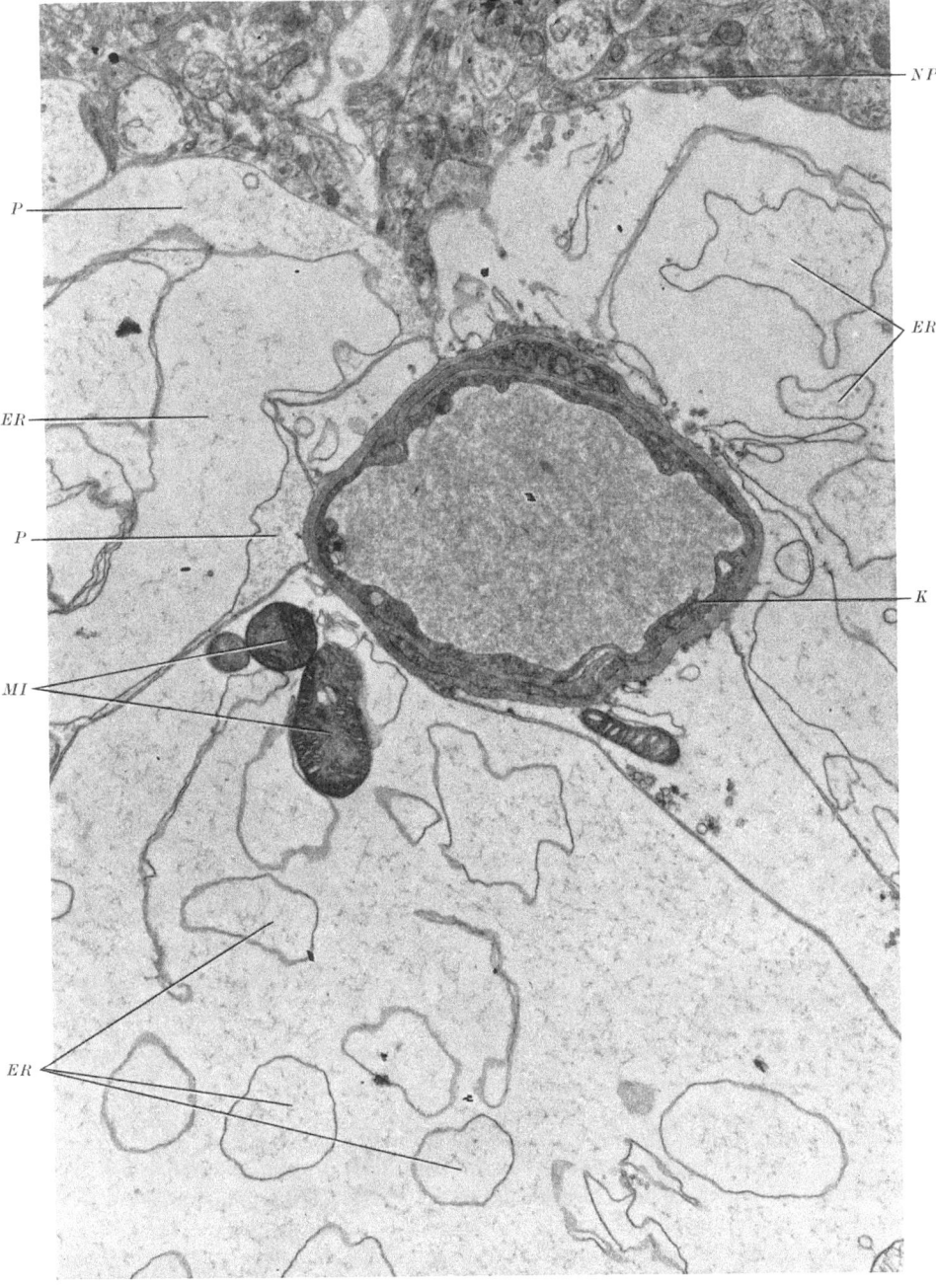

Abb. 187. Hochgradige Schwellung der pericapillären Astrocytenfußstücke als Ausdruck eines perifokalen Ödems in der Umgebung einer 16 Std alten traumatischen Läsion der Großhirnrinde des Goldhamsters. Das Volumen des astrocytären Zellraumes ist im Bereich der Fußstücke enorm vergrößert. Im Cytoplasma haben sich ansehnliche Lacunen und Säcke (*ER*) ausgebildet, die extreme Ausweitungen des endoplasmatischen Reticulums darstellen dürften. Das Cytoplasma ist stellenweise zu schmalen Säumen verdichtet (*P*). Die Capillarwand (*K*) zeigt keine erheblicheren Veränderungen. *MI* Mitochondrien. Die Elemente des benachbarten Neuropils (*NP*) sind an der Schwellung nicht beteiligt. Vergr. 12000:1

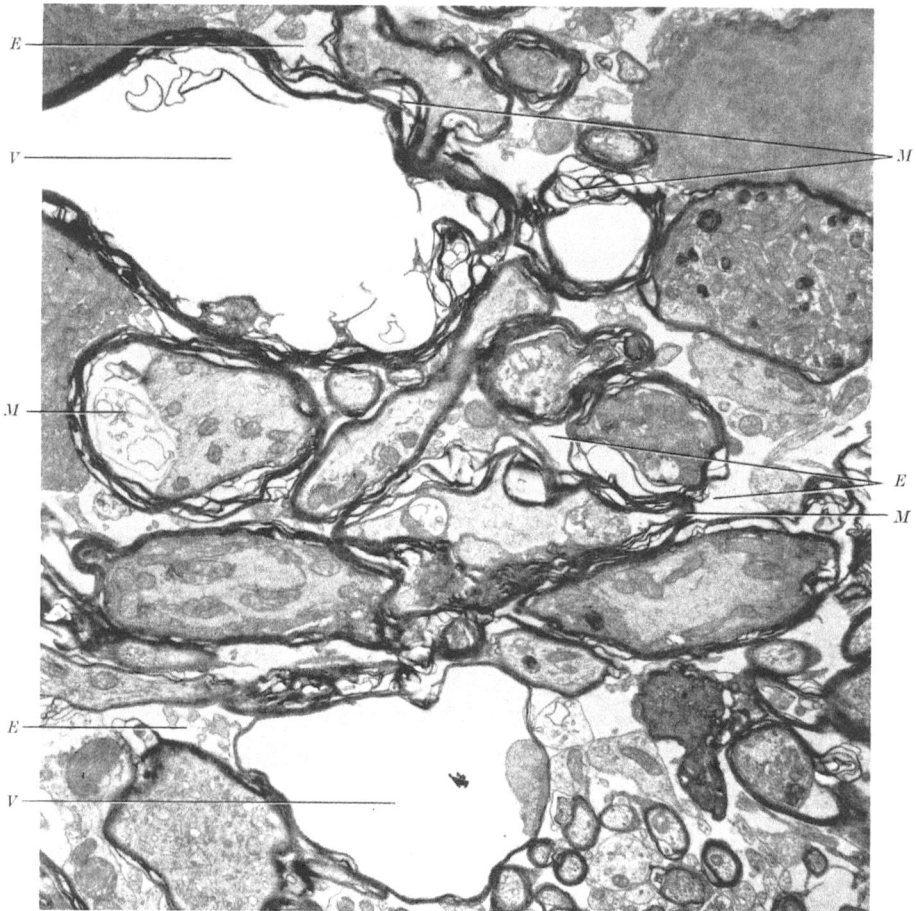

Abb. 188. Veränderungen des Marklagers im Bereich eines perifokalen Hirnödems in der Umgebung einer 16 Std alten traumatischen Läsion der Großhirnrinde des Goldhamsters. Durch Dissoziation der einzelnen Gewebsbestandteile, insbesondere der Markfasern ist es zur ansehnlichen Vergrößerung des extracellulären Raumes (E) gekommen. Die Markmäntel (M) zeigen vielfach schwere Verquellungserscheinungen, die in mannigfachen Trennungen der Marklamellen mit Bildung von Waben und netzartigen Hohlräumen sowie größeren Vacuolen (V) zum Ausdruck kommen. Das Cytoplasma der Achsencylinder zeigt z. T. reaktive und nekrobiotische Veränderungen. Vergr. 9000:1

zur Ausweitung des extracellulären Raumes und zu Ansammlungen von Flüssigkeit in ihm zu kommen[1]. HERZOG, LEVINE und SCHEINBERG (1965) fanden beim perifokalen Hirnödem in der Umgebung intracerebraler Tumoren, daß die Gewebsschwellung in der grauen Substanz vornehmlich nicht mit erheblicher Wasservermehrung einhergeht. Dementsprechend waren das Verhältnis Natrium—Kalium und der Sulfatraum nur leicht verändert. In der weißen Substanz fand sich eine stärkere und vorwiegend extracellulär lokalisierte Flüssigkeitsvermehrung. Entsprechend dem morphologischen Befund ließen sich eine Anfärbbarkeit des Gewebes mit Trypanblau, ein starker Anstieg des Wassergehaltes und eine erheblichere Veränderung des Natrium-Kaliumquotienten nachweisen. Auch der Sulfatraum war in der weißen Substanz stark erhöht. Ebenfalls Vergrößerungen des

---

[1] RAIMONDI, EVANS und MULLAN 1962, GONATAS, ZIMMERMAN und LEVINE 1963, BEN SHMUEL 1964, SCHROEDER und WECHSLER 1965, LEE und BAKAY 1966.

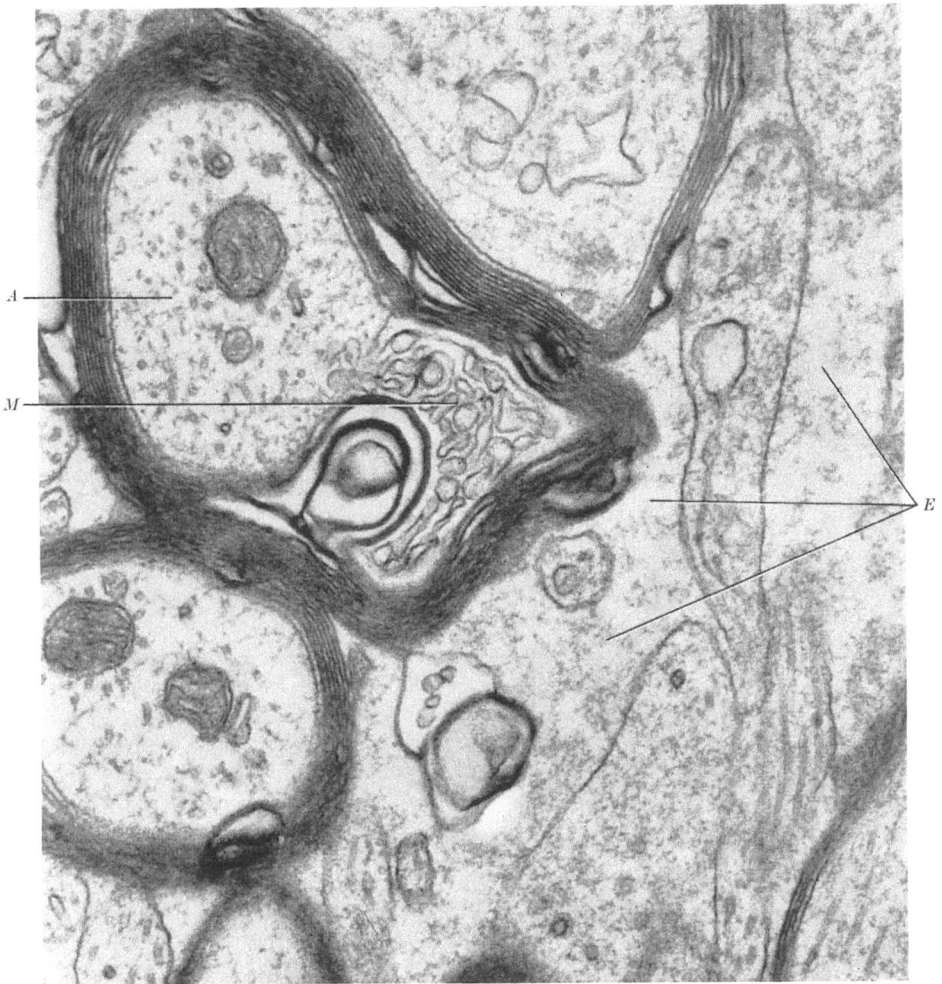

Abb. 189. Perifokales Ödem im Bereich des Marklagers. Umgebung einer 16 Std alten traumatischen Läsion der Großhirnrinde des Goldhamsters. Durch Separierung der einzelnen Gewebsbestandteile hat sich der extracelluläre Raum wesentlich vergrößert. Er enthält fein ausgeflockte Substanzen (E). Bei der Verquellung eines Markmantels (M) haben sich die Lamellen in kleine Vesikeln und Tubuli umgewandelt. Das Axoplasma (A) ist unverändert. Vergr. 60000:1

Sulfatraumes und Trypanblauanfärbbarkeit fanden beim perifokalen Hirnödem KLATZO, MIQUEL und OTENASEK (1962). Sie benützten mit Fluorescin markierte Serumproteine, um im Marklager die perifokale Ausbreitung der Ödemflüssigkeit, die allerdings dabei Exsudatcharakter besessen haben dürfte, zu demonstrieren. Die von verschiedener Seite vorgebrachte Behauptung, daß die vorgegebenen bzw. potentiellen Räume im Marklager bereits physiologischerweise größer seien als in der Rinde, wurde bereits oben (vgl. S. 236) diskutiert. Als Ursache für das abweichende Verhalten des Marklagers wurden unterschiedliche Adhäsionskräfte der Membranen in der grauen und weißen Substanz angenommen[1]. Eine entscheidende Rolle spielt sicher, daß die Gewebsbestandteile in der weißen Substanz ungleich weniger unter einander verzahnt und verfilzt sind. Dadurch

---

[1] SCHROEDER und WECHSLER 1964.

dürfte eine Entfaltung der extracellulären Räume begünstigt werden. Ob zusätzlich eine stärkere Labilität einzelner Gewebskomponenten der Flüssigkeitsvermehrung gegenüber besteht, muß dahingestellt bleiben.

Eine Sonderstellung nimmt das durch Triäthylzinnintoxikation experimentell erzeugte Hirnödem ein, bei dem es zu einer starken Flüssigkeitszunahme in der weißen Substanz kommt, die in einer recht ausgeprägten porigen Auflockerung des Gewebes ihren Ausdruck findet. Die elektronenmikroskopischen Untersuchungen[1] gaben über die feinere Lokalisation der Flüssigkeitsvermehrung Aufschluß. Es fand sich nur eine geringgradige Schwellung der Astrocyten. Überraschenderweise hatten sich an den Markmänteln Abhebungen von Lamellen entwickelt, die zum Teil große Blasen gebildet hatten. Bei höherer Auflösung ließ sich erkennen, daß diese Auftrennung des kompakten Markmantels in der Zwischenlinie (interperiod line) abläuft. Es handelt sich also um das Wiederauftreten bzw. um die Ausweitung eines im Rahmen der Markscheidenentwicklung (vgl. S. 164) obliterierten extracellulären Raumes. Beim Triäthylzinnödem ist festgestellt worden[2], daß neben der Zunahme des Wassergehaltes ein Anstieg des Natrium- und Chloridgehaltes verbunden mit einer Abnahme des Kaliumgehaltes vorliegt. Letzterer Effekt wurde als Folge der Verdünnung des Kaliums in der Ödemflüssigkeit angesehen[3]. Unbeschadet der Separation der Marklamellen im Bereich der Zwischenlinie, bei der es sich ja um die Ausweitung eines potentiell extracellulären Raumes handelt, kommt es beim Triäthylzinnödem zu keiner Vergrößerung des als extracellulärer Raum angesehenen Thiocyanatraumes[4]. KATZMAN, ALEU und WILSON (1963) sowie BAKAY (1965) stellten nach Applikation von mit radioaktivem Jod markiertem Serumalbumin beim Triäthylzinnödem keinen Übertritt von Albumin in das Gewebe fest.

Feinstrukturelle Untersuchungen zeigten beim akuten Ödem noch eindeutiger als lichtmikroskopische, daß die Gewebsschädigung, durch die die Astrocytenschwellung hervorgerufen wird, sehr bald einen partiellen Untergang von Gewebskomponenten hervorrufen kann, der in gewissen Zonen bis zur totalen Nekrose fortschreitet. Die Situation wird dann recht unübersichtlich; es treten ausgedehnte extracelluläre Räume auf, in denen Gewebsbestandteile und Organellen frei flottieren. So ist es nicht verwunderlich, daß STREICHER, FERRIS, PROKOFF und KLATZO (1964), welche das Verhalten des Hirnvolumens und des Thiocyanatraumes nach experimentellem Ödem durch umschriebene lokale Kälteeinwirkung untersucht hatten, zu dem Ergebnis gelangten, daß bei dieser Form der Schädigung es zu einer vornehmlich extracellulären Ausbreitung des Ödems in allen Gewebsgebieten kommt. Ebenfalls nach fokaler Kälteeinwirkung stellten BAKAY und HAGUE (1964) histologische und biochemische Untersuchungen an. Sie fanden eine Konzentration von radioaktivem Serumalbumin in der ödematös durchtränkten weißen Substanz; Natrium- und Kaliumgehalt des lädierten Gewebes waren identisch mit dem des Blutplasmas. Die Befunde zeigen, daß unter solchen Bedingungen, die in der menschlichen Pathologie ungemein häufig sind, die Ödemflüssigkeit deutlich die Zusammensetzung eines Plasmaexsudates annimmt. Der Ausbreitung von mit Fluorescin markierten Serumproteinen[5] dürfte vielleicht ebenfalls ein solcher Schädigungstyp zugrunde gelegen sein. Zur vitalen Anfärbung von mit proteinhaltiger Flüssigkeit durchtränktem Gewebe wurden Evansblue[6], Thiofluorescin[7] und andere Acridinfarbstoffe[8] verwendet. CLAASEN u. Mit-

---

[1] ALEU, KATZMAN und TERRY 1963.
[2] ALEU, KATZMAN und TERRY 1963, REED, WOODBURY, HOLTZER 1964 und BAKAY 1965.
[3] BAKAY 1965.   [4] STREICHER 1962.   [5] KLATZO, MIQUEL und OTENASEK 1962.
[6] CLAASEN, COOKE, PANTOLFI, BOYD und RAYMONDI 1962.
[7] ISHII, HAYNER, KELLY und EVANS 1959.   [8] SAMORAJSKI und MOODY 1957.

arbeiter glauben, daß die Vitalanfärbung mit sauren Farbstoffen auf der Exsudation von Proteinen beruht.

Von den verschiedenen Gewebswirkungen des Ödems sind besonders die Verlängerung des Diffusionsweges für den Sauerstoff und eine Kompression der Capillaren in Rechnung zu stellen[1]. Denn der Gewebedruck ist für die Weite der Capillaren von großer Bedeutung. Wenn man von den vereinfachten Verhältnissen beim Kroghschen Gewebszylinder ausgeht (s. S. 241), so ist sowohl bei der Einwässerung (Hydrops) der Astrocyten als auch bei einer extracellulären Flüssigkeitsvermehrung mit einer Änderung des Capillarabstandes und aufgrund des erhöhten Gewebsdruckes vielleicht auch des Capillarradius zu rechnen. Schon die Änderung dieser Größen kann durchaus zu einem Absinken der Sauerstoffkonzentration im Gewebe führen. Zusätzlich komplizierende Faktoren, die eine venöse Stauungshypoxie bzw. eine Verlangsamung der Blutzirkulation verursachen können, sind hier nicht weiter zu erörtern. Von physiologischer Seite wurden diese Faktoren in den letzten zwei Jahrzehnten mit moderner Methodik eingehend analysiert. Bezüglich der umfangreichen pathophysiologischen Literatur über die Auswirkung des Hirnödems sei auf zusammenfassende Darstellungen, u.a. auf die von HOFF und JELLINGER (1962), verwiesen.

Pathophysiologische Befunde, die auf eine Störung der energieliefernden Prozesse im Zusammenhang mit der Entstehung eines Hirnödems hinweisen, existieren in großer Zahl. Auch darauf kann hier im einzelnen nicht eingegangen werden. Es sei nur erwähnt, daß es frühzeitig zu einer Änderung des pH-Wertes durch eine Anhäufung von Milchsäure und sauren Phosphatiden sowie zum Abfall des Phosphokreatinins und der energieliefernden Phosphate kommen kann. Der oxydative Substratabbau ist verlangsamt oder unterbrochen; die Energiegewinnung läuft vornehmlich anaerob ab[2].

Auf REICHARDT (1905) geht die Abgrenzung einer besonderen Hirnvolumensvermehrung vom Hirnödem zurück, die von ihm als *Hirnschwellung* bezeichnet wurde. Als makroskopischen Befund gab REICHARDT eine Trockenheit der Hirnsubstanz, eine vermehrte Konsistenz des Gewebes und eine Klebrigkeit der Schnittflächen an. Von ihm, wie auch von anderen Autoren, insbesondere von SELBACH, wurde seinerzeit vorgeschlagen, die Bezeichnung Hirnschwellung nicht für jede Volumenszunahme des Zentralnervensystems zu gebrauchen, sondern von einer Schwellung des Hirngewebes nur dann zu sprechen, wenn die von REICHARDT angegebenen Kriterien vorliegen. Untersuchungen des Wassergehaltes und der Trockensubstanz, deren Ergebnisse REICHARDT (1957) im einzelnen anführt, fügten sich keineswegs zu einem so einheitlichen Bild, daß durch diese Ergebnisse die Existenz einer eigenständigen Hirnschwellung bewiesen werden könnte. REICHARDT glaubte eine absolute Vermehrung der Trockensubstanz bei relativer Verminderung des Wassergehaltes festgestellt zu haben. Verschiedene Autoren berichteten ebenfalls über eine Wasserverarmung. STROBEL (1939) sprach sich aufgrund seiner Untersuchungsergebnisse ausdrücklich dagegen aus, daß die Hirnschwellung etwa als Vermehrung von im cellulären Raum gebundenem Wasser aufgefaßt werden könnte. Bezüglich der Problematik der histopathologischen Veränderungen bei der von REICHARDT postulierten Hirnschwellung muß auf die Darstellungen von PETERS und SELBACH sowie von ZÜLCH (1943, 1953) verwiesen werden. Es sei nur erwähnt, daß es nicht gelang, Veränderungen zu beschreiben, die einigermaßen als charakteristisch für diese Zustandsform des Hirngewebes angesehen werden könnten. ZÜLCH hat u.a. hervorgehoben, daß sich bei Hirnschwellung mit der Massonschen Trichromfärbung keine Exsudate nachweisen lassen. SHIMODA (1961) suchte durch Unterbindung der Harnleiter eine Hirn-

---

[1] WOLFF 1964. [2] Unter anderen KARLSBECK und CUMINGS 1963.

schwellung zu erzeugen. Er hatte aufgrund seiner elektronenmikroskopischen Befunde den Eindruck, daß bei einer Hirnschwellung die starken Verbreiterungen der pericapillären Gliaendfüße zu hellen Gliacytoplasmafeldern sich rückbilden können und durch eine Schwellung capillarferner Zellfortsatzabschnitte abgelöst werden. Wir selbst haben bei Alterationen verschiedener Ätiologie (ionisierende Strahlen, perifokal entzündlich)[1] in der Regel den Eindruck gewonnen, daß sich die Schwellung, die meist an den perivasculären Fortsätzen beginnt, sehr schnell auf die capillarferneren Fortsatzabschnitte und auch auf das Perikaryon der Astrocyten ausdehnt. Wir möchten daher durchaus bezweifeln, daß der Befund SHIMODAs für den Begriff Hirnschwellung in Anspruch genommen werden kann. Auch entspräche eine solche Veränderung nicht den Kriterien, die REICHARDT aufgestellt hat. Insbesondere die von ihm postulierten Vermehrungen der Trockensubstanz wären mit einer mit vermehrter Hydratation des Cytoplasmas verbundenen Zellschwellung schwer in Einklang zu bringen. Wenn die klassischen Befunde und Theorien über das Wesen der Hirnschwellung zu Recht bestehen, so ist dieser Prozeß bei weitem nicht geklärt, vielmehr durch die morphologischen und pathophysiologischen Befunde zum Komplex Hirnödem aus jüngerer Zeit eher noch unklarer geworden.

Von besonderem Interesse sind in diesem Zusammenhang die feineren Vorgänge bei der Konsolidierung eines Ödems im Verlauf einer Konsistenzvermehrung ursprünglich ödematöser Gewebsbereiche. Mit diesem Fragenkomplex haben sich PETERS und SELBACH (1943), PETERS (1949) eingehend beschäftigt. Was das elektronenmikroskopische Bild betrifft, so können bei der Konsolidierung eines Hirnödems die Astrocytenschwellungen bestehen bleiben. Es kann zu einer größeren Dichte der filamentefreien Cytoplasmabezirke der Astrocyten und zu einer Anhäufung von partikulärem Glykogen kommen (HAGER, 1964). Soweit eine spongiöse Desintegration des Gewebes sich entwickelt hat (vgl. S. 327), ist nicht selten das Auftreten monströser, halbkugelig konfigurierter Cytoplasmaabschnitte zu beobachten, die in die spongiösen Räume ragen.

Bezüglich des Problems der Existenz einer Hirnschwellung im Sinne REICHARDTs wäre es wichtig zu wissen, wie sich freies und gebundenes Gewebswasser in solchen Situationen verhalten. Wenn wir von den Untersuchungen von AMBO (1951) und TAKAKUWA (1957) absehen, wobei man sich vorwiegend der von HATSCHEK (1936) angegebenen Methode (Kobaltchloridmethode) bediente, so stehen uns bisher weder geeignete Methoden noch genügend aufschlußreiche Befunde zur Verfügung, um dieses Problem eingehend einer definitiven Klärung zuzuführen.

Was nun die Einteilung und Definition der mit Schwellung und Flüssigkeitsvermehrung einhergehenden Prozesse betrifft, so nötigt die Kompliziertheit der geweblichen und pathophysiologischen Situation meiner Überzeugung nach dazu, von der bisherigen Gegenüberstellung der Begriffe des Hirnödems und der klassischen Hirnschwellung, deren Sonderstellung ohnehin nicht als gesichert betrachtet werden kann, abzugehen und ganz allgemein von Schwellungen des Hirngewebes zu sprechen. Solche können unter Einwirkungen verschiedenster Art zustande kommen. In der grauen Substanz liegt einer Gewebsschwellung vorwiegend eine ausschließlich auf den astrocytären Zellraum beschränkte und mit Natriumchlorid und Wasservermehrung einhergehende Flüssigkeitsvermehrung zugrunde. Für sie erscheint der Ausdruck „Ödem" nicht zweckmäßig. Ebenfalls unter Natrium-, Chlorid- und Wasservermehrung, aber mit Vergrößerung des Raumes für extracelluläre Ionen und mit nicht unbeträchtlicher extracellulärer Flüssigkeitsvermehrung zwischen den Gewebsbestandteilen und Vergrößerung des extra-

---
[1] HAGER, HIRSCHBERGER und BREIT 1962, HAGER 1964.

cellulären Raumes kann sich die Gewebsalteration im Marklager des Zentralnervensystems entwickeln. Hier ist die Bezeichnung Ödem im herkömmlichen Sinn am Platze. Eine eigenartige Sonderform stellt schließlich das Triäthylzinnödem des Marklagers dar. Bei dieser Ödemform kommt es zur Separation der Markscheidenlamellen in der Zwischenlinie. Die Wasservermehrung ist ebenfalls mit einer Erhöhung des Natrium- und Chloridspiegels verbunden. Eine Vergrößerung des extracellulären Raumes zwischen den Gewebsbestandteilen sowie ein Übertritt von Bluteiweißkörpern unterbleibt. Schließlich kann es bei stärkerer Schädigung zu einem mehr oder minder starken partiellen Untergang von Gewebsbestandteilen und zu einer Vermischung aller drei oben erörterten Schädigungstypen kommen. Hier findet sich sowohl morphologisch als auch bei Anwendung von Indicatorionen eine starke Vergrößerung des extracellulären Gewebsanteiles. Die Natrium- und Chloridkonzentration nähert sich der des Blutserums. Es kommt zum Übertritt von Serumproteinen aus dem Blutplasma. Die Ödemflüssigkeit nimmt bei diesen Formen, die am häufigsten perifokal nach umschriebener Einwirkung von Noxen anzutreffen sind, den Charakter eines Exsudates an. Der Austritt und die Ausbreitung von Exsudaten aus der Blutbahn ins Hirngewebe findet anschließend eine gesonderte Darstellung.

b) Form und Ausbreitung exsudativer Vorgänge im Zentralnervensystem; Austritt geformter Bestandteile des Blutes auf diapedetischem Wege

Exsudate, deren Übertritt ins Gewebe durch durchgreifende Permeationsstörungen ermöglicht wird, neigen im allgemeinen zu wesentlich begrenzterer Ausbreitung als die Flüssigkeit bei den als Ödem zu charakterisierenden Gewebsschwellungen. Dies ist schon im histopathologischen Bild zu erkennen, da Exsudate sich nach den Methoden von v. GIESON und MALLORY färberisch unschwer darstellen lassen. Der Durchtrittsweg plasmatischer Exsudate durch die Gefäßwand wurde erst in jüngerer Zeit bekannt. MANJO und PALADE (1961) führten an Capillaren des Cremastermuskels der Ratte nach Histamin- und Serotonineinwirkung unter Verwendung von kolloidalem Quecksilbersulfid für die Markierung des Exsudats licht- und elektronenmikroskopische Untersuchungen durch. Die überaus aufschlußreichen Befunde ergaben, daß verstärkte Pinocytosevorgänge bei akut entzündlichen Prozessen für den Durchtritt von plasmatischen Blutbestandteilen nicht den wesentlichen Transportmechanismus darstellen. Vielmehr geben die interendothelialen Zellgrenzfugen einen Weg für den Durchtritt des Exsudats frei, indem sie kleine Lücken bilden. Im Gehirn läßt sich im Bereich der Capillarenstrombahn beobachten, daß dem Übertritt von Exsudaten ins Gewebe stets eine, wenn auch begrenzte Lösung der Membranen der perivasculären Astrocytenfortsätze von der Basalmembran vorausgeht[1] (Abb. 190). An größeren Venen vermögen Exsudate, solange das umgebende Gewebe noch nicht tiefgreifender geschädigt ist, zwar den perivasculären Raum auszuweiten; die intakten Basalmembranen und die Zellmembranen der perivasculären Glia stellen für sie jedoch einen vorerst schwer zu überwindenden Damm dar. Wenn ein Einbruch ins Neuropil im Gefolge stärkerer Gewebsschädigung gelingt, pflegen die Exsudate sich durch ausgeweitete Intercellularfugen, insbesondere aber innerhalb von durch Untergang von Gewebsbestandteilen entstandenen Lücken auszubreiten. Schließlich können die Blutgefäße im Exsudat schwimmen (Abb. 191—193). Als Modellversuch für die Ausbreitung von Exsudaten im Hirngewebe können die umfangreichen Experimente von HIRANO, ZIMMERMANN und LEVINE (1964, 1965) gelten. Sie hatten Kryptokokkenpolysaccharide in das Gehirn implantiert und deren Ausbreitung in der weißen Substanz elektronenmikroskopisch untersucht. Im akuten Stadium ließ

---
[1] HAGER 1964; 1965.

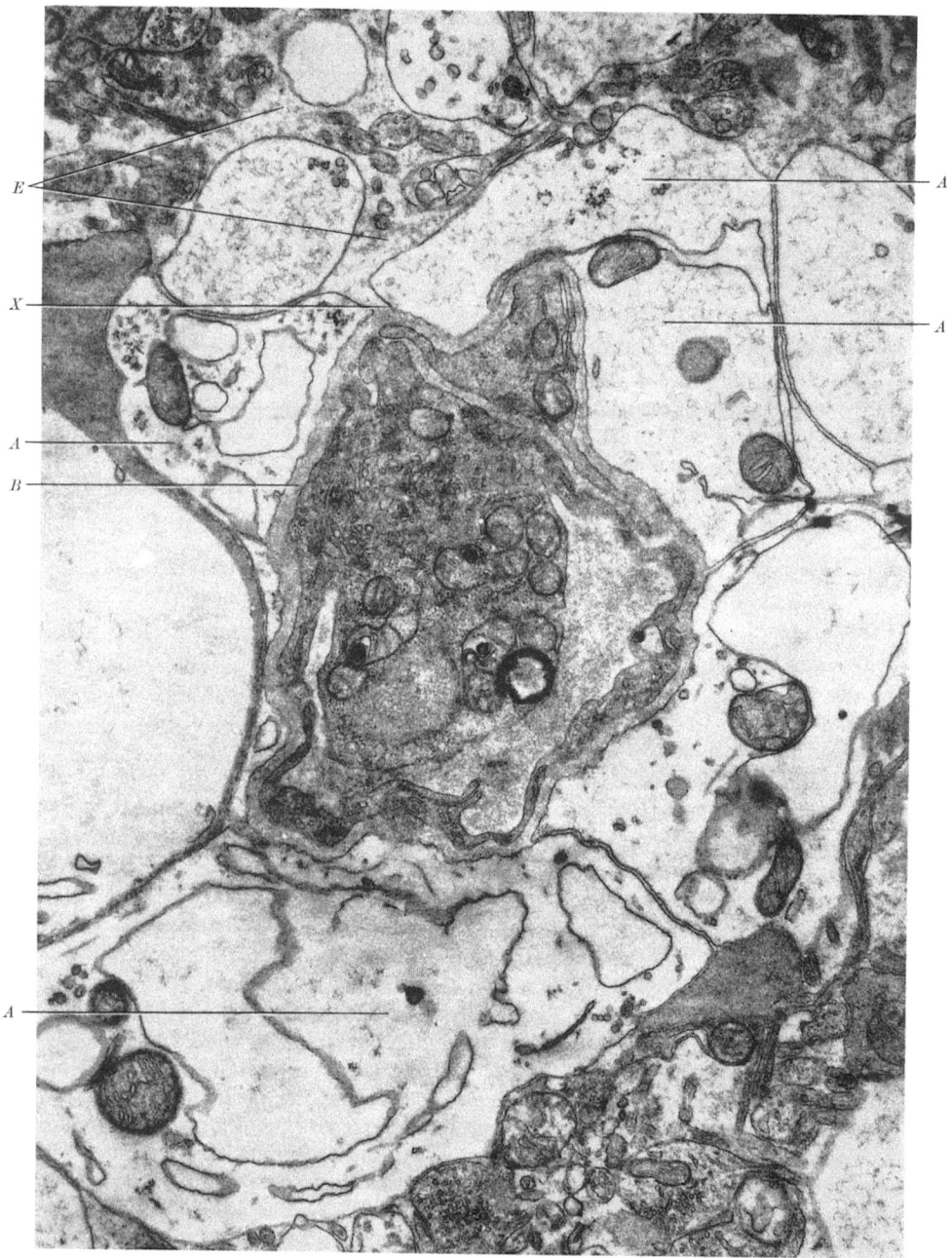

Abb. 190. Pericapilläres Exsudat in der Großhirnrinde des Goldhamsters. Umgebung einer 16 Std alten Läsion. Die hochgradig geschwollenen pericapillären Fußstücke der Astrocyten (*A*) schließen allseitig dicht an die Capillarwand an. An einer Stelle (*X*) ist es zu einer begrenzten Entblößung der Basalmembran (*B*) der Capillarwand von den Membranen der Astrocytenfortsätze und zum Austritt eines feinflockig präcipitierten Exsudates (*E*) zwischen die Bestandteile des dissoziierten Neuropils gekommen. Vergr. 15000:1

sich erkennen, daß die Massen sich in der weißen Substanz zwischen den myelinisierten und nicht myelinisierten Nervenfasern und den Gliazellfortsätzen ausbreiteten, ohne daß dabei eine Alteration der Myelinlamellen eintrat. In den frühen Phasen der Ausbreitung gesellte sich zum Mucopolysaccharid Flüssigkeit, die aufgrund ihrer Beschaffenheit hämatogenen Ursprungs zu sein schien. Sie trat durch Spalten zwischen den Membranen der perivasculären Astrocytenfußstücke. Ferner ließ sich erkennen, daß die extracelluläre Flüssigkeit auf verschiedenen Wegen in den intracellulären Raum übertreten kann. Dies kann entsprechend unseren eigenen Beobachtungen geschehen durch direkten Übertritt nach Ruptur von Glia- und Nervenzelloberflächen, wie sie in der Nähe der Primärläsion nicht selten auftritt. Nach 3—4 Tagen war jedoch häufig ein schneller und dramatischer Übertritt

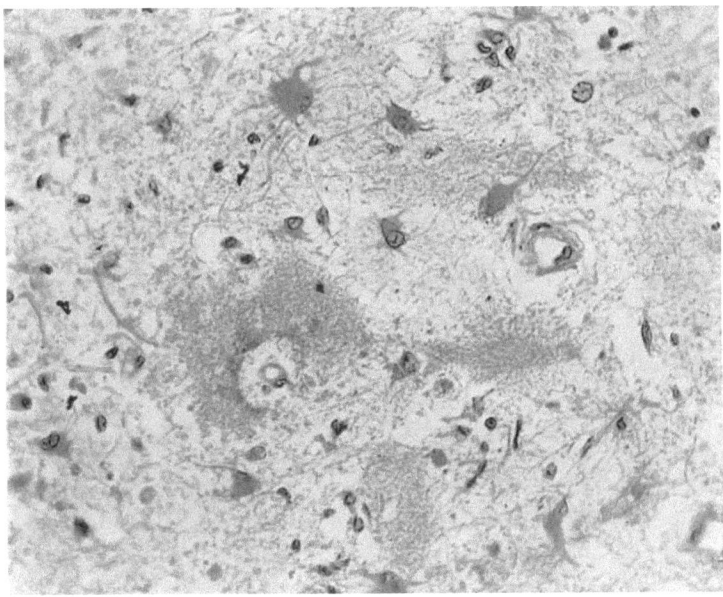

Abb. 191. Perivasculäre Ausbreitung von Exsudaten und reaktive Proliferation der Makroglia bei Wernickescher Krankheit. Corpus mammillare. (Aus A. PENTSCHEW, Hdb. spez. path. Anat., Bd. XIII/2B, 1958)

der Flüssigkeit von dem extracellulären in das intracelluläre Compartment zu konstatieren, so daß keine Flüssigkeit mehr extracellulär vorgefunden wurde. Die Astrocyten zeigten eine Steigerung ihres Gehaltes an partikulärem Glykogen, eine Schwellung ihrer Zellkörper und später eine Bildung von Gliafilamenten[1]. Im Astrocytencytoplasma wurden gelegentlich schmale cystische Ansammlungen von Flüssigkeit festgestellt; sie konnten bis zu 100 Tagen relativ unverändert persistieren. Auch nach Implantation von Silbernitrat[2] ist eine ausgedehnte Exsudation in der Umgebung der lokalen Nekrose beobachtet worden. Im Elektronenmikroskop zeigte die Flüssigkeit in den perivasculären und extracellulären Räumen die Beschaffenheit von Blutplasma. Die perivasculären Gliamembranen wiesen Durchbrüche auf, die eine direkte Kommunikation zwischen den Basalmembranen und den extracellulären Flüssigkeitsansammlungen herstellten. Schließlich wurde bei experimentellen hyperakuten allergischen Encephalomyelitiden der Austritt plasmatischer Exsudate elektronenmikroskopisch studiert[3]. LAMPERT und CARPENTER (1965) haben an frühen Läsionen bei experimenteller allergischer Encephalomyelitis den Austritt von Thorotrastpartikeln durch die Gefäßwand beobachtet. Die Teilchen fanden sich in Lücken zwischen den Endothelzellen, in den

---

[1] HIRANO, ZIMMERMAN und LEVINE 1965b.   [2] HIRANO, ZIMMERMAN und LEVINE 1965c.
[3] LEVINE, HIRANO und ZIMMERMAN 1965, VULPE, HAWKINS und RODZILSKY 1960.

vacuolisierten Basalmembranen und im extracellulären Raum zwischen Gliafortsätzen. Bei fortgeschrittenen Läsionen enthielten die ausgeweiteten extracellulären Räume, in denen sich Thorotrastpartikeln festgesetzt hatten, oft Fibrin.

Mit der Gewebswirkung von Extravasaten mit höherem Proteingehalt im Zentralnervensystem hat sich vor allem SCHOLZ (1949) ausgiebig auseinandergesetzt. Er hob hervor, daß solche Exsudate Glia und Mesenchym zur regsten

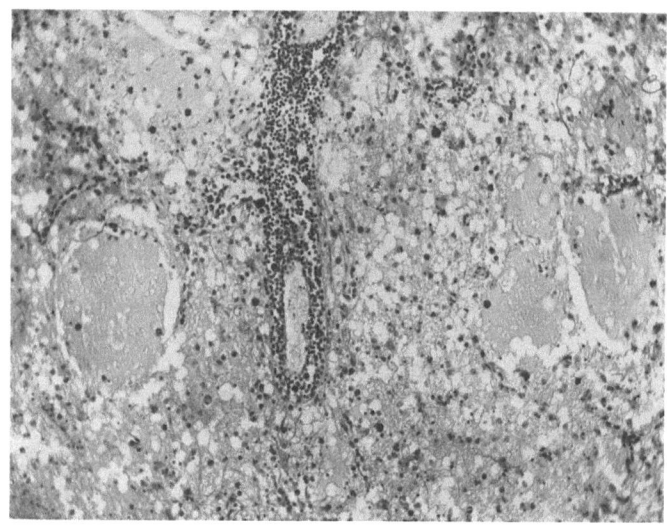

Abb. 192. Entzündliches Exsudat im Striatum bei Schlafkrankheit (Trypanosomiasis). Die ausgedehnten Exsudatmassen sind geronnen und damit histologisch darstellbar geworden. Färbung nach VAN GIESON, Mikrophoto der Deutschen Forschungsanstalt für Psychiatrie, München.
(Aus M. REICHARDT, Hdb. spez. path. Anat., Bd. XIII/B., 1957)

Proliferation bringen können, ohne daß es dabei zu erheblicheren Schäden am Nervenzellbestand zu kommen braucht. (Abb. 191 und 192). (Bezüglich langzeitiger Ablagerung von Exsudatmassen und den dabei entstehenden Gewebsbildern vgl. Kapitel IX/2.)

Was den Austritt geformter Bestandteile des Blutes auf diapedetischem Wege betrifft, so kann es nicht Aufgabe dieses Abschnittes sein, die Ausprägung verschiedener Formen diapedetischer Blutungen im Zentralnervensystem darzustellen. Es sei auf den Abschnitt von MEESEN und STOCHDORPH „Erweichung und Blutung" im Handbuch der speziellen pathologischen Anatomie, Band XIII/Teil 1, Bandteil B hingewiesen. Damit erübrigt es sich auch, auf die formale Genese der für das Nervensystem so charakteristischen, insbesondere im Marklager auftretenden, typischen Ringblutung ausführlich einzugehen. Erwähnt seien in diesem Zusammenhang nur elektronenmikroskopische Beobachtungen bei Erythro-Diapedesen in der Hirnrinde nach Applikation von hohen Dosen von Röntgenstrahlen. Sie ergaben, daß der Austritt der Erythrocyten durch Capillaren und kleinere Venen, die keine perivasculären Räume besitzen, offenbar auf ähnlichem Wege erfolgt wie der der Leukocyten[1]. Unklar blieb nur, wie die Erythrocyten die durch die Basalmembranen der Gefäßwand gebildete Barriere überwinden. Im Bereich frischer diapedetischer Blutungen finden sich Erythrocyten vielfach in Gewebszonen, die weder Zeichen von exsudativen Flüssigkeitsaustritten aus den Gefäßen noch eine Dissoziation der Komponenten des Neuropils erkennen lassen. Die

---
[1] HAGER 1964.

Erythrocyten liegen dann zwischen den völlig intakten Zellfortsätzen eingezwängt[1].

An größeren Gefäßen wird die Form perivasculärer Blutungen vielfach durch die Besonderheit der Strukturanordnungen im Bereich der Gefäßadventitia bzw. durch die Begrenzung der perivasculären Räume geprägt. Es kommt zur saum- bzw. mantelförmigen Umscheidung der Gefäße mit Erythrocyten.

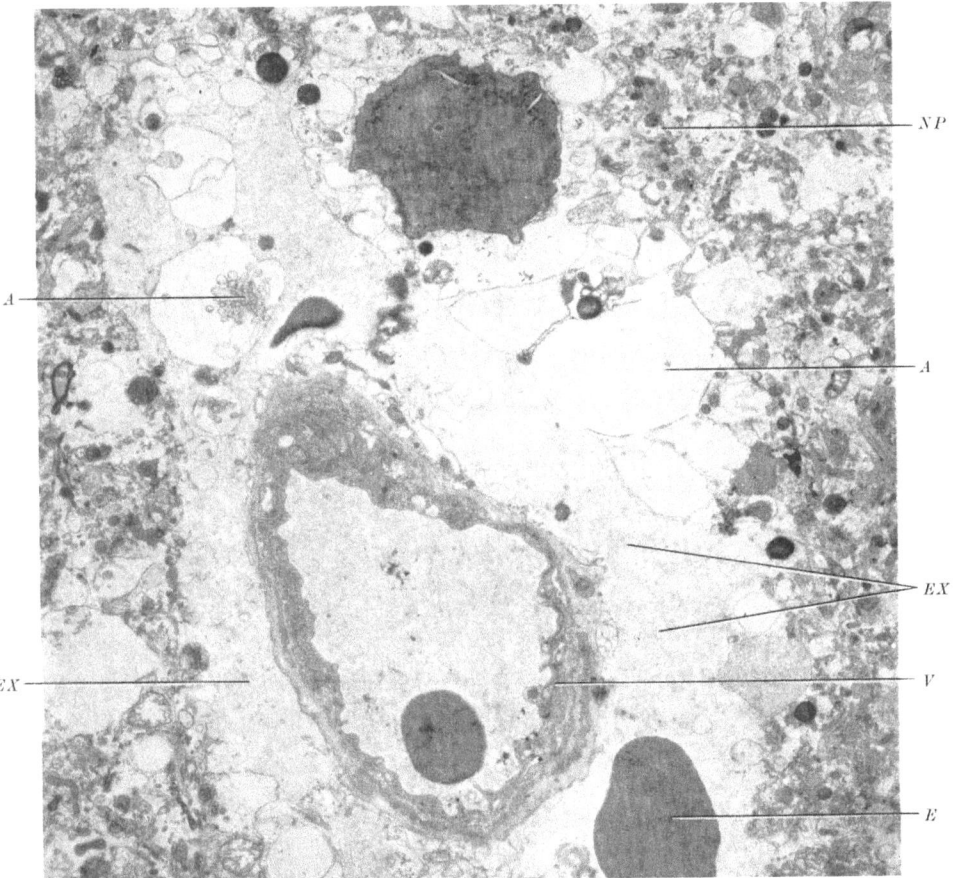

Abb. 193. Ausbreitung eines perivasculären Exsudates im alterierten Neuropil der Großhirnrinde des Goldhamsters in der Umgebung einer 16 Std alten traumatischen Läsion. Die Fortsätze des Neuropils sind weithin dissoziiert (*NP*) und lassen Zeichen einer beginnenden Nekrose erkennen. Das Gefäß ist von perivasculären Astrocytenfußstücken (*A*) entblößt; an deren Stelle ist ein feinflockig präcipitiertes Exsudat (*EX*) getreten, das sich um das Gefäß ergossen hat und in das umgebende Neuropil eindringt. *E* diapedetisch ausgetretener Erythrocyt; *V* Gefäßwand. Vergr. 9000:1

7. Besonderheiten der morphologischen Pathologie der Gefäße im Zentralnervensystem

Gefäßveränderungen im Zentralnervensystem zeigen meist in ihren wesentlichen Zügen dieselben Merkmale, wie sie für das Gefäßsystem der übrigen Körperorgane gelten. Daher sollen sie in diesem Abschnitt nur insoweit Berücksichtigung finden, als sie mehr oder minder einen gewebsspezifischen Charakter aufweisen bzw. ihre Eigenart weitgehend durch die besonderen Gewebsverhältnisse im Zentralnervensystem bedingt ist.

---

[1] HAGER, HIRSCHBERGER und BREIT 1960.

Dies trifft weitgehend zu für die von SCHOLZ (1938) eingehend beschriebene sog. drusige Entartung der intracerebralen Arterien und Hirncapillaren. Bei pathologischen involutiven Vorgängen im Gehirn können[1] neben den an anderem Ort zu besprechenden senilen Drusen, am Gefäßapparat eigentümliche Ablagerungen argentophilen Materials auftreten (Abb. 194 und 195). Davon werden[2] Abschnitte der kleineren intracerebralen Arterien, aber auch der Capillaren befallen. Diese Ablagerungen besitzen eine auffallende Ähnlichkeit mit den Substanzen der senilen

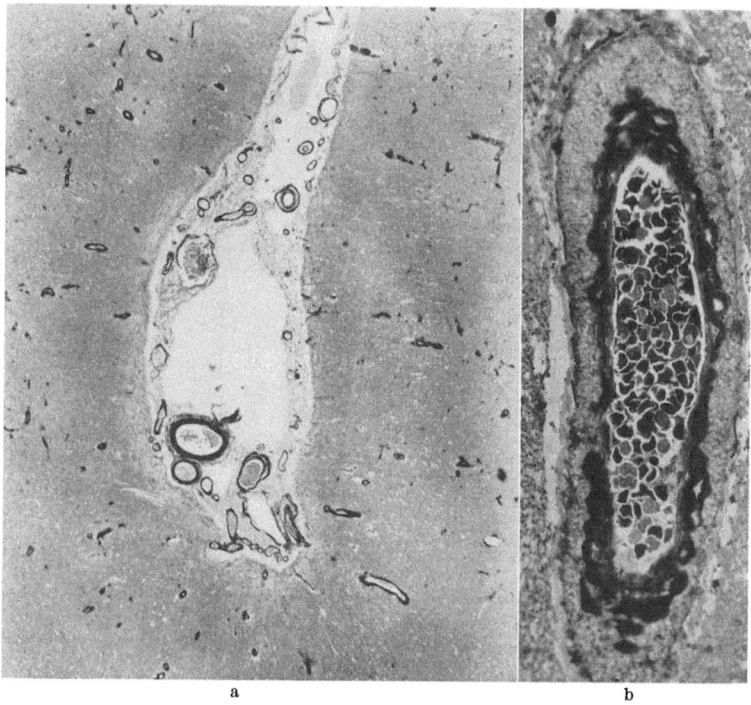

Abb. 194a u. b. a Drusige Entartung der Hirngefäße im Rindenband eines Windungstales an der Konvexität Parieto occipital. Massonfärbung. Vergr. 21:1. b Drusig entartete Rindenarterie aus dem in Abb. 1a zur Darstellung kommenden Rindenbereich. An die verquollene, von vacuolären Hohlräumen durchsetzte Media schließt sich eine lockere radiär gestreifte ,,drusige" Schicht an. Modifizierte Giemsafärbung. Vergr. 830:1.
[Aus W. SCHLOTE, Acta neuropath. (Berl.) 4 (1965)]

Plaques. Diese Gefäßveränderungen sind als ,,dysorische Angiopathie" bezeichnet worden[3]. Von DIVRY (1942) wurden diese drusigen Gefäßentartungen als Ausdruck einer lokalen Amyloidose des Gehirns aufgefaßt. Einen endgültigen Beweis für die amyloide Textur dieser Gefäßveränderungen, die bis in die jüngere Zeit bezweifelt wurde[4], haben die sorgfältigen Untersuchungen von SCHLOTE (1965) erbracht (Abb. 195). Anhand der polarisationsmikroskopischen Analyse konnte er vier anisotrope Schichten voneinander abgrenzen, so daß auf die Existenz von abwechselnd parallel und radiär zur Längsachse des Gefäßes ausgerichteten anisodiametrischen Teilchen zu schließen ist. Was das histochemische Verhalten betrifft, so stellte SCHLOTE den positiven Ausfall von Eiweißreaktionen und der PAS-Reaktion fest. Nach Färbung mit Kongorot nahm die Stärke der Doppelbrechung zu und es traten typische Interferenzfarben auf. Dieses histochemische

---

[1] FISCHER 1910, OPPENHEIM 1909, SIMCHOWICZ 1910, LÖWENBERG 1925, GELLERSTEDT 1933.
[2] SCHOLZ 1938.   [3] MOREL und WILDI 1955.   [4] SURBECK 1961.

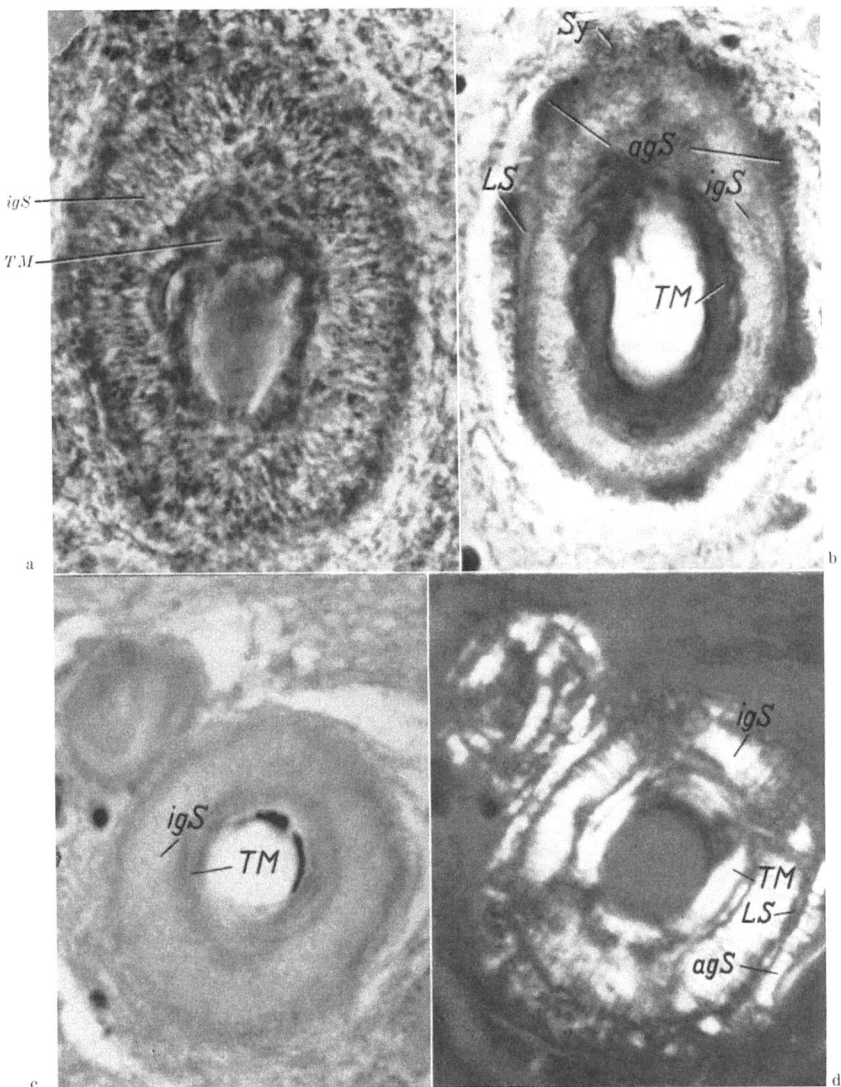

Abb. 195a—d. Drusig entartete Rindenarterien im Querschnitt. a Ungefärbt, Phasenkontrast. Die Media ist bis auf Reste untergegangen (*TM*). Ihr folgt eine breite radiär gestreifte Schicht (*igS*). An ihrem äußeren Rand sind unregelmäßig verteilte Verdichtungszonen zu erkennen. Vergr. 850:1. b PAS-Reaktion. In der radiär gestreiften Schicht (*igS*) zeigt sich ein schwacher Ausfall der Reaktion im Vergleich zu den beidseits angrenzenden Schichten, insbesondere zur äußeren gestreiften Schicht (*agS*). *LS* Längsfaserschicht; *SY* Verlötung von Adventitia und perivasculärer Glia. Vergr. 600:1. c Kongorotfärbung, Mischlicht; bis auf zwei Endothelzellkerne erscheint die Gefäßwand kern- und strukturlos. Die innere gestreifte Schicht ist blaß. d Die gleiche Stelle im polarisierten Licht; ihre Streifung im Bereich der inneren und äußeren gestreiften Schicht stellt sich dar. Die Längsfaserschicht erscheint im Querschnitt isotrop. [Aus W. Schlote, Acta neuropath. (Berl.) 4 (1965)]

Verhalten gilt als Kennzeichen des Amyloids[1]. Besonders aufschlußreich war die elektronenmikroskopische Untersuchung[2] (Abb. 196 und 197): Die Ablagerungen in der Gefäßwand setzen sich im wesentlichen aus feinen Filamenten mit einem Durchmesser um 100 Å zusammen, deren Verlaufsrichtung in den einzelnen

---

[1] Missmahl 1950, Missmahl und Hartwig 1954, Diezel und Pfleiderer 1959.
[2] Schlote 1965.

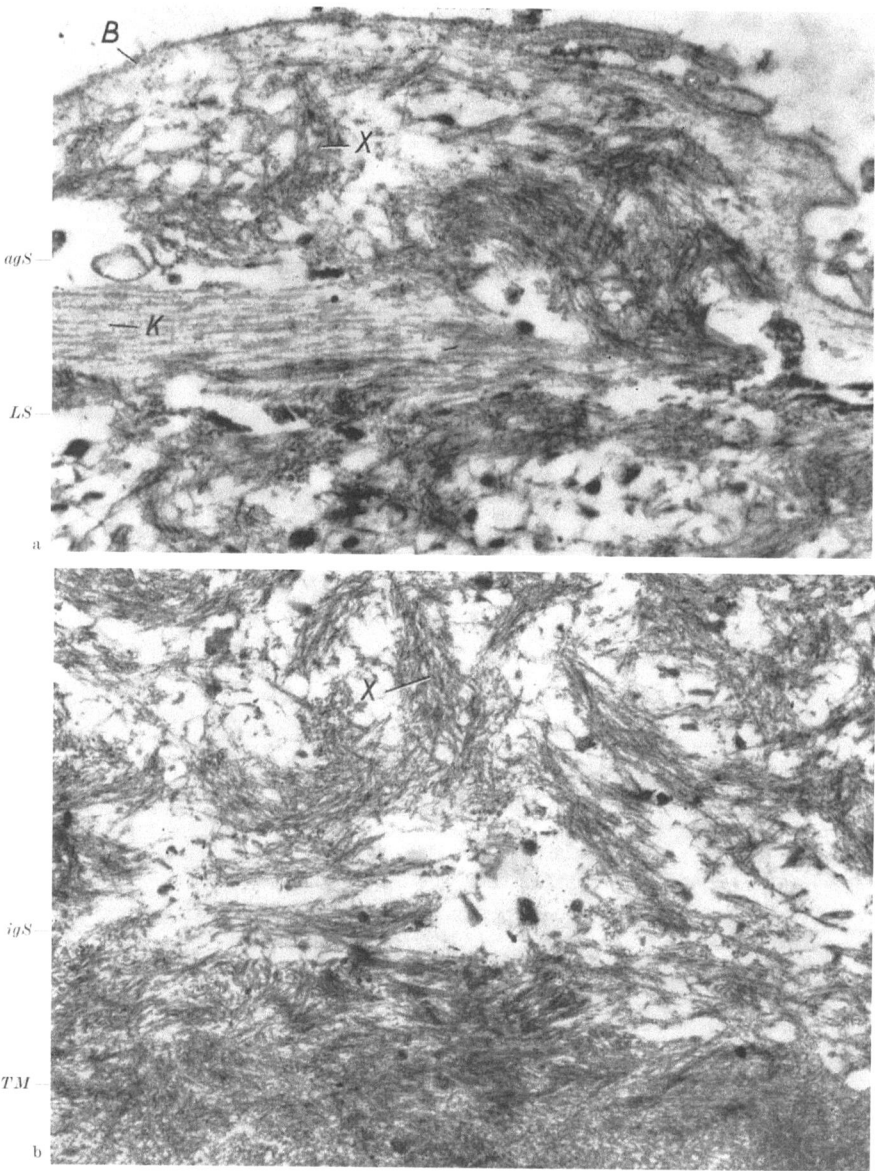

Abb. 196a u. b. Ausschnitte aus den Wänden längsgeschnittener drusig entarteter Rindenarterien. Elektronenmikroskopische Aufnahmen. Vergr. 21000:1. a Äußere Wandschichten. Die Filamente sind sowohl diesseits als jenseits der adventitiellen Kollagenfaserschicht (K) gelegen und gewebewärts nur noch von einer Basalmembran (B) umgeben. Sie neigen dazu, sich senkrecht zur Gefäßachse auszurichten (X). b Innere Wandschichten. Die Tunica media ist von sehr dicht gelagerten Filamenten ausgefüllt, die vorwiegend parallel zur Gefäßachse orientiert sind. Jenseits der Media sind die Filamente zu Bündeln zusammengefaßt, die die Neigung haben, sich senkrecht zur Gefäßachse auszurichten (X). agS äußere gestreifte Schicht; igS innere gestreifte Schicht; LS Längsfaserschicht; Tm Tunica media. [Aus W. SCHLOTE, Acta neuropath. (Berl.) 4, 1965]

Schichten den polarisationsoptisch ermittelten Daten entsprechen. Im übrigen gleicht der Feinbau der Gefäßdrusen dem der Ablagerungen in den Körperorganen bei allgemeiner Amyloidose. Der Verlauf der Filamente wird durch präexistente Strukturen bestimmt. Sie sind in eine Grundsubstanz eingebettet, über deren Natur SCHLOTE keine näheren Angaben machen konnte; aufgrund seiner Befundbilder glaubt er, daß der Ablagerungsvorgang vom Lumen aus in Richtung Gewebe erfolgt. Häufig läßt sich ein Austritt kongophiler doppelbrechender Substanz aus dem Gefäßbereich in das umgebende Gewebe beobachten. Gegen die Abgrenzung einer Sonderform mit alleiniger Beteiligung der Gefäßwand durch PANTELAKIS (1954) („kongophile Angiopathie") wendet SCHLOTE ein, daß in der Regel auf die Gefäßwand beschränkt und ins Gewebe übertretende Ablagerungen gemeinsam vorkommen.

Wegen der Eigenart ihrer Ausprägung im Zentralnervensystem verdient gesonderte Erwähnung die sog. Endarteriitis der kleinen Hirnrindengefäße, wie sie in klassischer Form von NISSL und ALZHEIMER beschrieben worden ist (Abb. 198 und 199). Dieser Krankheitsprozeß wurde ursprünglich von NISSL (1903) als diffuse Hirnlues aufgefaßt. In der Folge berichtete ALZHEIMER (1904, 1909) über weitere Beobachtungen und gab eine sorgfältige Beschreibung dieser Gefäßveränderungen. Bei dieser Erkrankung zeigen die kleinen Pial- und Rindengefäße starke Proliferation endothelialer, adventitieller und, wie wir glauben, an den Capillaren auch pericytärer Elemente. Die Kerne der Gefäßwandzellen vergrößern sich; infiltrative Erscheinungen sind in ausgeprägter Form nicht wahrzunehmen. Die Wände der kleinen Gefäße erscheinen verquollen. Lipoideinlagerungen oder sog. hyaline Veränderungen finden sich in der Regel nicht. Als charakteristisch wurde eine Bildung von Sprossen mesenchymaler Zellen bzw. eine Neubildung von Gefäßpaketen und Knäueln be-

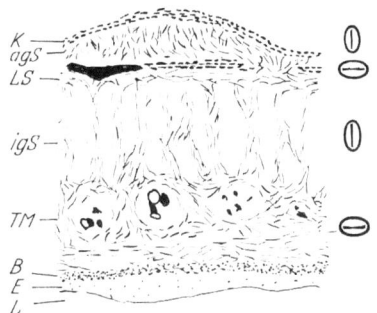

Abb. 197. Schematische Darstellung der Hauptverlaufsrichtungen der filamentären Komponente des Amyloids in den Randschichten der drusig entarteten Hirnrindenarterien im elektronenmikroskopischen Bild des Gefäßlängsschnittes. Die Verlaufsrichtungen entsprechen den großen Achsen der polarisationsoptisch wirksamen Indexellipsen (am rechten Bildrand angegeben!). K Kollagenfaserschicht der Adventitia; LS Längsfaserschicht; agS äußere gestreifte Schicht; igS innere gestreifte Schicht; TM Tunica media; B Basalmembranen; E Endothel; L Gefäßlumen. [Aus W. SCHLOTE, Acta neuropath. (Berl.) 4, (1965)]

schrieben (Abb. 199). Im nach NISSL gefärbten Präparat treten schon im Übersichtsbild die Rindengefäße aufgrund ihrer dunklen Färbung stark hervor. Dies ist auf eine gesteigerte Anfärbbarkeit des Zellkörpers und eine Vergrößerung der Kerne der proliferierten Gefäßwandelemente zurückzuführen. Im Bereich von Konvolutbildungen pflegt man mehrere Lumina zu Gesicht zu bekommen. Im gliösen Interstitium treten reaktive Erscheinungen auf, die auf das Vorliegen einer erheblichen Permeabilitätsstörung der Gefäße hinweisen. Es zeigte sich in der Folge, daß diese Alterationen der Rindengefäße keineswegs, wie die Erstbeschreiber geglaubt hatten, ausschließlich auf luetische Erkrankungen zurückzuführen sind, sondern daß mannigfache ursächliche Faktoren, wie Intoxikation mit Bleiverbindungen, Alkohol, Kohlenmonoxyd, zum selben Bild führen können. Darauf hat vor allem PENTSCHEW (1937) hingewiesen. Auch experimentell gelang es durch Hypoxydose im Zentralnervensystem Gefäßproliferationen zu erzeugen[1]. SCHOLZ (1939) berichtet über das Auftreten endangitischer Veränderungen an den kleinsten Rindengefäßen im Gehirn von mit Thiophen vergifteten Hunden.

Erwähnt sei noch, daß der Gefäßbindegewebsapparat im Bereich von Gewebsnekrosen eine erhebliche Resistenz zeigen kann. Im schwergeschädigten Gewebe, in dem es zu elektiven Parenchymnekrosen[2] (vgl. S. 269) gekommen war, fand COLMANT als Zeichen der Resistenz der Gefäßwände, daß in deren Zellen die Aktivität der meisten Enzyme entweder gar nicht oder nicht wesentlich ver-

---

[1] MEYER 1926, HEMPEL 1941. [2] COLMANT 1965.

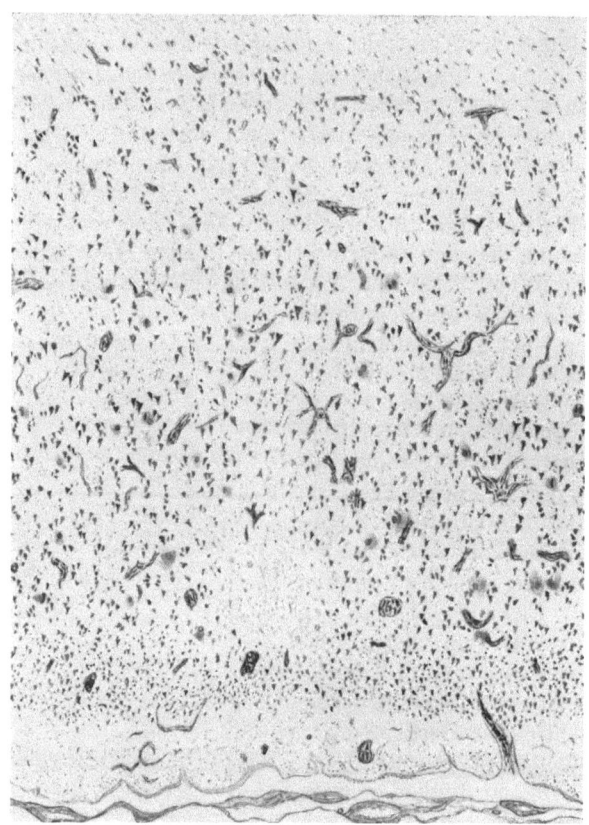

Abb. 198. Endarteriitis der kleinen und kleinsten Gefäße (NISSL-ALZHEIMER) der Hirnrinde. Umschriebener Verödungsherd. Proliferation der protoplasmatischen Makroglia.
(Aus E. STRÄUSSLER, Hdb. spez. path. Anat., Bd. XIII/Teil 2, Bandteil A, 1958)

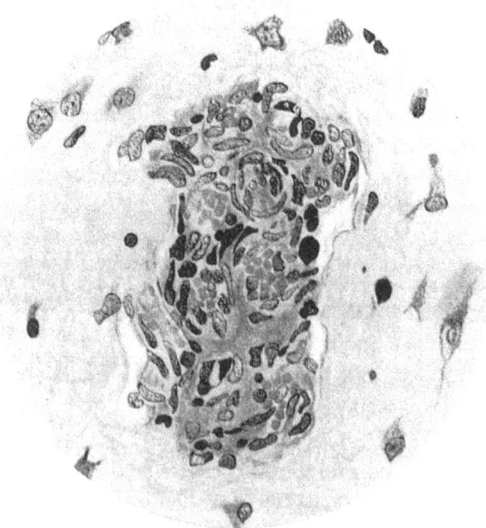

Abb. 199. Gefäßkonvolut aus der Hirnrinde bei der Nissl-Alzheimerschen Endarteriitis. (Kresylviolett-Färbung.)
(Aus E. STRÄUSSLER, Hdb. spez. path. Anat., Bd. XIII/2A, 1958)

ändert war. Die alkalische Phosphatase, die vorzugsweise in der Gefäßwand lokalisiert ist, sowie die 5-Nucleotidase fand er unverändert aktiv. Dasselbe traf für die Diaphorasen und Dehydrogenasen zu. In der Ödemphase konnte er noch keine Veränderung der alkalischen Phosphatase bemerken; später jedoch trat ein markanter Aktivitätsanstieg dieses Enzyms auf. Die Capillarwände in der Umgebung von Schadensbereichen wiesen ansehnliche Endothelverdickungen auf. Es zeigte sich eine stärkere Anfärbbarkeit des Cytoplasmas mit basischen Anilinfarbstoffen und ein besseres Hervortreten der Zellkonturen. Die Kerne vergrößern sich und werden heller. Im Elektronenmikroskop zeigen die verdickten Endothelien eine Vermehrung der Ribosomen und eine Neubildung von Elementen des endoplasmatischen Reticulums[1]. Zuweilen kommt es auch zur exzessiven Schwellung und Volumenszunahme der Capillarpericyten. Diese Elemente scheinen sich regelmäßig an proliferativen Veränderungen des Gefäßapparates zu beteiligen, wie sie u. a. auch im Rahmen der Wernickeschen und Wilsonschen Erkrankung vorkommen. HILLS (1964) hat die feinstrukturellen Veränderungen von Hirncapillaren der Ratte nach einer ähnlichen Versuchsanordnung wie COLMANT (Carotidenunterbindung und Stickstoffbeatmung) untersucht. Auch er fand innerhalb von 5 Std ausgeprägte Endothelschwellungen und nach 48 Std die schon beschriebene Organellenvermehrung. Gelegentlich wurde in Capillaren des Zentralnervensystems eine Steigerung der Cytopempsis unter pathologischen Bedingungen beobachtet. FRANKE und LIERSE (1965) und CERVOS-NAVARRO (1964) haben nach Röntgenbestrahlung bestimmter Dosierung eine Steigerung dieses Mechanismus in Form einer verstärkten Bläschenbildung im Capillarcytoplasma gefunden. Capillarfibrosierungen haben im Zentralnervensystem Bildungen von pericapillären Räumen zur Voraussetzung. Sie kommen in gliösen Narbengebieten meist durch Aufspaltung der Basalmembranen zustande. In diesen neuentstandenen Räumen findet sich eine Proliferation adventitieller Elemente. Es treten dann Kollagenfibrillen auf, die sich vielfach zu kleinen Bündeln gruppieren.

V. Formen der Gewebsnekrose im Zentralnervensystem
1. Unvollständige Gewebsnekrose (elektive Parenchymnekrosen)

Um den Umfang dieses Beitrages zu begrenzen, wird bei der Behandlung der komplexen Gewebsveränderungen der Schwerpunkt auf die Gesichtspunkte gelegt, die in jüngerer Zeit aufgrund der mit modernen Methoden erlangten Ergebnisse neue oder zumindest veränderte Gestalt gewannen. Diese Beschränkung dürfte bei der Darstellung der unvollständigen Gewebsnekrosen um so mehr zulässig sein, als diese im Handbuch der speziellen Pathologie ((Bd. XIII/1 B) durch SCHOLZ (1957) in grundlegender und ausführlicher Form dargestellt worden sind. Ferner sei auf das von MEESEN und STOCHDORPH bearbeitete Kapitel „Erweichung und Blutung" im gleichen Handbuchteil verwiesen.

Die gewebliche Ausprägung dieser Schäden, welche aufzutreten pflegen, wenn Mangelzustände (Hypoxie, Ischämie) einen gewissen Grad und eine gewisse Dauer nicht überschreiten, wurde erst durch die Arbeiten SPIELMEYERs und seiner Schüler vor etwa 40 Jahren näher bekannt. Die gewebliche Situation bei den elektiven Parenchymnekrosen hat SCHOLZ (1957) erschöpfend umrissen. Die oben eingehend geschilderte (vgl. S. 71) sog. ischämische Zellnekrose bzw. die homogenisierende Ganglienzellnekrose steht dabei ganz im Vordergrund. Akute Zerfallsvorgänge im Sinne der schweren Zellerkrankung NISSLs sind ebenfalls häufig anzutreffen.

---
[1] HAGER 1964.

Entscheidend ist, daß die gliösen Gewebselemente neben dem gesamten Gefäß-bindegewebsapparat persistieren und in der Folge an reaktiven und reparativen Vorgängen (vgl. S. 140) rege teilnehmen. Disseminierte Nervenzellnekrosen bedürfen zu ihrer Feststellung der besonderen Sorgfalt. Nicht selten können sämtliche Nervenzellen eines grauen Gebietes zugrundegehen; das Nissl-Präparat zeigt dann das Phänomen der sog. Erbleichung (SPIELMEYER, 1928). Sie beruht auf der Unfärbbarkeit der nekrotischen Nervenzellkörper mit basischen Farbstoffen.

2. Vollständige Nekrose

a) Colliquationsnekrose (Erweichung)

Die vorwiegende Form der Nekrose im Zentralnervensystem ist die Erweichung. Bei tiefergreifenden und länger dauernden Mangelzuständen hypoxämischen bzw. ischämischen Charakters kommt es ebenso wie in anderen Organen zur Totalnekrose des Gewebes. Bezüglich des makroskopischen und feingeweblichen Ablaufes der Erweichungen ist auf die klassischen Beschreibungen von SPIELMEYER, SPATZ und NEUBÜRGER zu verweisen. In der Regel läßt sich im Frühstadium der sog. Erweichung eine ausgedehnte Erbleichung, d.h. eine Unfärbbarkeit sämtlicher Zellkörper mit basischen Anilinfarbstoffen nachweisen. An sämtlichen Gewebskomponenten manifestieren sich verschiedene Stadien und Formen der Zellnekrose. Der Gefäßinhalt zeigt eine Margination leukocytärer Elemente. Sie emigrieren frühzeitig in perivasculäre Bereiche und durchdringen schließlich nicht selten den ganzen Nekrosebezirk. Die aufgelockerte Gewebszone im Randgebiet des Nekrosebereiches, in der Demarkationsvorgänge relativ frühzeitig in Gang kommen, hat SPATZ „Lückenzone" genannt. Nach Ablauf von 2—3 Tagen pflegen sich colliquationsnekrotische Bezirke meist gelblich zu verfärben. Zu diesem Zeitpunkt kommen in der Regel lebhafte gliös-mesenchymale Abräum-, Abbau- und Organisationsvorgänge (vgl. Kapitel VI und VII) in Gang. Von Interesse ist, daß bei intravitalen Nekrosen und bei experimenteller Autolyse isolierter Organe unterschiedliche enzymhistochemische Befunde erhoben worden sind[1]. Die Vorgänge im Infarkt unterliegen heterolytischen Einflüssen der Umgebung, die sich zu den autolytischen hinzuaddieren. Daher verlaufen sie wesentlich schneller als die bei postmortaler Autolyse. Als entscheidend für das Ingangkommen von Verflüssigungsprozessen bei Nekrosen des zentralen Nervengewebes ist der Untergang des astrocytären Interstitiums verantwortlich gemacht worden, von dem angenommen wurde, daß von seiner Existenz die Erhaltung der Gewebskontinuität abhängig ist[2]. Daher ist es von Interesse, wie sich der Ablauf des Erweichungsprozesses auf cellulärer Ebene im elektronenmikroskopischen Bild darstellt[3] (Abb. 200). Am Neuropil der Großhirnrinde zeigt sich, daß wenige Stunden nach Eintritt der Nekrose ein Teil der Fortsätze ungeachtet schwerer Veränderungen des Cytoplasmas noch von einer ununterbrochenen Membran umgeben ist. Von Organellen sind vielfach noch Mitochondrien nachweisbar. Sie zeigen alle Grade der Schädigung ihrer Innenstruktur. Ihre Matrix ist vielfach verdichtet; die Gesamtgestalt ist überwiegend abgerundet. Auch Anhäufungen sog. Synapsenbläschen sind innerhalb der ersten 24 Std nach Einwirkung der Noxe noch erkennbar. In der Folge zeigt sich jedoch eine fortschreitende Dissoziation des Neuropils verbunden mit einem vermehrten Auftreten extracellulärer Flüssigkeit. Bei fortschreitender Dissoziation des Gewebes zerfallen die nekrotischen Zellfortsätze in Bruchstücke. Die Fragmente bleiben jedoch noch von Membranen umschlossen, so daß man vorwiegend kreisförmig abgerundete Anschnittprofile vor-

---

[1] EDER 1959, GÖSSNER 1955. [2] SCHOLZ 1957. [3] HAGER 1962, 1964.

findet. Veränderte Mitochondrien und verschiedenartiger Gewebsdetritus finden sich zunehmend in der extracellulären Flüssigkeit. Der Gefäßbindegewebsapparat kann zumindest in den Randzonen zum Teil persistieren.

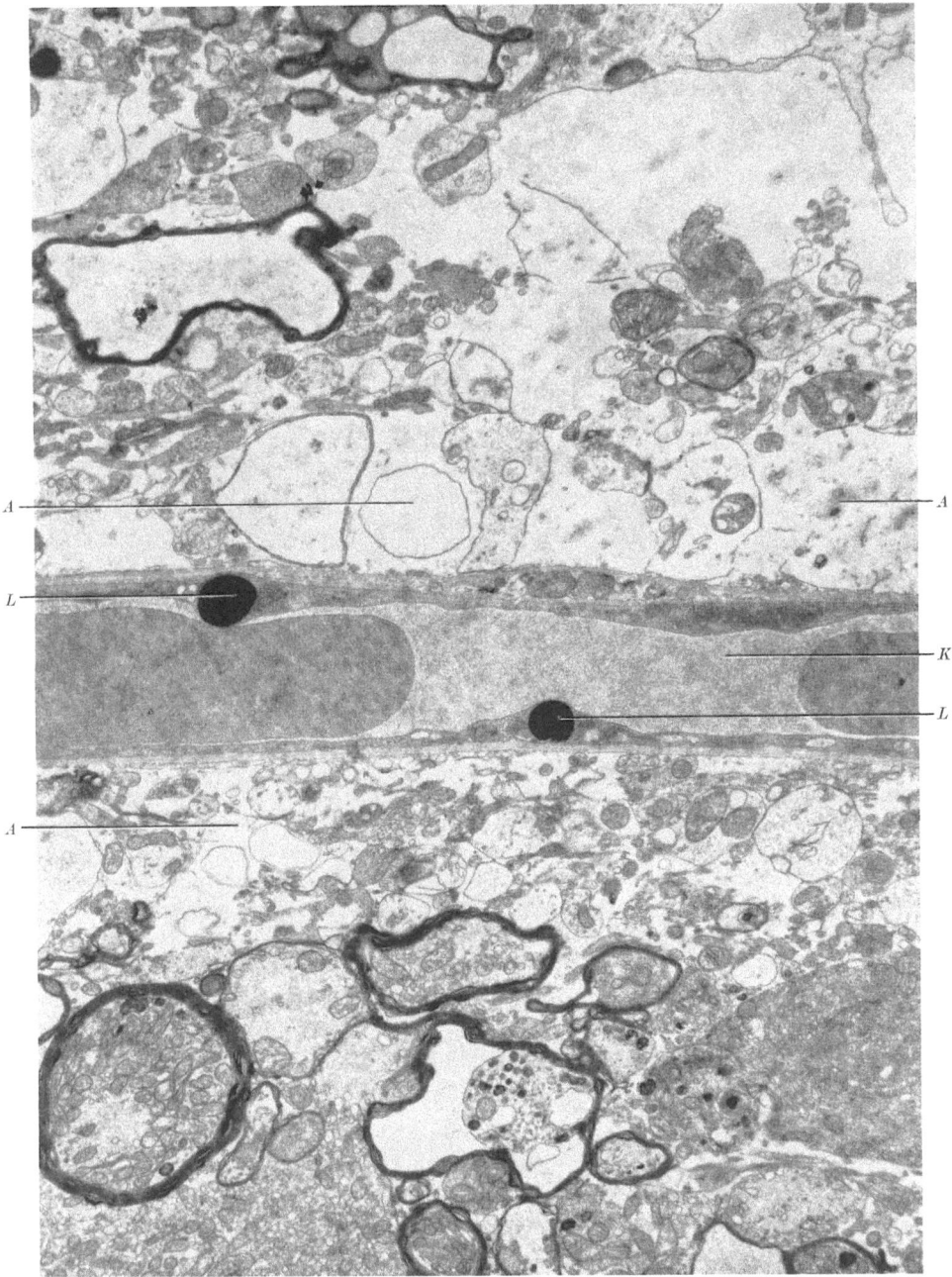

Abb. 200. Erweichung in der Großhirnrinde mit Dissoziation des nekrotischen Neuropils. Um eine völlig intakte Capillare (*K*), die in ihrem Endothel Lipidtropfen (*L*) erkennen läßt, befinden sich die ödematös geschwollenen Fußstücke der Astrocyten (*A*) in Rupturierung und Auflösung. Die Zellfortsätze des umgebenden Neuropils sind weitgehend dissoziiert bzw. in Zerfall begriffen (Umgebung einer 16 Std alten Läsion der Großhirnrinde des Goldhamsters). Vergr. 9000:1

Was nun die weiße Substanz betrifft, so läßt sich schon histopathologisch frühzeitig eine hochgradige Verquellung der Markmäntel in den offensichtlich von Ödemflüssigkeit durchtränkten Nekrosebereichen erkennen. Im erweichenden Mark gehören die dissoziierten Zellfortsätze großteils den nekrotischen Oligodendro- und Astrocyten an. Die Durchmesser der abgestorbenen Axone vergrößern sich ähnlich wie in den initialen Stadien der sekundären Degeneration durch Anschwellung unter Flüssigkeitsaufnahme beträchtlich. Tubuläre und filamentöse Strukturen des Grundcytoplasmas verklumpen. Die Mitochondrien zeigen tiefgreifendere Veränderungen. Schon in den ersten 24 Std beginnt eine Separierung der Marklamellen, die den ganzen Markmantel in ein tubuläres vesiculäres Gebilde umwandeln kann. So entstehen Separierungsbilder, wie sie auch bei der sekundären Degeneration beschrieben wurden (vgl. S. 171). Bei Verwendung höherer Auflösungen ist zu beobachten, daß ähnlich wie bei bestimmten Ödemformen (vgl. S. 256) die Separierungen der Marklamellen vorwiegend im Gebiet der Zwischenlinie („intraperiodline") um sich greifen. Die vesiculäre, tubuläre Auflockerung des Markmantels bzw. die Bildung von eigenartigen kleinwabigen Anordnungen und Netzen von unterschiedlicher Maschenweite schreitet weiter fort. Es scheint, daß die wesentliche Voraussetzung für die Auflösungen der Markscheiden und die Bildung von Waben und Netzen eine tiefgreifendere Schädigung bzw. Nekrose der interfasciculären Oligodendrocyten bilden dürfte. Eine initiale Waben- und Alveolenbildung im geschädigten Markmantel wurde auch bei durch wiederholten Liquorentzug hervorgerufenen Randentmarkungen am Rückenmark der Katze beobachtet[1]. Bei diesem Prozeß kam lediglich eine Schädigung des gliösen Interstitiums in Gang, während die Axone überwiegend persistierten.

Passagere Kalkausfällungen sind innerhalb von Erweichungen des Hirngewebes recht häufig. Diesem Phänomen hat JACOB (1942) eine eingehende Untersuchung gewidmet. Der Nekrosekalk wird entweder sphärisch, amorphkörnig oder feinstaubig vorgefunden. Das in Nekrosebereiche übertretende und sich anreichernde Calcium dürfte Coagulationsvorgänge im Bereich der nekrotischen Matrix fördern[2]. Die histopathologische Erscheinungsform des Nekrosekalks wurde auf die Eigenschaften des Gewebsmilieus zurückgeführt. Eine histochemische bzw. chemische Charakterisierung war den Untersuchern nicht möglich. Immerhin zeigt der Nekrosekalk in Erweichungen des Zentralnervensystems charakteristische feinstrukturelle Merkmale[3]. Es finden sich im nekrotischen Neuropil der Großhirnrinde nach Überlebenszeiten von 3—5 Tagen bei experimentellen Nekrosen umschriebene Anhäufungen von stark elektronenstreuenden Substanzen (Abb. 201). Es liegen dicht gepackte, manchmal etwas gekrümmte Nadeln vor, deren Länge etwa 200—1000 Å bei einem Durchmesser von annähernd 40—50 Å beträgt. Ihre Gestaltregelmäßigkeit legt nahe, anzunehmen, daß es sich um kleine Kristalle handelt; die starke Elektronenstreuung weist auf anorganisches Material hin (Abb. 202). JACOB (1942) hat aufgrund seiner histopathologischen und histochemischen Befunde angenommen, daß der Kalk in Colliquationsnekrosen sich auf albuminoide Stoffe niederschlägt. In der Tat sind die Kristallnadeln, ohne eine regelmäßige Ausrichtung zueinander erkennen zu lassen, in ziemlich gleichmäßiger Verteilung in Substanzen von mäßiger Dichte eingelagert. Die Kristallansammlungen gleichen hinsichtlich ihrer Merkmale völlig den Ablagerungen, die in Form von Haufen feiner Nadeln im präossalen Gewebe der Knorpel von Säugetieren aufgrund elektronenmikroskopischer Beobachtungen beschrieben wurden[4]. Die feinstrukturellen Übereinstimmungen mit den Kalkablagerungen bei Ossifikationsprozessen lassen den Schluß zu, daß es sich bei den beschriebenen feinnadeligen

---

[1] BUNGE, BUNGE und RIS 1960.   [2] GROLL 1949.   [3] HAGER 1962, 1964.
[4] JACKSON 1957, KNESE 1959.

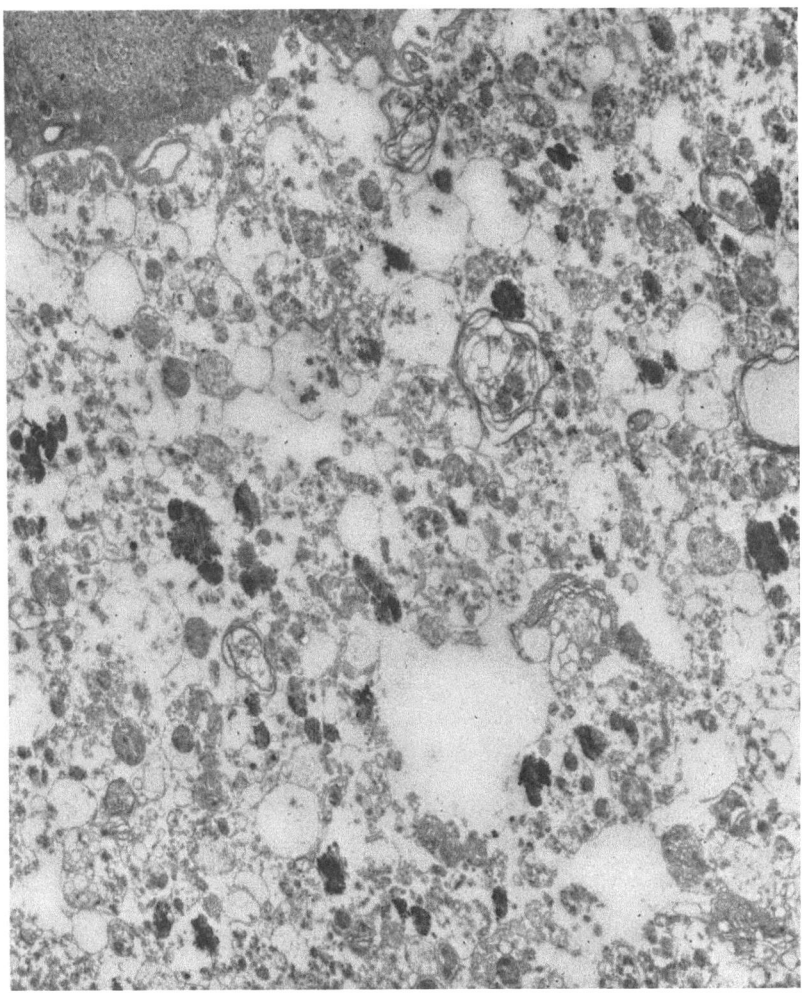

Abb. 201. Kalkablagerung in einem erweichten Großhirnrindenbezirk. Zwischen den dissoziierten Gewebsbestandteilen finden sich umschriebene Anhäufungen von äußerst dichten Stoffen. 5 Tage alte traumatische Läsion. Vergr. 5400:1

Ablagerungen um Kalkkristalle handelt. Ihre Ansammlung in einer Matrix, die wohl von nekrotischem Gewebe herzuleiten ist, führt dann zu den granulären bzw. feinstäubigen Verteilungen des Nekrosekalks in den erweichenden Gewebszonen, die histochemisch nachweisbar sind.

Die Gesamtheit der feinstrukturellen Befunde bei der Dissoziation und weiteren Veränderung totalnekrotischen Gewebes lassen den Schluß zu, daß die ausschlaggebenden Faktoren bei der Colliquationsnekrose des Hirngewebes eine initiale hochgradige Astrocytenschwellung sowie das Auftreten von Flüssigkeit in extracellulären Bereichen im Sinne eines Ödems (s. S. 247) und das frühzeitige Ingangkommen autolytischer und heterolytischer Prozesse sind. Die Annahme einer hohen Aktivität von Hydrolasen in toten Zellen wird u.a. durch histochemische Befunde in nekrotischem Lebergewebe unterstützt, die GÖSSNER (1960) erhoben hat. Der Erweichungsprozeß scheint durchaus nicht von dem Ingangkommen aktiver cellulärer Abbauprozesse abhängig zu sein. Die Bereitschaft des nervösen Gewebes, bei Totalnekrosen in stürmischen autolytischen Vorgängen sich zu zersetzen, dürfte abgesehen von initialem Flüssigkeitsreichtum auch von dem relativ hohen Gehalt der Nervenzellen an Lysosomen mitbestimmt werden. Auf die Bedeutung der lysosomalen Enzyme für den Prozeß der Autolyse haben DE DUVE (1959) und in jüngerer Zeit auch NOVIKOFF (1961) hingewiesen. Die Enzyme, die in diesen Organellen vorliegen, sind imstande, die wesentlichsten Bestandteile tierischer Zellen hydrolytisch aufzuspalten. Im nekrotischen Gewebe dürfte es frühzeitig zu einer Alteration der Lysosomenmembran und zu einer Freisetzung der Enzyme in voller Aktivität kommen. Die Bedingungen für Aktivierung, Freisetzung und Substratkontakt der hydrolytischen Enzyme sind im totalnekrotischen flüssig-

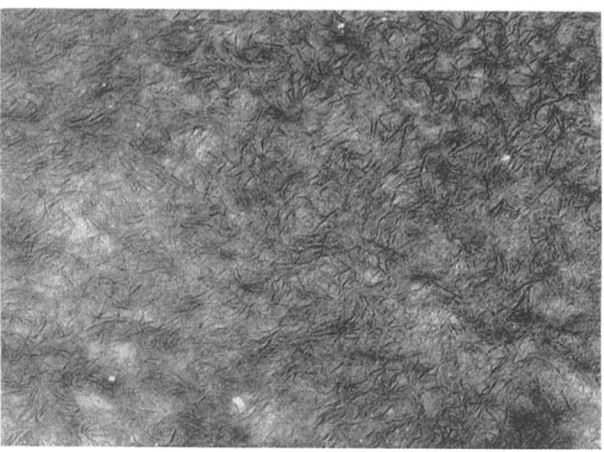

Abb. 202. Bei hoher Auflösung ist zu erkennen, daß die dichten Ablagerungen im nekrotischen Neuropil aus feinen stark elektronenstreuenden Nadeln zusammengesetzt sind. Diese Kalkkristalle sind in Substanzen von mäßiger Dichte eingelagert. Vergr. 54000:1

keitsdurchtränkten Hirngewebe die denkbar günstigsten. Der autolytisch noch nicht völlig abgebaute Gewebsdetritus wird dann im Rahmen eines mobilen cellulären Abbaus phagocytiert und intracellulär verarbeitet.

b) Die Coagulationsnekrose

Die Colliquationsnekrose bzw. Erweichung, bei der autolytischen Vorgängen in der Regel bald lebhafte celluläre Abbau- und Abräumprozesse folgen (vgl. Kapitel VI/2), ist im Zentralnervensystem die überwiegende Form, in der sich die Untergänge ausgedehnter Gewebsbezirke manifestieren. Die sog. Coagulationsnekrose, deren Merkmal darin besteht, daß es aufgrund von Gerinnungsvorgängen zur Bildung kompakter nekrotischer Massen kommt, ist dagegen ungleich seltener. Sorgfältige Studien der Gewebsveränderungen, die an solchen kompakten Nekrosen auftreten, haben MARKIEWICZ (1937) am menschlichen Untersuchungsgut und CREDÉ (1939) an experimentellen, durch Elektrocoagulation erzeugten Nekrosen des Säugetiergehirns durchgeführt (Abb. 203 und 204). Hauptmerkmal dieser Nekroseart ist, daß der totalnekrotische Gewebsbezirk in fremdkörperartiger Form im Gewebe liegenbleibt. Entsprechend diesem Charakter treten in seiner unmittelbaren Nähe besondere Gewebsreaktionen auf, die im Rahmen des Kapitels „Abbau und Abräumung" (VI/2, S. 285) Besprechung finden. Häufig lassen sich in solchen nekrotischen Massen größere nadelförmige Gebilde er-

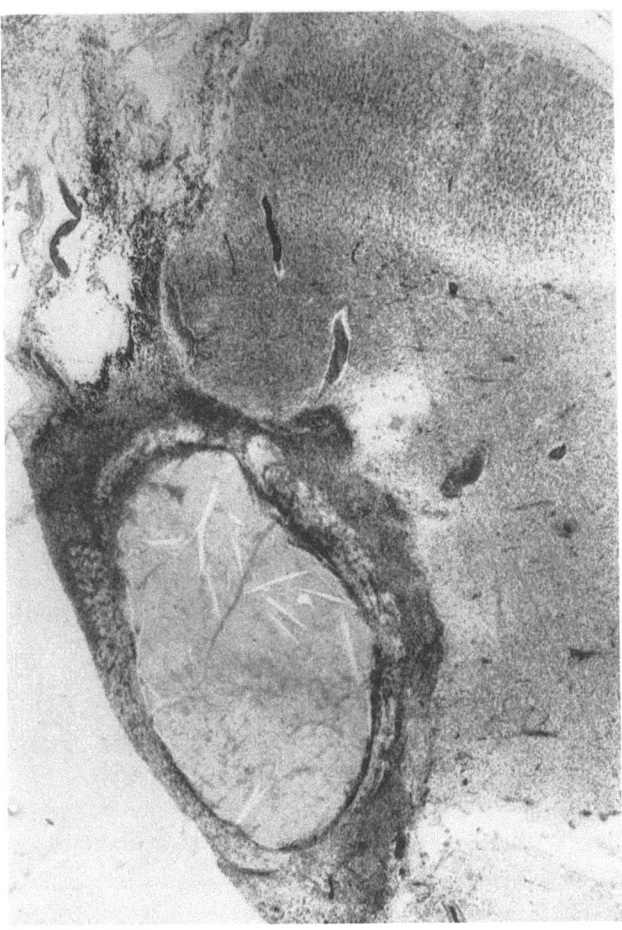

Abb. 203. Coagulationsnekrose unterhalb eines cystisch umgewandelten Rindendefektes. Die nekrotischen Massen sind durch eine breite Zone proliferierten Bindegewebes, das von Schaumzellengranulomen durchsetzt ist, abgekapselt. Nisslbild. Präparat der Deutschen Forschungsanstalt für Psychiatrie München. (Aus H. MEESSEN und O. STOCHDORPH, Hdb. spez. path. Anat., Bd. XIII/1 B, 1957)

kennen, die aufgrund ihres histochemischen Verhaltens, insbesondere ihrer Charakteristika im Polarisationsmikroskop als Cholesterinester zu bezeichnen sind (Abb. 204). Daneben sind zumeist mit Fettfärbungen innerhalb der nekrotischen Masse tropfige Lipoidanhäufungen nachweisbar, die keine Beziehungen zu cellulären Elementen, insbesondere zu abbauenden Zellen, erkennen lassen. Hinsichtlich ihrer Quantität und Form recht verschiedene Kalkablagerungen finden sich in Coagulationsnekrosen ziemlich häufig. Bei der elektronenmikroskopischen Untersuchung experimentell erzeugter Coagulationsnekrosen der Großhirnrinde[1] ergab sich, daß die kompakten coagulationsnekrotischen Bezirke keine Reste von Zellstrukturen erkennen lassen. Sie setzen sich aus recht dicht gepackten Körnchen und Brocken zusammen, die den Charakter eines amorphen Detritus haben. Die erhebliche und relativ gleichmäßige Eigendichte dieser Massen tritt im Elektronenmikroskop besonders deutlich hervor. Nach kürzeren Überlebenszeiten von mehreren Tagen sind polymorphkernige neutrophile Leukocyten in den peri-

---

[1] ESCOLA und HAGER 1964.

pheren Bezirken des Herdes zu erkennen; es ist jedoch bemerkenswert, daß sie es im Gegensatz zu den Verhältnissen bei Colliquationsnekrosen nicht vermögen, in die kompakte Nekrose einzudringen. KROLL (1949) wies darauf hin, daß coagulationsnekrotisch geronnene Gewebe eine erhebliche Resistenz gegen die Wirkung von Proteinasen zeigen. Die wesentlichste Eigenschaft der Coagulationsnekrose scheint allerdings in der mangelnden Aktivitätsentfaltung zelleigener struktur-

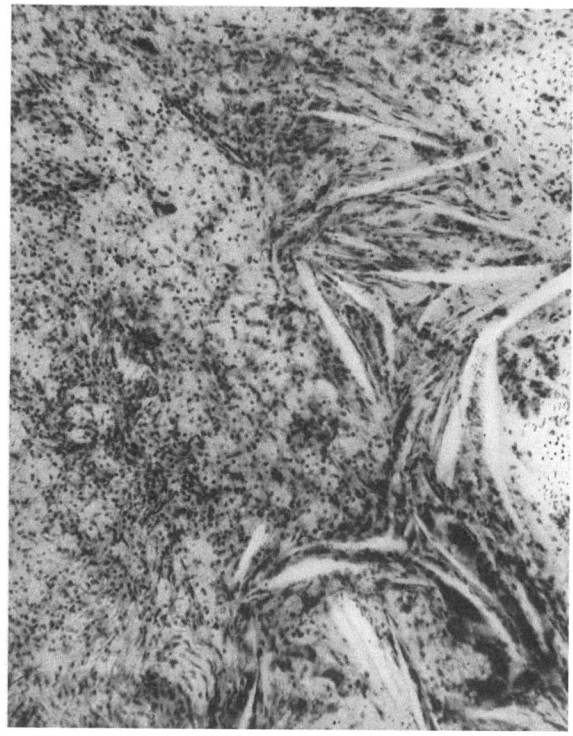

Abb. 204. Ausschnitt aus der Kapsel einer Coagulationsnekrose. In einem Schaumzellengranulom haben sich um große Cholesterinnadeln Fremdkörperriesenzellen ausgebildet. Präparat der Deutschen Forschungsanstalt für Psychiatrie, München. (Aus H. MEESSEN und O. STOCHDORPH, Hdb. spez. path. Anat.,Bd. XIII/1 B, 1957)

gebundener lysosomaler Hydrolasen und andererseits in der Resistenz des coagulationsnekrotischen Materials gegen celluläre Abbau- und Abräumvorgänge zu bestehen. Die besondere Ausprägung cellulärer Abbau- und Abräumprozesse im Bereich coagulationsnekrotischer Bezirke des Zentralnervensystems findet im Kapitel VI/2 seine Besprechung.

VI. Formen des cellulären Abbaus

Allgemeines

MERZBACHER (1909), dem wir grundlegende histopathologische Untersuchungen über die Morphologie und Biologie der Abräumzellen verdanken, hat hervorgehoben, daß das geeignetste Material zum Studium der verschiedenen Formen des Abbaues sowie der Morphologie der Abräumzellen und ihrer Entstehungsgeschichte immer wieder das Experiment liefern werde. Im wesentlichen ist das Vorgehen bei solchen Untersuchungen heute noch das gleiche, wie das der klassischen Beobachter (NISSL, ALZHEIMER und MERZBACHER); ihr Bestreben war es, die Abbau- und Abräumvorgänge im Zentralnervensystem und damit auch das Schicksal der beim Untergang von Gewebsstrukturen entstandenen Zerfallsstoffe unter voller Ausnutzung der damals zur Verfügung stehenden Untersuchungsmethoden zu verfolgen.

Das celluläre Grundphänomen, das die Abbauvorgänge einleitet, ist das der Stoffaufnahme durch die Mechanismen der Phagocytose bzw. Pinocytose. Dem Vorgang der Phagocytose, d.h. der Aufnahme von grobpartikulärem Material durch mehr oder minder mobile Zellen, hatte man seit den aufsehenerregenden Beobachtungen von METCHNIKOFF (1884) gesteigert Beachtung geschenkt. Seine Beobachtungen und Deutungen wurden seinerzeit von einem Teil der Pathologen und Bakteriologen als phantastisch und grotesk abgelehnt, während andere, darunter nicht zuletzt PASTEUR, die grundlegende Bedeutung der Metchnikoffschen Befunde erkannten.

Die bei der Phagocytose ablaufenden feineren Strukturveränderungen waren jedoch der lichtmikroskopischen Analyse großteils nicht zugänglich. Neuere Untersuchungen ergaben, daß die Entstehung von größeren Phagocytosevacuolen, die man im Anschluß an die von STRAUS (1958) und ESSNER (1960) geprägte Bezeichnung Phagosomen nennen kann, gewöhnlich durch eine Pseudopodienbildung eingeleitet wurde[1]. LANDAU (1959) hat anläßlich der Betrachtung der Pseudopodienbildung bei Amöben hervorgehoben, daß alle Formänderungen eines ursprünglich kugelförmigen Körpers, der sein Volumen beibehält, zur Oberflächenvergrößerung führen müssen. Diese dürfte eine Veränderung bzw. eine Neubildung von Anteilen der Oberflächenmembran nach sich ziehen. Für solche Zustandsänderung der Membran wurden Theorien des Membranflusses[2] sowie der Membranbildung und Auflösung[3] zur Diskussion gestellt. Die Beziehung der Phagocytose zur Pinocytose verdient noch eine Bemerkung. Unter Pinocytose wird die Aufnahme von kleinen Flüssigkeitsmengen und feinverteilten Stoffpartikeln in die Zelle durch Bildung von Bläschen verstanden[4], die durch Invagination der Oberflächenmembranen entstehen und nach Abschnürung ins Cytoplasma versenkt werden. Ebenso wie die Phagocytose dürfte die Pinocytose mit Sol-Gel-Umwandlungen im Cytoplasma verbunden sein[5]. Wenn auch von verschiedenen Seiten[6] eine grundsätzliche Ähnlichkeit zwischen beiden Prozessen betont wurde, so darf dabei aber doch nicht übersehen werden, daß bei der Phagocytose beträchtliche Cytoplasmaanteile der Zelle in Bewegung geraten und das aufzunehmende, in der Regel größere Teilchen umfließen, während es bei der Pinocytose lediglich zu eng begrenzten Membraneinstülpungen an der Zelloberfläche kommt.

Ähnlich wie in MERZBACHERs klassischen Studien über die Stoffaufnahme und Stoffverarbeitung in Körnchenzellen bewährte sich bei unseren elektronenmikroskopischen Untersuchungen die Beobachtung der Erythrocytenphagocytose im Bereich experimenteller Hirngewebsläsionen, da diesem Vorgang der Wert eines besonders aufschlußreichen Modells der in Makrophagen mikrogliöser und mesenchymaler Herkunft ablaufenden intracellulären Stoffaufnahme- und Stoffverarbeitungsvorgänge zuzumessen ist[7]. Die neben Myelintrümmern und anderem Gewebsdetritus in toto phagocytierten Blutzellen zerfallen nach Bildung von Vorwölbungen und Zapfen in Fragmente. Die Bruchstücke runden sich ab, werden wohl durch Wasserverlust etwas dichter und kommen in kleinen Phagocytosevacuolen zu liegen, die sie nahezu völlig ausfüllen. In völlig anderen Gewebssituationen (Makrophagen des Hepatomascites der Ratte) wurde vorwiegend eine extracelluläre Fragmentation der Erythrocyten und ein Haften dieser Fragmente an der Oberflächenmembran der Makrophagen als Einleitung der Phagocytose beobachtet[8]. An die Erythrocytenbruchstücke wird vom Cytoplasma her ein vorerst

---

[1] NELSON, BLINZINGER und HAGER 1962.   [2] BENNETT 1956.   [3] ANDERSON 1957.
[4] LEWIS 1931, SCHUMAKER 1958, BRANDT und PAPPAS 1960.
[5] POLICARD und BESSIS 1958, BRANDT 1959, MARSCHALL, SCHUMAKER und BRANDT 1959.
[6] Unter anderen VON CHAPMAN-ANDERSON und PRESCOTT 1956, HOLTER 1959.
[7] HAGER 1962, 1964.
[8] ESSNER 1960.

278 H. HAGER: Allgemeine morphologische Pathologie des Nervengewebes

randständig und sichelförmig bleibender Saum abgeschieden, der in seiner Beschaffenheit der Lysosomensubstanz gleicht. Nur äußerst selten verläuft im Hirngewebe der Abbau der Erythrocytenfragmente auf dem Wege einer intracellulären Hämolyse. In anderen Situationen erscheint dieser Weg, wie aus den Beobachtungen ESSNERs (1960) hervorgeht, die Regel zu sein. Bei dieser intracellulären Hämolyse zeigen die aufgenommenen Fragmente eine zunehmende Aufhellung, die auf Auflockerung und Auslösung ihrer Substanzen beruhen dürfte. Schließlich bleibt in den Phagosomen nur ein locker präcipitiertes Material übrig. In Makrophagen des Hirngewebes überwiegt ein andersartiger Prozeß, bei dem es zur Entstehung reichlicher Mengen hämatogenen Pigmentes kommen kann. Relativ frühzeitig ist innerhalb der die Erythrocytenfragmente umhüllenden Membran das

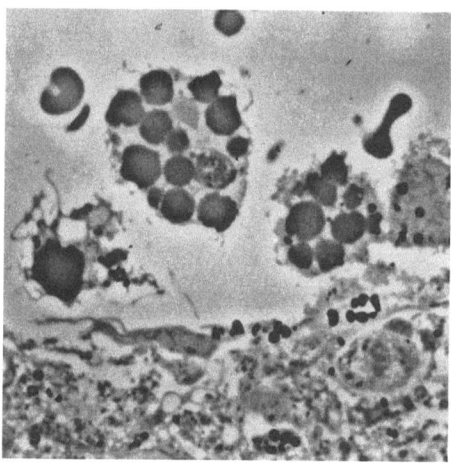

Abb. 205. Aufnahme von ganzen roten Blutkörperchen oder von deren Bruchstücken durch Makrophagen (Erythrophagocytose) in einem 3 Tage alten traumatischen Nekrosebereich der Großhirnrinde. Phasenkontrast. Paraphenylendiamin-Färbung. Vergr. 1280:1

Auftreten dichter, stark elektronenstreuender Granula zu beobachten. Sie ordnen sich entlang des Saumes des Erythrocytenfragmentes in kleinen Häufchen an (Abb. 206). Zugleich werden die Erythrocytensubstanzen unter Vacuolisierung reduziert, so daß schließlich nurmehr ein Gerüst aus osmiophilen, unscharf begrenzten Trabekeln übrigbleibt. An den Körnchen läßt sich bei hoher Auflösung erkennen, daß der mittlere Durchmesser des Gesamtkomplexes etwa 50—55 Å beträgt. Zugleich ist erkennbar, daß das Einzelgranulum sich aus mehreren Untereinheiten zusammensetzt (Abb. 207). Es zeigt somit die Charakteristika, die FARRANT (1954) aufgrund elektronenmikroskopischer Untersuchungen für das Ferritin angegeben hat. Das Ferritin spielt beim Erythrocytenabbau gleichsam die Rolle einer Markierungssubstanz, die formalen Ablauf und Intensität der Vorgänge kenntlich macht.

Mit den feinstrukturellen Verhältnissen bei der intracellulären Speicherung hämatogener Pigmente hat sich vor allen Dingen RICHTER (1957, 1958, 1959, 1961) befaßt. Der Ablauf der Ferritinentstehung machte es wahrscheinlich, daß es bei Abbauprozessen nicht nur zu lytischen Vorgängen innerhalb der Phagosomen kommt. In einem anderen Bereich der Zellen wird die Eiweißhülle des Ferritins, das Apoferritin synthetisiert, das schließlich den Eisenhydroxydphosphatkomplex, der wahrscheinlich in Form von sechs bestimmt angeordneten Micellen vorliegt, einhüllt. Daß das Eisen für die Ferritinsynthese durch den innerhalb der Phagosomen ablaufenden Hämoglobin-Abbau bereits gestellt wird, liegt auf der Hand. Dabei mag auch bereits die Überführung des Metalls vom Ferro- in den Ferrizustand stattfinden. An dieser Umwandlung dürften zelleigene oxydative Enzyme mit beteiligt sein. Wie und wo innerhalb des Raumes der abbauenden Zellen die Inkorporation in die Eiweißkomponente stattfindet, ist noch nicht geklärt.

In Schadensbereichen, in denen Nervenfasern den namhaftesten Anteil der Gewebsbestandteile bilden, wird das Erscheinungsbild der Abräumzellen durch die überwiegende Aufnahme von Zerfallsprodukten der markhaltigen Fasern ge-

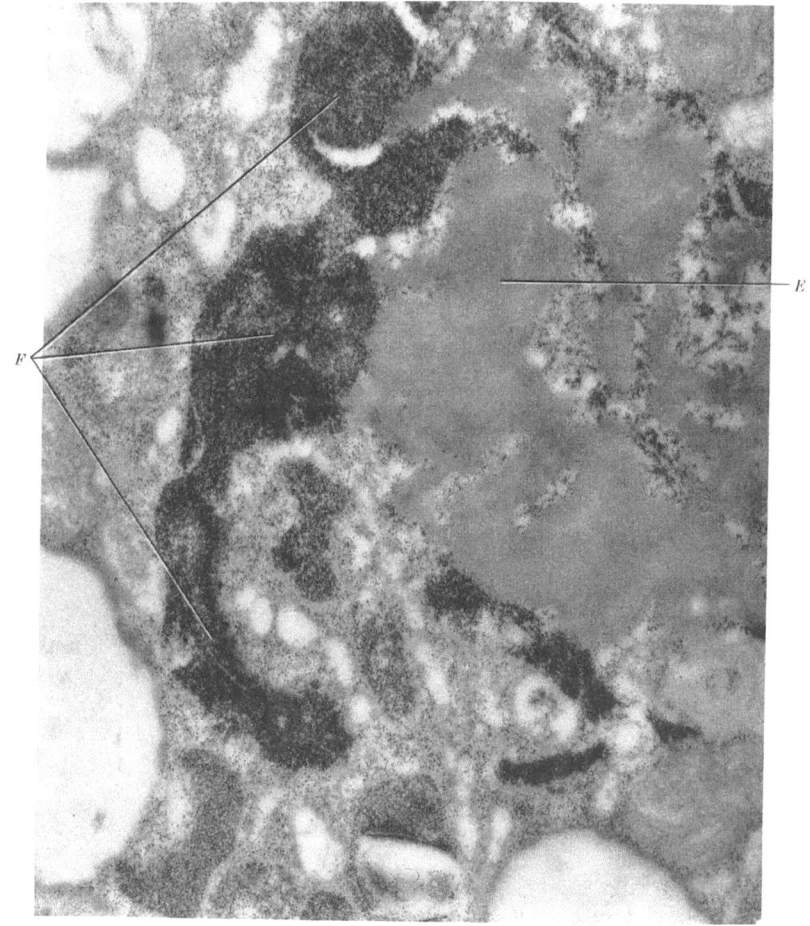

Abb. 206. Erythrocytenabbau im Makrophagen. Um die im Abbau befindlichen Erythrocytensubstanzen (*E*) ist eine Ansammlung dichtgepackter Ferritingranula (*F*) entstanden. 14 Tage alter traumatischer Nekrosebereich der Großhirnrinde des Goldhamsters. Vergr. 40000:1

prägt. Nach Vornahme geeigneter Färbungen lassen solche Zellen im Lichtmikroskop 3—5 Tage nach der Gewebsschädigung überwiegend aus Myelin bestehende Klumpen, Ballen und Brocken im Cytoplasma erkennen. Wie MERZBACHER (1909) beobachtet hat, ist ein gewisser Teil der phagocytierten Myelinbrocken noch mit Hämatoxylinlacken anfärbbar. Die mit Markzerfallsprodukten beladenen Abräumzellen zeigen bei Fettfärbungen schon frühzeitig eine mehr oder minder ausgeprägte Sudanophilie. Im Elektronenmikroskop läßt sich erkennen, daß die Makrophagen z.T. recht ansehnliche Markfaserfragmente aufnehmen, die sich meist aus netzig und wabig umgewandelten, mehr oder minder gequollenen Myelinballen und Teilen des nekrotischen Achsenzylinders zusammensetzen. Das Material kommt innerhalb von Phagosomen, die recht umfangreich sein können, zu liegen[1]. Die Faserfragmente lassen zuweilen noch die Periodizität erkennen, die der intakte Markmantel der zentralen Nervenfasern zeigt. Im fortgeschrittenen Stadium wird dann offensichtlich die flüssige Phase des Phagosomeninhalts immer mehr verringert. Die Produkte des Markfaserzerfalls wandeln sich in vielgestaltige, hohle, oft mehrfach gekammerte Körper um, deren Wände noch an vielen Stellen eine deutliche Lamellierung erkennen lassen; innerhalb dieser Myelinfiguren, jedoch meist von ihnen deutlich abgegrenzt, treten dann homogene Substanzen auf, die eine gewisse Osmiophilie zeigen. Sie sind offenbar Produkte eines fortgeschrittenen

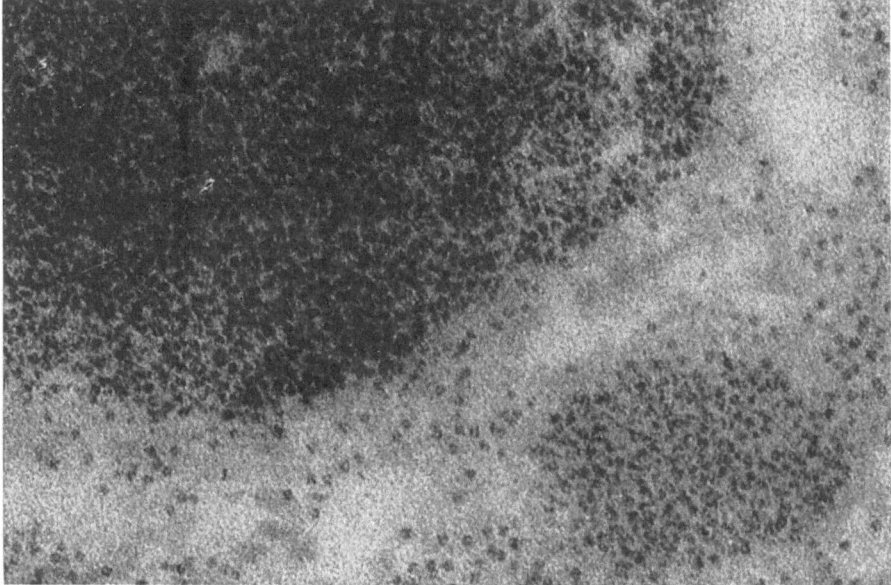

Abb. 207. Ferritingranula im Cytoplasma eines Makrophagen. Bei hoher Auflösung lassen die einzelnen Körnchen eine Zusammensetzung aus mehreren Untereinheiten erkennen. Vergr. 200000:1

Abbaus der Markscheidenlipoide. Bei fortschreitender Reduktion der Myelinschichtungskörper in den Phagosomen nehmen diese Produkte, die sich in tropfiger Form im Cytoplasma verteilen, an Menge zu. Der Vorgang zeigt demnach weitgehende Ähnlichkeit mit dem bei der sekundären Degeneration innerhalb der Schwannschen Zellen ablaufenden. Den Abbau des Myelins innerhalb der Makrophagen haben GONATAS, LEVINE und SHOULSON (1964) ebenfalls elektronenmikroskopisch untersucht. Auch sie fanden, daß das phagocytierte Myelin vor der Erreichung der Endstufen des Abbaus z.T. umgewandelt wird in Membranaggregate, die die Periodizität von Myelinfiguren (48—70 Å) haben, oder in kleine Granula, wie sie auch wir beobachten konnten. Mobile Makrophagen sowie aktivierte, im weitgehend intakten Neuropil liegende Mikrogliazellen (vgl. S. 146) nehmen nicht nur Zelltrümmer auf, sondern verleiben sich auch kurzerhand ganze Zellen ein. So können nekrotische Leukocyten oder Plasmazellen innerhalb geschlossener Phagosomen zu liegen kommen. In dem schmalen Spaltraum zwischen Phagosomenmembran und aufgenommenem Objekt kann segmentweise Material zur Ablagerung kommen, das der Füllsubstanz von Lysosomen ähnelt, aber auch eine Träger- oder Hüllsubstanz anderer Art sein könnte. Die phagocytierten Zellen, die zu-

---

[1] HAGER 1962, 1964.

weilen noch weitgehend intakt erscheinen, können innerhalb der Phagosomen alle Stadien der Nekrobiose durchlaufen und Verdichtungen des Karyoplasmas, Reduktion der Ribosomen, Schwellungen und Zerfall der Mitochondrien zeigen. In der Regel wird schließlich die Substanz der phagocytierten Zellen unter Wasserverlust

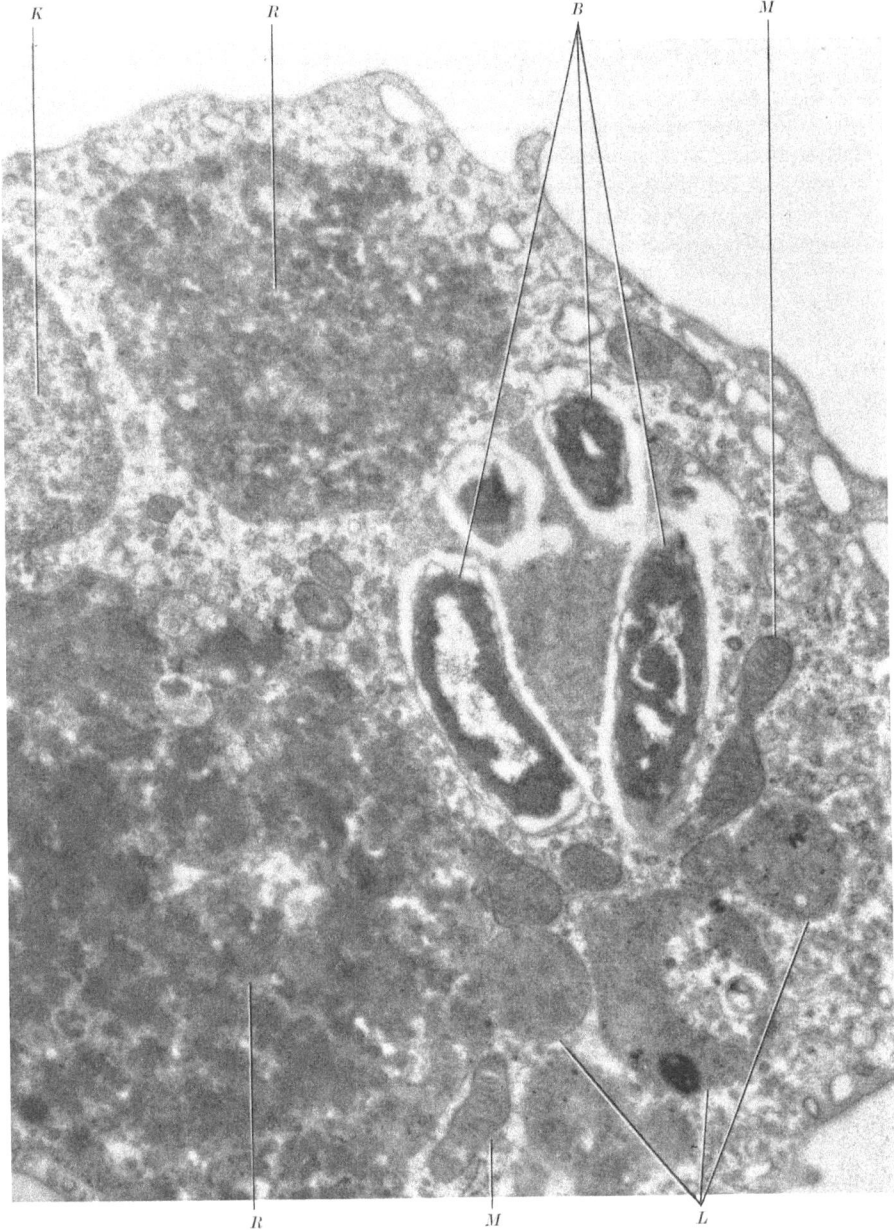

Abb. 208. Phagocytose von Bakterien durch Makrophagen. Eine große Phagocytosevacuole zeigt sich mit einer gleichmäßig dichten Substanz ausgefüllt, welche mehrere Bakterien (B) einschließt. In der Nachbarschaft finden sich einige Phagocytosevacuolen die von dichten inhomogenen Massen erfüllt sind (R). Daneben einige von einer einfachen Membran umgebenen lysosomenartige Gebilde (L). M Mitochondrien; K Kern. Experimentelle Colimeningitis des Goldhamsters nach Streptomycinvorbehandlung. Vergr. 20 000:1

hochgradig verdichtet, so daß Karyo- und Cytoplasma nicht mehr zu unterscheiden sind und das phagocytierte Material nicht mehr von den innerhalb der Phagosomen abgelagerten Substanzen abgrenzbar ist. Die Phagocytosevacuolen können sich auf solche Weise schließlich in 2—10 µ große, kompakte Körper umwandeln, die wir als „Riesenlysosomen" bezeichnet haben[1] (Abb. 208). Der neuerdings von DE DUVE (1963) vorgeschlagenen Terminologie folgend müßte man sie als „residual bodies" bezeichnen. Die Körper enthalten zuweilen Schichtungsfiguren, die sich von Lipoproteiden der abgebauten Zellen ableiten, und auch andersartig strukturierte Einlagerungen. Das Auftreten der „residual bodies" beweist eindringlich, daß die Phagocytosevacuolen der Makrophagen und Mikrogliazellen sich nicht durchwegs schnell zurückbilden, wie es z.B. bei Phagocytosevacuolen von Leukocyten[2] oder von Protozoen[3] meist der Fall zu sein pflegt. Sie können vielmehr als ansehnliche intracytoplasmatische Körper über einen längeren Zeitraum im Cytoplasma der abbauenden Zellen liegenbleiben.

1. Der sog. fixe (gliöse) Abbau

SCHOLZ (1957) hat den fixen Abbau als Vorgang definiert, bei dem seßhafte Gliazellen gewisse Mengen von Zerfallsstoffen aufnehmen, gegebenenfalls an benachbarte Gliazellen weitergeben, die sie schließlich zu den Gefäßen hinleiten, wo

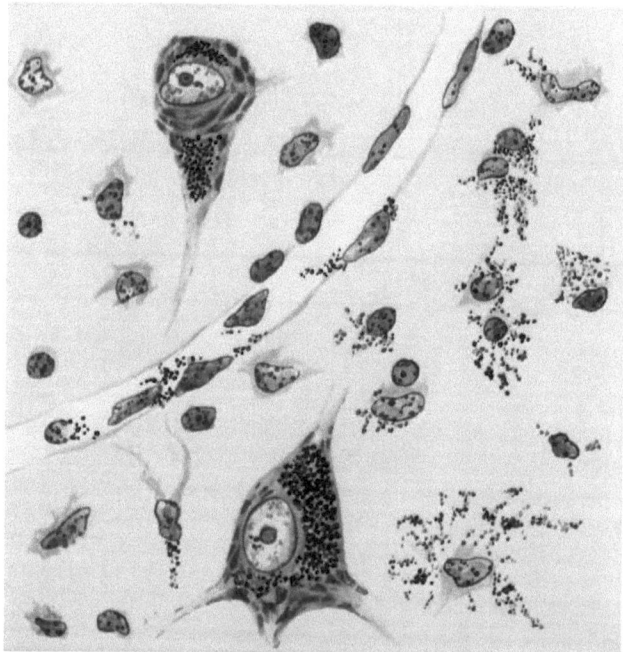

Abb. 209. Fixer Abbau in der Substantia nigra bei Pickscher Krankheit. Das aus zerfallenden Nervenzellen freigesetzte Melaninpigment wird ausschließlich von fixen Zellen der drei Gliaarten aufgenommen. Nisslfärbung. Vergr. 600:1. (Aus W. SCHOLZ, Hdb. spez. path. Anat., Bd. XII/1A, 1957)

sie im Bereich der Gefäßwandadventitia gespeichert werden können (Abb. 209). Mit die ersten Beobachtungen, die für die Existenz solcher Prozesse sprachen, stammten von HELD. Er nahm die Bildung von Körnchenzellen in den adventitiellen Scheiden der perivasculären Räume von Gefäßen wahr, die in größerer Entfernung

---

[1] BLINZINGER und HAGER 1961, 1963.   [2] NELSON, BLINZINGER und HAGER 1961.
[3] NOVIKOFF 1961.

vom geschädigten Gewebe liegen und gab der Vermutung Ausdruck, daß das Material nur auf dem Wege einer Saftströmung in die perivasculären Räume und in die Zellen gelangt sein könne. Daß sich die abgebauten Substanzen beim Durchtritt durch die gliösen Grenzmembranen nicht strukturell abzeichnen, wurde dabei vorausgesetzt. Wie bereits oben darauf hingewiesen wurde, ist die Proliferationsfähigkeit der Mikroglia eine enorme. Dies wurde in jüngster Zeit auch durch autoradiographische Untersuchungen unter Verwendung von mit Tritium markiertem Thymidin vor Augen geführt[1]. So kommt es in Bereichen mit disseminierten Ganglienzellnekrosen in kurzer Zeit zu einer beträchtlichen Proliferation und Ansammlung mikrogliöser Elemente um die zugrunde gegangenen Zellen. Es entsteht

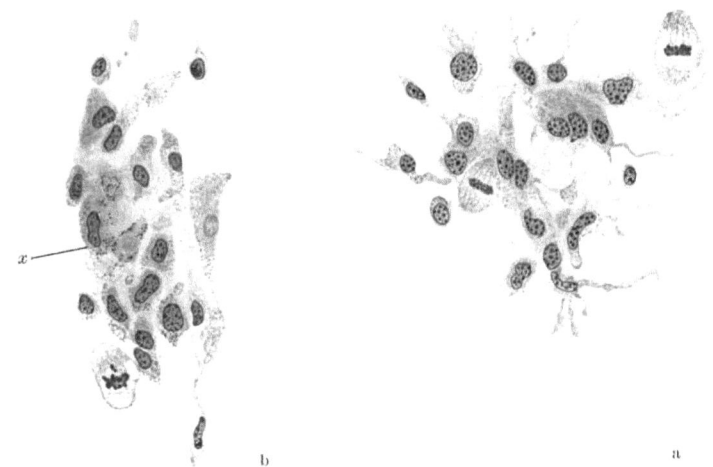

Abb. 210a u. b. Neuronophagien. a Ansammlung von Gliazellen (gliöse Substitution) im Bereich untergegangener Dentatumzellen. b Zwei zerfallende Ganglienzellen, rechts mit neuronophagischer Reaktion x: Kernrest. Nisslfärbung. (Aus SPIELMEYER, Histopathologie des Nervensystems, 1922)

dann ein Bild, das seit MARINESCO als „Neuronophagie" bezeichnet wird (Abb. 210). Feine Ablagerungen im Cytoplasma der die neuronophagische Zellansammlung bildenden Elemente weisen auf eine rege Stoffaufnahme hin. Wie BIELSCHOWSKI (1935) angibt, bilden sich in den Spinalganglien auch die Kapselzellen im Sinne einer neuronophagischen Reaktion um. Die Reaktion der Mikroglia setzt oft ein, bevor die Nekrose der Ganglienzelle in histopathologisch erfaßbarer Form manifest wird. Auch darauf hat u.a. BIELSCHOWSKI (1935) hingewiesen. Besonders intensiv pflegen neuronophagische Reaktionen bei Viruskrankheiten des Zentralnervensystems, z.B. bei der Poliomyelitis oder der epidemischen Encephalitis, abzulaufen. Hier liegt aber in der Regel auch eine Beteiligung von hämatogenen Elementen vor. SCHOLZ (1957) hat betont, daß eine neuronophagische Reaktion die intravitale Natur einer Nervenzellschädigung wahrscheinlich macht. Wo Zellen mit großen Dendritenbäumen zugrunde gehen, kann es zu räumlich ausgedehnteren neuronophagischen Reaktionen kommen. Das bekannteste und am häufigsten zu beobachtende Beispiel ist die Mikrogliaproliferation in der Molekularschicht der Kleinhirnrinde, die nach irreversibler Schädigung von Purkinjezellen sich zu entwickeln pflegt, und die SPIELMEYER (1920) als „Gliastrauchwerk" bezeichnet hat (Abb. 211). Daß lediglich Dendriten dem gliösen Abbau und der Abräumung verfallen können, während der Zellkörper unversehrt bleibt, wurde verschiedentlich be-

---

[1] SJÖSTRAND 1965, KREUTZBERG 1966.

hauptet; überzeugende Befunde konnten jedoch dafür nicht beigebracht werden. Im übrigen scheinen diese perineuronalen mikrogliösen Reaktionen, die dem Abbau und der Abräumung dienen, recht flüchtig zu sein und bald nach Erfüllung ihrer Auf-

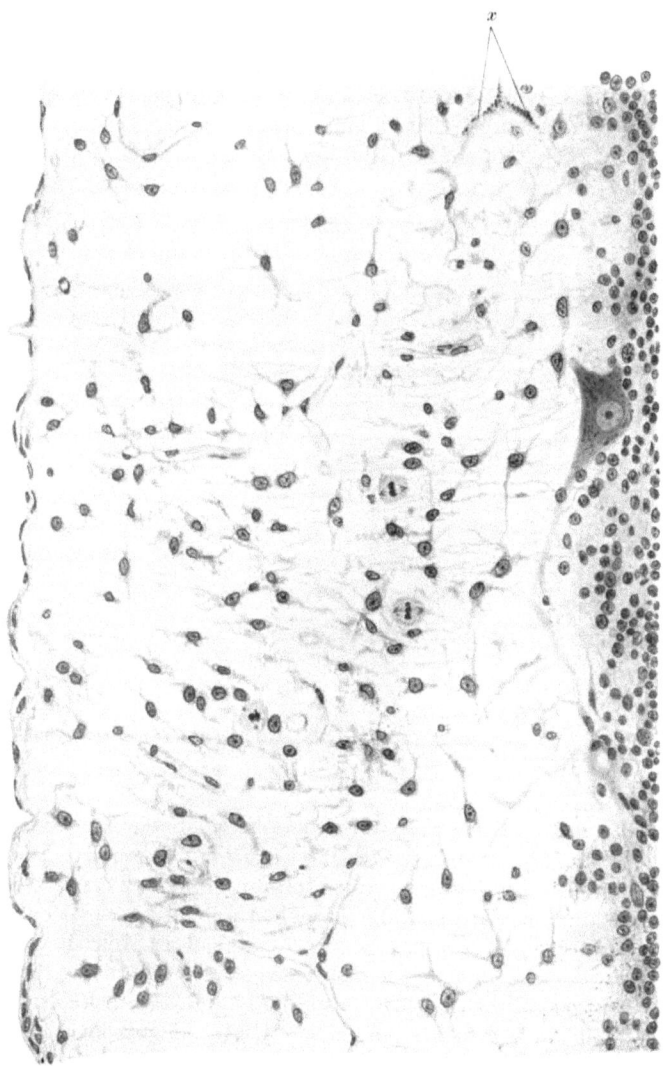

Abb. 211. Junges Gliastrauchwerk im Bereich eines zerfallenen Dendriten einer Purkinjezelle (x), das schräg durch die Molekularschicht der Kleinhirnrinde zieht. Mitosen der Mikrogliazellen (Nisslfärbung).
(Aus SPIELMEYER, Histopathologie des Nervensystems, 1922.)

gabe wieder zu verschwinden. Dies trifft auch für die Gliarosetten und die Gliaknötchen zu, um deren Kenntnis sich SCHOLZ (1928) verdient gemacht hat. Er hat als Knötchen größere Herde von proliferierenden gliösen Elementen bezeichnet, deren Gestalt äußerst variabel sein kann und die im histopathologischen Präparat aufgrund der engen räumlichen Beziehungen der Einzelelemente als syncytial angesehen werden mußten. Man fand sie bei einer Reihe von toxischen und infektiösen Allgemeinerkrankungen mit Vorliebe in der Medulla oblongata. Bei der

Fleckfieberencephalitis war ihr Auftreten im Cortex sogar von differentialdiagnostischer Bedeutung. Wenn es bei elektiven Parenchymnekrosen zu verbreiteten Nervenzelluntergängen kommt, kann anstelle umschriebener neuronophagischer Reaktionen eine diffuse mikrogliöse Stäbchenzellproliferation treten[1]. Diese Stäbchenzellen nehmen den anfallenden Nervenzelldetritus auf und verarbeiten ihn.

Nachzutragen ist, daß auch bestimmte Ablagerungen im Gewebe der Gegenstand phagocytotischer Aktivität von Mikrogliazellen sein können. Besonders im Bereich sog. seniler Plaques (vgl. S. 338) finden sich zuweilen Mikrogliaproliferationen, die Neuronophagien ähneln können. In der Mikroglia treten auch in diesen Fällen Abbauprodukte auf, die z.T. aufgrund ihres färberischen Verhaltens einen Lipoidcharakter erkennen lassen[2]. Es ist aber zu fragen, ob neuronophagische Reaktionen, Strauchwerkbildungen und dergleichen begrifflich dem fixen Abbau, d.h. der Stoffaufnahme und dem Stofftransport in einem zusammenhängenden oder in innigem Kontakt stehenden Gliareticulum zugerechnet werden können. Denn wir meinen aufgrund unserer Beobachtungen, daß proliferierenden Mikrogliazellen eine Fähigkeit zur Ortsveränderung auch im noch nicht mit gröberen Lücken durchsetzten Neuropil zukommt[3]. Vielleicht ist der Begriff des fixen Abbaus in seiner klassischen Definition strenggenommen nur anwendbar auf Transport- und Abbauvorgänge innerhalb ortsständiger Elemente oder sonstiger vorgegebener Strukturen. Beim fixen „Abbau" klassischer Definition wurden die Bilder immer wieder dahingehend gedeutet, daß neben den mikrogliösen Elementen auch astrocytäre Zellen und Oligodendrogliazellen Abbauprodukte speichern und verarbeiten. Besonders häufig wurde eine perinucleäre Anreicherung von Zerfallsprodukten in Astrocyten beschrieben. Der Vorgang ließ sich besonders eindrucksvoll an Hand des Zerfalls von melaninhaltigen Nervenzellen in der Substantia nigra demonstrieren (Abb. 209). Zusätzlich wurde das Auftreten von Melaninpigment in Histiocyten im Gefäßwandbereich als Beweis dafür angesehen, daß die Produkte via Gliazellen zu den Gefäßen transportiert worden seien, ohne daß dazu mobile Abräumzellen als Zwischenträger in Anspruch genommen werden brauchten[4]. Die Wege, die in solcher Richtung transportierte Produkte einschlagen, liegen keineswegs offen zutage. Es böte sich das astrocytäre Zellsystem an, aufgrund seiner Kontinuität mit dem Blutgefäßapparat und aufgrund der aus verschiedenen Gründen ihm zuzubilligenden besonderen Stellung im Gewebe als Träger des Transportes und der Verteilung von Flüssigkeit, Elektrolyten und anderen Stoffen (vgl. S. 244). Immerhin wurde in der letzten Zeit verschiedentlich eine pinocytotische Aufnahme von Stoffen durch Astrocyten beobachtet. Doch haben wir im alterierten Gewebe eine wesentliche Beteiligung der Astrocyten an Stoffaufnahme- und Stoffverarbeitungsvorgängen vermißt[5]. Andererseits haben es die Untersuchungen BRIGHTMAN's (1966) über die freie Beweglichkeit von Ferritinpartikeln in den Intercellularfugen des Neuropils wahrscheinlich gemacht, daß ein Stofftransport in gewissem Umfang auch im extracellulären Fugensystem ablaufen könnte.

2. Der mobile Abbau

a) Mikrogliöser mobiler Abbau

Als mikrogliöser mobiler Abbau ist der Vorgang zu bezeichnen, bei dem proliferierte mikrogliöse Elemente im erheblich geschädigten und in seiner Textur aufgelockerten Gewebe das anfallende Zerfallsmaterial in so großer Quantität angeboten bekommen, daß es zu Umformungen des überwiegenden Teils der Elemente in zahlreichen Körnchenzellen kommt, ohne daß im Verlauf der Gewebsschädigung

---

[1] SCHOLZ 1957. [2] SCHOLZ 1957. [3] HAGER 1964. [4] SCHOLZ 1957. [5] HAGER 1964.

die Barrieren, die den Gefäßbindegewebsapparat vom Nervengewebe trennen, unterbrochen worden sind. Die gliösen Grenzschichten nebst den ihnen aufliegenden Basalmembranen bleiben intakt, so daß es vorerst zu keiner Einwucherung vom Bindegewebe kommen kann. Zellen, die als Mikroglia zu bezeichnen sind, tragen gewöhnlich die Hauptlast der Abbautätigkeit. Insbesondere führt ein massiverer Zerfall von Markmänteln in der weißen Substanz ein Massenaufgebot mikrogliöser Körnchenzellen herbei. In frischen Herden von multipler Sklerose ist diese Reaktion die Regel. Bezüglich der Umwandlung der ruhenden Mikrogliazellen über progressive Formen zu vielgestaltigen Makrophagen und zu abgerundeten Körnchenzellen ist auf das Kapitel ,,Mikroglia" zu verweisen (s. S. 140). Abgerundete Makrophagen zeigen im Lichtmikroskop bei der klassischen Färbung nach NISSL ein grobvacuolisiertes Cytoplasma. Daher hat NISSL (1903) sie als

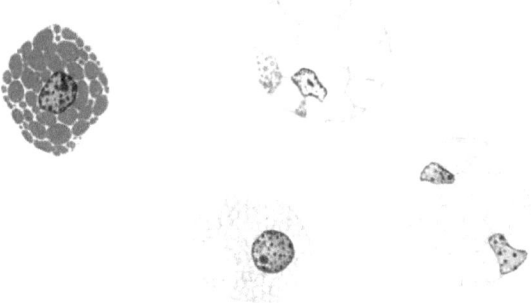

Abb. 212. Drei Fettkörnchenzellen im Nisslpräparat; links Körnchenzelle im Fettpräparat nach HERXHEIMER. (Aus SPIELMEYER, Histopathologie des Nervensystems, 1922)

Gitterzellen bezeichnet (Abb. 212). Er hat unter diesem Begriff Elemente des Zentralnervensystems verstanden, die die Fähigkeit zur Stoffaufnahme besitzen und eine netzige Protoplasmastruktur zeigen. Der Begriff der Körnchenzelle, der in der älteren Literatur häufig gebraucht wird, ist aus dem der ,,Entzündungskugel" hervorgegangen[1]. Die Körnchenzellen gewannen schon in den 60iger Jahren des vorigen Jahrhunderts an Interesse für die Histopathologie des Zentralnervensystems. In der folgenden Zeit galten sie als die mobilen Wanderzellen des Zentralnervensystems schlechthin, mit deren Auftreten überall dort zu rechnen sei, wo Nervensubstanz zugrunde gegangen ist. Wie MERZBACHER hervorhob, waren für NISSL Gitter- und Körnchenzellen identische Begriffe. MERZBACHER schlug daher vor, aus Zweckmäßigkeitsgründen und um Mißverständnisse zu vermeiden, den Oberbegriff der Abräumzelle zu verwenden. Unter solchen verstand er Elemente, denen die Funktion zukommt, geformte oder umgeformte Produkte aufzunehmen, zu verarbeiten und wegzuschaffen. Die Neigung zur Abrundung und zur Bildung von Maschen und Kammern im Cytoplasma wurden als Kriterien der Abräumtätigkeit gewertet.

In den Abräumzellen stellen sich nach Lipoidfärbungen reichlich feine und grobtropfige sudanophile Produkte im Zellkörper dar. Der Nachweis von Cholesterinestern ist noch unten zu behandeln. Im Elektronenmikroskop zeigen sich Körnchenzellen durchwegs von großen Phagosomen durchsetzt, die z. T. homogenes Material enthalten, das als Träger der Sudanophilie zu betrachten ist (Abb. 213). Der Abbau zerfallener Markfasern wurde bereits oben behandelt. Zusätzlich sind als Träger der Sudanophilie Schichtungsfiguren in Betracht zu ziehen, die eine

---
[1] KLUGE 1839.

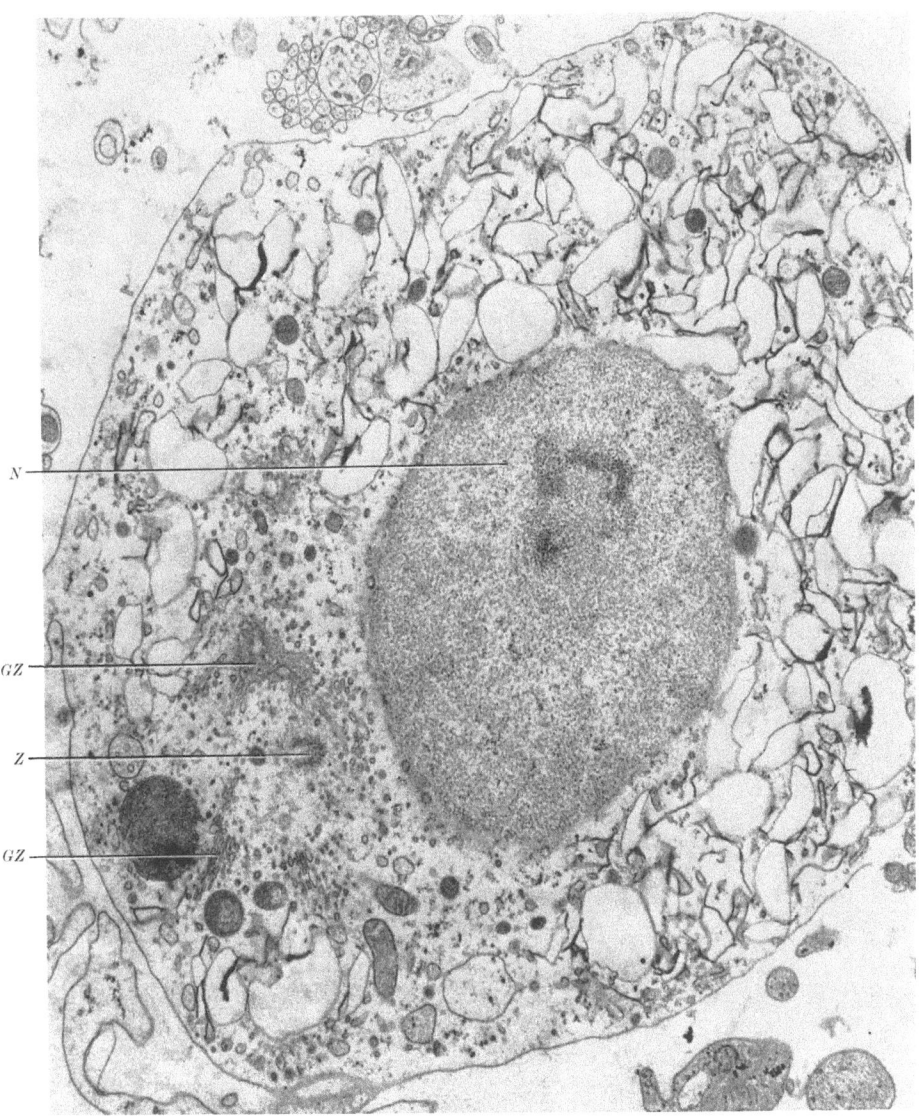

Abb. 213. Feinstruktur einer Körnchenzelle aus dem Bereich einer 7 Tage alten traumatischen Läsion der Großhirnrinde des Goldhamsters. Der größte Teil des Cytoplasmas der weitgehend abgerundeten Zelle ist von sich gegenseitig verformenden membranbegrenzten Vacuolen durchsetzt, deren Inhalt sich nicht darstellt. In einem kernnahen, von den Phagocytosevacuolen freien Bezirk finden sich einige Golgizonen (*GZ*) und ein Centriol (*Z*); *N* Nucleoplasma, Mitochondrien sind nur in sehr geringer Zahl vorhanden. Ihre Abmessungen sind recht gering. Vergr. 30000:1

Periodizität von 50—100 Å zeigen. Es dürfte sich dabei um sog. Myelinfiguren handeln, von denen bekannt ist, daß sie von Lipiden gebildet werden, welche hydrophile polare Gruppen nebst hydrophoben Kohlenwasserstoffketten besitzen. Mit Hilfe der Polarisationsmikroskopie[1] und der Röntgendiffraktion[2] sowie durch elektronenmikroskopische Analysen[3] ließ es sich ermitteln, daß die Myelinfiguren aus bimolekularen Lipidschichten aufgebaut sind, zwischen die jeweils Schichten

---

[1] NAGEOTTE 1936, SCHMIDT 1937.   [2] BEAR, PALMER und SCHMITT 1941.
[3] STOECKENIUS, SCHULMAN und PRINCE 1960.

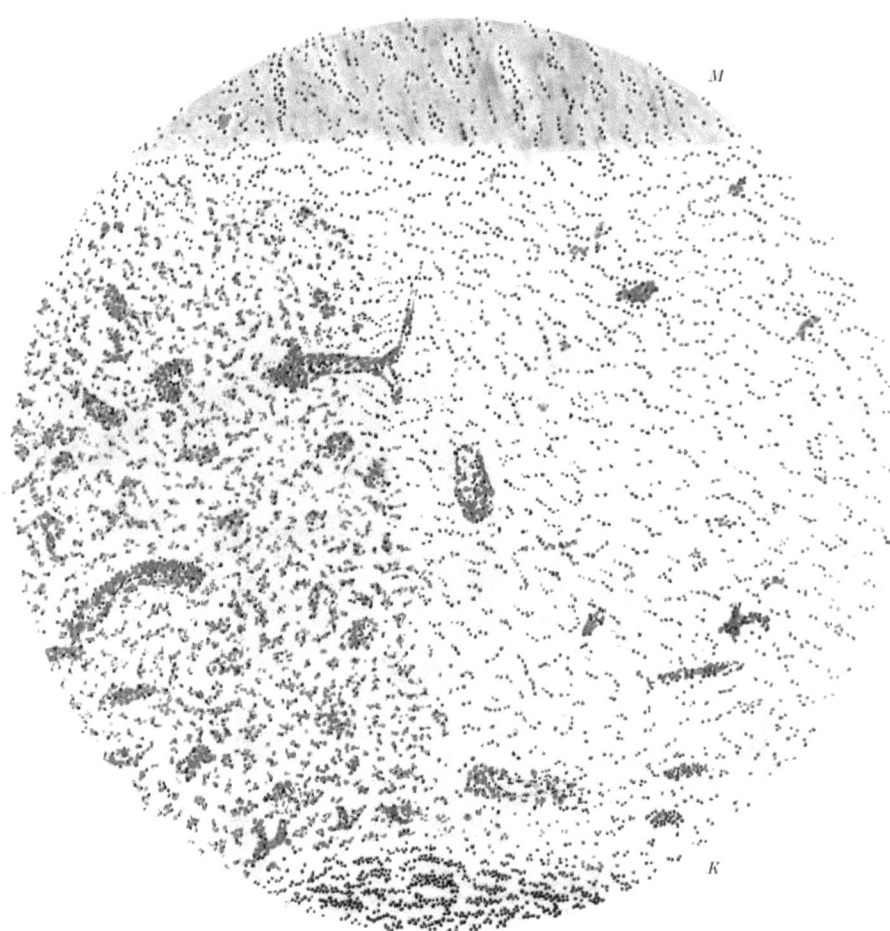

Abb. 214. Verschiedene Stadien des gliösen mobilen Abbaus in einem progressiven Kleinhirnherd bei multipler Sklerose. *M* Intaktes Mark; *K* Körnerschicht der Kleinhirnrinde. Links frischer Abbau; die mit lipoidem Material gefüllten Körnchenzellen liegen verstreut im Gewebe und beginnen sich an den Gefäßen zu konzentrieren. Rechts älterer abgeräumter und bereits vernarbter Herdbezirk. Fettkörnchenzellen finden sich hier nur noch in den perivasculären Räumen der Gefäße. Fettfärbung nach ROMEIS. Vergr. 50:1.
(Aus W. SCHOLZ, Hdb. spez. path. Anat., Bd. XIII/1 A, 1957)

von Wassermolekeln zur Einlagerung kommen. Ursprünglich pflegen im Gebiet ausgedehnterer Gewebsalterationen die Körnchenzellen gleichmäßig verteilt zu sein (Abb. 214). In späten Stadien der Prozesse kommt es häufig zu einer Ansammlung von Abbauzellen im Umkreis von Gefäßen (Abb. 215). Es ist eine alte Erfahrung, daß mit Abbauprodukten beladene Makrophagen sich in alten, weitgehend abgeräumten gliösnarbig gedeckten Bezirken noch eingenistet finden (Abb. 216). In solchen Entmarkungsherden können perivasculäre Körnchenzellsäume gewisse Schlüsse auf ein mehrzeitiges Entstehen und auf ein Fortschreiten des Entmarkungsprozesses zulassen[1]. Frühzeitig wurde auch auf die Bedeutung solcher perivasculär angeordneter Fettkörnchenzellen im Bereich herd- und strangförmiger Rückenmarksveränderungen hingewiesen. Speichernde perivasculäre Elemente treten dabei oft in enormer Zahl auf. Man dachte an einen formativen

---
[1] SCHOLZ 1957.

Reiz der Substanzen, deren Transport im Gewebe vermutet wurde; sie sollten die Proliferation faseriger und cellulärer adventitieller Elemente anregen.

Die elektronenmikroskopische Untersuchung von gliös-narbigen Defektdeckungsbereichen in der Umgebung alter Läsionen ergab, daß die häufig anzutreffenden, mit Abbauprodukten beladenen Makrophagen meist neben Adventitiazellen und Fibroblasten liegen, die keine Dekompositionsprodukte enthalten. Gelegentlich zeigen sie sich auch völlig in extracellulären Substanzen, wie in Basalmembranmaterial und Kollagenfibrillen einzementiert. Doch pflegen sich die Makrophagen in den perivasculären Räumen deutlich von denen zu unterscheiden, die in unmittelbarem Kontakt mit dem im Gewebe anfallenden abzu-

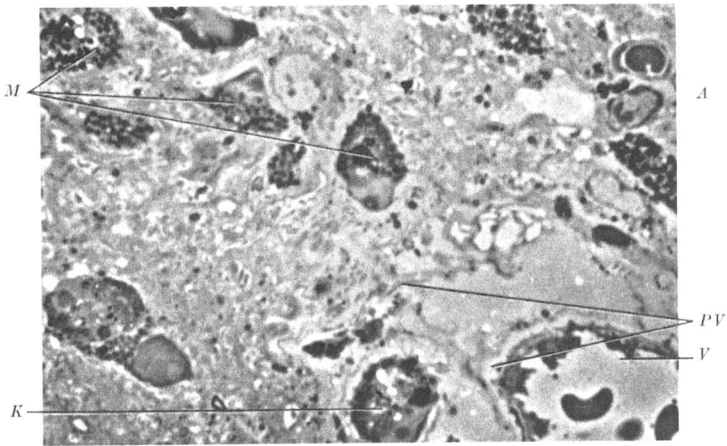

Abb. 215. Mit tropfigen Abbauprodukten prall gefüllte, Mikrogliazellen (M) in der gliös vernarbenden Randzone einer 11 Tage alten traumatischen Läsion der Großhirnrinde. Eine Körnchenzelle (K) befindet sich in dem ausgeweiteten, von lockerem Bindegewebe erfüllten perivasculären Raum (PV) einer kleinen Vene (V). Paraphenylendiamin-Färbung. Phasenkontrast. Vergr. 1280:1

bauenden Material standen. Sie lassen zwar alle Zeichen einer Speicherung von Abbauprodukten erkennen, doch überwiegen in ihnen kleinere Vacuolen, Lysosomen oder diesen ähnliche Gebilde von wechselnder Gestalt und Größe sowie kleintropfig verteilte osmiophile Produkte. Abräumzellen, die in unmittelbarem Kontakt mit den im Gewebe anfallenden Produkten standen, zeigen dagegen Merkmale einer primären Aufnahme von grobpartikulärem Material in Form großer Phagosomen.

Die schwierigste Frage, mit der man im Rahmen dieses Komplexes konfrontiert wird, ist die des Wegs, den die Abräumzellen bzw. die Abbauprodukte einschlagen, um in die perivasculären Räume zu gelangen. Angeschnitten wurde dieses Problem bereits bei der Behandlung des fixen Abbaus. Die Wege für den Stofftransport sind aufgrund der besonderen Raumverhältnisse im zentralnervösen Gewebe und der durchgehenden Abgrenzung des Gefäßbindegewebsapparates vom Nervengewebe durch durchlaufende Basalmembranbarrieren besonders schwer zu verfolgen. NISSL (1899) neigte dazu, anzunehmen, daß die mit Zerfallsprodukten beladenen Gitterzellen einfach zu den adventitiellen Scheiden der Gefäße wandern und sich in ihnen ansammeln. HELD (1909) berichtete von Beobachtungen über den direkten Durchtritt mobiler Elemente durch die Membrana limitans gliae perivascularis. Eine solche Penetration haben auch SCHALTENBRAND und BAILEY (1928) gefunden. MERZBACHER machte im Gegensatz zu der Ansicht HELDs die Vorstellung erhebliche Schwierigkeiten, daß Abräumzellen die perivasculäre Gliamembran erfolgreich überwinden. Er konnte sich im Verlauf seiner eingehenden Studien nicht davon überzeugen, daß in Gefäßscheiden anzutreffende Abräumzellen aus weiter entfernten Gewebsgegenden zugewandert seien; denn es gelang ihm nicht, Befunde zu erheben, die den Vorgang einer Einwanderung von Abräumzellen in die Gefäßscheiden sicherstellen würden. Auch ALZHEIMER (1910) hat im Rahmen seiner auf ungemein große Erfahrung sich gründenden eingehenden Analyse der Abbauvorgänge im Zentralnervensystem keine Befunde erheben

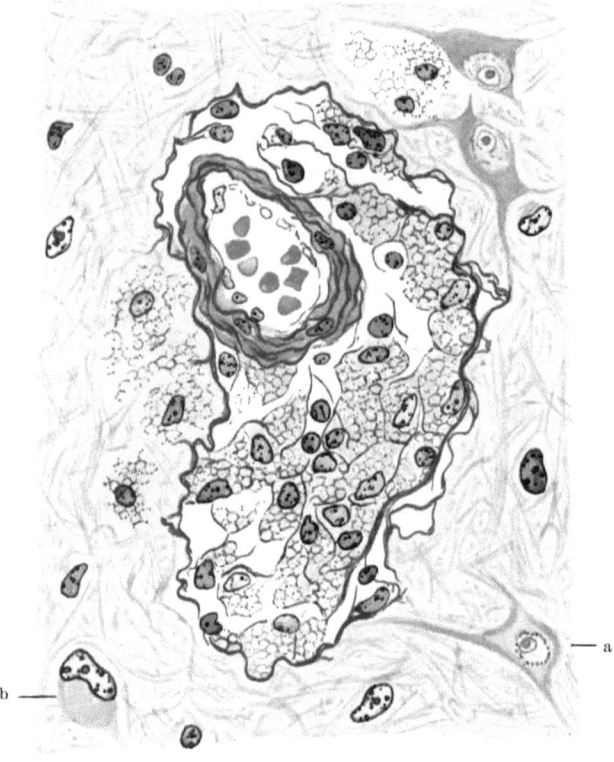

Abb. 216a u. b. Ausweitung der Virchow-Robinschen Räume und Wucherung des adventitiellen Bindegewebes, das in seinen Maschen zahlreiche Fettkörnchenzellen enthält. Rechts einige gliogene Körnchenzellen an der Membrana limitans gliae. a An der Membrana limitans gliae inserierender Astrocyt. b Gemästete Gliazelle. Azanfärbung nach HEIDENHAIN. Vergr. 100:1. (Aus W. SCHOLZ, Hdb. spez. path. Anat., Bd. XIII/1 A, 1957)

können, die eindeutig zugunsten eines solchen Sachverhaltes sprechen würden. Er gelangte, wie später auch SPIELMEYER, zu der Annahme, daß die Membrana limitans durch irgendeine Aktivität der Körnchenzellen gelockert wird und letztere dann durch Neubildung wuchernder Mesenchymfibrillen des Gefäßbindegewebsapparates umwachsen werden. Eine Voraussetzung dafür wäre nicht nur die Bildung extracellulärer Kollagenfasern, sondern auch die Neubildung von Basalmembranen, die das Gebiet perivasculärer Mesenchymproliferation gegen das umgebende Neuropil neuerdings abgrenzen. Auch SCHOLZ (1957) neigte aufgrund seiner Beobachtungen zu dieser Annahme. Er sprach davon, daß die Abräumzellen durch die Bildung ausgedehnter adventitieller Mesenchymnetze gleichsam eingesammelt werden. Unter dem Eindruck feinstruktureller Befunde ist man wenig geneigt, den prall mit Abbauprodukten beladenen Makrophagen die Fähigkeit zuzutrauen, den die perivasculären Räume begrenzenden Strukturverband aus dicht geschlossenen Gliazellfortsätzen und ihnen aufliegenden Basalmembranen zu durchbrechen.

Denn daß dieser Strukturverband für die Ein- und Auswanderung von Zellen eine schwer zu überwindende Barriere darstellt, trat uns bei Studien des Verhaltens entzündlicher Infiltratzellen eindringlich vor Augen[1]. Ich selbst neige, nicht zuletzt aufgrund meiner elektronenmikroskopischen Untersuchungen, zu der Ansicht, daß der größte Teil der in den perivasculären Räumen befindlichen, mit Abbauprodukten beladenen Zellen ortsständiger Herkunft ist. Sie dürften sich von ruhenden Mesenchymzellen bzw. Histiocyten ableiten. Doch erhebt sich damit die Frage, auf welchem Wege diesen Zellen die Abbauprodukte zur Einverleibung angeboten werden. ALZHEIMER (1910), der sich mit diesem Fragenkreis besonders eindringlich beschäftigte, dachte ernsthaft an die Möglichkeit, daß Abbauprodukte von fettartigen Stoffen, nachdem sie von den ursprünglich verarbeitenden Zellen freigesetzt worden sind, die Membrana limitans gliae passieren und so in die perivasculären Räume gelangen können. Da ein solcher Vorgang nie direkt zu verfolgen war, nahm ALZHEIMER füglich an, daß bei diesen Stofftransportvorgängen unsichtbare Phasen zwischengeschaltet sind. Zwar steht es fest, daß die Dekompositionsvorgänge beim intracellulären Abbau in der Regel so weitgehend sind, daß in den Zellen lösliche, sich nicht mehr strukturell abzeichnende Endprodukte entstehen (vgl. S. 173); diese könnten nach ihrer Freisetzung resorbiert bzw. transcellulär weitergeleitet werden, und so durch den neuronal-gliösen Strukturverband in die perivasculäre Glia-Basalmembran gelangen. Doch müßte innerhalb adventitieller Elemente eine Resynthese bzw. Konzentration der diese unsichtbare Zwischenphase bildenden Stoffe zu höher molekularen Produkten erfolgen. Ein solcher Wiederaufbau anstelle einer vollständigen Resorption ist jedoch nicht recht wahrscheinlich. Es gelang uns auch nicht, mittels elektronenmikroskopischer Untersuchungen zu klären, welcher Weg beim etwaigen Übertritt diverser Abbauprodukte in die von Basalmembranen begrenzten perivasculären Räume eingeschlagen wird und in welcher Zustandsform sich bei einem solchen Transport die Produkte befinden.

b) Mesenchymaler mobiler Abbau

SCHRÖDER (1908) hatte seinerzeit die Reaktionsweise des interstitiellen Gewebes herangezogen, um eine Einteilung in akute und subakute Krankheitsprozesse zu treffen. Prozesse, bei denen regressive Erscheinungen an Ganglienzellen und Nervenfasern von progressiven Vorgängen an den Elementen begleitet waren, die wir heute als Mikroglia und Makroglia bezeichnen, faßte er unter dem Sammelbegriff des „ektodermalen Typus der cellulären Reaktion" zusammen. Diesen Typ stellte er Gewebsvorgängen gegenüber, die von den Blutgefäßen und vom Bindegewebsapparat ihren Ausgang nehmen, und die ebenfalls an der Abräumung der Zerfallsprodukte beteiligt sind. Dafür prägte er den Ausdruck „mesodermaler Typ". Schon aufgrund des Standpunkts, den wir heute bezüglich des mesenchymalen Charakters der Mikroglia einnehmen, läßt sich diese Einteilung in der alten, starren Form nicht mehr aufrecht erhalten. Immerhin kann man bei Gewebsnekrosen von einem vorwiegend mesenchymalen Typ des Abbaus sprechen, wenn man dabei mit ALZHEIMER und SPIELMEYER den wesentlichen Moment des Prozesses darin sieht, daß die gliösen Grenzhäute und damit die gliös-neuronales und mesenchymales Gewebe trennende Schranke im voraus durchbrochen worden sind. Die Hauptlast der Abbauvorgänge wird dann nicht mehr von im Nervengewebe verteilten Makrophagen getragen, die aufgrund ihrer Position als Mikrogliazellen zu bezeichnen wären, sondern von Abräumzellen, die in großer Menge

---
[1] HAGER 1964.

direkt vom proliferierenden Gefäßbindegewebsapparat produziert werden und sich in großen Scharen laufend von diesem ablösen. Wie im Kapitel „Mikroglia" dargelegt wurde, sind diese Elemente aufgrund ihrer cytologischen Merkmale von den mikrogliösen Makrophagen in keiner Weise zu unterscheiden. Vorauszuschicken ist, daß in den ersten 24 Std zahlreiche polymorphkernige Leukocyten in die früherweichten Gewebsbezirke meist vom Rand her eindringen. Diese Leukocyten zeigen, wie sich besonders elektronenmikroskopisch beobachten läßt[1], Zeichen einer phagocytotischen Aufnahme von Bestandteilen der nekrotischen Massen. Seinerzeit hat MERZBACHER die Umwandlung von Gefäßwandzellen zu Abräumzellen in experimentellen Läsionen besonders gründlich untersucht. NISSL hat anhand seines großen Beobachtungsmaterials die Entstehung mobiler Elemente aus Mesenchymalzellsprossen der Gefäße einwandfrei nachgewiesen. Neuerdings haben auch MAXWELL und KRÜGER (1965), die nach Bestrahlung mit energiereichen Partikeln entstandene Läsionen untersucht haben, die Pericyten der kleinen Gefäße als Hauptquellen der mobilen Zellen hervorgehoben. Nichtsdestoweniger und ungeachtet der direkten Evidenz, den jeder in Abräumung befindliche Erweichungsbezirk für den mesenchymalen Ursprung eines Großteiles der Abräumzellen bietet, hielten KONIGSMARK und SIDMAN (1963) die Ergebnisse von mit modernen Methoden durchgeführten Untersuchungen über den Ursprung von Makrophagen im Gehirn für tragfähig genug, um auf ihnen eine völlig neuartige Interpretation zu gründen. Sie führten bei experimentellen Hirnverletzungen nach Injektion von Tritiumthymidin autoradiographische Untersuchungen durch. Es fand sich, daß ein großer Prozentsatz der Makrophagen, die im Läsionsgebiet auftraten, markiert waren. Die Untersucher nahmen an, daß diese Makrophagen von markierten Leukocyten abstammen und daß nur ein gewisser Teil, etwa 30—50%, sich von im Gewebe präexistenten Strukturen herleitet. Alle anderen sollen nach diesen Befunden von zirkulierenden mononucleären Zellen, insbesondere von Monocyten, des strömenden Blutes abstammen.

Dieser Befund ließe sich jedoch noch in anderer Weise auslegen. Es läßt sich nämlich bei experimentellen traumatischen Läsionen und bei experimentellen Entzündungen eine sehr starke Phagocytose von hämatogenen Leukocyten durch Makrophagen beobachten. Auf diesem Wege könnte es durchaus zu einer Aufnahme der markierten DNA, die ursprünglich in hämatogene Elemente eingebaut ist, kommen.

An das experimentelle Vorgehen MERZBACHERs, dem wir eingehende Kenntnisse über die cellulären Mobilisierungsvorgänge im Bereich von Rindenläsionen verdanken, haben wir uns bei eigenen elektronenmikroskopischen Untersuchungen weitgehend angelehnt[2]. Der Bezug auf histopathologische Paralleluntersuchungen war dabei unerläßlich. Die ersten Zeichen einer cellulären Proliferation waren lichtmikroskopisch in den Randzonen der traumatischen Läsionen zu erkennen. In der Nähe von Gefäßen treten spindelige und kolbenförmige Zellen mit dunklen Kernen und basophilem Protoplasma auf. Es ließ sich beobachten, daß sie z. T. offensichtlich in der Ablösung von Gefäßwänden begriffen waren. Daneben waren größere, cytoplasmareichere Elemente mit helleren Kernen zu erkennen. Die Endothelzellen an den Gefäßen erschienen verdickt; ihr Cytoplasma zeigte eine erhöhte Basophilie. Die Herkunft der mobilisierten Zellen von Gefäßwandsprossen war dabei unschwer zu erkennen. Sie standen ursprünglich miteinander in Zusammenhang, so daß sie vielfach Zellketten bildeten. Erst nach der Ablösung aus diesem Verband zeigten sie Neigung zur Abrundung. Im Elektronenmikroskop zeigten sich in der Randzone der Läsionen häufig die ursprünglich in Basalmembrankammern eingeschlossenen Pericyten (vgl. S. 241) von umschließenden

---
[1] HAGER 1964.   [2] HAGER 1964.

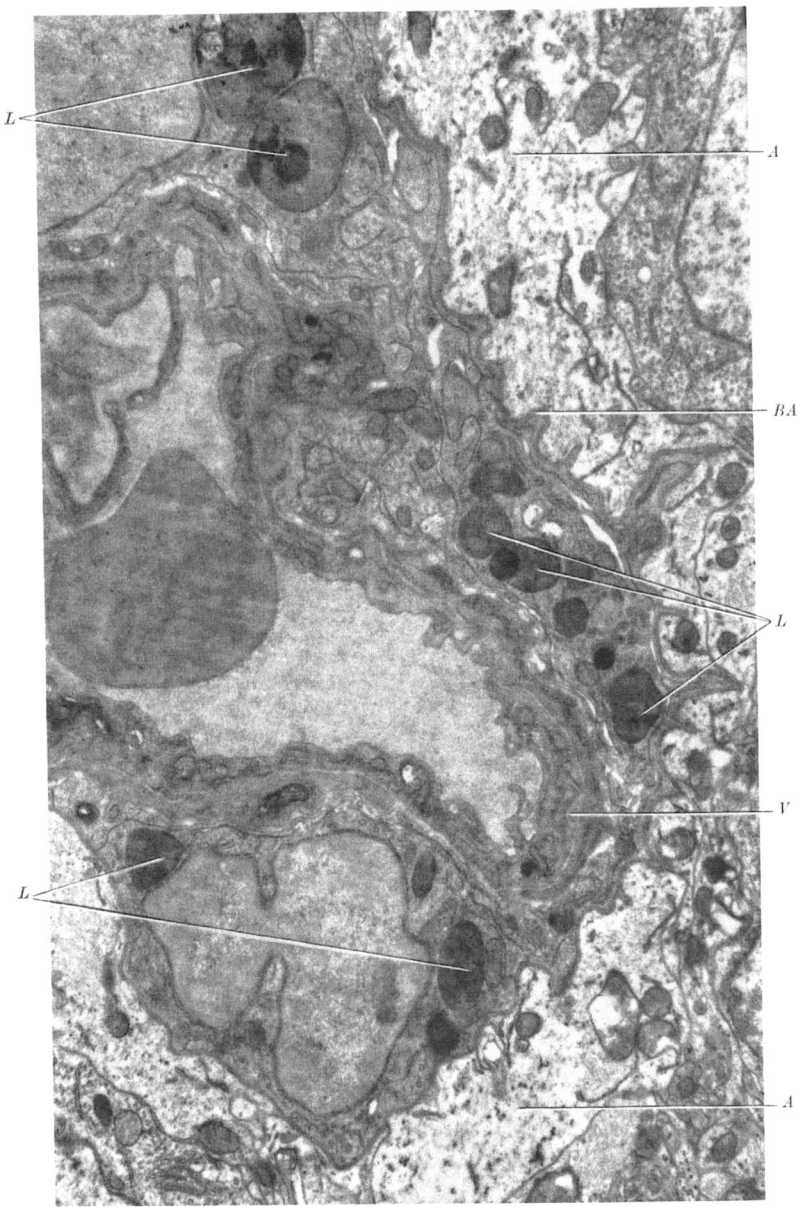

Abb. 217. Celluläre Speicherung von Abbaumaterial im Bereich des perivasculären Raumes einer kleinen Vene (*V*). Der perivasculäre Raum ist nach außen von der Basalmembran (*BA*) der perivasculären Gliafortsätze (*A*), deren Cytoplasma feine Filamente enthält, begrenzt. Im adventitiellen Bereich findet sich eine Reihe von Zellen, die hinsichtlich Form und feinstruktureller Merkmale des Nucleo- und Cytoplasmas Mikrogliazellen ähneln. Sie enthalten große Tropfen eines homogenen osmiophilen Materials, bei dem es sich wohl um Lipide handelt. *V* Venenwand. Umgebung einer 5 Tage alten traumatischen Läsion der Großhirnrinde

Basalmembranen retrahiert. In ihrem Cytoplasma waren vermehrt lysosomenartige Gebilde und osmiophile Tropfen anzutreffen. In den Zonen fortgeschrittener Nekrose machten sich die Pericyten offensichtlich von der Basalmembran frei und ließen Tendenz zu Ortsveränderungen erkennen. Sie nehmen dabei eine gestreckte ovale bzw. keulenförmige Gestalt an. Nicht selten fanden sich in den schon mobilisierten Zellen Kernteilungsfiguren, die auf eine nachträgliche Vermehrung auf mitotischem Wege hinwiesen. Bemerkenswerterweise ließen sich Mitosen gelegentlich noch in Elementen erkennen, die bereits phagocytiert hatten.

Die histopathologische Untersuchung traumatischer Läsionen läßt im Zeitraum vom 3. bis zum 5. Tag erkennen, daß die in großer Zahl proliferierten und

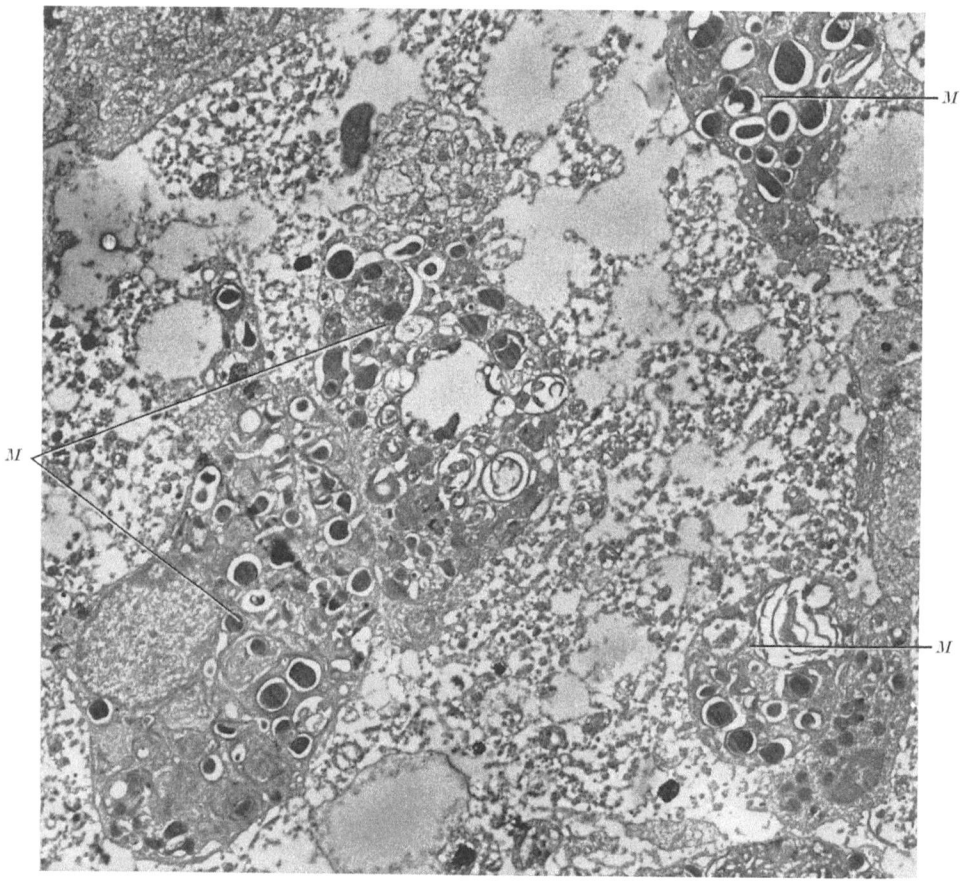

Abb. 218. Mobile Makrophagen durchsetzen einen erweichenden Gewebsbezirk im Bereich einer 5 Tage alten traumatischen Läsion. Die Cytoplasmastruktur der Makrophagen (*M*) ist durch die massive Aufnahme extracellulären Materials geprägt, das sich aus Erythrocytenfragmenten, Zelldetritus und Markscheidenzerfallsprodukten zusammensetzt. Vergr. 5400:1

das nekrotische Gewebe durchsetzenden Makrophagen überwiegend die Tendenz zur Abrundung zeigen. Im Cytoplasma lassen sich als Zeichen einer regen phagocytotischen Aktivität Vacuolen variabler Größe und vielfach auch ingestierte Erythrocyten erkennen. Im elektronenmikroskopischen Bild zeigen solche Makrophagen eine verwirrende Vielfalt cytoplasmatischer Strukturen (Abb. 218). Das Grundcytoplasma besitzt eine relativ hohe Dichte. Es läßt neben runden bis ovalen Anschnitten des endoplasmatischen Reticulums kleinere Vesikeln erkennen, deren Zuordnung nicht sicher möglich ist. Die Ribosomen sind locker im Grundcytoplasma verteilt und in der Regel nicht sehr zahlreich. Auch die Zahl der Mitochondrien pflegt — gemessen an der Masse des Cytoplasmas — relativ klein zu bleiben. Die

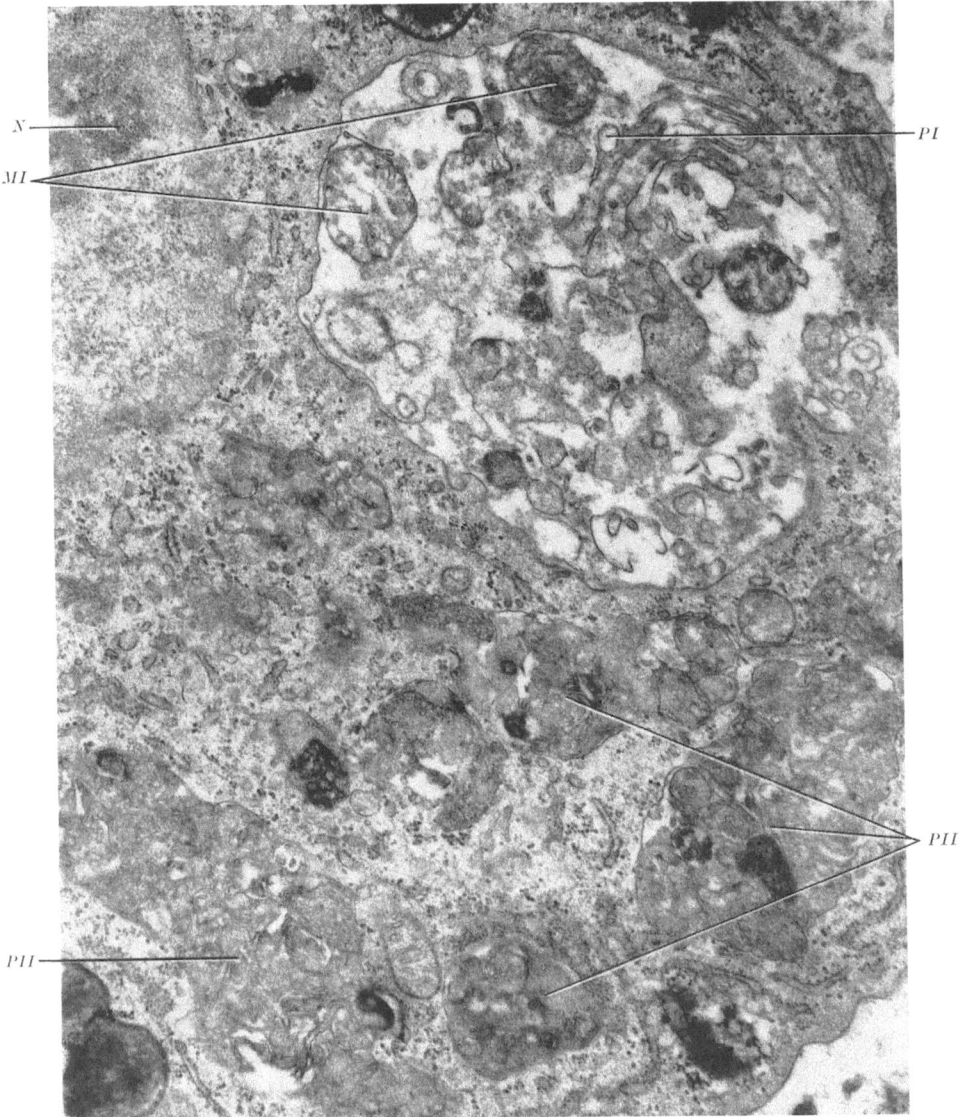

Abb. 219. Phagocytotische Aktivität eines Makrophagen im Bereich eines frisch erweichten Gewebsbezirkes (16 Std alte traumatische Läsion der Großhirnrinde des Goldhamsters). Im Cytoplasma der abgerundeten Zelle liegt eine große Phagocytosevacuole (*PI*). Sie enthält in einer flüssigen Phase suspendiert Mitochondrien (*MI*), Membranfragmente und andere nekrotische Gewebsbestandteile. In benachbarten Vacuolen (*PII*) ist das ebenfalls noch nicht weiter abgebaute, phagocytierte Material wesentlich dichter gepackt. Das Grundcytoplasma des Makrophagen enthält zahlreiche Ribosomen und kleine Elemente des endoplasmatischen Reticulums. Die Zahl der Mitochondrien ist gering. *N* Nucleoplasma. Vergr. 18000:1

Vielfalt von Substanzen, die sich in immer größerer Quantität im Grundcytoplasma eingelagert finden, lassen sich z.T. recht schwer hinsichtlich Herkunft und stofflicher Zusammensetzung näher charakterisieren (Abb. 219). Schon in den noch nicht abgerundeten Zellen findet sich homogenes Material, das nach Osmiumtetroxydfixierung unregelmäßig zackige und sternartige Konturen zeigt, nach Glutaraldehydfixierung aber in Form rundlicher Tropfen vorliegt. Diese Tropfen, bei denen es sich um fettartige Stoffe handeln dürfte, treten zu einem Zeitraum auf, in dem noch keine Spuren phagocytotischer Aktivität zu erkennen sind. Lysosomenartige Körper recht variabler Größe und Struktur finden sich in jungen Makrophagen regelmäßig. Zuweilen sind tropfiges und granuläres Material und Lamellen in lysosomenähnliche Substanzen eingebettet. Bei solchen Gebilden dürfte es sich wohl um residual bodies (vgl. S. 282) handeln. Die feineren Strukturveränderungen im Verlauf der intracellulären Abbauvorgänge wurden anhand der Erythrophagocytose und der Aufnahme und Verarbeitung von Markfasertrümmern und ganzen Zellen bereits dargestellt. Ferritingranula zeigen in Makro-

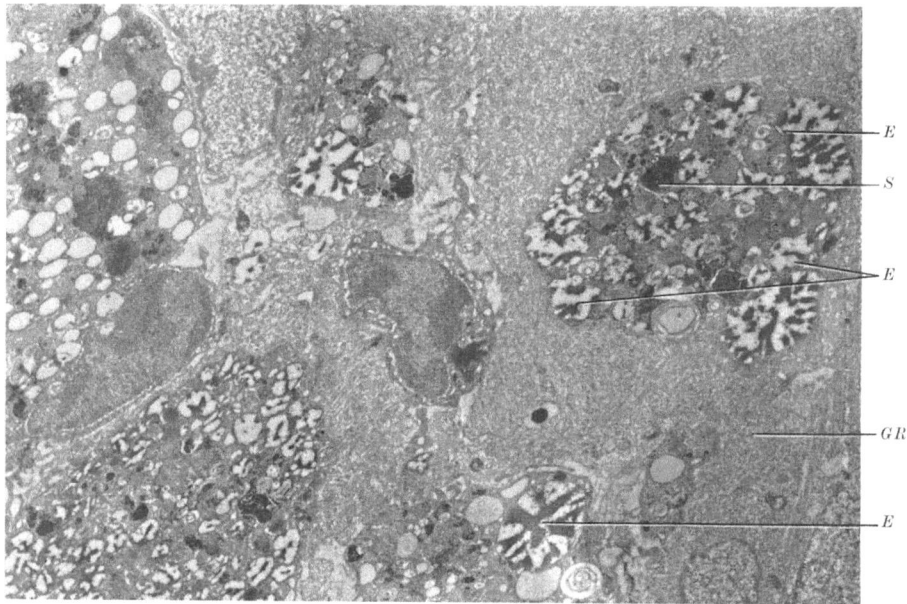

Abb. 220. Makrophagen (Körnchenzellen) innerhalb eines 14 Tage alten, weitgehend mesenchymal organisierten traumatischen Schadensbereiches der Großhirnrinde. Die von dunklen Trabekeln durchzogenen rundlichen Gebilde stellen Reste (E) von Erythrocytenfragmenten dar. Im Cytoplasma lassen sich neben zahlreichen Phagocytosevacuolen große Siderosomen (S) abgrenzen. Sie erscheinen aufgrund der massenhaften Ferriteinlagerungen außerordentlich dicht. GR Komponenten des mesenchymalen Granulationsgewebes. Vergr. 5400:1

phagen nicht selten die Neigung zur Einlagerung in Myelinfiguren. Sie reihen sich dann unter Benützung der Lipidlamellen als Leitlinien in perlkettenartiger Form auf[1]. Solche Anordnungen können echte Ferritinkristalle vortäuschen. Mit dem Abbau großer Erythrocytenfragmente fallen Ferritingranula in ansehnlichen Mengen an. RICHTER (1957, 1958) hob hervor, daß die Eisenmicellen von Ferritinpräparaten und von intracellulären Hämosiderinablagerungen eine identische Feinstruktur zeigen. Neben Ferritinansammlungen pflegen ältere Körnchenzellen große Mengen von Phagosomen zu enthalten, in denen sich Reste von abgebauten Erythrocyten und von Zelldetritus sowie homogenes, gleichmäßig dichtes Material finden (Abb. 220). Schließlich erscheint ein großer Teil der rundlichen Phagosomen, die ein annähernd gleichmäßige Größe annehmen, völlig leer, da sich die weitgehend hydrolysierten Endprodukte des Abbaues nicht mehr in ihnen darstellen. Das Cytoplasma verdichtet sich und zeigt vielfach ebenso wie der Kern Zeichen regressiver Veränderungen.

---

[1] HAGER 1960.

Eine kurze Zusammenfassung der wesentlichsten Gesichtspunkte, die sich für den mesenchymalen Abbau aufgrund neuerer Einsichten ergeben haben, sei hier eingeschaltet. Ein nicht unwesentlicher Teil der mobilisierten Makrophagen dürfte von den ursprünglich in Basalmembrankammern eingeschlossenen Capillarpericyten herstammen. Ferner zeigte die Gesamtheit der elektronenmikroskopischen Befunde, daß die intracelluläre Stoffaufnahme und -verarbeitung stets im Rahmen bestimmter Grundformen cellulärer Aktivitäten abläuft, deren Wesen im einleitenden Kapitel dieses Abschnittes dargestellt wurde. An dieser Stelle fanden auch die wesentlichsten morphologischen Veränderungen des beim mobilen mesenchymalen Abbau zur Phagocytose anfallenden Materials eingehend Besprechung. Der Abbau der in den Zellraum der Makrophagen aufgenommenen Substanzen scheint überwiegend in größeren Phagocytosevacuolen (Phagosomen) bis zur Stufe resorbierbarer Endprodukte abzulaufen. Die Beschaffenheit des kolliquationsnekrotischen Gewebes (s. Abschnitt V) begünstigt die Mobilisation und phagocytotische Aktivität der Makrophagen.

Eine grundsätzlich andere Ausgangssituation, die für das Bild des Prozesses auf geweblicher und cellulärer Ebene bestimmend bleibt, liegt bei der sog. Coagulationsnekrose vor.

Als wesentliches Charakteristicum des Prozeßablaufes in Coagulationsnekrosen des Zentralnervensystems haben SPIELMEYER (1924), MARKIEWICZ (1937) und CREDÉ (1939) die Langsamkeit der Auflockerung und des Abbaues des nekrotischen Materials angesehen. Die coagulationsnekrotischen Massen bleiben daher nicht selten wie ein Sequester liegen und werden von einem Granulationsgewebe eingekapselt oder allmählich von einem dichten Maschenwerk von Bindegewebsfibrillen durchwachsen (vgl. S. 335). Häufig kommt es dazu, daß zahlreiche, mit Abbauprodukten beladene Makrophagen von Bindegewebsfibrillen eingeschlossen werden. Die dabei entstehenden Gebilde wurden als Schaumzellgranulome bzw. als Pseudoxanthome bezeichnet. MARKIEWICZ (1937) vertrat unter dem Eindruck dieser Befunde den Standpunkt, daß die Abbau- und Abräumvorgänge bei Coagulationsnekrosen eine vom üblichen Ablauf grundsätzlich abweichende, eher der Fremdkörperreaktion verwandte Eigenart zeigen. Das untersuchte Material von MARKIEWICZ rekrutierte sich vorwiegend aus schwer arteriosklerotischen Hirnveränderungen. Wie langsam die Abbau- und Abräumvorgänge verlaufen können, zeigt eine Beobachtung SPIELMEYERs, der coagulationsnekrotische Massen im Kleinhirn noch nach 4 Jahren vorfand. Auch auf cellulärer Ebene weisen die Abbauvorgänge gewisse Eigenarten auf, die durch das zu verarbeitende Material geprägt werden. Dies ergaben von uns durchgeführte elektronenmikroskopische Untersuchungen an experimentell erzeugten Coagulationsnekrosen des Säugetiergehirns[1]. Das experimentelle Vorgehen entsprach etwa dem, das CREDÉ bei seinen lichtmikroskopischen Untersuchungen verwandt hatte, d.h. die Coagulationsnekrosen wurden durch Wärmeeinwirkung hervorgerufen. Eine Aufnahme und Verarbeitung des nekrotischen Materials läßt sich dabei nur in solchen Bezirken der Randzone erkennen, in denen es zu einer gewissen Auflockerung des sonst kompakt vorliegenden Gewebsdetritus gekommen ist. Das Erscheinungsbild der Makrophagen ist vornehmlich durch die Beschaffenheit des phagocytierten Materials geprägt. Wie wir in den Kapiteln II, 7 und 8 (S. 149) begründet haben, ist eine Unterscheidung von mobilisierten Zellen bzw. von Makrophagen hinsichtlich mikroglöser oder mesenchymaler Herkunft auch aufgrund feinerer cytologischer Merkmale nicht möglich. Es fällt auf, daß der aufgenommene Gewebsdetritus

---

[1] ESCOLA und HAGER 1964.

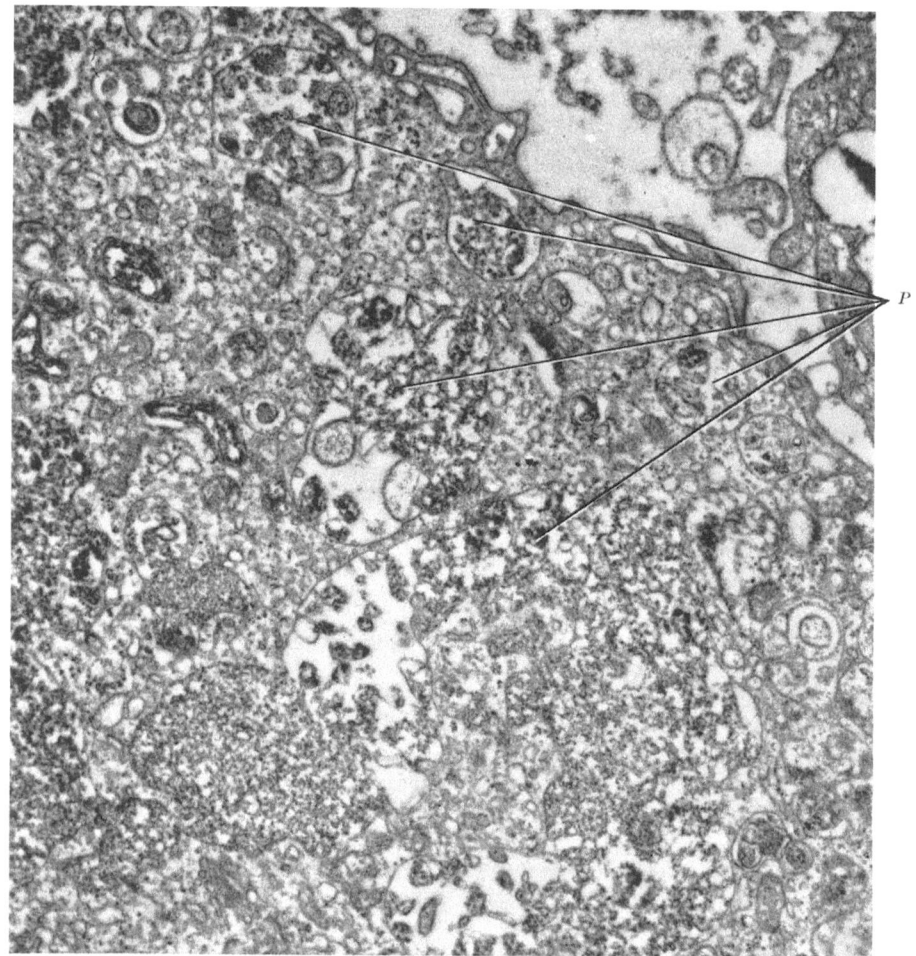

Abb. 221. Makrophage aus der Randzone einer 15 Tage alten experimentellen Coagulationsnekrose des Goldhamstergehirns. Die Phagocytosevacuolen (*P*) enthalten die relativ unveränderten nekrotischen Massen in einer flüssigen Phase suspendiert. Vergr. 10000:1

innerhalb der Phagosomen ziemlich lang seine ursprüngliche Beschaffenheit beibehält (Abb. 221). Myelinfigurenartige Schichtungskörper treten hinzu. Typisch für die Verarbeitung des koagulationsnekrotischen Materials scheint es zu sein, daß es schließlich zu einer feinen Emulgierung der phagocytierten Substanzen in der flüssigen Phase des Phagosomeninhaltes kommt. Es bilden sich dabei zahlreiche kleine dichte Kügelchen, die z.T. eine konzentrische Schichtung aufweisen (Abb. 222). Die Bildung konzentrischer Lamellen ist wohl auf den starken Gehalt des ingestierten Materials an Lipiden mit langen ungesättigten Fettsäureketten zurückzuführen. Etwa nach einem Monat zeigt das Cytoplasma der Makrophagen in der Umgebung von Coagulationsnekrosen zwar zahlreiche Phagosomen, jedoch lassen sich in diesen gewöhnlich keine sich aufgrund ihrer Dichte abzeichnenden Substanzen mehr erkennen. Die Leere der Phagosomen kann als Zeichen dafür gelten, daß die Makrophagen den Abbau der von ihnen aufgenommenen Partikeln des resistenten Materials bewältigt haben.

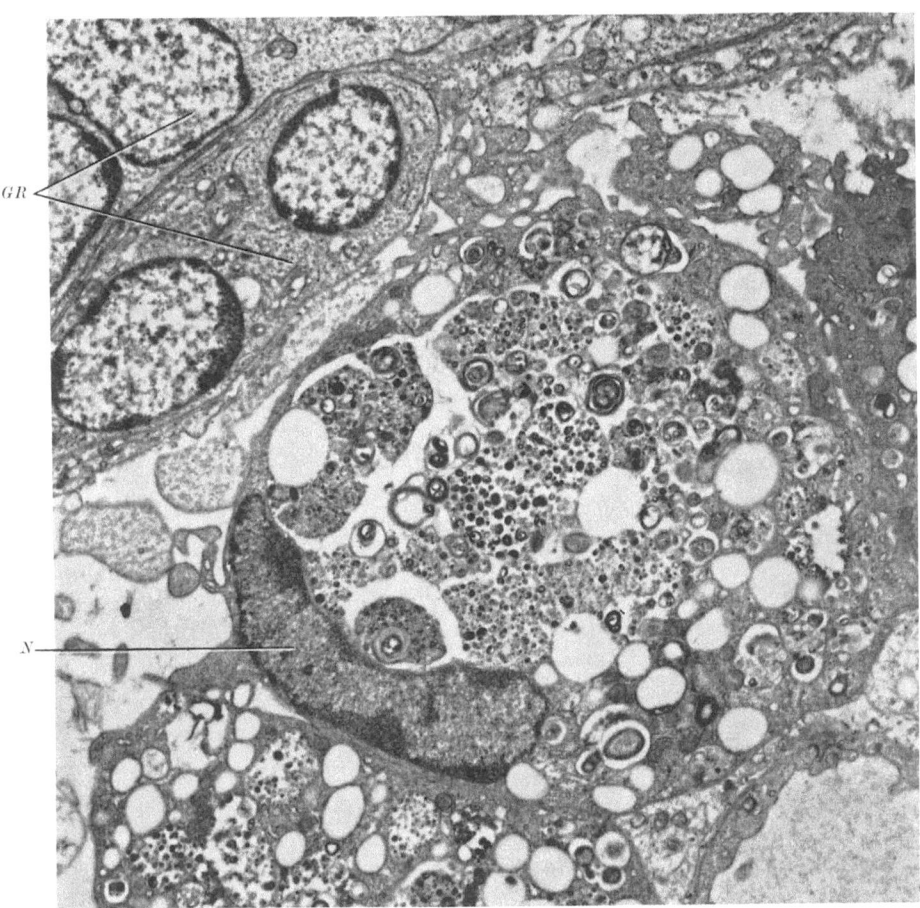

Abb. 222. Abgerundeter Makrophage (Körnchenzelle) aus der Randzone einer 15 Tage alten experimentellen Coagulationsnekrose. In diesem Bereich hat sich ein mesenchymales Granulationsgewebe ausgebildet (GR). Das Cytoplasma des Makrophagen ist von Vacuolen durchsetzt, deren Inhalt z.T. aus kugelig emulgiertem, überaus dichtem Material und aus geschichteten Körpern besteht. N randständiger Kern

c) Histochemie und Biochemie der Abbauprodukte

Die stofflichen Umwandlungen, die sich beim intracellulären Abbau von Zerfallsstoffen zu resorptionsfähigen Produkten abspielen, wurden zum großen Teil schon bei der Behandlung der Alterationsvorgänge an peripheren und zentralen Markfasern behandelt. Hier sei das histochemische Verhalten der Abbauprodukte im Zentralnervensystem nochmals zusammengefaßt: Die Eisenreaktionen führen meist zu äußerst dichten Farbniederschlägen. Der Ausfall der Färbung mit Fettfarbstoffen, wie Scharlachrot, Sudan oder Turnbullblausulfat zeigt, daß lipoide Stoffe überwiegen, die mit Alkohol extrahierbar sind. Es liegt ein Gemisch von Spaltprodukten, vor allem von Cholesterinestern, Di- und Triglyceriden, Phosphaten, Cerebrosiden und Fettsäuren vor[1]. Ein quantitativ bedeutsamer Bestandteil dieses Gemisches von Spaltprodukten der Lipoide läßt sich in eleganter Weise mit dem Polarisationsmikroskop charakterisieren. Mit seiner Hilfe lassen sich die Cholesterinester von den Triglyceriden aufgrund ihres optischen Verhaltens trennen. Zuweilen, insbesondere bei der protrahierten Form der posttraumatischen

---

[1] LINDLAR und GÜTTLER 1966.

Encephalopathie, treten vom Markabbau herrührende kristalline Dekompositionsprodukte in großen Mengen in Erscheinung [1]. Auch hier vermochte man mittels des Polarisationsmikroskopes nachzuweisen, daß es sich um Cholesterinester handelt [2].

Was enzymhistochemische Befunde an Abräumzellen betrifft, so überrascht es aufgrund ihrer starken lytischen Aktivität und ihres Reichtums an Phagosomen nicht, daß von verschiedenen Untersuchern eine erhebliche Aktivität der sauren Phosphatasen in mobilen Abräumzellen demonstriert wurde [3]. Eine stärkere Aktivität der alkalischen Phosphatase war dagegen nicht nachzuweisen. Die Beziehung der sauren Phosphatase zu intracellulären Stoffaufnahme- und Stoffverarbeitungsvorgängen hat besonders STRAUS (1959, 1964) vor Augen geführt. Er studierte die celluläre Aufnahme von Meerrettichperoxydase in Tubuluszellen der Niere und stellte sowohl dieses Enzym als auch die Lysosomen färberisch dar; dabei beobachtete er, daß die frisch gebildeten Phagosomen anfänglich noch getrennt von präexistierenden Lysosomen der Tubuluszellen verbleiben, während später die saure Phosphatase auch innerhalb der Phagosomen nachweisbar wird. Sehr sorgfältig haben die Stoffverarbeitungsvorgänge nach Hämoglobinabsorption in den Tubuluszellen der Niere MILLER (1960) und MILLER und PALADE (1964) untersucht. Sie konnten dabei das Auftreten der Aktivität lysosomaler Enzyme in den durch Membranen begrenzten Phagosomen elektronenmikroskopisch nachweisen.

Im Hirngewebe sind ESCOLA und THOMAS (1965) der Aktivität der sauren Phosphatase in Makrophagen in der Randzone von experimentell erzeugten Coagulationsnekrosen elektronenmikroskopisch nachgegangen. Auch hier fand sich die Aktivität des Enzyms meist im Bereich der Phagosomen lokalisiert. Gelegentlich zeigte sie sich jedoch auch diffus über das Cytoplasma verteilt. Dieses Bild wurde als ein Ausdruck beginnender Nekrobiose angesehen. Die Histochemie oxydativer Enzyme in mobilen Abräumzellen haben KREUTZBERG und PETERS (1962) studiert. Sie fanden eine starke Aktivität der DPN-Diaphorase, die bereits nach 12 Std in den im Nekrosebereich auftretenden Zellen nachweisbar war. Nach 2 Tagen griff diese Aktivität auf die Wandzellen der randständigen Gefäße über und war in den Makrophagen nachweisbar. Die Untersucher schlossen aus der Aktivitätszunahme der Fermente der Oxydoreduktion auf einen hohen Energiebedarf der abräumenden Zellen.

Abschließend sei bemerkt, daß die in diesem und im vorausgehenden Kapitel (vgl. S. 174) geschilderten histochemischen Befunde beim Abbau der fettartigen Stoffe nicht nur an totalen und partiellen Nekrosen des Zentralnervensystems erhoben werden können, sondern auch bei mannigfachen andersartigen Prozessen. Erwähnt seien hier nur die entzündlichen diffusen Sklerosen vom Typus SCHILDER sowie die sog. Pelizaeus-Merzbachersche Krankheit.

d) Atypische Abbauprodukte bei degenerativen Markerkrankungen

Es ist das Verdienst von SCHOLZ (1925, 1934), atypische Abbauvorgänge, wie sie bei familiären diffusen Markerkrankungen auftreten, eingehend histopathologisch analysiert zu haben. Er beobachtete bei diesen Prozessen Substanzen, die sich bei Färbung mit Scharlachrot und Sudan nur gelblich oder höchstens schwach rosa anfärben. Es fanden sich aber auch Produkte, die nicht mit Lipoidfarbstoffen, wohl aber mit Hämatoxylinlack darstellbar waren [4]. SCHOLZ nannte diese Substanzen aufgrund ihres färberischen Verhaltens „prälipoide" Abbauprodukte (Abb. 223). Die Bezeichnung prälipoide Abbauprodukte oder Substanzen geht auf ALZHEIMER zurück, der sie für die Ablagerungen bei der amaurotischen Idiotie gebraucht hat. Die Eigenart dieser „Prälipoide" tritt durch den Kontrast mit den

---
[1] STRICH 1956.   [2] HOLLÄNDER 1964.
[3] HAMURO 1957, COLMANT 1961, ANDERSON und SONG 1962, ANDERSON, SONG und CHRISTOF 1962, BECKER und BARRON 1961, FRIEDE 1962, HOSTELMANN 1962.
[4] VAN BOGAERT und SCHOLZ 1932.

innerhalb der perivasculären Räume speichernden Zellen besonders eindringlich vor Augen, welche intensiv sudanophile und damit leuchtend rote Stoffe enthalten. Auch bei degenerativen Markprozessen im frühkindlichen Alter konnten[1] solche atypischen Abbauvorgänge beobachtet werden. BIELSCHOWSKY und HENNEBERG (1925) haben dann den Begriff der Leukodystrophie geprägt. Sie verstanden darunter eine Störung des Lipoidstrukturstoffwechsels bei der Markscheiden-

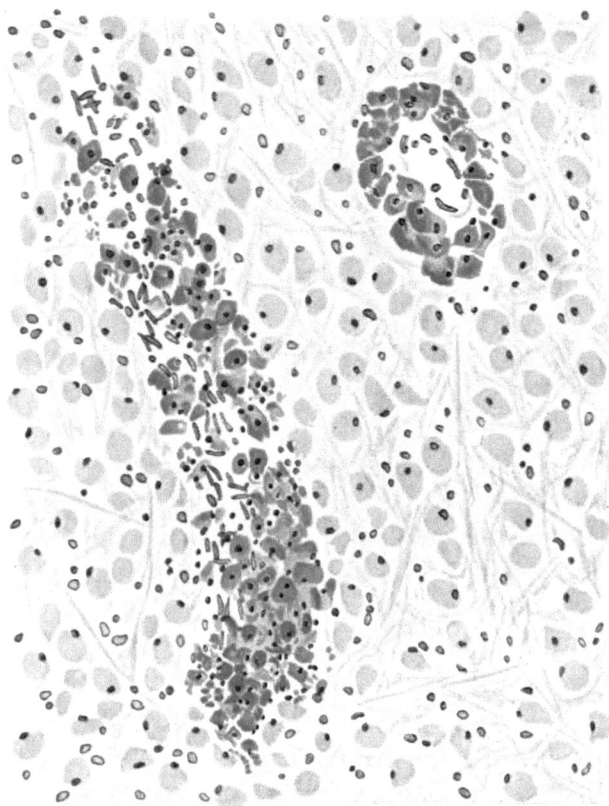

Abb. 223. Atypische Abbauvorgänge bei familiärer diffuser Markerkrankung (Leukodystrophie). In den zahlreichen im Gewebe verstreut liegenden mikrogliösen Körnchenzellen färbt sich das Abbaumaterial mit Scharlachrot und Sudan lediglich schwach rosa an. In den perivasculären Bereichen hingegen zeigen die Körnchenzellen, die vom normalen sudanophilen Abbau her bekannte leuchtendrote Färbung der Produkte. Scharlachrot, Hämatoxylin, Vergr. 200:1. (Aus W. SCHOLZ, Hdb. spez. path. Anat., Bd. XIII/1A, 1957)

bildung. Aus den degenerativen Markerkrankungen mit prälipoiden Abbaustoffen wurden Fälle herausgehoben, die einen sog. metachromatischen Abbau zeigten. EINARSON und NEEL (1938) unterschieden Leukodystrophien mit metachromatischen Prälipoiden und sporadische Formen, bei denen die Stoffe des normalen Fettabbaus mit metachromatischen Abbauprodukten kombiniert sind. Aufgrund des Auftretens charakteristischer mehrkerniger Abräumzellen (Globoidzellen) wurde ein Typ Krabbe abgetrennt. Von GREENFIELD (1952) wurden schließlich die degenerativen Markerkrankungen in Formen mit einem normalen Lipoidabbau, in solche mit metachromatisch reagierenden Abbauprodukten und schließlich in solche mit Globoidzellen eingeteilt. Eine im wesentlichen gleichsinnige Einteilung hat PEIFFER (1951) getroffen.

[1] VAN BOGAERT und SCHOLZ 1933.

Abbauprodukte, die in der Phase ihrer Entstehung sich mit Lipoidfarbstoffen nicht anfärben, dagegen bei der Behandlung mit basischen Anilinfarbstoffen eine starke Metachromasie zeigen, sind schon früher[1] bei diffusen Markprozessen im Marklager der Großhirnrinde beobachtet und beschrieben worden. Die Metachromasie hat sich vor allem als differentialdiagnostisches histopathologisches bzw. histochemisches Merkmal bewährt. Im Schrifttum ist eine Reihe von Fällen mit

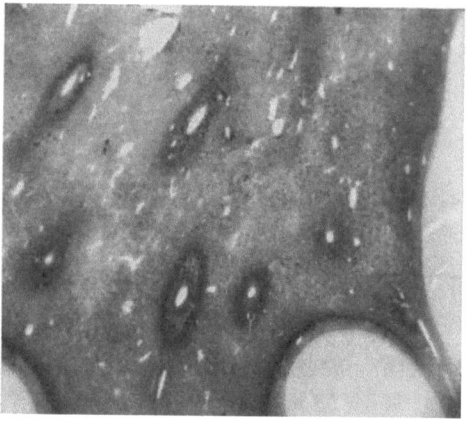

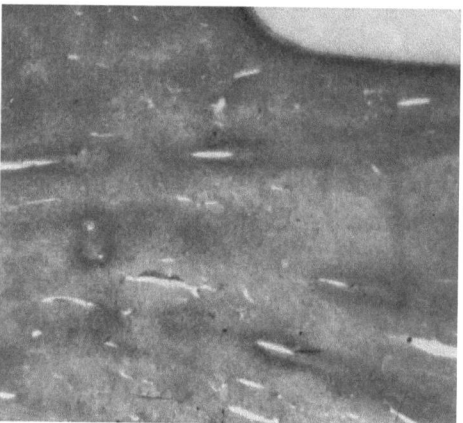

Abb. 224. Braune Metachromasie der Abbauprodukte bei metachromatischer Leukodystrophie (Typ Scholz). Essigsaure Kresylviolettfärbung nach VON HIRSCH und PEIFFER (1959). [Aus J. PEIFFER, Arch. Psychiat. Nervenkr. **199** (1959)]

metachromatischen prälipoiden Abbaustoffen mitgeteilt[2]. Das Auftreten der Metachromasie ist offenbar vom Eintritt bestimmter Abbaustadien abhängig. Einen wesentlichen Fortschritt in der histochemischen Charakterisierung der atypischen Abbauprodukte brachte die Entwicklung einer metachromatischen Färbung[3]. In einer Kresylviolett-Lösung von bestimmter Acidität nehmen die bei den Leukodystrophien anfallenden Abbauprodukte eine braune Färbung differenter Intensität an. Es ließ sich zeigen, daß mit dieser Methode Ganglioside tief violett angefärbt werden, während die metachromatische Anfärbung nicht alterierter Markscheiden zu rötlichen Tönen führt (Abb. 224). Die Cholesterinester, die sich an ihrer

---

[1] ALZHEIMER und BARONCINI 1910, WITTE 1921, KALTENBACH 1922.
[2] HALLERVORDEN 1957 hat die wichtigsten diesbezüglichen Mitteilungen zusammengestellt.
[3] HIRSCH und PEIFFER 1955.

Anisotropie erkennen lassen, bleiben ungefärbt[1]. Aufgrund des Löslichkeitsverhaltens und des Ausfalls der PAS-Reaktion nahmen v. HIRSCH und PEIFFER ebenso wie DIEZEL (1957) an, daß die Prälipoide[2] sich im wesentlichen aus Glykolipoiden von saurem Charakter zusammensetzen dürften. Das wesentliche Ergebnis der histochemischen Untersuchungen von v. HIRSCH und PEIFFER war, daß Prälipoide bei Verwendung einer geeigneten färberischen Methode stets metachromatisches Verhalten zeigen. Es dürfte demnach die Einteilung der Leukodystrophie von EINARSON (1938) in solche des metachromatischen und prälipoiden Types auf nicht signifikante färberische Differenzen rückführbar sein.

Eindeutig aufgeklärt werden konnte die Natur der atypischen Abbauprodukte jedoch nicht durch histochemische Untersuchungen, sondern durch lipoidchemische Analysen mit modernen Stofftrennungsmethoden. Erste Untersuchungen dieser Art[3] erbrachten noch keine eindeutigen Ergebnisse. Es wurde ein Anstieg des Neuraminsäuregehaltes und ein Anstieg des Hexosamins festgestellt. JATZKEWITZ, der sich konsequent diesem Problem zuwandte, konnte schließlich zu klaren und aufschlußreichen Ergebnissen gelangen. Er beschrieb zur Differenzierung der Protagonfraktion, welche nahezu alle Sphingolipoide enthält, eine papierchromatographische Trennungsmethode[4]. Mit ihrer Hilfe konnte er zeigen, daß es bei den Leukodystrophien mit metachromatischen Abbauprodukten zu einer Speicherung von Cerebrosidschwefelsäureestern kommt. Dabei ging er von der Beobachtung aus, daß sich die Sphingolipoidfraktion aus dem Lipoidextrakt der zerfallenen Markscheiden mit Cresylviolett in essigsaurer Lösung auf Filterpapier genauso metachromatisch braun anfärbt wie die sog. Prälipoide im histologischen Schnitt. Es gelang ihm, zwei Typen von Cerebrosidschwefelsäureestern aufzutrennen. Einer davon war phosphorsäurehaltig, der andere phosphorsäurefrei. Die von EDGAR gefundene Erhöhung des Lipoidhexosamingehalts und die von CUMINGS angegebene Erhöhung der Hexosamine scheint nach JATZKEWITZ sekundär bedingt zu sein. Sie mag vielleicht auf der gliösen Defektdeckung im zerfallenen Mark beruhen. JATZKEWITZ zeigte ferner, daß man aus dem Lipoidschwefelgehalt die Cerebrosidschwefelsäureestermenge, bezogen auf Trockengewicht, gesamten Lipoidextrakt und Sphingolipoidfraktion zu errechnen vermag. Er konnte feststellen, daß die Cerebrosidschwefelsäureester im Extremfall auf das 5fache des Gehaltes im Normalgehirn ansteigen können.

Im Rahmen eines Modellversuches wurden Sulfatide, die vom Menschen bei metachromatischer Leukodystrophie gewonnen worden waren, von AUSTIN (1962) in die weiße Substanz lebender Ratten injiziert. Er beobachtete, daß Sulfatide in den Makrophagen des Rattengehirns extrem langsam abgebaut werden. Daher scheint es nicht notwendig zu sein, eine enzymatische Insuffizienz der Mikroglia bzw. der Makrophagen bei den Abbauvorgängen anzunehmen.

Elektronenmikroskopische Untersuchungen bei einem Fall von metachromatischer Leukodystrophie[5] ergaben eine besonders große Zahl von Einlagerungen in Oligodendrocyten des Marklagers, die teils granulären Charakter hatten, teils aus Bläschen und Membranen zusammengesetzt waren. Die Untersucher hielten dieses Material für das Produkt anormaler Lipoidsynthesen und nicht für Abbaustadien von phagocytiertem Material. Sie sind daher geneigt, die primäre metabolische Störung bei der metachromatischen Leukodystrophie in den Oligodendrocyten zu suchen. Elektronenmikroskopische Bilder von besonderer Eigenart beobachtete GRÉGOIRE (1964) bei metachromatischen Abbauprodukten. Das meta-

---

[1] HIRSCH und PEIFFER 1955. [2] SCHOLZ 1925, 1933.
[3] RANKE 1952, CUMINGS 1953, EDGAR 1955/1956. [4] JATZKEWITZ 1958, 1960.
[5] AUREBECK, OSTERBERG, BLAW, CHOU und NELSON 1964.

chromatische Material zeigte sich in regelmäßigen Prismen angeordnet. Diese intracellulären Einschlüsse waren vielfach von Membranen umgeben.

Erst die Einsichten, die den lipoidchemischen Untersuchungen zu verdanken waren, gestatteten es, die pathogenetischen Deutungen, die sich ursprünglich auf die morphologischen und histochemischen Analysen der degenerativen Markprozesse stützten, zu breiter fundierten Vorstellungen zu entwickeln. Mit der Annahme, daß bei diesen Prozessen eine Stoffwechselstörung der Glia vorliegen müsse, die auf einer von Haus aus bestehenden Anomalie der den Stoffwechsel der Gliazellen regulierenden Faktoren beruhe, hatte SCHOLZ eine Hypothese geäußert, deren Gültigkeit in jüngerer Zeit durch die Kenntnis des Mechanismus der Myelogenese der zentralen Nervenfasern und der damit verbundenen chemischen Charakterisierung der Lipoidbausteine der Markscheiden als Zellmembranbestandteile bekräftigt werden konnte. Die Ansicht von SCHOLZ, daß eine Synthese der Aufbaustoffe in den Gliazellen in unzureichender Form ablaufen oder gar gestört sein mag oder daß fremdartige Stoffe in die Markfasern eingebaut werden, ist durch die neueren morphologischen und lipoidchemischen Befunde im einzelnen eher wahrscheinlicher gemacht als widerlegt worden. JATZKEWITZ hält es aufgrund seiner analytischen Daten für möglich, daß die Störung des strukturellen Bestandes des Markmantels durch ein Überangebot von Sulfatiden und damit durch Verdrängung anderer Bausteine zustande kommt. Wahrscheinlicher erscheint es ihm aber, daß die Vermehrung der Sulfatide auf Kosten der Cerebroside erfolgt, so daß die eigentliche Ursache des Markscheidenzerfalls im Cerebrosidbaustoffmangel zu suchen wäre; er weist ferner darauf hin, daß die Vermehrung einer Stoffklasse durch eine Abbaustörung einen ständigen Umsatz ("Turnover") im Strukturstoffwechsel voraussetzt.

Noch zu besprechen sind die Abbauvorgänge bei der familiären infantilen diffusen Sklerose vom Typus Krabbe. Wie schon kurz erwähnt wurde, bildet das markanteste Abgrenzungsmerkmal dieser Form das Auftreten zahlreicher recht charakteristischer mehrkerniger großer Zellelemente in den Gebieten, in denen Entmarkungsprozesse ablaufen. Diese Gebilde werden vorwiegend längs kleiner Gefäße angetroffen, liegen aber auch frei im Gewebe. Sie erreichen eine Größe von 50—60 µ. Die Kerne, deren Zahl vier und mehr erreichen kann, pflegen im peripheren Cytoplasmabereich angeordnet zu sein. Prozesse dieser Art wurden zuerst von BENEKE (1908) und KRABBE (1916) beschrieben. Eine eingehende Beschreibung der riesenzellartigen Elemente haben COLLIER und GREENFIELD (1924) gegeben; sie nannten sie Globoidzellen und sprachen sich für ihre gliöse Natur aus, während SPIELMEYER auf ihre Ähnlichkeit mit Riesenzellen mesenchymaler Herkunft hinwies. Spätere Untersucher haben sich eindeutig für eine mesenchymale Herkunft (Adventitiazellen) ausgesprochen[1]. Andere hielten sie dagegen für umgewandelte Astrogliazellen[2]. Das in diesen Zellen enthaltene Material weist eine positive PAS-Reaktion auf[3]. DIETZEL kam aufgrund histochemischer Befunde zu dem Schluß, daß die Globoidzellen reichlich Glykolipoide und nur wenig Sphingomyelin enthalten. Daneben wurden Proteine und saure Mucopolysaccharide nachgewiesen; letztere könnten vielleicht als Trägersubstanzen in Frage kommen. Histochemisch wurde in diesen Zellen eine starke Aktivität der sauren Phosphatase[4] sowie der Glucose-6-Phosphat-Dehydrogenase, der Lactatdehydrogenase[5] nachgewiesen, wie sie in dieser Stärke in den mit Lipoiden beladenen

---

[1] HALLERVORDEN 1948, NEUBUERGER, MEISSNER und DIEZEL 1955, STAMMLER 1956.
[2] GUILLAIN, BERTRAND und GRUNER 1941, PEIFFER 1957.
[3] BLACKWOOD und CUMINGS 1954.
[4] OSTERBERG, BERRY, JABBOUR und BORNHOFEN 1963.
[5] WALLACE, ARONSON und VOLK 1964.

Abräumzellen beim normalen Abbau vermißt wird. Auf experimentellem Wege versuchten AUSTIN und LEHFELDT (1965) Globoidzellen hervorzurufen. Sie injizierten gereinigtes Cerebrosid in das Marklager des Rattengehirns. Es gelang ihnen dadurch, die Bildung von globoidzellähnlichen Gebilden hervorzurufen, die mehrkernig waren. Mit anderen Stoffen als mit Cerebrosiden war die Globoidzellenbildung nicht zu induzieren. Nach Auffassung der Untersucher soll es sich dabei nicht um eine durch kristalline Lipoide hervorgerufene Fremdkörperreaktion handeln. Auch die Beobachtung dieser Untersucher sprach für den Ursprung der Globoidzellen aus adventitiellen Histiocyten. NELSON und AUREBECK (1963) gelang es, bioptisches Material eines Falles von Krabbescher Erkrankung elektronenmikroskopisch zu untersuchen. Sie beschrieben das feinstrukturelle Bild der Globoidzellen. Die Oberflächenmembran dieser großen Gebilde zeigt oft komplexe Einfaltungen; das Cytoplasma weist viele Tubuli und Lamellen auf; verschiedentlich sind große, z.T. von Membranen begrenzte Einschlüsse zu sehen. Auch Einlagerungen, die einen lamellierten Aufbau zeigen, kommen vor. Schließlich sind noch die Ergebnisse lipoidchemischer Untersuchungen anzufügen. CUMINGS und RODZILSKY (1955) bestimmten die Zusammensetzung der Gehirnlipoide bei Fällen von Krabbescher Krankheit und fanden eine allgemeine Reduktion der Marklipoide, speziell der Phosphorlipidfraktion, des Cholesterins und der Cerebroside. Ein Anstieg des Sulfatidgehaltes im Gehirn wurde von AUSTIN (1958) sowie von HARTBERG u. Mitarb. (1959) festgestellt. HALLERVORDEN vermutete aufgrund der Blähung des Plasmaleibes der Globoidzellen, daß Speicherzellen vorlägen, welche vielleicht für den Strukturstoffwechsel der Markscheide wichtige Stoffe einlagern und festhalten. Ihm fiel die Ähnlichkeit mit den Gaucher-Zellen der Milz auf. Er war deshalb geneigt, das Vorliegen einer Speicherungshistiocytose in Erwägung zu ziehen. Unter dem Eindruck der histochemischen Befunde hatte HALLERVORDEN seine ursprüngliche Ansicht revidiert und sich dafür ausgesprochen, daß dem Prozeß eine primäre Desintegration des Markmantels zugrunde liegt mit nachfolgenden Abbauvorgängen, die z.T. in Globoidzellen ablaufen, und nicht etwa eine primäre Speicherung von Markscheidenbausteinen in den eigenartigen mehrkernigen Zellelementen. Auch bei diesen Verlaufsformen sind die Besonderheiten der Abbauvorgänge wohl auf eine primäre, schwere Störung der stofflichen Zusammensetzung bzw. des Strukturstoffwechsels der Markscheide zurückzuführen. Bezüglich der genetischen Grundlage dieser Prozesse vgl. S. 82.

VII. Durch die Eigenart des Gewebes geprägte Besonderheiten der entzündlichen Vorgänge im Nervensystem

1. Besonderheiten der entzündlichen Infiltration und Proliferation

Es ist eine Eigenart entzündlicher Vorgänge im Zentralnervensystem, daß Ansammlungen von Infiltratzellen selten die Neigung zeigen, über den perivasculären Bereich hinauszugreifen und ins umgebende Hirngewebe einzudringen (Abb. 225). Beim elektronenmikroskopischen Studium experimenteller Entzündungen im Zentralnervensystem[1] ließ sich erkennen, daß die Infiltratzellen in der Regel die Begrenzungen des perivasculären Raumes respektieren, die durch die den perivasculären Gliafortsätzen als Bedeckung dienende Basalmembran gebildet werden (Abb. 225 und 226). Dieser Strukturverband bildet offensichtlich selbst für so mobile Elemente, wie es polymorphkernige Leukocyten sind, ein schwer zu überwindendes Hindernis, das ihrem Eindringen ins Hirngewebe im Wege steht (Abb. 226a). Für Lymphocyten, Monocyten, Makrophagen und Plasmazellen stellt

---
[1] NELSON, BLINZINGER und HAGER 1961, BLINZINGER und HAGER 1961.

die perivasculäre Grenzmembran eine noch wirksamere Barriere dar, so daß sie sich bei zahlreichem Auftreten in dichter Packung um das Gefäßrohr ansammeln und den perivasculären Raum durch Dehnung vergrößern. So geben die perivasculären Strukturverhältnisse im Zentralnervensystem durch ihre Sperrwirkung Veranlassung zur Ausbildung der bei entzündlichen Prozessen meist auffallend in Erscheinung tretenden perivasculären Zellmäntel. Wenn es Infiltratzellen schließlich gelingt, die Barrieren zu durchbrechen und ins umgebende Neuropil zu gelangen, dann können wir beobachten, daß sie sich, soweit das Gewebe nicht erheblich geschädigt ist, in die Intercellularfugen zwängen und durch deren Ausweitung für sich Platz zu schaffen vermögen (Abb. 227). Die umgebenden Zellfortsätze schließen sich wieder dicht an, so daß keine erheblichen Gewebslücken

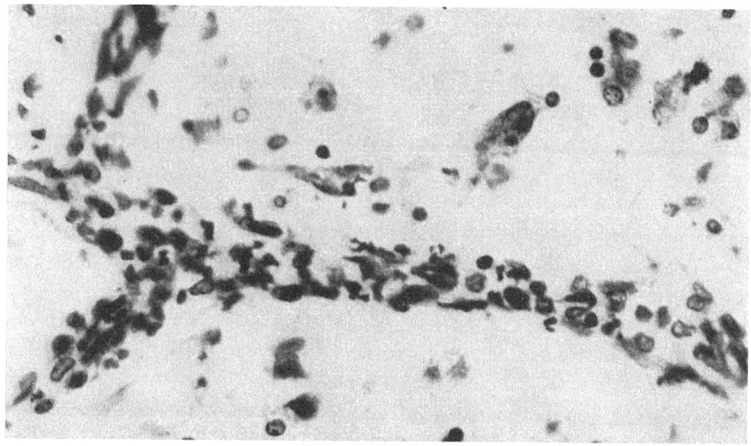

Abb. 225. Encephalitis japonica (Typ B); perivasculäres Infiltrat, das sich aus Plasmazellen und polynucleären Leukocyten zusammensetzt. Färbung nach NISSL. (Aus VAN BOGAERT, Hdb. spez. path. Anat., Bd. XIII/2A, 1957)

verbleiben. Nach unseren Erfahrungen kommt es dabei auffallenderweise oft zu einer zahlenmäßigen Reduktion der Leukocytengranula. In weitgehend geschädigten, insbesondere in von Exsudaten durchtränkten Geweben können sich die Infiltratzellen natürlich viel ungehinderter ausbreiten.

Kurze Erwähnung verdient noch die Bedeutung von Plasmazellen bei entzündlichen Prozessen im Zentralnervensystem (Abb. 227—229). Die Plasmazellen gewannen insbesondere Interesse durch ihre diagnostische Bedeutung für die Feststellung diffuser chronisch-entzündlicher Prozesse, insbesondere der progressiven Paralyse. Es sei hier nur daran erinnert, daß sich diese recht charakteristischen Zellen im Lichtmikroskop durch einen relativ großen Zellkörper auszeichnen, in dem bei Färbungen mit basischen Anilinfarbstoffen sich Material in der cytoplasmatischen Grundsubstanz anfärbt, das ein metachromatisches Verhalten zeigt. Ausgespart pflegt ein heller perinucleärer Hof zu bleiben. Die charakteristische Anordnung des Chromatinmaterials im Kernraum wurde als „Radspeichenstruktur" beschrieben. Im Elektronenmikroskop weist das Cytoplasma der Plasmazellen ein

Abb. 226a u. b. a Verhalten von Infiltratzellen in der Wand einer kleinen Vene der Großhirnrinde bei 3 Tage alter experimenteller Colimeningitis (Streptomycinvorbehandlung). Ein polynucleärer Leukocyt (LE), liegt in dem durch die Basalmembranen der Gefäßwand (BM) und der perivasculären Glia (GMB) begrenzten perivasculären Raum. AD Fortsatz einer Adventitiazelle. Vergr. 45000:1. b Infiltratzellen von monocytenartigem Charakter im perivasculären Raum einer kleinen Vene aus der Hirnrinde eines Goldhamsters bei 12 Tage alter experimenteller Colimeningitis. Streptomycinvorbehandlung. Die Ausbreitung der Infiltratzellen wird auf den perivasculären Bereich beschränkt, durch die den letzteren begrenzenden Basalmembranen der perivasculären Glia (GBM) und des Endothels (BM). AC perivasculäre Astrocytenfortsätze; E Endothel; GL Gefäßlumen. Vergr. 15000:1

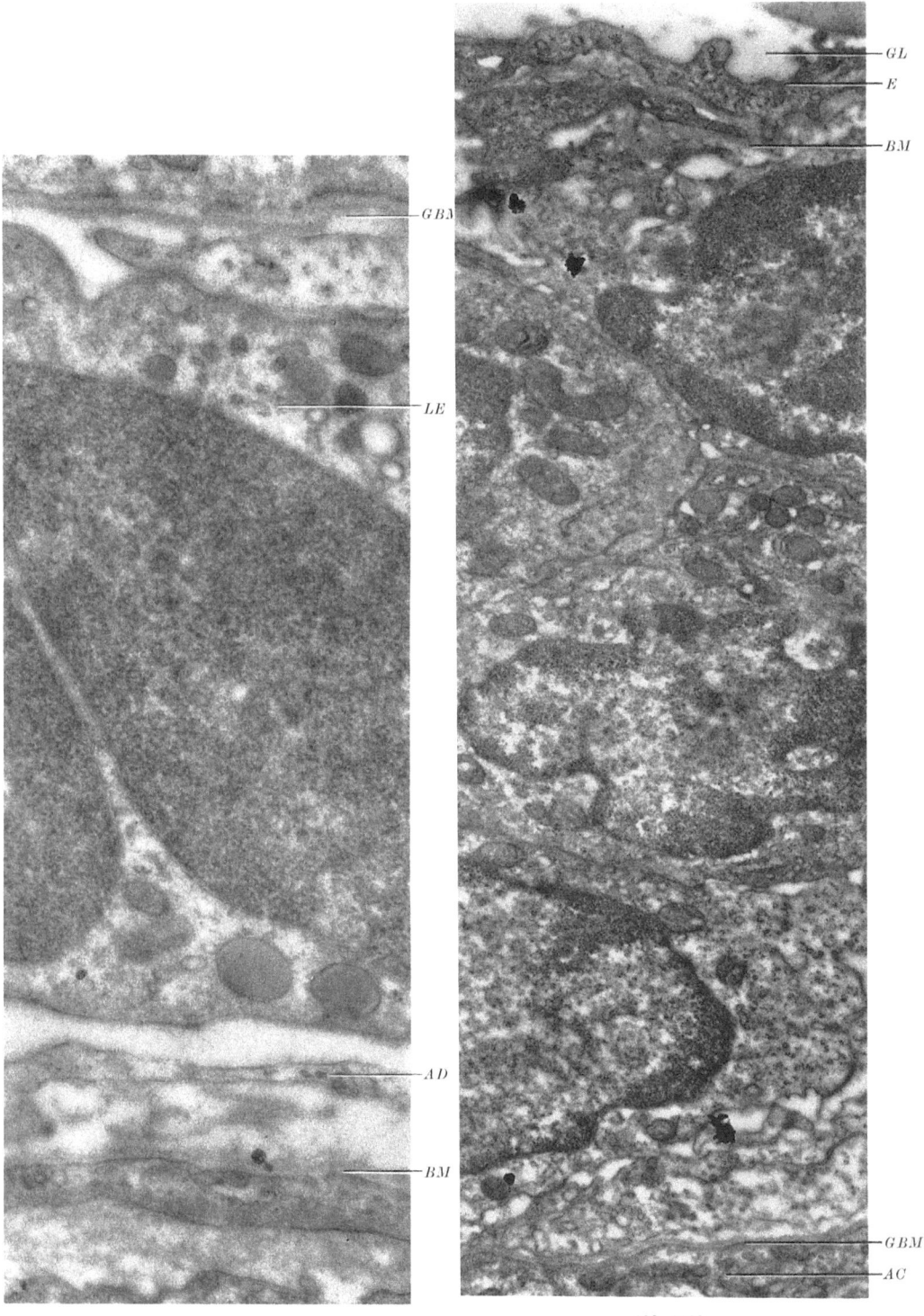

Abb. 226a   Abb. 226b

stark entwickeltes granuläres endoplasmatisches Reticulum auf[1], welches an das „Ergastoplasma" der exokrinen Pankreasdrüsenzellen erinnert. Es dürfte der Eiweißsynthese, vornehmlich wohl der Antikörperbildung dienen[2]. Die Weite der Binnenräume dieses Systems kann von Zelle zu Zelle je nach Funktionszustand

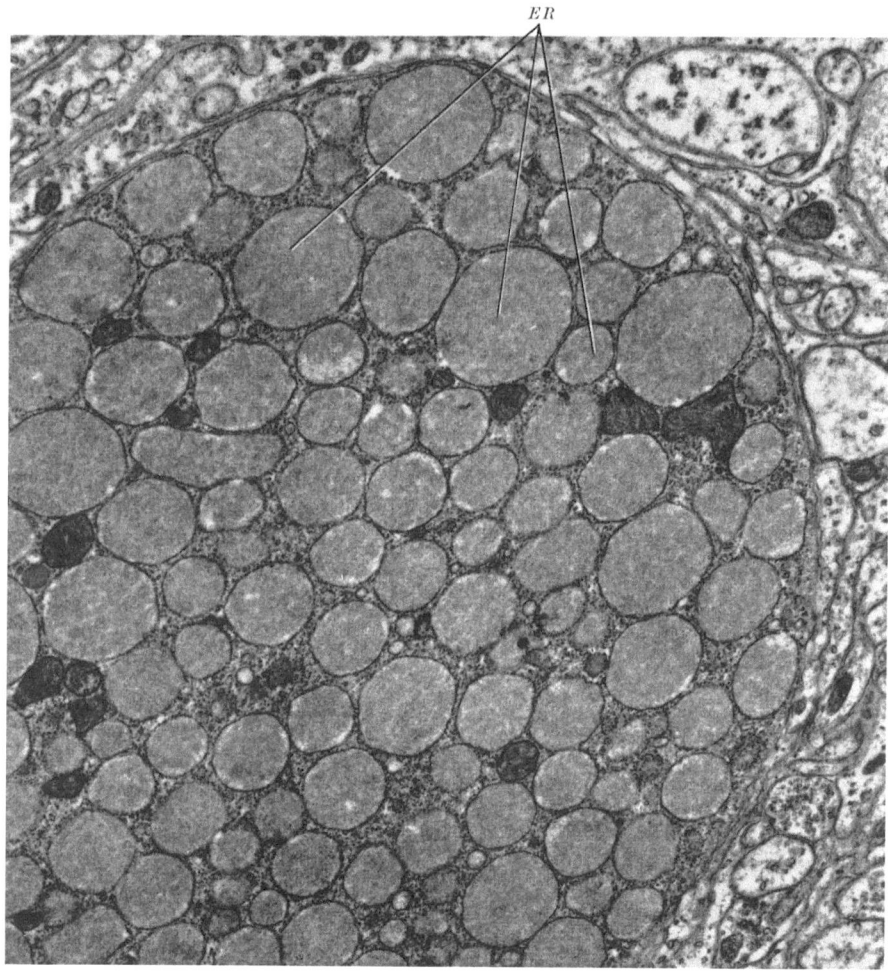

Abb. 227. Plasmazelle im Neuropil der Umgebung einer 13 Tage alten traumatischen Läsion. Das Cytoplasma ist dicht durchsetzt von rundlichen Lacunen, die von feinflockigen Substanzen mittlerer Dichte erfüllt sind. Es handelt sich um extrem ausgeweitete Räume des endoplasmatischen Reticulums (ER). Das Grundcytoplasma hat die Form eines Maschenwerkes angenommen, in das zahlreiche Ribosomen und unregelmäßig verstreute Mitochondrien eingelagert sind. An die Oberflächenmembran der Zelle schließen die umgebenden Fortsätze des Neuropils lückenlos an. Vergr. 18000:1

erheblich wechseln. Es finden sich alle Übergänge zwischen kleinen Lacunen und extrem ausgeweiteten, abgerundeten Hohlräumen (Abb. 227). In den größeren Lacunen findet sich in der Regel eine präcipitierte Substanz von mäßiger Dichte. ALZHEIMER hat Formen beschrieben, die er als degenerativ auffaßte und als Maulbeerzellen bezeichnete. Ihr Plasma erscheint auch im gefärbten Präparat homogen.

---

[1] WELLENSIEK 1957, STOECKENIUS und NAUMANN 1957, vgl. Zusammenfassung bei MOVAT und FERNANDO 1962.
[2] EHRICH 1956, MCMASTER 1961, DE PETRIS, KARLSBAD und PERNIS 1963.

Der meist geschrumpfte Kern ist an die Oberfläche des Zellkörpers gedrängt. Diese Gebilde lassen im Elektronenmikroskop extrem ausgeweitete Lacunen des endoplasmatischen Reticulums erkennen, deren Inhalt in homogen erscheinende Substanzen von erheblicher Dichte umgewandelt ist[1]. Solche Einschlüsse wurden als „Russellsche Körperchen" bezeichnet (Abb. 228). Bei der afrikanischen Schlafkrankheit wurden ähnliche Umwandlungen von Plasmazellen beobachtet, für die sich

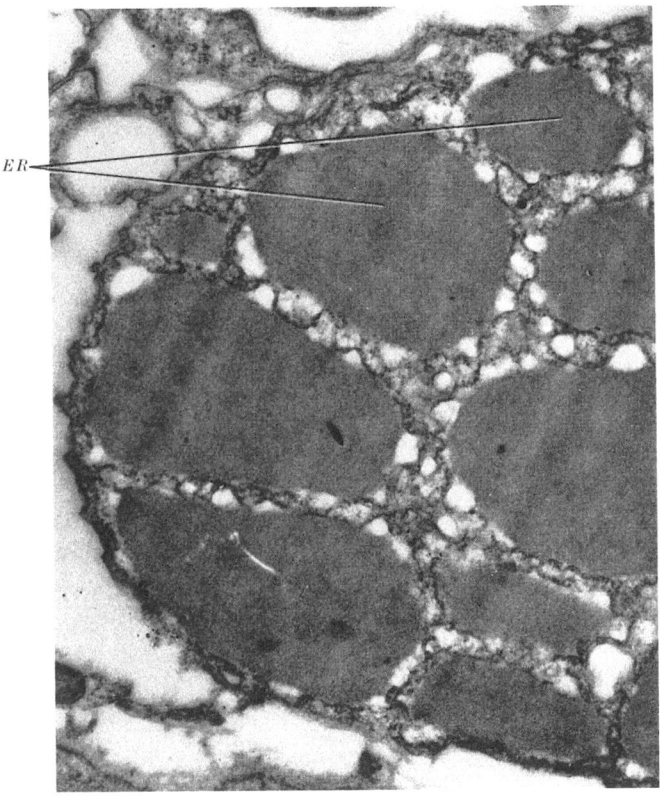

Abb. 228. Plasmazelle mit Russellschen Körpern aus dem Subarachnoidealraum. 12 Tage alte Colimeningitis des Goldhamsters nach Streptomycinvorbehandlung. Die extrem ausgeweiteten Lacunen des endoplasmatischen Reticulums (ER) sind von einem homogen erscheinenden Material ausgefüllt, das eine größere Dichte zeigt als das in den Lacunen üblicherweise enthaltene, aus globulärem Eiweiß bestehende Material. Vergr. 30000:1

auch die Bezeichnung „Mottsche Zellen" eingebürgert hat. WELLENSIEK (1957) hat innerhalb dieser Körper Eiweißkristalle beobachtet, die bei höherer elektronenmikroskopischer Auflösung eine typische Gitterstruktur zeigten. Anzufügen verbleibt noch, daß im Elektronenmikroskop der Golgiapparat der Plasmazellen ein bedeutendes Areal des perinucleären Cytoplasmas einzunehmen pflegt. Erwähnenswert ist, daß Einlagerungen in Plasmazellen vorkommen können, die mit Russellschen Körperchen offensichtlich nichts zu tun haben[2]; sie sind im Rahmen der Gewebsprozesse bei der Organisation von Coagulationsnekrosen der Säugetiergroßhirnrinde beobachtet worden (Abb. 229). Die Substanzen zeigen erhebliche Dichte und Osmiophilie und liegen in Form von Flocken, Körnern und Fäden innerhalb von großen, membranbegrenzten, regelmäßig geformten Vacuolen. An den Membranen können sich gelgentlich cytoplasmawärts Säume und Kappen eines

[1] BLINZINGER und HAGER 1961. [2] ESCOLA und HAGER 1962.

Materials angelagert finden, das der Füllsubstanz von Lysosomen gleicht. Das Material in den großen Vacuolen, die im übrigen weder zum endoplasmatischen Reticulum noch zum Golgiapparat eine Beziehung zeigen, dürfte eher extracellulärer als intracellulärer Herkunft sein. Da reifen Plasmazellen jedoch nicht ohne weiteres die Fähigkeit zur Ingestion und Digestion von extracellulärem Material zuzutrauen ist, wäre auch daran zu denken, daß Substanzen antigenen

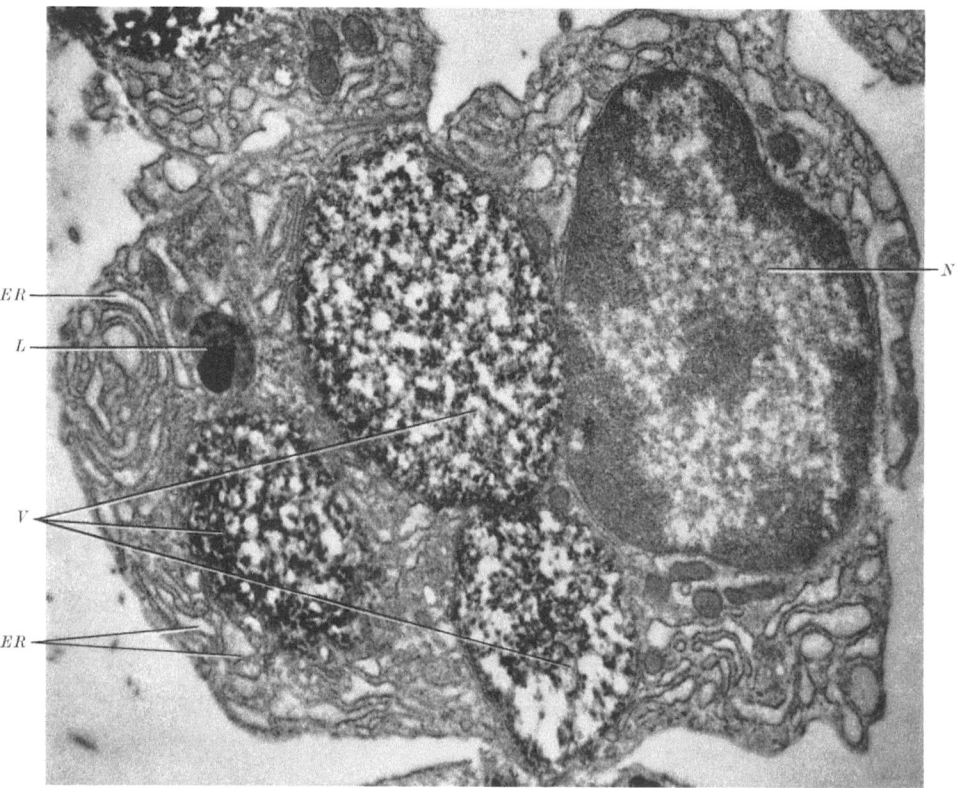

Abb. 229. Plasmazelle aus der Umgebung einer experimentell hervorgerufenen 60 Tage alten Coagulationsnekrose des Goldhamstergehirns. Das Bild des Cytoplasmas wird durch ein starkes granuläres endoplasmatisches Reticulum (*ER*) geprägt, dessen Lacunen nicht abgerundet sind. Innerhalb dreier großer cytoplasmatischer Vacuolen (*V*) finden sich Einlagerungen in Form locker verteilter sehr dichter und osmiophiler Substanzen. *L* Lysosomenartiges Gebilde; *N* Nucleoplasma. Vergr. 9000:1

Charakters nach Anlagerungen an die Oberflächenmembranen in den Zellraum aufgenommen werden könnten. Bezüglich der Herkunft von Plasmazellen im Zentralnervensystem weisen eigene Beobachtungen auf adventitielle Elemente hin[1]. Es finden sich im Bereich von plasmacellulären Infiltrationen häufig Zellen von noch spindelförmiger Gestalt, die jedoch im Elektronenmikroskop in einem mehr oder minder großen zusammenhängenden Bereich des Cytoplasmas die Ausbildung von runden und tubulären Lacunen des endoplasmatischen Reticulums zeigen, deren Membranen meist mit zahlreichen Ribosomen dicht besetzt sind. Dieser Umbau des Cytoplasmas dehnt sich über den ganzen Zellkörper aus, der dabei zur Abrundung gelangt.

Vielfach wurde zugunsten der Existenz eines mit histologischen Methoden im normalen Hirngewebe nie sicher nachweisbaren pericapillären Raumes angeführt,

[1] BLINZINGER und HAGER 1961.

daß es bei chronischen diffusen entzündlichen Prozessen, wie bei der progressiven Paralyse, zu einer intensiven pericapillären Plasmazellinfiltration kommt. Wir sind der Überzeugung, daß im Bereich der Endstrombahn Plasmazellen durch Umbildung der in Basalmembrantaschen der Capillarwand angeordneten Pericyten entstehen können. Ihr Verbleiben in der Pericytentasche dürfte dann das Bestehen eines pericapillären Raumes vortäuschen.

2. Beteiligung mikro- und makrogliöser Elemente an der entzündlichen Proliferation

Vollends sein charakteristisches Gepräge erhält das Gewebsbild entzündlicher Vorgänge im Zentralnervensystem durch die nicht selten äußerst lebhafte Beteiligung makro- und mikrogliöser Elemente an der entzündlichen Proliferation (Abb. 230). Zu den Veränderungen am Gefäßbindegewebsapparat gesellt sich in den

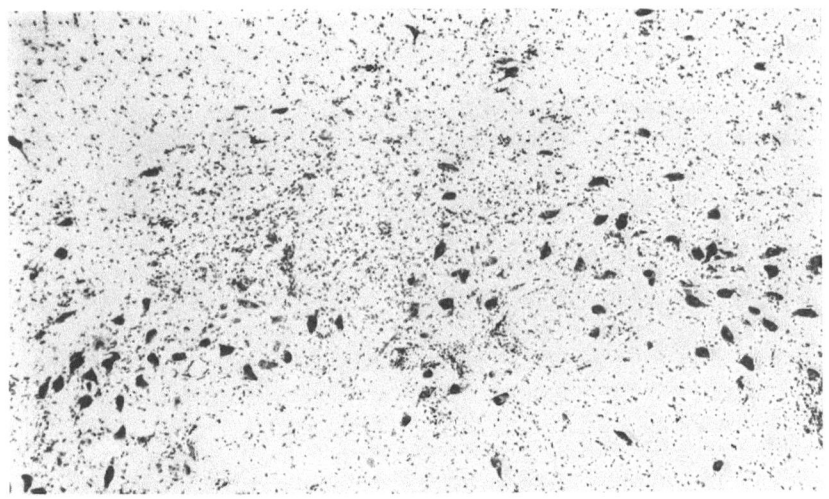

Abb. 230. Diffuse Proliferation von Mikrogliazellen und Neuronophagien im Bereich der Substantia nigra bei akuter Encephalitis epidemica. Färbung nach NISSL. (Aus H. LINK und H. SCHLEUSING, Hdb. spez. path. Anat. und Hist., Bd. XIII/2A, 1957)

Initialstadien fast immer eine mehr oder minder lebhafte Proliferation von Mikrogliazellen. Sie läuft auf cellulärer und geweblicher Ebene in der Form ab, wie sie in den Kapiteln II/6 und VI/1 dargestellt worden ist. Je nach Art und Ausbreitung der Entzündung kann die mikrogliöse Proliferation mehr in diffuser (Abb. 230) oder in herdförmiger Form (Abb. 231) erfolgen. Bei manchen Prozessen kann diese Reaktion einen solchen Umfang erreichen, daß die proliferativen Vorgänge im Bereich des Gefäß-Bindegewebsapparates quantitativ dagegen in den Hintergrund treten. Daß in der Hirnrinde die reaktiven Mikrogliaformen, die NISSL wegen ihres äußerst dünnen, langgestreckten Kernes und der extremen Verschmälerung des Zellkörpers als Stäbchenzellen bezeichnet hat, besonders häufig und zahlreich an solchen Örtlichkeiten proliferieren, in denen auch adventitielle Zellelemente im Bereich der Gefäße stark gewuchert sind, ist bereits ALZHEIMER bei der Analyse der Hirnrindenveränderungen bei der progressiven Paralyse aufgefallen. Er sprach sich daher für die Herkunft entzündlich proliferierender mikrogliöser Elemente von den Gefäßwandbereichen aus. Wie wir oben angeführt haben, sprechen elektronenmikroskopische Befunde durchaus für die alte Auffassung ALZHEIMERs, nämlich für

Bildung und Nachschub mikrogliöser Elemente aus den Gefäßwandbereichen, insbesondere aus der Reihe der Pericyten. HORTEGA war dagegen der Ansicht, daß alle reaktiv proliferierenden Formen der Mikroglia sich durch Teilung von Elementen ableiten, die zwar ursprünglich vom Kopfmesenchym stammen, aber sekundär im Neuropil des Zentralnervensystems zu liegen kommen. Die mikrogliöse Proliferation im Rahmen entzündlicher Vorgänge zeigt ebenso wie die gleichsinnigen Vorgänge am Gefäß-Bindegewebsapparat eine deutliche Neigung zur Rückbildung. Nur bei ausgesprochen chronisch verlaufenden Encephalitiden,

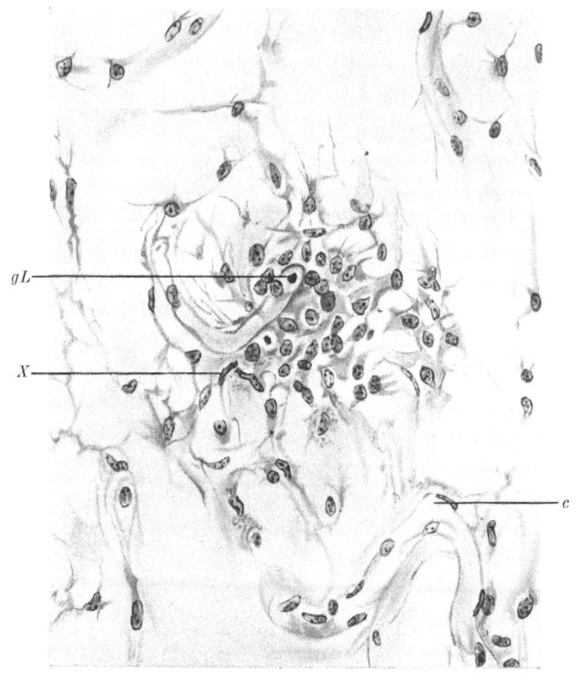

Abb. 231. Kleines aus proliferierenden Mikrogliazellen zusammengesetztes Fleckfieberknötchen um eine Capillare in der Kleinhirnrinde angeordnet. X Verzweigungstelle des Hirngefäßes; gL regressiv veränderte Mikrogliazelle; c Capillarverlauf außerhalb des Herdbereiches. Färbung nach NISSL. (Aus W. SPIELMEYER, Histopathologie des Nervensystems, 1922)

wie etwa der progressiven Paralyse, erstreckt sich die Proliferation mikrogliöser Elemente über einen längeren Zeitraum. Die sternchen- bzw. knötchen- und rosettenförmigen Gliawucherungen, die vornehmlich durch Mikrogliazellen aufgebaut werden und die bei gewissen entzündlichen Prozessen im Zentralnervensystem das gewebliche Bild mitprägen, fanden oben bereits Besprechung (Abschnitt VI/2). Die Gefäßbeziehung dieser umschriebenen Proliferationen ist meist unschwer zu erkennen. Wie bereits oben ausgeführt wurde, dürfte ihre Funktion vornehmlich in der Aufnahme und intracellulären Verarbeitung von gewebseigenem oder gewebsfremdem Material bestehen. Daß diesen geweblichen Phänomenen keine Entzündungsspezifität zuzurechnen ist, bedarf keiner näheren Begründung; denn ihr Auftreten bleibt nicht auf entzündliche Prozesse im engeren Sinne beschränkt. SCHOLZ (1922) hat darauf hingewiesen, daß intensive infiltrative Erscheinungen im perivasculären Raum und umgrenzte Mikrogliaproliferationen selten im gleichen Gefäßbereich im gleichen quantitativen Verhältnis zur Ausbildung kommen, so daß man fast von einer wechselseitigen Vertretung der beiden Phänomene sprechen könne. Mit am eindrucksvollsten sind die vorwiegend aus mikrogliösen Elementen zusammengesetzten Zellproliferationen entlang großer Venen bei postvaccinalen bzw. parainfektiösen Encephalitiden, die breite, über lange Strecken hin zusammenhängende Säume bilden können (Abb. 232). Einen viel weniger charakteristischen Bestandteil der entzündlichen Proliferation im Zentralnervensystem als die mikrogliösen Reaktionen stellt die Wucherung der astrocytären Elemente dar, die in der Regel in mehr oder minder diffuser Form erfolgt. Es handelt sich initial meist um eine Proliferation protoplasmatischer Astrocyten, während in späteren Stadien eine Wucherung von astrocytären Faserbildnern ein-

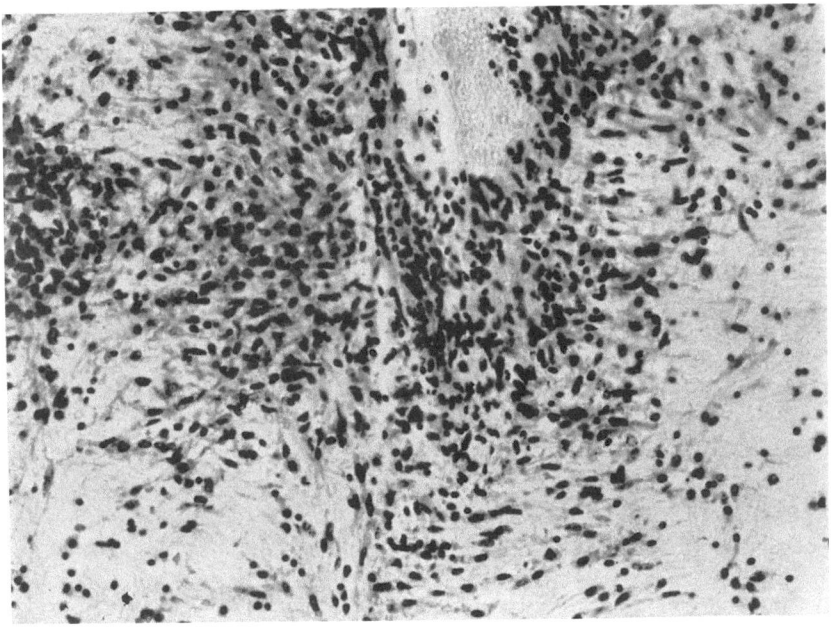

Abb. 232. Überaus starke Proliferation von Mikrogliazellen, welche den Verlauf einer Markvene umsäumt. Encephalitis post vaccinationem. Färbung nach NISSL. (Aus K. LINK und H. SCHLEUSSING, Hdb. spez. path, Anat., Bd. XIII/2A, 1957)

setzen kann. Als Residualzustand entzündlicher Prozesse kann es zur gliotischen Verhärtung des Gewebes kommen. Dabei kann ein Mißverhältnis zwischen der Schwere der Gewebsschädigung und der Dichte der Fasergliose bestehen, so daß diese den für die Deckung des Gewebsdefektes angemessenen Grad weit überschreitet[1] (Abb. 240). Im übrigen zeigt die astrocytäre Reaktion keine Besonderheiten, die hier eine eigene Besprechung rechtfertigen würden. Es kann daher auf die Kapitel II/2 und VIII/1, die die pathologischen Veränderungen der Makroglia und die gliöse Defektdeckung behandeln, verwiesen werden.

VIII. Defektdeckung im Zentralnervensystem

1. Defektdeckung durch die astrocytäre Glia

Mit der Auffindung selektiver histologischer Methoden zur Darstellung der Faserglia traten auch die auf reparative Defektdeckung im geschädigten Nervengewebe abzielenden Reaktionen der faserbildenden Astrocyten eindrucksvoll vor Augen. Die reaktive Proliferation astrocytärer Elemente und die von ihr ausgehende Faserbildung findet im Zentralnervensystem schon deshalb ausgedehnten

---

[1] SCHOLZ 1949.

Raum, weil den neuronalen Elementen nur eine sehr geringe Reaktionsfähigkeit zukommt. Ob die Alteration vorwiegend die Markscheiden betrifft, wie in den Herdbereichen bei multipler Sklerose, ob sie Achsenzylinder und Markscheide gemeinsam einbezieht, wie bei sekundärer Degeneration von Fasersträngen, oder ob die neuronalen Elemente samt ihren Ausläufern dem Untergang verfallen, wie bei den sog. elektiven Parenchymnekrosen und chronisch entzündlichen Vorgängen, ob der Untergang der betroffenen Gewebsbestandteile schnell abläuft oder extrem langsam, wie bei zahlreichen sog. degenerativen Prozessen bzw. Systemerkrankungen, immer kommt es zur mehr oder minder intensiven Prolife-

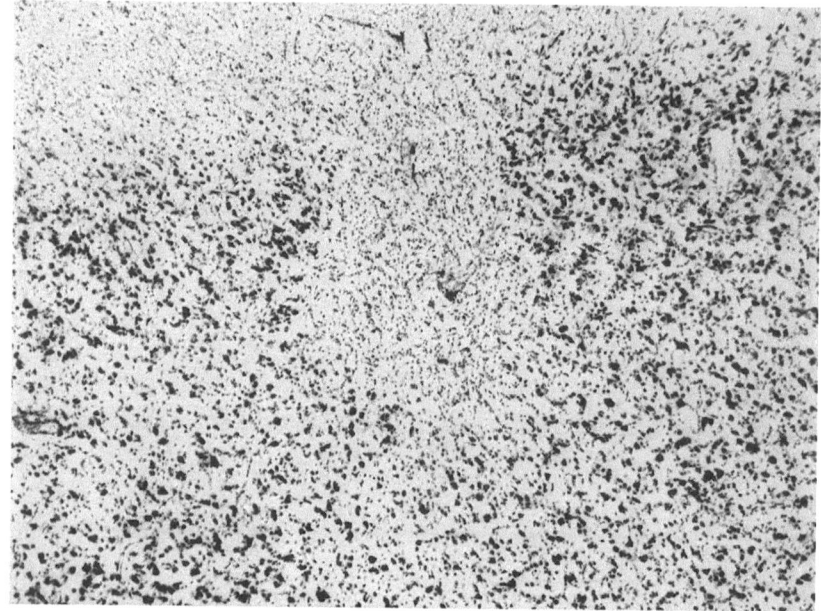

Abb. 233. Gliös narbige Defektdeckung eines umschriebenen Bereiches, in dem der Nervenzellbestand vollständig ausgefallen war (corticale Erbleichung). In diesem Bereich ist eine erhebliche Vermehrung der Astrocyten zu erkennen. Färbung nach NISSL. (Aus W. SCHOLZ, Hdb. spez. path. Anat., Bd. XIII/B, 1957)

ration von astrocytären Faserbildnern, zur Vermehrung und zum Längenwachstum ihrer faserhaltigen Zellfortsätze, ein Vorgang, der herkömmlicherweise als Gliose bezeichnet wird. Dem vermehrten Auftreten von faserbildenden Gliazellen wurde insbesondere seit ALZHEIMERs Forschungen eine überragende Bedeutung als empfindlicher Indicator für regressive Vorgänge am Gesamtbestand der Neurone zugemessen, insbesondere, wenn sich diese aufgrund ihres langsamen Verlaufes im histopathologischen Bild nicht eindrucksvoll manifestieren. Dies ist z.B. bei atrophisierenden Prozessen, die vornehmlich in Form der einfachen Atrophie verlaufen, der Fall. Während in den Frühstadien der gliösen Defektdeckung die Zellproliferation im Vordergrund steht (Abb. 233), tritt in den späteren Stadien die Faserbildung immer mehr in Erscheinung (Abb. 234). Ungeachtet der Unterschiede des Prozeßtempos, wie sie etwa zwischen einer akuten, mehr oder minder ausgedehnten Nekrose neuronaler Elemente und dem langsamen Gewebsuntergang bei der Huntingtonschen Chorea oder der amyotrophischen Lateralsklerose bestehen, ist der Ausgang eine sklerotische Gewebsveränderung bzw. eine mehr oder minder sklerotische Atrophie eines Gewebs- oder Organbezirks. Es ist besonders darauf hinzuweisen, daß die Oligodendroglia, deren pathologische Reaktionsmöglichkeiten beschränkt sind (s. S. 134), an solchen Defektdeckungsprozessen gewöhnlich überhaupt nicht oder zumindest nur in sehr geringem Umfange teilnimmt. Die Zahl typischer Oligodendrocyten pflegt in gliösen Defektdeckungsbereichen meist geringer zu sein als im nicht alterierten Gewebe der Umgebung. In den Frühstadien der gliösen Defektdeckung kommt es in den geschädigten Gewebsabschnitten zu diffusen Vermehrungen protoplasmatischer Gliazellen der sog. gemästeten Form. In Stadien frischer Proliferationen pflegt die Gliafaserbildung in den Zellkörpern dieser Astrocyten noch geringfügig zu sein. Man war daher geneigt, dieser oft beträchtlichen Vermehrung von protoplasmareichen Zellen eine

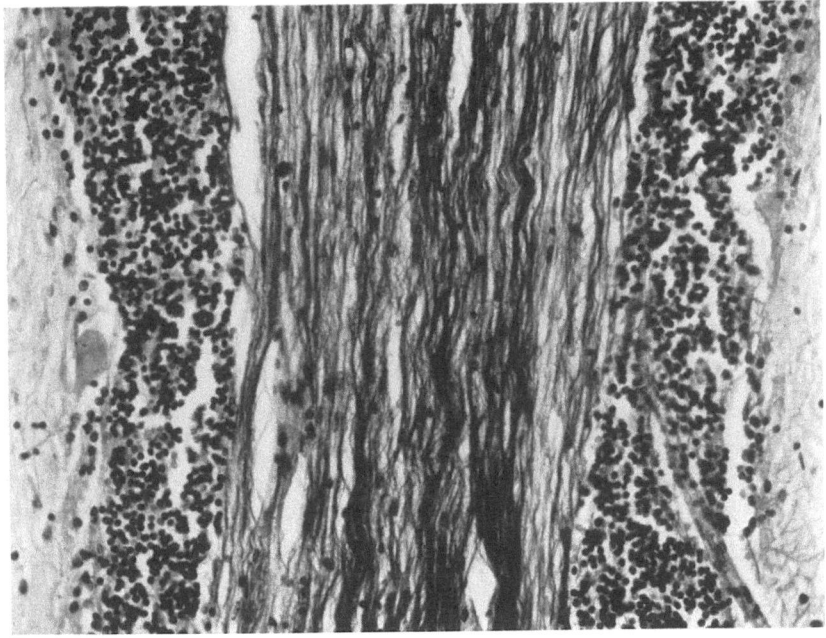

Abb. 234. Kernarme isomorphe Gliose des Marklagers eines Kleinhirnbäumchens. Der Verlauf der Gliafasern entspricht dem der Nervenfasern. Gliafaserfärbung nach HOLZER. Vergr. 300:1.
(Aus W. SCHOLZ, Hdb. spez. path. Anat., Bd. XIII/1A, 1957)

raumfüllende Funktion zuzuschreiben[1]. In älteren, schon weitgehend faserig umgewandelten Schadensbereichen treten sie dagegen weitgehend zurück. Anfangs pflegen Fasergliosen noch einen relativen Reichtum an Zellkörpern erkennen zu lassen. Später reduziert sich die Zahl der Kerne und der Perikarya fortschreitend. Was nun die im elektronenmikroskopischen Bild hervortretenden Aspekte der gliösen Defektdeckung betrifft[2], so lassen sich im Gegensatz zum histopathologischen Befund am gefärbten Präparat bereits in den Frühstadien astrocytärer Proliferation in den protoplasmareichen gemästeten Gliazellen Gliafilamentebündel nachweisen, die mit den gebräuchlichen Gliafasermethoden sicher noch nicht erfaßbar sind. Wie bereits im Gliakapitel eingehender ausgeführt wurde, stellen die in mehr oder minder dichten Bündeln vorliegenden, longitudinal ausgerichteten, im Cytoplasma der langen Fortsätze der Faserbildner eingebetteten Gliafilamente die Strukturanordnung dar, die nach Anwendung selektiver Darstellungsmethoden im Lichtmikroskop als mehr oder minder kompakte Gliafaser erscheint. In Bereichen mit lockerer Gliafaserbildung läßt sich erkennen, daß sich

---
[1] SCHOLZ 1957.   [2] HAGER 1964.

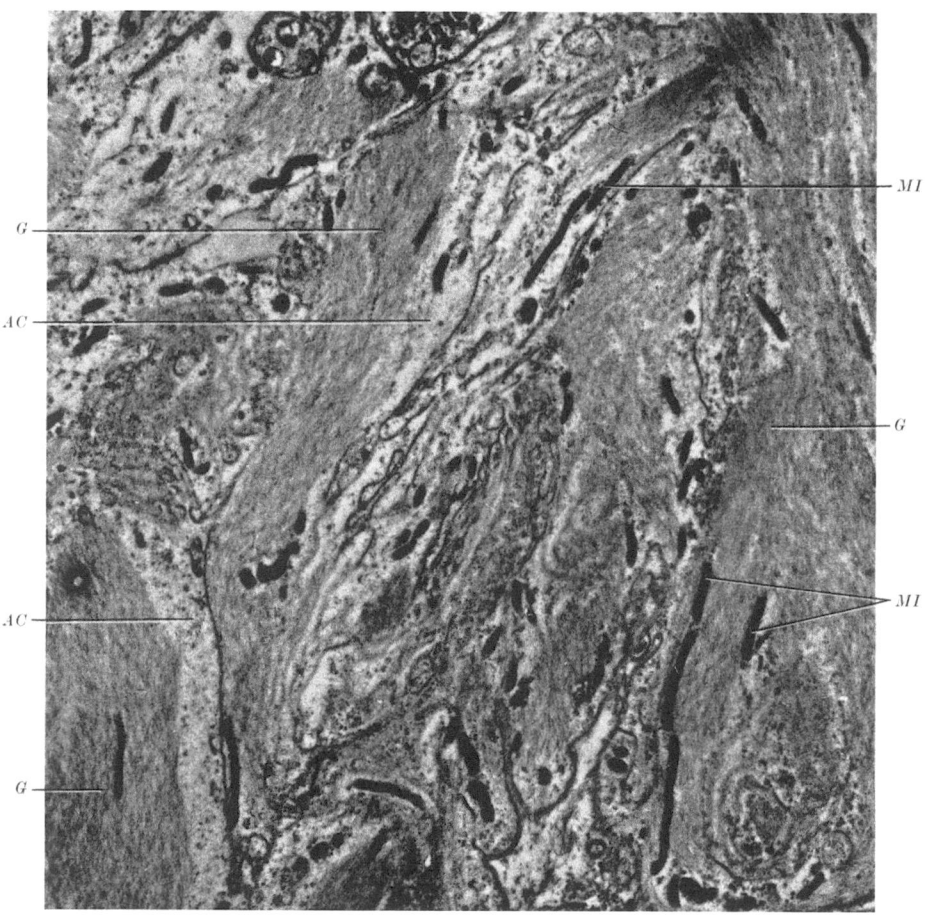

Abb. 235. Kernarme alte Glianarbe in der Umgebung einer 128 Tage alten traumatischen Läsion der Großhirnrinde des Goldhamsters. Es findet sich eine durchwegs intracytoplasmatische Lage der Gliafilamentebündel (*G*). Am Rand dieser Bündel sind vielfach filamentfreie Cytoplasmasäume (*AC*) zu erkennen; große längliche Mitochondrien sind teils in letzteren, teils innerhalb der Filamentbündel angeordnet (*MI*)

die filamentehaltigen Astrocytenfortsätze gewöhnlich zwischen die erhalten gebliebenen Gewebselemente unter weitgehender Wahrung bzw. Wiederherstellung der Geschlossenheit des Neuropils einfügen. Anders liegen die Verhältnisse in dichten Gliosen (Abb. 235). Hier bilden die filamentehaltigen Fortsätze einen weitgehend kompakten Filz, dessen Dichte und Geschlossenheit im Elektronenmikroskop noch eindrucksvoller vor Augen tritt als im Lichtmikroskop. Je nach der Ausgangssituation können in seinen Maschen Oligodendrogliazellen, erhalten gebliebene Nervenzellen und markhaltige Nervenfasern eingelagert sein. Hervorzuheben ist, daß auch in den dichten Fasergliosen die Filamente durchwegs intracytoplasmatisch angeordnet sind. Meist sind filamentefreie Bezirke des Cytoplasmas in Form kleiner Inseln und randständiger Säume vorhanden. In diesen Cytoplasmainseln finden sich neben vereinzelten Ribosomen in der Regel große Mitochondrien. Das Vorhandensein cytoplasmatischer Organellen, insbesondere das von Mitochondrien in den Fasern, macht die Ergebnisse enzymhistochemischer Untersuchungen verständlich. Nicht nur in der faserbildenden protoplasmatischen Glia wurde eine erhöhte DPN- und TPN-Diaphoraseaktivität, sondern auch in älteren Faserbildnern noch eine besonders hohe ATP-ase-Aktivität festgestellt[1]. Die starke Enzymaktivität der Faserglia war noch Monate nach Beginn der Proliferation nachweisbar. Die beträchtliche Aktivität von Enzymen der energieliefernden Prozesse erklären die Untersucher damit, daß es in den Faserbildnern aufgrund der Ausbildung zahlreicher und langer Fortsätze zu einer ansehnlichen Volumenszunahme des Cytoplasmas kommt, die eine Intensivierung der energieliefernden Prozesse erfordert. Die meisten früheren Untersucher waren davon überzeugt, daß sich in älteren Fasergliosen die Gliafasern vollständig von ihren Bildungszellen emanzipieren[2]. Als wesentlichster Beleg für diese Auffassung wurde angeführt, daß in älteren Stadien der gliösen Defektdeckung in der Regel die Zellkörper der Astrocyten regressive Veränderungen erkennen lassen, während es zu einer Rückbildung der Gliafasern gewöhnlich nicht kommt. Mit Methoden, welche die faserigen und protoplasmatischen Anteile der Glia in reparativen Gliosen gleichzeitig zur Darstellung brachten, war großteils keine intracelluläre Anordnung der Fäserchen mehr erkennbar. Die elektronenmikroskopischen Befunde machen ohne weiteres verständlich, daß es zu diesem Eindruck kam; denn das in den Gliafasern in Form von Randsäumen und Inseln vorliegende Protoplasma entzieht sich der Darstellbarkeit mit histopathologischen Methoden und der lichtmikroskopischen Auflösung völlig. Es hat uns überrascht, in über 10 Monate alten, experimentell erzeugten Narben keine Emanzipation von Gliafilamentebündeln von den cytoplasmatischen Zellfortsätzen vorzufinden[3]; im Gegenteil waren die weitgehend parallel ausgerichteten, dicht gepackten Gliafilamente ausnahmslos ins Grundcytoplasma der Zellfortsätze eingelagert. Vollends stellen die Gegenwart von Mitochondrien und auch die enzymhistochemischen Befunde in diesen filamenteführenden Fortsätzen die älteren Deutungen in Frage, denen BIELSCHOWSKY (1935) Ausdruck gab. Man war sich nämlich ziemlich sicher, daß die Gliafasern in alten Gliosen schließlich zu einer „katabiotischen" Intercellularsubstanz werden. Es darf nicht unerwähnt bleiben, daß auch Beobachter, denen nur das Lichtmikroskop zur Verfügung stand, sich gegen eine Emanzipation von Gliafasern von den Bildungszellen gewandt hatten. Unter anderem tat dies PENFIELD (1932) aufgrund von mit Silbermethoden erhobenen Befunden. Die Tatsache, daß in experimentellen Gliosen noch nach Ablauf eines Jahres keine Emanzipation von Gliafasern zu beobachten ist, macht es wesentlich schwieriger, das Mißverhältnis zwischen der Quantität der Zellkörper und faserführenden Fortsätzen in den älteren, kompakten Gliosen zu erklären. Durch Annahme einer Emanzipation und fortgesetzter regressiver Veränderungen ergäbe sich eine einfache Deutung dieses Verhältnisses. Man kann nur annehmen, daß in den Fasergliosen zuletzt äußerst fortsatzreiche Elemente persistieren. Zudem läßt sich die Frage nach der Emanzipation von Gliafasern noch nicht definitiv beantworten, da Resultate von methodisch einwandfreien elektronenmikroskopischen Untersuchungen an mehrere Jahre alten Fasergliosen noch nicht vorliegen.

Was regressive Veränderungen der Substanz der Gliafasern selbst betrifft, so ist zu bedenken, daß Fasern aus der Gruppe der ektodermalen Tonofibrillen, zu denen auch die Gliafasern gehören (vgl. S. 102), durchwegs äußerst resistent sind (Abb. 239). Das einzige gut untersuchte Beispiel von regressiven Veränderungen bieten die an anderer Stelle (vgl. S. 123) bereits behandelten Rosenthalschen Fasern, bei denen allerdings eine besondere celluläre Situation vorliegt.

Worauf die schwere Darstellbarkeit von Gliafasern mit den gebräuchlichen, empirisch entwickelten Selektivmethoden in bestimmten Fällen beruht, läßt sich

---

[1] KREUTZBERG und PETERS 1962.   [2] Unter anderen BIELSCHOWSKY 1935.
[3] HAGER 1964.

schwer sagen. Es sei daran erinnert, daß auch die Faserglia vieler Tierarten sich vielfach der Darstellung mit den vornehmlich am menschlichen Zentralnervensystem erprobten Methoden entzieht. So kann man aufgrund eines negativen färberischen Nachweises nicht mit absoluter Sicherheit eine pathologische Vermehrung von Gliafasern ausschließen, da das Versagen der Methode in Rechnung zu stellen ist. Ein einfacher Weg, um volle Sicherheit zu erlangen, bietet sich in Form der polarisationsmikroskopischen Untersuchung von Gewebsbezirken, in denen eine pathologische Gliafaservermehrung vermutet wird, an. Gliafasern sind dann aufgrund ihrer typischen Anisotropie, die ein konstantes, sich aus dem Feinbau ergebendes Merkmal ist (vgl. S. 101), im Polarisationsbild leicht zu erkennen. SCHOLZ (1957) hat darauf hingewiesen, daß bei Gliafaserfärbungen nach HOLZER und WEIGERT zuweilen Fibrinfasern, die sich mit dieser Methode anfärben, die Existenz einer Fasergliose vortäuschen können. Wenn man das Fehlen von Astrocyten im Bereich solcher Relikte exsudativer Prozesse und den Mangel von Beziehungen dieser Faserproteine zu cellulären Strukturen beachtet, ist man vor solchen Verwechslungen weitgehend geschützt.

Beiläufig sei erwähnt, daß dieses färberische Verhalten wohl WILKE (1951) dazu veranlaßt hat, Fasergliosen, die im Gefolge exsudativer Gewebsdurchtränkungen auftreten, genetisch als primär extracelluläres Phänomen aufzufassen und anzunehmen, daß Gliafasern in bestimmten Situationen sich vom hämatogenen Fibrin ableiten. WILKE wurde in dieser Annahme durch das weitgehend ähnliche Verhalten von Gliafasern und Fibrinfasern, die beide der KEMF-Gruppe angehören, bei der Untersuchung mit Röntgenbeugungsmethoden bestärkt. Die Auffassung WILKES kann aufgrund der jüngeren Untersuchungen über Feinbau und Entstehung von Glia- und Fibrinfasern als widerlegt gelten.

Eine besonders intensive reaktive, bzw. reparative Gliafaserbildung pflegt im Bereich der gliösen Grenzmembranen, der membranae limitantes gliae superficiales und perivasculares, aufzutreten. BIELSCHOWSKY (1935) hob mit Recht hervor, daß in diesen Örtlichkeiten die Reaktion im wesentlichen der Aufrechterhaltung und Stabilisierung der Grenzzone zwischen mesenchymalem und gliösneuronalem Gewebe dient. Die perivaskulären und die subpialen Grenzflächen des Zentralnervensystems zeigen bezüglich ihrer feinstrukturellen Organisation eine weitgehende Übereinstimmung. Sie bauen sich aus einem Saum dicht gefügter, z.T. sich auch überlappender astrocytärer Zellfortsätze auf[1]. In reaktiv veränderten gliösen Grenzflächen[2] tritt eine intensive Neubildung von Gliafilamenten im Grundcytoplasma der Astrocyten frühzeitig eindrucksvoll in Erscheinung. Bei chronischen bzw. bei abgelaufenen entzündlichen Prozessen kann es im Rahmen einer mehr oder minder innigen Verlötung der weichen Hirnhäute mit den Hirnoberflächen an den gliösen Grenzflächen zu einer Ausbildung von Gliafaserbüscheln kommen, die bei Beobachtung im Lichtmikroskop aus der Hirnoberfläche in das umgebende mesenchymale Gewebe hineinzureichen scheinen. Man nimmt nicht nur das Übergreifen gliöfaseriger Strukturen in die mesenchymalen Bereiche wahr, sondern es erscheint auch die Membrana limitans gliae superficialis in umschriebenen Bereichen von Kollagenfasern durchsetzt. Dieser Umbau der Grenzfläche kann so erheblich sein, daß die Begrenzung zwischen oberster Rindenschicht und Pia mater sich nicht mehr klar abzeichnet. Die elektronenmikroskopische Analyse dieser Verhältnisse bei Spätstadien experimenteller Meningitiden[3] ergab, daß die Oberfläche des Cortex cerebri, die durch Astrocyten und ihre Fortsätze und einer sie bedeckenden Basalmembran gebildet wird, wesentlich stärkere Verwerfungen, Einbuchtungen, lange Zapfen und finger-

---

[1] NELSON, BLINZINGER und HAGER 1961.
[2] HAGER 1962a und b, 1964, HAGER und BLINZINGER 1965, BLINZINGER und HAGER 1961, BLINZINGER 1962.
[3] BLINZINGER und HAGER 1963.

förmige Ausstülpungen aufweist als unter normalen Verhältnissen. In den Buchten und Einsenkungen sind Kollagenfibrillen nachweisbar. Diese Strukturanordnungen gewährleisten einen äußerst festen, auf Zug beanspruchbaren Zusammenhang zwischen den kollagenen Fasertexturen und dem Parenchym. Als Beispiel seien die Verhältnisse im Bereich von Skeletmuskelsehnenverbindungen angeführt, wo die Kollagenfibrillenbündel vielfach in tiefe und schmale Invaginationen des Sarkolemms versenkt sind. Es ist hervorzuheben, daß auch bei erheblichem Strukturumbau der gliösen Grenzflächen im Rahmen reaktiver Vorgänge die Basalmembranbarriere gegen das vasale bzw. das meningeale Gewebe erhalten bleibt und auch keinerlei Unterbrechungen zeigt.

Der histopathologischen Untersuchung im Lichtmikroskop mußten besonders eigenartige Gefüge im Bereich von Grenzflächengliosen völlig entgehen (Abb. 236). Sie stellten mit den überraschendsten Befund bei der elektronenmikroskopischen

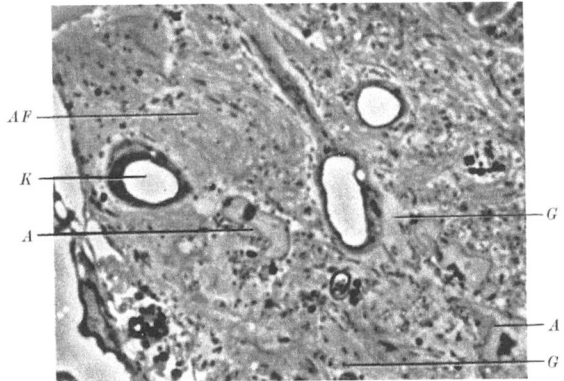

Abb. 236. Umschriebene Schichtung von Gliazellfortsätzen (*AF*) im Bereich einer Grenzflächengliose in unmittelbarer Nachbarschaft einer cystisch umgewandelten traumatischen Läsion. *A* astrocytärer Faserbildner; *G* Gliafaser; *K* Capillare. Paraphenylendiamin. Phasenkontrast. Vergr. 1280:1

Untersuchung von experimentell erzeugten reaktiven und reparativen Gliosen dar[1]. Es finden sich nämlich zwischen den mit Gliafilamenten erfüllten Zellkörpern und cytoplasmatischen Fortsätzen der astrocytären Faserbildner eingeschaltet mächtige Stapel, die aus teils in gestreckter Form verlaufenden, teils mannigfach verworfenen, vielfach sogar zwiebelschalenförmig geschichteten Zellfortsätzen aufgebaut sind (Abb. 237). In ganz schwacher Ausbildung finden sich ähnliche Anordnungen in den perivasculären und subpialen Gliamembranen des normalen Zentralnervensystems. Die Deutung dieser Befunde stößt auf erhebliche Schwierigkeiten. Eine gewisse Ähnlichkeit haben sie mit submikroskopischen Strukturanordnungen, welche ROBERTSON und VOGEL (1962) in Wachstumsbereichen von Oligodendrogliomen in Form konzentrischer, vielschichtiger Gefüge von lamellenartig dünnen cytoplasmatischen Fortsätzen beobachtet haben. Ob diese Fortsätze von reaktiv proliferierten oder von blastomatösen Elementen herzuleiten sind, konnten die Untersucher nicht entscheiden. Eine Beziehung der von uns beobachteten Fortsatzgefüge zu regenerativen Myelinisierungen ist kaum in Betracht zu ziehen; denn wir haben Axone in ihren Bereichen in der Regel vermißt (Abb. 238). Nach Osmiumtetroxydfixierung finden sich jedoch an solchen Stellen recht häufig ketten- oder perlschnurartig aneinandergereihte intracytoplasmatische Vesikeln. Die direkte Fortsetzung dieser Bläschenreihen durch kontinuierliche Zellmembran-

---

[1] BLINZINGER und HAGER 1961, HAGER 1962, BLINZINGER 1962, HAGER 1964, HAGER und BLINZINGER 1965.

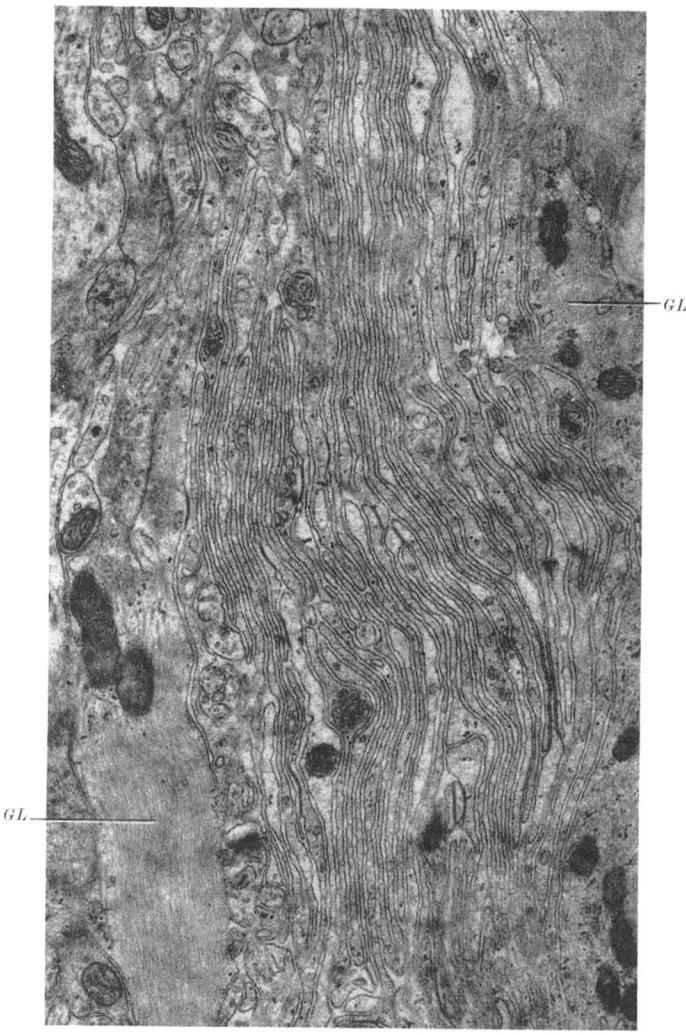

Abb. 237. Stapelförmige Schichtung von als schmale Cytoplasmalamellen ausgebildeten Astrocytenfortsätzen im Bereich einer Grenzflächengliose. 72 Tage alte traumatische Läsion der Großhirnrinde des Goldhamsters. *GL* filamentehaltige Astrocytenfortsätze. Vergr. 18000:1

paare ist vielfach festzustellen. Auch in anderen Gewebssituationen sind ähnlich gereihte Bläschen beobachtet worden. PICK (1962) beschrieb sie im Cytoplasma von Satellitenzellen sympathischer Neurone des Frosches. Bezüglich der intravitalen Existenz der Vesikelreihen sind die Befunde von ROSENBLUTH (1963) an Spinalganglienzellen von Amphibien von Interesse. Die Vesikelreihen ließen sich nämlich lediglich nach Fixierung mit Osmiumtetroxyd, nicht aber nach Behandlung des Gewebes mit Natriumpermanganat nachweisen. ROSENBLUTH nahm daher einen postmortalen Zerfall cytoplasmatischer Grenzmembranen in Vesikeln an. Was die gereihten Bläschen betrifft, die wir bei der Fortsatzstapelbildung im Bereich astrocytärer Defektbildung beobachten konnten, so sind für ihre Deutung die Feststellungen von TORMEY (1963) von großer Bedeutung. Er fand an den stark interdigitierten Fortsätzen des Ciliarepithels der Ratte, daß nach Osmiumtetroxydfixierung und nach Glutaraldehydfixierung die gleichen Unterschiede bestanden. Wenn auch anzunehmen ist, daß die Membranen der Interdigitationen instabil werden und es so zur Bildung von Bläschen und Tubuli kommt, so möchten wir mit TORMEY die Möglichkeit nicht ausschließen, daß die Bläschen- und Tubulireihen ein Stadium der Biosynthese von neuen Membranen, welche Interdigitationen bilden, darstellen. Das Glutaraldehyd könnte einfach die Vereinigung

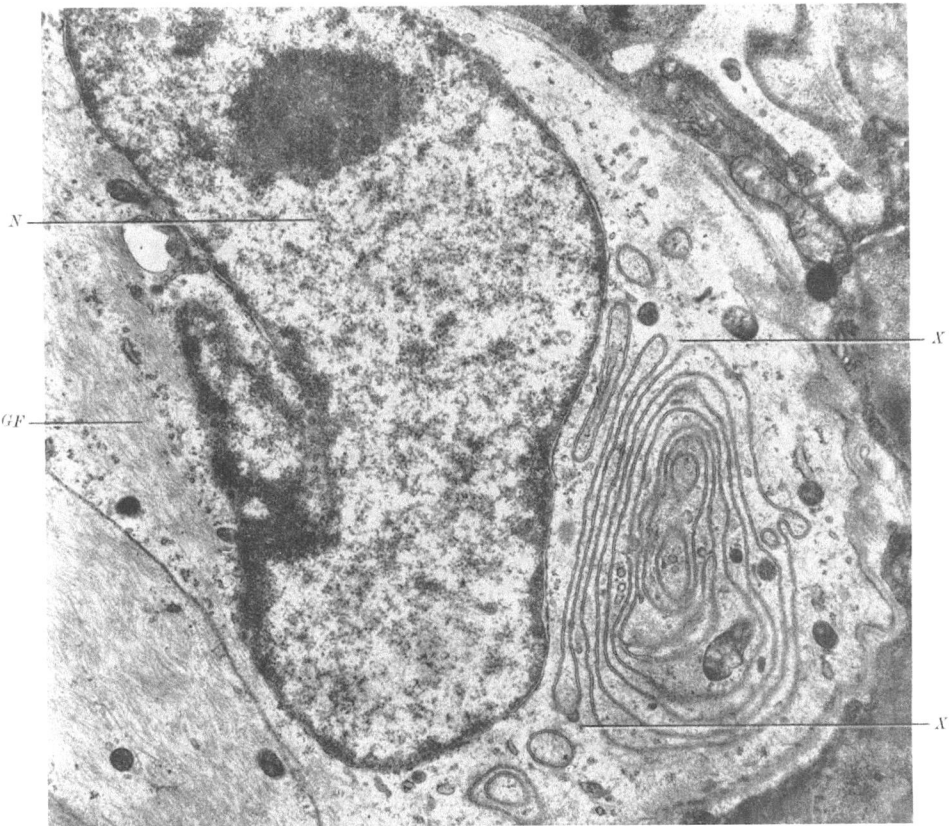

Abb. 238. Zwiebelschalenförmige Anordnung von cytoplasmatischen Fortsätzen, deren Zusammenhang mit dem Cytoplasma eines astrocytären Faserbildners verschiedentlich erkennbar ist (X). N Nucleoplasma; GF Gliafilamente. Vergr. 12000:1

der Bläschen zu Membranpaaren beschleunigen. Bezüglich der Deutung dieser Strukturanordnungen in Grenzflächengliosen sei daran erinnert, daß eine der wesentlichen Aufgaben der Astroglia in einer Flüssigkeits- und Stofftransportfunktion zu bestehen scheint. In kompakten Gliosen dürfte das strotzend von Filamenten erfüllte Cytoplasma der Astrocyten für metabolische Vorgänge weitgehend inert geworden sein. Die Fortsatzstapelbildung könnte zur Aufgabe haben, die Aufnahme sowie den intracellulären Transport von Flüssigkeit, Elektrolyten und Metaboliten auf dem Wege einer Vergrößerung der Oberfläche der Zellen und des Volumens der filamentefreien Cytoplasmaanteile zu erleichtern.

Eines der Hauptprobleme, mit dem man beim Studium der Eigenheiten der gliösen Defektdeckung konfrontiert wird, ist das der Beziehung zwischen dem Grad der Gewebsschädigung und der Quantität der Faserbildung. Bei langsamem Zelluntergang in grauen Gebieten pflegt es zu einer diffusen Proliferation von

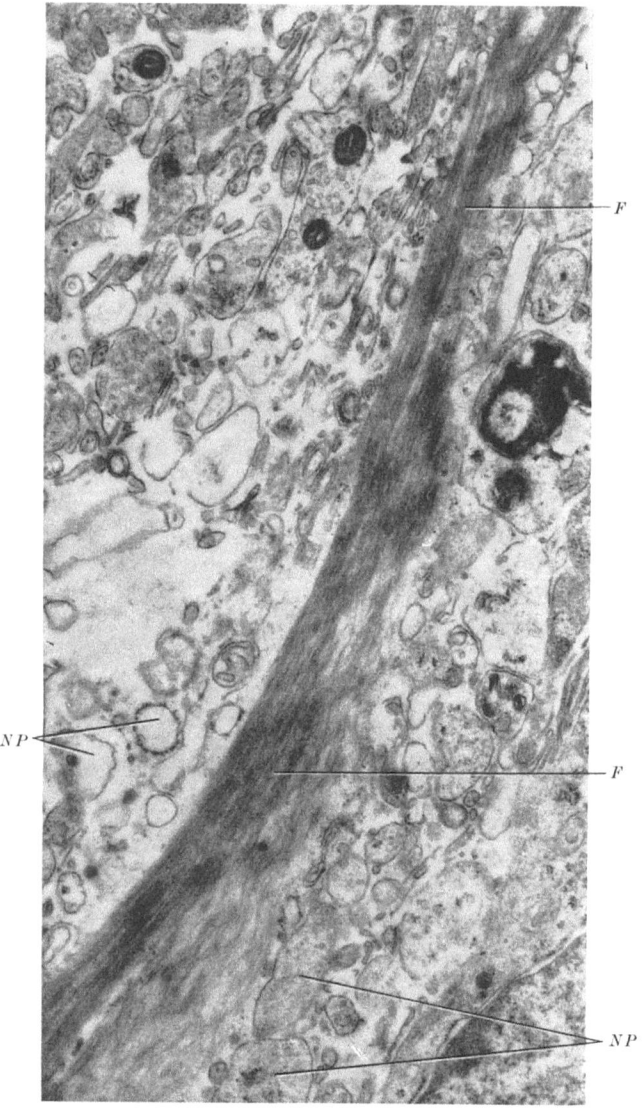

Abb. 239. Nekrose eines faserführenden Astrocytenfortsatzes in der Umgebung einer 72 Tage alten traumatischen Läsion der Großhirnrinde des Goldhamsters. Die Oberflächenmembranen des Fortsatzes sind nicht mehr zu erkennen; das Grundcytoplasma, in das die dichtgebündelten Gliafilamente (F) eingebettet waren, ist in Auflösung begriffen. Die Filamente selbst zeigen keine tiefgreifenden Veränderungen hinsichtlich ihrer Beschaffenheit und Anordnung. Die Bestandteile des umgebenden Neuropils (NP) sind dissoziiert und zum Teil im Zerfall begriffen. Vergr. 18000:1

Faserbildnern zu kommen. Die meist recht beachtliche Quantität der reparativen astrocytären Reaktion beim diffusen Schwund neuronaler Elemente wird verständlich, wenn man sich vor Augen führt, daß nicht nur die Zellkörper, sondern auch die ansehnlichen, bis in den submikroskopischen Bereich ramifizierten Dendritenbäume dem Untergang verfallen. Es wurde darauf hingewiesen, daß Erkrankungsprozesse, die vorwiegend zum Verlust der Markscheiden führen, eine dichtere Gliafaserbildung nach sich ziehen als solche, bei denen die Nervenfasern samt ihren Hüllen zum Zerfall kommen. In der älteren neuropathologischen Literatur wurde immer wieder auf die quantitativen Differenzen zwischen gleichaltrigen gliösen Defektdeckungsbereichen beim gleichen Prozeß in der grauen und weißen Substanz hingewiesen (Abb. 242). So pflegt besonders bei der multiplen Sklerose in Herden im Bereich der grauen Substanz die Proliferation astrocytärer Faserbildner ungleich geringfügiger zu sein als bei sonst gleichartigen Herden im Gebiet des Marklagers. Letztere zeichnen sich meist durch eine dichte Bildung von Gliafasern aus. SPIELMEYER (1925), der für diese Diskrepanz den Begriff „lokaler Faktor" geprägt hatte, war geneigt, diesen in der normalerweise geringen Menge von faserbildenden Makrogliazellen in den grauen Gebieten des menschlichen Ge-

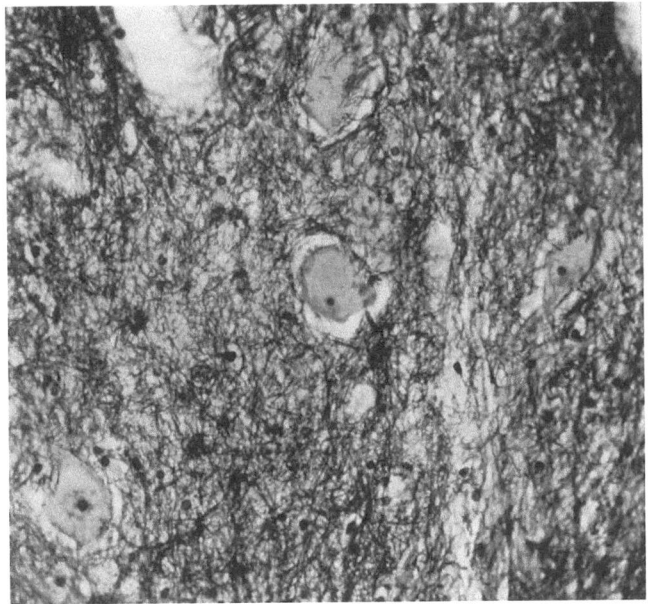

Abb. 240. Dichte anisomorphe Gliose im Bereich des Oculomotorius-Kernes als Folgezustand eines früheren entzündlichen Ödems bei Encephalitis epidemica. In der dichten Fasergliose sind einige Nervenzellen erhalten. (Aus W. SCHOLZ, Hdb. spez. path. Anat., Bd. XIII/1A, 1957.)

hirns zu suchen. SCHOLZ (1957) hat gegen diese Schlüsse mit Recht eingewandt, daß es viel näher liegt, der Menge der zugrunde gegangenen Gewebsbestandteile für die Quantität der resultierenden gliösen Defektdeckung die ausschlaggebende Rolle zuzuschreiben. Daß der Strukturzerfall in Plaques in den vergleichsweise markfaserarmen Rindenbereichen gegenüber solchen im Marklager bei der multiplen Sklerose wesentlich geringer ist, liegt auf der Hand. SCHOLZ führte als weitere Beweise an die Verhältnisse bei der Huntingtonschen Chorea und die Endzustände der narbigen Rindenatrophien, die sich nach massivem Ausfall von Neuronen im Gefolge von Zirkulationsstörungen entwickeln. In solchen Fällen kommt es nämlich zur Ausbildung von Fasergliosen, die denen in sklerotischen Markplaques bei der multiplen Sklerose wenig nachstehen.

Besonderer Besprechung bedarf noch die Anordnung der Fasern in gliösen Defektdeckungsbereichen. STORCH (1899) hat als erster auf grundlegende Unterschiede im Bauplan sklerotischer Gewebspartien hingewiesen. Im Gefolge akuter Gewebsuntergänge herrscht meist eine regellosere Verfilzung der faserführenden Astrocytenfortsätze vor (Abb. 240); Gliosen von solcher Textur hat STORCH als reparatorisch bezeichnet. Der Begriff „anisomorphe Gliose" ist jedoch vorzuziehen.

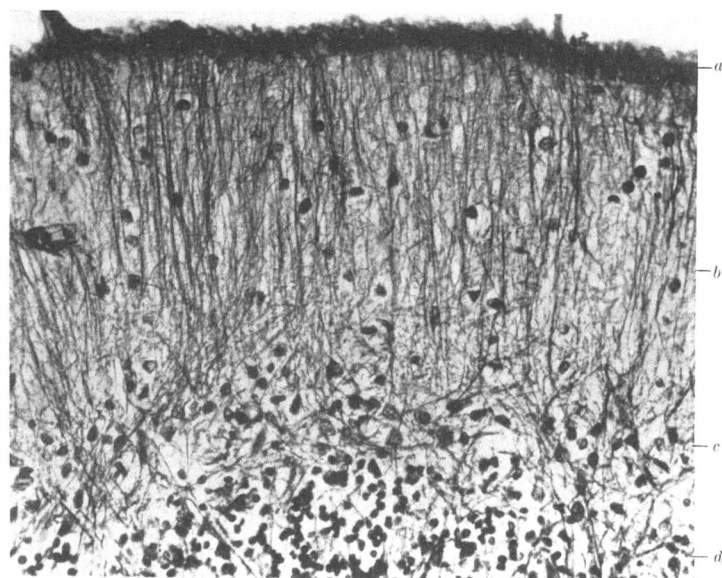

Abb. 241. Charakteristische Architektur einer Fasergliose in der Molekularschicht des Kleinhirns; die aus der Bergmannschen Gliazellschicht (c) in Höhe der Purkinjezellen entspringenden Fasern verlaufen senkrecht zur Kleinhirnoberfläche (b), biegen dort nahezu rechtwinklig um und bilden so eine dichte Deckschicht (a). d Körnerschicht. (Aus W. Scholz, Hdb. spez. path. Anat., Bd. XIII/1 A, 1957)

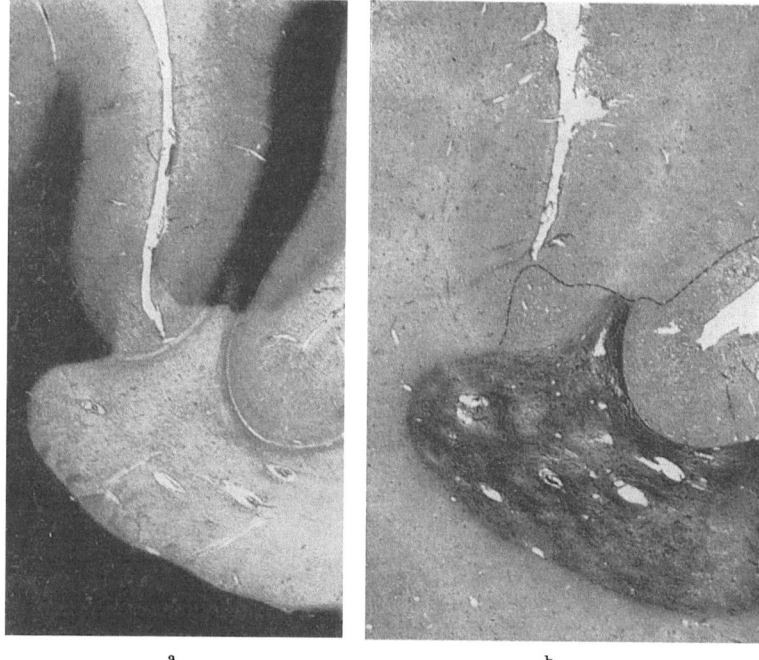

a   b

Abb. 242. Die von Spielmeyer auf einen „lokalen Faktor" zurückgeführte Diskrepanz der Gliose in einem Rinde und Marklager einbeziehenden Entmarkungsherd bei multipler Sklerose. a Entmarkungsherd in Markscheidenpräparat; b im Gliafaserpräparat ist zu erkennen, daß eine dichte Fasergliose sich nur im Bereich der weißen Substanz entwickelt hat. Die Herdgrenze ist gestrichelt. (Aus Spielmeyer, Histopathologie des Nervensystems, 1922.)

Den Gegensatz dazu bilden Glianarben, in denen die einzelnen Gliafasern eine regelmäßige Anordnung und eine mehr oder minder parallele Ausrichtung zeigen (Abb. 234 und 241). Solche pflegt man als ,,isomorphe Gliosen" zu bezeichnen. Man war geneigt, die Ursache für die Ausbildung einer isomorphen Gliose auf das Tempo des Gewebsumbaues zurückzuführen. Auch nahm man an, daß erhaltengebliebene Komponenten des Gewebes die Textur der Gliafasern beeinflussen. Denn die Tendenz zur Entstehung isomorpher Gliosen tritt besonders im Bereich von Nervenfasersträngen hervor. Die Kerne der Astrocyten nehmen dabei eine längsovale Form an. Solche Beziehungen haben schon WEIGERT (1895) und SPIELMEYER (1922) ange-

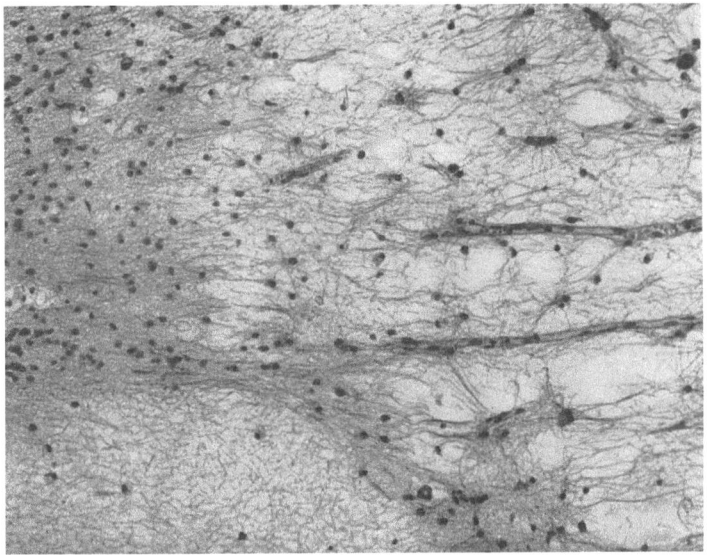

Abb. 243. Spongiöse, gliösfaserige Organisation eines Ödembereiches im Gebiet einer elektiven Parenchymnekrose in der Großhirnrinde. Färbung nach VAN GIESON. Mikrophoto der Deutschen Forschungsanstalt für Psychologie München. (Aus M. REICHARDT, Hdb. spez. path. Anat., Bd. XIII/b, 1957).

nommen. SCHOLZ (1957) führt verschiedene, immer wiederkehrende Textureigentümlichkeiten als Beleg für das Wirksamwerden von mechanischen Faktoren an. So pflegen in Fasergliosen der Molekularschicht der Kleinhirnrinde die Fasern vorwiegend senkrecht in Richtung zur Oberfläche zu verlaufen und erst im Bereich der superfiziellen gliösen Grenzmembranen umzubiegen, um eine parallel zur Oberfläche verlaufende, schmale aber dichtfaserige Schicht zu bilden. SCHOLZ zog auch einen Einfluß kurzzeitiger mechanischer Beanspruchungen der Grenzflächen auf die Quantität der Faserbildung im Bereich der superfiziellen Gliamembranen in Betracht. Als eindringliches Beispiel führt er an, daß die erheblichen Schwankungen des Hirnvolumens im Rahmen des Krampfgeschehens bei langjährigen epileptischen Verläufen zur Entwicklung einer sog. Chaslinschen Randsklerose führen. Auf Veranlassung von SCHOLZ hin hat BRAND (1941) versucht, den Hauptfaserverlauf in narbigen Gliafaserzügen mit im Gewebe wirksamen Spannungstrajektorien zur Deckung zu bringen. Er glaubte dabei, Druckwirkungen ausschließen zu können und schrieb aufgrund seiner Analysen ausschließlich Zugkräften eine determinierende Wirkung für die Hauptverlaufsrichtung der gliotischen Faserzüge zu. Wenn es bei einer diffusen und ausgebreiteten Atrophie zur Verstärkung der superfiziellen und subependymären Gliafaserschicht kommt,

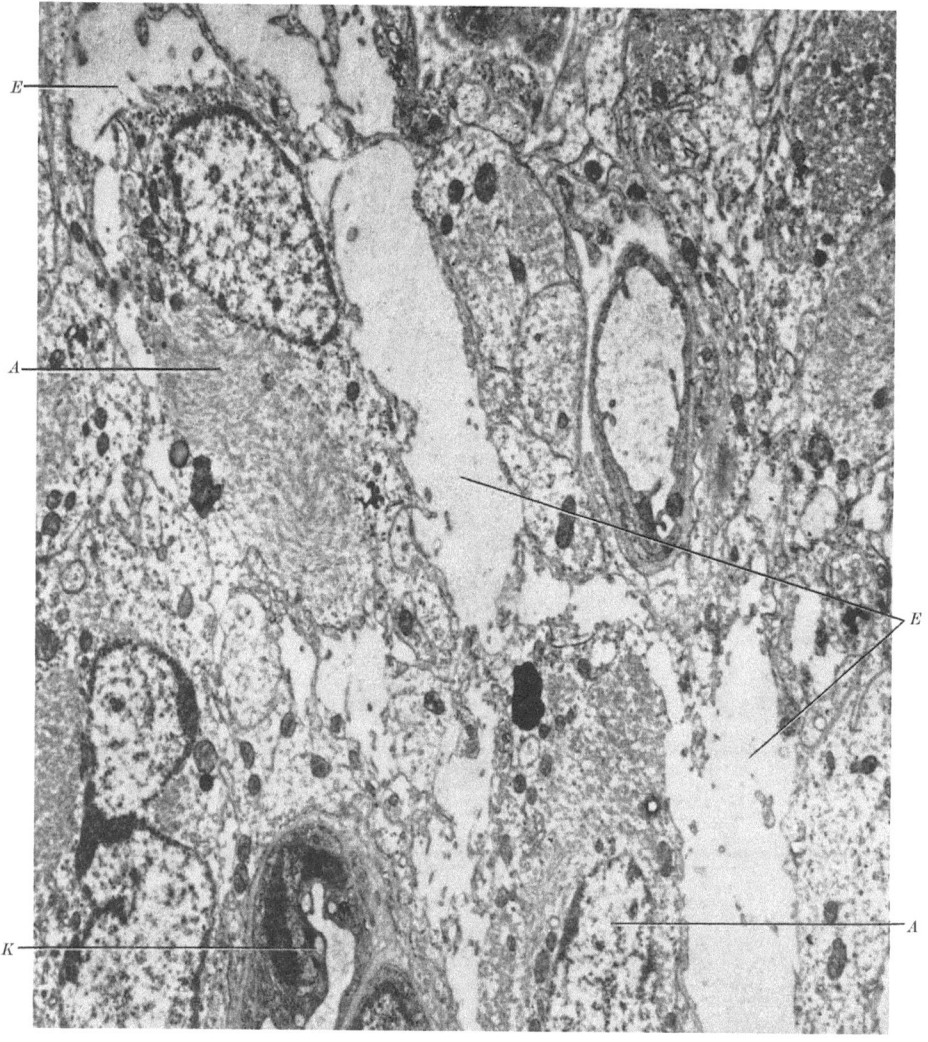

Abb. 244. Spongiöse Struktur eines gliösen Defektdeckungsbereiches einer vernarbten, 128 Tage alten traumatischen Läsion der Großhirnrinde des Goldhamsters. Die ausgedehnten extracellulären Räume (E) sind von den Oberflächen astrocytärer Faserbildner (A) begrenzt. Eine Austeilung durch Basalmembranen ist nicht vorhanden. K Capillare. Vergr. 3000:1

würde die Volumensverminderung des Gesamtorganes als der wesentliche ursächliche, mechanisch zur Wirkung kommende Faktor angesehen. Diese von ihm angenommene spezifische Reaktion der astrocytären Glia auf mechanische Reize möchte SCHOLZ (1957) auch auf innere Gewebsspannungen ausgedehnt wissen. Die innere Gewebsspannung, die bei Flüssigkeitsanreicherung in ödematösen Bezirken des Zentralnervensystems anzunehmen ist, würde demnach ausreichen, um die verstärkte Bildung von Gliafilamenten zu induzieren. Doch sind für die intracelluläre Filamentebildung und die Proliferation von Astrocyten meiner Ansicht nach Milieuänderungen im Zellraum als auslösende Faktoren in Betracht zu ziehen. Die Elektrolytveränderungen und die verstärkte Hydratation des Cytoplasmas, die oben im Abschnitt IV/6 ausführlich behandelt wurde (S. 252), könnten durchaus als adäquater Reiz ausreichend sein, eine reaktive Proliferation von Astrocyten und eine intensive Faserbildung in Gang zu bringen. Auf die Proliferationsfreudigkeit der astrocytären Elemente im Bereich ödematöser Gewebsveränderungen sowie auf die relative Resistenz der Nervenzellen in ödematösen Durchtränkungsbereichen hat SCHOLZ (1949) hingewiesen. Auf die starke initiale Proliferation der Astroglia im Gefolge von Transsudation bzw. Exsudation im Hirngewebe führt er es auch zurück, daß bei bestimmten entzündlichen Prozessen dichte Fasergliosen als Residuen verbleiben, die oft in keinem Verhältnis zur Quantität des vorausgegangenen Gewebsuntergangs stehen (Abb. 240). Als Beispiele seien nur die narbigen Residuen in der Medulla oblongata nach Economoscher Encephalitis epidemica und auch die starken Marklagergliosen bei der sog. Leukoencephalitis angeführt.

2. Unvollständige gliöse Defektdeckung, sog. Status spongiosus

Pathologische Gewebsumbauten im Hirngewebe, bei denen es zu mehr oder minder grobporigen bzw. schwammigen Auflockerungen im Gebiet der grauen oder weißen Substanzen kommt, werden deskriptiv als Status spongiosus bezeichnet. Die strukturelle Analyse dieser spongiösen Gewebsumwandlungen und die Ansätze zu pathogenetischen Deutungen warfen bis in die jüngste Zeit eine Reihe von

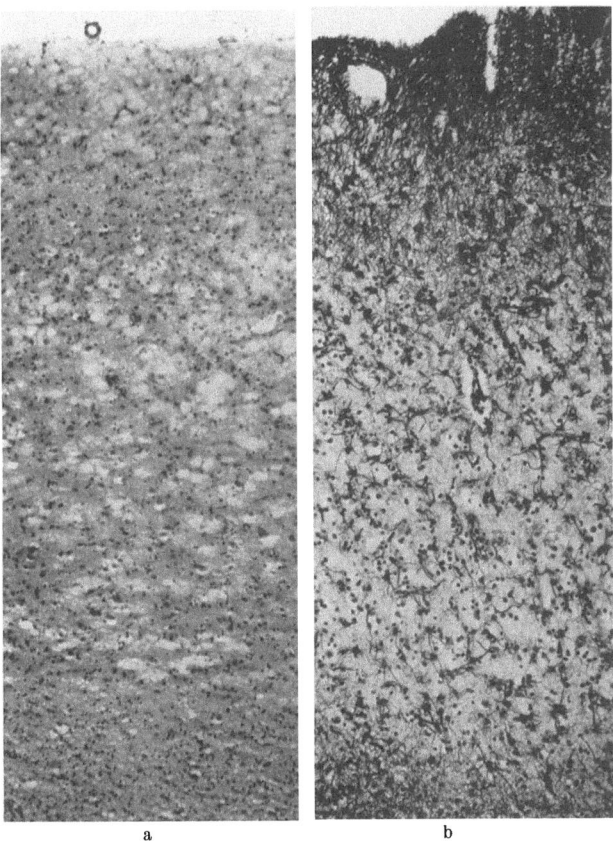

Abb. 245a u. b. Feinporiger Status spongiosus der Hirnrinde bei Pickscher Krankheit. a Die spongiöse Beschaffenheit des Gewebes ist besonders in den tieferen Rindenschichten erkennbar. Färbung mit Hämatoxylin-Eosin. b Im Gliafaserpräparat nach HOLZER werden die zahlreichen faserbildenden Astrocyten im spongiösen Auflockerungsbereich sichtbar. Vergr. 90:1. (Aus W. SCHOLZ, Hdb. spez. path. Anat., Bd. XIII/1a, 1957)

Problemen auf. Ein spongiöser Rindenschwund (FISCHER, 1911) wurde bereits von PROBST (1903) beschrieben. Auch ALZHEIMER hat den sog. Status spongiosus beobachtet. Mit am eindrucksvollsten pflegt die grobporige bzw. spongiöse Auflockerung der Hirnrinde in fortgeschrittenen Fällen der sog. Pickschen Krankheit in Erscheinung zu treten (Abb 245). Zur Ausbildung eines ausgedehnten und schweren Status spongiosus kommt es ferner bei den subakuten präsenilen spongiösen Atrophien mit diskinetischen Endstadien, denen man erst in jüngerer Zeit mehr Aufmerksamkeit schenkte (Abb. 246 und 247). Diese Prozesse wurden von MCMENEMEY und NEVIN (1965) als einheitliches klinisches und pathologisches

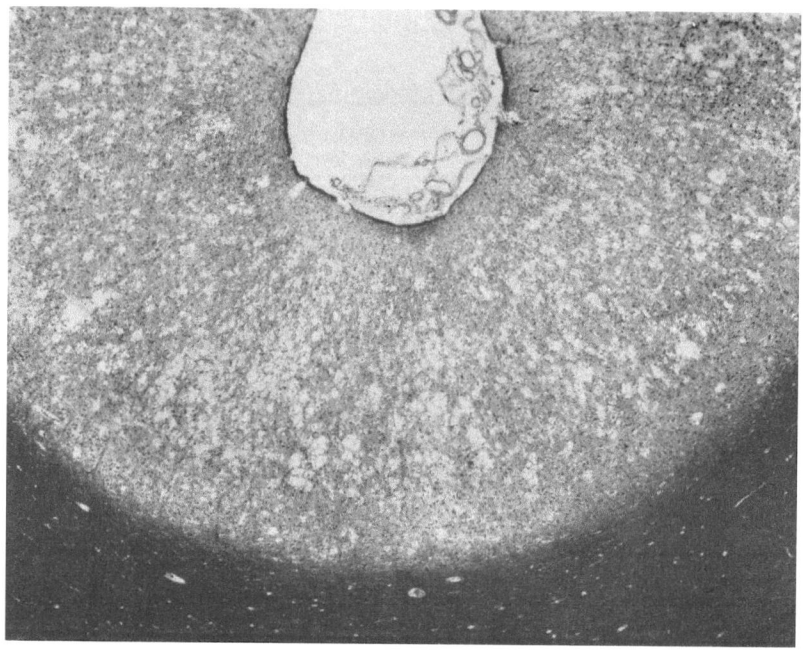

Abb. 246. Stark ausgeprägter Status spongiosus der Großhirnrinde mit teilweiser Verschonung der unteren Rindenschicht bei subakuter präseniler spongiöser Atrophie mit dyskinetischem Endstadium. Markscheidenfärbung nach WOELKE. [Aus H. JACOB, W. EICKE und H. ORTNER, Dtsch. Z. Nervenheilk. 178, 1958]

Syndrom herausgestellt. Über solche Fälle, welche sowohl von der Jakob-Creutzfeldtschen Krankheit, die auch mit spongiösen Veränderungen einhergeht, als auch von präsenilen Krankheitsbildern unterschieden wurden, haben JACOB, EICKE und ORTHNER (1958) eingehend berichtet. In zwei Fällen von subakuter spongioformer Encephalopathie stellten MARIN und VIAL elektronenmikroskopische Beobachtungen am bioptischen Material an (Abb. 248). Sie glaubten, feststellen zu können, daß die Hohlräume durchwegs von Membranen begrenzt sind und daß sie extrem aufgeblähten Astrocytenfortsätzen entsprechen; in einzelnen dieser Hohlräume fanden sich noch Reste von Organellen. In diesem Zusammenhang sind auch elektronenmikroskopische Beobachtungen an zwei Biopsien von Jakob-Creutzfeldtscher Erkrankung anzuführen[1]; es bestand keine Ausweitung der extracellulären Räume, sondern vielmehr eine blasige Auftreibung von astrocytären und auch vereinzelt von neuronalen Fortsätzen. Bemerkenswert ist, daß die blasig aufgetriebenen Zonen im Cytoplasma der Fortsätze nicht durch eine Membran abgegrenzt waren.

---
[1] GONATAS, TERRY und WEISS 1965).

Die Ausbildung eines ausgedehnten Status spongiosus der weißen Substanz wurde bei Fällen beobachtet, deren Charakteristika von GLOBUS und STRAUSS (1928) und von CANAVAN (1931) eingehend beschrieben wurden[1]. SACKS, BROWN u. AGUILAR (1965) weisen auf eine Ähnlichkeit der Veränderungen mit denen, die experimentell durch Triäthylzinnvergiftung erzeugt wurden, hin (vgl. S. 256). Ihre elektronenmikroskopischen Beobachtungen sprechen dafür, daß auch bei dieser Erkrankung es zur Ausbreitung der Flüssigkeit zwischen den Lamellen der

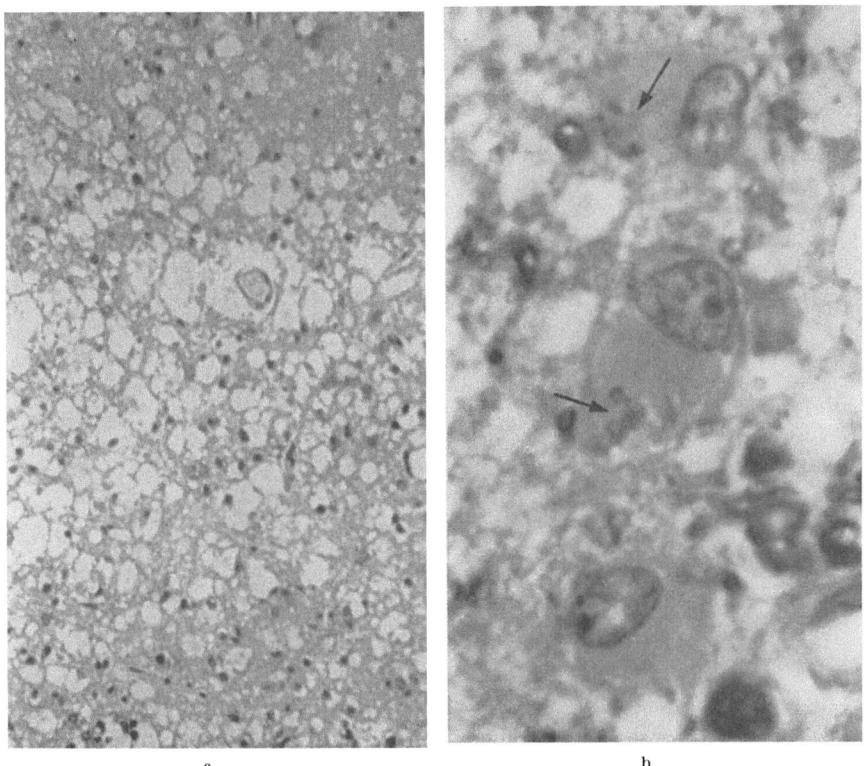

Abb. 247a u. b. Subakute präsenile spongiöse Atrophie. a Status spongiosis in dem parietooccipitalen Cortex. Hämalaun-Eosin-Färbung. b Gemästete Astrogliazellen im Bereich der spongiösen Veränderungen, die PAS-positive Granula enthalten. [Aus O. MARIN und J. VIAL, Acta neuropath. (Berl.) 4, 1964]

Markscheide kommt. Experimentell gelang es[2], durch Verabreichung von Isonicotinsäurehydrazid bei Enten schwere Schäden im Marklager hervorzurufen, die neben einem Markuntergang die Entwicklung eines ausgesprochenen Status spongiosus aufwiesen; es bestand eine gewisse Ähnlichkeit mit den Veränderungen, die mittels Triäthylzinn im Experiment erzeugt wurden. In diesem Zusammenhang sei erwähnt, daß im Rahmen der Markfaserläsion bei der funikulären Myelose umgrenzte Lückenfelder, die ebenfalls vielfach als Status spongiosus bezeichnet wurden, auftreten[3]. Die Balken der mehr oder minder groben Maschen scheinen vorwiegend durch astrocytäre Elemente gebildet zu werden. Bei Silberimprägnation nach BIELSCHOWSKY läßt sich auch in Frühstadien dieses Prozesses

---

[1] Dazu liegt eine weitere Reihe von einschlägigen Beobachtungen vor, u. a. die von WOLMAN 1958, VAN BOGAERT und BERTRAND 1949, DE VRIES, VAN BOGAERT und EDGAR 1958, sowie SACKS, BROWN und AGUILAR 1965.
[2] CARLTON und KREUTZBERG 1966.   [3] LICHTHEIM 1887.

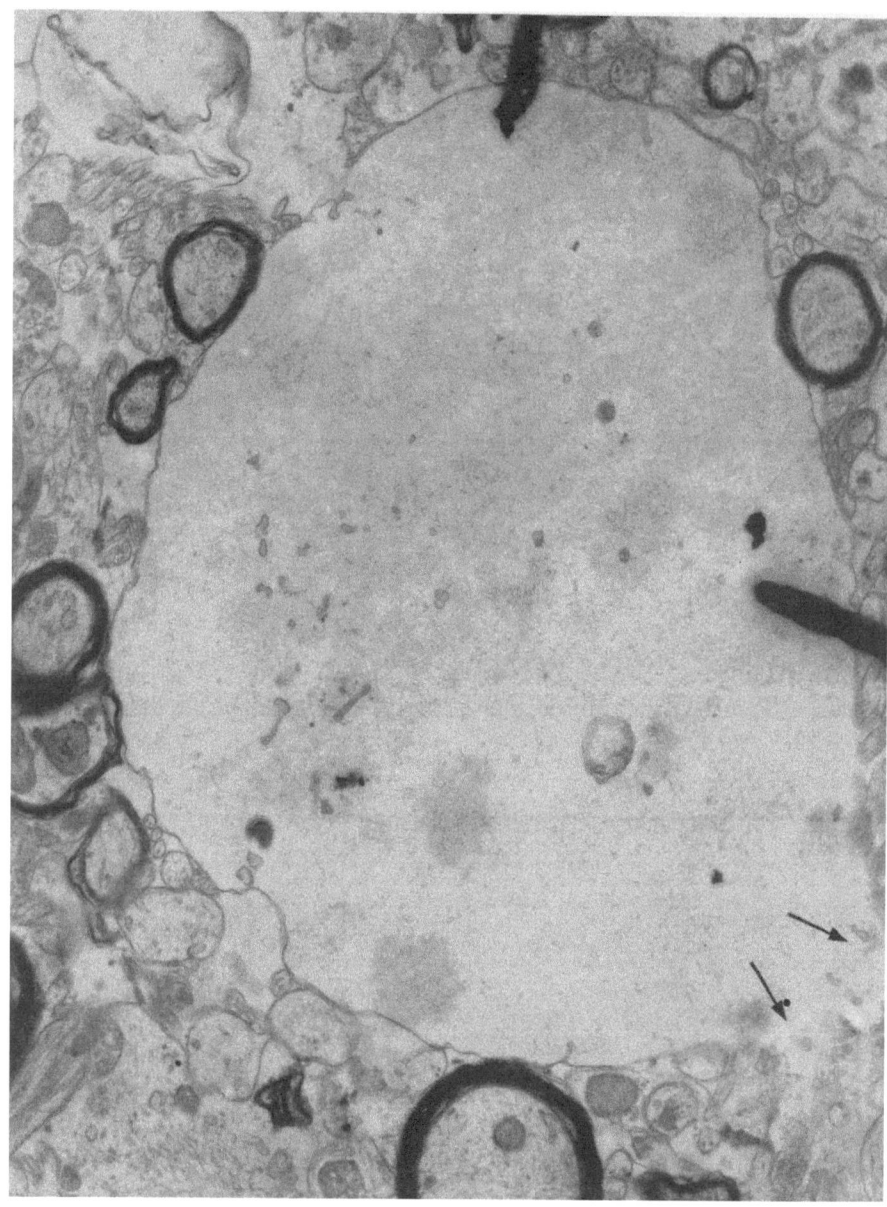

Abb. 248. Subakute spongiöse präsenile Atrophie. Der blasenförmige Raum ist von einer Membran umgeben und damit als geschwollener Gliazellfortsatz identifizierbar. Im Bereich der Pfeile ist die Membran schief angeschnitten. Vergr. 12000:1. [Aus O. MARIN und J. DE VIAL, Acta neuropath. (Berl.) **4**, 1964]

kein Inhalt in diesen Maschen erkennen; daher bezeichnete man diese Gewebsauflockerung in recht anschaulicher Form als Lückenfeld. Für die Entstehung dieser Lückenfelder wurde jüngstens von ULE nud KOLKMANN (1962) ein ähnlicher Mechanismus postuliert, wie er für die Veränderung der Markfasern bei der Triäthylzinnvergiftung aufgezeigt wurde.

Schon in der älteren Literatur war der Status spongiosus der Gegenstand zahlreicher pathogenetischer Erörterungen und Hypothesen, die sich in die verschiedensten Richtungen bewegten. ALZHEIMER neigte dazu, anzunehmen, daß die Flüssigkeitsansammlungen in den spongiösen Gewebslücken der Raumausfüllung dienen, da die defektdeckende Glia nicht in der Lage sei, den Gewebsuntergang zu kompensieren. In ähnlicher Weise nahmen LUERS und SPATZ (1957) an, daß die Lückenbildung des Status spongiosus bei der Pickschen Krankheit durch eine geringe Proliferationsfähigkeit der Glia zustande komme, die nicht imstande sei, die Lücken, die beim hochgradigen Untergang des nervösen Parenchyms entstehen, auszufüllen. SPIELMEYER (1922) glaubte, für die Entstehung spongiöser Gewebsauflockerungen bzw. unvollständiger spongiöser Defektdeckungen den bereits im vorausgehenden Kapitel diskutierten „lokalen Faktor" in Anspruch nehmen zu dürfen. Dieser bestünde in einem primären Mangel an Gliazellen in den mittleren Schichten der Hirnrinde, in der es bei der Pickschen Krankheit vornehmlich zur Ausbildung lamellärer spongiöser Gewebsauflockerungen kommt. Ferner wurde an eine Änderung der kolloidalen Beschaffenheit der Hirnsubstanz, die zur Freisetzung von Gewebswasser führen sollte, gedacht[1]. Dieser Auffassung war HALLERVORDEN (1957) geneigt, sich anzuschließen. SCHOLZ (1957) hat dagegen mit Recht eingewandt, daß bei den so langsam verlaufenden Prozessen, wie denen, die zu spongiösen Gewebsumwandlungen führen, eine Resorption von aus den cellulären Räumen freigesetztem Gewebswasser zu erwarten wäre. Er hat ferner betont, daß bei familiären Leukodystrophien mit ihrem extrem langsamen Prozeßtempo vielfach auch nur eine grobmaschige bzw. spongiöse gliöse Defektdeckung im Marklager des Großhirns zu beobachten ist.

Porige Auflockerungen der Hirnrinde bzw. gliöse spongiöse Defektdeckungen wurden auch bei der progressiven Paralyse und bei zirkulatorisch bedingten Gewebsschäden bemerkt. HALLERVORDEN (1957) hatte mit Nachdruck darauf hingewiesen, daß initiale hochgradige ödematöse Gewebsauflockerungen sowohl in der grauen Substanz als auch in der weißen Substanz zu einer feinporigen bzw. spongiösen Defektdeckung führen können. Man dachte an einen Folgezustand umschriebener Gewebsdurchtränkungen im Sinne eines Ödems. Die typischen histopathologischen Bilder der spongiösen Gewebsauflockerung im Gefolge von Ödemschäden hat SCHOLZ (1950) prägnant herausgearbeitet (Abb. 243). Hochgradige porige Gewebsauflockerungen im kindlichen Zentralnervensystem[2] unterstrichen die Rolle dieses Ödemgeschehens für die Entstehung des Status spongiosus. Für die besonderen Verlaufsformen von spongiösen Rindenatrophien glaubten JACOB, EICKE und ORTHNER (1958), die primäre pathogenetische Rolle von Permeabilitätsstörungen im Rahmen eines Gewebsödems ausschließen zu können.

In neuerer Zeit ist man geneigt, den Status spongiosus als eine in ihrem Erscheinungsbild sich wandelnde Ausdrucksform partieller Gewebsschäden des Zentralnervensystems aufzufassen. Legt man eine solche Auffassung zugrunde, so würden sich nach einer von SEITELBERGER (1965) getroffenen Einteilung folgende drei Haupttypen des Status spongiosus abgrenzen lassen: Ein neurogener, ein gliogener und ein mesenchymogener Status spongiosus. Der erste Typ würde im Rahmen hochgradiger Nervenzellausfälle im Gefolge elektiver Parenchymnekrosen oder im Verlauf atrophisierender Prozesse auftreten. Diese Einteilung bezieht sich offensichtlich nicht auf die inkomplette gliöse Defektdeckung und ihre Ursachen, sondern auf den initialen Gewebsschaden bzw. den den Status spongiosus einleitenden Prozeß. Als zweiter Typ würden Prozesse an den Gliazellen, die schließlich zu ihrem Untergang führen — summarisch von SEITELBERGER unter dem Begriff der „gliösen Dystrophie" zusammengefaßt —, zu verstehen sein. Solche

---
[1] V. BRAUNMÜHL 1932.   [2] VAN BOGAERT und BERTRAND 1949, MEYER 1950.

regressiven Veränderungen an der Glia sollen bei bestimmten Stoffwechselstörungen auftreten. Sie könnten aber auch Folge einer chronischen Hydratation des Zellraumes und einer Elektrolytstörung sein.

Die Alteration der Gliazellen, die SEITELBERGER als „Dystrophie der Transportstrukturen" bezeichnen möchte, wird auch für spongiöse Gewebsauflockerungen im Bereich der weißen Substanz in Anspruch genommen. Die Alteration der Astroglia wird dabei in eine proliferative Phase mit einer Vergößerung des Zellvolumens und starker Ausbildung von Fortsätzen sowie in eine regressive

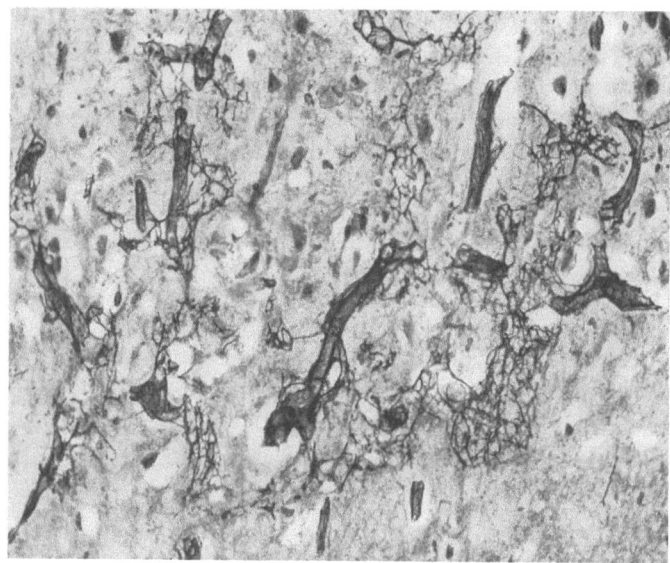

Abb. 249. Fleckförmig verstreute feine Netzbildungen aus mesenchymalen Fasern, in deren Bereich die Nervenzellen z. T. erhalten geblieben sind. Restzustand nach Wernickescher Krankheit. (Aus W. SCHOLZ, Hdb. spez. path. Anat., Bd. XIII/1A, 1957)

Phase mit nekrobiotischen Prozessen, die vor allen Dingen die Gliafortsätze betreffen, bei denen es aber auch zur Auflösung des Zellperikaryons kommen kann, aufgeteilt. Der Untergang der Gliazellen führt dann zu Hohlraumbildungen im Neuropil und sekundär zu größeren spongiösen Gewebslücken. Was die spongiöse Struktur in gliös narbigen Defektdeckungsbereichen betrifft, so liegen, wie das Elektronenmikroskop zeigt (HAGER, 1964), ausgedehntere extracelluläre Räume vor (Abb. 244). Diese Räume sind oft gespinstartig von feinsten Fortsätzen von Astrocyten durchzogen. Von wesentlicher Bedeutung ist jedoch, daß sie auch in älteren spongiösen Narbenbereichen frei von mesenchymalen Elementen bleiben. Es fehlt demgemäß auch eine Bedeckung der Oberflächenmembranen der astrocytären Gliafortsätze durch Basalmembranen.

Bei der von SEITELBERGER abgegrenzten dritten Form kann eine gelegentliche Gewebsauflockerung mit mesenchymalen Maschenwerken auftreten, die nach Rückbildung entzündlicher infiltrativer Prozesse zur Ausbildung kommen, welche die Reaktions- und Reparationsfähigkeit der ortsständigen Glia irreversibel geschädigt haben mögen. Als vierte Form wären der Seitelbergerschen Einteilung die hochgradigen Markauflockerungen anzufügen, die durch Dissoziation von Lamellen des Markmantels entstehen. Es handelt sich dabei um einen Status spongiosus im Gefolge einer besonderen Ödemform, der stets Elektrolytstörungen zugrunde liegen.

3. Mesenchymale Organisation

In diesem Kapitel sollen nur die Besonderheiten der mesenchymalen Organisation behandelt werden, die sich aus den Gewebseigentümlichkeiten des Nervensystems ergeben. Man kann dabei von der Beteiligung des Gefäßbindegewebsapparates an der Abgrenzung und Organisation nekrotischer Gewebsbereiche ausgehen. Die histopathologische Analyse solcher Läsionen zeigt, daß in der Nachbar-

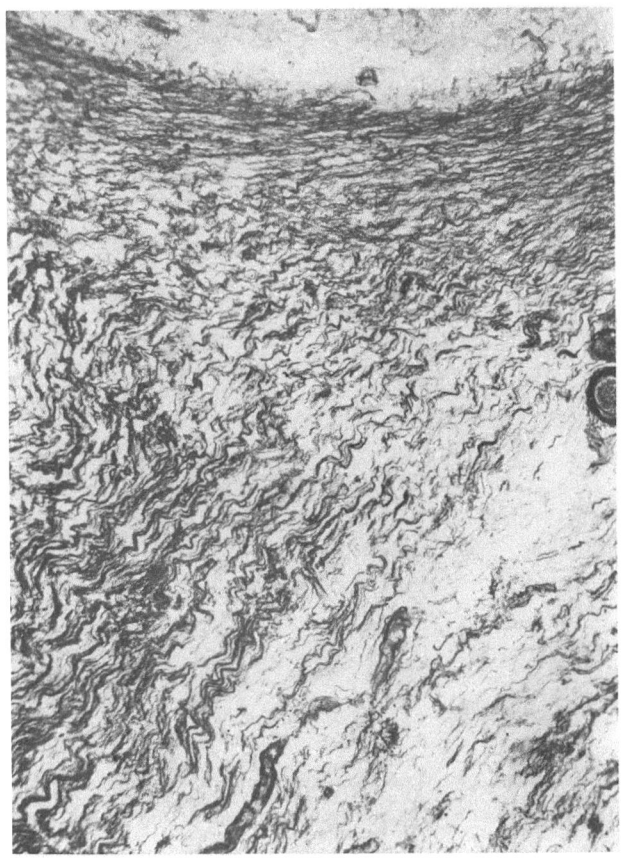

Abb. 250. Neubildung dichter Bindegewebszüge im Marklager nach abgelaufener Durchtränkung mit einem entzündlichen Exsudat. Färbung nach PERTRAU. (Aus K. LINK und H. SCHLEUSSING, Hdb. spez. path. Anat., Bd. XIII/2A, 1957)

schaft schwer alterierter Gewebsgebiete eine Proliferation von Fibroblasten von den Wänden von Arterien, Venen und Capillaren ihren Ausgang nimmt. Diese Zellen können als langgezogene, kettenartige Verbände in die nekrotischen Gewebsmassen einwuchern und in späteren Stadien zur Bildung ansehnlicher Mengen von kollagenen Fasern Anlaß geben Abb. 250). Eine mehr oder minder rege Neubildung von Blutgefäßen ist in diesen mesenchymalen Proliferationen die Regel. Sie spielt für die Resorptionsvorgänge eine nicht geringe Rolle. Von entscheidendem Interesse ist das Verhältnis des neu produzierten Bindegewebes zum umgebenden gliösen Defektdeckungsgewebe. Das lockere mesenchymale Gewebe pflegt von ansehnlichen Mengen faserbildender Gliazellen um- und durchwuchert zu werden. In den Randbereichen totaler Gewebsnekrosen schreitet die Organi-

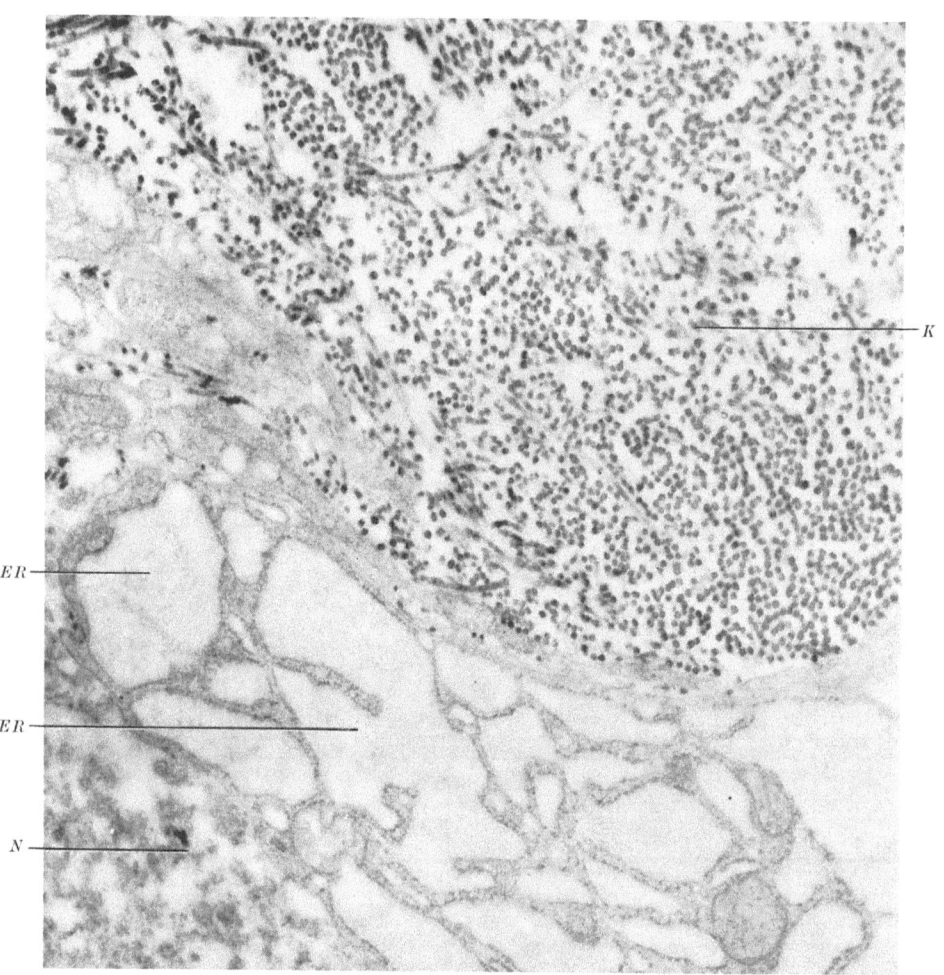

Abb. 251. Mesenchymale Organisationsvorgänge an experimentell erzeugten Coagulationsnekrosen der Großhirnrinde. In nächster Nachbarschaft von Fibroblasten findet sich im extracellulären Bereich ein umfangreiches Bündel locker angeordneter Kollagenfibrillen (K). Das Cytoplasma der Fibroblasten hat aufgrund der Umwandlung des endoplasmatischen Reticulums (ER) in extrem ausgeweitete Lacunen eine spongiöse Struktur angenommen. N Nekrotische Massen. Kontrastierung mit Phosphorwolframsäure. Vergr. 20000:1

sation durch Fibroblasten, kollagene Fasern und speziell differenzierte Mesenchymzellen weiter fort, so daß die strotzend mit Abbauprodukten beladenen Makrophagen z. T. in Maschen dieses mesenchymalen Füllgewebes eingeschlossen werden. Im Bereich kleiner Schadensbezirke kann es so zur weitgehend mesenchymalen narbigen Deckung des Gewebsunterganges kommen, während sich an der Grenzzone umfangreicherer Erweichungsbezirke nach Ablauf der Abbau- und Abräumprozesse eine aus gliösen und mesenchymalen Bestandteilen zusammengefügte Grenzmembran bildet, die das weitgehend zur Resorption kommende Material gegen das gliös-neuronale Gewebe abgrenzt. In solchen cystischen Defekten zeigt das Füllgewebe die Neigung, sich schließlich in ein lockeres Trabekelwerk umzuwandeln, das, wie die elektronenmikroskopische Untersuchung aufweist, von den Fortsätzen von Fibroblasten und großkernigen Mesenchymzellen[1] gebildet wird. In diesen Maschen liegen Makrophagen bzw. Körnchenzellen, deren Phagosomen groß-

---

[1] HAGER 1964.

teils die Zeichen weitgehenden Abbaus des ursprünglich phagocytierten Inhalts zeigen.

Dem formalen Ablauf der Durchsetzung von koagulationsnekrotischen kompakten Massen durch Bindegewebsfasern im Rahmen von Organisationsvorgängen gingen in Anlehnung an die lichtmikroskopischen Studien von CREDÉ (1939), ESCOLA und HAGER (1962) im Rahmen einer experimentellen elektronenmikroskopischen Untersuchung nach. Es zeigte sich dabei, daß die im Rahmen der mesenchymalen Organisationsvorgänge in kompakten koagulationsnekrotischen Massen nachweisbaren „silberimprägnierbaren retikulären" Fasergerüste sich im Elektronenmikroskop als Bündel von Kollagenfibrillen darstellen. Eine extracelluläre Lage der neuentstandenen Kollagenfibrillen war stets sicherzustellen. Von besonderem Interesse war die Beziehung der neuentstandenen Fibrillen zu den Bildungszellen und die Bedeutung dieser Zellen für die Determination von Form, Anordnung und Verlauf der kollagenen Fasern innerhalb der Nekrose (Abb. 251). Es zeigte sich, daß die Kollagenfibrillen, wenigstens in den Frühstadien ihrer Bildung, stets eine nahe örtliche Beziehung zu den Fibroblastenfortsätzen haben. Die Abmessungen dieser Fibroblastenfortsätze können unterhalb des Auflösungsvermögens des Lichtmikroskopes liegen. Dies macht verständlich, daß man gelegentlich zur Annahme einer zellunabhängigen Faserbildung im Rahmen ähnlicher Organisationsvorgänge gelangte. Besonders eindrucksvoll war die Formierung langer lappenförmiger Fibroblastenfortsätze zu beobachten, die als Wegbereiter der faserigen Organisation in die Nekrosemassen eindrangen und sich offensichtlich dort in schlauch- bzw. rinnenförmige Anordnungen umgruppierten. Innerhalb dieser Schläuche oder Rinnen erfolgt die Bildung der Kollagenfibrillen (Abb. 252). Diese Anordnung der Zellfortsätze gibt Anlaß zum Auftreten von mehr oder minder abgeschlossenen Räumen, in denen wohl günstigere Voraussetzungen für eine örtliche Anreicherung der präkollagenen Substanzen gegeben sein dürften. So kann man sagen, daß diese Fortsatzanordnungen förmlich als Leitbahnen dienen, welchen für die Bildung, Gruppierung und Verlaufsrichtung der innerhalb der Nekrosen entstehenden Fibrillenbündel eine ausschlaggebende Bedeutung zukommt. Die formale Genese retikulärer Fasergerüste im Bereich von ausgedehnteren Gewebsuntergängen im Zentralnervensystem dürfte durch diese Beobachtungen verständlicher geworden sein.

Die feineren Beziehungen zwischen gliösem und mesenchymalem defektdeckendem Gewebe im Bereich gliös-mesenchymaler Mischnarben entzog sich der histopathologischen Analyse im Lichtmikroskop. Eine Beteiligung mesenchymaler Elemente ist gelegentlich sogar im Rahmen der Vernarbung polysklerotischer Herde zu beobachten. Darauf haben u.a. SPIELMEYER und PETERS hingewiesen. Nach Verwendung von Tannin-Silbermethoden ließ sich die Existenz feiner mesenchymaler Fasernetze in Entmarkungsbereichen zuweilen nachweisen. PETERS (1958) hat sich mit diesem Verhalten des Mesenchyms eingehender beschäftigt und kam zu dem Schluß, daß die Quantität der Proliferation mesenchymaler Faserelemente keine direkte Abhängigkeit von der Größe der Herde, der Stärke des Achsenzylinderzerfalls und dem aktuellen Grad der gliösen Proliferation und Faserbildung zeigt. Daß die Mesenchymnetze auf Markherde beschränkt bleiben und in Rindenherden in der Regel nicht nachzuweisen sind, darauf hat neben PETERS bereits BIONDI (1924) hingewiesen. PETERS ist zuzustimmen, daß als Voraussetzung für die Proliferation des Bindegewebes ein Durchbruch bzw. eine Veränderung der perivasculären gliösen Grenzmembranen anzunehmen ist, die, wie wir jetzt wissen, durch Basalmembranen markiert werden (vgl. S. 240). Angesichts dieser Beobachtungen ist von besonderem Interesse, daß die Analyse der feineren Strukturverhältnisse mit dem Elektronenmikroskop in gliös-mesenchymalen Mischnarben eine durchwegs scharfe Abgrenzung des astrocytären

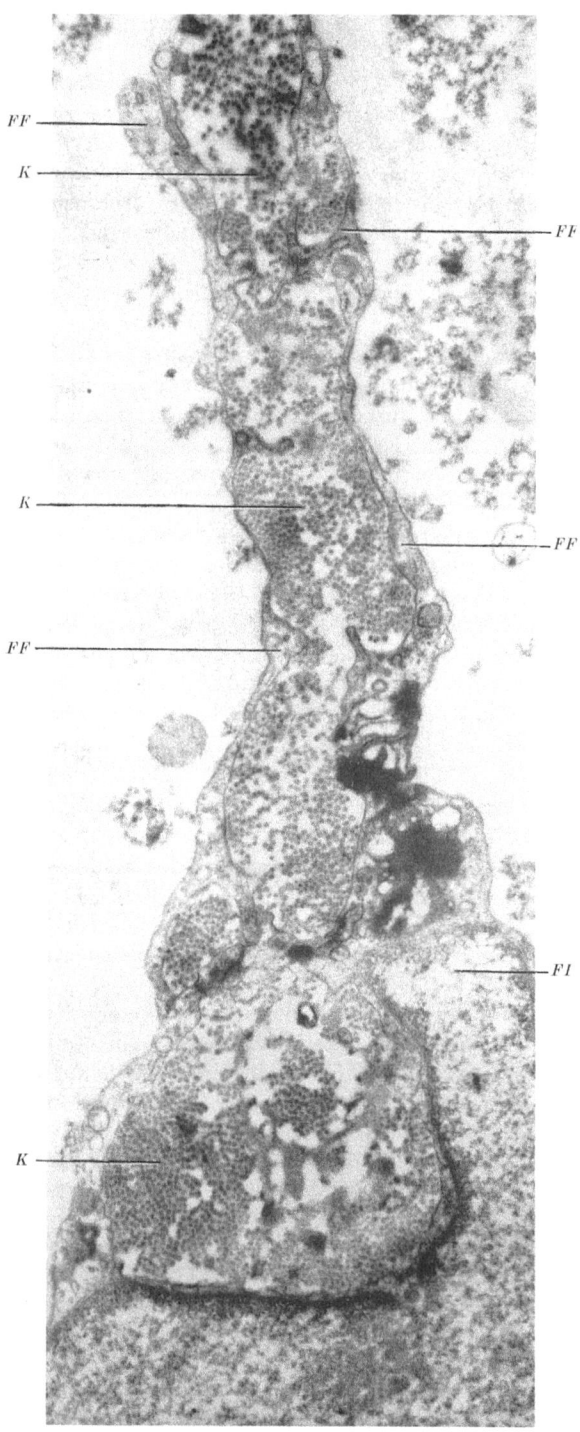

Abb. 252. Beteiligung eines Fibroblastenfortsatzes an Organisationsvorgängen in Coagulationsnekrosen. Die quergetroffenen Kollagenfibrillen (*K*) sind gänzlich von schmalen Cytoplasmablättern (*FF*) umgeben, die der Fibroblast (*FI*) ausgebildet hat. Vergr. 20000:1

gliös-faserigen gegen das mesenchymale Organisationsgewebe ergab[1] (Abb. 253). Die eigentliche Grenzzone bildet auch hier wieder eine umfangreiche, aber stets zusammenhängende und je nach dem Verzahnungsgrad des gliösen und mesenchymalen Narbengewebes in ihrem Verlauf mehr oder minder gebuchtete und verworfene Basalmembranbarriere. Die Basalmembran liegt jedoch stets den Oberflächenmembranen der die Grenzbereiche bildenden Astrocyten direkt auf. Die durch diese Strukturanordnungen abgeriegelten extracellulären, von verschiedenen Komponenten des mesenchymalen Gewebes wie Kollagenfibrillen, Fibroblasten und ihren Fortsätzen, erfüllten Räume können in Form mehr oder minder tiefer Buchten von ansehnlicher Breite oder in Form von äußerst schmalen Spalten zur Ausbildung kommen. Die feinen Spalträume, die durchwegs auch von Basalmembranen ausgekleidet sind, enthalten dann Kollagenfibrillen in wechselnder Zahl, die vielfach erst deutlich nach Kontrastierung mit Phosphor-Wolfram-Säure hervortreten. Ein Teil dieser Kollagenfibrillen wird bei Anwendung entsprechender Silbermethoden als retikuläres Fasergerüst innerhalb der dichten Gliose nachweisbar, so daß ähnliche Strukturanordnungen bei der mesenchymfaserigen Durchsetzung polysklerotischer Herde anzunehmen sind. Im Lichtmikroskop vermag man jedoch auch bei Anwendung zweckdienlicher histologischer Methoden das durchgehende Prinzip der Trennung der gliösen und der mesenchymalen Gewebsbestandteile nicht zu erkennen.

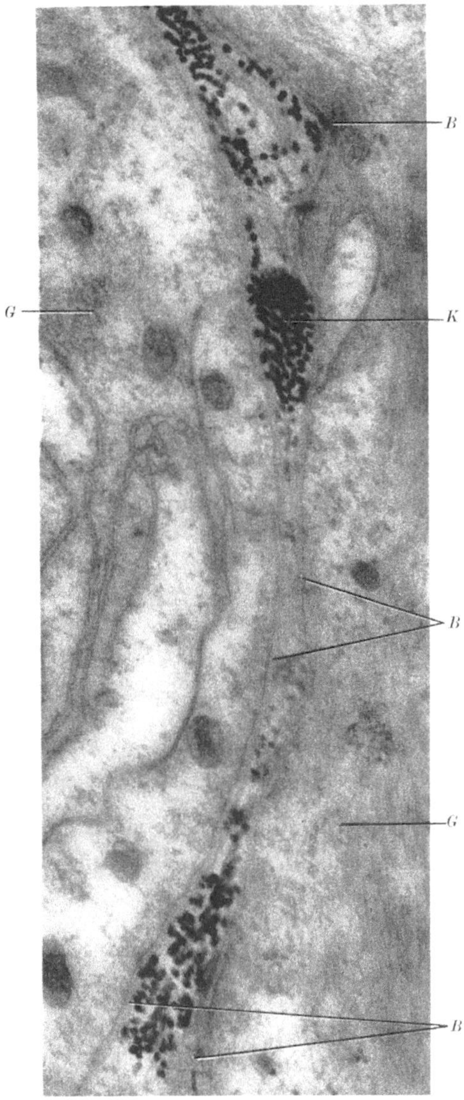

Die Existenz von Basalmembranen in den Grenzzonen bzw. das Auftreten von Kollagenfasern als extracelluläre Bildungen und von Mesenchymzellen in lockerster retikulärer Form dürfte das Substrat einer mesenchymalen spongiösen Gewebsveränderung sein. Die feineren Strukturverhältnisse in solchen gröbermaschigen Gewebsauflockerungen sind noch nicht untersucht. Wenn eine Insuffizienz bzw. eine weitgehende Schädigung der defektdeckenden Glia, wie sie SEITELBERGER als Ursache postuliert, vorliegen sollte, so dürfte gerade hier das Verhalten des

Abb. 253. Beimischung mesenchymalen Gewebes in gliösen Narbengebieten; Glianarbe im Bereich einer 128 Tage alten traumatischen Läsion der Großhirnrinde des Goldhamsters. Der schmale Spaltraum ist durch Basalmembranen (B) abgegrenzt. In ihm finden sich kleine Bündel von meist quer geschnittenen Kollagenfibrillen (K). Im Cytoplasma der benachbarten Astrocytenfortsätze sind Gliafilamente (G) eingelagert. Kontrastierung mit Phosphorwolframsäure. Vergr. 20000:1

---

[1] HAGER 1962, 1964.

gliösen Gewebes gegenüber dem mesenchymalen im Bereich der Grenzzonen von besonderem Interesse sein.

Nachzutragen sind noch einige Charakteristika der mesenchymalen cellulären Reaktion in den Randzonen kompakt gebliebener koagulierter Nekrosemassen (siehe V/3b)[1]. Ein typisches Merkmal ist die Ausbildung eines dicht gefügten Granulationsgewebes, das die koagulierten Massen abgrenzt und zugleich innig umschließt. Bezüglich seiner histologischen Besonderheiten zeigt es gewisse Ähnlichkeit mit tuberkulösen Granulomen bzw. mit dem Granulationsgewebe, welches um sich eingeheilte Fremdkörper auszubilden pflegt. So kommen in ihm mehrkernige Riesenzellen neben ruhenden Mesenchymzellen und Histiocyten vor. Diese Fremdkörperriesenzellen zeigen histopathologisch und im Elektronenmikroskop keine Besonderheiten[2]. Ihre feinstrukturellen Charakteristika sind durch die starke Ausbildung eines endoplasmatischen Reticulums und eines relativ hohen Gehalts an Ribosomen im Grundcytoplasma gegeben. Die Bildung von typischen Ergastoplasmastrukturen, wie sie auch an den Riesenzellen in der Umgebung der experimentellen Coagulationsnekrosen erkennbar sind, wurden insbesondere in den Riesenzellen tuberkulöser Granulome beschrieben[3]. Die ausgeprägte Entwicklung von vielfach innig verzahnten und leistenförmigen Cytoplasmaausstülpungen, die sich an Riesenzellen um Coagulationsnekrosen feststellen läßt, ist ebenfalls ein Merkmal der Langhansschen Riesenzellen, das verschiedene Untersucher im Elektronenmikroskop beobachtet haben. Bemerkenswert ist, daß die Cytoplasmastrukturen der Riesenzellen in der Umgebung von Coagulationsnekrosen des Hirngewebes keine Anhaltspunkte für umfangreichere intracelluläre Stoffaufnahme- und Stoffverarbeitungsvorgänge zeigen. Lediglich Anhäufungen von lysosomenartigen Körpern ließen sich nicht selten beobachten.

Eigenartige Proliferationserscheinungen des Gefäßbindegewebsapparates, die nicht restlos einer Defektdeckungs- oder Raumausfüllungsfunktion zu dienen scheinen, finden sich bei der Wernickeschen Pseudoencephalitis (Abb. 249) sowie bei der sog. Wilsonschen Krankheit. Neben Proliferation mikrogliöser und astrocytärer Elemente sind hier regste Sprossungserscheinungen an den Haargefäßen zu erkennen. Im Silberbild lassen sich mehr oder minder ausgedehnte, feine Netze aus Kollagenfibrillen darstellen. In ihren Maschen können vielfach erhalten gebliebene Nervenzellen liegenbleiben. Auch in dieser Situation dürfte ähnlich wie bei den anderen Organisationsvorgängen mesenchymalen Ursprungs eine strenge Trennung der feinen retikulären Kollagenfibrillenbündel vom neuronal-gliösen Gewebe durch Basalmembranen vorliegen. SCHOLZ (1949) hat angenommen, daß Exsudationsvorgänge, die mit einer partiellen Schädigung des Hirngewebes einhergehen, nicht nur die Astroglia, sondern auch das mesenchymale Gewebe zu mächtiger Proliferation anregen, denn es gelang ihm häufig, in frühen Stadien der Wernickeschen Krankheit Plasmaextravasate im Gewebe mit histopathologischen Methoden nachzuweisen. Auch bei der Wilsonschen Krankheit (hepatolentikuläre Degeneration) sind exsudative Vorgänge aufgezeigt[4] worden.

IX. Ablagerungen im Gewebe

1. Senile Plaques

REDLICH hatte in der Hirnrinde 1898 Gebilde beschrieben, die sich bei Anwendung üblicher Färbemethoden als kleine, nur schwach hervortretende Verdichtungen innerhalb des Grundgewebes darstellten. Das Auftreten dieser „senilen Plaques" hat ALZHEIMER (1904) in der Hirnrinde bei seniler Demenz beschrieben.

---
[1] ESCOLA und HAGER 1962.   [2] HAGER 1964, ESCOLA und HAGER 1964.
[3] GUSEK 1959, 1962, GUSEK und NAUMANN 1959.   [4] KONOWALOW 1940.

FISCHER (1907) nannte die Ablagerungen „drusige Nekrosen". Mit der Ausarbeitung von Silberimprägnationen wurde der feinere Aufbau dieser Gebilde der Beobachtung zugänglich (BIELSCHOWSKY, 1911). Die Imprägnationsbilder der senilen Plaques sind ungemein mannigfaltig (Abb. 254). Durch ihre Fähigkeit zur starken Bindung von Silbersalzen heben sich die Plaques bei niederen Vergrößerungsstufen als dunkle Fleckchen von dem helleren Grundgewebe der Hirnrinde ab. Kleinste Plaques erscheinen nur als Verdichtungen des Grundgewebes. Nicht selten trifft man auf ausgeprägte Ablagerungen von kugelförmiger Gestalt, die meist ein grobklumpiges homogenes Zentrum, einen „Kern", erkennen lassen, der von einem helleren Hof umgeben ist. Die Außenzone dieser Drusen ist manchmal homogen; meist präsentiert sie sich jedoch aufgrund ihrer Zusammensetzung aus fädchen- und nadelförmigen Gebilden als strahlenkranzartige Anordnung. Der Kern solcher Plaques erscheint im Nissl-Bild weitgehend homogen und zeigt einen bläulichen oder metachromatisch-rötlichen Farbton. Mit den Markscheidenmethoden stellt er sich zuweilen als bräunlicher Fleck dar; seine Anfärbbarkeit mit Lipoidfarbstoffen ist recht schwankend. Aufgrund intensiver Studien der Struktur der senilen Drusen kam v. BRAUNMÜHL (1957) zu der Auffassung, daß Form und Aussehen der senilen Plaques als auch ihr Verhalten gegenüber Färbungen und Imprägnationen von der Beschaffenheit und Quantität der beim Drusenbildungsvorgang im Gewebe zur Ablagerung kommenden Stoffe abhängig seien. v. BRAUNMÜHL unterschied hinsichtlich des Erscheinungsbildes Primitiv-Plaques, in deren Bereich auch nach Anwendung von Silbermethoden nur eine Verdichtung des Grundgewebes feststellbar ist, und Drusen im engeren Sinne, die Kern, Hof und Fädchen- bzw. Nadelkranz zeigen. Um eine systematische Einteilung bzw. um eine Gruppengliederung der senilen Plaques hat sich in jüngerer Zeit besonders JACOB (1939, 1941) bemüht. Die Annahme v. BRAUNMÜHLs, daß das Bild zum guten Teil von der Art des Grundgewebes bestimmt wird, in welches die Einlagerungen erfolgen, wurde im wesentlichen durch noch zu besprechende elektronenmikroskopische Untersuchungen bestätigt. Dagegen scheint die Annahme, daß die Mannigfaltigkeit des histopathologischen Bildes der Drusen darauf zurückführbar ist, daß die Ablagerungen sich mehrzeitig entwickeln, nicht zureichend gesichert. Von nicht geringer Bedeutung ist die Frage der Gefäßabhängigkeit der Plaques. Eine solche läßt sich durchaus nicht immer mit Sicherheit erkennen. Eindeutiger pflegt die Situation zu sein, wenn die schon eingehend dargestellten drusigen Entartungen der Hirnarterien (vgl. S. 264), denen SCHOLZ (1938) eine grundlegende Studie gewidmet hat, sich zu den senilen Plaques gesellen. SCHOLZ hat eindringlich hervorgehoben, daß um drusig veränderte Hirngefäße die zur Ablagerung kommenden Substanzen vielfach den Bereich des perivasculären Raumes überschreiten und im umgebenden Hirngewebe Kerne von senilen Plaques bilden, welche offensichtlich durch zusätzliche Ablagerungen von Material sich vollends zu charakteristischen Gebilden mit Kern, Hof und Kranz entwickeln.

Was die Ergebnisse histochemischer Untersuchungen an den Plaques betrifft (Abb. 254), so war schon den älteren Forschern bekannt, daß die Kerne der Drusen mit Lugolscher Lösung schwach reagieren. Nach MARINESCO hat vor allem DIVRY (1927) eindringlich darauf hingewiesen, daß die Plaques sich bei Anwendung vieler Reaktionen positiv erweisen, die zum Nachweis von Amyloid dienen. Vor allem das metachromatische Verhalten, die Anfärbbarkeit mit Jod und die positive Kongorotreaktion wurden zugunsten der Amyloidnatur der Plaquessubstanzen angeführt. Von besonderer Bedeutung ist das Verhalten der Plaques im polarisierten Licht. Auf die Anisotropie eines Teils der Kerne der senilen Plaques hat DIVRY hingewiesen. Zusätzlich hat SCHWARTZ (1965) gezeigt, daß sie nach Fluorochromierung im Fluorescenzmikroskop die gleichen Effekte wie Amyloidablagerungen zeigen.

Auch die Untersuchungen von HECHST (1929) sowie von SCHIFFER (1957) sind in diesem Zusammenhang zu nennen. Die PAS-Methode, die in breitester Form in der Histochemie zur Anwendung kam, wurde auch zur Untersuchung der senilen Drusen herangezogen; sie zeigte, daß diese Gebilde massiv PAS-positive Substanzen enthalten[1]. Bei einem Teil des Beobachtungsgutes ließen die hyalinotisch veränderten Gefäßwände ebenfalls bei diesem Verfahren stark reagierende Substanzen erkennen. In der Nähe dieser veränderten Gefäße fanden sich zahlreiche Drusen, deren Gefäßabhängigkeit nicht selten erkennbar war. Auch enzymhisto-

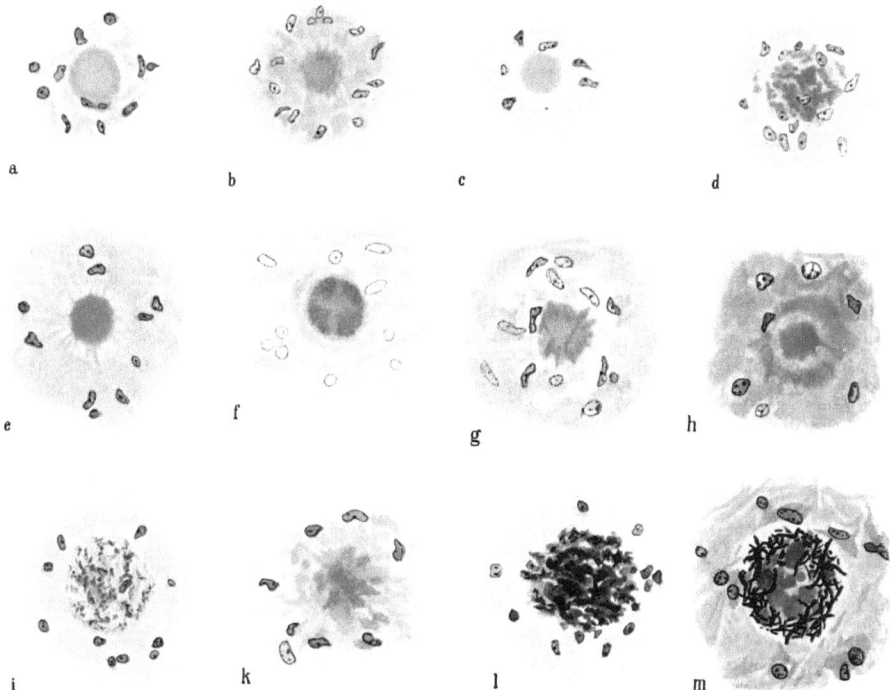

Abb. 254a—m. Färberisches Verhalten von senilen Plaques. a Kresylviolett. b Markscheidenfärbung nach SPIELMEYER. c und d Lipoidfärbung nach HERXHEIMER bzw. ROMEIS. e Hämatoxylin-Eosinfärbung. f Plaqueskern bei Jodreaktion. g Plaqueskern bei Kongorotfärbung.*l* h Methylviolettfärbung. i Thioninfärbung. k Modifizierte Giemsafärbung. l Imbibition einer Druse mit Pseudokalk bei Thioninfärbung. m Kombinierte Silbermethylviolettfärbung, wobei fädige argentophile Substanzen neben klumpigen mit Methylviolett intensiv angefärbten Kernstrukturen zur Darstellung kommen. (Aus A. VON BRAUNMÜHL, Hdb. spez. path. Anat., Bd. XIII/1A, 1957.)

chemische Untersuchungen wurden an den senilen Plaques in nicht geringer Zahl durchgeführt. Ihre Ergebnisse trugen im ganzen nicht wesentlich zur Kenntnis der Natur der Ablagerungen bei.

Eine intensive Reaktion der sauren Phosphatasen im Bereich seniler Plaques wurde von JOSEPHY (1949), AGOSTINI (1952), MOREL und WILDI (1955), FRIEDE und MAGEE (1962), sowie FRIEDE (1965) festgestellt. Letzterer fand die Aktivität im Kernbereich der Plaques besonders hoch. Neben diesen Hydrolasen haben FRIEDE und MAGEE (1962) auch eine starke Aktivität der Succinodehydrogenase, sowie der NAD-Diaphorase nachgewiesen. FRIEDE (1965) hat schließlich noch eine starke Aktivität der Milchsäure-, Malat- und Glutamatdehydrogenase und der Cytochromoxydase im Bereich der Drusen gefunden. Keine gesteigerte Aktivität zeigte sich für die Monoaminooxydase und für die Glucose-6-Phosphatasedehydrogenase. Anzufügen ist, daß GIACOMO (1962) eine gesteigerte Cholinesteraseaktivität in senilen Plaques beobachtet hat.

---

[1] BÜLOW 1956.

Von den reaktiven Veränderungen in der Umgebung der senilen Drusen sind solche von Axonen besonders hervorzuheben. Es finden sich recht häufig in unmittelbarer Nähe der Ablagerungen spindelförmige Auftreibungen sowie keulenförmige Verformungen von Achsenzylindern. Auch nekrobiotische Vorgänge an Gewebsbestandteilen des Neuropils scheinen im Bereich der senilen Plaques mit gewisser Regelmäßigkeit aufzutreten. Elektronenmikroskopische Untersuchungen an senilen Plaques[1] ergaben eine bemerkenswerte Ähnlichkeit zwischen dem Bild der experimentell hervorgerufenen Amyloidose[2] und dem Aufbau der menschlichen senilen Plaques. Die Fibrillen, die Art ihrer groben Orientierung in Bündeln sowie die sternförmigen Umrisse der Aggregate tragen zu dieser Ähnlichkeit bei. Die Feinstruktur der Drusen bietet eine Erklärung für Kongophilie und polarisationsoptisches Verhalten im Drusenbereich, nicht aber etwa für die Herkunft der faserigen Substanzen. Besonders die Herkunft und Eigenschaft des dichten Materials im Zentrum der Plaques verbleibt unklar. TERRY u. Mitarb. meinten, daß vielleicht hydrierte Phospholipide an dem Aufbau von Strukturkomponenten beteiligt sind. Die an den Kernen im Elektronenmikroskop erkennbare variable Periodizität membranartiger Anordnungen und die irreguläre Dichte legen nahe, daß die chemische Zusammensetzung unterschiedlich ist. Das Material ließ sich deutlich unterscheiden von Lipofuscinkörpern, die in den Nervenzellen eingelagert sind. Die elektronenmikroskopischen Bilder von senilen Drusen geben zudem eine einleuchtende Erklärung für die oben angeführten Angaben über eine starke Aktivität oxydativer Enzyme. Die Befunde von TERRY u. Mitarb. (1964) sowie von KIDD (1964) lassen die Annahme zu, daß die Grundlage dieses enzymhistochemischen Verhaltens Anhäufungen von Mitochondrien in lädierten Axonen darstellen. Es wurden Anschwellungen neuronaler Fortsätze beobachtet, die angefüllt waren mit Mitochondrien und mit dichten Körpern, die offensichtlich aus veränderten Mitochondrien entstanden waren. Auch degenerierende Dendriten und Boutons wurden im Bereich der Drusen vorgefunden.

Es kann nicht Gegenstand dieser Ausführungen sein, auf die Unzahl von pathogenetischen Theorien einzugehen, die entworfen wurden, um die Entstehung der senilen Plaques zu erklären. Man sprach von Verdichtungen des gliösen Grundnetzes, Umwandlungen des gliös-protoplasmatischen Reticulums[3] und von einer Entartung vorwiegend paraplastischer Substanzen des Grundgewebes der Hirnrinde[4] und von anderem mehr. Bezüglich der zahlreichen Theoriebildungen zur Pathogenese der senilen Plaques sei auf den Artikel von v. BRAUNMÜHL im Handbuch der speziellen Pathologie XIII, Nervensystem, Teil 1, verwiesen. Da Nerven- und auch Gliazellen im Bereich der Ablagerungen der senilen Plaques häufig zu erkennen sind, haben zahlreiche Untersucher bis in die jüngste Zeit einen Zusammenhang zwischen ortsständigen Zellelementen und der Pathogenese dieser Gebilde herstellen wollen[5]. Als eine der mit am meisten diskutierten Hypothesen soll die kolloidchemische Betrachtungsweise Erwähnung finden. v. BRAUNMÜHL suchte die Entstehung der senilen Plaques auf Störungen der kolloidalen Verhältnisse im Hirngewebe zurückzuführen, nachdem MARINESO schon ähnliche Anschauungen vorgetragen hatte. Die Untersuchungen von DIVRY (1934) wurden bereits erwähnt. Besonders das histochemische Verhalten führte ihn dazu, die Plaques als Ausdruck einer „miliaren Hyalinoamyloidose" aufzufassen. Die Veränderungen seien demnach wesensverwandt mit anderen lokalisierten Amyloidablagerungen, die sich im Senium in verschiedenen Organen nachweisen lassen. Die Niederschlags-

---

[1] TERRY, GONATAS und WEISS 1964, LUSE und SMITH 1964, KIDD 1964.
[2] HEEFNER und SORENSON 1962.   [3] JACOB 1941.
[4] CREUTZFELDT und METZ 1926, sowie ROTHSCHILD 1934.
[5] Unter anderen GOODMAN 1953.

bildungen im Grundgewebe der Hirnrinde sollen auf einer Ausflockung von Plasmakolloiden beruhen. Diesen Auffassungen wurde entgegengehalten, daß das Gehirn auch bei stärkster Amyloidose der Körperorgane meist frei von typischen Amyloidablagerungen gefunden wurde. KRÜCKE (1950) ist der Überzeugung, daß die senilen Drusen Ausdruck einer Paramyloidose sind. Auch MISSMAHL und HARTWIG (1954), die das polarisationsoptische Verhalten der senilen Drusen mit amyloiden Rundherden im Knochenmark, in der Milz und in der Nebenniere verglichen, sprachen sich für das Vorliegen einer Paramyloidose aus. Daß der drusigen Entartung der Hirngefäße von SCHOLZ eine Ablagerung von amyloidähnlichen Substanzen zugrunde liegt und daß verschiedene Befunde eine Präcipitation von Proteinen aufgrund der veränderten Gefäßpermeabilität förmlich vor Augen führen, wurde bereits oben eingehend dargestellt (vgl. S. 264). SCHOLZ neigte daher, wie bereits oben erwähnt wurde, dazu, ein Austreten von Substanzen aus den Hirngefäßen, die Kerne von Drusen bilden könnten, anzunehmen. Eine Vergrößerung der Gebilde soll nach dieser Auffassung durch Anlagerung von weiterem im Gewebe präcipitierten Material stattfinden. Besonders eindeutig sprechen für die Wesensverwandtschaft der senilen Drusen mit den Ablagerungen bei Amyloidosen und Paramyloidosen die oben besprochenen elektronenmikroskopischen Befunde. Doch neigen TERRY u. Mitarb. eher dazu, die amyloidartigen Filamente als ein lokales celluläres Produkt und nicht als eine Abscheidung aus der Blutstrombahn aufzufassen. Dabei verweisen sie auf HEEFNER und SORENSON (1962), die deutlich demonstriert haben, daß in der Milz Bündel von Amyloidfibrillen im Cytoplasma der reticuloendothelialen Zellen sich vorfinden können. Die Untersucher konnten um diese intracellulären Bündel keine Membranen feststellen, so daß sie es für unwahrscheinlich hielten, daß die im Binnenraum der Zellen befindlichen Filamente sekundär phagocytiert worden sind. Es lägen demnach bei diesen reticuloendothelialen Zellen ganz ähnliche Verhältnisse vor wie bei den Alzheimerschen Fibrillenveränderungen (vgl. S. 77). TERRY u. Mitarb. meinten, daß die Mikrogliazellen, die ja wohl als die Repräsentanten des reticuloendothelialen Systems im zentralen Nervensystem aufzufassen sind (vgl. S. 148), vielleicht die Quelle des amyloiden Materials der senilen Plaques sein könnten. Unklar verbleibt, was die mikrogliösen Elemente dann stimulieren würde, diese Substanzen zu produzieren.

2. Amyloidablagerungen im zentralen Nervensystem; „kolloide Degeneration" Alzheimers

Die im vorausgehenden Kapitel diskutierten formalen und genetischen Beziehungen zu den senilen Veränderungen machen eine kurze Besprechung von Amyloid- bzw. Paramyloidablagerungen im Gehirn notwendig. MARINESCO berichtete im Jahre 1928 über Amyloidablagerungen im Gehirn bei gleichzeitiger Amyloidose anderer Organe. Dieser Fall blieb lange Zeit die einzige einwandfrei belegte Beobachtung. Die Amyloidablagerung lag in einer ähnlichen Form vor wie bei den senilen Plaques, bzw. bei der von SCHOLZ eingehend analysierten drusigen Gefäßerkrankung. In jüngerer Zeit wurden weitere Beobachtungen über begrenzte Amyloidablagerungen im Zentralnervensystem mitgeteilt[1]. Es fanden sich im Gehirn Amyloidablagerungen in den Ventrikelwänden, an der Gehirnoberfläche, in den Meningen und in den intracerebralen Blutgefäßen. In der Hirnrinde zeigten die Amyloidablagerungen die morphologischen Charakteritika der senilen Plaques. KRÜCKE (1950) berichtete über den ersten Fall von ausgeprägter cerebraler Beteiligung bei Paramyloidose. Bei einem zweiten zeigte das Gehirn

---
[1] RITAMA 1954, DA SILVA-HORTA und DIAS COELHO 1960, VATERLAN 1964.

Amyloidablagerungen in den Leptomeningen, an Gefäßen, in den Ventrikelwänden und im Bereich der Hirnoberflächen. In der letzten Örtlichkeit zeigen die Ablagerungen Ähnlichkeit mit der Struktur der senilen Plaques. Es sei nur daran erinnert, daß die Formdoppelbrechung des Amyloids durch Kongorot verstärkt wird. Im polarisierten Licht leuchtet es dann grün auf[1]. Dieser Farbwechsel wurde als Specificum des Amyloids angesehen[2]. Die Formdoppelbrechung wird durch Benzoylierung und Sulfatierung aufgehoben[3]. Die färberischen und polarisationsoptischen Analysen ergaben, daß die positive Formdoppelbrechung des Amyloids

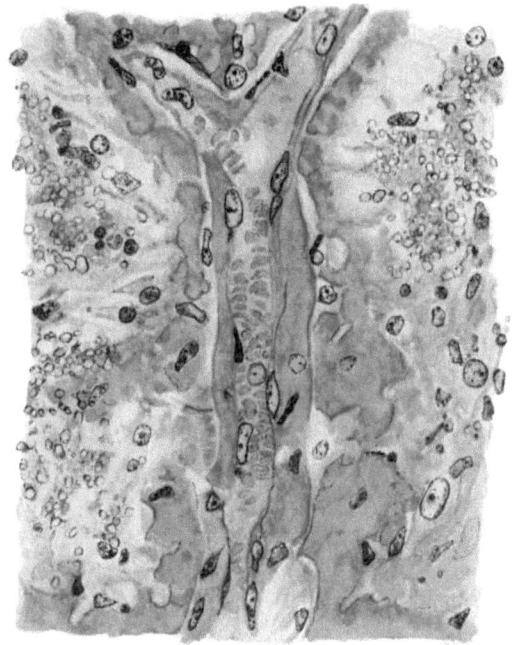

Abb. 255. Späte Manifestation einer Schädigung durch Röntgenstrahlen beim Hund. Arterie aus der Brücke mit plasmatischer Wandverquellung und Austreten plasmatischer Massen ins Gewebe. Die Endothelzellen des Gefäßes sind relativ gut erhalten, die Zellen der Adventitia und Media dagegen vermindert oder regressiv verändert. Zeichnung nach einem Präparat von W. SCHOLZ. (Aus W. ZEMAN, Hdb. spez. path. Anat. u. Histol., Bd. XIII/3, 1955)

auf der besonderen Ausrichtung anisodiametrischer Proteinteilchen beruht. Ein charakteristischer Farbwechsel des Amyloids wird nicht nur nach Kongorotfärbung, sondern auch nach Anwendung zahlreicher anderer Farbstoffe beobachtet[4]. Neuerdings ergaben elektronenmikroskopische Untersuchungen[5], daß das Amyloid aus Bündeln von feinen Fibrillen zusammengesetzt ist. Als Durchmesser der Fibrillen wurden 300 Å angegeben. Die kollagene und retikuläre Bindegewebsfaser verhält sich färberisch und polarisationsoptisch anders als das Amyloid. COHEN und CALKINS (1964) konnten an isolierten Amyloidfibrillen nachweisen, daß weder Kollagenase noch Hyaluronidase die Integrität der Fibrillen beeinflussen. Es handelt sich also nicht um Kollagenfibrillen. Die Amyloidfibrillen enthalten auch keine ins Gewicht fallenden Mengen von Hyaluronsäure. Experimentell

---

[1] DIVRY und FLORKIN 1927.   [2] MISSMAHL 1957.   [3] DIEZEL und PFLEIDERER 1959.
[4] DIETZEL und PFLEIDERER 1959.
[5] COHEN, WEISS und CALKINS 1960, CAESAR 1960, GHIDONI und GUEFT 1962, HEEFNER und SORENSON 1962, TRUMP und BENDITT 1962.
[6] COHEN und CALKINS 1959.

erzeugtes Amyloid und Ablagerungen bei allgemeiner Amyloidose weisen übereinstimmend eine feinfaserige Struktur auf [6]. Die Fasern sind zu Bündeln geordnet. Die Faserlänge beträgt 1200—5000 Å und ihre Breite 50—120 Å. Diese Befunde erklären das polarisationsoptische Verhalten des Amyloids. (Im übrigen sei bezüglich der morphologischen Pathologie der Amyloidablagerungen auf das Kapitel von LETTERER im Band VII/2 dieses Handbuches verwiesen.) Auf das Problem der Pathophysiologie des Eiweißstoffwechsels bei senilen Prozessen kann hier nicht näher eingegangen werden. Eine gewisse Beziehung zum Amyloid hat eine eigenartige Veränderung des Zentralnervensystems, welche der Neuropathologe

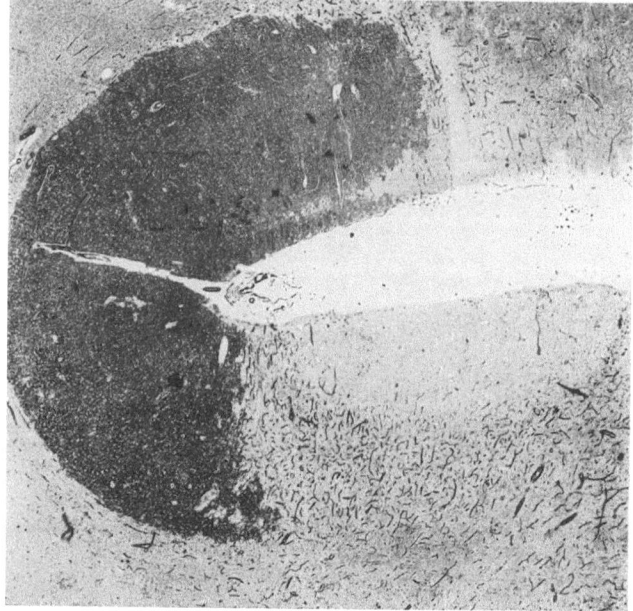

Abb. 256. Kolloide Degeneration bei progressiver Paralyse, Übersichtsbild (Präparat von NEUBUERGER). (Aus E. STRÄUSSLER, Hdb. spez. path. Anat., Bd. XIII/2A, 1957.)

heutzutage nurmehr extrem selten zu Gesicht bekommen dürfte, nämlich die sog. „kolloide Degeneration" der Hirnrinde (Abb. 256 und 257). Darunter hat ALZHEIMER (1898) Veränderungen verstanden, die sich durch erhebliche Verbreiterungen der Gefäßwände unter deren gleichzeitiger Umwandlung in transparent-homogene Rohre sowie durch Auftreten gleichartiger Substanzen in freier Form in der Umgebung der Gefäße auszeichnen. Diese äußerst eindrucksvollen Veränderungen wurden nicht allzu häufig bei der progressiven Paralyse in der Großhirnrinde beobachtet. Bezüglich der kasuistischen Literatur sei auf das Kapitel von STRÄUSSLER: „Die Syphilis und die progressive Paralyse im Zentralnervensystem" im Handbuch der speziellen Pathologie 13, Teil II A, verwiesen. ALZHEIMER hatte seinerzeit den Eindruck, daß nicht nur räumliche, sondern auch genetische Beziehungen zwischen dem Auftreten der kolloidalen Massen im Bereich der Gefäße und im Hirngewebe bestünden. Er hielt die Ablagerungen für einen Ausfällungsvorgang im Gewebe. LÖWENBERG (1924) und MARKIEWICZ (1937) stellten schließlich in genetischer Hinsicht die Gefäße entschieden in den Vordergrund. Histopathologische und histochemische Bemühungen zur näheren stofflichen Charakterisierung der kolloidalen Substanzen zeitigten keine besonders aufschlußreichen Ergebnisse. LIUBA (1932) hat solche Beobachtungen zusammengestellt. Die betroffenen Hirngegenden zeigen im allgemeinen eine fischfleischartige Beschaffenheit. Die Kolloidsubstanzen sind mit basischen Anilinfarbstoffen nur leicht anfärbbar, färben sich aber nach der van Gieson-Methode meist intensiv rot. Der Ausfall der Amyloidreaktion ist meist nicht eindeutig; lipoide Farbstoffe zeigten ein negatives Ergebnis. STRÄUSSLER (1957) weist darauf hin, daß die ausgefällten Substanzen, sei es durch aktiven

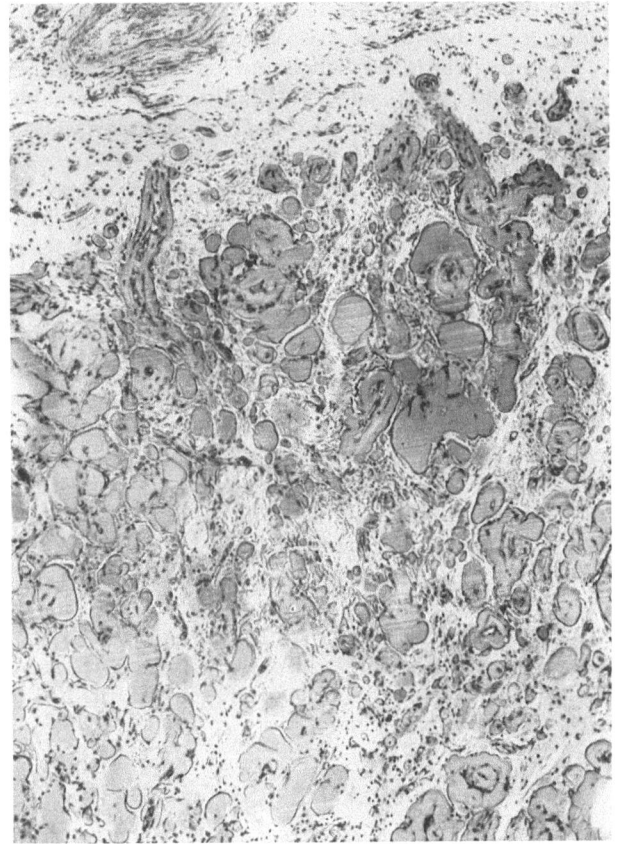

Abb. 257. Kolloide Degeneration bei progressiver Paralyse. Durchtränkung der Gefäßwände mit kolloiden Substanzen, welche feintropfig auch ins Hirngewebe ausgetreten sind. Präparat der Deutschen Forschungsanstalt für Psychiatrie. (Aus E. STRÄUSSLER, Hdb. spez. path. Anat., Bd. XIII/2A, 1957)

Abbau, sei es durch andere lytische Prozesse, weitgehend aus dem Gewebe wieder verschwinden können. In diesen Fällen bleibt eine ausgeprägte grobspongiöse Gewebsauflockerung bestehen. Es fehlte jedoch nicht an Stimmen[1], die eher dazu neigten, anzunehmen, daß die Auflockerung des Gewebes der Ablagerung des kolloidartigen Materials vorausgehe. Bezüglich der Natur der Ablagerungen hat sich STRÄUSSLER (1957) entschieden dafür ausgesprochen, daß die von SPIELMEYER beschriebene Coagulationsnekrose (vgl. S. 274) mit der kolloiden Degeneration ALZHEIMERs identisch ist. Diese Ansicht läßt sich aufgrund unserer derzeitigen Kenntnis über das Wesen der Coagulationsnekrose (vgl. S. 297) nicht mehr aufrechterhalten. Im übrigen tritt in der gesamten älteren Literatur die

---

[1] Unter anderen LÖWENBERG 1924, MARKIEWICZ 1937.

Unsicherheit in der stofflichen Beurteilung der Ablagerungen schon durch den Wechsel der Bezeichnungen — man gebrauchte u.a. die Ausdrücke hyalin, kolloid, amyloidähnlich — zutage. Weitergeführt haben die Überlegungen von SCHOLZ (1957). Er hat eindringlich auf die grundsätzliche Ähnlichkeit dieser kolloiden Substanzen mit den massiven Austritten plasmatischer Substanzen ins Gewebe hingewiesen, wie er sie bei cerebralen Röntgenspätschäden entdeckt und beschrieben hatte. Im Rahmen des Studiums experimenteller Strahlenschädigungen bei Hunden[1] traf man Veränderungen an, die denen bei der Alzheimerschen kolloidalen Degeneration sehr wesensverwandt waren (Abb. 255). Bezüglich des makroskopischen Bildes der durch Röntgenspätschädigung entstandenen Ablagerungen im menschlichen Gehirn wurde von MARKIEWICZ, ähnlich wie bei der Kolloiddegeneration ALZHEIMERs, von einer fischfleischartigen Beschaffenheit der betroffenen Gewebsbezirke gesprochen. Bei der histopathologischen Untersuchung zeigen sich meistens hochgradige Verquellungen der Gefäßwände, die gelegentlich auch bei der Untersuchung solcher Fälle als Hyalinosen bezeichnet wurden. Im umgebenden, meistens nekrotischen Hirngewebe fanden sich feinschollige oder auch balkenförmige Ablagerungen von kompakt gewordenen plasmatischen Massen. Von besonderer Bedeutung ist, daß diese plasmatischen Substanzen, die als Folgezustand einer Röntgenspätschädigung aufzufassen sind, nach den Beobachtungen von SCHOLZ über lange Zeit im Gewebe liegenbleiben können. Die schweren Störungen der Gefäßpermeabilität, die diesen Veränderungen ursächlich zugrunde gelegt werden mußten, wurden mit gutem Grund auf eine Strahlenschädigung der Gefäßwandzellen zurückgeführt, die erst nach einer gewissen Latenzzeit durch das Ausbleiben der physiologischen Mauserung der Zellelemente in Erscheinung tritt[2]. SCHOLZ führte ferner die Ähnlichkeit der kolloiden Degeneration mit anderen Prozessen, bei denen exsudative Phänomene das Bild prägen, an, so u.a. mit der Foix-Alajouanineschen Erkrankung des Rückenmarks[3]. Auch bei anderen Prozessen, die mit massiven Permeabilitätsstörungen in Capillaren und venösen Abschnitten der Blutstrombahn einhergehen, nehmen die Exsudatmassen im Gewebe eine Beschaffenheit an, die der der kolloiden Degeneration recht nahe steht. Sie zeigen ferner meist eine Kongorotfärbbarkeit. Dies führte dazu, die geronnenen Eiweißmassen bei solchen Prozessen und bei Röntgenspätschädigungen als lokales Amyloid bzw. Paramyloid zu bezeichnen.

3. Pseudokalk; kalkhaltige Substanzen

Mit der Permeation von Eiweißkörpern aus der Blutstrombahn stehen vielleicht auch Ablagerungen in Beziehung, die als Pseudokalk bezeichnet werden. Ältere Untersucher waren vielfach geneigt, Ablagerungen bzw. Konkremente im Hirngewebe, deren färberische Eigenschaften durch eine starke Affinität zum Hämatoxylin gekennzeichnet waren, schlechthin als kalkhaltig anzusehen. Es fiel jedoch frühzeitig auf, daß Ablagerungen von solcher Beschaffenheit im Gehirn selten charakteristische Kalkreaktionen geben. Man schlug daher vor, in solchen Fällen von kalkähnlichen Stoffen oder von Pseudokalk zu sprechen (Abb. 258 und 259). Als Prädilektionsstellen erwiesen sich die Gefäße bzw. ihre perivasculären Räume, und zwar insbesondere im Pallidum, im Nucleus dentatus sowie in der Lamina medullaris circumvoluta des Ammonshorns. An Arterien scheint das Material in feinstäubiger oder homogener Form innerhalb der Muscularis abgelagert zu werden und auf den perivasculären Raum überzugreifen. Im extremen Fall kann der Eindruck eines geschlossenen dickwandigen Rohres entstehen, wobei, wie SCHOLZ (1957) hervor-

---
[1] SCHOLZ 1934, 1935, ZEMANN 1955. [2] ZEMANN 1955.
[3] MARKIEWICZ 1937, SCHOLZ und MANUELIDIS 1951.

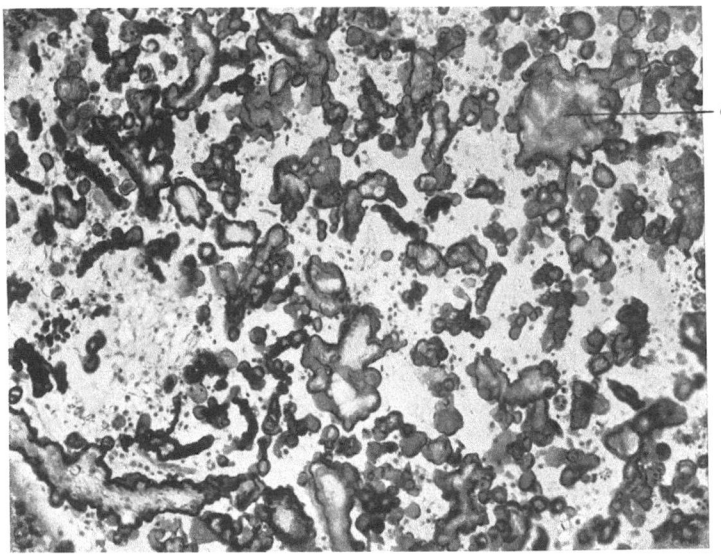

Abb. 258. Verbreiterte Gefäßverkalkung in den Stammganglien mit Bildung größerer Kalkkonkremente (*a*); beginnende Hirnsteinbildung. Hämatoxylin-Eosinfärbung. Vergr. 250:1. (Aus WEIMANN, 1922)

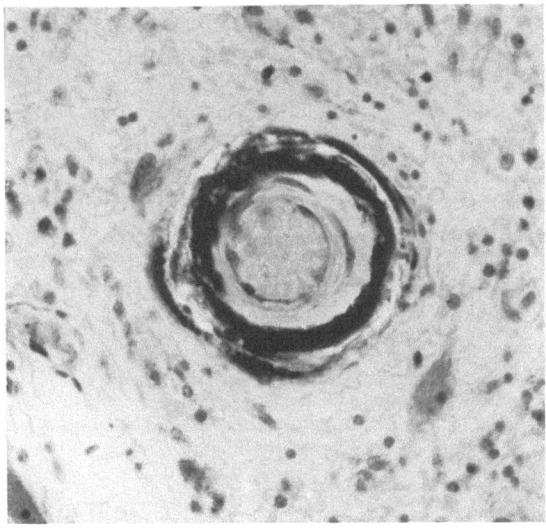

Abb. 259. Massive Pseudokalkablagerungen in Media und Adventitia einer kleinen Pallidumarterie ohne wesentliche Schädigung des umgebenden Hirngewebes (Tetanie). Färbung nach NISSL. (Aus W. SCHOLZ, Hdb. spez. path. Anat., Bd. XIII/1A, 1957.)

hob, die Intima relativ lang von den Ablagerungen frei zu bleiben pflegt. Eine ausgesprochene Neigung besteht zur Ablagerung von Pseudokalk an den Capillarwänden, und zwar in herdförmigen Bereichen. Jedoch finden sich daneben in der Regel Substanzen, deren Gefäßabhängigkeit nicht zu erkennen ist. Im Globus pallidus und im Striatum kommen in der Regel Ablagerungen gleicher Beschaffenheit in kleinsten Mengen vor, so daß sie als Normalbefund zu werten sind[1].

[1] KODAMA 1926, OSTERTAG 1922, KASUGA 1940, SANDRITTER 1951.

Im übrigen sei bezüglich der färberischen und histochemischen Verhaltensweise des sog. Pseudokalks auf die Arbeiten von SPATZ (1922), OSTERTAG (1922, 1930), BOCHNIK (1950, 1953) und auf die zusammenfassende Darstellung von ERBSLÖH und BOCHNIK im Handbuch der speziellen pathologischen Anatomie, Bd. XIII/2 hingewiesen. Hier finden sich auch Angaben über Häufigkeit und Prädilektionsstellen des banalen Pseudokalkes und eine eingehende Darstellung der Pathologie. Die progressiven Pseudokalk- und Kalkablagerungen dieser Art zeigen in ungefärbten Präparaten eine starke Lichtbrechung. Bei den Färbungen nach NISSL bzw. mit Toluidinblau und Kresylviolett pflegen sie einen blassen Ton anzunehmen.

BOCHNIK (1950) hat darauf hingewiesen, daß die Färbbarkeit des Pseudokalkes mit fortschreitendem Alter der Ablagerungen wechseln kann. Das Ergebnis der histochemischen Reaktionen[1] weist darauf hin, daß es sich bei den Pseudokalkablagerungen um komplexe Eiweißkörper handelt, die im Gewebe in gallertartiger Zustandsform deponiert werden dürften. Das gallertartige Verhalten der Ablagerungen kommt in einer Quellung bei Wasseraufnahme zum Ausdruck. Eine abweichende Auffassung vertreten SLAGER und WAGNER (1956), die umfangreiche Untersuchungen über Vorkommen und Zusammensetzung der Pseudokalkablagerungen in den Gefäßen der Stammganglien anstellten. Ihre histochemischen Ergebnisse deuteten sie zugunsten einer Zusammensetzung der Ablagerungen aus Mucopolysacchariden. Proteine vermochten sie im Pseudokalk nicht nachzuweisen. Auch für das Vorhandensein von Lipoiden ergab sich kein Anhaltspunkt. Die Affinität der Pseudokalkablagerungen zum Eisen hatte PERUSINI (1912) hervorgehoben. Auch Kupfer kann sich in ihnen anreichern, wie Untersuchungen von LICHTENSTEIN und KOREY (1955) zeigten. Am ausgeprägtesten ist jedoch die Affinität dieser Ablagerungen für Kalkverbindungen. Sie scheinen geradezu als Kalksalzfänger zu wirken. Wenn die mineralischen Ablagerungen einen stärkeren Umfang erreichen, pflegt die Färbbarkeit mit basischen Anilinfarbstoffen abzunehmen. ERBSLÖH und BOCHNIK gelangten aufgrund der Ergebnisse von Analysen von Kalkkonkrementen zu der Ansicht, daß die Verkalkung von Pseudokalkablagerungen mit den Ausfällungsprozessen einhergeht und nicht erst im Laufe der Zeit sekundär erfolgt. Als Endprodukte solcher Ablagerungsprozesse, die sich des Pseudokalkes als primäre Matrix bedienen, dürfte ein guter Teil der sog. Hirnsteine zu betrachten sein. Solche Kalkablagerungen suchte man in jüngerer Zeit hinsichtlich ihrer Kristallstruktur mittels röntgenspektrographischer Untersuchungen zu charakterisieren[2]. Es ergab sich, daß es sich bei den abgelagerten Mineralstoffen um Hydroxylapatit handelt.

Auf die physikalisch-chemischen Bedingungen der Konkrementbildung bzw. der Ablagerungen von Kalkverbindungen im Gewebe kann im Rahmen dieses Abschnittes nicht eingegangen werden. Es sei diesbezüglich auf den IV. Band, 1. Teil dieses Handbuches verwiesen.

Das Auftreten reversibler Kalkausfällungen in Hirngewebsnekrosen fand bereits oben eine Darstellung (S. 272). Bezüglich der Beziehungen der Pseudokalkablagerungen zu innersekretorischen Störungen sei auf den Artikel von ERBSLÖH und BOCHNIK (1958) verwiesen.

Wenig für sich hat die Annahme von BEYME (1946), daß in verschiedenen Gewebselementen kolloidale Entmischungsvorgänge ablaufen könnten, die zur Bildung und Ausfällung von pseudokalkhaltigen Ablagerungen führen würden. SCHOLZ (1957) weist mit Recht darauf hin, daß die nahe örtliche Beziehung zu den Gefäßwänden (Abb. 259) den Gedanken nahelegt, daß die abgelagerten Substanzen aus der Blutstrombahn stammen. Besonders gut begründet sind die auf umfangreiche Beobachtungen gestützten Deutungen SANDRITTERS (1951), der die subintimalen Einlagerungen kolloidartiger Substanzen von Pseudokalkcharakter in Gehirnen von Feten, Säuglingen und Jugendlichen untersucht hat. Er leitete die pseudokalkähnlichen Substanzen von aus der Blutstrombahn ausgetretenen Stoffen ab, bei denen es sich wahrscheinlich um Bluteiweißkörper handeln dürfte.

---

[1] ERBSLÖH und BOCHNIK 1958.   [2] BEYME 1946, BOCHNIK 1953.

4. Corpora amylacea

Mit die häufigsten Ablagerungen, die im Gehirn älterer Individuen nie zu fehlen pflegen, stellen die Corpora amylacea dar. Sie sind zudem die am längsten bekannten Ablagerungen im Zentralnervensystem. MORGAGNI hat sie zum ersten Mal im Jahre 1723 beschrieben, später auch PURKINJE. VIRCHOW hat ihnen im Jahre 1854 eine Publikation gewidmet.

Corpora amylacea sind sphärische Körper, die bis zu 50 μ im Durchmesser messen können. Ihre Vorzugslokalisationen sind das subependymale Gewebe sowie die

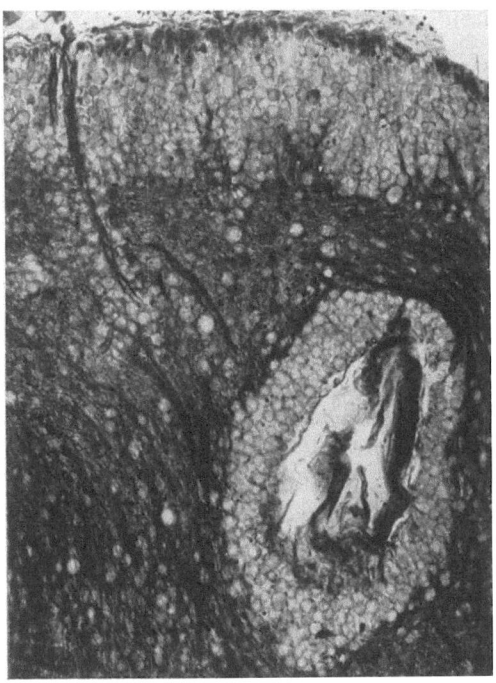

Abb. 260. Vielzeilige Ablagerungen großer Mengen von Corpora amylacea an der Membrana limitans gliae perivascularis et superficialis. Imprägnation nach BIELSCHOWSKY. Vergr. 190:1. (Aus W. SCHOLZ, Hdb. spez. path. Anat., Bd. XIII/1A, 1957)

Membranae gliae limitantes superficiales und perivasculares (Abb. 260). Im Bereich der Nervenwurzeln, in den Spinalganglien und in den peripheren Nerven ließen sie sich nicht auffinden. Ihre Zahl erhöht sich im Alter. Vereinzelt wurde auch über ihr Auftreten bei jugendlichen Individuen berichtet. Die Corpora amylacea erscheinen gewöhnlich homogen, lassen gelegentlich jedoch auch Andeutungen einer konzentrischen Schichtung erkennen. Bei der Färbung nach NISSL oder mit verwandten Methoden färben sie sich blau an; zuweilen zeigen sie dabei Andeutung einer Metachromasie. Intensiv stellen sie sich dagegen mit der Methode zur Gliafaserdarstellung nach HOLZER dar. Ihre Affinität zu Jod ist mäßig. Mit der Glykogenfärbung nach BEST färben sie sich ebenfalls geringgradig an. Dasselbe gilt für Lipoidfarbstoffe[1]. STÜRMER (1913), der die Corpora amylacea besonders sorgfältig und in kritischer Form bearbeitet hat, kam aufgrund ihres färberischen und histochemischen Verhaltens seinerzeit zu dem Schluß, daß ein Gemisch verschiedener Lipoide und kohlenhydratähnlicher Stoffe diese Ablagerungen zusammensetzen dürfte. Histochemische Untersuchungen aus neuerer Zeit mit modernen

---

[1] FERRARO und DAMON 1931.

Methoden haben über diese Feststellungen nicht wesentlich hinausgeführt. Besonders die PAS-Methode mit ihren Nebenreaktionen wurde herangezogen, um den starken Gehalt der Corpora amylacea an Mucopolysacchariden zu demonstrieren[1]. Es handelt sich vornehmlich um in einem hohen Polymerisationsgrad vorliegende saure Mucopolysaccharide. Die histochemischen Untersuchungen ergaben ferner, daß die Körper keine Lipide, Proteine oder Nucleinsäuren enthalten und demnach keine sich von Markfasern oder Zellen herleitenden Degenerationsprodukte sein dürften. Mit Hilfe der optischen Schlierenmethode, einem mit der Interferenzmikroskopie verwandten Verfahren[2], wurde der annähernde Brechungsindex der Corpora amylacea bestimmt; er beträgt 1,51. Die Massenkonzentration beträgt für ein einzelnes Corpus amylaceum 52 g auf 100 ml, die Trockenmasse etwa 320×10^{-12} g. Die Meßergebnisse zeigen eindeutig, daß diese Körper relativ kompakte Gebilde sind[3]. Es gelang ferner am bioptischen Material die Struktur der Corpora amylacea elektronenmikroskopisch zu untersuchen. In die Matrix zeigten sich zahlreiche kurze geradlinige Fädchen von höherer Dichte eingelagert. Im Bereich der zentralen Höfe fand sich vielfach in dichter Packung Material, das in Form feiner Pünktchen verteilt war. Nicht selten war mit der Substanz der Corpora amylacea Glykogen assoziiert. Zuweilen zeigten sich auch cytoplasmatische Elemente in ihnen eingeschlossen. Ein großer Teil der Innenstrukturen der Körper weist bei Kontrastierungsmaßnahmen eine hohe Affinität zu Blei auf. Dies spricht dafür, daß sie Saccharide in bestimmten Zustandsformen und in größeren Konzentrationen enthalten.

Gedanken über ihre Entstehung fanden ihren Niederschlag in einem recht umfangreichen Schrifttum, auf das hier nicht im einzelnen eingegangen werden kann. Ältere Autoren vertraten vielfach die Ansicht, daß sie aus Zerfallsprodukten von Achsencylindern und Markscheiden entstehen. Zu dieser Auffassung führte ihr vermehrtes Auftreten bei chronisch verlaufenden sog. degenerativen Prozessen und bei im Rahmen der Involution sich entwickelnden Hirnveränderungen. Überzeugende Beweise ließen sich jedoch dafür nicht beibringen. DIETZEL (1956) kam unter dem Eindruck der histochemischen Befunde zu dem Schluß, daß diese Körper sich von der Grundsubstanz des Hirngewebes ableiten. Die positive Mucopolysaccharidreaktion des lichtmikroskopisch nicht weiter auflösbaren Grundgewebes[4] bot sich als Stütze für solche Deutungen an. Inzwischen hat die elektronenmikroskopische Analyse der feineren Strukturverhältnisse im Zentralnervensystem ergeben, daß eine ausgedehnte extracelluläre Grundsubstanz von Mucopolysaccharidcharakter nicht existiert. Die Beziehung der Corpora amylacea zu Gliazellen entging der Aufmerksamkeit nicht. Man hat darauf hingewiesen, daß die Corpora amylacea sich nicht selten vom Cytoplasma von Gliazellen oder von Gliafasern umschlossen zeigen. ALZHEIMER dachte daher daran, daß sie bei ihrer Ablagerung an der ortsständigen Glia Umwandlungen auslösen, die Verwandtschaft mit einer Fremdkörperreaktion haben. Im übrigen führte er ihre Häufung in den Grenzbereichen zugunsten einer Entstehung im Zusammenhang mit Stofftransportvorgängen im Gewebe an. Für einen intracellulären Ursprung sprachen sich relativ wenig Forscher entschieden aus. Gegen eine Entstehung in den Zellkörpern schien besonders ihr massenhaftes Auftreten im Gewebe der gliösen Grenzmembranen zu sprechen. HORTEGA (1925/26) stützte sich auf sorgfältige Beobachtungen, als er den perivaskulären Astrocytenfortsätzen doch eine Beteiligung an ihrer Entstehung zuschreiben wollte, da er eine enge Beziehung der Corpora amylacea zu diesen Fortsätzen bei Verwendung geeigneter Silber-

---

[1] STEELE, KINLEY, LEUCHTENBERG und LIEB 1952, ALDER 1953, DIXON 1954, MOLNAR 1951, DIEZEL 1956.
[2] MEYER-ARENDT 1956.   [3] RAMSEY 1965.   [4] HESS 1953.

imprägnationen zu erkennen glaubte. Elektronenmikroskopischen Untersuchungen ist schließlich die Klärung dieses Problems zu verdanken[1]. Es fand sich kein Anhaltspunkt dafür, daß die Corpora amylacea etwa im Nucleoplasma entstehen oder aus bestimmten cytoplasmatischen Organellen oder Einschlüssen ihren Ursprung nehmen. Eindeutig ließ sich dagegen erkennen, daß sie im Cytoplasma von Astrocytenfortsätzen liegen, ohne von ihnen durch eine begrenzende Membran scharf geschieden zu sein. Ein Zusammenhang mit der intracytoplasmatischen Gliafilamentebildung in Astrocyten ließ sich nicht erkennen. Die Prädilektionsstellen für die Ablagerungen von Corpora amylacea sind eben auch Prädilektionsstellen für physiologische und pathologische Gliafaserbildung. Noch nicht geklärt ist die Frage, ob die Körper im Laufe der Zeit freigesetzt werden und extracellulär zu liegen kommen können. Es hat sich demnach gezeigt, daß ALZHEIMER (1910) mit seiner Auffassung, daß die Bildung der Corpora amylacea etwas mit dem Stofftransport im Gewebe zu tun habe, auf dem richtigen Wege war. Denn sie entstehen im Cytoplasma von Zellen, die für den Stofftransport, insbesondere auch für den Kohlenhydratstoffwechsel im Hirngewebe, eine überragende Rolle spielen.

Literatur

ABERCROMBIE, M., and M. L. JOHNSON: Outwandering of cells in tissue cultures of nerves undergoing wallerian degeneration. J. exp. Biol. 19, 266—283 (1942). ~ Quantitative histology of wallerian degeneration. I. Nuclear population in rabbit sciatic nerve. J. Anat. (Lond.) 80, 37—50 (1946). — ABOOD, L. G., and S. K. ABUL-HAJ: Histochemistry and characterization of hyaluronic acid in axons of peripheral nerve. J. Neurochem. 1, 119—125 (1956). — ABOOD, L. G., G. R. W. BANKS, and J. R. D. TSCHIRGI: Substrate and enzyme distribution in cells and cell fractions of the nervous system. Amer. J. Physiol. 168, 728—738 (1952). — ADAMS, C. W. M.: Histochemistry of the cells in the nervous system. In: Neurohistochemistry, p. 253—331, ed. by C. W. M. ADAMS. Amsterdam-London-New York: Elsevier Publ. Co. 1965. ~ Disorders of neurones and neuroglia. In: Neurohistochemistry, p. 403—436, ed. by C. W. M. ADAMS. Amsterdam-London-New York: Elsevier Publ. Co. 1965. — ADAMS, C.W.M., and A. N. DAVISON: The myelin sheath. In: Neurohistochemistry, p. 332—400, ed. by C. W. M. ADAMS. Amsterdam-London-New York: Elsevier Publ. Co. 1965. — ADAMS, C.W.M., M. Z. M. IBRAHIM, and S. LEIBOWITZ: Demyelination. In-Neurohistochemistry, p. 437—487, ed. by C. W. M. ADAMS. Amsterdam-London-New York: Elsevier Publ. Co. 1965. — ADAMS, C. W. M., and N. A. TUGAN: Histochemistry of demyelination. Ann. Histochim. 8, 215—222 (1963). — AGOSTINI, L.: La reasione istochimica della fosfatasi acida nelle placche senili. Atti I. Congr. Int. Neuropath. Rome 3, 395 (1952). — AIRD, R. B., and L. STRAIT: Protective barriers of the central nervous system. An experimental study with trypan red. Arch. Neurol. Psychiat. (Chic.) 51, 55—66 (1944). — AJURIAGUERRA, J. DE, J. SIGWALD et C. PIOT: Myoclonic-épilepsie familiale de type Unverricht. Etude clinique, électroencéphalographique et anatomique. Presse méd. 1954, 1813. — ALBERT, S., and C. P. LEBLOND: The distribution of Feulgen and 2,4-dinitrophenylhydracine reaction in normal, castrated adrenalectomized and hormonaly treated rats. Endocrinology 39, 386 (1946). — ALEU, F. P., F. L. EDELMAN, R. KATZMAN, and L. C. SCHEINBERG: Ultrastructural and biochemical analysis in cerebral edema associated with experimental mouse gliomas. J. Neuropath. exp. Neurol. 23, 253 (1964). — ALEU, F. P., R. KATZMAN, and R. D. TERRY: Fine structure and electrolyte analyses of cerebral edema induced by alkyl tin intoxication. J. Neuropath. exp. Neurol. 22, 403—413 (1963). — ALEU. F. P., R. D. TERRY, and H. ZELLWEGER: Electron microscopy of two cerebral biopsies in gargoylism. J. Neuropath. exp. Neurol. 24, 303—317 (1965). — ALKSNE, J. F.: The passage of colloidal particles across the dermal capillary wall under the influence of histamine. Quart. J. exp. Physiol. 44, 51—66 (1959). — ALLEN, J. N.: Extracellular space in the central nervous system. Arch. Neurol. Psychiat. (Chic.) 73, 241 (1955). — ALLISON, A. C., and W. H. FEINDEL: Nodes in the central nervous system. Nature (Lond.) 163, 449 (1949). — ALLISON, J. E.: Histological alterations in autonomic ganglion cells in the rat following section of preganglionic fibres and following stimulation. Anat. Rec. 115, 272 (1953). — ALPERS, B. J., and W. HAYMAKER: The participation of the neuroglia in the formation of myelin in the prenatal infantile brain. Brain 57, 195 (1934). — ALTMANN, H. W.: Morphologische Bemerkungen zur Funktion des Ganglienzellkernes. Naturwissenschaften 39, 348 (1952). ~ Allgemeine morphologische Pathologie des Cytoplasmas. Die Pathobiosen.

---

[1] RAMSEY 1965.

In: Handbuch der allgemeinen Pathologie, Bd. II/1, S. 419. Berlin-Göttingen-Heidelberg: Springer 1955. — ALTMANN, H. W., u. H. SCHUBOTHE: Funktionelle und organische Schädigungen des Zentralnervensystems der Katze im Unterdruckexperiment. Beitr. path. Anat. **107**, 1—116 (1942). — ALTMAN, J.: Autoradiographic study of degenerative and regenerative proliferation of neuroglia cells with triatiated thymidine. Exp. Neurol. **5**, 302—318 (1962a). ~ Are new neurons formed in the brains of adult mammals ? Science **135**, 1127—1128 (1962b). ~ Autoradiographic investigation of cell proliferation in the brains of rats and cats. Anat. Rec. **145**, 573—592 (1963). — ALTMAN, J., and G. D. DAS: Autoradiographic and histological investigation of changes in the visual system of rats after unilateral enucleation. Anat. Rec. **148**, 535—546 (1964). ~ Autoradiographic and histological evidence of post-natal hippocampal neurogenesis in rats. J. comp. Neurol. **124**, 3, 319—336 (1965a). ~ Post-natal origin of microneurones in the rat brain. Nature (Lond.) **207**, 953—956 (1965b). — ALTMANN, R.: Die Elementarorganismen und ihre Beziehungen zu den Zellen. Leipzig: Feit 1890. — ALZHEIMER, A.: Die Kolloidentartung des Gehirns. Arch. Psychiat. Nervenkr. **30** (1898). Zit. nach STRÄUSSLER 1957. ~ Histologische Studien zur Differentialdiagnose der progressiven Paralyse. Histopath. Arbeit, hrsgg. v. NISSL, Bd. I, S. 18—314 1904. ~ Über eine eigenartige Erkrankung der Hirnrinde. 37. Verslg. Südwestdtsch. Innenärzte, Tübingen, 1906. Ref. Allg. Z. Psychiat. **64**, 146 (1907). ~ Die syphilitischen Geistesstörungen. Allg. Z. Psychiat. **66** (1909). Zit. nach STRÄUSSLER 1957. ~ Beiträge zur Kenntnis der pathologischen Neuroglia und ihrer Beziehungen zu den Abbauvorgängen im Nervengewebe. Histologische und hirnpathologische Arbeiten über die Großhirnrinde, Bd. III/3, S. 401—562. Jena: Gustav Fischer 1910. ~ Über eigenartige Krankheitsfälle des späteren Alters. Z. Neurol. **4**, 356—385 (1911). — AMBERSON, W. R., T. P. NASH, A. G. MULDER, and D. BINNS: The relationship between tissue chloride and plasma chloride. Amer. J. Physiol. **122**, 224 (1938). — AMBO, H.: Experimental swelling of the brain and its bound water content. Acta path. jap. **1**, 63—71 (1951). — AMBRONN, H.: Das optische Verhalten markhaltiger und markloser Nervenfasern. Ber. kgl. sächs. Ges. Wiss. Leipzig, math. phys. Kl. **42**, 419 (1890). — AMORIM, M.: Das Vorkommen kristallinischer Lipoide in den Körnchenzellen und deren histochemische Unterscheidung. Z. Neur. **151**, 171 (1934). — ANDÉN, N. E., A. CARLSSON, A. DAHLSTRÖM, K. FUXE, N. Å. HILLARP, and K. LARSSON: Demonstration and mapping out of nigro-neostriated dopoamine neurons. Life Sci. **3**, 523—530 (1964). — ANDERSON, N. G.: Labile colloidal complexes of the cytoplasm. J. cell. comp. Physiol. **49**, 221—241 (1957). — ANDERSON, P. J.: The effect of autolysis on the distribution of acid phosphatase in rat brain. J. Neurochem. **12**, 919—925 (1965). — ANDERSON, P. J., and S. K. SONG: Acid phosphatase in the nervous system. J. Neuropath. exp. Neurol. **21**, 263—283 (1962). — ANDRES, K. H.: Elektronenmikroskopische Untersuchungen patho- und nekrobiotischer Vorgänge in Spinalganglien. Proc. Eur. Reg. Conf. on Electron Microscopy Delft 1960, p. 810—813. Nederlandse Vereniging vor Electronenmicroscopie, Delft 1960. ~ Untersuchungen über den Feinbau von Spinalganglien. Z. Zellforsch. **55**, 1—48 (1961). ~ Untersuchungen über morphologische Veränderungen in Spinalganglien während der retrograden Degeneration. Z. Zellforsch. **55**, 49—79 (1961). ~ APÁTHY, S. V.: Nach welcher Richtung hin soll die Nervenlehre reformiert werden ? Biol. Zbl. **9**, 527, 600, 625 (1889/90). — APATHY, ST.: Über das leitende Element des Nervensystems und seine Lagebeziehungen zu den Zellen bei Wirbeltieren und Wirbellosen. C.R. 3. Congr. internat. Zool., 16.—21. 9. 1895. Zit. nach BIELSCHOWSKY 1935. ~ Das leitende Element des Nervensystems. Mitt. zool. Stat. Neapel **12**, 495 (1897). ~ Bemerkungen zu den Ergebnissen RAMONY CAJALS hinsichtlich der feineren Beschaffenheit des Nervensystems. Anat. Anz. **31**, 481—522, 523—544 (1907). — ARCAUTE, R. DE: Sobre algunas alteraciones del cerebelo enla paralisis general. Bol. Soc. Biol. Santiago (1912). Zit. nach STRÄUSSLER 1957. — ASTBURY, W. T.: A discussion on the structure of proteins. Introduction. Proc. roy. Soc. B. **141**, 1 (1953). — ATTARDI, G.: Quantitative behaviour of cytoplasmic RNA in rat Purkinje cells following prolonged physiological stimulation. Exp. Cell Res., Suppl. **4**, 25—53 (1957). — AUERBACH, L.: Nervenendigungen in den Zentralorganen. Neurol. Zbl. **445**, 734 (1898). — AUREBECK, G., K. OSTERBERG, M. BLAW, S. CHOU, and E. NELSON: Electron microscopic observations on metachromatic leukodystrophy. Arch. Neurol. (Chic.). **11**, 273—288 (1964).— AUSTIN, J. H.: Histochemical and biochemical studies in diffuse cerebral sclerosis (metachromatic und globoid-body forms). IV. Internat. Kongr. f. Neuropathologie, vol. I, Histochemie und Biochemie, S. 35—42. Stuttgart: Georg Thieme 1962. — AUSTIN, J. H., and D. LEHFELDT: Studies in globoid (Krabbe) leukodystrophy. III. Significance of experimentally-produced globoid-like elements in rat white matter and spleen. J. Neuropath. exp. Neurol. **24**, 265—289 (1965).

BAILEY, P., and H. CUSHING: Medulloblastoma cerebelli. Arch. Neurol. Psychiat. (Chic.) **14**, 192—224 (1925). — BAIRATI, A.: Morfologia e struttura dei gliociti. Biol. Lat. (Milano) **2**, 601 (1949). ~ Spreading factor and mucopolysaccharides in the central nervous system of vertebrates. Experientia (Basel) **9**, 461 (1953). ~ Perivascular relationship of the neuroglia cells. In: Biology of neuroglia (ed. W. F. WINDLE), p. 85—98. Springfield (Ill.): Ch. C. Thomas

1958. ~ Fibrillar structure of astrocytes. In: Biology of neuroglia, p. 66 (ed. W. F. WINDLE). Springfield (Ill.): Ch. C. Thomas 1958. — BAKAY, L.: Morphological and chemical studies in cerebral edema: Triethyl Tin-induced edema. J. neurol. Sci. **2**, 52—67 (1965). — BAKAY, L., and I. HAQUE: Morphological and chemical studies in cerebral edema, I (Cold induced edema). J. Neuropath. exp. Neurol. **23**, 393—418 (1964). — BARGMANN, W., u. A. KNOOP: Elektronenmikroskopische Beobachtungen an der Neurohypophyse. Z. Zellforsch. **46**, 242—251 (1957). ~ Über die morphologischen Beziehungen des neurosekretorischen Zwischenhirnsystems zum Zwischenlappen der Hypophyse (Licht- und Elektronenmikroskopische Untersuchungen). Z. Zellforsch. **52**, 256—277 (1960). — BARLOW, C. F., N. S. DOMEK, M. A. GOLDBERG, and L. J. ROTH: Extracellular brain space measured by S^{35} sulfate. Arch. Neurol. (Chic.) **5**, 102—110 (1961). — BARR, M. L.: Some observations on the morphology of the synapse in the cat's spinal cord. J. Anat. (Lond.) **74**, 1—11 (1939/40). — BARR, M. L., E. C. BERTRAM, and H. LINDSAY: The morphology of the nerve cell nucleus according to sex. Anat. Rec. **107**, 283 (1950). — BARTELMEZ, G. W.: Mauthner's cell and the nucleus motoris tegmenti. J. comp. Neurol. **25**, 87 (1915). — BARTELMEZ, G. W., and N. L. HOERR: The vestibular club endings in ameiurus. Further evidence on the morphology of the synapse. J. comp. Neurol. **57**, 401 (1933). — BATTAGLIA, F. C., G. MESCHIA, A. HELLEGERS, and D. H. BARRON: The effects of acute hypoxia on the osmotic pressure of the plasma. Quart. J. exp. Physiol. **43**, 197—208 (1958). — BAUER, K. F.: Organisation des Nervengewebes und Neurencytiumtheorie. München u. Berlin: Urban & Schwarzenberg 1953. — BEAMS, H. W., and R. L. KING: Effects of ultracentrifuging on the spinal ganglion cells of the rat, with special reference to Nissl bodies. J. comp. Neurol. **61**, 175 (1935). — BEAMS, H. W., T. N. TAHMISIAN, E. ANDERSON, and R. DEVINE: Studies on the fine structure of ultracentrifuged spinal ganglion cells. J. biophys. biochem. Cytol. **8**, 793—811 (1960). — BEAR, R. S., K. I. PALMER, and F. O. SCHMITT: X-ray diffraction studies on nerve lipids. J. cell. comp. Physiol. **17**, 355 (1941). — BEAR, R. S., F. O. SCHMITT, and J. Z. YOUNG: Investigations on the protein constituents of nerve axoplasm. Proc. roy. Soc. Cambr. **123**, 520 (1937). — BECKER, H.: Über Hirngefäßausschaltungen. I. Extrakranielle Arterienunterbindungen. Zur Theorie des Sauerstoffmangelschadens am zentralnervösen Gewebe. Dtsch. Z. Nervenheilk. **161**, 407—445 (1949). — BECKER, H., u. G. QUADBECK: Tierexperimentelle Untersuchungen über die Funktionsweise der Blut-Hirnschranke. Z. Naturforsch. **7b**, 493—497 (1952). — BECKER, N. H., and K. D. BARRON: The cytochemistry of anoxic and anoxic-ischemic encephalopathy in rats. I. Alterations in neuronal lysosomes identified by acid phosphatase activity. Amer. J. Path. **38**, 161—175 (1961). — BEHEIM-SCHWARZBACH, D.: Über die Zelleibveränderungen im Nucleus coeruleus bei Parkinson-Symptomen. J. nerv. Ment. Dis. **116**, 619 (1952). — BEHNKE, O.: A preliminary report on "Microtubules" in undifferentiated and differentiated vertebrate cells. J. Ultrastruct. Res. **11**, 139—146 (1964). — BEJDL, W.: Zum Energiestoffwechsel der Nervenzellen. Wien. Z. Nervenheilk. **10**, 168—174 (1955). — BELLAIRS, R.: The conversion of Yolk into cytoplasm in the chick blastoderm as shown by electron microscopy. J. Embryol. exp. Morph. **6**, 149 (1958). — BENEKE, R.: Ein Fall von hochgradigster und ausgedehnter diffuser Sklerose des Zentralnervensystems. Arch. Kinderheilk. **47** 420 (1908). — BENNETT, H. S.: The concepts of membrane flow and membrane vesiculation as mechanisms for active transport and ion pumping. J. biophys. biochem. Cytol. **2**, 99—103 (1956). — BENNINGHOFF, A.: Funktionelle Kernschwellung und Kernschrumpfung. Anat. Nachr. **1**, 50—52 (1950). ~ Vermehrung und Vergrößerung von Nervenzellen bei Hypertrophie des Innervationsgebietes. Z. Naturforsch. **6b**, 38 (1951). — BEN-SHMUEL, A.: Elektronenmikroskopische Untersuchungen über das im Marklager lokalisierte Hirnödem. Z. Zellforsch. **64**, 523—532 (1964). — BENSLEY, R. R., and J. GERSH: Studies on cell structure by the freezingdrying method. III. The distribution in cells of the basophil substances, in particular the Nissl substance of the nerve cell. Anat. Rec. **57**, 369 (1933). — BERGNER, A. D., and ST. H. DURLACHER: Histochemical detection of fatal anticholinesterase poisoning. Amer. J. Path. **27**, 1011—1021 (1951). — BERNHARD, W., A. BAUER, H. GROPP, F. HAGUENAU et CH. OBERLING: L'ultrastructure du nucléole de cellules normales et cancéreuses. Exp. Cell Res. **9**, 88—100 (1955). — BETHE, A.: Allgemeine Anatomie und Physiologie des Nervensystems. Leipzig 1903. — BEYME, F.: Über das Gehirn einer familiär Oligophrenen mit symmetrischen Kalkablagerungen, besonders in den Stammganglien. Schweiz. Arch. Neurol. Psychiat. **56**, 1 (1945). — BIELSCHOWSKY, M.: Zur Kenntnis der Alzheimerschen Krankheit (präsenile Demenz mit Herdsymptomen). J. Psychol. Neurol. (Lpz.) **18** (1912). Zit. nach BIELSCHOWSKY 1935. ~ Morphologie der Ganglienzelle. In: Handbuch der mikroskopischen Anatomie, 4, 103. Berlin: Springer (1928). ~ Allgemeine Histologie und Histopathologie des Nervensystems. In: Handbuch der Neurologie, O. BUMKE u. O. FOERSTER, Hrsg. S. 170. Berlin: Springer 1935. — BIELSCHOWSKY, M., u. R. HENNEBERG: Über familiäre diffuse Sklerose (Leukodystrophia cerebri progressiva hereditaria). J. Psychol. Neurol. (Lpz.) **36**, 131 (1925). — BIELSCHOWSKY, M., u. E. UNGER: Syringomyelie mit Teratom- und extramedullärer Blastombildung. J. Psychol. Neurol. (Lpz.) **25**, 173 (1920). — BIONDI, G.: Zur Histologie der multiplen Sklerose.

Schweiz. Arch. Neurol. Psychiat. 15, 293 (1924). ~ Ein Fall von nicht-encephalitischem jugendlichem Parkinsonismus mit eigenartigem anatomischem Befund (kolloide Degeneration der Ganglienzellen). Z. Neur. 140, 226—251 (1932). ~ Pathologische Anatomie und Histologie der membranösen (Paries chorioideus) und der nervösen Wände. In: Handbuch der speziellen pathologischen Anatomie, Bd. XIII/4, S. 826—895. Berlin-Göttingen-Heidelberg: Springer 1956. — BIRCH-ANDERSON, A., V. DAHL u. ST. OLSEN: Elektronenmikroskopische Untersuchungen über die Struktur der Kleinhirnrinde des Menschen. 4. Internat. Kongr. für Neuropathologie, München 1961, Bd. 2, S. 71—77. Stuttgart: Georg Thieme 1962. — BLACKWOOD, W., and J. N. CUMINGS: A histological and chemical study in three cases of diffuse cerebral sclerosis. J. Neurol. Neurosurg. Psychiat. 17, 33 (1954). — BLANK, M.: Intracelluläre Strukturveränderungen der Motoneurone des Haushuhnes, Gallus domesticus, nach peripherer Nervendurchtrennung. J. Hirnforsch. 8, 2, 103—109 (1966). — BLASIUS, W., u. H. ZIMMERMANN: Physiologie und Histochemie der Ganglienzelle unter Ischämiebedingungen. Acta histochem. (Jena) 5, 283—293 (1958). — BLINZINGER, K.: Elektronenmikroskopische Untersuchungen am Ependym der Hirnventrikel des Goldhamsters (Mesocricetus aureatus). Acta neuropath. (Berl.) 1, 527—532 (1962). ~ Zur Feinstruktur der Infiltratzellen und der reaktiv veränderten gliösen „Grenzmembranen" bei Spätstadien der experimentellen Colimeningitis. Verh. IV. Internat. Kongr. f. Neuropath. München 1961. Stuttgart: Georg Thieme 1962. — BLINZINGER, K., u. H. HAGER: Elektronenmikroskopische Beobachtungen bei Spätstadien von experimenteller bakterieller Meningitis. Verh. Dtsch. Ges. Path. 45. Tagg., Münster 1961, S. 357—361. Stuttgart: Gustav Fischer 1961. ~ Elektronenmikroskopische Befunde zur Struktur und Entstehung von Riesenlysosomen in Makrophagen bei Spätstadien einer experimentell erzeugten bakteriellen Meningitis. Naturwissenschaften 13, 480—481 (1961). ~ Elektronenmikroskopische Untersuchungen über die Feinstruktur ruhender und progressiver Mikrogliazellen im Säugetiergehirn. Beitr. path. Anat. 127, 173 (1962). ~ Die feineren Strukturanordnungen im Bereich von Verlötungen der Leptomeninx mit der Hirnoberfläche im Gefolge entzündlicher Prozesse. Acta neuropath. (Berl.) 2, 297—301 (1963). ~ Elektronenmikroskopische Beobachtungen an phagozytierten nekrotischen Infiltratzellen bei Spätstadien der experimentellen Colimeningitis. Verh. dtsch. Ges. Path. 47, 331—336 (1963). ~ Elektronenmikroskopische Untersuchungen zur Feinstruktur ruhender und progressiver Mikrogliazellen im ZNS des Goldhamsters. Progr. Brain Res. 6, 99—111 (1964). — BLINZINGER, K., u. R. HENN: Carcinose der Hirnkammern infolge Geschwulstzellaussaat auf dem inneren Liquorweg. Acta neuropath. (Berl.) 6, 14—24 (1966). BLINZINGER, K. H., N. B. REWCASTLE u. H. HAGER: Beobachtungen über Mitochondrien mit eigenartiger Innenstruktur (Prisma-Typ) in Astrozyten des Goldhamstergehirns. Z. Naturforsch. 19 b, 514—515 (1964). ~ Observations on prismatic-type mitochondria within astrocytes of the Syrian hamster brain. J. Cell Biol. 25, 293—303 (1965). — BLÜMCKE, S.: Zur Morphologie und Genese des Leitgewebes peripherer Nervenregenerate. I. Lichtmikroskopische Untersuchungen an frühen Regenerationsstadien. Zbl. allg. Path. path. Anat. 104, 228—241 (1962). ~ Untersuchungen über die Acetylcholinesterase-Aktivität in Wachstumsendkolben regenerierender peripherer Nervenfasern. Acta neuropath. (Berl.) 4, 58—64 (1964). ~ Zur Histochemie und Feinstruktur der Wachstumsendkolben peripherer Nervenfaserregenerate. Verh. Dtsch. Ges. Path. 48. Tgg., Salzburg 1964, S. 268—272. Stuttgart: Gustav Fischer 1964. ~ Elektronenoptische Untersuchungen an Schwannschen Zellen während der Wallerschen Degeneration peripherer Nerven. Verh. Dtsch. Ges. Path., 49. Tgg., Saarbrücken 1965, S. 346—349. Stuttgart: Gustav Fischer 1965. — BLÜMCKE, S., u. H. KNOCHE: Einfluß elektrischer Reizung auf die Regeneration peripherer Nerven. Dtsch. Z. Nervenheilk. 183, 383—398 (1962). — BLÜMCKE, S., u. H. R. NIEDORF: Elektronenoptische Untersuchungen über die Feinstruktur der „Neurofilamente" in der normalen und regenerierenden peripheren Nervenfasern. Beitr. path. Anat. 130/2, 133—157 (1964). — BLÜMCKE, S., H. THEMANN, and H. R. NIEDORF: Deposition of glycogen during the degeneration and regeneration of the sciatic nerves of rabbits. Acta neuropath. (Berl.) 5, 69—81 (1965). — BLUME, R., u. J. H. SCHARF: Histologische, histotopochemische und statistische Untersuchungen über Länge und Verteilung der Mitochondrien in der peripheren segmentierten Nervenfaser und ihren Hüllzellen des Nervus intercostalis bei Bos taurus. Acta histochem. (Jena) 19, 24—66 (1964). — BOCHNIK, H.-J.: Morphologische Studien über „Pseudokalk" (Neurogel). Ein Beitrag zur Frage intravitaler Eiweißausfällungen im Zentralnervensystem. Arch. Psychiat. Nervenkr. 184, 201 (1950). ~ Nekrosekalk und kalzifizierende Organisation im Gehirn. Dtsch. Z. Nervenheilk. 169, 358, 382 (1953). — BODIAN, D.: The structure of the vertebrate synapse. A study of the axon endings on Mauthner's cell and neighboring centers in the gold fish. J. comp. Neurol. 68, 117 (1937). ~ Further notes on the vertebrate synapse. J. comp. Neurol. 73, 323 (1940). ~ Cytological aspects of the synaptic function. Physiol. Rev. 22, 146—169 (1942). ~ Nucleic acid in nerve-cell regeneration. In: Symp. Soc. Exp. Biol. No 1 Nucleic Acid. Cambridge: Cambridge University Press 1947. ~ A note on nodes of Ranvier in the central nervous system. J. comp. Neurol. 94, 475 (1951). ~ The synapse: Morphological and chemical correlates of function. Neurosciences Res. Prog. Bull. 3, 3—79 (1965). —

Bodian, D., and J. Gersh: Nucleic acid. Symp. Soc. Exp. Biol., vol. 1. Cambridge: Cambridge University Press 1947. — Bodian, D., and R. C. Mellors: Phosphatase activity in chromatolytic nerve cells. Proc. Soc. exp. Biol. (N. Y.) **55**, 243—245 (1945). ~ The regenerative cycle of motoneurons with special reference to phosphatase activity. J. exp. Med. **81**, 469—488 (1945). — Boeke, J.: Studien zur Nervenregeneration. II. Verhand. Konink. Akad. Wetensch. **19**, 1—69 (1917). ~ Innervationsstudien, I—VI. Z. mikr.-anat. Forsch. **33/34** (1933/34). Zit. nach Bielschowsky 1935. — Bogaert, L. van, et I. Bertrand: Sur une idiotie familiale avec dégénérescence spongieuse du névraxe. Acta neurol. belg. **49**, 572—587 (1949). — Bogaert, L. van, u. W. Scholz: Klinischer, genealogischer und pathologisch-anatomischer Beitrag zur Kenntnis der familiären diffusen Sklerose. Z. Neur. **141**, 510 (1932). — Bornstein, M. B., and M. R. Murray: Serial observations on patterns of growth, myelin formation, maintenance and degeneration in cultures of newborn rat and kitten cerebellum. J. biophys. biochem. Cytol. **4**, 499—504 (1958). — Borst, M.: Neue Experimente zur Frage nach der Regenerationsfähigkeit des Gehirns. Beitr. path. Anat. **36**, 1—87 (1904). — Bostelmann, W.: Die Enzymhistochemie der gewebs- und fermentseparativen Vorgänge im ultrabestrahlten Kaninchenkleinhirn. Acta histochem. (Jena) **2**, 24—39 (1963). — Bostroem, A.: Über eine entero-toxische gleichartige Affektion der Leber und des Gehirns. Fortschr. Med. **32**, 8—9 (1914). ~ Über Leberfunktionsstörungen bei symptomatischen Psychosen insbesondere bei Alkoholdelirien. Z. Neur. **68**, 48 (1921). ~ Die Wilsonsche Krankheit und die Pseudosklerose. In: Handbuch der inneren Medizin, Bd. V/1, S. 676. Berlin: Springer 1939. — Boycott, A. E.: On the number of nodes of Ranvier in different stages of the growth of nerve fibers in the frog. J. Physiol. (Lond.) **30**, 370 (1904). — Boycott, B. B., E. G. Gray, and R. W. Guillery: A theory to account for the absence of boutons in silver preparations of the cerebral cortex based on a study of axon terminals by light and electron microscopy. J. Physiol. (Lond.) **152**, 3 (1960). — Bozler, E.: Untersuchungen über das Nervensystem der Coelenteraten. II. Teil. Über die Struktur der Ganglienzellen und die Funktion der Neurofibrillen nach Lebenduntersuchungen. Z. vergl. Physiol. **6**, (1927). Zit. nach Scholz 1957. — Brachet, J.: La détection histochimique des acides pentonucléiques. C.R. Soc. Biol. (Paris) **133**, 88—90 (1940). ~ Nucleocytoplasmic interactions in unicellular organisms. In: The cell, vol. II, p. 771—835. New York: Academic Press 1961. — Brambring, P.: Elektronenmikroskopische Untersuchungen über die Weite des Extrazellularraumes im Großhirnmark. Acta neuropath. (Berl.) **4**, 317—325 (1965). — Brand, E.: Zur Morphogenese pathologischer Gliafaserstrukturen mit besonderer Berücksichtigung gewebsmechanischer Momente. Z. Neur. **173**, 178 (1941). — Brandt, P. W.: A study of the mechanism of pinocytosis. Exp. Cell Res. **7**, 169—182 (1959). — Brandt, P. W., and G. D. Pappas: An electron microscopic study of pinocytosis in ameba. I. The surface attachment phase. J. biophys. biochem. Cytol. **8**, 675—687 (1960). — Brante, G.: Studies on lipids in the nervous system with special reference to quantitative chemical determination and topical distribution. Acta physiol. scand. **18**, 1 (1949). ~ Chemical pathology in gargoylism. In: J. N. Cumings (ed.): Cerebral lipidoses. A Sympos. Springfield (Ill.): Ch. C. Thomas 1957. — Brattgård, S. O. (1957): Zit. nach Hydén 1960. — Brattgård, S. O., J. E. Edström, and H. Hydén: The chemical changes in regenerating neurons. J. Neurochem. **1**, 316—325 (1957). — Brattgård, S. O., u. H. Hydén: Acta radiol. (Stockh.) **94** (1952). Zit. nach Hydén 1960. — Braunmühl, A. V.: Kolloidchemische Betrachtungsweise seniler und präseniler Gewebsveränderungen. Das hysteretische Syndrom als cerebrale Reaktionsform. Z. Neur. **142**, 1 (1932). ~ Alterserkrankungen des Zentralnervensystems. Senile Involution; Senile Demenz; Alzheimersche Krankheit. In: Handbuch der speziellen pathologischen Anatomie, Bd. 13/1, S. 337—539. Berlin-Göttingen-Heidelberg: Springer 1957. — Breemen, V. L. van, E. Anderson, and J. F. Reger: An attempt to determine the origin of synaptic vesicles. Exp. Cell Res., Suppl. **5**, 153 (1958). — Breemen, V. L. van, and C. D. Clemente: Silver deposition in the central nervous system and the hematoencephalic barrier studied with the electron microscope. J. biophys. biochem. Cytol. **1**, 161—166 (1955). — Bretschneider, L. H.: The electron microscope investigation of tissue sections. Int. Rev. Cytol. **1**, 305—322 (1952). — Brightman, M. W.: The distribution within the brain of ferritin injected into cerebrospinal fluid compartments. II. Parenchymal distribution. Amer. J. Anat. **117**, 193—220 (1965). ~ The distribution within the brain of ferritin injected into cerebrospinal fluid compartments. I. Ependymal distribution. J. Cell Biol. **26**, 99—123 (1965). — Brightman, M. W., and S. L. Palay: The fine structure of ependyma in the brain of the rat. J. Cell Biol. **19**, 415—439 (1963). — Broman, T.: On basic aspects of the blood-brain barrier. Acta psychiat. scand. **30**, 115—124 (1955). — Bubis, J. J., and S. A. Luse: An electron microscopic study of experimental allergic encephalomyelitis in the rat. Amer. J. Path. **44**, 299—317 (1964). — Büchner, F.: Die Pathologie der zellulären und geweblichen Oxydation. In: Handbuch der allgemeinen Pathologie, Bd. IV/2, S. 569—668. Berlin-Göttingen-Heidelberg: Springer 1957. — Bülow, I. C.: Die Anwendung histochemischer Methoden zur Darstellung der Drusen am Gehirn. Arch. Psychiat. Nervenkr. **195**, 1—13 (1956). — Bunge, M. B., R. P. Bunge, and

H. Ris: Ultrastructural study of remyelination in an experimental lesion in adult cat spinal cord. J. biophys. biochem. Cytol. **10**, 67—94 (1961). — Bunge, M. B., R. P. Bunge, and G. D. Pappas: Electron microscopic demonstration of connections between glia and myelin sheaths in the developing mammalian central nervous system. J. Cell Biol. **72**, 448—453 (1962). — Bunge, R. P., M. B. Bunge, and H. Ris: Electron microscopic study of demyelination in an experimentally induced lesion in adult cats spinal cord. J. biophys. biochem. Cytol. **7**, 685—696 (1960). ~ Electron microscopic observations on normal, demyelinating, and remyelinating white matter. IV. Int. Kongr. Neuropath. München 1961, Proc. 2, S. 136—142. Stuttgart: Georg Thieme 1962.

Caesar, R.: Elektronenmikroskopische Untersuchungen an menschlichem Amyloid bei verschiedenen Grundkrankheiten. Path. et Microbiol. (Basel) **24**, 387—396 (1961). ~ The fine structure of different organs in experimental and human amyloidosis. Acta neuropath. (Berl.), Suppl. **2**, 94—99 (1963). — Cajal, S. R. Y: Studien über Nervenregeneration. Leipzig: Johann Ambrosius Barth 1908. ~ Histologie du système nerveux de l'home et des vertébrés., vol. **2**, 891—942. Paris: A. Maloine 1911. ~ Contribución al conocimiento de la neuroglia del cerebro humano. Trab. Lab. Invest. biol., Univ. Madrid **2**, 255—315 (1913). — ~ La degeneración y regeneración. 2. Bd., Nervöse Zentren. Madrid 1914. ~ Degeneration and regeneration of the nervous system. London: Oxford University Press 1928. ~ Die Neuronenlehre. In: Handbuch der Neurologie, Bd. I, S. 920—923. Berlin: Springer 1935. ~ Histologie du système nerveux de l'homme et des vertébrés. (Neudruck.) Tome I, II, Consejo superior de investigaciones cientificas Madrid 1952—1955. — Camerer: Untersuchungen über die postmortalen Veränderungen am ZNS, insbesondere an den GZ. Z. Neur. **176**, 596—635 (1943). — Cammermeyer, J.: The post-mortem origin and mechanism of neuronal hyperchromatosis and nuclear pyknosis. Exp. Neurol. **2**, 379—405 (1960). ~ The importance of avoiding „dark" neurons in experimental neuropathology. Acta neuropath. (Berl.) **1**, 245 (1961). ~ An evaluation of the significance of the „dark" neuron. Ergebn. Anat. Entwickl.-Gesch. **36**, 1—61 (1962). ~ Differential response of two neuron types to facial nerve transsection in young and old rabbits. J. Neuropath. exp. Neurol. **22**, 4 (1963). ~ Morphologic distinctions between oligodendrocytes and microglia cells in the rabbit cerebral cortex. Amer. J. Anat. **118**, 227—248 (1966). — Canavan, M. M.: Schilder's encephalitis periaxialis diffusa. Arch. Neurol. Psychiat. (Chic.) **25**, 299—308 (1931). — Canfield, J., and B. Klimsky: Myocardial ischemia and early infarction: an electron microscopic study. Amer. J. Path. **35**, 489—523 (1959). — Carlsson, A.: The occurrence, distribution and physiological role of catecholamines in the nervous system. Pharmacol. Rev. **11**, 490—493 (1959). — Carlsson, A., B. Falck, K. Fuxe, and N.-Å. Hillarp: Cellular localization of monoamines in the spinal cord. Acta physiol. scand. **60**, 112—119 (1964). — Carlsson, A., and N.-Å. Hillarp: Cellular localization of brain monoamines. Acta physiol. scand., Suppl. **196**, 1—28 (1962). — Carlton, W. W., and G. Kreutzberg: Isonicotinic acid hydrazide-induced spongy degeneration of the white matter in the brains of pekin ducks. Amer. J. Path. **48**, 91—105 (1966). — Casper, M. D., and M. Wolman: Demonstration of myelin figures by fluorescence in some pathologic tissues. Lab. Invest. **13**, 1, 27—31 (1964). — Caspersson, T. O.: Cell growth and cell function. New York: Norton & Co. 1950. — Causey, G., and H. Hoffmann: The centrifugal spread of structural change at the nodes in degenerating mammalian nerves. J. Anat. (Lond.) **87**, 185—191 (1953). — Cavanaugh, J. B., and J. M. Jacobs: Some quantitative aspects of diphtheritic neuropathy. Brit. J. exp. Path. **45**, 3 (1964). — Cavanaugh, M. W.: Quantitative effects of the peripheral innervation area on nerves and spinal ganglion cells. J. comp. Neurol. **94**, 181—219 (1951). — Cervos-Navarro, J.: Elektronenmikroskopische Untersuchungen an Spinalganglienzellen. I. Nervenzellen. Arch. Psychiat. u. Nervenkr. **199**, 643 (1959). ~ Primäre retrograde Veränderungen an Spinalganglienzellen. Vortrag. 9. Tagg Dtsch. Ges. Elektronenmikroskopie Freiburg. 18. bis 21. Oktober 1959. ~ Electron microscopic study of spinal ganglion cells of rats after ischiadictomy. Verh. IV. Internat. Kongr. für Neuropathologie, München 4.—8. September 1961. ~ Elektronenmikroskopische Befunde an normalen und pathologischen Nervenzellkernen. Arch. Psychiat. Nervenkr. **203**, 575—598 (1962). ~ Elektronenmikroskopische Befunde an den Capillaren der Hirnrinde. Arch. Psychiat. Nervenkr. **204**, 484—504 (1963). ~ Elektronenmikroskopische Befunde an den Capillaren des Kaninchengehirns nach der Einwirkung ionisierender Strahlen. Arch. Psychiat. Nervenkr. **205**, 204—222 (1964). — Chambers, R.: The shape of oil drops injected into the axoplasm of giant nerve of the squid. Biol. Bull. **93**, 191 (1947). — Chapman-Andresen, C., and D. M. Prescott: Studies on pinocytosis in the amoebae chaos chaos and amoeba proteus. C.R. Lab. Carlsberg, Ser. chim. **30**, 57—78 (1956). Chason, J. L., J. W. Landers, J. E. Gonzales, and G. Brueckner: Respiratory enzyme activity of human gliomas. A slide histochemical study. J. Neuropath. exp. Neurol. **22**, 471—478 (1963). — Chou, S. M., and H. A. Hartmann: Axonal lesions and waltzing syndrome after IDPN administration in rats. With a concept — "Axostasis". Acta neuropath. (Berl.) **3**, 428—450 (1964). — Clara, M.: Untersuchungen über den feineren Bau des Grundhäutchens bei den Blutkapillaren des Gehirns. Dtsch. Z. Nervenheilk. **171**, 62—77 (1953). ~ Morphologische Beiträge zu dem Problem der Blut-Hirnschranke. Quad. Anat. prat. **12**, 92 (1957). — CLASEN, R. A., P. M. COOKE, S. PANDOLFI, D. BOYD, and A. J. RAIMONDI: Experimental cerebral edema produced by focal freezing. I. An anatomic study utilizing vital dye techniques. J. Neuropath. exp. Neurol. **21**, 579 (1962). — CLEMENTE, C. D.: Structural regeneration in the mammalian central nervous system and the role of neuroglia and connective tissue. In: Regeneration in the central nervous systems, p. 147—161 (ed. W. F. WINDLE). Springfield (Ill.): Ch. C. Thomas 1955. — COHEN, A. S., and E. CALKINS: Electronmicroscopic observations on a fibrous component in amyloid of diverse origins. Nature (Lond.) **183**, 1202—1203 (1959). ~ The isolation of amyloid fibrils and a study of the effect of collagenase and hyaluronidase. J. Cell Biol. **21**, 481—486 (1964). — COHN, Z. A., and J. G. HIRSCH: The isolation and properties of the specific cytoplasmic granules of rabbit polymorphonuclear leucocytes. J. exp. Med. **112**, 983—1004 (1960). ~ The influence of phagocytosis on the intracellular distribution of granule-associated components of polymorphonuclear leucocytes. J. exp. Med. **112** 1005—1022 (1960). — COIMBRA, A.: Nerve cell changes in the experimental occlusion of the middle cerebral artery. Histological and histochemical study. Acta neuropath. (Berl.) **3**, 547—557 (1964). — COLLIER, J., and J. G. GREENFIELD: Encephalitis periaxialis of Schilder. Brain **47**, 489 (1924). — COLLIN, R.: Sur la sécrétion hypophysaire. Bull. Acad. Méd. (1924). Zit. nach ROUSSY u. MOSINGER 1937. ~ La neurocrinie hypophysaire. Etude histophysiologique du complexe tubéro-infundibulo-pituitaire. Arch. Morph. gén. exp. (1928). Zit. nach ROUSSY u. MOSINGER 1937. — COLLINS, G. H., H. DE F. WEBSTER, and M. VICTOR: The ultrastructure of myelin and axonal alterations in sciatic nerves of thiamine deficient and chronically starved rats. Acta neuropath (Berl.) **3**, 511—521 (1964). — COLMANT, H. J.: Aktivitätsschwankungen der sauren Phosphatase im Rückenmark und den Spinalganglien der Ratte nach Durchschneidung des Nervus ischiadicus. Arch. Psychiat. Nervenkr. **199**, 60—71 (1959). ~ Ergebnisse der Enzymhistochemie am zentralen und peripheren Nervensystem. Fortschr. Neurol. Psychiat. **29**, 61—124 (1961). ~ Enzymhistochemische Befunde an der elektiven Parenchymnekrose des Rattenhirns. IV. Intern. Kongr. Neuropath. München, Sept. 1961, Bd. 1, S. 89—95 (H. JACOB, Hrsg.). Stuttgart: Georg Thieme 1962. ~ Zerebrale Hypoxie. Zwanglose Abhandlung aus dem Gebiet der normalen und pathologischen Anatomie, 16. Stuttgart: Georg Thieme 1965. — COLONIER, M., and E. G. GRAY: Degeneration in the cerebral cortex. V. Intern. Congr. Elektron Microscopy Philad. 1962, Proc. 2, New York: Academic Press 1962. — COLONIER, M., and R. W. GUILLERY: Synaptic organization in the lateral geniculate nucleus of the monkey. Z. Zellforsch. **62**, 333—355 (1964). — CONE, W.: Acute pathologic changes in neuroglia and in microglia. Arch. Neurol. Psychiat. (Chic.) **20**, 34—68 (1928). — COOK, W. H., J. H. WALKER, and L. M. BARR: A cytological study of transneural atrophy in the cat and rabbit. J. comp. Neurol. **94**, 267 (1951). — COWEN, D., and E. V. OLMSTEAD: Infantile neuroaxonal dystrophy. J. Neuropath. exp. Neurol. **22**, 175—236 (1963). — COX, A.: Ganglienzellschrumpfung im tierischen Gehirn. Beitr. path. Anat. **98**, 399—409 (1937). — CREUTZFELDT, H.: Zit. nach PETERS 1958. — CREUTZFELDT, H. G., and A. METZ: Über Gestalt und Tätigkeit der Hortegazellen bei pathologischen Vorgängen. Z. ges. Neurol. Psychiat. **106**, 18—53 (1926). — CROUCH, Y. F., and M. L. BARR: Behaviour of the sex chromatin during axonreaction. J. Neuropath. exp. Neurol. **13**, 353 (1954). — CUMINGS, J. N.: The diagnostic value of lipid estimations in the cerebral lipidosis, p. 112. Oxford: Blackwell 1957. ~ Modern scientific aspects of neurology. Zit. nach U. LIEDKE u. H. DEBUCH, Köln. In: II. Gehirn, Rückenmark und Nerven. In: Biochemisches Taschenbuch, II. Teil. Berlin-Göttingen-Heidelberg: Springer 1964. — CUMINGS, J. N., and B. ROZDILSKY: The cerebral lipid composition of the brain in six cases of Krabbe's disease. Neurology (Minneap.) **15**, 177—183 (1965). — CUTLER, R. W. P., G. V. WATTERS, and CH. F. BARLOW: I^{125}-labeled protein in experimental brain edema. Arch. Neurol. (Chic.) **11**, 225—238 (1964).

DAHLSTRÖM, A., and K. FUXE: Evidence for the existence of monoamine-containing neurons in the central nervous system. 1. Demonstration of monoamines in the cell bodies of brain stem neurons. Acta physiol. scand. **62**, Suppl. 232, 1—55 (1964a). ~ Localization of monoamines in the lower brain stem. Experientia (Basel) **20**, 398—399 (1964b). ~ Evidence for the existence of monoamine neurons in the central nervous system. II. Experimentally induced changes in the intraneuronal amine levels of bulbo-spinal neuron systems. Acta physiol. scand. **64** Suppl. 247, 1—36 (1964c). — DAHLSTRÖM, A., K. FUXE, N.-Å. HILLARP, and T. MALMFORS: Adrenergic mechanisms in the pupillary light-reflex path. Acta physiol. scand. **62**, 119—124 (1964). — DALTON, A. J.: Golgi apparatus, secretion granules. In: The cell, vol. IV, ed. by J. BRACHET. New York and London: Academic Press 1960. — DAVID, G. B., and A. W. BROWN: The histochemical recognition of lipid in the cytoplasmic network of neurones of vertebrales. Quart. J. micr. Sci. **102**, 3, 391—397 (1961). — DAVISON, A. N., and N. A. GREGSON: Metabolism of cellular membrane sulpholipids in the rat brain.

Biochem. J. **98**, 915—922 (1966). — DAVSON, H.: Physiology of the ocular and cerebrospinal fluids. London: J. & A. Churchill Publ. 1956. — DAVSON, H., and E. SPAZIANI: The blood brainbarrier and the extracellular space of brain. J. Physiol. (Lond.) **149**, 135 (1959). — DEITSCH, A. D., and M. J. MOSES: The Nissl substance of living and fixed spinal ganglioncells. II. An ultraviolet absorption study. J. biophys. biochem. Cytol. **3**, 449—456 (1957). — DEITSCH, A. D., and M. MURRAY: The Nissl substance of living and fixed spinal ganglion cells. I. A phase contrast study. J. biophys. biochem. Cytol. **2**, 433—444 (1956). — DEMPSEY, E. W., and G. B. WISLOCKI: The use of silver nitrate as a vital stain, and its distribution in several mammalian tissue as studied with the electron microscope. J. biophys. biochem. Cytol. **1**, 111 (1955). — DENNY-BROWN, D.: Importance of neural fibroblasts in the regeneration of nerve. Arch. Neurol. (Chic.) **55**, 171—215 (1946). — DE ROBERTIS, E. D. P.: Submicroscopic morphology and function of the synapse. Exp. Cell Res. **5**, 347—369 (1958). ~ Submicroscopic morphology of the synapse. Int. Rev. Cytol. **8**, 61—96 (1959). ~ Cholinergic and non-cholinergic nerve endings in the rat brain. II. Subcellular localization of monoamine oxidase and succinate dehydrogenase. J. Neurochem. **9**, 503—508 (1962). ~ Fine structure of synapses in the cns. IV. Internat. Congr. f. Neuropath. Proc. vol. 2, p. 35. Stuttgart: Georg Thieme 1962. ~ The synapse: Morphological and chemical correlates of function. Neurosci. Res. Prog. Bull. **3**, 3—79 (1965). — DE ROBERTIS, E., and H. M. GERSCHENFELD: Submicroscopic morphology and function of glial cells. Int. Rev. Neurobiol. **3**, 1—61 (1961).— DE ROBERTIS, E., M. GERSCHENFELD, and F. WALD: Cellular mechanism of myelination in the central nervous system. J. biophys. biochem. Cytol. **4**, 651 (1958). — DE ROBERTIS, E., and F. A. SCHMITT: Effect of nerve degeneration on the structure of neurotubules. J. cell. comp. Physiol. **32**, 45 (1948). — DEWULF, H.: La microglie normale chez le singe (macacus rhesus). J. belge Neurol. Psychiat. **37**, 341 (1937). — DIEZEL, P. B.: Histochemische Untersuchungen an primären Lipoidosen. Amaurotische Idiotie, Gargoylismus, Naumann-Picksche Krankheit, Gauchersche Krankheit, mit besonderer Berücksichtigung des Zentralnervensystems. Virchows Arch. path. Anat. **326**, 89—118 (1954). ~ Histochemische Untersuchungen an den Globoidzellen der familiären infantilen diffusen Sklerose vom Typus Krabbe. (Zugleich eine differentialdiagnostische Betrachtung der zentralnervösen Veränderungen beim Morbus Gaucher.) Virchows Arch. path. Anat. **327**, 206—228 (1955). ~ Histochemische Untersuchungen an den Corpora amylacea des Zentralnervensystems. — Zugleich ein Beitrag zur formalen Genese. Verh. Dtsch. Ges. Path. 39. Tagg. Zürich 1955, S. 199—206. Stuttgart: Gustav Fischer 1956. — Die Stoffwechselstörungen der Sphingolipoide. Berlin-Göttingen-Heidelberg: Springer 1957. ~ DIEZEL, P. B., H. FRITSCH u. H. JAKOB: Leukodystrophie mit orthochromatischen Abbaustoffen. Ein Beitrag zur Pelizaeus-Merzbacherschen Krankheit. Virchows Arch. path. Anat. **338**, 371—394 (1965). — DIEZEL, P. B., u. A. PFLEIDERER jr.: Histochemische und polarisationsoptische Untersuchungen am Amyloid. Virchows Arch. path. Anat. **332**, 552—567 (1959). — DIEZEL, P. B., u. E. ROTTMANN: Histochemische Untersuchungen an „Rosenthalschen Fasern" in Ependymgranulationen und im Spongioblastom. Dtsch. Z. Nervenheilk. **177**, 222—234 (1958). — DIEZEL, P. B., u. G. ULE: Histochemische Untersuchungen an den „ghost-cells" beim experimentellen Neurolathyrismus. Acta neuropath. (Berl.) **3**, 150—163 (1963). — DIVRY, P.: Étude histochimique des plaques séniles. J. Neurol. Psychiat. **27**, 643—657 (1927). ~ De la nature de l'altération fibrillaire d'Alzheimer. J. belge Neurol. Psychiat. **34**, 197—201 (1934). ~ Confrontation morphologique et histochimique de l'amyloïde et des productions analogues du cerveau sénile. J. belge Neurol. Psychiat. **36**, 24 (1936). ~ Le problème des plaques séniles. J. belge. Neurol. Psychiat. **39**, 444 (1939). ~ De l'amyloïdose vasculaire cérébrale et méningée (méningopathie amyloïde) dans la démence sénile. J. belge Neurol. Psychiat. **41/42**, 141—158 (1941/42). ~ La pathochimie générale et cellulaire des processes séniles et préséniles. Proc. I. Internat. Congr. Neuropath. **2**, 297—311 (1952). — DIVRY, P., et M. FLORKIN: Sur les propriétés optiques de l'amyloïde. C.R. Soc. Biol. (Paris) **97**, 1808—1810 (1927). — DIXON, K. C.: Glycolysis and cytochemistry of cerebral cortex. J. Physiol. (Camb.) **120**, 266 (1953). ~ Cytochemistry of cerebral grey matter. Quart. J. exp. Physiol. **39**, 129 (1954). — DOERR, W., u. V. BECKER: Das morphologische Äquivalentbild der Niere nach experimenteller Vergiftung mit Cyankalium und Malonsäure. Verh. dtsch. Ges. Path. **35**, 222 (1951). — DOINIKOW, B.: Über De- und Regenerationserscheinungen an Achsenzylindern bei der multiplen Sklerose. Z. ges. Neurol. Psychiat. **27**, 151—178 (1915). — DONAHUE, S.: Electron microscopic observations on the development of blood vessels in the nervous system of the rabbit embryo. V. Intern. Congr. f. Electron microscopy, Philadelphia 1962, vol. 2/13. New York: Academic Press 1962. — DONAHUE, S., and G. D. PAPPAS: The fine structure of capillaries in the cerebral cortex of fetal and adult rats. IV. Intern. Kongr. Neuropath., München 1961, Bd. 2, S. 77—81. Stuttgart: Georg Thieme 1962. — DRAGANESCO, STATE, S., et D. CASANGIU: Etude sur la biréfringence dans les phénomènes de dégénéresence des nerfs péripheriques au cours de lésions expérimentales et de pathologie humaine. Arch. roum. Path. exp. **11**, 103—123 (1938). — DROZ, B., and C. P. LEBLOND: Axonal migration of proteins in the central nervous system and peripheral nerves as shown by radioautography. J. comp. Neurol. 121, 325—346 (1963). — DUCKETT, S., and A. G. E. PEARSE: A pericapillary cell in the central nervous system of the human embryo and adult. Acta neuropath. (Berl.) 4, 442—445 (1965). — DUSPIVA, F., u. H. NOLTENIUS: Untersuchungen über den Stoffwechsel bei akuter Hypoxie. II. Beitr. path. Anat. 118, 52—66 (1957). — DUVE, C. DE: The function of intracellular hydrolases. Exp. Cell Res. 7, 169—182 (1959). ∼ Lysosomes, a new group of cytoplasmic particles. In: T. HAYASHI (ed.), Subcellular particles, p. 128—159. New York: Ronald Press 1959. ∼ Structure and function of lysosomes. In: Funktionelle und morphologische Organisation der Zelle, S. 209—215. Berlin-Göttingen-Heidelberg: Springer 1963. — DUVE, C. DE, B. PRESSMANN, R. GIANETTO, R. WATTIAUX, and F. APPELMAN: Tissue fractionation studies; intracellular distribution patterns of enzymes in rat liver tissue. Biochem. J. 60, 604 (1955).

EASTON, J. M., B. GOLDBERG, and H. GREEN: Demonstration of surface antigens and pinocytosis in mammalian cells with ferritin-antibody conjugates. J. Cell Biol. 12, 437—443 (1962). — EBNER, V. v.: Untersuchungen über die Ursache der Anisotropie organischer Substanzen. Leipzig 1882. — EDER, M.: Histochemische Fermentnachweise. Ihre Bedeutung für die Pathologie. Verh. dtsch. Ges. Path. 42, 374—391 (1959). —EDGAR, G. W. F.: Leucodystrophy as a possible type of deviation in sphingolipid metabolism, comparable to lipidosis. Excerpta med. (Amst.), Sect. VIII, 8, 801 (1955) (Congr. Number). ∼ Approche biochimique des lipidoses et des leucodystrophies. Rev. neurol. 92, 277 (1955). ∼ Morphological and chemical considerations concerning familial leucodystrophia and its possible relation to lipidosis. Folia psychiat. neerl. 59, 3 (1956). ∼ The investigation of demyelinating diseases and quantitative determination of "myelin lipids". Psychiat. et Neurol. (Basel) 131, 274—309 (1956). ∼ Progressive myoclonus epilepsy as inborn error of metabolism conparable to storage disease. Epilepsia (Boston) 4, 120—137 (1963). — EDSTRÖM, A.: The ribonucleic acid in the Mauthner neuron of the Goldfish. J. Neurochem. 11, 309—314 (1964). — EDSTRÖM, J. E.: Effects of increased motor activity on the dimensions and the staining properties of the neuron soma. J. comp. Neurol. 107, 295—304 (1957). ∼ Ribonucleic acid changes in the motoneurons of the frog during axon regeneration. J. Neurochem. 5, 43—49 (1959). ∼ Extraction, hydrolysis, and electrophoretic analysis of ribonucleic acid from microscopic tissue units (microphoresis). J. biophys. biochem. Cytol. 8, 39—46 (1960). — EDSTRÖM, R.: An explanation of the blood-brain barrier phenomenon. Acta psychiat. scand. 33, 403 (1958). — EDSTRÖM, R., and O. STEINWALL: The blood-brain barrier phenomenon. The relative importance of permeability and cellular transport mechanisms. Acta neurol. scand. 37, 1—21 (1961). —EGYHÁZI, E., and H. HYDÉN: Experimentally induced changes in the base composition of the ribonucleic acids of isolated nerve cells and their oligodendroglial cells. J. biophys. biochem. Cytol. 10, 403—410 (1961). — EHRENBERG, C. G.: Notwendigkeit einer feineren mechanischen Zerlegung des Gehirns und der Nerven vor der chemischen, dargestellt an Beobachtungen von C. G. EHRENBERG. Poggendarffs Ann. 28 (1833). ∼ Weitere Mitteilungen über Resultate bei Anwendung des chromatisch-polarisierten Lichtes für mikroskopische Verhältnisse. Ber. Verh. preuß. Akad. Wiss. Berlin 1849. — EHRICH, W. E.: Die Entzündung. In: Handbuch der allgemeinen Pathologie (hrsg. von F. BÜCHNER, E. LETTERER u. F. ROULET), Bd. 7, Teil 1, S. 1. Berlin-Göttingen-Heidelberg: Springer 1956. — EHRLICH, P.: Das Sauerstoff-Bedürfnis des Organismus. Eine farbenanalytische Studie. Berlin August Hirschwald 1885. — EICKE, W. J.: Wilson-Pseudosklerose ohne Lebercirrhose. Arch. Psychiat. Nervenkr. 114, 214 (1941). ∼ Das Verhältnis Leber — Gehirn unter besonderer Berücksichtigung anatomischer Befunde. Fortschr. Med. 70, 109 (1952). ∼ Die Hallervorden-Spatzsche Krankheit. In: Handbuch der speziellen pathologischen Anatomie und Histologie, hrsg. v. HENKE-LUBARSCH, Bd. 13/1 A, S. 845. Berlin-Göttingen-Heidelberg: Springer 1957. EINARSON, L.: A method for progressive selective staining of Nissl and nucleolar substance in nerve cells. Amer. J. Path. 8, 295 (1932). ∼ Om nervecellernes indre struktur og deres histologiske bilstands-aendringer ved. experimentelt fremkaldte funktionelle aktivitetsstadier. Acta jutland. 17, 1—150 (1945). ∼ On the theory of gallocyanin-chromalaun staining and its application for quantitative estimation of basophilia. A selective staining of exquisite progressivity. Acta path. scand. 28, 82 (1951). ∼ On diffuse brain sclerosis and its histopathogenetic relationship especially to amaurotic idiocy. Acta psychiat. scand., Suppl. 74, 180 (1951). — EINARSON, L., and E. KROGH: Variations in the basophilia of nerve cells associated with increased cell activity and functional stress. J. Neurol. (Lond.) 18, 1—12 (1955). — EINARSON, L., u. A. V. NEEL: Beitrag zur Kenntnis sklerosierender Entmarkungsprozesse im Gehirn, mit besonderer Berücksichtigung der diffusen Sklerose. Acta Jutlandica (Aarhus) 10, 2 (1938). ∼ Contribution to the study of diffuse brain sclerosis with a comprehensive review of the problem in general and a report of two cases. Acta Jutlandica, (Aarhus) 14, 2 (1942). — EISNER, W.: Über einen Fall von herdförmiger disseminierter Sklerose des Gehirns bei einem Säugling unter besonderer Berücksichtigung eigenartiger Riesenzellbefunde. Virchows Arch. path. Anat. 248, 153 (1924). — ELKES, J., and J. B. FINEAN: The effect of drying upon the structure of myelin in the sciatic nerve of the frog. Discuss. Faraday Soc. **6**, 134 (1949). ~ Effects of the solvents on the structures of myelin in the sciatic nerve of the frog. Exp. Cell Res. **4**, 82 (1953). ~ X-ray diffraction studies on the effect of temperature on the structure of myelin in the sciatic nerve of the frog. Exp. Cell Res. **4**, 69 (1953). — ENGSTROEM, A., and J. B. FINEAN: Biological ultrastructure. New York: Academic Press 1958. — ERBSLÖH, F.: Das Zentralnervensystem bei Leberkrankheiten. In: Handbuch der speziellen pathologischen Anatomie, Bd. XIII/2b, S. 1645—1698. Berlin-Göttingen-Heidelberg: Springer 1958. — ERBSLÖH, F., u. H. BOCHNIK: Symmetrische Pseudokalk- und Kalkablagerungen im Gehirn. Sogenannte „idopathische nicht-arteriosklerotische intracerebrale Gefäßverkalkungen" (FAHR). In: Handbuch der speziellen pathologischen Anatomie, Bd. XIII/2, S. 1769—1809. Berlin-Göttingen-Heidelberg: Springer 1958. — ESCOLÁ, J., u. H. HAGER: Elektronenmikroskopische Beobachtungen über Einlagerungen in Plasmazellen bei durch Hitzekoagulation verursachten Nekrosen der Großhirnrinde. Naturwissenschaften **12**, 283—284 (1962). ~ Elektronenmikroskopische Befunde über die Kollagenfaserbildung im Rahmen mesenchymaler Organisationsvorgänge bei experimentellen Koagulationsnekrosen des Säugetiergehirns. Beitr. path. Anat. **128**, 25—38 (1963). ~ Elektronenmikroskopische Beobachtungen bei experimentellen Koagulationsnekrosen im Säugetiergehirn. Beitr. path. Anat. **130**, 422—445 (1964). ~ Elektronenmikroskopische Beobachtungen über experimentelle Koagulationsnekrosen des Nervensystems. Zbl. Neur. **177**, 202 (1964). — ESCOLÁ PICÓ, JOSÉ: Die Feinstruktur versenkter Ependymzellen innerhalb von gliösen Narbenbereichen. Acta neuropath. (Berl.) **3**, 137—143 (1963). ~ Über die Feinstruktur der Speichersubstanzen bei der infantilen Form der familiären amaurotischen Idiotie. Acta neuropath. (Berl.) **3**, 289—294 (1964). — ESCOLÁ, J., u. E. THOMAS: Elektronenmikroskopische Untersuchungen über die Lokalisation der sauren Phosphatase im Reaktionsbereich experimentell erzeugter Hirngewebsnekrosen. Acta neuropath. (Berl.) **4**, 380—391 (1965). — ESSNER, E.: An electron microscopic study of erythrophagocytosis. J. biophys. biochem. Cytol. **7**, 329 (1960). — ESTABLE, C., W. ACOSTA-FERREIRA, and J. R. SOTELO: An electron microscopic study of the regenerating nerve fibers. Z. Zellforsch. **46**, 387—402 (1957). — ESTABLE-PUIG, J. F., W. BAUER, J. BLUMBERG, W. HAYMAKER, and C. TOBIAS: Study of regenerated cortical nervous tissue after alpha particle irradiation. V. Internat. Congr. for Electron Microscopy. Philadelphia 1962, proc. vol. 2, VV—4. New York: Academic Press 1962. — ETTISCH, G., u. J. JOCHIMS: Dunkelfelduntersuchungen an überlebenden Nerven. I. Mitt. Die Wirkung von Elektrolyten. Pflügers Arch. ges. Physiol. **215**, 519—544 (1927). — EVANS, D. H. L., and L. H. HAMLYN: A study of silver impregnation methods in the central nervous system. J. Anat. (Lond.) **90**, 193—203 (1956). — EWALD u. KÜHNE: Die Verdauung als histologische Methode. Verh. naturhist. Ver. Heidelberg, N.F. **1**, (1874).

FARQUHAR, M. G., and J. F. HARTMANN: Neurological structure and relationships as revealed by electron microscopy. J. Neuropath. exp. Neurol. **16**, 18 (1957). — FARRANT, J.L.: An electron microscope study of ferritin. Biochem. biophys. Acta (Amst.) **13**, 569—576 (1954). — FAWCETT, D. W.: Observations on the cytology and electron microscopy of hepatic cells. J. nat. Cancer Inst. **15**, Suppl. 1475 (1955). ~ Structural specializations of the cell surface. In: S. L. PALAY, Frontiers in cytology p. 19—41. New Haven: Yale University Press 1958. ~ Cilia and flagella. In: J. BRACHET and A. E. MIRSKY, The cell, vol. II, p. 217—297. New York and London: Academic Press 1961. — FAWCETT, D. W., and K. R. PORTER: A study of the fine structure of ciliated epithelia. J. Morph. **94**, 221 (1954). — FEINDEL, W. H., and A. C. ALLISON: Intravenous methylene blue for studying fiber degeneration in the central nervous system. Science **107**, 429 (1948). — FERNÁNDEZ-MORÁN, H.: Sheat and axon structures in the internode portion of vertebrate myelinated nerve fibres. Exp. Cell Res. **1**, 309 (1950). ~ Elektronenmikroskopische Untersuchungen der Markscheide und des Achsenzylinders im internodalen Abschnitt der Nervenfaser. Experientia (Basel) **6**, 339 (1950). ~ Proc. Electr. Micr. Meet. Combridge 1948. Zit. in FERNÁNDEZ-MORÁN 1954, S. 135. ~ Subunit organization of mitochondrial membranes. Science **140**, 381 (1963). — FERNÁNDEZ-MORÁN, H., and J. B. FINEAN: Electron microscope and low-angle x-ray diffraction studies of the nerve myelin sheath. J. biophys. biochem. Cytol. **3**, 725—748 (1957). — FERRARO, A.: Acute swelling of oligodendroglia and grapelike areas of disintegration. Arch. Neurol. Psychiat. (Chic.) **20**, 1065—1079 (1928). — FERRARO, A., and L. A. DAMON: The histogenesis of amyloid bodies in the central nervous system. Arch. Path. **12**, 229 (1931). — FERRARO, A., and L. M. DAVIDOFF: Reaction of oligodendroglia to injury of brain. Arch. Path. **6**, 1030—1053 (1928). — FEYRTER, F.: Über ein sehr einfaches Verfahren der Markscheidenfärbung, zugleich eine neue Art der Färberei. Virchows Arch. path. Anat. **296**, 645 (1936). — FEYRTER, F., u. A. PISCHINGER: Über die Beziehungen zwischen den sogenannten chromotropen Lipoiden bzw. Lipoproteiden und den sogenannten Acetalphosphatiden in menschlichen Geweben. Klin. Wschr. **21**, 463 (1942). — FICKLER, A.: Experimentelle Untersuchungen zur Anatomie der traumatischen Degeneration und der Regeneration des Rückenmarks. Dtsch. Z. Nervenheilk. **29**, 1—56 (1905). — FINEAN, J. B.: Phosphorlipid-cholesterol complex in the structure of myelin. Experientia (Basel) **9**, 17 (1953). ~ Further observations on the structure of myelin. Exp. Cell Res. **5**, 202 (1953). ~ Biochemical problems of lipids. (Proc. of the second internat. Conference held at the University of Ghent 27th—30th July 1955), p. 127. London: Butterworth & Co. 1956. ~ Electron microscope and X-ray diffraction studies of a saturated synthetic phospholipid. J. biophys. biochem. Cytol. **6**, 123 (1959). — FINEAN, I. B., and I. D. ROBERTSON: Lipids and the structure of myelin. Brit. med. Bull. **14**, 267 (1958). — FINEAN, I. B., and A. L. WOOLF: An electron microscope study of degenerative changes in human cutaneous nerve. J. Neuropath. exp. Neurol. **21**, 105—115 (1962). — FISCHER, O.: Miliare Nekrosen mit drusiger Wucherung usw. Mschr. Psychiat. Neurol. **22**, 361—372 (1907). ~ Die presbyophrene Demenz, deren anatomische Grundlage und klinische Abgrenzung. Z. Neur. **3**, 371 (1910). ~ Der spongiöse Rindenschwund ein besonderer Destruktionsprozeß der Hirnrinde. Z. Neurol. **7**, 1 (1911). — FISHER, E. R., and H. REIDBORD: Gaucher's disease: Pathogenetic considerations based on electron microscopic and histochemical observations. Amer. J. Path. **41**, 679 (1962). — FLEISCHHAUER, K.: Untersuchungen am Ependym des Zwischen- und Mittelhirns der Landschildkröte (Testudo graeca). Z. Zellforsch. **46**, 729—767 (1957). ~ Über die Feinstruktur der Faserglia. Z. Zellforsch. **47**, 548 (1958). ~ Fluoreszenzmikroskopische Untersuchungen an der Faserglia. I. Beobachtungen an den Wandungen der Hirnventrikel der Katze (Seitenventrikel, III. Ventrikel). Z. Zellforsch. **51**, 467—496 (1960). ~ Über die Fluoreszenz perivaskulärer Zellen im Gehirn der Katze. Z. Zellforsch. **64**, 140—152 (1964). ~ Fluoreszenzmikroskopische Untersuchungen über den Stofftransport zwischen Ventrikelliquor und Gehirn. Z. Zellforsch. **62**, 639—654 (1964). — FLEISCHHAUER, K., u. H. HILLEBRAND: Über die Vermehrung der Gliazellen bei der Markscheidenbildung. Z. Zellforsch. **69**, 61—68 (1966). — FLEMMING, W.: Über die Unsichtbarkeit lebendiger Kernstrukturen. Anat. Anz. **7**, 758 (1892). — FRANKE, H., u. W. LIERSE: Elektronenmikroskopische Untersuchungen über Hirnveränderungen des Meerschweinchens nach Röntgenbestrahlung. Fortschr. Röntgenstr. **102**, 78—87 (1965). — FRIEDE, R.: Die Bedeutung der Glia für den zentralen Kohlehydratstoffwechsel. Zbl. allg. Path. path. Anat. **92**, 65 (1954). ~ Über Beziehungen zwischen histochemischen Glykogenbefunden und der Hirnwellenfrequenz im EEG an einem Material von menschlichen Biopsien. Arch. Psychiat. Nervenkr. **194**, 213—237 (1956). ~ Histochemischer Nachweis von Succinodehydrogenase in Biopsien von menschlichem Gewebe. Virchows Arch. path. Anat. **332**, 216—223 (1958). ~ Histochemical demonstration of enzyme movements in injured nerve fibers. J. Neuropath. exp. Neurol. **19**, 143 (1960). — FRIEDE, R. L.: Transport of oxydative enzymes in nerve fibres; a histochemical investigation of the regenerative cycle in neurons. Exp. Neurol. **1**, 441—466 (1959). ~ The cytochemistry of normal and reactive astrocytes. J. Neuropath. exp. Neurol. **21**, 471—478 (1962). ~ An enzyme histochemical study of cerebral arteriosclerosis. Acta neuropath. (Berl.) **2**, 58—72 (1962). ~ Electrophoretic production of „reactive" axon swellings in vitro and their histochemical properties. Acta neuropath. (Berl.) **3**, 217—228 (1964). ~ Axon swellings produced in vivo in isolated segments of nerves. Acta neuropath. (Berl.) **3**, 229—237 (1964). ~ The enzymatic response of astrocytes to various ions in vitro. J. Cell Biol. **20**, 1, 5—15 (1964). ~ Enzyme histochemical studies of senile plaques. J. Neuropath. exp. Neurol. **24**, 477—491 (1965). ~ An enzyme histochemical study of torpedoes and dendritic swellings in the cerebellum. Acta neuropath. (Berl.) **4**, 288—292 (1965). — FRIEDE, R. L., and R. J. ALLEN: Enzyme histochemical studies of Tay-Sachs disease. J. Neuropath. exp. Neurol. **23**, 4, 619—634 (1964). — FRIEDE, R. L., and M. KNOLLER: Lactate dehydrogenase isoenzymes in transected nerves. J. Neurochem. **11**, 537—540 (1964). — FRIEDE, R. L., and K. R. MAGEE: Alzheimer's disease — presentation of a case with pathologic and enzyme histochemical observations. Neurology (Minneap.) **12**, 213—222 (1962). — FRIEDRICH, G.: Familiäre amaurotische Idiotie. In: Handbuch der speziellen pathologischen Anatomie, Bd. XIII/1, S. 540—588. Berlin-Göttingen-Heidelberg: Springer 1952. — FUXE, K.: Cellular localization of monoamines in the median eminence and the infundibular stem of some mammals. Z. Zellforsch. **61**, 710—724 (1964a). ~ Evidence for the existence of monoamine neurons in the central nervous system. III. The monoamine nerve terminal. Z. Zellforsch. **65**, 573—596 (1965).

GANSLER, H., and CH. ROUILLER: Modifications physiologiques et pathologiques du chondriome. Schweiz. Z. allg. Path. **19**, 217—243 (1956). — GASSER, H. S.: Diskussion zu B. FRANKENHÄUSER, The hypothesis of saltatory conduction. Cold Spr. Harb. Symp. quant. Biol. **17**, 27 (1952). ~ Properties of dorsal root unmedullated fibers on the two sides of the ganglion. J. gen. Physiol. **38**, 709 (1955). — GAUPP, R.: Zweikernige Ganglienzellen in traumatischen Hirndefekten. Z. Neur. **149**, 122 (1933). — GAUPP, R., u. E. SCHARRER: Die Zwischenhirnsekretion bei Mensch und Tier. Z. Neur. **153**, 327—355 (1935). — GAY, A. J., and D. H. SILBERBERG: Histochemical correlates of transsynaptic degeneration, studies in the monkey lateral geniculate nucleus. Arch. Neur. Chic. **10**, 85—90 (1964). — GAYE, R. M., and A. PETERS: The development, structure and composition of the optic nerve of Xenopus laevis (Daudin). Quart. J. exp. Physiol. **46**, 299—309 (1961). — GEIGER, R. S.: Subcultures of adult mammalian brain cortex in vitro. Exp. Cell Res. 14, 541—566 (1958). ~ Die elektive, insuläre (Para-) Amyloidose der Bauchspeicheldrüse. Beitr. path. Anat. 101, 1—13 (1938). — GERARD, R. W.: The response of nerve to oxygen lack. Amer. J. Physiol. 92, 498—541 (1930). — GEREN, B. B.: The formation from the Schwann cell surface of myelin in the peripheral nerves of chick embryos. Exp. Cell Res. 7, 558 (1954). ~ Structural studies of the formation of the myelin sheat in peripheral nerve fibers. In: Cellular mechanisms in differentation and growth. (ed. D. RUDNISK). New Jersey: Princeton University Press 1956. — GEREN, B. B., and F. O. SCHMITT: Structure of the nerve sheath in relation to lipid and lipid-protein layers. J. appl. Phys. 24, 1421 (1953). ~ The structure of the Schwann cell and its relation to the axon in certain invertebrate nerve fibers. Proc. nat. Acad. Sci. (Wash.) 40, 863 (1954). — GERENUZMANN, B. B., and G. NOGUEIRA-GRAF: Electron microscope study of the formation of nodes of Ranvier in mouse sciatic nerves. J. biophys. biochem. Cytol. 3, 589 (1957). — GERSCHENFELD, H. M., F. WALD, J. A. ZADUNAISKY, and E. D. P. DE ROBERTIS: Function of astroglia in the waterion metabolism of the central nervous system: An electron microscope study. Neurology (Minneap.) 9, 412—525 (1959). — GERSH, J., and D. BODIAN: Some chemical mechanisms in chromatolysis. J. cell. comp. Physiol. 21, 253 (1943). — GHIDONI, J., and B. GUEFT: The double nature of the amyloid fibril. Proc. filter. Internat. Congr. f. Elect. Mic., p. T-15. New York: Academic Press 1962. — GIBSON, W. C.: Degeneration of the boutons terminaux in the spinal cord. Arch. Neurol. Psychiat. (Chic.) 38, 1145—1157 (1937). ~ Degeneration of the boutons terminaux in the spinal cord. Arch. Neurol. (Chic.) 38, 1145 (1938). — GILDEA, E. F., and S. COBB: The effects of anemia on the cerebral cortex of the cat. Arch. Neurol. Psychiat. (Chic.) 23, 876—903 (1930). — GIOLLI, R. A.: A note on the chemical mechanism of the Nauta-Gygax technique. J. Histochem. Cylochem. 13, 3, 206—210 (1965). — GLEES, P.: The Marchi reaction; its use on frozen sections and its time limit. Brain 66, 229—232 (1943). ~ J. Neuropath. exp. Neurol. 5, 54—59 (1946). Zit. nach GRAY u. GUILLERY 1966. ~ The time factor in central nerve fibre degeneration. Acta anat. Basel 6, 447—450 (1948). ~ Neuroglia, morphology and function. Springfield (Ill.): Ch. C. Thomas 1955. ~ Studies of cortical regeneration with special reference to cerebral implants. In: Regeneration in the central nervous system, p. 94—111 (ed. W. F. WINDLE). Springfield (Ill.): Ch. C. Thomas 1955. ~ The time factor in experimental myelin alegeneration within the central nervous system. Proc. First Internat. Congr. Neuropath. 1962 Rom. — GLEES, P., and W. J. H. NAUTA: A critical review of studies on axonal and terminal degeneration. Mschr. Psychiat. Neurol. 129, 74—91 (1955). — GLIMSTEDT, G., and G. WOHLFART: Electron microscopic observations on Wallerian degeneration in peripheral nerves. Acta morph. neerl.-scand. 3, 135—146 (1960). — GLOBUS, J. H., and I. STRAUS: Progressive degenerative subcortical encephalopathy (Schilder's disease). Arch. Neurol. Psychiat. (Chic.) 20, 1190—1228 (1928). — GLUSZCZ, A.: A histochemical study of some hydrolytic enzymes in tumors of the nervous system. Acta neuropath. (Berl.) 3, 184—201 (1963). — GOESSNER, W.: Zur Histochemie des Strugger-Effekts. Verh. Dtsch. Ges. Path. 33. Tag., Kiel 1949, S. 102—109. Stuttgart: Piscator-Verlag 1950. ~ Untersuchungen über das Verhalten der Phosphatasen und Esterasen während der Autolyse. Virchows Arch. path. Anat. 327, 304—313 (1955). ~ Studien zur Nekrose und Autolyse. Verh. dtsch. Ges. Path. 44, 204—208 (1960). ~ GÖTHLIN, G. F.: Die doppelbrechenden Eigenschaften des Nervengewebes. Svensk. Akad. Handl. 51 (1913). Zit. nach BIELSCHOWSKY 1935. — GOLDBY, F.: A note on transneuronal atrophy in the human lateral geniculate body. J. Neurol. Neurosurg. Psychiat. 20, 202—207 (1957). — GOLDFISCHER, S.: The Golgi apparatus and the endoplasmic reticulum in neurons of the rabbit. J. Neuropath. exp. Neurol. 23, 36—45 (1964). — GOLDMANN, E. E.: Vitalfärbung am Zentralnervensystem. Berlin: G. Reimer 1913. — GOLGI, C.: Appareil réticulaire endocellulaire. Arch. ital. Biol. 30 (1898). Zit. nach BIELSCHOWSKY 1935. — GOMBAULT, A.: Contribution à l'étude anatomique de la névrite parenchymateuse subaiguë et chronique. Névrite segmentaire périaxile. Arch. Neurol. (Paris) 1, 177—190 (1880/81). — GOMORI, G.: Further studies on the histochemical specifity of phosphatases. Proc. Soc. exp. Biol. 72, 449 (1949). — GONATAS, N. K., and J. GONATAS: Ultrastructural and biochemical observations on a case of systemic late infantile lipidosis and its relationship to Tay-Sachs disease and gargoylisen. J. Neuropath. exp. Neurol. 24, 2, 318—340 (1965). — GONATAS, N. K., S. LEVINE, and R. SHOULSON: Phagocytosis and regeneration of myelin in an experimental leukoencephalopathy. An electron microscopic study. Amer. J. Path. 44, 565—583 (1960). — GONATAS, N. K., R. D. TERRY, and M. WEISS: Electron microscopic study in two cases of Jakob-Creutzfeldt disease. J. Neuropath. exp. Neurol. 24, 575—598 (1965). — GONATAS, N. K., R. D. TERRY, R. WINKLER, S. R. KOREY, C. J. GOMEZ, and A. STEIN: A case of juvenile lipidosis: The significance of electron microscopic and biochemical observations of a cerebral biopsy. J. Neuropath. exp. Neurol. 22, 557—580 (1963). — GONATAS, N. K., H. M. ZIMMERMAN, and S. LEVINE: Ultrastructure of inflammation with edema in the rat brain. Amer. J. Path. 42, 455—469 (1963). — GOODMAN, L.: Alzheimer's disease: a clinico-pathologic analysis of 23 cases with a theory on pathogenesis. J. nerv. ment. Dis.

118, 97—130 (1953). — GOULD, R. P., and S. J. HOLT: Observations on acid phosphatase and esterases in the rat sciatic nerve undergoing Wallerian degeneration. Cytology of nervous tissue. Proc. of the anatomical Sciety of Great Britain and Ireland, p. 45—48. London-Taylor & Francis 1961. — GRAY, E. G.: Electron microscopy of dendrites and axons of the cerebral cortex. J. Physiol. (Lond.) 145, 25 (1958). ~ Axo-somatic and axo-dendritic synapses of the cerebral cortex. An electron microscope study. J. Anat. (Lond.) 93, 420—433 (1959). ~ Electron microscopy of synaptic contacts on dendrite spines of the cerebral cortex. Nature (Lond.) 183, 1592—1593 (1959). ~ A morphological basis of presynaptic inhibition. Nature (Lond.) 193, 82—83 (1962). ~ Electron microscopy of presynaptic organelles of the spinal cord. J. Anat. (Lond.) 97, 101—106 (1963). ~ The synapse: Morphological and chemical correlates of function. Neurosci. Res. Prog. Bull. 3, 3—79 (1965). — GRAY, E. G., and R. W. GUILLERY: Synaptic morphology in the normal and degenerating nervous system. Int. Rev. Cytol. 19, 111—182 (1966). — GRAY, E. G., and L. H. HAMLYN: Electron microscopy of experimental degeneration in the avian optic tectum. J. Anat. (Lond.) 3, 309—316 (1962). ~ Electron microscopy of experimental degeneration in the optic tectum of the chicken. Proc. of Physiol. Soc. 23—24 March. J. Physiol. (Lond.) 162, 39—41 (1962). — GRAY, E. G., and V. P. WHITTAKER: The isolation of synaptic vesicles from the central nervous system. J. Physiol. (Lond.) 153, 35—37 (1960). ~ The synapse: biology and morphology. Brit. med. Bull. 18, 223—228 (1962). — GREENFIELD, I. G.: The classification of diffuse demyelinating sclerosis of the brain on the basis of pathogenesis. Brouwer Memorial Volume. Folia psychiat. neerl. 53, 255 (1950). ~ General pathology of nerve cell and neuroglia. In: Neuropathologie, S. 1—66. London: Edward Arnold Ltd. 1958. — GRÉGOIRE, A.: Ultrastructure des inclusions métachromatiques dans un cas de leucodystrophie. J. Microscopie 3, 343—346 (1964). — GRENELL, R. C.: Central nervous resistence. I. The effect of temporary arrest of central circulation for periods of 2. to 10 min. J. Neuropath. exp. Neurol. 5, 131—154 (1946). — GRINKER, R., and E. STEVENS: Mucoid degeneration of oligodendroglia and formation of free mucin in brain. Arch. Path. 8, 171—179 (1929). — GROSS, H., E. KALTENBÄCK, and B. ULBERAK: Über eine spätinfantile Form der Hallervorden-Spatzschen Krankheit. I. Mitt.: Klinische-anatomische Befunde. Dtsch. Z. Nervenheilk. 176, 77—103 (1957). — GRUNER, J.-E.: Étude anatomique de l'oedème cérébral. Ann. Anat. path. 7, 365—385 (1962). — GUILLAIN, G., B. BERTRAND et J. GRUNER: Sur un type anatomo-clinique spécial de leukencéphalite à nodules morulés gliogènes. Rev. neurol. 73, 401 (1941). — GUILLERY, R. W.: In: Progress in brain research (W. BARGMANN and J. P. SCHADE, eds.), vol. 14, p. 57—76. Amsterdam: Elsevier 1966. Zit. nach GRAY u. GUILLERY 1966. — GULLOTTA, F., u. G. KREUTZBERG: Das Gliom des Opticus. Morphologische und histochemische Untersuchungen am Schnittpräparat und der Gewebekultur. Acta neuropath. (Berl.) 2, 413—424 (1963). — GUSEK, W.: Das Granulationsgewebe. Sympos. Ital. Ges. u. Dtsch. Ges. f. Path. Mailand 1959. Ist. per la diffusione di opere scientifiche, p. 35—63, 1959. ~ Über die Ultrastruktur und Natur der Epitheloidzellen. Frankfurt. Z. Path. 69, 685—694 (1959). ~ Elektronenmikroskopische Untersuchungen am Zellbild des Granulationsgewebes. Dtsch-Ital. Symp. f. Path., p. 35—63, Idas Milano, 1959. ~ Submikroskopische Untersuchungen zur Feinstruktur aktiver Bindegewebszellen. Veröffentlich. a. d. morphol. Path., H. 64. Stuttgart: Gustav Fischer 1962. — GUSEK, W., u. P. NAUMANN: Elektronenoptische Untersuchungen am tuberkulösen Granulationsgewebe. Verh. dtsch. Ges. Path. 43, 254—257 (1959).

HABERLAND, C.: Primary systematic amyloidosis cerebral involvement and senile plaque formation. J. Neuropath. exp. Neurol. 23, 135—150 (1964). — HÄGGQVIST, G.: Siderophile und siderophobe Zellen in der Großhirnrinde. Z. mikro.-anat. Forsch. 64, 121—128 (1958). — HAGER, H.: Elektronenmikroskopische Untersuchungen über die Feinstruktur der sogenannten Grundsubstanz der Groß- und Kleinhirnrinde des Säugetiers. Arch. Psychiat. Nervenkr. 198, 574—600 (1959). ~ Elektronenmikroskopische Befunde zur Cytopathologie des Abbau- und Abräumvorgänge in experimentell erzeugten traumatischen Hirngewebsnekrosen. Naturwissenschaften 18, 427—428 (1960). ~ Elektronenmikroskopische Untersuchungen über die vitale Metallspeicherung im zentralnervösen Gewebe bei experimenteller chronischer Tellurvergiftung. Arch. Psychiat. Nervenkr. 201, 53 (1960). ~ Ergebnisse der Elektronenmikroskopie am zentralen, peripheren und vegetativen Nervensystem. Ergebn. Biol. 24, 107—154 (1961). ~ Elektronenmikroskopische Beobachtungen zur intrazellulären Ferritinbildung im Anschluß an die Erythrophagocytose innerhalb experimentell erzeugter traumatischer Hirngewebsnekrosen. Naturwissenschaften 48, 678 (1961). ~ Elektronenmikroskopische Untersuchungen über die Feinstruktur der Blutgefäße und perivasculären Räume im Säugetiergehirn. Ein Beitrag zur Kenntnis der morphologischen Grundlagen der sogenannten Bluthirnschranke. Acta neuropath. (Berl.) 1, 9—33 (1961). ~ Die Feinstruktur von Kalkablagerungen in Colliquationsnekrosen des Hirngewebes. Naturwissenschaften 49, 136 (1962). ~ Elektronenmikroskopische Befunde zur Cytopathologie der Astrozyten im Zentralnervensystem der Säugetiere: Reaktive Veränderungen und gliöse Defektdeckung. Vth Internat. Congr. Electron Microsc. Philadelphia 1962, proc. vol. 2, p. SS-9. New York: Academic Press 1962. ~

Elektronenmikroskopische Befunde zur allgemeinen Cytopathologie des zentralnervösen Gewebes. IV. Int. Kongr. Neuropath. München 1961, proc. vol. II, p. 85—95. Stuttgart: Georg Thieme 1962. ~ Summary theme II: Electron microscopy of the central and peripheral nervous system. IV. Internat. Kongr. für Neuropathologie, München 1961, Proc. vol. II, p. 203—204. Stuttgart: Georg Thieme 1962. ~ Electron microscopical observations on the early change in neurons caused by hypoxidosis and on the ultrastructural aspects of neuronal necrosis in the cerebral cortex of mammals. In: Selective vulnerability of the central nervous system in hypoxemia, p. 125—136, ed. by W. HAYMAKER, W. H. McMENEMEY and I. T. SCHADÉ. Oxford: Blackwell Sci. Publ. Ltd. 1963. ~Über das Vorkommen von partikulärem Glykogen in reaktiv veränderten Astrozyten der Großhirnrinde. Mikroskopie **19**, 52 (1964). ~ Die feinere Cytologie und Cytopathologie des Nervensystems dargestellt auf Grund elektronenmikroskopischer Befunde. Veröffentlichungen aus der morphologischen Pathologie Bd. 67. Stuttgart: Gustav Fischer 1964. ~ Die frühen Alterationen des Nervengewebes nach Hypoxidose und die fortgeschrittene Nekrose im elektronenmikroskopischen Bild. Proc. Vth. Internat. Congr. of Neuropath. Zürich, Sept. 1965, p. 64—78. ~ Regenerationsvorgänge am Neuron des zentralen Nervensystems. Verh. Dtsch. Ges. Path., 50. Tag., S. 255—275. Stuttgart: Gustav Fischer 1966. ~ Pathologie der Makro- und Mikroglia im elektronenmikroskopischen Bild. Vereinigg. Dtsch. Neur. u. Neuroanat. 12. Tagg 1966. Zbl. ges. Neurol. Psychiat. **188**, 389 (1966). — HAGER, H., u. K. BLINZINGER: Über eigenartige Astrozytenfortsätze und intrazytoplasmatische Vesikelreihen. (Elektronenmikroskopische Untersuchungen an Gliosen des Säugetiergehirns.) Z. Zellforsch. **65**, 57—73 (1965). — HAGER, H., A. BREIT u. W. HIRSCHBERGER: Elektronenmikroskopische Befunde bei experimenteller Schädigung des zentralen Nervensystems von Säugetieren durch Röntgenstrahlen. Strahlenforsch. Strahlenbehandlung II, Sonderbd. zur Strahlentherapie **46**, 252 (1960). — HAGER, H., u. W. HIRSCHBERGER: Die Feinstruktur der Kleinhirnrinde des Goldhamsters. IV. Internat. Kongr. f. Elektronenmikroskopie, Verhandlg. Bd. II, S. 435—437. Berlin-Göttingen-Heidelberg: Springer 1960. — HAGER, H., W. HIRSCHBERGER u. A. BREIT: Electron microscope observations on the x-irradiated central nervous system of the syrian hamster. In: Response of the nervous system to ionizing radiation, ed. by TH. J. HALAY and RAY S. SNIDER, p. 261—275. New York: Academic Press 1962. — HAGER, H., W. HIRSCHBERGER, and W. SCHOLZ: Electron microscopic changes in brain tissue of Syrian hamsters following acute hypoxia. Aerospace Med. **31**, 379—387 (1960). —HAGER, H., and G. KREUTZBERG: Light- and elektron microscopical identification of lysosomes in nerve cells of the cerebral cortex by means of the acid phosphatase reaction. II. Internat. Congr. Histo- and Cytochem. Frankfurt 16. 8,—21. 8. 64, S. 195. Berlin-Göttingen-Heidelberg: Springer 1964. — HAGER, H., S. LUH, D. RUŠČÁKOVÁ u. M. RUŠČÁK: Histochemische, elektronenmikroskopische und biochemische Untersuchungen über Glykogenanhäufung in reaktiv veränderten Astrozyten der traumatisch lädierten Säugergroßhirnrinde. Z. Zellforsch. **83**, 295—320 (1967). — HAGER, H., and W. L. TAFURI: Elektronenmikroskopische Untersuchungen über die Feinstruktur des Plexus myentericus (Auerbach) im Colon des Meerschweinchens (Cavia cobaya). Arch. Psychiat. Nervenkr. **199**, 437 (1959). — HAGER, H., u. W. L. TAFURI: Elektronenoptischer Nachweis sogenannter neurosekretorischer Elementargranula in marklosen Nervenfasern des Plexus myentericus (Auerbach) des Meerschweinchens. Naturwissenschaften **9**, 332—333 (1959). — HAGGAR, R. A., and M. L. BARR: Quantitative Daten über die Größe der synaptischen Endbulbi am Katzenrückenmark. J. comp. Neurol. **93**, 17 (1950). — HALLERVORDEN, J.: Eine Speicherungshistiocytose des kindlichen Gehirns (Gauchersche Krankheit ?). Verh. Dtsch. Ges. Path. 96, 32. Tagg. Dortmund 1948. ~ Die degenerative diffuse Sklerose. In: Handbuch der speziellen pathologischen Anatomie, Bd. XIII/1, S. 716—782. Berlin-Göttingen-Heidelberg: Springer 1957. — HAMURO, Y.: Histochemical studies on glycogen and certain other enzymes in the recovery of the brain injuries. II. Histochemical studies on certain enzymes (phosphatases, succinic dehydrogenase, cytochrome oxidase, 5-nucleotidase and phosphorylase) in the recovery of brain injuries. Arch. histol. jap. **13**, 69—87 (1957). — HANZON, V.: Liver cell secretion, under normal and pathologic conditions. Studies by fluorescence microscopy on living rats. Acta physiol. scand. **28**, 101 (1952). — HARDERS, H.: Fluoreszenzmikroskopische Untersuchungen am lebenden Nervengewebe mit Acridinorange und Trypaflavin. Diss. Hamburg 1949. — HARREVELD, A. VAN, and J. CROWELL: Extracellular space in central nervous tissue. Fed. Proc. **23**, 304 (1964). — HARREVELD, A. VAN, J. CROWELL, and S. K. MALHOTRA: A study of extracellular space in central nervous tissue by freeze-substitution. J. Cell Biol. **25**, 117—137 (1965). — HARREVELD, A. VAN, and S. OCHS: Cerebral impedance changes after circulatory arrest. Amer. J. Physiol. **187**, 180—192 (1956). — HARREVELD, A. VAN, and J. P. SCHADE: On the distribution and movement of water and electrolyse in the cerebral cortex. In: Structure and function of the cerebral cortex. Proc. Sec. Internat. Meeting of Neurobiol. Amsterdam: Elsevier Publ. Co. 1960. — HARRIMAN, D. G. F., and J. H. D. MILLAR: Progressive familiar myoclonic epilepsy in three families. Its clinical features and pathological basis. Brain **78**, 325 (1955). — HARTMANN, J. F.: Mitochondria in cell bodies following section of axones. Anat. Rec. **100**, 49—59

(1948). ~ Mitochondria in cell bodies of the hypoglossal nucleus and of spinal ganglia following section of nerves. Anat. Rec. **103**, 451—542 (1949). ~ Electron microscopy of nuclei in nerve cells. Anat. Rec. **112**, 340 (1952). ~ An electron optical study of sections of central nervous system. J. comp. Neurol. **99**, 201 (1953). ~ Two views concerning criteria for identification of neuroglia cell types by electron microscopy. In: Biology of neuroglia, vol. 50, ed. by W. F. WINDLE. Springfield (Ill.): Ch. C. Thomas 1958. ~ Quantitative electron microscopic observations on mitochondria in motor neurones following section of axones. 10. Tgg. Dtsch. Ges. Elektronenmikroskopie Kiel, 1961. — HATASA, K., and T. NAKAMURA: Electron microscopic observations of lung alveolar epithelial cells of normal young mice, with special reference to formation and secretion of osmiophilic lamellar bodies. Z. Zellforsch. **68**, 266—277 (1965).— HATSCHEK, E.: A direct demonstration of bound water in general gel. Trans. Farad. Soc. **32**, 787—789 (1936). — HAVET, J.: Le glycogène dans les centres nerveux. Vertébrés et invertébrés. Cellule **46**, 179 (1939). — HAYMAKER, W., and J. W. KERNOHAN: Landry-Guillain-Barré syndrome; clinico-pathologic report of 50 fatal cases and critique of literature. Medicine (Baltimore) **28**, 59—141 (1949). — HEBB, C. O., and V. P. WHITTAKER: Intracellular distributions of acetylcholine and choline acetylase. J. Physiol. (Lond.) **142**, 187—196 (1958). Zit. nach v. BRAUNMÜHL 1957. — HECHST, B.: Zur Histochemie und Histogenese der senilen Plaques. Arch. Psychiat. Nervenkr. **88** (1929). — HEEFNER, W. A., and G. D. SORENSON: Experimental amyloidosis. I. Light- and electron microscopic observations of spleen and lymph nodes. Lab. Invest. **11**, 585 (1962). — HEIDENHAIN, M.: Plasma und Zelle. Eine allgemeine Anatomie der lebendigen Masse. Jena: Gustav Fischer 1911. — HEINZEN, B.: Acid phosphatase activity in transsected sciatic nerves. Anat. Rec. **98**, 193—205 (1947). — HELD, H. (Arbeiten zit. nach BIELSCHOWSKY 1935): Beiträge zur Struktur der Nervenzellen und ihrer Fortsätze. Erste Abh. Arch. Anat. Physiol., Anat. Abtlg. 396 (1895); Zweite Abh. Arch. Anat. Physiol., Anat. Abtlg. 204 (1897). ~ Über den Bau der grauen und weißen Substanz. Arch. Anat. Physiol. **189** (1902). ~ Über den Bau der Neuroglia und die Wand der Lymphgefäße in Haut und Schleimhaut. Abh. (Kgl. sächs. Akad. Wiss., math.-physische Kl. **28** (1903). — Zur Kenntnis der marginalen Neuroglia. Verh. Ges. Naturforsch. Dresden 1907. ~ Über die Neuroglia marginalis der menschlichen Großhirnrinde. Mschr. Psychiat. Neurol. **26**, 360 (1909). ~ Das Grundnetz der grauen Hirnsubstanz. Mschr. Psychiat. Neurol. **65**, 68 (1927). — HELLER, H., and R. B. CLARK (ed.): Neurosecretion. Memoirs of the Society of Endocrinology, No 12, p. 3—20. London and New York: Academic Press 1962. — HEMPEL, J.: Zur Frage der morphologischen Hirnveränderungen im Gefolge von Insulinschock und Cardiazol- und Azomankrampfbehandlung. Z. Neur. **173**, 210 (1941). — HERNDON, R. M.: The fine structure of the Purkinje cell. Cell Biol. **18**, 167—180 (1963). ~ Lamellar bodies, an unusual arrangement of the granular endoplasmic reticulum. J. Cell Biol. **20**, 338 (1964). — HERRICK, J.: The brain of the tiger salamander. Chicago: University of Chicago Press 1948. — HERZOG, I., W. A. LEVY, and L. C. SCHEINBERG: Biochemical and morphologic studies of cerebral edema associated with intracerebral tumors in rabbits. J. Neuropath. exp. Neurol. **24**, 244—255 (1965). — HESS, A.: The ground substance of the central nervous system revealed by histochemical staining. J. comp. Neurol. **98**, 69—92 (1953). ~ The fine structure of young and old spinal ganglia. Anat. Rec. **123**, 399 (1955). ~ The fine structure and morphological organization of nonmyelinated nerve fibres. Proc. roy. Soc. Edinb. **144**, 496 (1956). — HESS, A., and J. Z. YOUNG: Correlation of internodal length and fibre diameter in the central nervous system. Nature (Lond.) **164**, 490—491 (1949). — HILD, W.: Das morphologische, kinetische und endokrinologische Verhalten von hypothalamischem und neurohypophysärem Gewebe in vitro. Z. Zellforsch. **40**, 257—312 (1954). ~ Ependymal cells in tissue culture. Z. Zellforsch. **46**, 259—271 (1957).~ Myelogenesis in cultures of mammalian central nervous tissue. Z. Zellforsch. **46**, 71—95 (1957a). ~ Observations on neurons and neuroglia from the area of the mesencephalic fifth nucleus of the cat in vitro. Z. Zellforsch. **47**, 127—146 (1957b). ~ Das Neuron. In: Handbuch der mikroskopischen Anatomie des Menschen, Bd. 4, Nervensystem, 4. Teil. Berlin-Göttingen-Heidelberg: Springer 1959. ~ Myelin formation around central neurons in vitro. Texas Rep. Biol. Med. **21**, 207—213 (1963). — HILD, W., T. TAKENAKA, and F. WALKER: Electrophysiological properties of ependymal cells from the mammalian brain in tissue culture. Exp. Neurol **11**, 493—501 (1965). — HILLS, C. P.: Ultrastructural changes in the capillary bed of the rat cerebral cortex in anoxic-ischemic brain lesions. Amer. J.Path. **44**, 531—551 (1964). — HIMWICH, H.E.: Brain metabolism and cerebral disorders. Baltimore: Williams & Wilkins Co. 1951. — HINTZSCHE, E.: Die Verteilung anorganischer Stoffe im Nervengewebe. Z. mikroanat. Forsch. **46**, 203—222 (1939). — HIRANO, A., H. M. ZIMMERMAN, and S. LEVINE: The fine structure of cerebral fluid accumulation. III. Extracellular spread of cryptococcal polysaccharides in the acute stage. Amer. J. Path. **45**, 1—19 (1964). ~ The fine structure of cerebral fluid accumulation. IV. On the nature and origin of extracellular fluids following cryptococcal polysaccharide implantation. Amer. J. Path. **45**, 195—207 (1964). ~ Fine structure of cerebral fluid accumulation. V. Transfer of fluid from extracellular to intracellular compartments in acute phase of cryptococcal polysaccharide lesions. Arch. Neurol. (chic.) **11**, 632—641 (1964). ~ Fine structure of cerebral fluid accumulation. VI. Intracellular accumulation of fluid and cryptococcal polysaccharide in oligodendroglia. Arch. Neurol. **12**, 189—196 (1965). ~ The fine structure of cerebral fluid accumulation. VII. Reactions of astrocytes to cryptococcal polysaccharide implantation. J.Neuropath. exp. Neurol. **24**, 386—397 (1965). ~ The fine structure of cerebral fluid accumulation. IX. Edema following silver nitrate implantation. Amer. J. Path. **47**, 537—548 (1965). — HIRSCH, TH. v., u. J. PEIFFER: Über histologische Methoden in der Differentialdiagnose von Leukodystrophien und Lipoidosen. Arch. Psychiat. Nervenkr. **194**, 88—104 (1955). — HOCHBERG, I., and H. HYDÉN: The cytochemical correlate of motor nerve cells in spastic paralysis. Acta physiol. scand. **17**, Suppl. 60 (1949). Zit. nach HYDÉN 1960. — HÖPKER, W.: Die Wirkung des Glukosemangels auf das Gehirn. Leipzig: Georg Thieme 1954. — HOFF, E.: Centralnervous terminals in the mammilian spinal cord and the examination by experimental degeneration. Proc. roy. Soc. (Edinb.) **111**, 175—226 (1932). — HOFF, H., u. K. JELLINGER: Das Hirnödem. Wien. Z. Nervenheilk. und deren Grenzgebiete **19**, 305—341 (1962). — HOFFMANN, H.: Effects of a fibrous, inhibiting substance on the innervation of muscle by nerve implants. J. comp. Neurol. **100**l 441—459 (1954). ~ Axoplasm, its structure and regeneration. In: Regeneration in centranervous system, p. 112—126. Springfield (Ill.): Ch. C. Thomas 1955. — HOFMANN, H. F., u. J. REULEN: Untersuchungen über Wasser- und Elektrolytstörungen beim experimentellen traumatischen Hirnödem. Langenbecks Arch. klin. Chir. **302**, 151—158 (1963). — HOFRICHTER, E.: Über aufsteigende Degeneration des Rückenmarks und Grundlage pathologischanatomischer Untersuchung. Jena 1883. — HOLLÄNDER, H.: Histochemische Untersuchung von Markabbauprodukten bei der protrahierten Form der posttraumatischen Encephalopathie. Arch. Psychiat. Nervenkr. **206**, 161—164 (1964). — HOLLINGER, D. M., R. J. ROSSITER, and H. UPMALIS: Chemical studies of peripheral nerve during Wallerian degeneration. 4. Phosphatases. Biochem. J. **52**, 652 (1952). — HOLMES, W., and J. Z. YOUNG: Nerve regeneration after immediate and delayed suture. J. Anat. **77**, 63—96 (1942). — HOLMGREN, E.: Weitere Mitteilungen über „Saftkanälchen" der Nervenzelle. Anat. Anz. **18**, 11/12, 290 (1900). — HOLMGREN, H., and B. REXED: Metachromatic staining of the Schwann cells in nerve regeneration. Acta anat. (Basel) **2**, 278—293 (1947). — HOLTER, H.: Problems of pinocytosis, with special regard to amoebae. Ann. N.Y. Acad. Sci. **78**, 524—537 (1959). — HOMÉN, E. A.: Experimenteller Beitrag zur Pathologie und pathologischen Anatomie des Rückenmarks (speciell mit Hinsicht auf die secundäre Degeneration). Fortschr. Med. **3**, 267—276 (1885). — HORANYI, B., u. G. HAJOSSI: Beiträge zur Kenntnis der submikroskopischen Struktur der Gliafasern. Dtsch. Z. Nervenheilk. **176**, 17 (1957). — HORSTMANN, E.: Die Struktur der molekularen Schichten im Gehirn der Wirbeltiere. Naturwissenschaften **44**, 448 (1957). ~ Abstand und Durchmesser der Kapillaren im Zentralnervensystem verschiedener Wirbeltierklassen. In: D. B.TOWER and J. P. SCHADE, Structure and function of cerebral cortex. Proc. sec. int. Meeting Neurobiol., Amsterdam 1959, p. 59—63. Amsterdam-London-NewYork-Princeton: Elsevier 1960. ~ Die postnatale Entwicklung der Kapillarisierung im Gehirn eines Nesthockers (Ratte) und eines Nestflüchters (Meerschweinchen). Anat. Anz. **106/107**, Erz.-H. 405—410 (1959). — HORSTMANN, E., u. A.KNOOP: Zur Struktur des Nucleolus und des Kernes. Z. Zellforsch. **46**, 100 (1957). — HORSTMANN, E., u. H. MEVES: Die Feinstruktur des molekularen Rindengraues und ihre physiologische Bedeutung. Z. Zellforsch. **49**, 569—604 (1959). — HORTEGA, P. DEL RIO: Estructura fibrilar del protoplasura neurogl. y origon des las glio fibrilias. Cajals Trab. Lab. Invest. Biol. Univ. Madrid **14**, 269—307 (1916). ~ El tercer elemento de los centros nerviosos. 1. La microglia en estado normal. 2. Intervención de la microglia en los processos patológicos. 3. Naturaleza probable de la microglia. Bol. Soc. esp. Biol. **8**, 68—82, 91—103, 108—120, 154—166 (1919). ~ Poder fagocitario y movilidad de la microglia. Bol. Soc. esp. Biol. **9**, 154 (1919). ~ La microglia y su transformación en células en bastoncito y cuperbos granuloadiposos. Trab. Lab. Invest. Biol., Univ. Madr. **18**, 37—82 (1920). ~ La glia de escasas radiociones (oligodendroglia). Bol. Real. Soc. esp. Hist. natur. **21**, 63 (1921). ~ El tercer elemento de los centros nerviosos: Histogenesis y evolucion normal, exodo y distribucion regional de la microglia. Mem. Real. Soc. espan. Histor.-nat. **2**, 213 (1921). ~ Phénomènes de régénération nerveuse dans le ramollissement cérébral. Soc. Biol. (Paris) **93**, 1018 (1925). ~ Papel de la microglia en la formacion de los cuerpos del teijido nervioso. Bol. Soc. espan. histor.-nat. (1925). Zit. nach BIELSCHOWSKY 1935. ~ Origen neuroglio de los cuerpos amilaceos del encefal. Bol. Soc. esp. Biol. **12** (1926). Zit. nach BIELSCHOWSKY 1935. ~ Tercera aportacion al conocimiento morfologico e interpretacion functional de la oligodendroglia. Mem. Real. Soc. espan. histor.-nat. **14**, 5 (1928). — HOSSMANN, K. A., U. SCHRÖDER u. W. WECHSLER: Das morphologische Substrat der Bluthirnschranke unter physiologischen und patholgoschen Bedingungen. Berh. Dtsch. Ges. Path., 49. Tg., S. 350—356. Suttgart: Gustav Fischer 1965. — HOWE, H. A. and R. C. MELLORS: Cytochrome oxidase in normal and regenerating neurons. J. exp. Med. **81**, 489—500 (1945). — HUDSON, G., A. LAZAROW, and I. F. HARTMANN: A quantitative electron microscopic study of mitochondria in motor neurones following axonal section. Exp. Cell Res. **24**, 440—456 (1961). — HUECK, W.: Eröffnungsansprache. Verh. Dtsch. Path. Ges. 26. Tgg 9.—11. 4. 31, München. — HUGHES, A.: The growth of embryonic neurites. A study on cultures of chick neural tissues. J. Anat. (Lond.) **87**, 150—162 (1953). — HUGOSSON, R., and B. KÄLLÉN: Studies of gliomas in tissue culture, using time-lapse cinematography. J. Neuropath. exp. Neurol. **19**, 449—460 (1960). — HYDÉN, H.: Protein metabolism in the nerve cell during growth and function. Acta physiol. scand. **6**, Suppl. 17, 1 (1943). ~ Chemische Komponenten der Nervenzelle und ihre Veränderungen im Alter und während der Funktion. In: Die Chemie und der Stoffwechsel des Nervengewebes. 3. Colloqu. d. Ges. f. Physiol. Chemie, Mosbach, S. 1—23. Berlin-Göttingen-Heidelberg: Springer 1952. ~ The Neuron. In: The cell, vol. 4, p. 216—308. New York and London: Academic Press 1960. — HYDÉN, H., and P. LANGE: Differences in the metabolism of oligodendroglia and nerve cells in the vestibular area. In: Regional neurochemistry, p. 190—199 (ed. S. S. KETY and J. ELKES). London: Pergamon Press 1961. — HYDÉN, H., and P. W. LANGE: A kinetic study of the neuronglia relationship. J. Cell Biol. **13**, 233—237 (1962). — HYDÉN, H., u. A. PIGON: A cytophysiological study of the functional relationship between oligodendroglia cells and nerve cells of Deiter's nucleus. J. Neurochem. **6**, 57—72 (1961). — HYDÉN, H., u. B. REXED: Der Wachstumsmechanismus in den Schwannschen Zellen während der Nervenregeneration. Z. mikr.-anat. Forsch. **54**, 352—357 (1944).

INGEBRIGTSEN, R.: A contribution to the biology of peripheral nerves in transplantation. II. Life of peripheral nerves of mammals in plasma. J. exp. Med. **23**, 251—264 (1916). — ISCHII, S., R. HAYNER, W. A. KELLY, and J. P. EVANS: Studies of cerebral swelling. II. Experimental cerebral swelling produced by supratentorial extradural compression. J. Neurosurg. **16**, 152 (1959). — ITO, S.: Post-mortem changes of the plasma membrane. L-5. 5. Internat. Congr. f. Electron Microscopy, vol. 2, ed. by S. S. BREESE jr. New York-London: Academic Press 1962. — IURATO, S.: Efferent fibers to the sensory cells of Corti's organ. Exp. Cell Res. **27**, 162—104 (1962).

JABUREK, L.: Über die Struktur der Nervenfaser. Versuche einer theoretischen Analyse ihres Baues und der funktionellen Beziehung der Faserelemente auf Grund von Quellungsbildern. Arb. neurol. Inst. Univ. Wien **32**, 1 (1930). ~ Über Veränderungen der Nervenfasern bei multipler Sklerose. Arb. neurol. Inst. Univ. Wien **33**, 93 (1931). — JACKSON, S. F.: The fine structure of developing bone in the embryonic fowl. Proc. roy. Soc. (Edinb.), **146**, 270 (1957). — JACOB, H.: Beiträge zur Histopathologie präseniler und seniler Gewebsveränderungen des Zentralnervensystems. I. Über die Strukturmöglichkeiten seniler Drusen und über die fallweise verschiedenen Verläufe „drüsiger Entartung" der grauen Hirnsubstanz. Z. Neur. **166**, 313 (1939). ~ Über die diffuse Markstruktion im Gefolge eines Hirnödems. Z. Neurol. **168**, 382 (1940). ~ Beiträge zur Histopathologie präseniler und seniler Gewebsveränderungen des Zentralnervensystems. II. Über „verkalkte" senile Drusen (Pseudokalkdrusen). Z. Neurol. **172**, 791 (1941). ~ Über passagere eiweißgebundene Kalkausfüllungen im zelligen Abbaustadium von Colliquationsnekrosen. Z. Neurol. **174**, 513 (1942). ~ Zur klinischen und neuropathologischen Klassifikation der „präsenilen Psychosen" (Alzheimersche Krankheit, Picksche Krankheit, Jakob-Creutzfeldsche Krankheit). Diskussionsref. I. Internat. Kongr. f. Histopath. des Nervensystems Rom 1952. ~ Sekundäre, retrograde und transsynaptische Degeneration. In: Handbuch der speziellen pathologischen Anatomie und Histologie (Hrsg. HENKE-LUBARSCH), Bd. 13/1A, S. 301. Berlin-Göttingen-Heidelberg: Springer 1957. ~ Zentralnervöse Gewebsschäden und Funktionsstörungen nach Erstickungsvorgängen (Obstruktionshypoxydosen). Dtsch. Z. ges. gericht. Med. **51**, 352—368 (1961). ~ Patterns of CNS vulnerability. CNS tissue and cellular pathology in hypoxaemic states. In: Selective vulnerability of the brain in hypoxaemia, p. 153—163 (eds. SCHADÉ and MCMENEMEY). Oxford: Blackwell Sci. Publ. 1963. ~ Die Kernhomogenisierungen der akut geschwollenen Oligodendroglia und der prae-amöboiden Glia beim Hirnödem. Arch. Psychiat. Nervenkr. **206**, 690—704 (1965). — JACOB, H., W. EICKE u. H. ORTHNER: Zur Klinik und Neuropathologie der subakuten präsenilen spongiösen Atrophien mit dyskinetischem Endstadium. Dtsch. Z. Nervenheilk. **178**, 330—357 (1958). — JACOB, H., u. W. PYRKOSCH: Frühe Hirnschäden bei Strangtod und in der Agonie. Arch. Psychiat. Nervenkr. **187**, 177—186 (1951). — JACOBSON, ST.: Electrophysiological and ultrastructural changes in isolated sciatic nerves. Exp. Neurol. **13**, 22—39 (1965). — JAHN, E.: Die krankhaften Befunde an den Hirnkammerwänden im Lichte der Liquor-Hirngewebs-Schrankenfrage. Beitr. path. Anat. **104**, 186—265 (1940). — JAKOB, A.: Über die feinere Histologie der secundären Faserdegeneration in der weißen Substanz des Rückenmarks (mit besonderer Berücksichtigung der Abbauvorgänge. Nissl Arb. **5**, 1—180 (1913). ~ Normale und pathologische Anatomie und Histologie des Großhirns. In: G. ASCHAFFENBURGS Handbuch der Psychiatrie, Bd. 1, S. 238. Leipzig u. Wien: Franz Deuticke 1927. — JATZKEWITZ, H.: Zwei Typen von Cerebrosid-Schwefelsäureestern als sogenannte „Prälipoide" und Speichersubstanzen bei der Leukodystrophie, Typ Scholz (metachromatische Form der diffusen Sklerose). Hoppe-Seylers Z. physiol. Chem. **311**, 279—282 (1958). ~

Die Leukodystrophie, Typ Scholz (metachromatische Form der diffusen Sklerose) als Sphingolipoidose (Cerebrosid-Schwefelsäureester-Speicherkrankheit). Hoppe-Seylers Z. physiol. Chem. 318, 265—277 (1960). ~Eine neue Methode zur quantitativen Ultramikrobestimmung der Sphingolipoide aus Gehirn. Hoppe-Seylers Z. physiol. Chem. 336, 25—39 (1964). — JATZKEWITZ, H., u. H. PILZ: Über den Fettsäureanteil der Sphingomyeline im Grau und Weiß normaler und pathologischer Gehirne. Naturwissenschaften 51, 61—62 (1964). — JATZKEWITZ, H., H. PILZ u. K. SANDHOFF: Quantitative Bestimmungen von Gangliosiden und ihren neuraminsäurefreien Derivaten bei infantilen juvenilen und adulten Formen der amaurotischen Idiotie und einer Spätinfantilen biochemischen Sonderform. J. Neurochem. 12, 135—144 (1965). — JERVIS, G. A.: Juvenile amaurotic idiocy. J. Dis. Child. 97, 663—667 (1959). — JOHNSON, A. C., A. R. MCNABB, and R. J. ROSSITER: Lipids of normal brain. Biochem. J. 43, 573 (1948). ~ Chemical studies of peripheral nerves during Wallerian degeneration. Biochem. J. 45, 500 (1949). ~ Chemistry of Wallerian degeneration. Arch. Neurol. (Chic.) 64, 105—121 (1950). — JOSEPH, J.: Absence of multiplication during degeneration of non-myelinated nerves. J. Anat. (Lond.) 81, 135—139 (1947). — JOSEPHY, H.: Acid phosphatase in the senile brain. Arch. Neurol. (Chic.) 61, 164—169 (1949). — JUBA, A.: Beiträge zur Histopathologie der juvenilen Paralyse mit besonderer Berücksichtigung der Steinerschen Myelopholiden und der kolloiden Degeneration des Gehirns. Z. Neurol. 141, 702—717 (1932). — JUNGMANN, H., u. P. KIMMELSTIEL: Über den Ursprung der Milchsäure im Zentralnervensystem. Biochem. Z. 212, 347 (1929).

KALTENBACH, H.: Über einen eigenartigen Markprozeß mit metachromatischen Abbauprodukten bei einem paralyseähnlichen Krankheitsbild. Z. Neurol. 75, 138 (1922). — KARLSBECK, J., and M. CUMINGS: Experimental edema in the rat and cat brain. J. Neuropath. exp. Neurol. 2, 237 (1963). — KARLSSON, N., and R. L. SCHULTZ: Plasma membrane apposition in the central nervous system after aldehyde perfusion. Nature (Lond.) 201, 1230—1231 (1964). ~ Fixation of the central nervous system for electron microscopy bei aldehyde perfusion. I. Preservation with aldehyde perfusates versus direct perfusion with osmium tetroxide with special reference to membranes and the extracellular space. J. Ultrastruct. Res. 12, 160—186 (1965). — KASUGA, Y.: Studien über Pseudokalk im Zwischenhirn. Ref. Zbl. Neurol. 97, 642 (1940). — KATZMAN, R.: Electrolyte distribution in mammalian central nervous tissue. Neurology (Minneap.) 11, 27 (1961). — KATZMAN, R., F. ALEU, and C. WILSON: Further observations on triethyltin edema. Arch. Neurol. (Chic.) 9, 178 (1963). — KEREST ZEGHY, J., and HANNSS: Über Degenerations- und Regenerationsvorgänge am Rückenmark des Hundes nach vollständiger Durchschneidung. Beitr. path. Anat. 12, 33—56 (1892). — KERSHMAN, I.: Genesis of microglia in the human brain. Arch. Neurol. (Chic.) 41, 24—50 (1939). — KETTLER, L. H.: Parenchymschädigungen der Leber. Ergebn. allg. Path. path. Anat. 37, 1—206 (1954). — KIDD, M.: Paired helical filaments in electron microscopy of Alzheimers disease. Nature (Lond.) 197, 192—193 (1963). ~Alzheimer's disease. An electron microscopical study. Brain 87, 307—320 (1964). — KISS, F., u. P. V. MIHALIK: Über die Markreifung im peripherischen Nervensystem. Anat. Anz. 69, 433—444 (1930). — KLATZO, J., I. MIQUEL, W. HAYMAKER, C. TOBIAS, and L. S. WOLFE: Observations on appearence of histochemically demonstrable glycogen in the rat brain as an effect of alpha particle radiation. Effect of ionizing radiation on the nervous system, p. 285. Internat. Atomic Energy Agency, Vienna, 1962. — KLATZO, I., J. MIQUEL, and R. OTENASEK: The application of fluorescein labeled serum proteins (FLSP) to the study of vascular permeability in the brain. Acta neuropath. (Berl.) 2, 144—160 (1962). — KLATZO, I., J. MIQUEL, C. TOBIAS, and W. RAYMAKER: Effects of alpha particle radiation on the rat brain, including vascular permeability and glykogen studies. J. Neuropath. exp. Neurol. 20/4, 459—483 (1961). — KLATZO, I., WISNIEWSKI, and E. STREICHER: Experimental production of neurofibrillary degeneration. I. Light microscopic observations. J. Neuropath. exp. Neurol. 24/2, 187—199 (1965). — KLEBS, E.: Die Nerven der organischen Muskelfasern. Virchows Arch. path. Anat. 32, 168 (1865). — KLEIN, H.: Der Nachweis einer oxydativen Stoffwechselsteigerung in der „primär gereizten" Spinalganglienzelle am Verhalten der Bernsteinsäuredehydrogenase. Arch. Psychiat. Nervenkr. 201, 81—96 (1960). — KLENK, E.: Die Fettstoffe des Gehirns bei amaurotischer Idiotie und Niemann-Pickscher Krankheit.; Ber. ges. Physiol. 96, 659 (1936/1937). ~ Der chemische Aufbau der Nervenzelle und der Nervenfasern. Die Chemie und der Stoffwechsel des Nervengewebes. 3. Colloqu. Ges. Physiol. Chem. Berlin-Göttingen-Heidelberg: Springer 1952. ~ Verh. Dtsch. Ges. Inn. Med. 61. Kongress, S. 331, Wiesbaden 1955. — KLENK, E., U. LIEDTKE u. W. GIELEN: Das Gangliosid des Gehirns bei der infantilen amaurotischen Idiotie vom Typ Tay-Sachs. Hoppe-Seylers Z. physiol. Chem. 334, 186—192 (1963). — KLENK, E., W. VATER, and G. BARTSCH: J. Neurochem. 1, 203 (1957). Zit. nach U. LIEDTKE u. H. DEBUCH. II. Gehirn, Rückenmark und Nerven In: Biochemisches Taschenbuch, II. Teil. Berlin-Göttingen-Heidelberg: Springer 1964. — KLINGHARDT, G. W., K. L. RADENBACH, and S. MROWKA: Neurologische Komplikationen bei der Tuberkulosebehandlung mit Isonikotinsäurehydrazid. Wien. med. Wschr. 104, 301—306 (1954). —

KNESE, K. H.: Die Ultrastruktur des Knochengewebes. Dtsch. med. Wschr. 84 II, 1640—1644 (1959). — KNICK, A.: Über die Histologie der sekundären Degeneration im Rückenmark. J. Psychol. Neurol. 13, 20—55 (1908). — KOCH, A., J. B. RANCK jr., and B. L. NEWMAN: Jonic content of the Neuroglia. Exp. Neurol. 6, 186 (1962). — KODAMA, M.: Über den Fettgehalt des Globus pallidus. (Das Pallidumfett. III. Mitt. der Untersuchungen über Stoffspeicherung und Stofftransport im Nervensystem.) Z. Neurol. 102, 236 (1926). — KOELLIKER, A.: Handbuch der Gewebelehre des Menschen, Bd. II. Leipzig: Wilhelm Engelman 1896. — KOENIG, H.: An autoradiographic study of nucleic acid and protein turnover in the mammalian neuraxis. J. biophys. biochem. Cytol. 4, 785—792 (1958a). ~ The synthesis and peripheral flow of axoplasm. Trans. Amer. neurol. Ass. 83, 162—164 (1958b). ~ The presence of RNA in oligodendrocytes. Anat. Rec. 139, 246 (1961). ~ Histological distribution of brain gangliosides: lysosomes as glycolipoprotein granules. Nature (Lond.) 195, 782—784 (1962). — KOENIG, H., and K. D. BARRON: Reactive gliosis — a histochemical study. J. Neuropath. exp. Neurol. 22, 336 (1963). — KOENIG, R. S., and H. KOENIG: An experimental study of post mortem alterations in neurons of the central nervous system. J. Neuropath. exp. Neurol. 11, 69 (1952). — KÖRNYEY, ST.: Histopathologie und klinische Symptomatologie der anoxisch-vasalen Hirnschäden. Budapest: Akademiai Kiado 1955. — KONIGSMARK, B. W., and R. L. SIDMAN: Origin of brain macrophages in the mouse. J. Neuropath. exp. Neurol. 22, 643—676 (1963). — KONOWALOW, U. W.: Histopathologie der hepatolentikulären Degeneration. I. Mitt. Über die Entstehung der Alzheimerschen Glia. Z. Neurol. 169, 220 (1940). — KOREY, S. R., C. J. GOMEZ, A. STEIN, J. GONATAS, and K. SUZUKI: Studies in Tay-Sachs disease. I. Biochemical. J. Neuropath. exp. Neurol. 22, 2—17 (1963). — KOREY, S. R., J. GONATAS, and A. STEIN: Studies in Tay-Sachs disease. III. Biochemistry. J. Neuropath. exp. Neurol. 22, 56—80 (1963). — KOSUNEN, T. U., B. H. WAKSMAN, and I. K. SAMUELSON: Radioautographic study of cellular mechanism in delayed hypersensitivity. II. Experimental allergic encephalomyelitis in the rat. J. Neuropath. exp. Neurol. 22, 367 (1963). — KRABBE, K.: A new infantile form of diffuse brain-sclerosis. Brain 39, 74 (1916). — KREUTZBERG, G.: Aktivitätsanstieg von Enzymen der Oxydoreduktion in Axonen des zentralen und peripheren Nervensystems nach Durchschneidung. Acta neurol. scand., Suppl. 1, 38, 53—54 (1962). ~ Enzymhistochemische Veränderungen in Axonen des Rückenmarks nach Durchschneidung der langen Bahnen. Dtsch. Z. Nervenheilk. 185, 308—318 (1963). ~ Lokalisierter Oxyreduktaseanstieg bei der Wallerschen Degeneration des peripheren Nerven. Naturwissenschaften 50, 96 (1963). ~ Über perineuronale Mikrogliazellen. — Autoradiographische Untersuchungen. Vereinigg. Dtsch. Neuropath. u. Neuroanat., 12. Tgg. 1966; Zbl. ges. Neurol. Psychiat. 188, 387 (1966). — KREUTZBERG, G., and G. PETERS: Enzymhistochemische Beobachtungen beim experimentellen Hirntrauma der Ratte. Livre jubilaire du Dr. Ludo van Bogaert. Bruxelles, Acta med. belg. Suppl., 454—462 (1962). — KREUTZBERG, G., u. W. WECHSLER: Histochemische Untersuchungen oxydativer Enzyme am regenerierenden Nervus ischiadicus der Ratte. Acta neuropath. (Berl.) 2, 349—361 (1963). — KREUTZBERG, G. W., and H. HAGER: Electron microscopical demonstration of acid phosphatase activity in the central nervous system. Histochemie 6, 254 (1966). — KROGH, A.: The supplying of oxygen to the tissue and the relation of the capillary circulation. J. Physiol. (Lond.) 52, 457—474 (1919). ~ The number and distribution of capillaries in muscle with calculation of the oxygen pressure head necessary for supplying the tissue. J. Physiol. (Lond.) 52, 409—415 (1919). — KROGH, E.: Effect of acute anoxia on the large motor cells in the spinal cord. Acta Judlandica Aarshrift for Aarhus Universitet 17 (1945). ~ The active and passive exchange of inorganic ions through the surface of living cells and through living membranes generally. Proc. roy. Soc. (Edinb.) 133, 140 (1946). ~ The effect of acute hypoxia on the motor cells of the spinal cord. Acta physiol. scand. 20, 263 (1950). — KRÜCKE, W.: Das ZNS bei generalisierter Paramyloidose. Arch. Psychiat. Nervenkr. 185, 165 (1950). ~ Regeneration. In: Handbuch der speziellen pathologischen Anatomie und Histologie, Nervensystem XIII/5. Berlin-Göttingen-Heidelberg: Springer 1955. ~ Erkrankungen der peripheren Nerven. In: Handbuch der speziellen pathologischen Anatomie, Bd. 13/5, S. 1—148. Berlin-Göttingen-Heidelberg: Springer 1955. ~ Die Paramyloidose. Ergebn. inn. Med. Kinderheilk. 11, 299—378 (1959). — KULENKAMPFF, H.: Das Verhalten der Vorderwurzelzellen der weißen Maus unter dem Reiz der physiologischen Tätigkeit. Z. Anat. Entwickl.-Gesch. 116, 143—156 (1951). — KUPFER, C., and P. PALMER: Lateral geniculate nucleus: histological and cytochemical changes following efferent denervation and visual deprivation. Exp. Neurol. 9, 400—409 (1964).

LAFORA, G. R.: Über das Vorkommen amyloider Körperchen im Innern der Ganglienzellen; zugleich ein Beitrag zum Studium der amyloiden Substanz im Nervensystem. Virchows Arch. path. Anat. 205 (1911). Zit. nach LAFORA 1923. ~ Les myoclonies et les corps amylacés dans les cellules nerveuses. Rev. neurol. II, 399—415 (1923). — LAMPERT P., J.M. BLUMBERG, and A. PENTSCHEW: An electron microscopic study of dystrophic axons in the gracile and cuneate nuclei of vitamin E-deficient rats. Axonal dystrophy in vitamin E-deficiency.

J. Neuropath. exp. Neurol. **23**, 60—77 (1964). — LAMPERT, P., and S. CARPENTER: Electron microscopic studies on the vascular permeability and the mechanism of demyelination in experimental allergic encephalomyelitis. J. neuropath. exp. Neurol. **24**, 11—24 (1965). — LAMPERT, P., and M. CRESSMANN: Axonal regeneration in the dorsal columns of the spinal cord of adult rats. An electron microscopic study. Lab. Invest. **13**, 825—839 (1964). — LAMPERT, P., and A. PENTSCHEW: An electron microscopic study of spheroid and convoluted bodies in dystrophic terminal axons. Acta neuropath. (Berl.) **4**, 158—168 (1964). — LAMPERT, P. W.: Demyelinating and remyelinating in experimental allergic encephalomyelitis. J. Neuropath. exp. Neurol. **24**, 371—385 (1965). — LANDAU, J. V.: Sol-gel transformations in amoebae. Ann. N.Y. Acad. Sci. **78**, 487—500 (1959). — LAPHAM, L. W.: Cytologic and cytochemical studies of neuroglia. I. A study of the problem of amitosis in reactive protoplasmic astrocytes. Amer. J. Path. **41**, 1—21 (1962). — LAPHAM, L. W., and M. A. JOHNSTONE: Cytologic and cytochemical studies of neuroglia. II. The occurrence of two DNA classes among glial nuclei in the Purkinje cell layer of normal adult human cerebellar cortex. Arch. Neurol. (Chic.) **9**, 194—202 (1963). ~ Cytologic and cytochemical studies of neuroglia. III. The DNA content of giant fibrous astrocytes, with implications concerning the nature of these cells. J. Neuropath. exp. Neurol. **23**, 3, 419—430 (1964). — LAZARUS, S. S., B. J. WALLACE, and B. W. VOLK: Neuronal enzyme alterations in Tay-Sachs disease. Amer. J. Path. **41**, 579 (1962). — LEBLOND, C. P.: Distribution of periodic acid-reactive carbohydrates in the adult rat. Amer. J. Anat. **86**, 1 (1950). — LEE, J. CHING-YUEN: Electron microscopy of Wallerian degeneration. J. comp. Neurol. **120**, 65—79 (1963). — LEE, J. C., and L. BAKAY: Ultrastructural changes in the edematous central nervous system. Arch. Neurol. (Chic.) **14**, 36—49 (1966). — LEHMANN, H. J.: Die Nervenfaser. In: Handbuch der mikroskopischen Anatomie des Menschen, Bd. IV/4. Berlin-Göttingen-Heidelberg: Springer 1959. — LEPESCHKIN, W.: Zellnekrobiose und Protoplasmatod. Protoplasma-Monographie Berlin **12** (1937). — LEUCHTENBERGER, C.: A histochemical study of pycnotic nuclear degeneration. Chromosoma (Berl.) **3**, 449—473 (1949). — LEVINE, S., A. HIRANO, and H. M. ZIMMERMAN: Hyperacute allergic encephalomyelitis; electron microscopic observations. Amer. J. Path. **47**, 209—221 (1965). — LEVY, W. A., I. HERZOG, K. SUZUKI, R. KATZMANN, and L. SCHEINBERG: Method for combined ultrastructural and biochemical analysis of neural tissue. J. Cell Biol. **27**, 119—132 (1965). — LEWIS, W. H.: Pinocytosis. Bull. Johns Hopk. Hosp. **49**, 17—27 (1931). ~ Axon growth and regeneration. Anat. Rec. **91**, 287 (1945). — LICHTHEIM, H.: Zur Kenntnis der perniciösen Anämie. Münch. med. Wschr. **1887**, 301. — LIERSE, W.: Die Kapillarabstände in verschiedenen Hirnregionen der Katze. Z. Zellforsch. **54**, 199—206 (1961). ~ Die Kapillardichte im Wirbeltiergehirn. Acta anat. (Basel) **54**, 1—31 (1963). — LINDENBERG, R.: Morphotropic and morphostatic necrobiosis. Investigations on nerve cells of the brain. Amer. J. Path. **32**, 1147 (1956). ~ Patterns of CNS vulnerability in acute hypoxaemia, including anaesthesia accidents. In: Selective vulnerability of the brain in hypoxaemia. Oxford: Blackwell Sci. Publ. 1963. — LINDENBERG, R., u. W. NOELL: Über die Abhängigkeit der postmortalen Gestalt der Astrozyten von praemortalem, bioelektrisch kontrolliertem Sauerstoffmangel. Dtsch. Z. Nervenheilk. **168**, 499 (1952). — LINDNER, E.: Die submikroskopische Morphologie des Herzmuskels. Z. Zellforsch. **45**, 702—746 (1957). — LINDSAY, H. A., and M. L. BARR: Further observations on the behaviour of nuclear structures during depletion and restauration of Nissl material. J. Anat. (Lond.) **89**, 47—62 (1955). — LISSAK, K., E. W. DEMPSEY, and A. ROSENBLUETH: The failure of transmission of motor nerve impulses in the course of Wallerian degeneration. Amer. J. Physiol. **128**, 45—56 (1939). — LITTEN: Untersuchungen über den haemorrhagischen Infarkt und die Einwirkung art. Anämie auf das lebende Gewebe. Z. klin. Med. **1** (1880). Zit. nach SCHOLZ 1957. — LÖWENBERG, K.: Über hyaline Degeneration der Großhirnrinde bei progressiver Paralyse. Z. Neurol. **93**, 1—17 (1924). ~ Zur Histopathologie und Histogenese der senilen Plaques. Z. Neurol. **95**, 549 (1925). — LOOS, H. VAN DER: The synapse: Morphological and chemical correlates of function. Neurosc. Res. Prog. Bull. **3**, 3—79 (1965). — LOWRY, O. H. (1957). Zit. nach HYDÉN 1960. — LUBINSKA, L.: Axoplasmic streaming in regenerating and in normal nerve fibres. In: Progress in brain research, vol. 13. Mechanisms of neural regeneration, ed. M. SINGER and J. P. SCHADÉ, p. 1—71. Amsterdam-London-New York: Elsevier Publ. Co. 1964. — LUCAS, B. G. B., and D. H. STRANGEWAYS: The nature of the nerve cell changes in the hippocampus following anoxia. J. Path. Bact. **86**, 283—291 (1963). — LÜERS, Th., u. H. SPATZ: Picksche Krankheit (progressive umschriebene Großhirnatrophie). In: Handbuch der Pathologie, Bd. XIII/1, S. 614—715. Berlin-Göttingen-Heidelberg: Springer 1957. — LÜTHY, F.: Regeneration. In: Handbuch der inneren Medizin, Bd. V/1. Berlin-Göttingen-Heidelberg: Springer 1953. — LUFT, U. C.: Irreversible hypoxaemische Organveränderungen bei alten und jungen Tieren im Unterdruck. Beitr. path. Anat. **90**, 351—368 (1937). ~ Das morphologische Bild hypoxaemischer Organveränderungen. Luftfahrtmed. **2**, 231—238 (1938). — LUMSDEN, CH. E.: Histologic and histochemical aspects of normal neuroglia cells. Biology of neuroglia, ed. W. F. WINDLE, p. 141. Springfield (Ill.): Ch. C. Thomas 1958. — LUSE, S. A.: Electron microscopic observations of the central nervous system. J. biophys. biochem. Cytol. **2**, 531—542 (1956). ~ Formation of myelin in the central nervous system of mice and rats as studied with electron microscopy. J. biophys. biochem. Cytol. **2**, 777 (1956). — LUSE, S. A., and B. HARRIS: Electron microscopy of the brain in experimental edema. J. Neurosurg. **17**, 439—446 (1960). ~ Brain ultrastructure in hydration and dehydration. Arch. Neurol. (Chic.) **4**, 139—152 (1961). — LUSE, S. A., and R. E. McCAMAN: Electron microscopy and biochemistry of Wallerian degeneration in the optic and tibial nerves. Amer. J. Path. **33**, 586 (1957). — LUSE, S. A., and D. B. McDOUGAL: Electron microscopic observations on allergic encephalomyelitis in the rabbit. J. exp. Med. **112**, 735 (1960). — LUSE, S. A., and K. R. SMITH: The ultrastructure of senile plaques. Amer. J. Path. **44**, 553—563 (1964). — LYON, G., and G. SEÉ: La dégénérescence neuroaxonale infantile (Maladie de Seitelberger). Rev. neurol. **109**, 133—155 (1963).

MACKEY, E. A., D. SPIRO, and J. WIENER: A study of chromatolysis in dorsal root ganglia at the cellular level. J. Neuropath. exp. Neurol. **23**/3, 508—526 (1964). — MAGEE, P. N., H. B. STONER, and J. M. BARNES: Experimental production of edema in central nervous system of rat by triethyl tin compounds. J. Path. Bact. **73**, 107—124 (1957). — MAGNAN et MIERZEJEWSKI: Les lésions des parois ventriculaires et des parties sousjacentes dans la paralysie générale. Arch. Physiol. (Paris) **5**, 196—205 (1873). — MALHOTRA, S. K.: The Nissl-Golgi complex in the Purkinje cells of the tawny owl, Strix aluco. Quart. J. micr. Sci. **101**, 69—74 (1960). — MANJO, G., and M. L. KARNOVSKY: A biochemical and morphologic study of myelination and demyelination. II. Lipogenesis in vitro by rat nerves following transsection. J. exp. Med. **108**, 197—214 (1958). — MANJO, G., and G. E. PALADE: Studies on inflammation. I. The effect of histamine and serotonin on vascular permeability: An electron microscopic study. J. biophys. biochem. Cytol. **11**, 571—605 (1961). — MARIN, O., and J. D. VIAL: Neuropathological and ultrastructural findings in two cases of subacute spongiform encephalopathy. Acta neuropath. (Berl.) **4**, 218—229 (1964). MARINÉSCO, G.: La cellule nerveuse, vol. 1 u. 2. Encyclopédie scientifique publiée sous la direction du Dr. Toulouse. Paris: O. Doin Fils 1909. ~ Etudes histologiques sur les oxydases et les peroxydases. C.R. Soc. Biol. (Paris) **82**, 258 (1919). ~ Nouvelles contributions à l'étude du rôle des ferments oxydants dans les phénomènes de la vie du neurone. Arch. suisse Neurol. **15**, 3 (1924). ~ Sur la présence et les variations du glycogène dans le nevraxe et les glandes endocrines à l'état normal et pathologique. Ann. Anat. path. **5**, 233 (1928). ~ Nouvelles recherches sur les plaques seniles. Arch. roum. Path. exp. **1** (1928). Ref. Zbl. Neurol. **54**, 19 (1930). ~ Sur une affection particulière simulant, au point de vue clinique, la sclérose en plaques et ayant pour substratum des plaques spéciales du type sénile. Arch. roum. Path. exp. **4**, 1 (1931). — MARINESCO, G., and J. MINEA: Nouvelles contributions à l'étude de la régénérescence des fibres du système nerveux central. J. Psychol. Neurol. **17**, 116 (1910). — MARINESCO, M. G.: Lésions de la moelle épinière consécutives à la ligature de l'aorte abdominale. C.R. Soc. Biol. (Paris) **48**, 320—333 (1896). — MARKIEWICZ, T.: Über Spätschädigungen des Gehirns durch Röntgenstrahlen. Z. Neurol. **152**, 548 (1935). ~ Zur Frage der „kolloiden" Degeneration und ähnlicher Vorgänge im Zentralnervensystem. Z. Neurol. **159**, 53 (1937). — MARMIER, C.: Demonstration über die Doppelbrechung an Nerven im Verlauf der sekundären Degeneration. Helv. physiol. pharmacol. Acta **3**, 24 (1945). — MARSHALL jr., J. M., V. N. SCHUMAKER, and P. W. BRANDT: Pinocytosis in amoebae. Ann. N.Y. Acad. Sci. **78**, 515—523 (1959). — MASSON, P.: Experimental and spontaneous schwannomas (peripheral gliomas). Amer. J. Path. **8**, 367—388 (1932). — MATSUMOTO, T.: The granules, vacuoles and mitochondria in the sympathetic nerve fibres cultivated in vitro. Johns Hopk. Hosp. Bull. **31**, 91—93 (1920). — MATTHEWS, M. R., W. M. COWAN, and T. P. S. POWELL: Transneuronal cell degeneration in the lateral geniculate nucleus of the macaque monkey. J. Anat. (Camb.) **94**, 2, 145—169 (1960). — MATURANA, H. R.: The fine anatomy of the optic nerve of anurans. An electron microscope study. J. biophys. biochem. Cytol. **7**, 107 (1960). — MAXFIELD, M.: Studies of nerve proteins. Isolation and physico-chemical characterization of a protein from Lobster nerve. J. gen. Physiol. **34**, 853 (1951). ~ Axoplasmic proteins of the squid giant nerve fiber with particular reference to the fibrous protein. J. gen. Physiol. **37**, 201 (1954). — MAXWELL, S. DAVID, and L. KRUGER: The fine structure of astrocytes in the cerebral cortex and their response to focal injury produced by heavy ionizing particles. J. Cell Biol. **25**, 141—157 (1965). — MAY, R. M.: Etudes microchimiques sur le système nerveux. III. L'eau et les combinaisons phosphorées du nerf, au cours de sa dégénérescence. Bull. Soc. Chim. biol. (Paris) **12**, 934 (1930). — MAYNARD, E. A., R. L. SCHULTZ, and D. C. PEASE: Electron microscopy of the vascular bed of rat cerebral cortex. Amer. J. Anat. **100**, 409—433 (1957). — McALPINE, D., N. D. COMPSTON, and C. E. LUMSDEN: Multiple sclerosis. London: E. & S. Livingston Ltd. 1955. — McMASTER, P. D.: Antibody formation. In: The cell (J. BRACHET and A. E. MIRSKY, ed.), vol. 5, p. 323. New York and London: Academic Press 1961. — McMENEMEY, W. H. and S. NEVIN: Subacute cerebral degeneration in myoclonic epilepsy. Proc. II. Internat.,Congr. of Neuropath., London 1955. part I, p. 133—135. Excerpta medica foundation 1955. — MERZBACHER, L.: Untersuchungen über die Morphologie und Biologie der Abräumzellen im Zentralnervensystem. In: Histologische und histopathologische Arbeit über die Großhirnrinde (Hrsg. F. NISSL u. A. ALZHEIMER), Bd. 3/I, S. 1—142. Jena: Gustav Fischer 1909. — METCHNIKOFF, E.: Über eine Sprosspilzkrankheit der Daphnien. Beitrag zur Lehre über den Kampf der Phagocyten gegen Krankheitserreger. Virchows Arch. path. Anat. **96**, 177—195 (1884). — METUZALS, I.: Ultrastructure of myelinated nerve fibers and nodes of Ranvier in the central nervous system of the frog. Proc. Eur. Reg. Conf. on Electron microscopy, Delft 1960, vol. 2, p. 799—802. Nederlandse Vereniging vor Electronenmicroscopie, Delft 1960. ~ Ultrastructure of Ranvier's node in central fibers, analysed in serial sections. V. Intern. Congr. f. Electron microscopy, Phil. 1962, vol. 2, p. 9. New York: Academic Press 1962. ~ Ultrastructure of the nodes of Ranvier and their surrounding structures in the central nervous system. Z. Zellforsch. **65**, 719—759 (1965). — METZ: Die drei Gliazellarten und der Eisenstoffwechsel. Z. Neurol. **100**, 428 (1926). — METZ u. H. SPATZ: Die Hortegaschen Zellen (= das sogenannte „dritte Element") und über ihre funktionelle Bedeutung. Z. Neurol. **89**, 138 (1924). — MEYER, A.: Über die Wirkung der Kohlenoxyvergiftung auf das Zentralnervensystem. Z. Neurol. **100**, 201 (1926). ~ Experimentelle Vergiftungsstudien. I. Kurze Skizzierung des Problems. Z. Neurol. **139**, 420 (1932). ~ Experimentelle Vergiftungsstudien. II. Vergleichende phylogenetische Untersuchungen über Kohlenoxydvergiftung des Gehirns. Z. Neurol. **139**, 422 (1932). — MEYER, J. E.: Über eine „Ödemkrankheit" des Zentralnervensystems im frühen Kindesalter. Arch. Psychiat. Nervenkr. **185**, 35—51 (1950). — MEYER-ARENDT, J. R.: Histophysical studies on corpora amylacea from the human spinal cord. Arch. Path. **62**, 468—471 (1956). — MIHÁLIK, P. v.: Mechanisch-experimentelle Untersuchungen über die Doppelbrechung der markhaltigen Nervenfasern. Z. Zellforsch. **21**, 653 (1934). — MILLER, F.: Orthologie und Pathologie der Zelle im elektronenmikroskopischen Bild. Verh. Dtsch. Ges. Path. 42. Tagg, Wien 1958, S. 261—332. Stuttgart: Gustav Fischer 1959. ~ Hemoglobin absorption by the cells of the proximal convuluted tubule in mouse kidney. J. biophys. biochem. Cytol. **8**, 689—718 (1960). ~ Acid phosphatase localization in renal protein absorption droplets. V. Intern. Congr. f. Electronmicroscopy Philadelphia 1962, vol. 2, p. 2. New York: Academic Press 1962. — MILLER, F., u. G. E. PALADE: Elektronenmikroskopische und histochemische Untersuchungen an den Lysosomen der Niere. Verh. Dtsch. Ges. Path. 47. Tgg 1963, Basel, S. 346—350. Stuttgart: Gustav Fischer 1963. ~ Lytic activities in renal protein absorption droplets. An electron microscopical cytochemical study. J. Cell Biol. **23**, 519—552 (1964). — MIQUEL, J., I. KLATZO, D. B. MENZEL, and W. HAYMAKER: Glycogen changes in X-irradiated rat brain. Acta neuropath. (Berl.) **2**, 482—490 (1963). — MISKOLCZY, D.: Über die Frühveränderungen der Pyramidenzellen nach experimentellen Rindenverletzungen. Trab. Lab. Invest. biol. Univ. Madr. **23**, 135—150 (1925). — MISSMAHL, H. P.: Histochemische Versuche an der Amyloidsubstanz. Virchows Arch. path. Anat. **318** 518—536 (1950). ~ Die im Amyloid vorkommende Doppeltbrechung. Acta anat. (Basel) **25**, 73—77 (1955). ~ Polarisationsoptischer Beitrag zur Kongorotfärbung des Amyloid. Z. Mikrosk. **63**, 133—139 (1957). — MISSMAHL, H. P., u. M. HARTWIG: Polarisationsoptische Untersuchungen über die Beziehungen zwischen den Drüsen und Fibrillenveränderungen im Gehirn bei Alzheimerscher Erkrankung und drüsenartigen Ablagerungen amyloider Substanz in anderen Organen. Dtsch. Z. Nervenheilk. **171**, 173—180 (1954). — MÖNNIGHOFF, F. H.: Untersuchungen über die Autolyse der Zellen bei trüber Schwellung und postmortaler kadaveröser Trübung. Beitr. path. Anat. **102**, 87—96 (1939). — MOLNAR, J.: Corpora amylacea in the central nervous system. Nature (Lond.) **168**, 39 (1951). — MOORE, K. L., and M. L. BARR: Morphology of the nerve cell nucleus in mammals with special reference to the sex chromatin. J. comp. Neurol. **98**, 213 (1953). — MOORE, D. H., and H. RUSKA: The fine structure of capillaries and small arteries. J. biophys. biochem. Cytol. **3**, 457—462 (1957). — MOREL, F., et E. WILDI: Contribution à la connaissance des différentes altérations cérébrales du grand âge. Schweiz. Arch. Neurol. Psychiat. **76**, 190—197 (1955). ~ General and cellular pathochemistry of senile and presenile alterations of the brain. Proc. Internat. Congr. Neuropath., Rome 1952, vol. 2, p. 347. Torino: Rosenberg & Sellier 1955. — MORRISON, A. B.: The distribution of intravenously injected inulin in the fluids of the nervous system of the dog and rat. J. clin. Invest. **38**, 1769 (1959). — MORRISON, L. R.: Histopathologic effect of anoxia on the central nervous system. Arch. Neurol. Psychiat. (Chic.) **55**, 1—34 (1946). — MOSSAKOWSKY, M. U.: The activity of succinic dehydrogenase in the reactive glia. Acta neuropath. (Berl.) **2**, 282—290 (1963). — MOTT, F. W., and W. HALLIBURTON: The chemistry of nerve degeneration. Phil. Trans. B **194**, 437 (1901). — MÜLLER, D.: Die intracerebrale Form der Lipoidgranulomatose. Fortschr. Neurol. Psychiat. **31**, 225—267 (1963). — MÜLLER, E.: Der Zelltod. In- Handbuch der allgemeinen Pathologie, Bd. 2, 1. Teil. Berlin-Göttingen-Heidelberg: Springer 1955. — MÜLLER, L., u. W. ROTTER: Über histologische Veränderungen beim akuten Höhentod. Beitr. path. Anat. **107**, 156—172 (1942). — MUGNAINI, E.: Helical filaments in astrocytic mitochondria of the corpus striatum in the rat. J. Cell Biol. **23**, 173—182 (1964). — MUGNAINI, E., and F. WALBERG: Ultrastructure of neuroglia. Ergebn.

Anat. Entwickl.-Gesch. **37**, 194—236 (1964). — MURALT, A. v.: Die Signalübermittlung im Nerven. Basel: Birkhäuser 1946. — MURALT, A. v., u. G. v. SCHULTHESS: Über den Acetylcholingehalt des peripheren Nerven während der Degeneration. Helv. physiol. phermacol. Acta **2**, 435 (1944).
NAGEOTTE, I.: Morphologie des gels lipoïdes. Actual. Sci. industr. 432 (1936). — NAKAI, J.: Dissociated dorsal root ganglia in tissue culture. Amer. J. Anat. **99**, 81—129 (1956). — NASU, H., u. W. MÜLLER: Enzymhistochemische Untersuchungen an Gliomen. Dtsch. Z. Nervenheilk. **186**, 67—86 (1964). — NATHANIEL, E. J. H., and D. C.PEASE: Degenerative changes in rat dorsal roots during Wallerian degeneration. J. Ultrastruct. Res. **9**, 511—523 (1963a). ~ Regenerative changes in rat dorsal roots following Wallerian degeneration. J. Ultrastruct. Res. **9**, 533—549 (1963b). ~ Collagen and basement membrane formation by Schwann cells during nerve regeneration. J. Ultrastruct. Res. **9**, 550—560 (1963c). — NAUTA, W. J. H.: In: New research techniques of neuroanatomy (W. F. WINDLE, ed.), p. 17—26. Springfield (Ill.): Ch. C. Thomas 1957. Zit. nach GRAY u. GUILLERY 1966. — NAUTA, W. J. H., and P. A. GYGAX: Silver impregnation of degenerating axons in the central nervous system. A modified technic. Stain Technol. **29**, 91—93 (1954). — NAUTA, W., u. VAN STRAATEN: Die primären Opticuszentren der Ratte. J. Anat. (Camb.) **81**, 127 (1947). — NELSON, E., G. AUREBECK, K. OSTERBERG, J. BERRY, J. T. JABBOUR, and J. BORNHOFEN: Ultrastructural and chemical studies on Krabbe's disease. J. Neuropath. exp. Neurol. **22**, 414—434 (1963). — NELSON, E., K. H. BLINZINGER u. H. HAGER: Elektronenmikroskopische Befunde bei experimenteller Meningitis. S.-B. Tagg Dtsch. Ges. Neurol. Zürich 1960. ~ Electron microscopic observations on the subarachnoid and perivascular spaces of the Syrian hamster brain. Neurology (Minneap.) **11**, 285—295 (1961). ~ Ultrastructural observations on phagocytosis of bacteria in experimental (E. coli) meningitis. J. Neuropath. exp. Neurol. **21**, 155—169 (1962). ~ Electron microscopic observations on experimental E. coli meningitis in the Syrian hamster. J. Neuropath. exp. Neurol. **21**, 317 (1962). ~ An electron microscopic study of bacterial meningitis. I. Experimental alterations in the leptomeninges and subarachnoid space. Arch. Neurol. (Chic.) **6**, 390—403 (1962). — NELSON, E., H. HAGER, and E. KOVÁCS: Ultrastructural alterations in neurons of mice infected with MM polioencephalitis virus. Neurology **11**, 755—770 (1961). — NEUBÜRGER, K.: Zur Histopathologie der multiplen Sklerose im Kindesalter. Z. Neurol. **76**, 384 (1922). ~ Akute Ammonshornveränderungen nach frischen Hirnschußverletzungen. Krankh.-Forsch. **7**, 219—236 (1928). ~ Beiträge zur Histologie, Pathogenese und Einteilung der arteriosklerotischen Hirnkrankung. (Veröff. Kriegsu. Konstitutionspathologie, Bd. 6, H. 26.) Jena: Gustav Fischer 1930. — NIESSING, K.: Über den histologischen Aufbau der Bluthirnschranke. Dtsch. Z. Nervenheilk. **168**, 485—498 (1952). — NIESSING, K., u. W. VOGELL: Das elektronenoptische Bild der sogenannten Grundsubstanz der Hirnrinde. Z. Naturforsch. **12b**, 641—646 (1957). ~ Elektronenmikroskopische Untersuchungen über Strukturveränderungen in der Hirnrinde beim Ödem und ihre Bedeutung für das Problem der Grundsubstanz. Z. Zellforsch. **52**, 216 (1960). — NILSON, O.: Ultrastructure of mouse uterine surface epithelium under different estrogenic influences. J. Ultrastruct. Res. **2**, 73—95 (1958). — NIKLOWITZ, W.: Elektronenmikroskopische Untersuchungen von Struktur der normalen und kollapsgeschädigten Purkinje-Zelle. Beitr. path. Anat. **127**, 425—449 (1962). — NISSL, F.: Über die Veränderungen der Ganglienzellen am Facialiskern des Kaninchens nach Ausreißung der Nerven. Allg. Z. Psychiat. **48**, 197 (1892). ~ Über Rosin's neue Färbemethode des gesamten Nervensystems und dessen Bemerkungen über Ganglienzellen. Neurol. Zbl. **13**, 98—106, 141—144 (1894). ~ Über die sogenannte Granula der Nervenzellen. Neurol. Zbl. **13**, 676—688, 781—789, 810—814 (1894). ~ Der gegenwärtige Stand der Nervenzellen-Anatomie und -Pathologie. Zbl. Nervenheilk. Psychiat. **18**, 1—21 (1895). ~ Über die Nomenklatur in der Nervenzellanatomie und ihre nächsten Ziele. Neurol. Zbl. **14**, 66—75, 104—110 (1895). ~ Über einige Beziehungen zwischen Nervenzellerkrankungen und gliösen Erscheinungen bei verschiedenen Psychosen. Arch. Psychiat. Nervenkr. **32**, 356 (1899). ~ Die Neuronenlehre und ihre Anhänger. Jena: Gustav Fischer 1903. ~ Kritische Bemerkungen zu H. SCHUMANS: Vorlesungen über die pathologische Anatomie des Rückenmarks. Zbl. Nervenheilk. Psychiat. **88** (1903). ~ Die Diagnose der progressiven Paralyse. Allg. Z. Psychiat. **60** (1903). — NOBACK, C. R.: Metachromasia in the nervous system. J. Neuropath. exp. Neurol. **13**, 161—167 (1954). — NOBACK, C. R., and W. MONTAGNA: Histochemical studies of the myelin sheat and its fragmentation products during Wallerian (secondary) degeneration. J. comp. Neurol. **97**, 211 (1952). — NOBACK, C. R., and J. A. REILLY: Myelin sheath during degeneration and regeneration. J. comp. Neurol. **105**, 333—353 (1956). — NOETZEL, H.: Die Myoklonusepilepsie. In: Handbuch der speziellen pathologischen Anatomie, Bd. XIII/1, S. 589—600. Berlin-Göttingen-Heidelberg: Springer 1957. — NOLL, A.: Über die quantitativen Beziehungen des Protagons zum Nervenmark. Hoppe-Seylers Z. physiol. Chem. **27**, 370 (1899). — NONNE, M.: Beiträge zur Kenntnis der im Verlauf der perniciösen Anämie beobachteten Spinalerkrankungen. Arch. Psychiat. Nervenkr. **15**, 421 (1893). — NOVIKOFF, A. B.: Lysosomes and the physiology and pathology

of cells. Biol. Bull. **117**, 385 (1959). ~ Lysosomes and related particles. In: The cell, vol. II, p. 423-481. New York: Academic Press 1961. ~ Mitochondria. In: The cell, vol. IV, ed. by J. BRACHET. New York and London: Academic Press 1960. — NOVIKOFF, A. B., and S. GOLDFISCHER: Nucleoside diphosphate activity in the Golgi apparatus and its usefulness for cytological studies. Proc. nat. Acad. Sci. (Wash.) **47**, 802—810 (1961).

OBERSTEINER, H.: Weitere Bemerkungen über die Fettpigmentkörnchen im Zentralnervensystem. Arb. neurol. Inst. Univ. Wien **11** (1904). Zit. nach SCHOLZ 1957. — OCHS, S., and E. BURGER: Movement of substance proximo-distally in nerve axons as studied with spinal cord injections of radioactive phosphorus. Amer. J. Physiol. **194**, 499—506 (1958). — OCHS, S., D. DALRYMPLE, and G. RICHARDS: Axoplasmic flow in ventral root nerve fibres of the cat. Exp. Neurol. **5**, 349—363 (1962). — OGAWA, K., Y. SHINONAGA, and J. SUZUKI: Electron histochemical demonstration of acid phosphatase activity in the rat cerebellum. J. Electron microscopy **11**, 111—115 (1962). — OGAWA, K., and H. M. ZIMMERMAN: The activity of succinic dehydrogenase in the experimental ependymoma of C3H mice. J. Histochem. Cytochem. **7**, 342 (1959). — OHMI, S.: Electron microscopy of peripheral nerve regeneration. Z. Zellforsch. **56**, 625—631 (1962). — OIYE, T.: Experimentelle Studien über die Regeneration des Gehirngewebes. Mitt. allg. Path. (Sendai) **5**, 19—89 (1928). — OKSCHE, A.: Histologische Untersuchungen über die Bedeutung des Ependyms, der Glia und der Plexus chorioidei für den Kohlehydratstoffwechsel des Zentralnervensystems. Z. Zellforsch. **48**, 74—129 (1958). — OLSZEWSKI, J.: Über die Gestaltung der Randkörperchen der Nucleoli einiger menschlicher Nervenzellarten. J. Hirnforsch. **1**, 206 (1954). — OPALSKI, A.: Studien zur allgemeinen Histopathologie der Ventrikelwände. Z. ges. Neurol. Psychiat. **150**, 42—74 (1934). — OPITZ, E., u. M. SCHNEIDER: Über die Sauerstoffversorgung des Gehirns und den Mechanismus von Mangelwirkungen. Ergebn. Physiol. **46**, 125 (1950). — OPPENHEIM, G.: Über „drusige Nekrosen" in der Großhirnrinde. Neurol. Zbl. **28**, 410 (1909). — ORTMANN, R.: Über die Einförmigkeit morphologischer Reaktionen der Ganglienzellen nach experimentellen Eingriffen. Dtsch. Z. Nervenheilk. **167**, 431 (1952). — OSTERTAG, B.: Über die an besondere Lokalisation gebundene Konkrementablagerung des Gehirns. Zbl. allg. Path. Anat. **33**, 226 (1922). ~ Zur Histopathologie der Myoklonusepilepsie. Arch. Psychiat. Nervenkr. **73**, 633 (1925). ~ Die an bestimmte Lokalisation gebundenen Konkremente des Zentralnervensystems und ihre Beziehung zur „Verkalkung intracerebraler Gefäße" bei gewissen endokrinen Erkrankungen. Virchows Arch. path. Anat. **275**, 828 (1929).

PALADE, G. E.: Fine structure of blood capillaries. J. appl. Phys. **24**, 1424 (1953). ~ An electron microscopical study of the mitochondrial structure. J. Histochem. Cytochem. **1**, 188 (1953). ~ A small particulate component of the cytoplasma. J. biophys. biochem. Cytol. **1**, 59—67 (1955). — PALADE, G. E., and K. R. PORTER: Studies on the endoplasmic reticulum. I. Its identification in cells in situ. J. exp. Med. **100**, 641 (1954). — PALADE, G. E., and P. SIEKEVITZ: Liver microsomes. An integrated morphological and biochemical study. J. biophys. biochem. Cytol. **2**, 171 (1956). — PALAY, S. L.: Synapses in the central nervous system. J. biophys. biochem. Cytol. **2**, 193 (1956). ~ The fine structure of the neurohypophysis. In: Ultrastructure and cellular chemistry of neural tissue, ed. by H. WAELSCH. New York: Paul B. Hoeber, Med. Book Dep. of Harper & Brothers 1957. ~ The morphology of synapses in the central nervous system. Exp. Cell Res. **5**, 275 (1958). ~ An electron microscopical study of neuroglia. In: Biology of neuroglia, p. 24, ed. by W. F. WINDLE. Springfield (Ill.): Ch. C. Thomas 1958. — PALAY, S. L., and G. E. PALADE: The fine structure of neurons. J. biophys. biochem. Cytol. **1**, 69 (1955). — PANNESE, E.: Investigations on the ultrastructural changes of the spinal ganglion neurons in the course of axon regeneration and cell hypertrophy. I. Changes during axon regeneration. Z. Zellforsch. **60**, 711—740 (1963). ~ Investigations on the ultrastructural changes of the spinal ganglion neurons in the course of axon regeneration and cell hypertrophy. Z. Zellforsch. **61**, 561—586 (1963). ~ Structures possibly related to the formation of new mitochondria in spinal ganglion neuroblasts. J. Ultrastruct. Res. **15**, 57—65 (1966). — PANTELAKIS, S.: Un type particulier d'angiopathie sénile du système nerveux central: l'angiopathie congophile. Topographie et fréquence. Mschr. Psychiat. Neurol. **128**, 219—256 (1954). — PAPPENHEIMER, J. R.: Passage of molecules through capillary walls. Physiol. Rev. **33**, 387—423 (1953). — PAPPIUS, H., and K. A. C. ELLIOT: Water distribution in incubated slices of brain and other tissues. Canad. J. Biochem. **34**, 1007 (1956). — PARKER, G. H., and V. L. PAINE: Progressive nerve degeneration and its rate in the lateral line nerve of the catfish. Amer. J. Anat. **54**, 1—25 (1934). — PATEK, P. R.: The perivascular spaces of the mammalian brain. Anat. Rec. **88**, 1—24 (1944). — PEASE, D. C.: Nodes of Ranvier in the central nervous system. J. comp. Neurol. **103**, 11 (1955). ~ The basement membrane: Substratum of histological order and complexity. Vierter internat. Kongr. f. Elektronenmikroskopie, Verhandlg. Bd. II, S. 139. Berlin-Göttingen-Heidelberg: Springer 1960. — PEASE, D. C., and R. F. BAKER: Electron microscopy of nervous tissue. Anat. Rec. **110**, 505 (1951). — PEASE, D. C., and S. MOLINARI: Electron microscopy of muscular arteries; pial vessels of the cat and monkey. J. Ultrastruct. Res. **3**, 447 (1960). —

Peiffer, J.: Zur formalen Genese der Globoidzellen bei der diffusen Sklerose vom Typus Krabbe. Arch. Psychiat. Nervenkr. **195**, 446—465 (1957). ~ Über die metachromatischen Leukodystrophien (Typ Scholz). Arch. Psychiat. Nervenkr. **199**, 386—416 (1959). ~ Über die nichtmetachromatischen Leukodystrophien. Arch. Psychiat. Nervenkr. **199**, 417—436 (1959). — Penfield, W., and W. Cone: Acute swelling of oligodendroglia; specific type of neuroglia change. Arch. Neurol. Psychiat. (Chic.) **16**, 131—153 (1926). — Penfield, W. G.: Neuroglia; normal and pathological. In: Cytology and cellular pathology of the nervous system, p. 423—479. New York: Paul B. Hoeber Inc. 1932. — Pentschew, A.: Gibt es eine Endarteriitis luica der kleinen Hirnrindengefäße. Nervenarzt **8**, 393—398 (1935). — Pentschew, A., and K. Schwarz: Systemic axonal dystrophy in vitamin E deficient adult rats. Acta neuropath. (Berl.) **1**, 313 (1962). — Perusini, G.: Über einige eisengierige nicht kalkhaltige Inkrustierungen im Zentralnervensystem. Folia neurobiol. (Lpz.) **6**, 465 (1912). — Pescatoti, F., e M. Levi: Rigenerazione e cicatrizzatione sperimentale dei nervi periferici studiate col metodo della colorazione vitale. Riv. Pat. **35**, 276 (1930). — Petérfi, T.: Das leitende Element. In: Handbuch der normalen und pathologischen Physiologie, Bd. 9, S. 79—170. Berlin: Springer 1929. — Peters, A.: The structure of myelin sheats in the central nervous system of Xenopus laevis (Daudin). J. biophys. biochem. Cytol. **7**, 121 (1960). ~ The formation and structure of myelin sheats in the central nervous system. J. biophys. biochem. Cytol. **8**, 431 (1960). — Peters, A., and A. R. Muir: The relationship between axons and Schwann cells during development of peripheral nerves in the rat. Quart. J. exp. Physiol. **44**, 117 (1959). — Peters, G.: Über das Vorkommen von Kolloid-Einschlüssen in den Zellen der Medulla oblongata beim Menschen. Z. Neurol. **153**, 779—783 (1935). ~ Die Kolloidproduktion in den Zellen der vegetativen Kerne des Zwischenhirns des Menschen und ihre Beziehung zu physiologischen und pathologischen Vorgängen im menschlichen Organismus. Z. Neurol. **154**, 331—344 (1935). ~ Zur Frage der pathologischen Anatomie der Schizophrenie. Z. ges. Neurol. Psychiat. **160**, 361—380 (1937). ~ Morphologische Untersuchungen über die Wirkung von Ultraschallwellen auf das Zentralnervensystem. Fortschr. Neurol. Psychiat. **17**, 85 (1949). ~ Über die Pathologie der Salvarsanschäden des Zentralnervensystems. Beitr. path. Anat. **110**, 371—401 (1949). ~ Schizophrenia. Atti 1° Congr. Int. Istopat. Sistema Nerv. Roma, tome 2, p. 624—628. Torino: Rosenberg & Sellier 1952. ~ Dementia praecox. In: Nervensystem, v. W. Scholz. In: Handbuch der speziellen pathologischen Anatomie und Histologie, v. O. Lubarsch, F. Henke u. O. Rössle, Bd. 13/4, S. 1—52. Berlin-Göttingen-Heidelberg: Springer 1956. ~ Multiple Sklerose. In: Handbuch der speziellen pathologiscn Anatomie, Bd. XIII—2 A, S. 525—602. Berlin-Göttingen-Heidelberg: Springer 1958. — Peters, G., u. H. Selbach: Über die Neutralisationsfähigkeit des Hirngewebes und ihre Beziehung zu den histopathologischen Veränderungen nach experimentellen Hirnkontusionen. Arch. Psychiat. Nervenkr. **116**, 531 (1943). — Peterson, E. R., T. Yonezawa, and M. R. Murray: Experimental demyelination with diphtheria toxin in cultures of dorsal rool ganglia. Proc. IVth Int. Congr. Neuropath., vol. 2 (H. Jacob, ed.), p. 274—278. Stuttgart: Georg Thieme 1962. — Petris, S. de, G. Karlsbad, and B. Pernis: Localization of antibodies in plasma cells by electron microscopy. J. exp. Med. **117**, 849 (1963). — Petty, Ch. S., and E. J. Moore: Histochemical demonstration of cholinesterase. — Application to forensic pathology. J. forens. Sci. **3**, 510—520 (1958). — Pfeifer, D.: Über die traumatische Degeneration und Regeneration des menschlichen Gehirns. Fortschr. Med. **27**, 24—25 (1909). — Phalen u. Davenport: Über die perizellulären Endknoten im Zentralnervensystem der Vertebraten. J. comp. Neurol. **68**, 67 (1938). — Pichotka, J.: Über charakteristische histologische Veränderungen der Leber beim akuten experimentellen Höhentod. Klin. Wschr. **1941**, 726. — Pick, J.: Electron microscopic studies of sympathetic neurons in the frog. IV. Internat. Kongr. f. Neuropath. Proc. 2, p. 190—196. Stuttgart: Georg Thieme 1962. — Pioch, W.: Beobachtungen bei Unterdruck-Höhentod. Dtsch. Z. ges. gerichtl. Med. **51**, 420—422 (1961). — Policard, A., and M. Bessis: La pénétration des substances dans la cellule et ses mécanismes. Rev. franc. Étud. clin. biol. **4**, 839—845 (1959). — Pomerat, C. M.: Functional concepts based on tissue culture studies of neurogliacells. In: Biology of neuroglia, ed. W. F. Windle, p. 162—175. Springfield (Ill.): Ch. C. Thomas 1958. — Pope, A., and H. H. Hess: Cytochemistry of neurons and neuroglia in metabolism in the nervous system (ed. D. Richter), p. 72—86. London: Pergamon Press 1957. — Porter, K. R., A. Claude, and E. F. Fullam: A study of tissue culture cells by electron microscopy. Methods and preliminary observations. J. exp. Med. **81**, 233 (1945). — Porter, K. R., M. C. Ledbetter, and S. Badenhausen: The microtubule in cell fine structure as a constant accompaniment of cytoplasmic movements. In: Electron microscopy 1964. Proc. of the third European Reg. Conf. on Electron Microsc., vol. 12, p. 119—120. Prague: Czechoslovak Academy of Sciences 1964. — Prescott, D. M.: Nuclear function and nuclear — cytoplasmic interactions. Ann. Rev. Physiol. **22**, 17—44 (1960). — Pribor, H. C.: Post mortem alterations in autonomic ganglion cells. J. Neuropath. exp. Neurol. **15**, 79—84 (1956). — Pricket, C. O., and C. Stevens: Verwendung polarisierten Lichtes zur Untersuchung von Myelindegenerationen. Amer. J. Path.

15, 241 (1939). — Probst, E.: Über durch eigenartigen Rindenschwund bedingten Blödsinn. Arch. Psychiat. Nervenkr. 36, 762 (1903).
Raimondi, J., P. J. Evans, and S. Mullan: Studies of cerebral edema. III. Alterations in the white matter: An electron microscopic study using ferritin as a labeling compound. Acta neuropath. (Berl.) 2, 177—197 (1962). — Ramsey, H.: Differentiation of oligodendroglia from migratory spongioblasts. V. Intern. Congr. f. Electron Microscopy Philadelphia 1962, vol. 2, 3. New York: Academic Press 1962. — Ramsey, H. J.: Ultrastructure of corpora amylacea. J. Neuropath. exp. Neurol. 14, 25—39 (1965). — Ranck, J. B.: Analysis of specific impedance of rabbit cerebral cortex. Exp. Neurol. 7, 153 (1963). ~ Specific impedance of cerebral cortex during spreading depression, and an analysis of neuronal, neuroglial and interstitial contributions. Exp. Neurol. 9, 1 (1964). — Ranvier, L.: Recherches sur l'histologie et la physiologie des nerfs. Arch. Physiol. 2, 130—149 (1872). — Rawitz, B.: Die Ranvierschen Einschnürungen und Lantermannschen Einkerbungen. Arch. Anat. 57—76 (1879). Zit. nach Bielschowsky 1935. — Redlich, E.: Über miliare Sklerose der Hirnrinde bei seniler Atrophie. Jb. Psychiat. Neurol. 17 (1898). Zit. nach v. Braunmühl 1957. — Reed, D. J., and D. M. Woodbury: Kinetics of C^{14}-sucrose distribution in cerebral cortex, cerebrospinal fluid, and plasma of rats. Fed. Proc. 19, 80 (1960). — Reed, D. J., D. M. Woodbury, and R. L. Holtzer: Brain edema, electrolytes, and extracellular space. Effect of triethyl tin on brain and skeletal muscle. Arch. Neurol. (Chic.) 10, 604—616 (1964). — Reichardt, M.: Zur Entstehung des Hirndruckes. Dtsch. Z. Nervenheilk. 28, 306—355 (1905). ~ Das Hirnödem. Henke-Lubarsch, Handbuch der speziellen pathologischen Anatomie, Bd. XIII/1, S. 1229—1281. Berlin-Göttingen-Heidelberg: Springer 1957. — Rennels, M. L., and W. Hild: Morphological alterations in mammalian neurons in vitro in response to hypertonic solutions. Z. Zellforsch. 67, 620—635 (1965). — Résibois-Grégoire, A., and N. Dourov: Electron microscopic study of a case of cerebral glycogenosis. Acta neuropath. (Berl.) 6, 70—79 (1966). — Reulen, H. J., P. Aigner, W. Brendel u. K. Messmer: I. Intra- und extracelluläre Elektrolytveränderungen während Hypothermie bis 0° C und Wiedererwärmung. Pflügers Arch. ges. Physiol. 281, 73—74 (1964). — Reulen, H. J., H. F. Hofmann u. A. Baethmann: Die Beeinflussung des experimentellen traumatischen Hirnödems bei der Ratte mit einer Nicotinsuräetheophyllin-Verbindung. Z. ges. exp. Med. 138, 246 (1964). — Revel, J. P., S. Ito, and D. W. Fawcett: Electron micrographs of myelin figures of phospholipid simulating intracellular membranes. J. biophys. biochem. Cytol. 4, 495 (1958). — Revel, J. P., L. Napolitano, and D. W. Fawcett: Identification of glycogen in electron micrographs of thin tissue section. J. biophys. biochem. Cytol. 8, 575—589 (1960). — Rewcastle, N. B.: Glutaric acid dialdehyde; a routine fixative for central nervous system electron microscopy. Nature (Lond.) 205, 207—208 (1965). — Rexed, B.: Über die Aktivität der Schwannschen Zellen bei der Nervenregeneration. Z. mikr.-anat. Forsch. 51, 177—205 (1942). ~ Contributions to the knowledge of the post-natal development of the peripheral nervous system in man; study of the basis and scope of systematic investigations into fibre size in peripheral nerves. Acta psychiat. (Kph.), Suppl. 33, 1—206 (1944). ~ Über die Kaliberverhältnisse im peripheren Nervensystem bei Neugeborenen. Z. mikr.-anat. Forsch. 55, 531—541 (1950). — Rhines, R.: Ultraviolet irradiation of small portions of nerve cell processes in tissue culture. Exp. Neurol. 1, 569—582 (1959). — Rhodin, J.: Correlation of ultrastructural organization and function in normal and experimentally changed proximal convoluted tubule cells of the mouse kidney. Stockholm: Aktiebolaget Godvil 1954. — Richards, A. G., H. B. Steinbach, and T. F. Anderson: Electron microscope studies of squid giant nerve axoplasm. J. cell comp. Physiol. 21, 129 (1943). — Richter, G. W.: A study of hemosiderosis with the aid of electron microscopy. J. exp. Med. 106, 203—217 (1957). ~ Electron microscopy of hemosiderin: Presence of ferritin and occurence of crystalline lattices in hemosiderin deposits. J. biophys. biochem. Cytol. 4, 55—58 (1958). ~ Internal structure of apoferritin as revealed by the "negative staining technique". J. biophys. biochem. Cytol. 6, 531—534 (1959). ~ The cellular transformation of injected colloidal iron complexes into ferritin and hemosiderin in experimental animals. J. exp. Med. 109, 197—216 (1959). ~ Activation of ferritin synthesis and induction of changes in fine structure in Hela cells in vitro: Implications for protein synthesis. Nature (Lond.) 190, 413—415 (1961). — Ritama, V.: Amyloidosis of the cerebellar cortex in a diabetic. — Observations on the pathogenesis of cerebral amyloidosis. Ann. Med. intern. Fenn. 43, 51 (1954). — Roback, H. N., u. H. J. Scherer: Über die feinere Morphologie des frühkindlichen Gehirns unter Berücksichtigung der Gliaentwicklung. Virchows Arch. path. Anat. 294, 365—413 (1935). — Roberts, R., R. R. Coelho, O. H. Lowry, and E. I. Crawford: Enzyme activities of giant squid axoplasm and axon sheath. J. Neurochem. 3, 109—115 (1958). — Robertson, D. M., and F. S. Vogel: Concentric lamination of glial processes in oligodendrogliomas. J. Cell Biol. 15, 313—334 (1962). — Robertson, J. D.: The cell membrane concept. J. Physiol. (Lond.) 140, 58 (1957). ~ The ultrastructure of nodes of Ranvier in frog nerve fibres. J. Physiol. (Lond.) 137, 8 p (1957). ~ New observations on the ultrastructure of the membranes of frog peripheral nerve fiber. J. biophys. biochem. Cytol. 3,

1043 (1957). ∼ The ultrastructure of cell membranes and their derivatives. Biochem. Soc. Symp. 16, 3—43 (1959). ∼ Preliminary observations on the ultrastructure of nodes of Ranvier. Z. Zellforsch. 50, 553 (1959). ∼ A molecular theory of cell membrane structure. IV. Intern. Kongr. f. Elektronenmikroskopie, Berlin 1958, Verh. Bd. 2, S. 159—171. Berlin-Göttingen-Heidelberg: Springer 1960. ∼ A new unit membrane organelle of Schwann cells. In: Biophysics of physiological and pharmacological action, p. 63—96 (ABRAHAM M. SHANES, ed.). Publ. No 69 of the Amer. Ass. for the Advancement of Science, Washington 1961. ∼ The unit membrane of cells and mechanisms of myelin formation. Ultrastructure and metabolism of the nervous system, vol. XL. Research Publ. A.R.N.M.D. 1962. Association for Research in Nervous and Mental Disease 1962. ∼ The occurrence of a subunit pattern in the unit membranes of club endings in Mauthner cell synapses in goldfish brains. J. Cell Biol. 19, 201—221 (1963). ∼ Unit membranes: A review with recent new studies of experimental alterations and a new subunit structure in synaptic membranes. In: Cellular membranes in development (ed. MICHAEL LOCKE), p. 1—89. New York: Academic Press 1964. ∼ The synapse: Morphological and chemical correlates of function. Neurosci. Res. Progr. Bull. 3, 4 (1965). — ROBERTSON, J. D., T. S. BODENHEIMER, and D. E. STAGE: The ultrastructure of Mauthner cell synapses and nodes in goldfish brains. J. Cell Biol. 19, 159—199 (1963). — ROBERTSON, W.: A microscopic demonstration of the normal and pathological histology of mesoglia. J. ment. Sci. 724 (1900). Zit. nach BIELSCHOWSKY 1935. — ROIZIN, L., and A. FERRARO: Myoclonusepilepsy. J. Neuropath. exp. Neurol. 1, 297 (1942). — ROSENBLUTH, J.: The fine structure of acoustic ganglia in the rat. J. Cell Biol. 12, 329—359 (1962). ∼ Contrast between osmium-fixed and permanganate-fixed toad spinal ganglia. J. Cell Biol. 16, 143—157 (1963). — ROSENBLUTH, J., and ST. L. WISSIG: The distribution of exogenous ferritin in toad spinal ganglia and the mechanism of its uptake by neurons. J. Cell Biol. 23, 2, 307—325 (1964). — ROSENTHAL, W.: Über eine eigentümliche mit Syringomyelie komplizierte Geschwulst des Rückenmarks. Beitr. path. Anat. 23, 111 (1898). — ROSZA, G., C. MORGAN, A. SZENT-GYÖRGYI, and R. W. G. WYCKHOFF: The electron microscopy of myelinated nerve. Biochim. biophys. Acta (Amst.) 6, 13 (1950). — ROTFSCHILD, J.: Alzheimer's disease. A clinicopathologic study of five cases. Amer. J. Psychiat. 91 (1934). Ref. Zbl. Neur. 75 447 (1935). — ROUILLER, C., and W. BERNHARD: „Microbodies" and the problem of mitochondrial regeneration in liver cells. J. biophys. biochem. Cytol. 2, Suppl., 355 (1956). — ROUSSY, G., et M. MOSINGER: La neurocrinie hypophysaire et les processus neurocrines en général. Ann. Anat. path. 3, 165—189 (1937). ∼ Neurocrinie et transmission humorale des excitations nerveuses. Presse méd. 66, 1—20 (1937). — RUBINSTEIN, L. J.: (Diskussionsbemerkung.) J. Neuropath. exp. Neurol. 21, 323 (1962). — RUŠČÁK, M.: Briefliche Mitteilung 1966. — RUSSELL, D. S., and L. J. RUBINSTEIN: Pathology of tumors of nervous system. London: Edward Arnold Ltd. 1959.

SABATINI, D. D., K. BENSCH, and R. J. BARRNETT: Cytochemistry and electron microscopy. The preservation of cellular ultrastructure and enzymatic activity by aldehyde fixation. J. Cell Biol. 17, 19 (1963). — SACHS, H. W.: Über die autogenen Pigmente, besonders das Lipofuszin und seine Abgrenzung vom Melanin. Beitr. path. Anat. 108, 267 (1943). — SACKS, O., W. J. BROWN, and M. J. AGUILAR: Spongy degeneration of white matter Canavan's sclerosis. Neurology (Minneap.) 15, 165—171 (1965). — SAGUCHI, S.: Cytologische Studien, H. II. Kanazawa 1928. ∼ Cytologische Studien, H. IV. Kanazawa 1930. — SALTYKOW, S.: Versuche über Gehirnreplantation, zugleich ein Beitrag zur Kenntnis der Vorgänge an den zelligen Gehirnelementen. Arch. Psychiat. Nervenkr. 40, 329—388 (1905). — SAMORAJSKI, T.: Changes in phosphatase activity following transection of the sciatic nerve. J. Histochem. Cytochem. 5, 15—27 (1957). — SAMORAJSKI, T., and R. A. MOODY: Changes in the blood-brain barrier after exposure of the brain. Arch. Neurol. Psychiat. (Chic.) 78, 369 (1957). — SAMORAJSKI, T., J. M. ORDY, and J. R. KEEFE: The fine structure of lipofuscin age pigment in the nervous system of aged mice. J. Cell Biol. 26, 779—795 (1965). — SAMORAJSKI, T., W. ZEMAN, and J. M. ORDY: Histochemistry of particle microbeam lesions in the brain of the mouse. J. Neuropath. exp. Neurol. 23, 264—279 (1964). — SAMUELS, A. J., L. L. BOYARSKY, R. W. GERARD, B. LIBET, and M. BRUST: Distribution exchange and migration of phosphate compound in the nervous system. Amer. J. Physiol. 164, 1—15 (1951). — SAMUELS, S., N. K. GONATAS, and M. WEISS: Chemical and ultrastructural comparison of synthetic and pathologic membrane system. J. Cell Biol. 21, 148 (1964). ∼ Formation of the membraneous cytoplasmic bodies in Tay-Sachs disease: An in vitro study. J. Neuropath. exp. Neurol. 24, 256 (1965). — SAMUELS, ST., S. R. KOREY, and J. GONATAS: Studies in Tay-Sachs disease. IV. Membranous cytoplasmic bodies. J. Neuropath. exp. Neurol. 22, 1, 81—104 (1963). — SAMUELS, S., S. R. KOREY, J. GONATAS, R. TERRY, and M. WEISS: Membranous granules in Tay-Sach's disease. In: S. M. ARONSON and B. W. VOIK, eds., Cerebral sphingolipidoses, p. 309—315. New York: Academic Press 1962. — SANDERS, F. K.: The thickness of myelin sheaths of normal and regenerating peripheral nerve fibers. Proc. roy. Soc. B. 135, 323—357 (1948). — SANDERS, F. K., and D. WHITTERIDGE: Conduction velocity and myelin thickness in regenerating nerve fibers. J. Physiol. (Lond.) 105, 152—174 (1946). — SANDRITTER, W.:

Über das Vorkommen von Pseudokalk in Gehirnen von Feten, Säuglingen, Kleinkindern und Jugendlichen. Dtsch. Z. Nervenheilk. **166**, 481 (1951). — Santha, K. v., u. A. Juba: Weitere Untersuchungen über die Entwicklung der Hortegaschen Mikroglia. Arch. Psychiat. Nervenkr. **98**, 598 (1933). — Sawyer, C. H.: Cholinesterases in degenerating and regenerating peripheral nerves. Amer. J. Physiol. **146**, 246 (1946). — Scevola, P.: Sul significato della tigrolisi delle cellule nervose. Arch. ital. Otol. **62**, 553—558 (1951). — Schabadasch, A. L.: Morphology of glycogen distribution and transformation. I. Principles of fixation and staining of glycogen for micro- and macroscopic study. Bull. Biol. Méd. exp. URSS. **4**, 13—16 (1937). ~ Morphology of glycogen distribution and transformations. III. Cytology of glycogen accumulations in the motor cells of the normal nervous system. Bull. Biol. Méd. exp. URSS. **7**, 353—357 (1939). ~ Histochemical indicators of carbohydrate metabolism of the interneuronal synapses. Bull. Biol. Med. exp. URSS. **18**, 56—60 (1944). — Schabbel, E.: Zahlenmäßige Beziehungen und polarisationsoptische Analyse von Degenerationen im Nervensystem der Schildkröte. Gegenbaurs Jb. **61**, 391 (1936). — Schaffer, K.: Über Nervenzellenveränderungen während der Inanition. Neurol. Zbl. **18**, (1897). Zit. nach Scholz 1957. — Schaltenbrand, G., u. P. Bailey: Die perivaskuläre Piagliamembran des Gehirns. J. Psychiol. Neurol. (Lpz.) **35**, 199 (1928). — Schaper, A.: Die frühesten Differenzierungsvorgänge im Zentralnervensystem. Arch. Entwickl.-Mech. Org. **5**, 81—132 (1897). — Scharf, J. H., u. R. Blume: Quantitativ-morphologische Befunde zur Hypothese des Mitochondrientransportes im Neuron. Z. Zellforsch. **62**, 454—467 (1964). — Scharrer, E.: Bemerkungen zur Frage der „sklerotischen" Zellen im Tiergehirn. Z. Neurol. **148**, 773—777 (1933). ~ Über die Beteiligung des Zellkerns an sekretorischen Vorgängen in Nervenzellen. Frankfurt. Z. Path. **47**, 143—152 (1935). ~ Über die Ganglienzellschrumpfung im tierischen Gehirn. Beitr. path. Anat. **100**, 13—18 (1937). ~ Scharrer, E.: On dark and light cells in the brain and in the liver. Anat. Rec. **72**, 53—65 (1938). — Scharrer, E., u. B. Scharrer: Neurosekretion. In: Handbuch der mikroskopischen Anatomie des Menschen, von v. Möllendorff, Bd. 6/V. Berlin-Göttingen-Heidelberg: Springer 1954. — Scherer, E.: Über Cystenbildung der weichen Hirnhäute im Liquorraum der Sylvischen Furche mit hochgradiger Deformierung des Gehirns. Z. Neurol. **152**, 787 (1935). — Scherer, H. J.: Vergleichende Pathologie des Nervensystems der Säugetiere. Leipzig: Georg Thieme 1944. — Schiefferdecker, P.: Über Regeneration, Degeneration und Architektur des Rückenmarkes. Virchows. Arch. path. Anat. **67**, 542—614 (1876). — Schiffer, D.: Placche senili: Contributo allo studio istochimico. Riv. pat. nerv. ment. **78**, 571 (1957). — Schiffer, D., A. Fabiani, and C. Vesco: Histochemical study of Rosenthal fibres, with observations about some enzyme activities. Psychiat. et Neurol. (Berl.) **147**, 68—80 (1964). — Schiffer, D., and C. Vesco: Contribution to the histochemical distribution of some dehydrogenase activities in the human nervous tissue. Acta neuropath. (Basel) **2**, 103—112 (1962). — Schlaepfer, W., and H. Hager: Ultrastructural studies of INH-induced neuropathy in rats. I. Early axonal changes. Amer. J. Path. **45**, 2, 209—219 (1964). II. Alteration and decomposition of the myelin sheath. Amer. J. Path. **45**, 3, 423—433 (1964). III. Repair and regeneration. Amer. J. Path. **45**, 4, 679—689 (1964). — Schlote, W.: Zur Gliaarchitektonik der menschlichen Großhirnrinde im Nissl-Bild. Arch. Psychiat. Nervenkr. **199**, 573—595 (1959). ~ Morphologische und histochemische Untersuchungen an retrograden Axonveränderungen im Zentralnervensystem. Acta neuropath. (Berl.) **1**, 135—158 (1961). ~ Zur Ultrastruktur primärer retrograder Axonveränderungen nach experimenteller Strangdurchtrennung am Rückenmark der weißen Ratte. Proc. IV. Intern. Congr. Neuropath., vol 2, p. 105—112. Stuttgart: Georg Thieme 1962. ~ Die läsionsbedingten primärretrograden Veränderungen der Axone zentraler Nervenfasern im elektronenmikroskopischen Bild. Acta neuropath. (Berl.) **4**, 138—157 (1964). ~ Zur Ultrastruktur der sog. Rosenthalschen Fasern im Zentralnervensystem. Naturwissenschaften **7**, 165—166 (1964). ~ Rosenthalsche „Fasern" und Spongioblasten im ZNS. I. Vorkommen in ventrikelfernen Reparationsgliosen. Darstellbarkeit der „Fasern" im Zellbild. Beitr. path. Anat. **133**, 225—248 (1965). ~ Rosenthalsche „Fasern" und Spongioblasten im Zentralnervensystem. II. Elektronenmikroskopische Untersuchungen. Bedeutung der Rosenthalschen „Fasern". Beitr. path. Anat. **133**, 461—480 (1965). ~ Die Amyloidnatur der kongophilen, drusigen Entartung der Hirnarterien (Scholz) im Senium. Acta neuropath. (Berl.) **4**, 449—468 (1965). — Schlote, W., u. H. Hager: Elektronenmikroskopische Befunde zur Feinstruktur von Axonveränderungen im peritraumatischen Bereich nach experimenteller Strangdurchtrennung am Rückenmark der weißen Ratte. Naturwissenschaften **19**, 448 (1960). — Schmidt, E., u. F. W. Schmidt: Enzymmuster menschlicher Gewebe. Klin. Wschr. **38**, 957—962 (1960). — Schmidt, W. J.: Zur Doppelbrechung des Nervenmarks. Z. wiss. Mikr. **41**, 29 (1924). ~ Die Bausteine des Tierkörpers in polarisiertem Licht. Bonn: F. Cohen 1924. ~ Doppelbrechung und Feinbau der Markscheide der Nervenfasern. Z. Zellforsch. **23**, 657 (1936). ~ Die Doppelbrechung von Karyoplasma, Cytoplasma und Metaplasma. Berlin: Gebrüder Borntraeger 1937. ~ Über die Formdoppelbrechung der osmierten Markscheide des Nerven. Z. wiss. Mikr. **54**, 159

(1937). ~ Zur Doppelbrechung des Gliagewebes, insbesondere der Müllerschen Stützfasern der Netzhaut. Zool. Anz. **138**, 93—96 (1942). — SCHMITT, F. O.: The structures of the axon filaments of the giant nerve fiber of Loligo and Myxicola. J. exp. Zool. **113**, 499 (1950). — The colloidal organization of the nerve fiber. In: P. WEISS, ed., Genetic neurology, p. 40. New York: Harber 1950. — SCHMITT, F. O., and R. S. BEAR: The optical properties of vertebrate nerve axons as related to fiber size. J. cell. comp. Physiol. **9**, 261—273 (1937). — SCHMITT, F. O., R. S. BEAR, and G. L. CLARK: The role of lipoids in the x-ray diffraction pattern of nerve. Science **82**, 44 (1935). — SCHMITT, F. O., et R. F. DAVIDSON: Biologie moléculaire des neurofilaments. In: Actualités Neurophysiologiques, M. MONNIER, ed.. Paris: Masson & Cie. 1962. — SCHMITT, F. O., and B. B. GEREN: The fibrous structure of the nerve axon in relation to the localization of the "neurotubules". J. exp. Med. **91**, 499 (1950). — SCHNEIDER, G., u. W. MAURER: Autoradiographische Untersuchungen über den Einbau von H-3-Cytidin in die Kerne einiger Zellarten der Maus und über den Einfluß des Fixationsmittels auf die H-3-Aktivität. Acta histochem. (Jena) **15**, 171—181 (1963). — SCHNEIDER, G., u. G. SCHNEIDER: Über Stoffverluste bei Formol-Fixierung von menschlichem Gehirngewebe. Histochemie **4**, 348—350 (1964). — SCHOLZ, W.: Über herdförmige protoplasmatische Gliawucherungen. Z. Neurol. **79**, 114 (1922). ~ Zur Kenntnis des Status marmoratus. Z. Neurol. **88**, 355 (1924). ~ Klinische, pathologisch-anatomische und erbbiologische Untersuchungen bei familiärer, diffuser Hirnsklerose im Kindesalter. (Ein Beitrag zur Lehre von den Heredodegenerationen.) Z. Neurol. **99**, 651 (1925). ~ Einiges über progressive und regressive Metamorphosen der astrocytären Glia. Z. Neurol. **147**, 489 (1933). ~ Über Wesen, nosologische und pathogenetische Bedeutung der atypischen Abbauvorgänge bei den familiären Markerkrankungen. Mschr. Psychiat. Neurol. **86**, 111 (1933). ~ Experimentelle Untersuchungen über die Einwirkung von Röntgenstrahlen. Z. Neurol. **150**, 765 (1934). ~ Die morphologischen Veränderungen des Hirngewebes unter dem Einfluß von Röntgen- und Radiumstrahlen. Att. I. Congr. Intern. Electro-radio-biologica **2**, 1051 (1934). ~ Über die Empfindlichkeit des Gehirns für Röntgen- und Radiumstrahlen. Klin. Wschr. **1935**, 189. ~ Studien zur Pathologie der Hirngefäße. II. Die drusige Entartung der Hirnarterien und -capillaren. Z. Neurol. **162**, 694 (1938). ~ Histologische Untersuchungen über Form Dynamik und pathologisch anatomische Auswirkung funktioneller Durchblutungsstörungen des Hirngewebes. Z. Neurol. **167**, 424 (1939). ~ Pathologische und kadaveröse Veränderungen an Nervenzellen. Bemerkungen zu der vorstehenden Arbeit von CAMERER. Untersuchungen über die postmortalen Veränderungen am Zentralnervensystem, insbesondere an den Ganglienzellen. Z. Neurol. **176**, 636 (1943). ~ Histologische und topische Veränderungen und Vulnerabilitätsverhältnisse im menschlichen Gehirn bei Sauerstoffmangel, Ödem und plasmatischen Infiltrationen. Arch. Psychiat. Nervenkr. **181**, 621 (1949). ~ Die Krampfschädigungen des Gehirns. Berlin-Göttingen-Heidelberg: Springer 1951. ~ Kreislaufschäden des Gehirns und ihre Pathogenese. Verh. dtsch. Ges. Kreisl.-Forsch. **19**, 52 (1953). ~ Die nicht zur Erweichung führenden unvollständigen Gewebsnekrosen (elektive Parenchymnekrosen). In: Handbuch der speziellen pathologischen Anatomie, Bd. 13, Nervensystem Teil 1 B, S. 1286. Berlin-Göttingen-Heidelberg: Springer 1957. ~ Für die allgemeine Histopathologie degenerativer Prozesse bedeutsame morphologische histochemische und strukturphysiologische Daten. In: Handbuch der speziellen pathologischen Anatomie, Bd. XIII/1, S. 42—264. Berlin-Göttingen-Heidelberg: Springer 1957. — SCHOLZ, W., u. J. JÖTTEN: Durchblutungsstörungen im Katzenhirn nach kurzen Serien von Elektrokrämpfen. Arch. Psychiat. Nervenkr. **186**, 264 (1951). — SCHOLZ, W., et E. E. MANUELIDIS: Myélite nécrotique (Foix-Alajouanine). Angiodysgenetische nekrotisierende Myelopathie. Dtsch. Z. Nervenheilk. **165**, 56 (1951). — SCHOLZ, W., J. WAKE u. G. PETERS: Der Status marmoratus, ein Beispiel systemähnlicher Hirnveränderungen auf der Grundlage von Kreislaufstörungen. Z. Neurol. **163**, 193 (1938). — SCHROEDER, A. H.: Die Gliaarchitektonik des menschlichen Kleinhirns. J. Physiol. Neurol. (Lpz.) **38**, 234—257 (1929). — SCHRÖDER, J. M., u. W. WECHSLER: Ödem und Nekrose in der grauen und weißen Substanz beim experimentellen Hirntrauma. (Licht- und elektronenmikroskopische Untersuchungen.) Acta neuropath. (Berl.) **5**, 82—111 (1965). — SCHRÖDER, M., u. W. WECHSLER: Zur Frage unterschiedlicher Adhäsionskräfte zwischen den Zellmembranen in der grauen und weißen Substanz des Gehirns. Naturwissenschaften **52**, 86—87 (1965). — SCHRÖDER, P.: Hirnveränderungen bei arteriosclerotischer Demenz. Mschr. Psychiat. Neurol. **22**,451(1907). ~ Einführung in die Histologie und Histopathologie des Nervensystems. Jena 1908. — SCHUBEL, A. L.: Topochemische Untersuchungen über das Vorkommen von Glykogen im Zentralnervensystem von Amphibien. Acta histochem. (Jena) **1**, 204 (1955). — SCHÜMMELFEDER, N.: Die Fluorchromierung tierischer Zellen mit Acrodinorange. Naturwissenschaften **36**, 58 (1948). ~ Strukturänderungen des Protoplasmas beim Absterben der Zellen. Verh. Dtsch. Ges. Path., 33. Tgg. Kiel 1949, S. 65. Stuttgart: Piscator-Verlag 1950. ~ Indophenolblausynthese und -ablagerung in Zellen bei den histologischen Oxydasereaktionen. Klin. Wschr. **27**, 143—144 (1949). ~ Zur Morphologie und Histochemie nervöser Elemente. 1. Mitt. Fluorchromierung markhaltiger Nervenfasern mit Acridinorange. Virchows Arch. path. Anat. **319**,

294 (1950). — Schultz, R. L.: Macroglial identification in electron micrographs. J. comp. Neurol. 122, 281—293 (1964). — Schultz, R. L., E. C. Berkowitz, and D. C. Pease: The electron microscopy of the lamprey spinal cord. J. Morph. 98, 251 (1956). — Schultz, R. L., and N. Karlsson: Fixation of the central nervous system for electron microscopy by aldehyde perfusion. II. Effect of osmolarity, pH of perfusate and fixative concentration. J. Ultrastruct. Res. 12, 187—206 (1965). — Schultz, R. L., E. A. Maynard, and D. C. Pease: Electron microscopy of neurons and neuroglia of cerebral cortex and corpus callosum. Amer. J. Anat. 100, 369 (1957). — Schultze, B., and W. Oehlert: Autoradiographische Untersuchungen des Eiweißstoffwechsels in den Zellen des Zentralnervensystems des Kaninchens und der Ratte. Strahlentherapie 38, 68—80 (1958). — Schultze, B., W. Oehlert u. W. Maurer: Autoradiographische Untersuchung zum Mechanismus der Eiweißneubildung in Ganglienzellen. Beitr. path. Anat. 120, 58—84 (1959). — Schulz, H.: Die Pathologie der Mitochondrien im Alveolarepithel der Lunge. Beitr. path. Anat. 119, 45—70 (1958). ~ Die submikroskopische Pathologie der Cytosomen in den Alveolarmakrophagen der Lunge. Beitr. path. Anat. 119, 71—91 (1958). — Schumaker, V. N.: Uptake of protein from solution by *Amoeba Proteus*. Exp. Cell Res. 15, 314—331 (1958). — Schwartz, Ph.: Senile cerebral, pancreatic insular and cardiac amyloidosis. Trans. N.Y. Acad. Sci. Ser. II, 27, 393—413 (1965). — Schwarz, G. A., and M. Yanoff: Lafora's disease. Distinct clinico-pathologic form of Unverrichts' syndrom. Arch. Neurol. (Chic.) 12, 172—188 (1965). Scott jr., D., and C. N. Liu: The effect of nerve growth factor on regeneration of spinal neurons in the cat. Exp. Neurol. 8, 279—289 (1963). — Scott, D., and C. N. Liu: Factors promoting regeneration of spinal neurons: positive influence of nerve growth factor. In: progress in brain research, vol. 13, Mechanisms of neural regeneration, p. 127—148. Amsterdam: Elsevier Publ. Co. 1964. — Seitelberger, F.: Eine unbekannte Form von infantiler Lipoidspeicherkrankheit des Gehirns, S. 323. In: Proc. 1st Internat. Congr. Neuropath. (Rome, Sept. 8—13, 1952), vol. 3. Turin: Rosenberg & Sellier 1952. ~ Eine eigenartige Stoffwechselerkrankung der Ganglienzellen im Zentralnervensystem, S. 484. In: Proc. 5th Internat. Neurol. Congr. (Lisbon, Sept. 7—12, 1953), vol. 3. Lisbon: Comptes-Rendus 1954. ~ Zur Morphologie und Histochemie der degenerativen Axonveränderungen im Zentralnervensystem. III. Congr. Intern. Neuropath. Brüssel, Acta med. belg. 1957, p. 127—147. ~ Problem of spongy state: Histopathology. Workshop on brain edema. Vienna 1965 (im Druck). — Seitelberger, F., E. Gootz u. H. Gross: Beitrag zur spätinfantilen Hallervorden-Spatzschen Krankheit. Acta neuropath. (Berl.) 3, 16—28 (1963). — Seitelberger, F., u. H. Gross: Über eine spätinfantile Form der Hallervorden-Spatzschen Krankheit. Dtsch. Z. Nervenheilk. 176, 104—125 (1957). — Seitelberger, F., H. Jakob, J. Peiffer u. H. J. Colmant: Die Myoklonuskörperkrankheit. Eine angeborene Störung des Kohlenhydratstoffwechsels. Klinisch-pathologische Studie an fünf Fällen. Fortschr. Neurol. Psychiat. 32, 305—345 (1964). — Seitelberger, F., u. K. Nagy: Zur Histopathologie und Klinik der Spätform von amaurotischer Idiotie. Dtsch. Z. Nervenheilk. 177, 577—596 (1958). — Seitelberger, F., G. Vogel u. H. Stephan: Spätinfantile amaurotische Idiotie. Arch. Psychiat. Nervenkr. 196, 154—190 (1957). — Selbach, H.: Physikalisch-chemische Untersuchungen zur Frage der Hirnvolumenvermehrung (Hirnschwellung und Hirnödem). Arch. Psychiat. Nervenkr. 112 (1940). Zit. nach Reichardt 1957. — Sellinger, O. Z., D. L. Rucker, and F. de Balbian Verster: Cerebral lysosomes. I. A comparative study of lysosomal N-acetyl-β-D-glucosaminidase and mitochondrial aspartic transaminase of rat cerebral cortex. J. Neurochem. 11, 271—280 (1964). — Setterfield, H. R., and T. S. Sutton: The use of polarized light in the study of myelin degeneration. I. The appearance and progress of degeneration after transsection of the sciatic nerve of the white rat. Anat. Rec. 61, 397 (1935). — Shanthaveerappa, T. R., and G. H. Bourne: The thiamine pyrophosphatase technique as an indicator of the morphology of the Golgi apparatus in the neurons. II. Studies on the cerebral cortex. Cellula LXV, 201—209 (1964). — Sherrington, C. S.: On secondary and tertiary degenerations in the spinal cord of the dog. J. Physiol. (Camb.) 6, 177—191 (1885). — Shimizu, N., and Y. Hamuro: Deposition of glycogen and changes in some enzymes in brain wounds. Nature (Lond.) 181, 781 (1958). — Shimizu, N., and T. Kumamoto: Histochemical studies on the glycogen of the mammalian brain. Anat. Rec. 114, 479—487 (1952). — Shimoda, A.: Elektronenoptische Untersuchungen über den perivaskulären Aufbau des Gehirns unter Berücksichtigung der Veränderungen bei Hirnödem und Hirnschwellung. Dtsch. Z. Nervenheilk. 183, 78—98 (1961). — Shute, C. C. D., and P. R. Lewis: Cholinergic nervous pathways in the fore brain. Nature (Lond.) 189, 332—333 (1961a). ~ The use of cholinesterase techniques combined with operative procedures to follow nervous pathways in the brain. Bibl. anat. (Basel) 2, 34—49 (1961b). — Siebert, G., O. Heidenreich, R. Böhmig u. K. Lang: Isolierung und chemische Untersuchung von Lipofuscin. Naturwissenschaften 42, 156 (1955). — Siegmund, H.: Pathologisch-anatomische Bemerkungen zur Frage der Parenchymveränderungen der Leber unter besonderer Berücksichtigung von vaskulären und nutritiven Relationen. Regensburg. Jb. ärztl. Fortbild. 2, 1—20 (1950). — Silva Horta, J. Da., and M. R. Dias Coelho: Locali-

sations de substance paramyloïde dans le système nerveux central. Arch. „Vecchi" Anat. pat. **31**, 163 (1960). — SIMCHOWICZ, T.: Histologische Studien über die senile Demenz. Histol. Arb. Großhirnrinde, Nissl **4**, 267 (1910). — SJÖSTRAND, F. S.: The lamellated structure of the nerve myelin sheath as revealed by high resolution electron microscopy. Experientia (Basel) **9**, 68 (1953). ~ Electron microscopy of mitochondria and cytoplasmic double membranes. Nature (Lond.) **171**, 30 (1953). ~ The ultrastructure of cell as revealed by the electron microscope. Int. Rev. Cytol. **5**, 456 (1956). ~ Electron microscopy of myelin and of nerve cells and tissue. In: Modern scientific aspects of neurology, ed. I. U. CUMINGS, p. 188—231. London: Edward Arnold Ltd. 1960. ~ A new repeat structural element of mitochondrial and certain cytoplasmic membranes. Nature (Lond.) **199**, 1262—1264 (1963). ~ A new ultrastructural element of membranes in mitochondria and of some cytoplasmic membranes. J. Ultrastruct. Res. **9**, 340—361 (1963). — SJÖSTRAND, J.: Proliferative changes in glial cells during nerve regeneration. Z. Zellforsch. **68**, 481—493 (1965). — SLAGER, U. T., and J. A. WAGNER: The incidence, composition, and pathological significance of intracerebral vascular deposits in the basal ganglia. J. Neuropath. exp. Neurol. **15**, 417—431 (1956). — SLUGA, E., u. L. STOCKINGER: Zur Ultrastructur der Myoclonuskörper. Acta neuropath. (Berl.) **7**, 201—217 (1967). — SMITH, B.: Dehydrogenase activity in reactive and neoplastic astrocytes. Brain **86**/I, 89—94 (1963). — SMITH, C. A., and G. L. RASMUSSEN: Degeneration in the efferent nerve endings in the cochlea after axonal section. J. Cell Biol. **26**, 63—77 (1965). — SMITH, J. M., and J. L. O'LEARY: Ultrastructural features of the lateral geniculate nucleus of the cat. J. comp. Neurol. **3**, 357—378 (1964). — SMITH, M. C.: Metachromatic bodies in brain. J. Neurol. Neurosurg. Psychiat. **12**, 100—110 (1949). ~ The use of Marchi staining in the later stages of human tract degeneration. J. Neurol. Neurosurg. Psychiat. **14**, 222—225 (1951). — SOKOLANSKY, G.: Die Morphogenese der Markscheide der peripherischen Nervenfasern bei manchen Wirbeltieren und beim Menschen. Anat. Anz. **69**, 161—184 (1930). — SPATZ, H.: Über die Vorgänge nach experimenteller Rückenmarksdurchtrennung mit besonderer Berücksichtigung der Unterschiede der Reaktionsweise des reifen und unreifen Gehirns nebst Beziehungen zur menschlichen Pathologie (Parencephalie und Syringomyelie). Nissl-Alzheim. histol. Arb. Großhirnrinde, Bd. 6/Erg., 49—364 (1921). ~ Über den Eisennachweis im Gehirn, besonders in Zentren extrapyramidal-motorischen Systems. Z. Neurol. **77**, 261 (1922). ~ Über die Kernauflagerungen der Nervenzelle. Anat. Anz. **57**, 160 (1923). ~ Morphologische Grundlagen der Restitution im Zentralnervensystem. Dtsch. Z. Nervenheilk. **115**, 157—231 (1930). ~ Die Bedeutung der vitalen Färbung für die Lehre vom Stoffaustausch zwischen dem Zentralnervensystem und dem übrigen Körper. Arch. Psychiat. Nervenkr. **101**, 267—358 (1933). ~ Pathologische Anatomie der Kreislaufstörungen des Gehirns. Z. Neurol. **167**, 301 (1939). — SPEIDEL, C. C.: Studies of living nerves. I. J. exp. Zool. **61**, 279—332 (1932). ~ Studies of living nerves. II. Activities of ameboid growth cones, sheath cells and myelin segments, as revealed by prolonged observation of individual nerve fibres in frog tadpoles. Amer. J. Anat. **52**, 1—79 (1933). ~ Studies of living nerves. IV. Growth, regeneration and myelination of peripheral nerves in salamanders. Biol. Bull. **68**, 140 (1935). — SPERRY, W. M., and H. WAELSCH: The chemistry of myelination and demyelination. In: Res. Publ. 28: Mult. sclerosis and the demyelinating diseases. Baltimore 1950. — SPIEGEL, E. A.: Die physikalischen Veränderungen der Markscheide im Beginn der Wallerschen Degeneration. Beitr. path. Anat. **70**, 215 (1922). — SPIELMEYER, W.: Über einige Beziehungen zwischen Ganglienzellveränderungen und gliösen Erscheinungen besonders am Kleinhirn. Z. Neurol. **54**, 1—38 (1920). ~ Histopathologie des Nervensystems. Berlin: Springer 1922. ~ Über Verödungsherde und Koagulationsnekrose im Gehirn. Zbl. Neurol. **27**, 478 (1922). ~ Die Bedeutung des lokalen Faktors für die Beschaffenheit der Entmarkungsherde bei der multiplen Sklerose und Paralyse. Arch. Psychiat. Nervenkr. **74**, 359 (1925). ~ Vasomotorisch trophische Veränderungen bei cerebraler Arteriosklerose. Mschr. Psychiat. Neurol. **68**, 605 (1928). ~ Über örtliche Vulnerabilität. Z. Neurol. **118**, 1 (1928). ~ Degeneration und Regeneration an peripheren Nerven. In: Handbuch der normalen und pathologischen Physiologie, Bd. IX. Berlin: Springer 1935. — SREBRO, Z.: Electron microscopic observations on vacuolated neurons in starved Rana esculenta. J. comp. Neurol. **126**, 1, 65—74 (1966). — STADLER, H.: Die Erkrankungen der Westphal-Wilsonschen Pseudosclerose auf grund anatomischer, klinischer und erbbiologischer Untersuchungen. Z. Neurol. **164**, 583 (1939). ~ Die Erkrankungen der Westphal-Wilsonschen Pseudosklerose als Stoffwechselproblem. Dtsch. med. Wschr. **1940**, 1325. — STAMMLER, A.: Klinik, Pathologie und Histochemie der infantilen diffusen Sklerose vom Typus Krabbe. Dtsch. Z. Nervenheilk. **174**, 505—524 (1956). ~ Histochemische Untersuchungen des „Lipoiden Pigmentes" in den Ganglienzellen des Gehirns. Virchows Arch. path. Anat. **332**, 347—357 (1959). — STEELE, H. D., G. KINLEY, C. LEUCHTENBERGER, and E. LIEB: Polysaccharide nature of corpora amylacea. Arch. Path. **54**, 95 (1952). — STEFAN, J., u. L. RUZIČKA: Das pH des Gehirns bei schnell verlaufendem Tod. Zbl. allg. Path. path. Anat. **106**, 397—400 (1964). — STEPHAN, H.: Vergleichende Untersuchungen über den Feinbau des Hirnes von Wild- und Haustieren. Zool.

Jb., Abt. Anat. Ontog. 71, 427 (1951). — STIEDA, A.: Kasuistische Beiträge zur Pathologie des IV. Gehirnventrikels. Leipzig: Univ. Rostock 1895. — STOECKENIUS, W.: Electron microscope study of myelin figures. J. biophys. biochem. Cytol. 5, 491—500 (1959). — STOECKENIUS, W., u. P. NAUMANN: Elektronenmikroskopische Untersuchung zur Antikörperbildung in der Milz. Transactions VI. Congr. Europ. Soc. of Haematol. Basel: S. Karger 1957. — STOECKENIUS, W., I. H. SCHULMAN, and L. M. PRINCE: The structure of myelin figures and microemulsions as observed with electron microscope. Kolloid-Z. 169, 170 (1960). — STOECKENIUS, W., u. K. ZEIGER: Morphologie der segmentierten Nervenfaser. Ergebn. Anat. Enwickl.-Gesch. 35, 419 (1955). — STORCH: Über die pathologisch-anatomischen Vorgänge am Stützgerüst des Zentralnervensystems. Virchows Arch. path. Anat. (1899). Zit. nach SCHOLZ 1957. — STRÄUSSLER, E.: Die Syphilis und die progressive Paralyse (quartäre Syphilis). In: HENKE-LUBARSCH, Handbuch der speziellen pathologischen Anatomie, Bd. XIII/2, S. 847—994. Berlin-Göttingen-Heidelberg: Springer 1957. — STRAUS, W.: Rapid cytochemical identification of phagosomes in various tissues of the rat and their differentiation from mitochondria by the peroxidase method. J. biophys. biochem. Cytol. 5, 193 (1959). ~ Cytochemical observations on the relationship between lysosomes and phagosomes in kidney and liver by combined staining for acid phosphatase and intravenously injected horseradish peroxidase. J. Cell Biol. 20, 497—507 (1964). — STREICHER, E.: The thiocyanate space of rat brain. Amer. J. Physiol. 201, 334 (1961). ~ The thiocyanate space of rat brain in experimental cerebral edema. J. Neuropath. exp. Neurol. 21, 437—441 (1962). — STROBEL, TH.: Über den Trockensubstanzgehalt verschiedener Hirnteile. Z. Neurol. 166 (1939). Zit. nach REICHARDT 1957. — STRÖBE, H.: Experimentelle Untersuchungen über die degenerativen und reparatorischen Vorgänge bei der Heilung von Verletzungen des Rückenmarks, nebst Bemerkungen zur Histogenese der sekundären Degeneration im Rückenmark. Beitr. path. Anat. 15, 383—490 (1894). — STRUCK, G., u. M. KÜHN: Vergleichende licht- und elektronenmikroskopische Untersuchungen an der normalen und ödematös veränderten Hirnrinde des Menschen. Arch. Psychiat. Nervenkr. 204, 209—221 (1963). — STRUCK, G., u. W. UMBACH: Das elektronenoptische Bild des Hirnödems in Rinde und Mark beim gleichen Patienten vor und nach medikamentöser Dehydrierung. Neurochirurgia 7, 64—77 (1964). — STRUWE, F.: Über die Fettspeicherung der 3 Gliaarten. Z. Neurol. 100, 450 (1936). — SURBEK, B.: L'angiopathie dyshorique (Morel) de l'écorce cérébrale (Étude anatomoclinique et statistique, aspect génétique). Acta neuropath. (Berl.) 1, 168—197 (1961). — SWANK, R. L.: Wallerian degeneration in the sciatic nerve of the rat. A comparative study with a silver, the osmicacid and the chlorate-osmic acid methods. Arch. Path. 30, 689—700 (1940). — SZABADY, G.: Experimentell-morphologische Untersuchung der Leber bei verschiedenen Tieren. Zbl. allg. Path. path. Anat. 82, 232 (1944).

TAKAHASHI, K.: Some conditions which determine the length of the internodes found on the nerve fibers of Leopard frog rana pipiens. J. comp. Neurol. 18, 167 (1908). — TAKAKUWA, F.: Experimental studies on cerebral swelling, especially on the change of extracellular fluid in brain. Acta path. jap. 7, 225—236 (1957). — TAKEI, Y.: Infantile neuroaxonal dystrophy (Seitelberger's disease). Report of an autopsy case. Acta neuropath. (Berl.) 5, 1—15 (1965). — TANNENBERG, J.: Comparative experimental studies on symptomatology and anatomical changes produced by anoxia and insulin shock. Proc. Soc. exp. Biol. (N.Y.) 40, 94—96 (1939). ~ Advantages and changes of combined anoxy and insulin shock. Arch. Neurol. Psychiat. (Chic.) 44, 811—828 (1940). — TAXI, J.: Étude en microscopie électronique de synapses ganglionnaires chez quelquez vertébrés. IV. Internat. Kongr. für Elektronenmikroskopie, proc. vol. II. p. 197—203. Berlin 1958. ~ The synapse: morphological and chemical correlates of function. Neurosci. Res. Prog. Bull. 3, 3—73 (1965). — TAYLOR, G. W.: The correlation between sheath birefringence and conduction velocity with special reference to cat nerve fibers. J. cell. comp. Physiol. 20, 359 (1940). ~ Birefringence and relative sheath thickness of cat nerve fibers. Anat. Rec. 81, 41 (1941). — TELLO, F.: La influencia del neurotropismo en la regeneración de los centros nerviosos. Trab. Lab. Invest. Biol. Univ. Madrid 9, 123—159 (1911). — TENNYSON, V. M.: Electron microscopic observations of the development of the neuroblast in the rabbit embryo. V. Intern. Congr. f. Electron Mikroscopy Phillidelphia 1962, vol. 2, p. 8. — TENNYSON, V. M., and G. D. PAPPAS: An electron microscope study of ependymal cells of the fetal, early post natal and adult rabbit. Z. Zellforsch. 56, 595—618 (1962). — TERRY, D. R.: The fine structure of neurofibrillary tangles in Alzheimer's disease. J. Neuropath. exp. Neurol. 22, 4 (1963). — TERRY, R. D., N. K. GONATAS, and M. A. WEISS: Ultrastructural studies in Alzheimer's presenile dementia. Amer. J. Path. 44, 269—285 (1964). — TERRY, R. D., and I. C. HARKIN: Regenerating peripheral nerve sheats following Wallerian degeneration. Exp. Cell Res. 13, 193 (1957). ~ Wallerian degeneration and regeneration of peripheral nerves. In: The biology of myelin, ed. by S. A. KOREY, p. 303. New York: P. B. Hoeber 1959. — TERRY, R. D., and S. R. KOREY: Membranous cytoplasmic granules in infantile amaurotic idiocy. Nature (Lond.) 188, 1000—1002 (1960). — TERRY, R. D., and C. PENA: Electron microscopy phosphatase histochemistry and electron probe analysis. J. Neuropath.

exp. Neurol. **24**, 200—209 (1965). — TERRY, R. D., and M. WEISS: Studies in Tay-Sachs disease. II. Ultrastructure of the cerebrum. J. Neuropath. exp. Neurol. **22**, 18—55 (1963). — TEWARI, H. B.: Histochemical studies on the distribution of mitochondria, DNA, RNA, phospholipid and other chemical substances in the cerebellum of rat. Acta histochem. (Jena) **17**, 314—342 (1964). — TEWARI, H. B., and G. H. BOURNE: Histochemical studies on the "dark" and "light" cells of the cerebellum of rat. Acta neuropath. (Berl.) **3**, 1—15 (1963). — THEWS, G.: Die Sauerstoffdiffusion im Gehirn. Ein Beitrag zur Frage der Sauerstoffversorgung der Organe. Pflügers Arch. ges. Physiol. **271**, 197—226 (1960). — THOMAS, E.: Dehydrogenasen und Exterasen in unveränderten und geschädigten Spinalganglienzellen vom Menschen. Acta neuropath. (Berl.) **2**, 231—245 (1963). — THOMAS, P. K.: The deposition of collagen in relation to Schwann cell basement membrane during pripheral nerve regeneration. J. Cell Biol. **23**, 375—382 (1964). — THOMAS, P. K., and H. SHELDON: Tubular arrays derived from myelin breakdown during Wallerian degeneration of peripheral nerve. J. Cell Biol. **22**, 715—718 (1964). — THORN, W.: Über die anaerobe Glykolyse des Warmblütergehirns in situ. Biochem. Z. **321**, 361 (1951). — THORN, W., H. SCHOLL, G. PFLEIDERER, and B. MUELDENER: Stoffwechselvorgänge im Gehirn bei normaler und herabgesetzter Körpertemperatur unter ischämischer und anoxischer Belastung. J. Neurochem. **2**, 150—165 (1958). — THORNBURG, W.: Polarization and electron microscope study of the nerve axoplasm. Anat. Rec. **118**, 362 (1954). — THORNBURG, W., and E. DE ROBERTIS: Polarization and electron microscope study of nerve axoplasm. J. biophys. biochem. Cytol. **2**, 475 (1965). — TIEGS, O. W.: A study of the neurofibril structure of the nerve cell. J. comp. Neurol. **52**, 189 (1931). — TORACK, R. M., and R. J. BARRNETT: The fine structural localization of nucleoside phosphatase activity in the blood brain barrier. J. Neuropath. exp. Neurol. **23**, 46—59 (1964). — TORACK, R. M., R. D. TERRY, and H. M. ZIMMERMAN: The fine structure of cerebral fluid accumulation. I. Swelling secondary to cold injury. Amer. J. Path. **35**, 1135—1147 (1959). ~ Fine structure of cerebral fluid accumulation. II. Swelling produced by triethyl tin poisoning and its comparison with that in human brain. Amer. J. Path. **36**, 273—287 (1960). — TORMEY, J. M.: Fine structure of the ciliary epithelium of the rabbit, with particular reference to "infolded membranes", „vesicles", and the effects of diamox. J. Cell Biol. **17**, 641—671 (1963). — TOWER, D. B.: The neurochemical substrates of cerebral function and activity. In: Biological and biochemical bases of behavior (H. F., HARLOW, and C. M. WOOLSEY, eds.). Madison, Wisconsin: University of Wisconsin Press 1958. — TUREEN, L. L.: Effect of experimental temporary vascular occlusion on the spinal cord: correlation between structural and functional changes. Arch. Neurol. (Chic.) **35**, 789—807 (1936). — TURNER, J.: An account of the nervecells in thirty-three cases of insanity with special reference to those of the spinal ganglia. Brain **26**, 27—70 (1903).

UCHIMURA, Y., Y. TOSHIMA u. T. SEKIYA: Zur elektronenmikroskopischen Pathomorphologie der Hirnrinde bei Gargoylismus. Acta neuropath. (Berl.) **4**, 476—490 (1965). — ULE, G.: Elektronmikroskopische Studien von experimentellen Hirnödem. IV. Intern. Kongr. f. Path. München 1961, Bd. 2, S. 118—124. Stuttgart: Georg Thieme 1962. ~Zur Ultrastruktur der ghost-cells beim experimentellen Neurolathyrismus der Ratte. Z. Zellforsch. **56**, 130—142 (1962). — ULE, G., u. F.-W. KOLKMANN: Zur Ultrastruktur des perifokalen und histotoxischen Hirnödems bei der Ratte. I. Untersuchungen an der Groß- und Kleinhirnrinde. Acta neuropath. (Berl.) **1**, 519—526 (1962). — ULE, G., u. J. A. ROSSNER: Elektronmikroskopische Studien zur akuten Körnerzellnekrose im Kleinhirn. Verh. dtsch. Ges. Path. 44. Tagg., München 1960, S. 210—214 (1960). — UMRATH, K., u. H. F. HELLAUER: Aneurin bei der Degeneration, Regeneration und Erregung des Nerven. Z. Vitaminforsch. **2**, 421 (1949). ~ Über trophische Wirkungen sensibler Neurone im Nervensystem. Dtsch. Z. Nervenheilk. **165**, 409 (1951). — UZMAN, B. G., and G. M. VILLEGAS: A comparison of nodes of Ranvier in sciatic nerves with node-like structures in optic nerves of the mouse. J. biophys. biochem. Cytol. **7**, 761—762 (1960).

VALENTIN, G.: Die Untersuchung der Pflanzen- und Tiergewebe im polarisierten Licht. Leipzig 1861. — VERITY, M. A., and W. J. BROWN: Murine hepatic and cerebral lysosomal acid phosphomonoesterases. Exp. Cell Res. **35**, 84—99 (1964). — VERNE, J., and B. DROZ: Déplacement de la radioactivité dans le ganglion cervical supérieur après injection de S-méthionine. Experientia (Basel) **16**, 77—78 (1960). — VIAL, J. D.: The carly changes in the axoplasm during Wallerian degeneration. J. biophys. biochem. Cytol. **4**, 551—555 (1958). — VIRCHOW, R.: Über eine in Gehirn und Rückenmark des Menschen aufgefundene Substanz mit der chemischen Reaktion der Cellulose. Virchows Arch. path. Anat. **6**, 135—138 (1854). — VOGEL, F. ST., and J. HALLERVORDEN: Leukodystrophy with diffuse Rosenthal fiber formation. IV. Int. Congr. Neuropath., Proc. 1961, vol. III, p. 108—112. Stuttgart: Georg Thieme 1962. Acta neuropath. (Berl.) **2**, 126—143 (1962). — VRIES, E. DE., L. VAN BOGAERT, and G. W. F. EDGAR: Nouvelles observations d'idiotie familiale avec dégénérescence des centres nerveux. Rev. neurol. **98**, 271—295 (1958). — VULPE, M., A. HAWKINS, and B. ROZDILSKY:

Permeability of cerebral blood vessels in experimental allergic encephalomyelitis studied by radioactive iodinated bovine albumin. Neurology (Minneap.), 10, 171—177 (1960). WAELSCH, H.: Some problems of metabolism in relation to the structure of the nervous system. Proc. IVth Internat. Congr. Biochem., Vienna. In: Biochemistry of the central nervous system, p. 36—45. London: Pergamon Press 1958. — WAKSMAN, B. H., and R. D. ADAMS: A comparative study of experimental allergic neuritis in the rabbit, guinea pig, and mouse. J. Neuropath. exp. Neurol. 15, 293—333 (1956). ~ A histologic study of the early lesion in experimental allergic encephalomyelitis in the guinea pig and rabbit. Amer. J. Path. 41, 135 (1962). — WALBERG, F.: Role of normal dendrites in removal of degenerating terminal boutons. Exp. Neurol. 8, 112—124 (1963). — WALLACE, B. J., S. M. ARONSON, and B. W. VOLK: Histochemical and biochemical studies of globoid cell leucodystrophy (Krabbe's disease). J. Neurochem. 11, 367—376 (1964). — WALLACE, B. J., S. S. LAZARUS, and B. W. VOLK: Glial cell enzyme alterations in infantile amaurotic family idiocy (Tay-Sachs-disease). J. Neurochem. 10, 439 (1963). — WALLACE, B. J., B. W. VOLK, and S. S. LAZARUS: Fine structural localization of acid phosphatase activity in neurons of Tay-Sachs disease. J. Neuropath. exp. Neurol. 23, 4, 676—691 (1964). — WALLRAFF, J.: Histochemische Untersuchungen am Nervensystem des erwachsenen Menschen mit der Plasmalreaktion. 1. Peripheres Nervensystem. Z. mikr.-anat. Forsch. 51, 206 (1942). — WANKO, TH.: Zit. bei F. SEITELBERGER, H. JAKOB, J. PEIFFER u. H. J. COLMANT: Die Myoklonuskörperkrankheit. Fortschr. Neurol. Psychiat. 32, 305—345 (1965). — WATSON, W. E.: DNA synthesis in injured neurons of adult mice. J. Neurochem. 12, 907—908 (1965). — WEBSTER, H. F. DE: Transient, focal accumulation of axonal mitochondria during the early stages of Wallerian degeneration. J. Cell Biol. 12, 361—384 (1962). ~ Experimental diphtheritic neuritis and Wallerian degeneration: a comparative study of demyelination utilizing phase and electron microscopy. Proc. IVth Int. Congr. Neuropath., vol. 2, p. 6—7. Stuttgart: Georg Thieme 1962. ~ Schwann cell alterations in metachromatic leukodystrophy: Preliminary phase and electron microscopic observations. J. Neuropath. exp. Neurol. 21, 534—554 (1963). ~ Some ultrastructural features of segmental demyelination and myelin regeneration in peripheral nerve. Progr. Brain Res. 13, 151—174 (1964). ~ The relationship between Schmidt-Lantermann incisures and myelin segmentation during Wallerian degeneration. Ann. N.Y. Acad. Sci. 122, 1, 29—38 (1965). — WEBSTER, H. F., D. SPIRO, B. WAKSMAN, and R. ADAMS: Phase and electron microscopic studies of experimental demyelination. III. Schwann cell changes in guinea pig sciatic nerves during experimental diphteric neuritis. J. Neuropath. 20, 5—34 (1961). — WECHSLER, W.: Zur Elektronenmikroskopie alternder Nervenzellen des Menschen. 5. Psychiatertagg. Landschaftsverband Rheinland 9./10. 10. 63. ~ Elektronenmikroskopischer Beitrag zur Entwicklung und Differenzierung von Zellen am Beispiel des Nervensystems. Verh. Dtsch. Ges. Path. 47. Tagg., Basel, S. 316. Stuttgart: Gustav Fischer 1963. ~ Die Entwicklung der Gefäße und perivaskulären Gewebsräume im Zentralnervensystem. (Elektronenmikroskopischer Beitrag zur Kenntnis der morphologischen Grundlagen der Bluthirnschranke während der Ontogenese). Z. Anat. Entwickl.-Gesch. 124, 367—395 (1965). — WECHSLER, W., u. H. HAGER: Elektronenmikroskopische Befunde zur Feinstruktur von Axonveränderungen regenerierender Nervenfasern im Nervus ischiadicus der weißen Ratte. Acta neuropath. (Berl.) 1, 489—506 (1962). — Elektronenmikroskopische Untersuchung der Wallerschen Degeneration des peripheren Säugertiernerven. Beitr. path. Anat. 126, 352—380 (1962). — WEDELL, and P. GLEES: The early stages in the degeneration of cutaneous nerve fibers. J. Anat. (Lond.) 76, 65 (1941). — WEIGERT: Beiträge zur Kenntnis der normalen menschlichen Neuroglia. Frankfurt 1895. — WEISS, P.: The technology of nerve regeneration: a review. J. Neurosurg. 1, 400 (1944). ~ Damming of axoplasm in constricted nerve: a sign of perpetual growth in nerve fibers. Anat. Rec. 88, 464—479 (1944). ~ Protoplasm synthesis and substance transfer in neurons. 17. Intern. Physiol. Kongr. Oxf. 1947, Abstr. 101, 1947. ~ The concept of perpetual neuronal growth and proximo-distal substance connection. IVth Internat. Neurochem. Symp., p. 220—242. London: Pergamon Press 1960. ~ Self-renewal and proximo-distal convection in nerve fibres. Symp. on the Effect of Use and Disuse on Neuromuscular Function, p. 171—183 (E. GUTMANN and P. HUIK, eds.) Prague: Publ. House of the Czechoslovak Academy of Sciences 1963. — WEISS, P., and BURT: Effect of nerve compression on Wallerian degeneration in vitro. Proc. Soc. exp. Biol. (N.Y.) 55, 109 (1944). — WEISS, P., and H. B. HISCOE: Experiments on the mechanism of nerve growth. J. exp. Zool. 107, 315—395 (1948). — WEISS, P., and Hs. WANG: Neurofibrils in living ganglion cells of the chick, cultivated in vitro. Anat. Rec. 6o, 105 (1936/37). — WEISS, P., H. WANG, A. C. TAYLOR, and M. V. EDDS: Proxime-distal fluid convection in the endoneurial spaces of peripheral nerves. Amer. J. Physiol. 143, 521 (1945). — WELLENSIEK, H. J.: Zur submikroskopischen Morphologie von Plasmazellen mit Russelschen Körperchen und Eiweißkristallen. Beitr. path. Anat. 11, 173—202 (1957). — WERNDLE, L., and G. W. TAYLOR: Sheath birefringence as related to fiber size and conduction velocity of catfish Mauthner, Müller and peripheral fibers. J. cell. comp. Physiol. 21, 281 (1943). — WESSEL, W.: Elektronenoptische Studien zur Orthologie und der experimentellen Pathologie des Kleinhirns der Maus. Veröff. Morph. Path., Bd. 71. Stuttgart: Gustav Fischer 1966. — WETTSTEIN, R., and J. R. SOTELO: Electron microscope study on the regenerative process of peripheral nerves of mice. Z. Zellforsch. **59**, 708—730 (1963). — WHITTAKER, V. P.: The isolation and characterization of acetylcholine-containing particles from brain. Biochem. J. **72**, 694—706 (1958). — WHITTAKER, V. P., J. A. MICHAELSON, and R. J. A. KIRKLAND: The separation of synaptic vesicles from disrupted nerve-ending particles ("Synaptomes"). Biochem. J. **90**, 293—303 (1963). — WILKE, G.: Über Gliafaserbildung als intercellulärer Vorgang. Dtsch. Z. Nervenheilk. **166**, 447 (1951). — WILKE, G., u. H. KIRCHNER: Über röntgenograpgische Untersuchungen zur Frage der Gliafaserbildung. Dtsch. Z. Nervenheilk. **167**, 391 (1952). ∼ Über ultraviolett-mikroskopische Untersuchungen zur Frage der Feinstruktur und chemischen Zusammensetzung der Gliafaser. Dtsch. Z. Nervenheilk. **167**, 429 (1952). — WINDLE, W. F., and W. W. CHAMBERS: Spinal cord regeneration associated with a cellular reaction induced by administration of a purified bacterial pyrogen. Abst. V. Internat. Anat. Congr. Oxford, p. 196, 1950. ∼ Regeneration in the spinal cord of the cat and the dog. J. comp. Neurol. **93**, 241—257 (1951). — WISLOCKI, G. B., and M. SINGER: The basophilic and metachromatic staining of myelin sheaths and its possible association with a sulfatide. J. comp. Neurol. **92**, 71—91 (1950). — Witte, F.: Über pathologische Abbauvorgänge im Zentralnervensystem. Münch. med. Wschr. **68**, 69 (1921). — WOLFE, D. E., J. AXELROD, L. T. POTTER, and K. C. RICHARDSON: Localization of norepinephrine in adrenergic axons by light- and electronmicroscopic autoradiography. V. Intern. Congr. f. Electron Microscopy Philadelphia 1962, vol. 2, p. 1—12. New York: Academic Press 1962. — WOLFE, L. S., I. KLATZO, J. MIQUEL, C. TOBIAS, and W. HAYMAKER: Effect of alpha-particle irradiation on brain glycogen in the rat. J. Neurochem. **9**, 213—218 (1962). — WOLFF, J.: Beiträge zur Ultrastruktur der Kapillaren in der normalen Großhirnrinde. Z. Zellforsch. **60**, 409—431 (1963). ∼ Über die Möglichkeiten der Kapillarverengung im Zentralnervensystem. Eine elektronenmikroskopische Studie an der Großhirnrinde des Kaninchens. Z. Zellforsch. **63**, 593—611 (1964). — WOLFGRAM, F., and A. S. ROSE: Chemical basis of the Marchi reaction for degenerating myelin. Neurology (Minneap.) **8**, 839—841 (1958). ∼ The histochemistry of neurokeratin in normal and degenerating sciatic nerve. Neurology (Minneap.) **10**, 365—371 (1960). — WOLMAN, M.: The spongy type of diffuse sclerosis. Brain **81**, 243—247 (1958). — WOODBURY, D. M.: Discussion remarks. In: Biology of neuroglia, p. 120—127. (W. F. WINDLE, ed.). Springfield (Ill.): Ch. C. Thomas 1958. — WOODBURY, D. M., P. S. TIMIRAS, A. KOCH, and A. BALLARD: Distribution of radiochloride, radiosulfate, and inulin in brain of rats. Fed. Proc. **15**, 501 (1956). — WOOLLAM, D. H. M., and J. W. MILLEN: Perivascular spaces of the mammalian central nervous system. Biol. Rev. **29**, 251 (1954). ∼ The morphology of the blood-brain barrier. Proc. II. Intern. Congr. of Neuropath., vol. 2, p. 367. London 1955. ∼ The perivascular spaces of the mammalian central nervous system and their relation to the perineuronal and subarachnoid spaces. J. Anat. (Lond.) **89**, 193 (1955). — WÜSTENFELD, E., u. E. HALBFAS: Über die Beeinflussung der Kerngröße im Ganglion spirale cochleae durch Reintonbeschallung. Z. Zellforsch. **67**, 271—278 (1965).

YANNET, H.: Effect of prolonged insulin hypoglycemia on distribution of water and electrolytes in brain and muscle. Arch. Neurol. Psychiat. (Chic.) **42**, 237—247 (1939). — YATES, I. C., and R. D. YATES: Some morphological effects of strychnine on the spinal cord: a light and electron microscopic study. Anat. Rec. **150**/3, 279—292 (1964). — YOUNG, J. Z.: The history of the shape of a nerve fibre. In: W. E. LE GROS CLARK and P. B. MEDAWAR, Essays on growth and form. Oxford: Clarendon Press 1945.

ZEIGER, K., u. H. HARDERS: Über vitale Fluorchromfärbung des Nervengewebes. Z. Zellforsch. **36**, 62 (1951). — ZELENÁ, J., and L. LUBINSKÁ: Early changes of acetylcholin esterase activity near the lesion in crushed nerves. Physiol. bohemoslav. **11**, 261—268 (1962). — ZEMAN, W.: Veränderungen durch ionisierende Strahlen. In: Handbuch der speziellen, pathologischen Anatomie, Bd. XIII/5, S. 340—362. Berlin-Göttingen-Heidelberg: Springer 1955. — ZEMAN, W., and S. DONAHUE: Fine structure of lipid bodies in juvenile amaurotic idiocy. Acta neuropath. (Berl.) **3**, 144—149 (1963). — ZISCHKA, W.: Zur Korrelation von morphologischem Bild und biochemischen Befunden im Gewebsstoffwechsel, untersucht am Beispiel der experimentellen Diphtherieintoxikation. Beitr. path. Anat. **112**, 321 (1952). — ZÜLCH, K. J.: Hirnödem und Hirnschwellung. Virchows Arch. path. Anat. **310**, 1—58 (1943). ∼ Hirnschwellung und Hirnödem. Dtsch. Z. Nervenheilk. **170**, 179—208 (1953).

Die Struktur des zentralen und peripheren Nervensystems als Grundlage seiner Funktion und seiner Erkrankungen

Von

Hugo Noetzel, Freiburg (Breisgau)

Mit 47 Abbildungen

Einleitung

Das Nervensystem als steuerndes System greift in die Funktionen aller Organe und jeder Körperzelle direkt oder indirekt ein. Ohne die steuernde Funktion des Nervensystems ist deshalb das Leben eines komplizierten Organismus nicht denkbar. Wohl können einzelne Organe noch befristete Zeit überleben, sie haben jedoch ihre Anpassungsfähigkeit verloren.

Das Gehirn ist darüber hinaus Sitz der Gedanken, des Gedächtnisses, der Persönlichkeit, der Stimmungen und Affekte, mit anderen Worten Sitz aller den Menschen ausmachenden Fähigkeiten. Alle diese Funktionen sind in der Struktur des Gehirns, d. h. in der Summe der im Gehirn planmäßig angeordneten Ganglienzellen mit ihren Fortsätzen, verankert. Dank dieser besonderen Entwicklung seines Gehirns wuchs der Mensch aus der Naturwelt seiner tierischen Vorfahren im Verlauf von etwa 500000 Jahren in seine Kulturwelt hinein[1]. Diese Erkenntnis von der Hegemonie des Gehirns als Organisator des Lebens wurde erstmalig klar in dem Satz von Alkmaion (ca. 500 Jahre v.Chr.) „Im Gehirn liegt die Führung" zum Ausdruck gebracht.

Als Organ des Körpers ist das Zentralnervensystem auf der anderen Seite von der Funktion der übrigen Organe abhängig. Ein Versagen der Körperorgane oder Stoffwechselstörungen können rückwirkend zu Funktionsstörungen oder auch zu morphologisch faßbaren Schäden des Zentralnervensystems führen.

Bei der Vielschichtigkeit dieses Themas, das in die Sphären aller medizinischen Disziplinen hineinreicht, ist es im gesetzten Rahmen nicht möglich, auf alle Fragen erschöpfend einzugehen.

1. Die Bauelemente des Nervensystems[2]

a) Die Ganglienzelle

Das spezifische Element des Nervensystems ist die *Ganglienzelle*. Ihr fällt die Aufgabe der Reizaufnahme, der Reizleitung und Reizbeantwortung zu. Während diese Funktionen beim Einzeller noch Eigenschaften der Zelle selbst sind, werden beim Vielzeller diese Aufgaben von hierfür spezialisierten Zellen, den Nervenzellen mit ihren Fortsätzen, übernommen. Für die Zellfasereinheit — der Nervenzelle mit ihren Fortsätzen — prägte Waldeyer (1891) im Sinne

---

[1] Huxley 1954, Rensch 1959, Rothschuh 1963.
[2] Vgl. Allgemeine morphologische Pathologie des Nervengewebes. H. Hager, dieses Handbuch, Bd. III/3.

von HIS und FOREL die Bezeichnung das *Neuron*. Zum Neuron rechnet man den Zellkörper mit Kern und Cytoplasma, seine Fortsätze, Neurit und Dendriten und das Endreticulum, mit dem das Neuron über die sog. Synapsen mit anderen Neuronen oder mit Erfolgsorganen in Beziehung tritt. Größe und Form der einzelnen Neurone weisen eine funktionsgebundene Variabilität auf, wie z. B. die großen motorischen Vorderhornganglienzellen, die Purkinjezellen des Kleinhirns oder die Körnerzellen im Kleinhirn.

Leben und Funktion des Neurons sind an die Intaktheit des Nervenzellkörpers gebunden. Dem Zellkörper mit dem Zellkern und den Strukturen des Cytoplasmas obliegt die Trophik des Neurons. Die Synthese der Nissl-Substanz, die eine ergastoplasmatische Formation im Cytoplasma darstellt, ist ohne die Kernfunktion nicht möglich. Diese Kern-Plasma-Relation läßt sich in der Nervenzelle auch autoradiographisch belegen[1]. Sie bildet die Stoffwechselgrundlage und die Energiequelle für die Funktion der Ganglienzellen, erkennbar an dem Einströmen von Substanzen vom Zellkörper in die Nervenfortsätze[2]. Die Zellfortsätze (Neurit und Dendriten) stellen, wie durch elektronenoptische Untersuchungen gesichert werden konnte, schlauchartige Fortsetzungen des Zellkörpers dar, wobei sich die Plasmamembran des Zellkörpers in diejenige der Zellfortsätze verfolgen läßt, wie dies schon seinerzeit von SCHWANN vermutet wurde.

Bei Belastung der Ganglienzelle kommt es außer einer Kernschwellung auch zu einer Verarmung an Nissl-Substanz als Zeichen der erhöhten Zellaktivität (s. S. 423). Dabei wurde im Autoradiogramm nach dem Lauftrommelversuch ein vermehrter Einbau von Leucin in das Cytoplasma motorischer Vorderhornganglienzellen beobachtet[3]. Dieses Phänomen der Kernschwellung (Arbeitskern) und des Abblassens bzw. Schwindens der Nissl-Substanz, das man auch als primäre Reizung der Ganglienzelle bezeichnet, tritt in gleicher Weise auch nach Durchschneidung des Neuriten in Erscheinung, indem hierbei die Nervenzelle durch Ausströmen an der Durchschneidungsstelle Substanz verliert.

Es ist die Besonderheit der Neurone, daß die vom Zellkörper ausgehenden Fortsätze über große Strecken des Körpers reichen können, bis sie mit einem anderen Neuron oder mit Zellen eines Erfolgsorgans über Synapsen in Verbindung treten. Bei großen Tieren, z. B. der Giraffe, kann der Neurit der Ganglienzelle mehrere Meter lang sein.

Im Neuron werden bei Silberimprägnation Neurofibrillen dargestellt, die im Zellkörper zwischen der Nissl-Substanz liegen und die sich über den Neuriten bis in das Endreticulum der Synapse verfolgen lassen. Die Realität dieser Neurofibrillen wurde vielfach angezweifelt. Neuerdings gelang ihre Darstellung jedoch mit Hilfe des Elektronenmikroskopes als fädige Strukturen parallel zur Faserachse verlaufender Protofibrillen[4], wobei es sich wahrscheinlich um Gerinnungsprodukte von im Leben in Lösung gehaltenen Gelen handelt.

Nach anderen Untersuchungen betrachtet man nämlich die Substanz der Achsenzylinder als ein sehr wasserreiches, äußerst labiles Gel[5], das unschwer in einen flüssigeren oder festeren Zustand übergehen kann. Wieder andere sprechen von einer wäßrigen Mischphase, die mit der cytoplasmatischen Phase (Grundplasma) des Zellkörpers kommuniziert. Danach handelt es sich bei den Neurofibrillen, die wir am fixierten Präparat sehen, um eine Entmischung und Erstarrung dieser Mischphase. Diese wasserreiche Substanz kann, wie die Versuche

---

[1] BRACHET 1958, OEHLERT u. Mitarb. 1958.
[2] WEISS 1946, WEISS und HISCOE 1948, RUSKA und RUSKA 1961.   [3] ALTMAN 1963.
[4] SCHMITT 1950, FERNANDEZ-MORAN 1951, CERVOS-NAVARRO 1959.
[5] FREY-WYSSLING 1955, Literatur.

von WEISS[1] erkennen lassen, von dem Ganglienzellkörper innerhalb der schlauchartigen Zellfortsätze nach der Peripherie wandern. Bei Abschnürung eines Nerven kommt es dabei proximal von der Abschnürungsstelle zu einer Stauung der Aktionssubstanz und zu einer Auftreibung des Nervenschlauches. Mit Hilfe von H^3-markiertem Leucin konnte[2] die Substanzwanderung autoradiographisch belegt werden. Im Laufe der 16 Tage dauernden Versuche verlagerte sich die Markierung vom Zellkörper nach der Peripherie des Neuriten. Man errechnete eine Wanderungsgeschwindigkeit von 1,5 mm pro die.

Die Signalübertragung geschieht an den Nervenendigungen und Synapsen (z. B. auf den Muskel) auf chemischem Wege, indem auf einen elektrischen Reiz hin adrenergische oder cholinergische Aktionssubstanzen freigesetzt werden. Für diese quantitativen Bestimmungen innerhalb der Einzelzelle erhielten ECCLES, HODGKIN und HUXLEY 1963 den Nobelpreis. Die adrenergischen postganglionären, sympathischen Fasern geben dabei Noradrenalin ab. An den motorischen Endplatten und Synapsen wird Acetylcholin, das mit dem Vagusstoff identisch ist, abgegeben. Im Ruhezustand hat das Nerveninnere, das Axoplasma, ein Potential von minus 70 mV gegen die umgebende Flüssigkeit, wobei die Na^+ Konzentration innen sehr gering ist. Im Innenraum ist mehr K^+ und Cl. Es liegt also ein typisches Untergleichgewicht vor, dessen Erhaltung eine dauernde Energiezufuhr erfordert. Das hierzu notwendige Adenosin-tri-phosphat (ATP) entstammt im wesentlichen dem oxydativen Stoffwechsel.

Die Reizung des Nerven führt zu einer vorübergehenden Permeabilitätsänderung mit Austausch von Na- zu K-Ionen und zu einem kurzfristigen Zusammenbruch der Membranspannung von $1/1000$ bis $1/100$ sec. Der hierdurch ausgelöste Spannungsstoß des Aktionspotentials wird jeweils am nächsten Ranvierschen Schnürring so weit erniedrigt, daß eine Reizung zustande kommt. Die Erregung wandert saltatorisch den Nerven entlang bis zur Synapse bzw. bis zur Endplatte[3]. Das Endplattenpotential ist nach der Vorstellung WASERS (1962) Folge der Depolarisation der postsynaptischen Membran durch Acetylcholin. Durch Änderung der Permeabilität kommt ein Ionenaustausch von Kalium- und Natriumionen durch die Membran der Muskelfaser zustande, welcher schließlich zur Erregung der Myofibrillen und zur Muskelkontraktion führt.

Durch die elektrische Reizung wird Acetylcholin aus der Speicherform freigesetzt und bildet mit einem Aktionsprotein einen Komplex, wobei wahrscheinlich die Proteinschichten an den Übergangsstellen für kurze Zeit durchlässig werden, so daß Na-Ionen einströmen können. Man errechnete, daß bei jedem Impuls 10^{-18} Mol Acetylcholin abgegeben werden. Durch Cholinesterase wird das Acetylcholin wieder in Cholin und Acetat gespalten, wobei der alte Zustand wieder hergestellt wird. Man nimmt also an, daß elektrochemische Impulse die Nachrichtenüberträger des Nervensystems sind. Diese von NACHMANSOHN (1960) aufgestellte Hypothese kann noch nicht als bewiesen gelten, obwohl eine Reihe von experimentellen Befunden dafür spricht. Von Elektrophysiologen werden Einwände dagegen erhoben, ohne daß zur Zeit eine andere Erklärung für die Permeabilitätsänderung gegeben wird.

Die Neurone, abgesehen von einzelnen vegetativen Ganglienzellen, haben beim Menschen nach Abschluß der Entwicklungsperiode die Fähigkeit zur Zellteilung eingebüßt. — Die Beobachtung doppelkerniger oder atypischer, hantelförmiger Ganglienzellen[4] kann nicht als Beweis einer Ganglienzellteilung beim reifen Organismus gewertet werden. — Die Zellteilung wäre auch ein zu einschneidender Vorgang in das Leben der Ganglienzelle, als daß sie mit der Kon-

---

[1] WEISS 1947. [2] DROZ und LEBLOND 1962.
[3] Eingehendere Darstellung s. R. JUNG in Hdb. inn. Med. V/3/1.   [4] MÜLLER 1961.

tinuität der Funktion (Gedächtnis usw.) des Zentralnervensystems sich vereinbaren ließe.

Die Säugetiere und der Mensch nehmen damit eine Sonderstellung ein, indem sie die Fähigkeit zur Regeneration von Ganglienzellen eingebüßt haben.

Bei den Nagern bleibt die Matrix, die beim Menschen um die Zeit der Geburt aufgebraucht ist, über das ganze Leben erhalten, wobei es dort auch noch zu Zellteilungen kommt. Diese reifen allerdings nicht mehr aus und gehen an Ort und Stelle wieder zugrunde.

Das Nervensystem der Amphibien und der Fische besitzt eine noch größere Regenerationsfähigkeit. Bei ihnen bleibt die Fähigkeit erhalten, aus indifferenten Vorstufen neue funktionstüchtige Neurone zu bilden, wie dies nach Amputation des Schwanzes beobachtet werden kann. Innerhalb von 2—3 Wochen wachsen Nervenfasern in die Narbe ein. In dem nach-

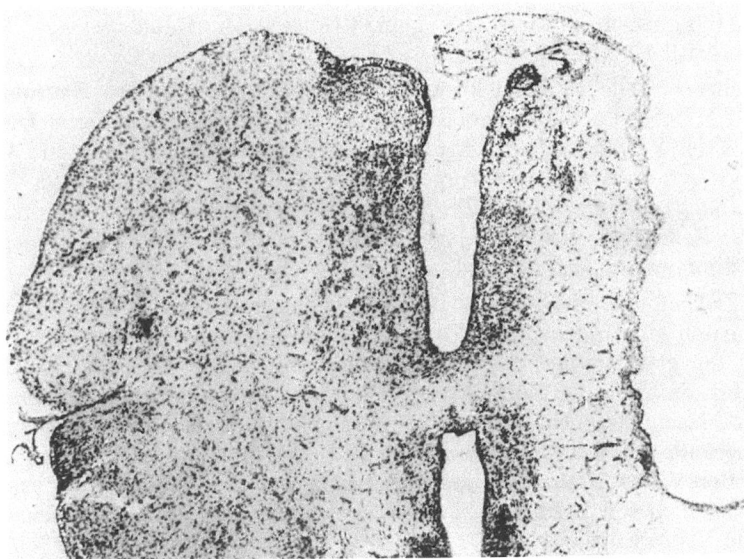

Abb. 1. Traumatische Hirnnarbe beim Goldfisch, durch Meningen abgedeckt. Zustand 100 Tage nach Wundsetzung

wachsenden Schwanz sind die neugebildeten Nervenzellen und Nerven nicht so regelmäßig angeordnet, und auch der neugebildete Zentralkanal zeigt einen unregelmäßigen Verlauf. Auch Fische zeigen eine Regeneration des Rückenmarkes mit Wiedererlangen der Funktion. Nach Durchtrennung des Nervus opticus oder Transplantation des Auges zeigt sich nach einiger Zeit wieder eine positive Phototaxis und eine Regeneration der Retina. Nach neueren Untersuchungen[1] kehrt nach Excision von Teilen des Telencephalon beim Stichling innerhalb von 3 Monaten die verlorengegangene Funktion wieder zurück. Morphologisch soll schon 6 Wochen nach der Operation die Verletzung der Gehirnoberfläche bereits wieder durch einen dicken Neuroblastenmantel gedeckt sein, wobei die Neubildung vom Ependym angeregt wird. Nach 12 Wochen soll das Gehirn an dieser Stelle wieder einen normalen Schichtenaufbau haben[2].

Zur Nachprüfung dieser angeblichen Restitutionsfähigkeit in der Hirnwunde bei Teleostiern haben wir bei ausgewachsenen Goldfischen den Heilungsprozeß bis zum 100. Tag verfolgt. Danach können wir diese Ergebnisse nicht bestätigen. Nach unseren Befunden wird auch beim Goldfisch die Hirnwunde lediglich durch eine bindegewebige Narbenplatte abgedeckt (Abb. 1)[3].

Nach Erlöschen der Teilungsfähigkeit verbleibt der Ganglienzelle die Fähigkeit des *Reifungswachstums* und der *Regeneration* ihrer Fortsätze. — Ausdifferenzierung und Verästelung der myoneuronalen Verbindungen sind bei der Geburt noch unvollständig. Eine Differenzierung und Reifung erfolgt noch bis zum 2. Lebensjahr[4]. — Mit dem Wachstum des Organismus und speziell des Gehirns

---

[1] SEGAAR 1962.   [2] Literatur WINDLE W. F. 1955, KIRSCHE 1960.
[3] NOETZEL und ZAHN (noch unveröffentlicht).   [4] COERS und WOOLF 1959.

reift und vergrößert sich der Ganglienzellkörper. Gleichzeitig kommt es zu einer stärkeren Verästelung und zu komplizierteren Kontaktmöglichkeiten unter den Neuronen. Diese Größenzunahme der Ganglienzellen und die zunehmende Verästelung der Nervenzellfortsätze geht einher mit einem Auseinanderrücken der Ganglienzellen und damit auch mit einer Größenzunahme des Gehirns im Laufe der Reifung, wie dies schon CAJAL (1935) in Phylo- und Ontogenese eindrucksvoll gezeigt hat.

Die *Neuriten* der Nervenzellen bilden zusammen mit den sie umhüllenden Schwannschen Zellen die peripheren Nerven. Ein verletzter oder durchschnittener Nerv kann bei intaktem Zellkörper auch beim Menschen neu gebildet werden. Unter dem Einfluß des Zellkörpers kommt es sehr bald zu einem von zentral nach peripher fortschreitenden Einsprossen in den degenerierten peripheren Nervenstrang (Büngnersches Band) bis zum Erfolgsorgan. Dabei beträgt das Vorwachsen ca. 0,5—2 mm pro Tag.

An dieser Stelle ist auch kurz die Inaktivitätsatrophie des Neurons zu erwähnen. MARINESCO sagte einmal: «Le neurone vit de sa fonction». Die Unterbrechung der Verbindung zum Erfolgsorgan führt auch am Neuron zur Atrophie. Erstreckt sich diese auch auf vorgeschaltete Neurone, so spricht man von einer *transneuronalen Degeneration*. Da jedoch die betroffenen Neuronenfortsätze zu mehreren Zellen verschiedener Systeme Beziehung haben, kommt es meist nicht zum vollkommenen Zellschwund, sondern nur zur Verkleinerung.

Als Zeichen der erhöhten Zellaktivität beobachtet man bei der Regeneration des Neuriten eine Schwellung des Zellkörpers mit dem Bild der sog. primären Reizung mit gleichzeitiger Schwellung auch des Zellkerns. Dies alles spricht ebenfalls dafür, daß sich der Einfluß des Zellkörpers bis in die Peripherie des Nerven erstreckt. Nach Zerstörung des Zellkörpers geht auch der Zellfortsatz zugrunde, und innerhalb von 4 Tagen erlischt die Leitungsfähigkeit des Neuriten für elektrische Reize. Das Neuron ist dann, wie z. B. bei der Poliomyelitis, irreversibel zerstört. Auf diesen Befunden baut sich die heute anatomisch und neurologisch fundierte Neuronentheorie auf.

Die *Neuronentheorie* besagt, daß die Nervenzelle mit Kern, Cytoplasma und der Summe ihrer Fortsätze bis in die letzten Verzweigungen des Nervenendgeflechtes anatomisch und funktionell eine Einheit darstellt und daß die jeweiligen Neurone nicht unmittelbar ineinander übergehen[1]. Dieser letztlich auf HIS und FOREL zurückgehenden, von WALDEYER formulierten Definition steht die Netztheorie gegenüber. Fußend auf der Vorstellung von APATHY, K. F. BAUER und STÖHR, wurde dabei die Ansicht vertreten, daß das Nervensystem ein kontinuierliches Netz darstelle. Diese heute verlassene Vorstellung beruhte vornehmlich darauf, daß es bei lichtoptischen Untersuchungen nicht gelang, das netzartige Endreticulum und seine Formationen im Endausbreitungsgebiet sicher zu unterscheiden. Gegen die Netztheorie führten SPATZ (1960) und KIRSCHE (1960) die nicht zu übersehenden morphologischen und funktionellen Tatsachen, wie z. B. die Degeneration der Nervenfortsätze bis ins Endreticulum nach Absterben des Zellkörpers und das Ausbleiben einer Regeneration der Nervenfortsätze, einhergehend mit Erlöschen aller Funktionen, als wesentliche Argumente ins Feld. Zusammenfassend kommt SPATZ (1952) zu folgender Formulierung: „Die Vorstellung vom Aufbau der Gewebe aus Zellen und des Nervengewebes aus Neuronen dürfte auch in Zukunft das Fundament unseres Wissens in Biologie und Neurologie bleiben." Auf der Neuronenlehre basieren, worauf auch R. JUNG (1953) hinweist, die Vorstellung und die Ergebnisse der Physiologie.

---
[1] CAJAL 1935, SPATZ 1952, 1960, JUNG 1953.

Durch die ultramikroskopischen Untersuchungen erfährt heute die Neuronenlehre ihre Bestätigung. Durch sie konnte auch gezeigt werden, daß die Nervenendplatten an der Synapse deutlich gegen die Erfolgsorgane, d. h. gegen die Zellen des zu beeinflussenden Organs abgesetzt sind[1]. Durch diese Untersuchungen wurden die Einwände der Reticularisten und der Verfechter syncytialer Geflechte zugunsten der klassischen Neuronenlehre auch morphologisch widerlegt.

b) Die Neuroglia

Die Neuroglia, vielfach auch als Stützgewebe des Nervensystems bezeichnet, entsteht wie die Ganglienzellen ebenfalls aus der ektodermalen Matrix. Man unterscheidet hierbei: 1. die die Gehirnkammern auskleidenden Ependymzellen, 2. die Makroglia, 3. die Mikroglia und 4. die Schwannschen Zellen. Die Funktion dieser Gliazellen ist im einzelnen auch heute noch nicht vollkommen bekannt. Sicherlich kommt ihnen neben der Stützfunktion und neben der isolierenden Bedeutung für die Nervenfasern eine, wenn auch noch nicht sicher bewiesene, ernährende und sekretorische Funktion zu. Nach GERSCHENFELD u. Mitarb. (1959) soll die Astroglia als Zwischenschicht für den Ionen- und Wassertransport von und zu den Nervenzellen dienen. Mit der eigentlichen Aufgabe des Neurons, der Reizleitung und Reizverwertung, hat jedoch die Neuroglia nichts zu tun. Die Selbständigkeit des Neurons, unabhängig von der Glia, wird u. a. durch das freie Auswachsen der Nervenfasern embryonaler Neuroblasten in der Gewebekultur bewiesen[2], wenn auch die Neuroglia unter den Bedingungen des Lebendigen eine innige Symbiose mit den Neuronen eingeht, wodurch erst die Leitungsfähigkeit des Neurons gewährleistet wird. Gegen eine Leitungsfähigkeit der Glia spricht auch die Tatsache, daß sie nach Untergang des Neurons nicht in der Lage ist, dessen Funktion zu übernehmen, wie dies zahlreiche Beispiele aus der Pathologie lehren.

Die Symbiose zwischen *Schwannschen Zellen* und Neuron zeigt sich eindrucksvoll im Aufbau des peripheren Nerven, wobei die Schwannschen Zellen den Neuriten mit unterschiedlich vielen Lagen umhüllen, wie dies durch ultramikroskopische Untersuchungen gesichert werden konnte[3] (Abb. 2a—d), oder es können mehrere Axone markloser polyaxonaler Fasern in eine Schwannsche Zelle eingesenkt werden, wobei jedoch auch hierbei immer die Zellgrenzen das Axon von der Schwannschen Zelle trennen. Diese Umhüllung durch die Schwannschen Zellen bildet morphologisch die Grundlage für die Aufrechterhaltung der Leitungsfähigkeit und für die physiologisch nachgewiesenen Membranpotentiale[4]. Diese Symbiose von Neuron und Schwannscher Zelle ist auch bei der Regeneration peripherer Nerven erkennbar, denn im Organismus ist das Vorwachsen des Achsenzylinders nach Nervenläsion an die Anwesenheit der zu Büngnerschen Bändern umgewandelten Schwannschen Zellen geknüpft, die dem einsprossenden Axon als Leitstruktur dienen.

Innerhalb von Gehirn und Rückenmark ist die *Oligodendroglia* mit dieser Aufgabe betraut. Zur Zeit der Markscheidenbildung beobachtet man deshalb eine Vermehrung und eine qualitative Veränderung der Glia, die von ROBACK und SCHERER (1935) als Myelinisationsgliose beschrieben wurde. Im Autoradiogramm fanden NOETZEL und SIEPMANN (1965) bei neugeborenen Ratten im Unterschied zu ausgewachsenen Tieren[5] häufiger Mitosen und Zwillingszellen, wobei letztere auf eine Teilung der Gliazellen rückschließen lassen. Das Vorhandensein zahlreicher

---

[1] HAGER und HIRSCHBERGER 1960, ANDERSON-CEDERGREEN 1959, CERVOS-NAVARRO 1959, RUSKA und RUSKA 1961.
[2] HARRISON 1947, BROWN 1947, zit. bei LEVI-MONTALCINI 1955.
[3] ROBERTSON 1960 u. a. [4] LORENTE DE NO 1947, JUNG 1953.
[5] NOETZEL und ROX 1963.

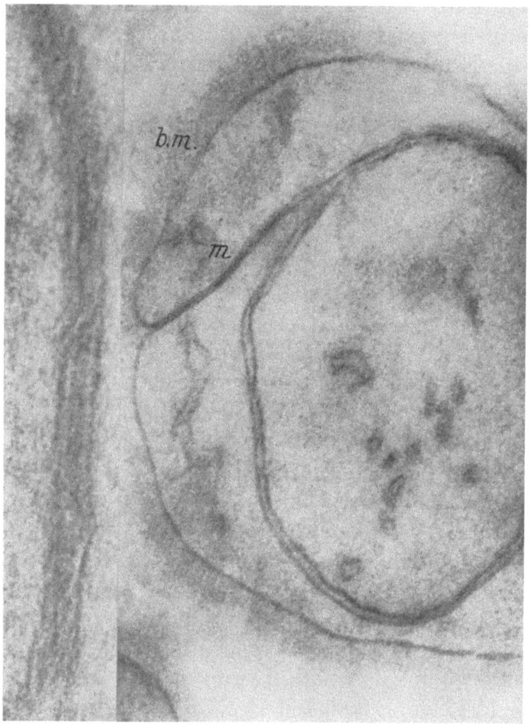

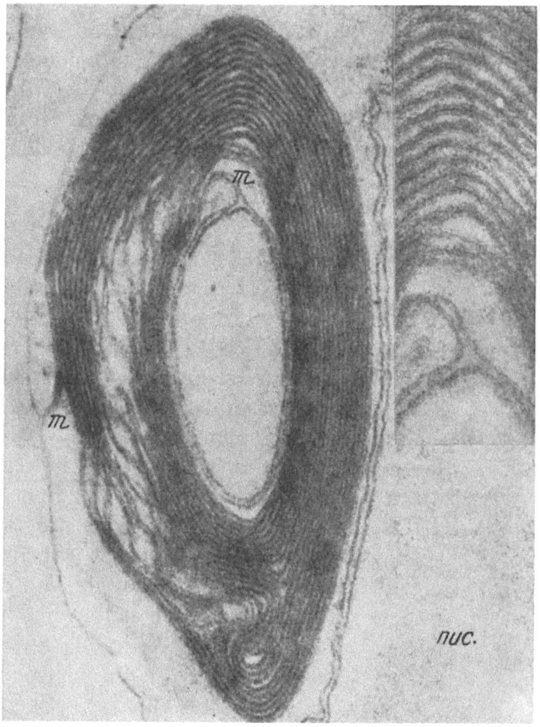

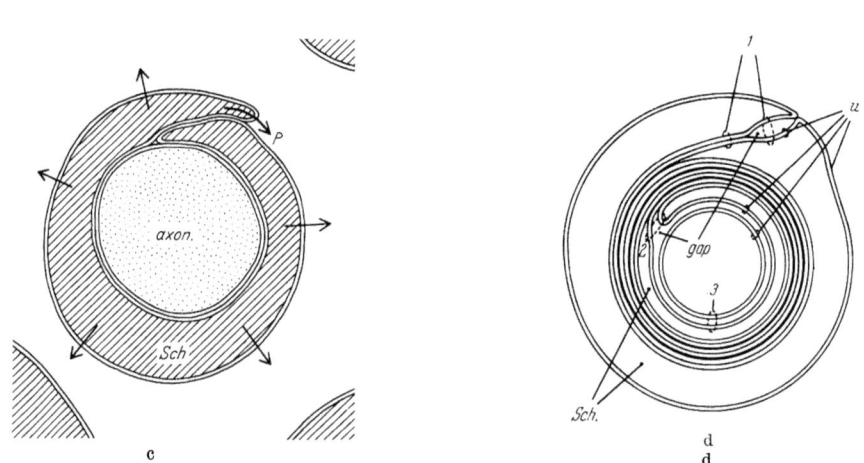

Abb. 2a—d. Umhüllung des Axons eines peripheren Nerven durch unterschiedlich viele Lagen der Schwannschen Zelle im elektronenmikroskopischen Bild. c und d Spiegelbild verkehrt. (Aus ROBERTSON 1960)

Mitosen in den ersten Wochen nach der Geburt konnten FLEISCHHAUER und HILLEBRAND (1966) zeigen, indem sie junge Katzen lebensfrisch perfundierten und so die Mitosestadien festhielten. In dieser Arbeit gehen sie erneut auf die Zusammenhänge von Gliavermehrung und Markscheidenbildung ein. Durch den Prozeß der Membransynthese wird im Cytoplasma der Oligodendrogliazellen das Myelin gebildet, wobei das Myelin in der Nähe der „axon-oligocytic-membrane" im Cytoplasma abgelagert wird[1]. Ferner bilden die Oligodendrocyten das Hauptkontingent der Trabantenzellen (Satellitenzellen) der Ganglienzellen. An den reparatorischen Vorgängen nimmt die Oligodendroglia nur unwesentlich teil.

Bei den *Astrocyten* werden protoplasmatische und faserbildende Formen unterschieden. Sie haben die Eigenschaft, mit ihren Fortsätzen sowohl der Pia und den Gefäßen als auch den Ganglienzellen zuzustreben. Dabei sitzen sie mit ihren Fortsätzen stempelförmig der Gefäßwand an und bilden so die Membrana gliae limitans (Abb. 3), während andere Fortsätze der gleichen Zelle an die Ganglienzellen reichen und diese umhüllen (Abb. 4)[2]. Bei krankhaften Prozessen können sie hypertrophieren und proliferieren unter Ausbildung von Gliaknötchen,

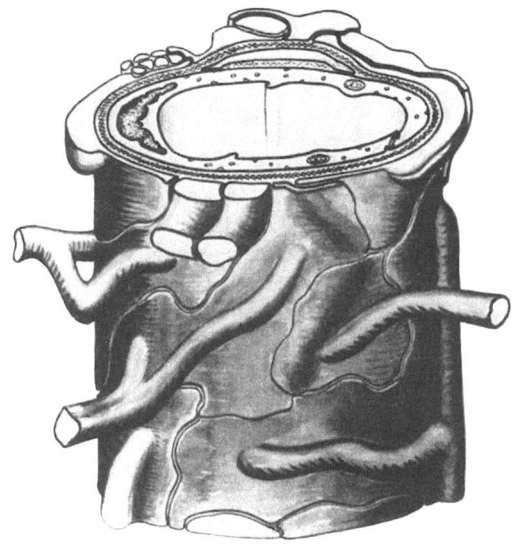

Abb. 3. Schematische Darstellung. Vollständige Umhüllung der Capillare durch Zellfortsätze von Astrocyten. (Aus WOLFF 1968)

Gliarasen und Gliafaserfilzen, wie man sie bei der Deckung von Defekten und Narben vorfinden kann. Diese Gliafaserwucherung läßt sich z. B. bei den Entmarkungskrankheiten, der multiplen Sklerose, durch die *Holzer*färbung darstellen. Bei Stoffwechselstörungen, z. B. Magen-Darmerkrankungen, findet man gelegentlich eine Proliferation der Astrocyten oder in späteren Stadien auch eine Degeneration (s. dort).

Für den hirneigenen Stoffwechsel haben die zwischen Neuron und Hirngefäße eingeschalteten Gliazellen eine große Bedeutung erlangt. Schon vor mehr als 50 Jahren beobachtete GOLDMANN (1913), daß saure Farbstoffe, wie Trypanblau, alle Gewebe außer Gehirn und Rückenmark anzufärben vermögen. Innerhalb des Zentralnervensystems bleiben nur bestimmte umschriebene Gebiete, wie das Infundibulum, die Area postrema, der Bulbus olfactorius, die Adenohypophyse und die Zirbeldrüse, ausgenommen. Diese Besonderheit des Gehirns führte zur Aufstellung des Begriffs der sog. *Bluthirnschranke*[3], die als spezifisches Filter zwischen Blutbahn und Hirngewebe eingeschaltet ist.

An der Bluthirnschranke sind Gefäßwand und Glia beteiligt. Während Capillaren anderer Organe Poren aufweisen, die z. B. beim Muskel 30 Å oder bei

---

[1] ROBERTIS, GERSCHENFELD und WALD 1960.   [2] WOLFF (1968).
[3] Ausführlicher bei HAGER, dieses Handbuch, Bd. III/1.

den Nierenglomerula ca. 100 Å groß sind, überlappen die Endothelien der Hirngefäße. Hinzu kommt, daß Fortsätze der Astrocyten an den Capillarwänden ansetzen und diese regelrecht einhüllen. Über den Weg des Stoffaustausches zwischen Gefäß und Neuron und den Anteil der Glia am Stofftransport ist die Diskussion bis heute noch im Gange. Für eine aktive Einschaltung der Gliazellen wird vor allem der morphologische Befund angeführt, daß nämlich der Astrocyt mit seinen Fortsätzen sowohl an der Gefäßwand als auch an der Ganglienzelle an-

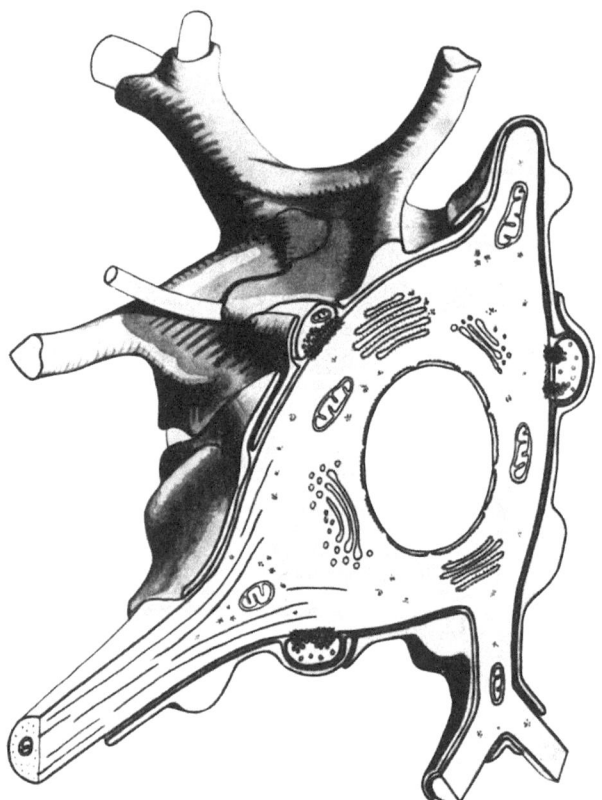

Abb. 4. Umhüllung einer Ganglienzelle durch Astrocytenfortsätze. (Aus WOLFF 1968)

haftet. Auch lassen sich in ihren Fortsätzen oft Fett und Glykogengranula nachweisen. Einen weiteren Hinweis für eine aktive Beteiligung der Glia ergab die pulsierende Aktivität der Gliazellen in der Gewebekultur[1]. Für einen aktiven Transport über die Gliazellen wird auch angeführt, daß Wasserstoff-, Chlor- und HCO_3-Konzentration des Intercellularraumes mehr dem Liquor als dem Blutplasma gleichen. Diese Beobachtungen führten zu der Auffassung, die Glia als nährende „Amme" der Neurone zu bezeichnen.

Gegen einen ausschließlichen Transport über die Gliazellen von und zu den Neuronen wurden insbesondere von den Physiologen eine Reihe gewichtiger Argumente angeführt[2]. Diese Autoren bezweifeln das Vorliegen eines kompletten funktionellen Verschlusses der intercellulären Spalten. Vielmehr seien auch die

---

[1] POMERAT 1951, 1955, s. COSTERO u. Mitarb. 1955 und LUMSDEN 1951, GARDNER 1961.
[2] KUFFLER und NICHOLLS 1966.

intercellulären Spalträume offen und dienten als Weg einer raschen Diffusion von Ionen und gewissen Metaboliten. Während nämlich Potentialschwankungen zwischen den Gliazellen auf einen Jonenfluß von Zelle zu Zelle deuteten — wie dies auch zwischen Herzmuskelzellen, glatten Muskelzellen und auch zwischen Drüsen und Epithelzellen beobachtet wird —, ist zwischen Gliazellen und Membran der Neurone ein derartiger Ionentransport nicht nachweisbar. Erklärt wird dies durch einen größeren Zwischenraum von 100—200 Å zwischen Gliazelle und Neuron. Gegen eine aktive Einschaltung der Glia beim Stofftransport spräche auch die Autoradiographie und das Tempo des Stofftransportes. Während die Ganglienzellen nach Verabreichung markierter Aminosäuren in kurzer Zeit schwer beladen sind (vgl. Abb. 21), zeigen die Gliazellen nur eine geringe Markierung. Dies spricht dafür, daß die Gliazellen einen signifikant niedrigeren Stoffwechsel als die Ganglienzellen haben[1]. Gegen einen aktiven Transport über die Gliazelle und für eine Diffusion über den Intercellularraum spräche auch, daß Ionen und Glucose schon nach wenigen Sekunden die Ganglienzelle erreichen und dort nachweisbar sind.

Unbeschadet der subtilen morphologischen Befunde, der nahezu lückenlosen Umhüllung der Capillarwände durch „Gliasaugfüße" und der Neurone durch Gliafortsätze, ist also bis heute noch keine Klarheit über die Bluthirnschranke erzielt worden, und man benötigt noch weitere Informationen über die Ausdehnung der „verschmolzenen" Membran bzw. über den funktionellen Verschluß der intercellulären Spalträume. Wahrscheinlicher wurde, daß der schnellere Weg, für Sauerstoff, Glucose und Sucrose, der über den intercellulären Spaltraum ist, zumal nachgewiesen ist, daß das Neuron auch ohne Hilfe der Glia zur Stoffsynthese befähigt ist. Bei der Diskussion der Bluthirnschranke sollte man auch nicht vergessen, daß das Neuron selbst eine Selektionsfähigkeit besitzt und auf Grund seiner spezifischen Fermente in der Lage ist, angebotene Stoffe auszuwählen. Zu dieser Frage gibt wiederum die Autoradiographie einen Hinweis. Äthionin als Antimetabolit des Methionins verursacht, im Unterschied zu Zellen anderen Standortes, an den Ganglienzellen weder des Plexus myentericus noch des Gehirns Veränderungen. Dies spricht dafür, daß die Unempfindlichkeit der Ganglienzellen des ZNS gegenüber Äthionin nicht eine Folge der Undurchlässigkeit der Bluthirnschranke für Äthionin ist, sondern anscheinend in der Besonderheit ihres Stoffwechsels begründet ist[2]. Entsprechendes gilt für Bilirubin, welches erst nach Schädigung der Ganglienzelle z. B. beim Icterus gravis neonati oder beim Hirninfarkt in die Ganglienzelle eindringen kann.

Die *Mikroglia*, auch Hortegaglia genannt, besitzt darüber hinaus auch die Fähigkeit zur Speicherung von Stoffwechselprodukten. Hierbei können sie sich abrunden und zu gliogenen Fettkörnchenzellen (Gitterzellen) werden. Zum Beispiel bei der progressiven Paralyse wird die Proliferation der Mikrogliazellen und die Speicherung von Eisenpigment zum charakteristischen Befund des entzündlichen Prozesses.

Im Unterschied zu den Ganglienzellen behalten die Gliazellen auch nach Abschluß der Entwicklung die Fähigkeit zur Zellteilung bei. Sie entstammen wie auch die Ganglienzellen aus der Matrix und reifen zu Oligodendrocyten heran und können sich weiter zu Astrocyten differenzieren[3]. Hiermit mag es zusammenhängen, daß die Gliazellen zu tumorhaften Wucherungen fähig sind, wobei eine Anzahl charakteristischer Tumoren in Gehirn und Rückenmark und auch am peripheren Nerven entstehen können.

---

[1] OEHLERT u. Mitarb. 1958.   [2] BECK, KRAMSCH und OEHLERT 1965.
[3] ROBACK und SCHERER 1935, NOETZEL und ROX 1964.

2. Bauplan und Funktion des Nervensystems

Zum Verständnis des Bauplanes und der Funktion des Nervensystems haben vergleichende Anatomie und Entwicklungsgeschichte Grundsätzliches beigetragen.

Vom Einzeller bis zum hochentwickelten Wirbeltier und bis zum Menschen lassen sich vielerlei Wandlungen, Differenzierungen und Spezialisierungen verfolgen, wobei mit Art und Weise des jeweiligen morphologischen Baues des Organismus eine Differenziertheit der Leistung des Zentralnervensystems Hand in Hand geht. Mit zunehmender Zielgerichtetheit der Handlungen und mit dem Bewußtwerden der Sinneseindrücke und letztlich mit der Fähigkeit zum abstrakten Denken läßt sich auch morphologisch eine Entwicklung von einem einfachen zu einem komplizierten Nervensystem verfolgen, indem die zunächst einfachen Zentren von neuen komplizierteren Systemen und Zentren überbaut werden.

Während beim Einzeller Reizaufnahme und Reizbeantwortung noch eine Eigenschaft der Zelle selbst sind, werden schon bei koloniebildenden Protozoen (Volvox, Schwämme) durch zwischenzellige Verbindungen, durch sog. Plasmodesmen, koordinierte Bewegungen (gerichtete Flimmerbewegungen) zustande gebracht. In der nächsten Entwicklungsstufe, z. B. bei Hydra, übernehmen schon hierfür spezialisierte, aus dem Ektoderm stammende Nervenzellen die Funktion der Reizaufnahme und Reizbeantwortung, indem nun die unter dem Epithel gelegenen, mit ihren Zellfortsätzen untereinander in Verbindung stehenden Zellen einen Nervenplexus bilden, wobei noch alle Nervenzellen morphologisch und funktionell gleichwertig sind. — Solche Nervenplexus, die allerdings bei höher differenzierten Organismen dem Zentralnervensystem untergeordnet sind, finden sich auch noch bei den Hohlorganen, z. B. Darm, Gefäße usw. — Noch besteht keine Differenzierung der Zellfortsätze in Dendriten und Neurit, und noch ist zunächst eine Nervenleitung nach allen Seiten möglich. Ein nächster Schritt in der Entwicklung ist im *Strickleiternervensystem* verwirklicht, indem schon paarige Ganglienzellknoten, Kopf- und Schlundganglien erkennbar werden. Ein Neuralrohr, an das sich die Entwicklungsreihe des Zentralnervensystems über Fische, Amphibien, Reptilien bis zu den Säugetieren und bis zum Menschen anschließt, taucht erst bei den Akraniern und bei den Chordaten auf.

Einhergehend mit dieser Höherentwicklung des Zentralnervensystems treten zwei weitere Phänomene neu in Erscheinung:

1. *eine Differenzierung des Neurons* und
2. *eine Zentralisation mit Ausbildung eines Gehirns*.

1. Die *Differenzierung* der Neurone und Ganglienzellfortsätze in Dendriten und Neurit geht mit einer Polarisation der Reizleistung von den Dendriten über den Ganglienzellkörper zum Neuriten einher. Mit dieser Polarisation tritt gleichzeitig auch eine Änderung der chemischen Eigenschaften in der Ganglienzelle in Erscheinung, indem mit diesem Tropismus Dendriten und Zellkörper RNS-haltige, sauer reagierende Nissl-Körper aufweisen, während der Neurit von seinem Ursprungskegel ab durch den Gehalt an Alkalichloriden ausgezeichnet ist.

2. Die *Zentralisation* wird durch Ausbildung eines Kopfes und eines Gehirns, einhergehend mit einer Wanderung der Sinnesorgane zum Kopfende, verwirklicht. Während z. B. beim Amphioxus lichtempfindliche Augenpaare noch segmental im Rückenmark angeordnet liegen, erfahren diese bei höheren Tieren eine zahlenmäßige Reduktion auf zwei Augen. Einhergehend mit dieser Zentralisation zum Kopfpol büßen die übrigen Segmente des Körpers ihre Autonomie mehr und mehr ein, wobei in dem segmental angeordneten Rückenmark afferente und efferente Bahnen die Verbindung zwischen Körper und Gehirn vermitteln. Mit Übergang des Halsmarkes in die Medulla oblongata, kenntlich an einer konischen Dickenzunahme, beginnt eine Umordnung der Fasern, die man an der Pyramidenkreuzung schon äußerlich sehen kann. Der Zentralkanal des Rückenmarks öffnet sich zur Rautengrube und bildet den 4. Ventrikel. An der Ventralseite wölbt sich die paarig angelegte Olive vor, hier finden sich Kerne der Hirnnerven und affe-

renten Bahnen (Nucleus gracilis usw.) sowie lebenswichtige Zentren für In- und Exspiration, Wärmeregulation usw. In diesem Bereich beginnt auch die oral bis ins Zwischenhirn reichende Formatio reticularis, in der man ein Zentrum für die Vigilans und für den Schlaf-Wachrhythmus erkannte[1]. In dem sich nach oral anschließenden Mittelhirn trifft man auf proprioceptive Systeme und Kerne (Nc. ruber, Nc. niger), die wichtige Stationen des extrapyramidalen Systems darstellen und Faserverbindungen zu den basalen Ganglien haben. Rostral vom Mittelhirn treten keine Nerven mehr in das ZNS ein. (Seh- und Riechnerv stellen keine Nerven dar, sondern sind Ausstülpungen des Gehirns.)

Zu den *basalen Ganglien*, die zum efferenten motorischen System gehören, rechnet man den Nc. caudatus und das Putamen (Striatum), Pallidum und Claustrum. Ausfälle und Degenerationen in diesem System führen zu unterschiedlichen motorischen Effekten, wie z. B. zur spastischen Hemiplegie bei Blutungen in innerer Kapsel und Putamen, zu choreatischen Bewegungen bei Degenerationen im Striatum (Chorea Huntington, Wilsonsche Pseudosklerose) oder zu spastischen oder unwillkürlichen athetotischen Bewegungen bei Narben im Striatum (Status marmoratus). Atrophien in dem somatotopisch gegliederten Pallidum und Nc. niger können Muskelrigidität und Tremor mit dem Bild des Parkinsonismus zur Folge haben.

Medial und unter den basalen Ganglien liegt das *Zwischenhirn* mit den Kerngebieten des zentralen Höhlengraus um den 3. Ventrikel bis hinab zum Infundibulum und zur Neurohypophyse und der als Schaltzentrum afferenter sensibler Bahnen anzusehende *Thalamus*. Die aus der Körperperipherie eintreffenden Bahnen finden sich im Thalamus nach Gesichts-, Arm- und Fußfeldern geordnet. Thalamus und Großhirnrinde sind dabei als Funktionseinheit zu betrachten, wobei in der Großhirnrinde die Fähigkeit verankert ist, die im Thalamus eintreffenden Erregungen aller Sinnessysteme bewußt zu machen. Für den Grad des Bewußtwerdens der Empfindungen ist die Höhe der Differenzierung der Großhirnrinde maßgebend. Der Thalamus ist also als das wichtigste Schaltzentrum afferenter sensibler Bahnen anzusehen. In ihm ist eine somatotopische Gliederung zweimal vorhanden. Sensible afferente Schaltungen erfolgen im hinteren Anteil des Thalamus in den Kerngebieten *V.c*, während bahnende Mechanismen vom inneren Pallidumglied zur motorischen Großhirnrinde in den oralen Kerngebieten (*V.o*) liegen (Abb. 5). Die Kenntnis dieser Zusammenhänge bildete die Grundlage für stereotaktische Eingriffe im *Voa* des Thalamus oder im inneren Glied des Pallidum beim Parkinsonismus und auch für Eingriffe im *Vcp* zur Beeinflussung unerträglicher Schmerzzustände, z. B. beim Phantomschmerz[2].

Bei einfacher organisierten Vertebraten stellt dieses System, das auch als *Palaeencephalon* bezeichnet wird, das oberste Führungsorgan für die Wahrnehmung und Beantwortung von Sinnesempfindungen dar. Auf etwa dieser Entwicklungsstufe befindet sich auch das menschliche Neugeborene, bei dem die Markreifung zur Zeit der Geburt erst bis zu den Stammganglien fortgeschritten ist. Motorik und Verhalten (Reizbeantwortung) des Neugeborenen werden also noch von archaischen Hirnteilen bewältigt. Es ist deshalb nicht verwunderlich, daß, wie schon GAMPER (1926) feststellte, ein Anencephalus, bei dem lediglich Stammhirnanteile angelegt sind, sich in seinem Gesamtverhalten kaum von einem normalen Säugling unterscheidet.

Über das Palaeencephalon baut sich in der aufsteigenden Tierreihe das *Ne-encephalon* (Neocortex), wobei die palaeencephalen Anteile, die dabei mehr und mehr von dem an Masse zunehmenden Neencephalon überdeckt werden, keinesfalls an Bedeutung verlieren, wenn auch mit fortschreitender Entwicklung

---

[1] Vgl. POECK 1959.   [2] Vgl. HASSLER und RIECHERT 1961.

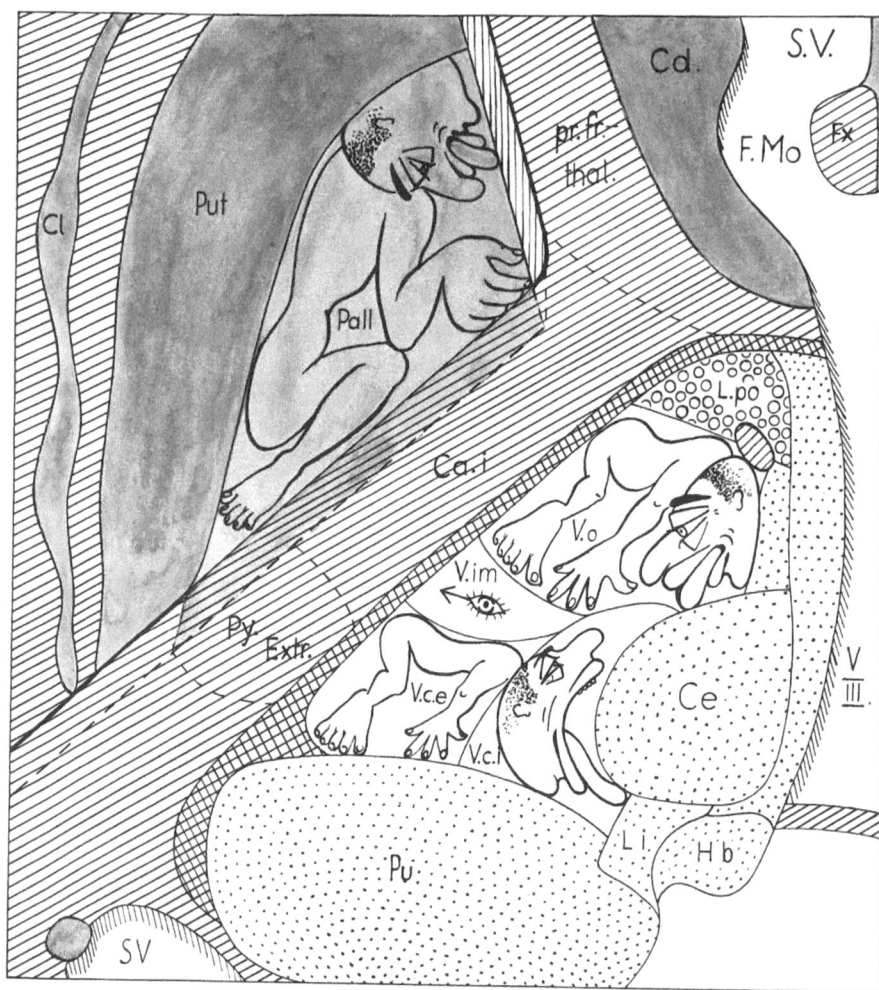

Abb. 5. Schema der somatotopischen Gliederung der sensiblen und motorischen Thalamuskerne sowie des Pallidum auf einem Horizontalschnitt. Die Ebene des Pallidum und Putamen liegt tiefer als diejenige der Ventralkerne des Thalamus. Die Einteilung basiert auf Reiz- und Ausschaltungsergebnissen in den Stammganglien des Menschen, kombiniert mit einer eigenen architektonischen Einteilung. Im Pallidum folgen die Repräsentationen der einzelnen Körperregionen von rostral nach caudal aufeinander, wobei die Mund-, Schlund- und Kehlkopfrepräsentation am weitesten rostral liegt. In den oralen ($V.o$) und caudalen Ventralkernen des Thalamus ($V.c.e$ und $V.c.i$) sind die einzelnen Körperregionen von medial nach lateral angeordnet. Mund- und Schlundbereich liegen am weitesten medial, in den sensiblen Kernen besonders die Geschmacksrepräsentation. Lateral von den sensiblen Ventralkernen liegt der dickfaserige Anteil der Pyramidenbahn für die Extremitäten ($Py.Extr.$). In den oralen Ventralkernen liegt die Rumpfrepräsentation wahrscheinlich am weitesten rostral, während sie in den caudalen Ventralkernen dorsal zu liegen scheint, was auf diesem horizontalen Schema nicht wiedergegeben werden konnte. Der intermediäre Ventralkern ($V.im$) ist eine Repräsentation der Wendung zur gleichen Seite, beim Menschen vorwiegend des Blickes. $Ca.i$ Capsula interna; $pr.fr.$-$thal.$ präfronto-thalamische Verbindungen im vorderen Schenkel der inneren Kapsel; Ce Centre median; Cl Claustrum; Cd Caudatum; $F.Mo$ Foramen Monroi; Fx Fornix; Pu Pulvinar; SV Seiten-Ventrikel. (Aus HASSLER und RIECHERT 1961)

des Neencephalon die Funktionen mehr und mehr rindenwärts sich verlagern. Die ursprünglichen Aufgaben, Schmerzempfindung, Steuerung der Motorik, behalten ihre Repräsentation im Thalamus, ebenso wie die neurovegetativen Regulationen im Zwischenhirn verankert bleiben. Mit Ausbildung des Neencephalon (Neocortex) wird jedoch ein weiterer Funktionskreis als Grundlage für höhere cerebrale Leistungen eröffnet.

Die moderne Hirnforschung begann mit FRITSCH und HITZIG (1870), die durch elektrische Reizung der Hirnrinde beim Hund auf der Gegenseite Muskelbewegungen hervorrufen konnten. Um die Erforschung der Cyto- und Myeloarchitektonik der menschlichen Großhirnrinde haben sich vor allem BRODMANN (1909), C. u. O. VOGT (1919) und ECCONOMO und KOSKINAS (1925) bemüht. Sie und später KLEIST (1934) deckten Zusammenhänge zwischen Funktion und den feingeweblichen erkennbaren Unterschieden im Bau der Rindenareale auf Grund von Reizversuchen und klinisch-morphologischen Beobachtungen auf. Unter dem Einfluß der modernen funktionellen Forschung haben allerdings die detaillierten Parzellierungen der Hirnrinde an Bedeutung verloren, da man erkannte, daß die Aktivitäten der einzelnen Regionen zusammenspielen und umschriebene Rindendefekte weitgehend kompensiert werden können. Das klassische Konzept über Hirnlokalisation und Funktion erhielt insofern auch ein neues Gewand, als hinsichtlich der Gedächtnisleistung dem Cortex eine Massenwirkung innewohnt, d. h. je komplexer die Gedächtnisleistung, um so mehr Cortex ist zur Aufgabenbewältigung notwendig[1] (Abb. 6 und 7).

Entsprechend der Entwicklungshöhe des Neocortex entstehen in der Hirnrinde Areale für die verschiedenen gnostischen Funktionen, z.B. im Occipitalhirn für Erkennung optischer Wahrnehmungen, in Scheitel- und Schläfenhirn für die Sprache, Wortverständnis und Artikulation oder im Stirnhirn für Antrieb, Persönlichkeit, Gesittung usw.[2]. Mit Entwicklung des Großhirns werden also z. B. ein unbestimmtes Unbehagen zum bewußten Schmerzerlebnis, unklare Gefühle zu beschreibbaren Empfindungen oder zweckmäßige, triebhafte Bewegungen zu bewußten Handlungen.

Mit zunehmender Entwicklungshöhe und Differenzierung der Species nehmen die Projektionsfelder in der Rinde des Großhirns zu und stehen somit mit der Leistungsfähigkeit in Einklang.

Während z. B. beim Igel, als einem Vertreter der primitiven Säugetiere, eine Aufgliederung der Primärregionen in einzelne Areae nur unvollkommen möglich ist, gelingt diese bei höheren Säugern schon einwandfrei. Bei der zunehmenden Evolution des Neencephalon treten weitere neue Projektionsfelder auf. So gibt es beim Igel in der Sehregion nach BRODMANN nur das ziemlich kleine Feld 17 (Area striata, in der die Sehstrahlung endet), während die Felder 18 und 19 noch nicht vorhanden sind. Während beim Affen Hand- und Fußfelder noch etwa gleich groß sind — der Daumen an Hand und Fuß ist entsprechend der besonderen Funktion mit einem etwas größeren Feld in der Großhirnrinde vertreten —, sind beim Menschen die der Hand zugeordneten Rindenfelder, abgestimmt auf die differenzierte Funktion (Willkür — Motorik, bewußtes Empfinden, Koordination und Assoziation), etwa um das Zehnfache größer als die Fußfelder. Entsprechendes gilt für das beim Menschen besonders hoch entwickelte Sprachzentrum mit den wohldefinierten Rindenfeldern für Sprachverständnis, Sprachmotorik usw. (Abb. 8).

Die Rinde des Neencephalon (Neocortex) unterscheidet sich durch seinen einheitlichen Bau (Isocortex) von dem phylogenetisch älteren *Allocortex*. Der aus einer Reihe wohldefinierter Felder bestehende Isocortex, der genau dem Neocortex im Sinne EDINGERS entspricht, macht beim Menschen fast die ganze sichtbare Großhirnrinde aus und weist im Unterschied zum Allocortex grundsätzlich eine Siebenschichtung auf. Innerhalb dieser Siebenschichtung zeigen die einzelnen Rindenfelder cyto- und myeloarchitektonische Besonderheiten (Vorkommen der großen motorischen Ganglienzellen, unterschiedliche Breite der einzelnen Schichten, Zu- oder Abnahme des Markreichtums, der Deutlichkeit des Baillargerschen

---
[1] Vgl. PLOOG 1964. [2] Siehe Tafel KLEIST 1934.

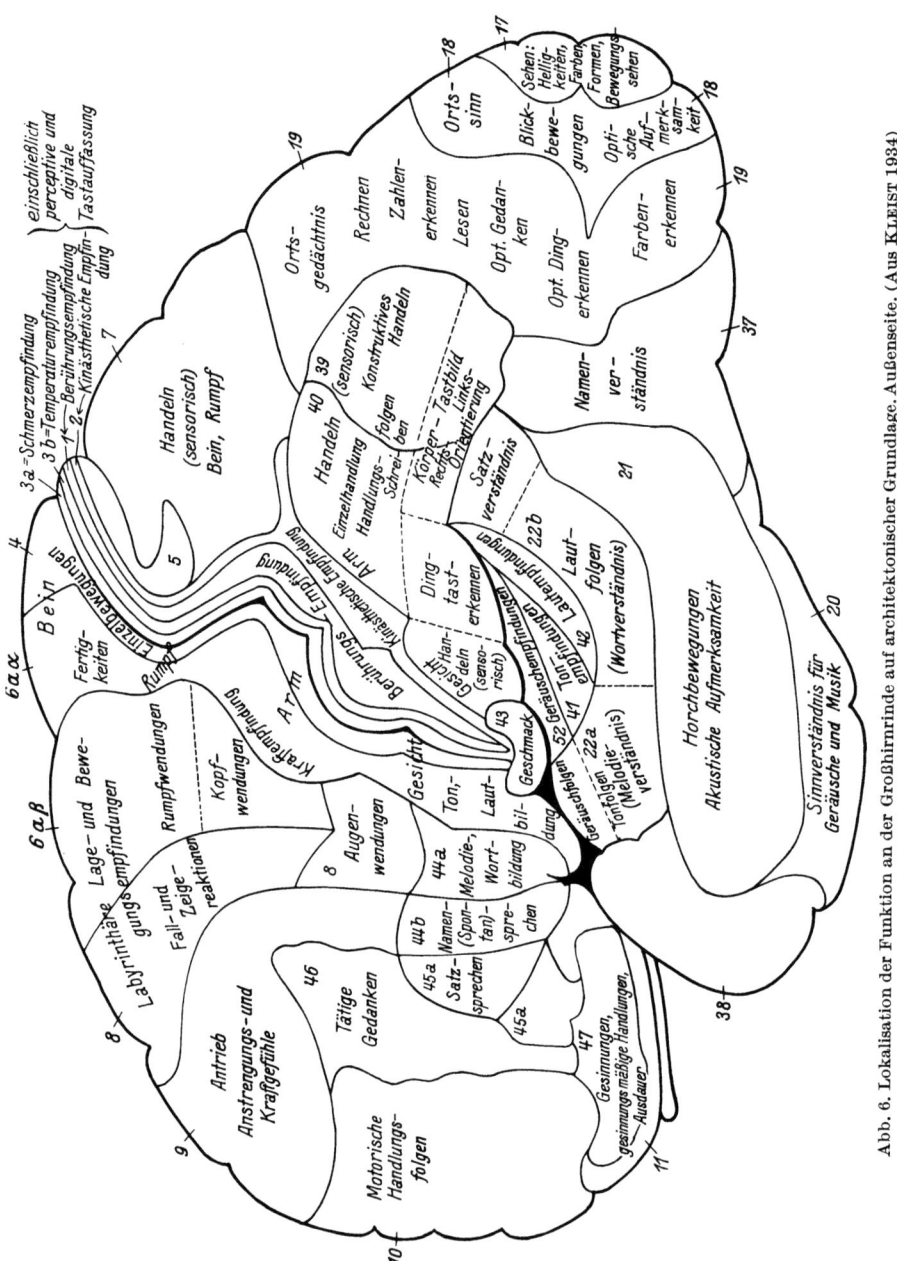

Abb. 6. Lokalisation der Funktion an der Großhirnrinde auf architektonischer Grundlage. Außenseite. (Aus KLEIST 1934)

Streifens usw.). Diese Unterschiede im Aufbau der Großhirnrinde erlauben eine Trennung der einzelnen Rindenfelder.

Die vergleichende Morphologie des Gehirns läßt uns somit klar erkennen, daß auf dem Wege vom Einfacheren zum Komplizierteren eine an die Lebensweise angepaßte Spezialisierung des Zentralnervensystems zustande kommt, wobei das Gehirn als Ganzes und darüber hinaus bestimmte Hirnteile eine besonders hohe Ausbildung erreichen können.

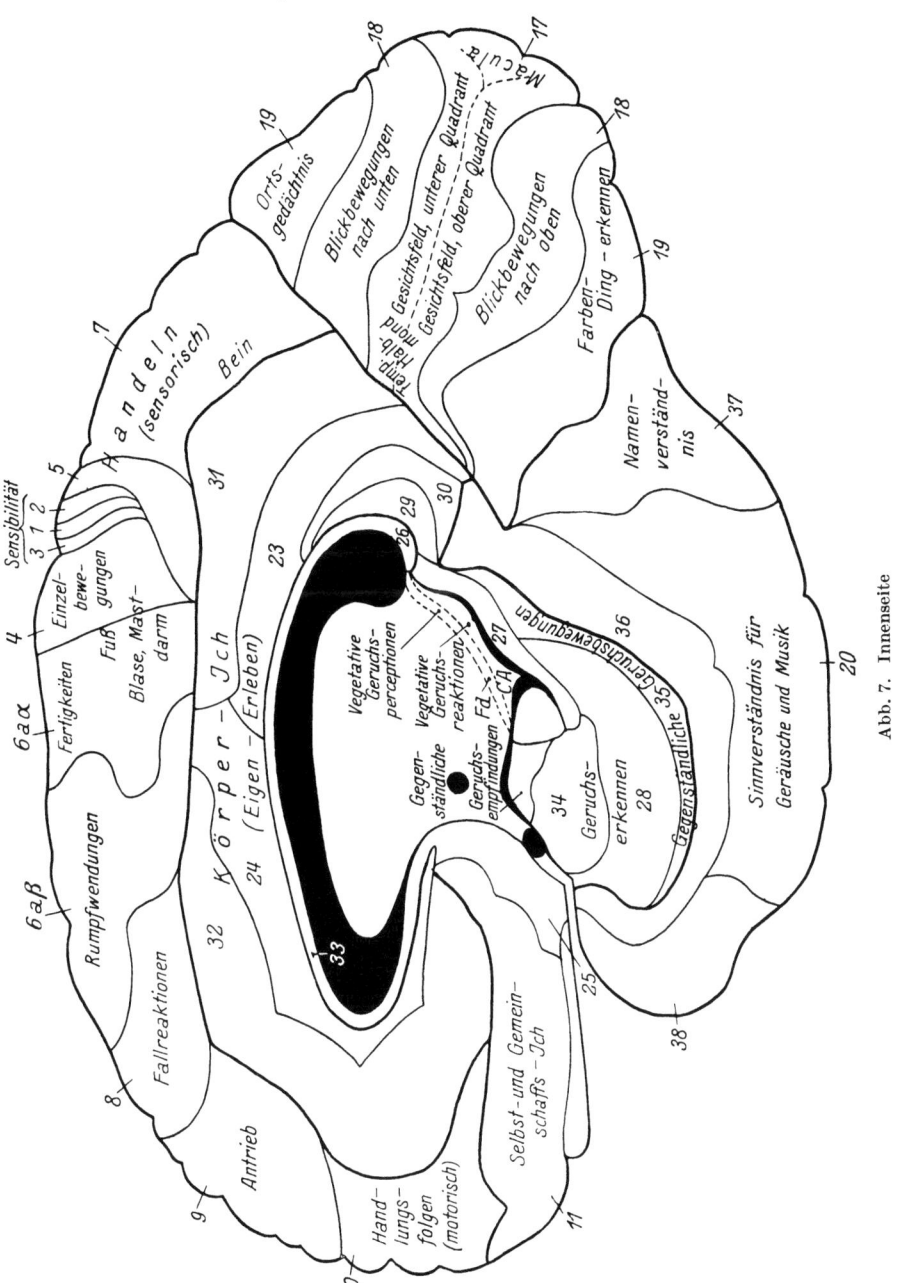

Abb. 7. Innenseite

Erinnert sei hier nur an die besonders hohe Entwicklung palaeencephaler Hirnteile, wie das Tectum opticum bei Vögeln oder des Riechhirns z. B. beim Hund und beim Elefanten, oder die Zunahme und Furchung des Neencephalon, z. B. Pongiden, Zahnwalen und Mensch.

Eine dem Menschen nahekommende hohe Entwicklungsstufe des Gehirns wird bei einigen Tiergruppen verschiedener Entwicklungsrichtung erreicht und kommt in dem Totalhirnindex zum Ausdruck[1]. Dieser ist das Produkt der Indices verschiedener Hirnteile, hängt jedoch vorwiegend von der Ausbildung des Neopalliums ab.

Pongiden	70	Zahnwale	187—206
Elefanten	150	Homo sapiens	214

[1] MANGOLD-WIRZ 1966.

Danach stehen dem Menschen von allen lebenden Säugern die Odontoceti (Zahnwale) und die Elefanten am nächsten. Auf Grund mancher Kriterien, wie der Temporalisation und Abnahme des Hypothalamusquotienten, wird der Mensch hinsichtlich der Zentralisation sogar von gewissen Zahnwalen noch übertroffen[1] (Abb. 9). Diese Beobachtungen veranlaßten EISELAY zu der Aussage, daß der Delphin, gemeint ist hier Tursiops truncatus, einen gleichen Grad der Hirndifferenzierung wie der Mensch erreicht habe. Der Mensch habe in seiner terrestrischen Umwelt seine heutige Kulturstufe dem Gebrauch seiner Hände zu verdanken. Mit dem Gehirn allein, ohne Werkzeug, wäre ihm dies nie gelungen. Nun sind aber beim Menschen gerade Hände und Gesicht durch besonders große Areale im Gehirn repräsentiert (vgl. Abb. 8).

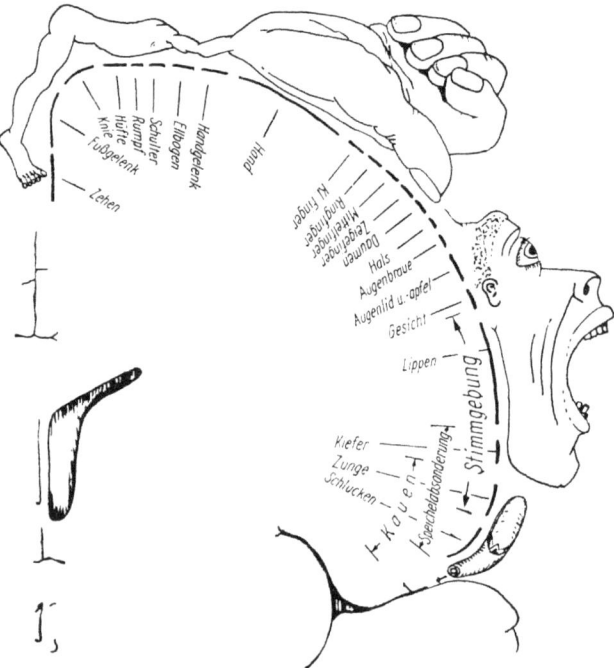

Abb. 8. ,,Motorischer Homunculus" nach PENFIELD und RASMUSSEN (1950). Die rechte Seite einer Menschenfigur ist so auf einen Rindenquerschnitt gelegt, daß ihre Ausmaße etwa ihrer corticalen Repräsentation entsprechen

Mit der Entwicklung und Differenzierung des Neocortex nimmt die Intelligenz und die Lernfähigkeit zu. Es besteht also eine enge Beziehung zwischen Intelligenz und Lernfähigkeit und der Zahl der im Gehirn vorhandenen Ganglienzellen. Die Zahl der im menschlichen Gehirn enthaltenen Ganglienzellen wird auf 14—16 Milliarden geschätzt[2]. Die Zahl der hierbei möglichen Assoziationen ist danach enorm groß. ECCLES (1951) hat ausgerechnet, daß unter der Bedingung, daß man jedem Neuron nur vier Verbindungen zubilligt, von einem Neuron aus innerhalb von 20 Millisekunden 100000 andere Neurone aktiviert werden können. Die Anzahl der Ganglienzellen mit ihren Verbindungen bildet sozusagen die Klaviatur des menschlichen Geistes.

Mit der Vergrößerung und Differenzierung des Neocortex werden die vorwiegend im Palaeencephalon gelegenen Zentren der animalen Funktionen relativ kleiner und in zunehmendem Maße in die Tiefe verlagert (Internation)[3]. Für die Funktion besagt dies, daß mit zunehmender Entwicklungshöhe des Neocortex die zunächst vorwiegend reflektorischen Handlungen, wie Erkennen einer Beute, reflexbedingter Angriff und Verschlingen einer Beute, mehr und mehr von einem

[1] SPATZ 1958, PILLERI 1962, MANGOLD-WIRZ 1966.   [2] HAUG 1959.   [3] SPATZ 1958.

Bewußtwerden der Eindrücke überbaut werden. Beim Menschen ist letztlich das Ziel erreicht, daß eine weitgehende Befreiung von Instinkthandlungen und animalen Trieben vorliegt. Die Höchstentwicklung des Gehirns und insbesondere des Neocortex gestattet dem Menschen die Fähigkeit zu abstraktem Denken, zu ethischen Handlungen, die ihm in diesem Ausmaße als einzigem Geschöpf vorbehalten sind.

Diese Entwicklung von der einfacheren zur komplizierteren Organisation läßt sich auch — wie die vergleichende Hirnforschung zeigen konnte — innerhalb einer Familie, nämlich

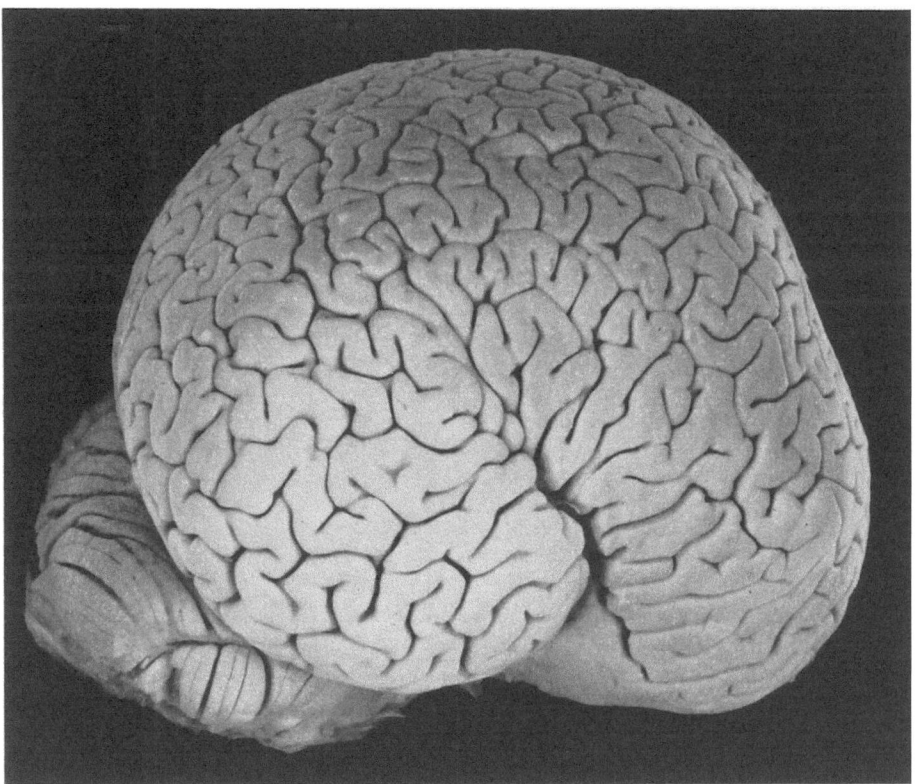

Abb. 9. Laterale Ansicht des Gehirnes eines 50 cm langen Embryos von Tursiops truncatus (Tümmler) mit bereits vo'l ausgebildetem Windungsrelief, das sich von dem des adulten Tiers nicht unterscheidet. (Aus PILLERI 1962)

den Equiden, nachweisen[1]. Hierbei sind, verglichen an Schädelausgüssen des Eohippos, dem etwa doggengroßen Urpferd, die Hirnformen noch sehr primitiv, und der Neocortex ist noch sehr gering entwickelt. Beim Mesohippos, das aus dem Mitteloligozaen stammt, ist der Neocortex nicht nur ausgedehnter entwickelt, sondern er überdeckt auch schon den Palaeocortex weiter, was in dem Tieferrücken der Fissura palaeo corticalis zum Ausdruck kommt. Beim rezenten Pferd sieht man dann eine weitere Vergrößerung und eine ausgeprägtere Gyrifikation des Neocortex (Abb. 10).

Mit der nachträglichen Unterordnung des Palaeoencephalon und des Rückenmarks unter die Großhirnfunktionen verschieben sich auch die Relationen von Gehirn zu Rückenmark. Beim Menschen beträgt das Gewicht des Rückenmarks ca. 2% des Gehirns, bei den Antropomorphen (Pongiden) ca. 6% und bei den übrigen Säugetieren zwischen 23 und 47%. Eine solche Evolution wird auch für

[1] EDINGER 1929.

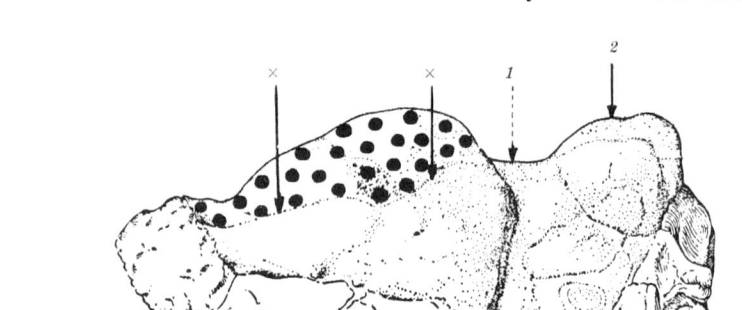
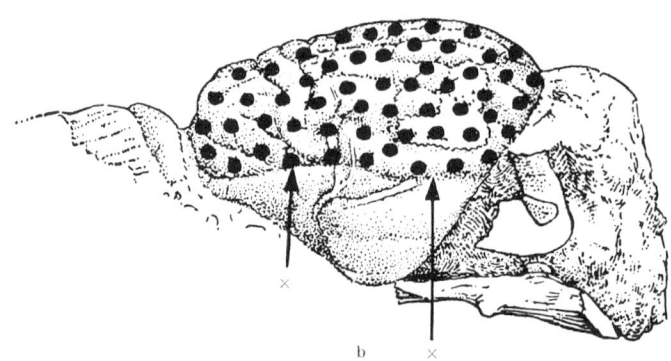
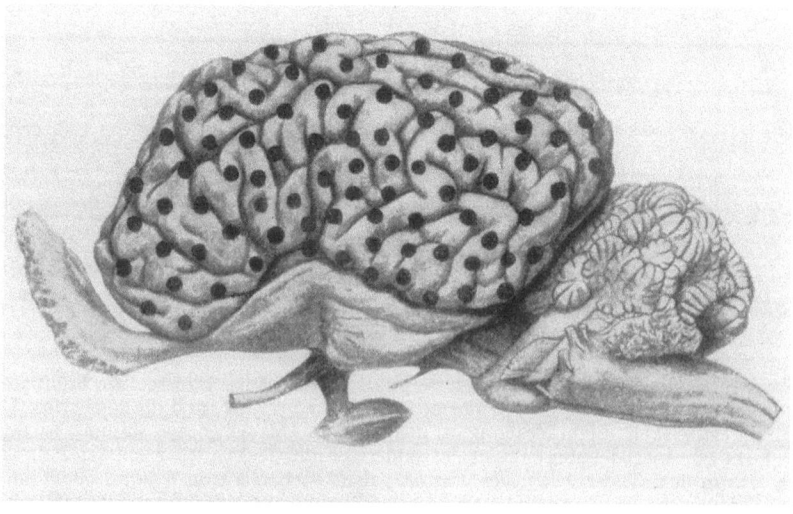

Abb. 10a—c. Die Phylogenese des Gehirns des Pferdes. a Eohippos, b Mesohippos, c rezentes Pferd. (Aus SPATZ 1958.) Der bei Eohippos kleine neocorticale Anteil (punktiert) ist beim Mesohippos schon wesentlich größer und reicht beim rezenten Pferd bis an die Basis, ist gyriert und bedeckt das Mittelhirn.
× Fissura palaeo-neocorticalis; *1* Mesencephalon; *2* Cerebellum

die Hominiden angenommen. In der verhältnismäßig kurzen Zeitspanne von etwa einer halben Million Jahren muß sich das Hominidengehirn von der Pitekantropusstufe um mehr als das Doppelte vergrößert haben, wobei hierbei zweifellos die

Zunahme des Neocortex maßgebend war[1]. Gewisse Anhaltspunkte hierfür ergeben sich aus Schädelausgüssen fossiler menschlicher Schädel[2].

Der Gedanke, daß zwischen Phylogenese und Frühentwicklung des Gehirns, der Ontogenese, gewisse Parallelen bestehen, ist schon alt. Von TIEDEMANN (1816) wurde schon erkannt, daß das Gehirn des Menschen während der Embryonalentwicklung die Hauptbildungsstufen der Phylogenese durchläuft, daß also in der Primitiventwicklung und -entfaltung des Gehirns des menschlichen Feten wie in der Tierreihe nach ein und demselben Hauptgesetz verfahren wird. In der frühen embryonalen Entwicklung des menschlichen Keimes werden Stufen durchlaufen, die bei niederen Wirbeltieren in ihren Grundzügen dauernd festgehalten werden. Auch beim Menschen entwickelt sich aus der Neuralplatte, an der sich schon im Bereich der Kopfanlage eine Verbreiterung erkennen läßt, über dem Kopfmesenchym und über der Chorda dorsalis nach Emporwölben der Seitenteile eine Neuralrinne. Diese schließt sich, beginnend an der Grenze zwischen Gehirn und Rückenmarksanlage, zum Neuralrohr. Schon frühzeitig zeichnen sich am Neuralrohr die *Grundplatte* mit den motorischen und die *Flügelplatte* mit den sensiblen Anteilen ab[3]. Dieses Prinzip der Unterteilung in motorische Grund- und sensible Flügelplatte läßt sich vom Rückenmark bis zum Gehirn verfolgen. Aus der *Grundplatte* entstehen im Rückenmark die motorischen Vorderhornganglienzellen, in Medulla oblongata und Brücke die motorischen Hirnnervenkerne, im Mittelhirn außer den Kernen des Nucleus oculomotorius und trochlearis auch der Nucleus ruber und niger, im Zwischenhirn Globus pallidus und Nucleus hypothalamicus und im Endhirn (Telencephalon) Striatum, Nc. caudatus, Putamen und Nc. amygdalae. Aus dem Material der *Flügelplatte* entwickeln sich im Rückenmark die sensiblen hinteren Wurzeln und in der Medulla oblongata die sensiblen Hirnnervenkerne. Im Bereich der Brücke verschmelzen die beiderseits gelegenen Anteile zum Kleinhirn, im Mittelhirn entstehen aus der Flügelplatte die Vierhügel und im Zwischenhirn Epithalamus und Thalamus.

Aus den Seitenwänden des Neuralrohres bilden sich, ausgehend von der ependymalen Auskleidung, omnipotente Matrixlager, aus denen sowohl die Ganglienzellen als auch alle Typen der Gliazellen hervorgehen. In späteren Entwicklungsphasen wird die Matrix der Grundplatte überall etwas früher aufgebraucht als diejenige der Flügelplatten[4]. Während am Kleinhirn die Kleinhirnkerne, die Purkinjezellen und ein Teil der Körnerschicht durch Auswanderung von Zellen aus der Ventrikelmatrix zustande kommen, bildet sich am Ende des 4. Embryonalmonats unter der Pia eine embryonale äußere Körnerschicht, die über die Geburt hinaus bis etwa gegen den 9. Lebensmonat nachweisbar bleibt. Sie dient vorwiegend zur Auffüllung der sog. Lamina dissecans. Ob auch Purkinjezellen von ihr abstammen, ist noch nicht geklärt.

Während die Entwicklung bis zum Zwischenhirn, wie dies schon aus dem „Aufbrauch" der Matrix des 3. Ventrikels zu erkennen ist[5], frühzeitig abgeschlossen wird, erstreckt sich beim Menschen die Entwicklung des Endhirns und, wie schon erwähnt, auch des Kleinhirns über den Geburtstermin hinaus. Matrixreste an der Wand der Großhirnkammern sind ebenfalls noch in den ersten Lebensmonaten nachweisbar. Auch die *Bemarkung* erstreckt sich weit über den Geburtstermin hinaus. Zum Geburtstermin ist die Bemarkung vom Rückenmark erst bis hinauf zum Globus pallidus fortgeschritten. Um diese Zeit beginnen die Pyramidenbahnen im Endhirn sich gerade mit Mark zu bekleiden, wobei die Bemarkung mit einer lebhaften Wucherung der Glia einhergeht. Diese Myelinisationsgliose[6] verschwindet erst im Laufe des 2. Lebensjahres.

---

[1] EDINGER 1929, CONOLLY 1950, zit. bei SPATZ 1958.   [2] SPATZ 1961.
[3] HIS 1904, RICHTER 1965.   [4] Vgl. RICHTER 1965.
[5] KAHLE 1951.   [6] ROBACK und SCHERER 1935.

Alle diese Befunde sprechen also dafür, daß Rückenmark und Hirnstamm einschließlich Zwischenhirn mit einer Differenz zwischen Grund- und Flügelplattenderivaten in geringen Abständen nacheinander reifen. Dem Telencephalon kommt dagegen beim Menschen, erkennbar an dem bis über die Geburt hinaus reichenden, verzögerten Matrixaufbrauch, eine Sonderstellung zu. Es bewahrt außerordentlich lange Zeit noch die Potenzen, die es später zu der gewaltigen Entfaltung befähigen und ihm erlauben, sich im Unterschied zu den Tieren von einer beschränkten Umwelt zu emanzipieren.

Ob bei der Myelinisation die Gliazellen physiologischerweise Fett, das zum Aufbau der Markscheiden dienen soll, enthalten, ist, seit VIRCHOW (1867) die sog. Encephalitis congenita beschrieben hat, eine noch immer umstrittene Frage. Die in diesem Zeitraum in den Gliazellen immer nachzuweisenden Fetttröpfchen nehmen nämlich bei der Markscheidenfärbung eine schwarze oder graue Farbe an. Es wurde dabei meist von Fettkörnchenzellen gesprochen, jedoch nicht immer scharf zwischen fixen, fetthaltigen Gliazellen und den sich aus dem Verband lösenden mobilen Fettkörnchenzellen unterschieden. Während MERZBACHER (1909) und WOHLWILL (1936) Aufbaufettkörnchenzellen von pathologischen Fettkörnchenzellen trennen, haben andere Autoren dies nicht bestätigt. Feinste Fettkörnchenzellen werden auch in Gliazellen im subcorticalen Mark bei Neugeborenen festgestellt[1].

Mit der vom Stammhirn zur Rinde fortschreitenden *Reifung* des Gehirns treten ständig neue Funktionen des Nervensystems in Erscheinung. Das zunächst hilflose Neugeborene durchläuft eine Reihe wohlbekannter Entwicklungsstufen, in denen es lernt, zu sitzen, stehen, gehen, sprechen usw. Bei dieser Reifung des Zentralnervensystems gehen primär vorhandene, lebensnotwendige Reflexe, z. B. Saugreflex usw., unmerklich verloren. Bei diesen Reflexen handelt es sich um Stammhirnreflexe, die auch sonst noch, nach Entfernung des Großhirns oder bei Mißbildungen des Großhirns wie z. B. dem Anencephalus, erhalten sind. Unter pathologischen Bedingungen oder im Experiment kann nach Ausschaltung des Großhirns dieser Reflexmechanismus wieder auslösbar werden. Dies zeigen u. a. Erkrankungen mit Atrophie des Großhirns, wie z. B. die Picksche Erkrankung, bei der in fortgeschrittenen Stadien solche primitiven Reflexe, wie Suchen der Brust, Saugreflex usw., wieder in Erscheinung treten[2].

Eine Störung der normalen Entwicklung des Nervensystems führt zu den bekannten mannigfaltigen Mißbildungen, angefangen von den Spaltbildungen an Rückenmark und Gehirn bis zur Agyrie[3], Mikrogyrie und Heterotopie[4].

Die bei der Geburt noch keineswegs abgeschlossene Entwicklung des menschlichen Gehirns veranlaßte PORTMANN (1944, 1960), das menschliche Neugeborene als „physiologische Frühgeburt" zu bezeichnen, das noch ungefähr 1 Jahr des extrauterinen Lebens zur Reifung benötigt. Diese Besonderheit der postnatalen Entwicklung und Reifung zeichnet den Menschen vor allen Wirbeltieren und auch vor den dem Menschen am nächsten stehenden tierischen Primaten aus.

Dieses postnatale Wachstum und die Reifung kommt in der nach der Geburt sich rasch vollziehenden Volumen- und Gewichtsvermehrung zum Ausdruck. Das menschliche Gehirn verdoppelt sein Gewicht im 1. Lebensjahr und erreicht am Ende des 3. Lebensjahres das Dreifache seines Geburtsgewichtes. Hierbei beruhen Volumen- und Gewichtszunahme des Gehirns nicht so sehr auf einer Vermehrung der Zellzahl als vielmehr auf dem Wachstum und auf der Reifung der Ganglienzellen mit Verzweigung ihrer Fortsätze[5] und auf der fortschreitenden Myelinisation[6]. Mit dieser Größenzunahme des Gehirns geht auch eine rasche

---
[1] ROBACK und SCHERER 1935.   [2] PILLERI 1959.   [3] MÜNCHHOFF und NOETZEL 1965.
[4] Vgl. OSTERTAG, Hdb. Spez. Path., Bd. XIII.   [5] CAJAL 1935.   [6] FLECHSIG 1894.

Vermehrung der Gefäße einher, wobei in Arealen der Zentralregion ein Anstieg der Zahl der Arteriolen von $10/cm^2$ auf mehr als $100/cm^2$ beobachtet wurde (RHODES u. HYDE 1965).

Bei den Wirbeltieren dagegen ist die Gehirnentwicklung zur Zeit der Geburt im wesentlichen abgeschlossen. Selbst bei den Anthropomorphen (Pongiden), z. B. beim Orang Utan, ist nach der Geburt nur noch ein geringes Wachstum des Gehirns festzustellen. Es nimmt nach der Geburt nur noch etwa 25 g zu. Nirgends in der Tierreihe findet sich ein so großes, relatives Hirngewicht wie beim Menschen (Mensch 1:35 bis 1:40, Elefant 1:560). Die Größenzunahme des menschlichen Großhirns ist so beträchtlich, daß das ausgereifte Gehirn des Gorillas nur etwa ein Drittel so groß ist wie das des Menschen. Dies besagt, daß bei den Tieren und selbst bei den Primaten die Entwicklung bei der Geburt bereits weitgehend abgeschlossen ist, während beim Menschen die Entwicklung und insbesondere die Reifung bis in die Zeit nach der Geburt reicht.

Daß aber auch nach dem 3. Lebensjahr die Reifung des menschlichen Gehirns noch nicht vollendet ist, zeigt die psychische und geistige Entwicklung im Schul- und Lernalter und auch der objektivierbare physiologische Befund. So stellte man bei elektroencephalographischen Untersuchungen fest, daß die niederste α-Frequenz von ca. 8 pro sec erst im Schulalter überschritten wird und die durchschnittliche α-Frequenz des Erwachsenen von 10 pro sec erst in der Pubertät erreicht wird[1]. Ferner besteht im kindlichen EEG noch eine beträchtliche Dysrhythmie. Theoretisch kann man diese Befunde mit der Differenzierung der Ganglien- und Gliazellen in Zusammenhang bringen. Morphologisch wurde eine zunehmende Differenzierung des Neurons in Phylo- und Ontogenese schon durch CAJAL (1935) aufgezeigt. Danach soll mit der Vergrößerung und mit zunehmender Verästelung der Neurone auch eine Zunahme der Kontaktmöglichkeiten gegeben sein.

Mit dieser Differenzierung der Neurone hängt es möglicherweise auch zusammen, daß z. B. die Korrektur eines Brechungsfehlers des Auges nur in früher Jugend Erfolg hat. Unterbleibt diese Korrektur in der Kindheit, so wird das Auge vernachlässigt, die Sehkraft läßt nach, die Sehbilder können nicht mehr zur Deckung gebracht werden und das derart vernachlässigte Auge wird amblyop. Ein anderes Beispiel ist die Organisation des Körperschemas bei angeborenem Fehlen eines Gliedes. In diesem Fall unterbleibt in der Regel das Erlebnis des Phantomgliedes, wie es gelegentlich der Amputierte erlebt, weil das Nervensystem anscheinend keine Repräsentation des fehlenden Körperteils im Gehirn entwickelt hat. Blindgeborene Kinder sollen im Traum niemals visuelle Vorstellungen haben[2, 3]. Oder bei der cerebralen halbseitigen Kinderlähmung kann eine normale Oberflächensensibilität ausgebildet sein, obwohl eine Hemisphäre zerstört ist. Bei der frühkindlichen spastischen Halbseitenlähmung kann man deshalb eine Hemisphärektomie ausführen, ohne weitere Ausfälle befürchten zu müssen, da eben schon während der Organreifung eine Funktionsverlagerung vonstatten gegangen ist. Vielfach wird durch die Beseitigung einer derart geschädigten, epileptische Anfälle verursachenden Hemisphäre sogar eine objektive Besserung der cerebralen Leistungsfähigkeit erreicht[4].

In die gleiche Richtung weisen experimentell erhobene Befunde. Hunde, bei denen bald nach der Geburt durch einseitige Gefäßligatur eine halbseitige Porencephalie oder Hydranencephalie erzeugt wurde[5], waren später so unauffällig, daß man besondere und komplizierte Leistungen fordern mußte, um die geringe Leistungseinbuße überhaupt aufzudecken. Auch anthropomorphe Affen zeigen nach Excision der pyramidalen Rindenfelder oder nach Ent-

---

[1] LINDSLEY 1939.   [2] ROTHSCHUH 1963.
[3] Nach den Untersuchungen von POECK (1964) erfährt diese Anschauung jedoch eine Einschränkung, denn er beobachtete ein Phantomerlebnis nicht nur bei Amputation in früher Kindheit, sondern auch bei angeborenem Fehlen eines Gliedes.
[4] DANDY 1929, LAINE und GROS 1956, ZÜLCH 1954 u. a.
[5] BECKER 1939, 1949.

rindung einer Gehirnhälfte[1] erstaunliche, im Vergleich zu vorher noch immer differenzierte Leistungen. Sogar der Mensch restituiert nach Läsion der Area 4 seine Willkürmotorik in einem noch bemerkenswerten Ausmaß.

3. Leistungen einzelner Systeme des Zentralnervensystems

Die Leistungen des Zentralnervensystems gleicher Entwicklungshöhe stehen in Korrelation mit den Sinnes- und Erfolgsorganen. Das Gehirn verarbeitet die afferenten Impulse, die ihm über Rückenmark, Hirnnerven, Vegetativum und humoralem Wege zugeleitet werden. Dabei dringt nur ein Teil der Reize bis ins Bewußtsein vor. Viel häufiger erfolgt die Reizbeantwortung unbewußt schon in tieferen Zentren. Immer aber schaltet sich das Nervensystem steuernd in die Lebensvorgänge ein, scheint doch jede Körperzelle innerhalb ihres Gewebsverbandes an ein nervöses Endreticulum angeschlossen zu sein[2].

Durch Analyse einzelner Funktionseinheiten haben Neurophysiologie durch Reiz und Ausschaltungsversuche, Neurologie und Neurochirurgie durch Beobachtungen bei stereotaktischen operativen Eingriffen, neuerdings aber auch Biophysik und Kybernetik die Vorstellungen über Funktion und Anpassungsfähigkeit des Zentralnervensystems entscheidend neu beinhaltet. Nur einige Ergebnisse aus diesem Formenkreis können hier erörtert werden[3].

a) Die Rolle der Commissuren bei der bilateral symmetrischen Gehirnanlage

Wie im übrigen Körper ist auch im Gehirn eine spiegelbildliche Symmetrie gewahrt. Die Großhirnhemisphären sind als gleichwertige, weitgehend selbständige Zwillinge aufzufassen, von denen jede alleine im Stande ist, die volle Gehirnleistung zu vollbringen. Beide Hirnhälften sind jedoch durch mehrere Querverbindungen, durch den Balken, in dem Millionen von Fasern zwischen rechts und links kreuzen, durch die hintere und die vordere Commissur, durch das Chiasma nervi optici und durch die Massa intermedia, um nur die wichtigsten zu nennen, untereinander verbunden. Diese Commissuren dienen der gegenseitigen Information. Sie erklären, daß z. B. Kinder, die mit einer Hand schreiben lernen, ohne besonderes Training mit der anderen Hand spiegelschriftlich schreiben können. Durch die Unterrichtung über die Commissuren wird die Übung einer Körperhälfte bei Erlernung relativ komplizierter, sensomotorischer Aufgaben durch die andere Hirnhälfte erleichtert, wenn diese auch nicht bis zum gleichwertigen Effekt zu führen braucht. Während die unilaterale Bahnung sich entwickelt, bildet sich über das gekreuzte Fasersystem eine Erinnerungsspur auch der kontralateralen Hemisphäre.

Durchtrennt man den Balken und die anderen Commissuren und erzeugt somit das sog. „split-brain"[4], treten erstaunlicherweise keine schweren Störungen auf. Die Tiere verhalten sich anscheinend unauffällig. Erst bestimmte Teste bringen Funktionsausfälle ans Tageslicht. Läßt man nämlich diese Tiere, indem man ein Auge verdeckt, mit dem anderen Auge bestimmte Aufgaben erlernen und vertauscht dann die Augenklappe, so ist das Tier nicht in der Lage, die schon einmal erlernte Aufgabe zu lösen. Dies zeigt, daß nach Durchtrennung der Commissuren die andere Hemisphäre nicht mehr unterrichtet worden ist, also nicht mehr erfährt, was die andere Gehirnhälfte gelernt hat. Das Tier reagiert, als ob zwei völlig voneinander unabhängige Gehirne vorhanden wären.

---

[1] WALKER 1938, FULTON 1949.   [2] STÖHR 1957.
[3] Im übrigen sei auf die zusammenfassende Übersicht „Leistungen des Nervensystems" (GOTTSCHICK 1955) und die Handbücher verwiesen.
[4] SPERRY 1964.

Ein Mensch mit Rechtshändigkeit und dominanter linker Hemisphäre kann nach Unterbrechung der Commissuren, wenn die Schrift auf der rechten Gesichtshälfte seines Gesichtsfeldes erscheint, lesen und Gelesenes verstehen, nicht jedoch, wenn die Schrift auf dem linken Gesichtsfeld erscheint. Er kann Objekte benennen und lokalisieren oder Befehle mit der rechten Hand ausführen[1]. Er hat jedoch Schwierigkeiten mit der Aktivität der linken Körperseite. Er zeigt also in dieser Hinsicht ein Verhalten wie nach Verlust einer Hirnhälfte.

Werden Teile der Commissuren durchtrennt, können sich diese Funktionen nach einem anfänglichen Leistungsabfall bis zu einem gewissen Grade wieder einstellen. So beobachteten BOGEN u. Mitarb. (1965) nach Durchtrennung von Balken und Commissura anterior bei Rechtshändern Störungen der sprachlichen Fähigkeiten und praktischen Leistungen der linken Hand usw., die noch bis 2 Jahre eine Besserungstendenz zeigten. Die Unterrichtung erfolgt hierbei auf Umwegen über die verbliebenen Commissuren.

Ein weiteres Beispiel für das kontralaterale Training teilte DOWNER (1962, 1963) mit, in dem er beim „split-brain" den Nucleus amygdalae einer Seite, der einen Teil des limbischen Systems darstellt und das Verhalten steuert, ausschaltete. Bei einseitiger Zerstörung dieses Kerngebietes und gleichzeitiger Durchtrennung der Commissuren zeigten die zum Versuch verwendeten Affen ein ganz unterschiedliches Verhalten, je nachdem welches Auge durch eine Klappe verdeckt war. Wurde das Auge auf der Seite des zerstörten Nucleus amygdalae verdeckt, so verhielt sich der Affe wie gewohnt, d. h. er war wie ein gesundes Tier aggressiv. Wurde dagegen das Auge der kontralateralen Seite verdeckt, so verhielt sich das Tier wie nach doppelseitiger Zerstörung des Nucleus amygdalae, d.h. es war ohne Antrieb und zahm.

b) Das limbische System

Der eben genannte Nucleus amygdalae ist ein Teil des *limbischen Systems*, unter dem man seit BROCA (1878) einen funktionell bestimmten Bereich des Gehirns versteht. Das limbische System (Abb. 11) legt sich wie ein Gürtel um den Hirnstamm. Zu ihm rechnet man, außer dem Nucleus amygdalae, den Hippocampus und das Indusium griseum, ferner den Gyrus cinguli und die Area septalis und endorhinalis. Insbesondere durch die Untersuchungen von KLÜVER und BUCY (1939), nach denen das noch zu schildernde Syndrom benannt wurde, gewann dieses System aktuelles Interesse in der Verhaltensforschung und für das Verhalten bei bestimmten Erkrankungen. Die beiden Forscher beobachteten bei Rhesusaffen nach doppelseitiger Entfernung des Schläfenlappens folgende Symptome: psychische Blindheit, d. h. Unfähigkeit, Gegenstände optisch oder durch Berührung zu erkennen bzw. sinnvoll zu benutzen, orale Tendenzen mit der Neigung, alles, auch gefährliche Gegenstände in den Mund zu nehmen und zu beschnuppern, starke Ablenkbarkeit durch jeden neuen Reiz, Hypersexualität, emotionelle Störungen und übermäßige Zahmheit und Furchtlosigkeit. Durch Reizversuche in diesem Bereich werden weiter auch eine Reihe oraler Symptome wie Lecken, Kauen, Würgen, Speichelfluß usw. ausgelöst. Später wurde von KOIKEGAMI (1964) gezeigt, daß vom limbischen System auch alle vegetativ innervierten Organe, wie Herz, Blutgefäße, Blase, Darm usw., wahrscheinlich auch über Hypothalamus und Hypophyse, beeinflußbar sind, wobei die anatomisch nachweislichen reichhaltigen Faserverbindungen zwischen Nucleus amygdalae und Hypothalamus die Grundlage bilden. Bei Reizungen im Hippocampusbereich werden auch Stoppreaktionen wie bei epileptischen Absencen beobachtet, die an

---

[1] POTTHOFF und UMBACH 1966.

psychomotorische Epilepsien erinnern. In diesem Zusammenhang sind auch die Selbstreizungsversuche interessant, bei denen Tiere mit eingepflanzter Elektrode im Bereich der Septumkerne sich zur Erzeugung von Lustgefühlen bis zur Erschöpfung reizen. In den meisten anderen limbischen Regionen überwiegen „negative" Reizpunkte, bei deren Stimulation also Unlustgefühle und visceral lokalisierte Schmerzsensationen auftreten. Die Tiere lernen daher sehr rasch die Taste zu meiden.

Ein derartiges Syndrom wurde auch bei Menschen mit doppelseitiger Entfernung temporobasaler Schläfenlappenteile beobachtet[1]. Hierbei trat ebenfalls das volle Bild eines Klüver-Bucy-Syndroms in Erscheinung. Aus der mensch-

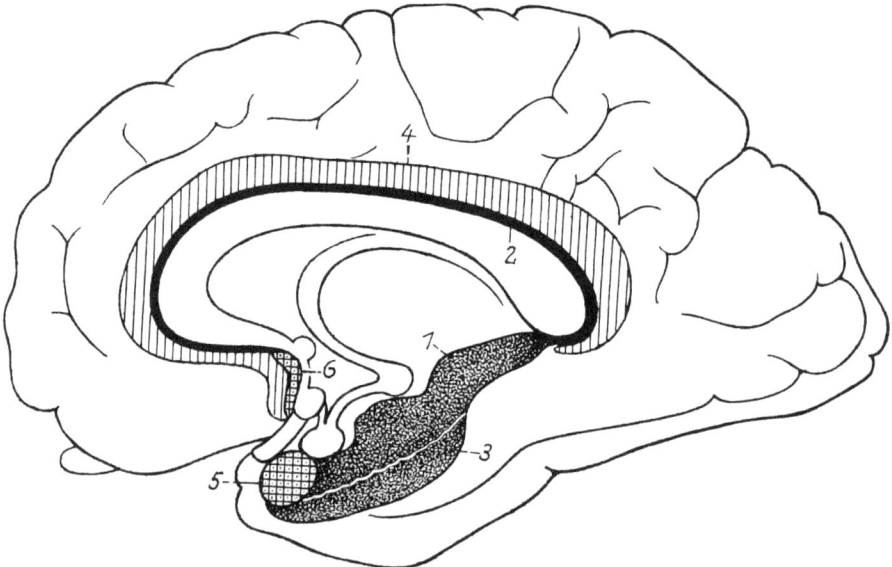

Abb. 11. Das limbische System. *1* Hippocampus, *2* Indusium griseum, *3* Area entorhinalis, *4* Gyrus cinguli, *5* Nucleus amygdalae, *6* Area septalis

lichen Pathologie ist hier die Urbach-Wiethesche Krankheit zu nennen, bei der eine symmetrische degenerative Verkalkung im Nucleus amygdalae und Hippocampus vorkommt[2], wobei diese Patienten ein indolentes Verhalten und Epilepsien haben. Auch für die Tollwut, bei der das limbische System mitbefallen ist, finden die Wutanfälle und andere Begleitsymptome hierdurch ihre Erklärung. Bei einigen Psychopharmaka, wie Valium, nimmt man an, daß sie speziell über das limbische System wirken und so Unruhezustände, Angst, Anfallsbereitschaft und dysphorische Verstimmungen günstig beeinflussen, ohne daß der Wachzustand wesentlich beeinträchtigt wird.

Von den umschriebeneren Veränderungen in diesem System sind jene im Ammonshorn zu nennen. Bei doppelseitiger Zerstörung findet man außer epileptischen Anfällen noch eine isolierte Merkschwäche bis zur schweren Demenz[3].

c) Das Zwischenhirn

Ein weiteres, vor allem durch Hess[4] gut erforschtes System ist das *Zwischenhirn* (Hess wurde für seine Untersuchung 1949 der Nobelpreis zuteil). Auch hier

---

[1] Terzian und Dalle Ore 1955 u. a.   [2] Noetzel 1961.
[3] Sperling und Creutzfeldt 1959.   [4] Hess 1954/1962.

waren es vor allem Reiz und Ausschaltungsversuche am freibeweglichen Tier, die zur Aufklärung seiner Leistungen beitrugen. Im Unterschied zu den Reizexperimenten an der Großhirnrinde, von der nur Einzeleffekte, nicht aber geordnete Funktionsabläufe zu erzielen sind, gelingt dies bei Reizung paraventriculärer Gebiete des Zwischenhirns. Hierbei verhalten sich die Tiere in ganz ähnlicher Weise wie unter normalen Bedingungen. So kommt es bei Reizung an typischer Stelle zum Einschlafen der Tiere mit allen situativen Vorbereitungen, wie Drehbewegungen, Einnahme der gewohnten Schlafstellung, Änderung des Atemrhythmus und Verlangsamung des Herzschlages. Oder bei der durch Reizung ausgelösten Defäkation beginnt der Vorgang mit einer vermehrten Darmperistaltik, es wird eine situationsgerechte Körperhaltung eingenommen, und anschließend erfolgt das Absetzen des Kotes. Danach folgen sogar Bewegungen, die sonst das Tier bei Verscharren des Kotes macht. Bei durch entsprechende Reizung erzeugter Wut und beim Vorhalten eines entsprechenden Phantoms treten alle bei Erregung bekannten Symptome wie Sträuben der Haare, Erweiterung der Pupillen usw. auf, bevor der Angriff erfolgt. Dabei kann das Versuchstier auch entscheiden, ob es zum Angriff übergeht oder abhängig von dem Eindruck des Gegners sich zur Flucht wendet[1]. Wesentlich erscheint für diese Experimente, bei denen der Reizort anatomisch kontrolliert wurde, daß der gleiche Effekt nicht von einem Punkt ausgelöst werden kann, sondern bei Erhöhung der Reizdosis auch noch von einer Nachbarschaftsregion. Dabei können dann allerdings weitere Funktionskreise mitangesprochen werden.

Während der ebenfalls zum Zwischenhirn gehörige *Thalamus*, wie schon ausgeführt, eine wichtige Umschaltstation afferenter Bahnen für die Sensibilität und Motorik darstellt, finden wir hypophysenwärts Zentren (Nucleus paraventricularis, supraopticus und infundibularis), die Beziehungen zu vegetativen Körperfunktionen haben. Auf dem Wege über das Infundibulum und des Trichterlappens zur Neurohypophyse werden einmal Wirkstoffe zur Steuerung des Wasserhaushaltes wie das Adiuretin gebildet und in den Hypophysenhinterlappen abgegeben[2]. Der Protoplasmastrom von den Kernen des Infundibulums zur Neurohypophyse wurde durch autoradiographische Untersuchungen dargestellt[3]. Bei Zerstörung des Infundibulums unterbleibt die Sexualreifung[4]. Andererseits können Hamartome am Infundibulum Anlaß zur Entwicklung einer Pubertas praecox sein[5]. Aber nicht nur hormonal erfolgt diese Steuerung der Sexualreifung, sondern eine aus dieser Region hervorgehende Nervenbahn, das erst zu Beginn der Pubertät markreif werdende Schützsche Bündel[6], beeinflußt die sexuelle Reifung. Im Zwischenhirn haben wir also auch ein den vegetativen Organen übergeordnetes System vor uns, das über den neuralen Hypophysenhinterlappen mit der drüsigen Adenohypophyse in inniger Verbindung steht.

d) Motorik

Lange hatte man angenommen, daß alle durch die Pyramiden verlaufenden corticospinalen Fasern aus der Area gigantopyramidalis, d. h. den Betzschen Riesenzellen der Area 4γ, entstammen. Tatsächlich enthält aber die Pyramidenbahn viel mehr Fasern, wobei die der Betzschen Riesenzellen höchstens 7% ausmachen. Die übrigen Fasern stammen aus anderen Arealen der extrapyramidal motorischen Rinde, hauptsächlich den Adversivfeldern der Area 6 α und β. Sie stehen in Zusammenhang mit den extrapyramidalen motorischen Systemen der

---

[1] Vgl. v. HOLST 1957.   [2] ORTMANN 1951, BARGMANN 1949, 1953.
[3] GOSLAR und SCHULTZE 1958.
[4] BUSTAMANTE, SPATZ und WEISSCHEDEL 1942, SPATZ 1953.
[5] DRIGGS und SPATZ 1939, SPATZ 1951.   [6] Vgl. KRÜCKE 1949.

Stammganglienkerne, die ihrerseits die corticalen Zentren wieder stimulieren und bremsen[1].

Auch im Vorderhorn des Rückenmarks liegen die Verhältnisse komplizierter, als man früher angenommen hatte. Hier unterscheidet man zwischen einem α- und einem γ-System, wobei nur das α-System eine direkte Verbindung mit der Hirnrinde einerseits und den motorischen Endplatten herstellt, das γ-System andererseits jedoch aus extrapyramidalen Zentren entstammt. Hierdurch wird verständlich, daß eine Rindenläsion der Area 4 nicht zu einer spastischen Lähmung, sondern zu einer Schwächung oder zu schlaffen Lähmungen führt. Eine Blutung oder eine Narbe in der inneren Kapsel hat dagegen eine spastische Lähmung zur Folge.

Das γ-System, ausgehend von den kleinen Zellen des Vorderhorns, führt nach Aufnahme von Verbindungen aus der Peripherie zu den Muskelspindeln. Man weiß auch, daß alle Neurone kurz nach ihrem Ursprung rückläufige Kollateralen abgeben. RENSHAW (1941) konnte zeigen, daß diese Kollateralen zu einem bestimmten Zelltyp am Rande des Vorderhorns verlaufen, deren Neuriten ihrerseits zum gleichen und zu benachbarten Motoneuronen ziehen. Es stellte sich heraus, daß es sich um ein hemmendes Zwischenneuron handelt (Renshaw-Hemmung). Gifte wie das Tetanustoxin oder Strychnin können diese Renshaw-Hemmung blockieren, so daß die Motoneurone des Vorderhorns sich ungehemmt entladen.

Während also das α-System direkte Verbindung mit den Endplatten der Muskelfasern hat, führen die Fasern des γ-Systems nach Aufnahme von Verbindungen aus der Peripherie zu den Muskelspindeln. Durch diese Rückkoppelung wird der Tonus gesteuert, der erst zu einer situationsgerechten Muskelaktion führt; der von der Großhirnrinde ausgehende Impuls wird durch die extrapyramidale Regulation modifiziert. Erst dann wird eine der Situation angepaßte Bewegung freigegeben. Sinkt der Antrieb durch Rindenausschaltung, so kommt es zur Muskelschwäche; überwiegen die Hemmungseinrichtungen, so kommt es zur Tonussteigerung[2]. Durch Ausschaltung im inneren Pallidumglied oder im afferenten motorischen Anteil des Thalamus gelingt es, bei der pathologischen Tonuserhöhung, z. B. beim Rigor des Parkinsonkranken, günstige Erfolge zu erzielen[3]. Durch die Coagulation wird der hemmende Einfluß der extrapyramidalen Zentren und damit der Rigor vermindert, indem der von diesen Kernen zur Großhirnrinde ausgesandte Impulsstrom bereits vor Erreichen der motorischen Rindenfelder (4γ, 6aα, 4s und 6aβ) abgefangen wird.

e) Die Formatio reticularis

Ein wichtiges Zentrum des extrapyramidalen Systems mit efferenter, hemmender und bahnender Wirkung auf die Vorderhornzellen, dann aber auch mit afferenter stimulierender Wirkung auf die Großhirnrinde ist die Formatio reticularis. Anatomisch handelt es sich um jenen palaeencephalen Anteil, der sich anschließend an die medullären Wurzeln, vor allem in den dorsalen Bereich der Medulla oblongata, bis hinauf zur Brückenhaube und zum 3. Ventrikel erstreckt und aus Ganglienzellen und einem Fasergeflecht besteht (Abb. 12a und b). Sie wird durch optische, akustische und andere autosensible oder corticale Afferenzen stimuliert. Die Formatio reticularis ist also in erster Linie eine wichtige Ursprungs- und Integrationsstätte motorischer Bahnen und damit zweitens ein Zentrum für die Aktivitätssteuerung des Großhirns. Ungewöhnliche optische, akustische oder Schmerzreize werden von einer momentanen Erhöhung des Muskeltonus begleitet. Dauert jedoch der Reiz, so z. B. das Schlagen einer Uhr, über eine längere Periode an,

---
[1] Vgl. GOTTSCHICK 1955 u. a.   [2] MAGLADERY 1964.   [3] HASSLER und RIECHERT 1961.

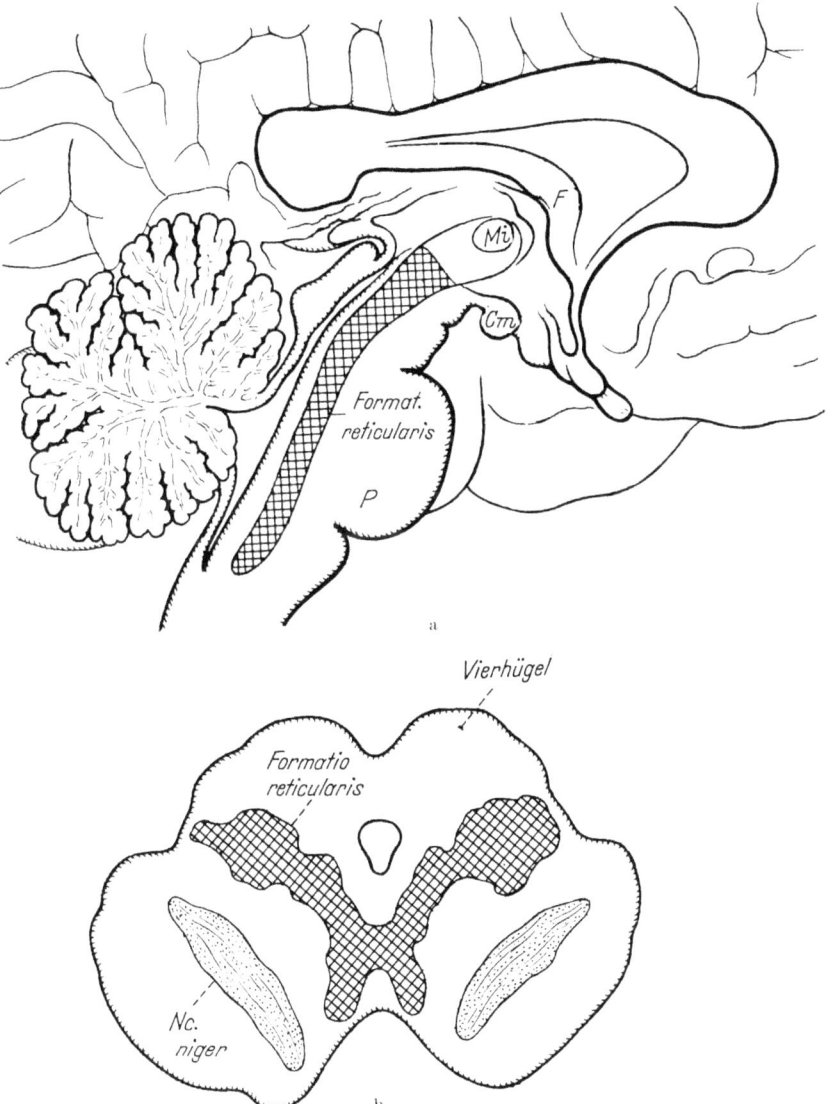

Abb. 12a u. b. Schematische Darstellung der Formatio reticularis (schraffiert). *F* Fornix, *Mi* Massa intermedia, *Cm* Corpus mammillare, *P* Pons

so erfolgt Gewöhnung (Habituation), d. h. nach einiger Zeit wird das Schlagen der Uhr nicht mehr wahrgenommen. Ein solcher periodischer Reiz kann sogar beruhigend oder einschläfernd wirken. Die gerichtete Aufmerksamkeit wird erst dann angeregt, wenn das gewohnte Geräusch aufhört (Müller- und Mühlradgeräusch). Es liegt hier also auch ein Zentrum für die Auswahl von Reizen vor. Die Formatio reticularis ist ein System der Integration, ohne dessen Integrität der leistungsgerechte Wachzustand sich nicht erhalten läßt. Man spricht deshalb etwas simplifizierend vom Weckzentrum, dessen funktionelle Ausschaltung ebenso den natürlichen Schlaf wie auch die Narkose bewirkt[1]. Die Reizung der Formatio

---

[1] Zusammenfassend bei POECK 1959, BIRKMAYER und PILLERI 1965.

reticularis führt jedoch nicht zu einem lokalisierbaren Reizerfolg im Cortex wie der Punkt-zu-Punkt-Effekt bei Reiz der somatosensiblen Afferenzen, sondern es kommt zu einer diffusen Stimulation der gesamten Rinde (Arousal-Effekt). Umgekehrt vermindern bestimmte Pharmaka (z. B. Chlorpromazin) Reaktionen der Formatio reticularis auf alle, d. h. unterschiedlichste Reize der Körperperipherie, wie dies durch implantierte Elektroden gezeigt werden konnte[1]. Im Schlaf ist die gesamte Grundaktivität der Formatio reticularis herabgesetzt. Hierbei spielen nicht elektrophysiologische, sondern mehr noch biochemische Umsetzungen die Hauptrolle. So etwa steht in der Ruhephase im ZNS einem hohen Serotoninspiegel ein niedriger Noradrenalinspiegel gegenüber, und umgekehrt finden wir im Stadium gesteigerter motorischer Aktivität einen Noradrenalinanstieg bei abgesunkenem Serotoninspiegel.

4. Der Einfluß des Nervensystems auf die Funktion der Körperorgane

Wie schon eingangs angedeutet wurde, ist die Existenz des tierischen und menschlichen Organismus nur bei normaler Funktion des Nervensystems, d. h. seines Gehirns, Rückenmarks und seiner bis in die Organe, ja bis in die Zellen sich erstreckenden Nervenfortsätze und organeigenen, nervalen Regulationsmechanismen, möglich. Läsionen an Zentren von Gehirn und Rückenmark, Unterbrechung der Nervenleitung zur Peripherie oder Unterbrechung der Rückmeldung von der Peripherie zum Zentralnervensystem ziehen Funktionsstörungen oder gar den Tod des Individuums nach sich.

Vielfach sind solche Regulationsstörungen, mit denen sich Physiologie und Klinik befassen, morphologisch nicht erfaßbar. Als Beispiel sei hier nur die Herzfunktion genannt. Am Herz-Lungen-Präparat behält das Herz dank der im Herzen gelegenen Regulationsmechanismen zwar seinen eigenen Grundrhythmus, es hat aber seine Anpassungsfähigkeit an Belastungen weitgehend verloren. Wird dem Herzen durch Anheben des Blutreservoirs plötzlich mehr Blut zugeführt, so reagiert es nicht mehr mit einer vermehrten Aktion und einer Steigerung des Tonus, sondern es kommt zur akuten Dilatation und zum Herzstillstand. Das denervierte, nicht mehr zentral regulierte Herz ist also nicht mehr in der Lage, sich einer erhöhten Anforderung anzupassen. Entsprechendes beobachtet man auch am Darm. Hier ist die Vagusdurchschneidung von einer Dilatation und sekundär von einer Muskelhypertrophie, ähnlich wie bei der Hirschsprungschen Krankheit, gefolgt.

Auch psychische Erlebnisinhalte finden im Bereich des Vegetativen ihren Ausdruck, wobei wiederum die Einschaltung von Gehirn und Nervensystem maßgebend ist[2]. Die Irritation der Gefühle wird dann im Bereich des Vegetativen erkennbar. Vor Angst kommt es zum Erblassen und zum Schweißausbruch oder sogar zum zwanghaften Kot- und Harnentleeren. Bei Wut werden die Pupillen weit, und z. B. bei der Katze sträubt sich das Fell. Bei Freude dagegen errötet man infolge einer stärkeren Durchblutung der Haut. Daß solche Phänomene auch experimentell durch Eingriffe im Zwischenhirn erzeugt werden können, wurde schon erwähnt[3].

---

[1] Pletscher 1964.
[2] Diesen Zusammenhängen widmeten Bykow und Kurzin (1966) besondere Aufmerksamkeit, wobei sie besonders auf die Wechselbeziehungen zwischen Großhirnrinde und inneren Organen sowie deren Bedeutung für die Entstehung von Krankheiten eingehen.
[3] Hess 1962.

Eine Sicherung des Organismus wird durch die Rückmeldung der Sinneseindrücke, Tiefensensibilität usw. gewährleistet. Das heißt, die zuständigen Zentren werden von der Peripherie orientiert, so daß z. B. eine Bewegung fortlaufend korrigiert wird. Bei Verletzung wird die Schmerzempfindung direkt dem Zentralnervensystem gemeldet. Daneben führen Funktionsstörungen innerer Organe oder Erkrankungen in entsprechenden Segmenten der Haut (Dermatome), den sog. Headschen Zonen, zu schmerzhaften Irritationen, wie z. B. bei Erkrankungen des Herzens als ausstrahlende Schmerzen in den linken Arm oder bei Magen-, Leber- und Darmerkrankungen an umschriebene Stellen der Rücken- oder Bauchhaut (Boasscher, McBurneyscher Punkt usw.)[1].

Über diese nur physiologisch erfaßbaren Befunde hinaus können nervale Dysregulationen und Läsionen gelegentlich auch in die Sphäre der morphologischen Pathologie hineinreichen.

a) Haut, Muskulatur, Skelet

An erster Stelle sind hier die trophischen Störungen an *Haut, Muskulatur* und *Skelet* bei Erkrankungen des Rückenmarks (z. B. Poliomyelitis, nucleare Atrophie, Querschnittslähmung) oder Unterbrechung der Nervenleitung zu nennen. So

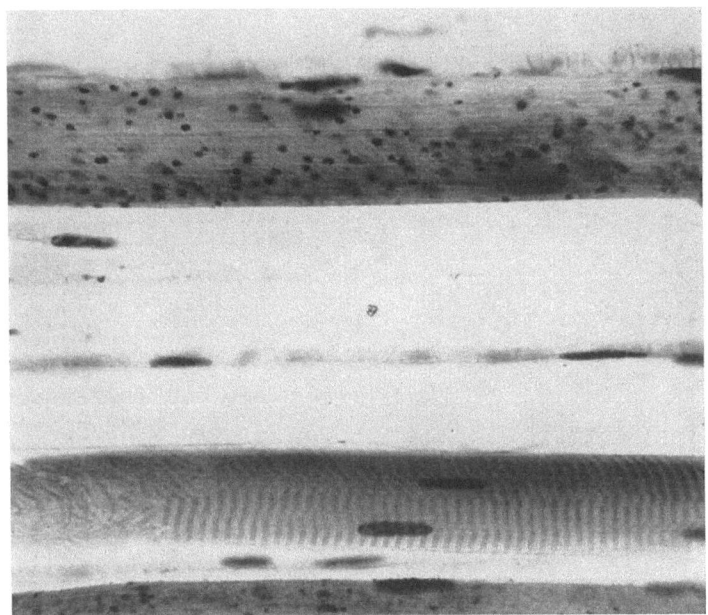

Abb. 13. Degenerierte und verfettete Muskelfaser mit Verlust der Querstreifung bei Poliomyelitis. *Unten:* Normale Muskelfaser

führt z. B. eine Nervendurchtrennung im Versorgungsgebiet, abgesehen von der Muskel- und Empfindungslähmung, zur Atrophie der Muskulatur, zu schweren Hautveränderungen mit Atrophie der Haut, Neigung zu Ulcera und zu schlechter Heilungstendenz. Hinzu kommt, daß durch die Empfindungslosigkeit die Haut erhöhten, nicht bemerkten Funktionsschäden ausgesetzt ist, z. B. Mal perforant. Das Zurückbleiben des Knochenwachstums nach einer in der Kindheit durchgemachten Poliomyelitis ist ebenfalls die Folge einer trophischen Störung.

---

[1] HANSEN und v. STAA 1938, HANSEN und SCHLIACK 1962.

Nervale, trophische Einflüsse werden auch bei der Entstehung der Sudeckschen Knochendystrophie diskutiert. Inwieweit hierbei der neurale Einfluß direkt oder über die geänderte Durchblutung wirksam wird, bleibt noch zu klären. Für eine nervale Beeinflussung des Knochens spricht ferner das Experiment. Bei Ruhigstellung des Unterkiefers und Durchschneidung des Nerven kommt es nur im denervierten Gebiet zur Knochenatrophie. Auch bei Tabes und Syringomyelie finden sich Knochen- und Gelenkveränderungen nur in den den entsprechenden Segmenten zugeordneten Regionen. Schließlich verursacht, um noch ein parenchymatöses Organ zu nennen, die Durchschneidung der Chorda tympani eine Atrophie und bindegewebige Umwandlung der Glandula submandibularis und

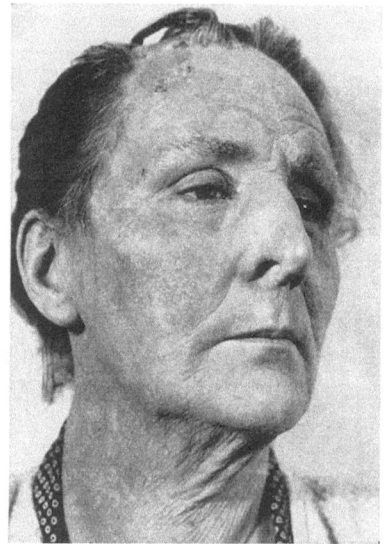
Abb. 14. Trophischer Schwund der rechten Nase (kranke Seite). (Aus STÜHMER 1952)

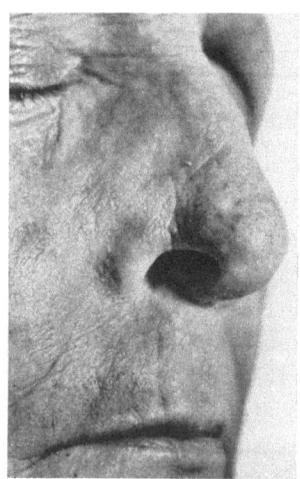
Abb. 15. Trophischer Schwund des Nasenflügels

sublingualis als Folge der Ausschaltung der parasympathischen Anteile der Chorda tympani. So führt auch die Verödung des Ganglion Gasseri zur Atrophie des Nasenflügels, zur Neurodermie, trophischen Ulcera und zum Haarausfall im Ausbreitungsgebiet des ersten und zweiten Astes des Nervus trigeminus[1] (Abb. 14 und 15).

b) Innere Organe

An den *inneren Organen* können Läsionen und Erkrankungen des Nervensystems außer zu Funktionsstörungen ebenfalls zu morphologisch faßbaren Veränderungen führen. So beobachtet man gelegentlich bei Schädelbrüchen, Subarachnoidalblutungen, Hirndruck usw. nicht selten ein akut einsetzendes, zentral ausgelöstes *Lungen*ödem. Solche paralytischen Bronchialsyndrome wurden u. a. von SOULAS u. Mitarb. (1949) beschrieben. Bei der bulbopontinen Form der Poliomyelitis kann ein akut einsetzendes, zentral ausgelöstes Lungenödem sogar die Todesursache sein[2].

Neben einer direkten neuralen Beeinflussung der Lungengefäße ist hierbei auch eine Wirkung über eine zentral bedingte Herzinsuffizienz zu diskutieren. Für eine

---

[1] KOEHLER und PLÜGGE 1942, STÜHMER 1952.
[2] MOLLARET 1958, PETTE 1959, BISCHOF 1965.

direkte zentral-nervöse Wirkung spricht, daß durch Ablassen des Liquors bei dem entzündlichen Prozeß des Zentralnervensystems ein derartiges Lungenödem in wenigen Minuten schwinden kann. Für eine Wirkung über die Gefäße kann man die klinische und experimentelle Beobachtung anführen, wobei eine Durchschneidung der Rami communicantes des Sympathicus eine Erhöhung der Capillarpermeabilität für intravenös verabreichte Farbstoffe (Trypanblau) zur Folge hat[1]. In diesem Zusammenhang ist auch die reflektorische Paralyse des Bronchialsystems im Gefolge von Bauchoperationen oder in die Bronchien gelangte Fremdkörper mit Ausbildung eines schwer zu beherrschenden Lungenödems zu erwähnen.

Die Entstehung von Bronchiektasien wurde von KÖBERLE (1960) bei der Chagas-Krankheit mit einem Untergang der peribronchialen Ganglienzellen in Zusammenhang gebracht, wobei er die bei der gleichen Erkrankung auftretenden Veränderungen an Colon, Ureter und Oesophagus zum Vergleich heranzieht. Auch dort soll es durch Befall der intramuralen Ganglienzellen ähnlich wie bei der Hirschsprungschen Erkrankung zum Megacolon, Megaoesophagus, Megaureter usw. kommen.

Eindrucksvoller sind die morphologischen Befunde am *Magen-Darm-Trakt* bei Erkrankungen des Nervensystems. Abgesehen von den physiologischen, psychoreflektorischen fördernden und hemmenden Einflüssen auf Peristaltik, Erbrechen und Stuhlentleerung findet man wiederum bei Schädeltraumen, aber auch bei operativen Eingriffen am Gehirn, bei Subarachnoidalblutungen und Encephalitiden, besonders bei Beteiligung von Zwischenhirn und hinterer Schädelgrube, außer einer Magenatonie und Hypersekretion als morphologisch faßbare Veränderungen bei der vermehrten Sekretion, eine Andauung oder gar Durchdauung der Magenschleimhaut, Erosionsblutungen, gelegentlich auch Ulcera in Magen und Duodenum[2]. Bei akuter Poliomyelitis, Myelitiden anderer Genese, multipler Sklerose des Rückenmarks kann in seltenen Fällen eine zentral ausgelöste Magenblutung zum Tode führen[3]. In diesem Zusammenhang sind auch die gastrischen Krisen der Tabiker zu erwähnen. Die hierbei auftretende Magensafthypersekretion und die Hyperacidität, aber auch die bei der multiplen Sklerose mit medullären und bulbären Herden gehäuft vorkommenden Magenulcera, die bluten und durchbrechen können, erwähnte wieder SCHEID (1947). Daß mehr Fälle von Ulcera ventriculi mit Hirnerkrankungen als mit anderen Krankheiten, z. B. Lungentuberkulose oder Herzkrankheiten, kombiniert sind, wurde schon von RÖSSLE (1912/1932), HART (1918) anhand eines größeren Sektionsgutes festgestellt. Auch von CUSHING (1932), GRAY u. Mitarb. (1953), STRAUB und SCHORNAGEL (1958), TOKORO (1958) u. a. werden diese Zusammenhänge zwischen Gehirnerkrankungen und Entstehung von Magen- und Duodenalgeschwüren aufgezeigt. In die gleiche Richtung weisen auch tierexperimentelle Untersuchungsbefunde, in denen als Folge von Läsionen an Rückenmark, Hirnschenkel und Zwischenhirn akute Ulcera des Magens und des oberen Duodenums erzeugt werden konnten[4]. Erwähnenswert ist noch das Auftreten von mehreren Magengeschwüren entlang der kleinen Kurvatur bei 40% der Ratten nach Vagotomie[5].

Am *Darm* beobachtet man bei der Hirschsprungschen Krankheit als Ursache der pathologischen Erweiterung des Dickdarms eine Verminderung der intramuralen Ganglienzellen. In anderen Fällen kann eine Schädigung übergeordneter Zentren die Ursache sein. So findet man den gleichen Effekt nach Durchschneidung des Nervus vagus. Durch eine zusätzliche Sympathektomie sollen sich diese Veränderungen wieder zurückbilden können. Die Sympathektomie wird als therapeutische Maßnahme bei der Hirschsprungschen Krankheit durchgeführt.

---

[1] MAGNUS-ALSLEBEN 1928. [2] BISCHOF 1965. [3] MOLLARET 1958.
[4] MOGILNITZKY 1925. [5] ELLIS und PRYSE-DAVIES 1967.

Die Reizung des Sympathicus im Experiment bei der Katze verursacht eine mächtige Produktion alkalischen Schleimes[1]. Zu erwähnen ist auch das Auftreten von Darmatonien und Meteorismus nach Wirbelbrüchen und periduralen Abscessen[2], die sogar Ursache einer Durchwanderungsperitonitis sein können.

Abgesehen von der zentral gesteuerten Beeinflussung der Harnausscheidung, z. B. Wasserstich von CLAUDE BERNARD, beobachtet man bei Schädelhirntraumen häufig eine vorübergehende vermehrte Durchlässigkeit der *Nieren*, gelegentlich sogar eine Mikrohämaturie[3]. Bei Schädelhirntraumen, seltener auch bei Encephalitiden und frühkindlichen Hirnschäden kommt es über eine Hypercalcämie und Hypercalcurie gelegentlich zu Nierensteinen und paraartikulären Verkalkungen[4]. Eine Hypercalcämie läßt sich im Tierexperiment auch durch Zwischenhirnreizung erzielen. Erwähnt sei auch das Vorkommen eines Diabetes insipidus bei Läsion des Hirnstamms als Traumafolge. Andererseits können Eingriffe am Nervus splanchnicus oder am Ureter, wie z. B. Verlegen des Ureters durch Uretersteine, eine langdauernde, reflektorische Anurie nach sich ziehen. Abgesehen von diesen reflektorischen Störungen, die eventuell von Entzündungen oder Steinbildungen gefolgt sein können, gibt es weder am Ureter noch an der Harnblase morphologisch faßbare Veränderungen als Folge einer zentral-nervösen Dysregulation.

Zu nennen sind ferner die zentral-nervösen, regulierenden Einflüsse auf die *Erythropoese*. Daß das Knochenmark mit marklosen Nerven gut versorgt ist, ist seit langem bekannt[5]. TROTMAN und KELLY (1963) beobachteten nach Lendensympathektomie eine Zunahme des Blutstromes zur Tibia um 27%.

Eine deutliche Verschiebung der Leukocyten im Blut wurde nach experimenteller Reizung der Stammganglien beobachtet[6]. Auffällig ist auch der Einfluß zentral-nervöser Steuerungen auf die Zusammensetzung des Blutbildes, wie dies bei Hirntraumen, Hirntumoren oder operativen Eingriffen am Zentralnervensystem beobachtet wird. So beobachteten WANKE (1948) und später EIERMANN (1948/1949) nach Commotio eine vorübergehende Zunahme der Erythrocyten und des Hämoglobins. WANKE spricht dabei von einer postcommotionellen Polyglobulie und führt diese Veränderungen der Blutzusammensetzung auf eine Hirnstammschädigung zurück. GÜNTHER (1929) berichtete über eine pathologische Erythrocytenvermehrung oder -verminderung bei Zwischenhirnerkrankungen. Eine von der Hypophysen-Zwischenhirn-Region ausgehende, zentral nervöse Steuerung der Blutzusammensetzung wurde auch schon von HOFF und SHEEHAN (1935) angenommen. Bei Hirntumoren, insbesondere bei dem Angioblastoma Lindau, wurde mehrfach eine Polyglobulie[7] oder Thrombocytopenie angegeben. Diese Blutbildveränderungen können sich nach Tumorexcision zurückbilden. Eingehende experimentelle Untersuchungen über die regulierende Fähigkeit des Zentralnervensystems auf die Blutzusammensetzung verdanken wir KOMYA (1956). Bei Reizung im Zwischenhirn, bei Durchschneidung des Rückenmarks oder der zum Nervus splanchnicus verlaufenden Nervenfasern resultieren, abhängig von den Versuchsbedingungen, charakteristische Veränderungen des Leuko-, lympho- oder reticulocytären Blutbildes bzw. eine Vermehrung oder Verminderung der Erythrocyten. In diesen Arbeiten wurde auch gezeigt, daß solche zentral ausgelösten Änderungen des Blutbildes nach Durchschneidung des Halsmarks unterbleiben können. Auf die diencephal ausgelöste Pubertas praecox

---

[1] WRIGHT, FLOREY und JENNINGS 1938. [2] BURCKHART und FAUST 1952.
[3] WANKE 1948, STUCKE und CARSTENSON 1957. [4] POTEMPA und PFISTERER 1963.
[5] FOA E ROIZIN 1935. [6] ROSENOW 1928, HEILMEYER und GINZBERG 1932.
[7] CRAMER-KIMSEY, SILVER-HENNIGAR, WALKER, Lit. bei UMBACH 1954, LICHTENSTEIGER 1964.

und die Sexualreifung wurde schon hingewiesen (s. S. 411). Über die diencephale Fett- und Magersucht finden sich zahlreiche Beispiele in der Monographie von VEIL und STURM (1946).

5. Der Einfluß des Stoffwechsels, der Körperorgane und der Umwelt auf die Funktion und als Ursache von Erkrankungen des Nervensystems

Der Satz „mens sana in corpore sano" findet durch die mannigfaltigen Befunde am Zentralnervensystem bei Funktionsstörungen der einzelnen Körperorgane, bei übergeordneten Stoffwechselkrankheiten oder bei Eingriffen in den Stoffwechsel durch Gifte oder Drogen mit stimulierender oder lähmender Wirkung eine Bestätigung. Über eine Funktionsstörung hinaus können an Gehirn, Rückenmark und peripherem Nervensystem auch charakteristische, morphologisch faßbare Schäden gesetzt werden. Pathogenetisch kann es sich dabei um Mangelzustände infolge unzureichendem Angebot von Wirkstoffen, um Fermentblockaden mit Entwicklung abwegiger Stoffwechselprodukte, wie z. B. bei den Speicherkrankheiten, handeln. Da solche Stoffwechselstörungen sowohl durch eine Schädigung eines oder mehrerer Organe als auch unmittelbar durch eine übergeordnete Störung des intermediären Stoffwechsels hervorgerufen werden können, lassen sich am Zentralnervensystem die bei Organerkrankungen oder Stoffwechselkrankheiten entstehenden morphologischen Befunde oft nicht sicher trennen. Erinnert sei hier nur an die Ähnlichkeit der morphologischen Befunde am Gehirn bei der Wilsonschen Pseudosklerose, bei der Hämochromatose und beim Coma hepaticum oder beim Sauerstoffmangel und bei Kohlenoxydvergiftung.

Die Funktion des Zentralnervensystems ist abhängig von einem konstanten *Stoffwechselmilieu*. Um dieses Milieu aufrechtzuerhalten, bedarf das Zentralnervensystem eines ausreichenden Blutdurchflusses, so daß ihm dauernd Nähr- und Wirkstoffe zur Verfügung stehen. Zur Sicherung dieses hirneigenen Stoffwechselmilieus, quasi als spezifisches Filter, ist die *Bluthirnschranke* eingeschaltet.

Für die Neuropathologie hat die Bluthirnschranke fundamentale Bedeutung erlangt, da sie der Hauptweg ist, auf dem Gifte und Drogen in das Zentralnervensystem gelangen können. Viele Prozesse lassen sich nur durch eine Lockerung oder Schädigung der Bluthirnschranke überhaupt erklären, wobei manchmal nur der Ort des Ödems, die Kombination mit anderen Befunden und die Vorgeschichte Entscheidungen über den Prozeß zulassen. Hierzu gibt uns die spezielle Pathologie zahlreiche Beispiele, wobei der gleiche Befund im einen Fall als Ödem, im anderen Fall als Encephalitis angesprochen wird. Erinnert sei in diesem Zusammenhang lediglich an das Hirnödem bei Sauerstoffmangel, bei CO-Vergiftung, beim Salvarsanschaden, bei der Vergiftung mit Nitrosegasen, dann aber auch an das Hirnödem in früheren Stadien bei der parainfektiösen Encephalitis, bei der Grippe, als Impfreaktion usw., bei denen es durch Schädigung der Bluthirnschranke zur Plasmainsudation ins Gewebe um die Hirngefäße kommt. Das klinische Bild des sog. Pseudotumor cerebri kann als Ursache ein solches Hirnödem haben, das zum Tode führen oder sich auch völlig zurückbilden kann. Auch bei Hirntumoren werden vielfach die rasch sich entwickelnden Hirndrucksymptome oft weniger durch den Tumor selbst als vielmehr durch ein akut einsetzendes kollaterales Hirnödem verursacht. Auch beim stumpfen Schädeltrauma werden die postcommotionellen Beschwerden weniger durch die lokalen Rindenprellungsherde (sofern sie im speziellen Fall überhaupt vorhanden sind) als vielmehr durch ein Hirnödem infolge Schädigung und Durchlässigwerden der Bluthirnschranke hervorgerufen.

Zwischen Hirnödem und Hirnpurpura gibt es keine scharfe Grenze. Die gleiche Schädigung kann auf dem Stadium des Ödems stehenbleiben oder zu einer Hirnpurpura führen. Hier spielen Intensität der Schädigung und Zeitfaktoren eine Rolle. Bei vielen der schon genannten Krankheiten findet man im einen Fall ein Ödem, im anderen schon eine Purpura cerebri (z. B. bei Grippeencephalitis, Methylalkoholvergiftung, Nitrosegasvergiftung usw.). Vielfach erst in späteren Stadien, wie z. B. bei der paravenösen Encephalitis, entsteht das charakteristische morphologische Bild der perivenösen Entmarkung. Der morphologische Befund eines Hirnödems oder einer Purpura cerebri alleine erlaubt uns also keine Rückschlüsse auf die Ätiologie.

Der örtliche Zusammenbruch der Bluthirnschranke wird heute diagnostisch zur Lokalisation von Hirntumoren benützt. Radioaktive Stoffe wie z. B. P^{32} werden in Tumoren gespeichert und können im Gammaencephalogramm zur Darstellung gebracht werden.

a) Sauerstoffbedarf

In seinem Sauerstoffbedarf ist das Zentralnervensystem abhängig von einer ständigen Zufuhr, also von Umweltbedingungen, von der Funktion der Lunge, des Herzens, des Kreislaufs und von der Blutzusammensetzung. Insbesondere die Ganglienzellen zeichnen sich durch einen besonders hohen O_2-Bedarf aus. Der O_2-Verbrauch der Hirnrinde ist etwa 5—10mal größer als derjenige des Marks[1]. Bei einem 70 kg schweren Menschen entfallen 18% des gesamten Sauerstoffverbrauches des Organismus und 16% des Minutenvolumens auf das Gehirn. Eine qualitative und quantitative Störung der Hirndurchblutung kann verschiedenartigste psychische Störungen zur Folge haben, wie depressive Episoden, Verwirrtheitszustände, Delir oder dementielle Zustände. So ist der Mitralfehler oft von einer depressiv gefärbten Stimmungslage begleitet, oder eine perniziöse Anämie mit Verwirrtheitszuständen, die bis zum Delir reichen können. Auch bei Arteriosklerose und nachlassender Herzkraft werden solche Zustände beobachtet, die durch entsprechende Therapie günstig zu beeinflussen sind. Die Unterbrechung der Sauerstoffzufuhr zum Gehirn zieht eine sofortige Bewußtlosigkeit nach sich. Schon 5—8 sec nach Unterbrechung der Sauerstoffzufuhr ist der Sauerstoffvorrat des Gehirns erschöpft, und nach 8—12 sec tritt Bewußtlosigkeit ein. Die elektrischen Potentialschwankungen erlöschen nach 15—20 sec. Darüber hinaus ist eine Wiederbelebung noch eine kurze Zeit möglich, in der die Nervenzellen von den anaeroben Energiereserven existieren. Wesentlich hierbei ist jedoch auch der Spüleffekt. Werden bei völliger Drosselung der Durchblutung die Stoffwechselschlacken nicht beseitigt, so kommt es durch eine Anreicherung im Gewebe zu einer zusätzlichen Schädigung der Ganglienzellen. Die Wiederbelebungszeit ist also nicht nur vom Sauerstoffmangel, sondern auch vom Spüleffekt abhängig. Bei der Erdrosselung oder beim Herzstillstand liegen somit andere Verhältnisse vor als bei der Hypoxämie z. B. nach Stickstoffatmung und normaler Durchblutung. Bei erhaltenem Spüleffekt liegt die Wiederbelebungszeit des Gehirns zwischen etwa 5 und 12 min. Dabei können allerdings schon morphologische Schäden an den Ganglienzellen in Erscheinung treten.

Eine mangelnde Sauerstoffzufuhr zum Gehirn kann durch einen Sauerstoffmangel in der Atemluft, durch eine Verringerung der Resorptionsfläche der Lunge, z. B. Pneumonie, durch Unterbrechung der Blutzufuhr beim temporären Herzstillstand[2] oder Drosselung der Carotiden oder Blockierung des Sauerstoffträgers im Blut oder Blockierung des Atemfermentes z. B. durch Blausäure

---

[1] OPITZ 1952.   [2] PLAMBECK 1950.

zustande kommen[1]. Die dadurch am Zentralnervensystem hervorgerufenen Symptome sind, abhängig von der Dauer und Schwere der Schädigung, sich sehr ähnlich, und auch die morphologischen Schäden am Zentralnervensystem können identisch oder doch sehr ähnlich sein.

Der eindrucksvollste der morphologisch faßbaren Schäden am Gehirn ist die *Pallidumnekrose* (Abb. 16), die sowohl bei O_2-Mangel als auch bei CO-Vergiftung, Leukämie, Schlafmittelvergiftung, Kollaps usw. vorkommen kann. In anderen Fällen, wie z. B. nach einem temporären Herzstillstand, beobachtet man pseudolaminäre Rindennekrosen (Abb. 17) und Nekrosen im Putamen (Abb. 18), im Über-

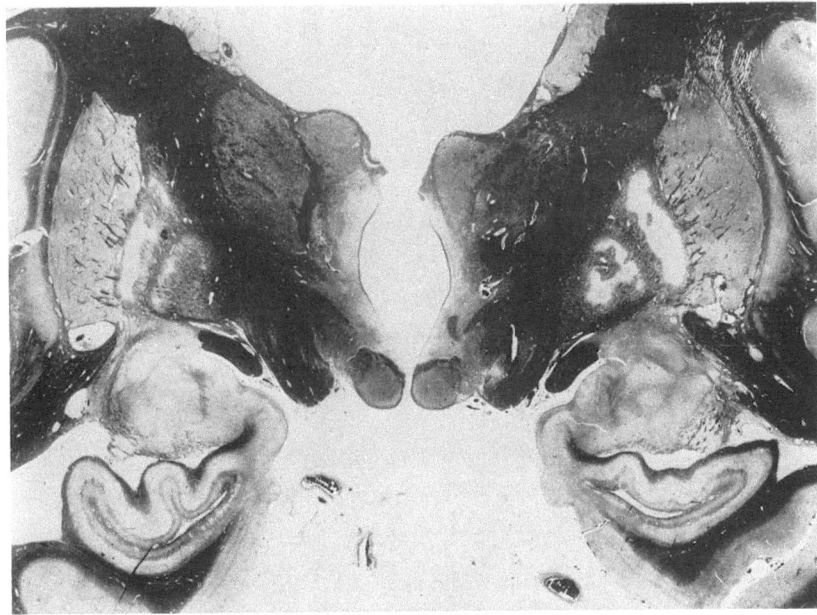

Abb. 16. Symmetrische Pallidumnekrose nach CO-Vergiftung. Überlebenszeit 14 Tage

lebensfall mit dem klinischen Bild des apallischen Syndroms[2]. Auch der *Status marmoratus* der Stammganglien mit seiner Narbengliose und die beim Kernikterus des Neugeborenen zu beobachtenden Ganglienzellnekrosen beruhen auf einem Sauerstoffmangel. Hierbei werden die geschädigten Ganglienzellen sekundär durch das im Blut kreisende Bilirubin imbibiert[3]. Es gilt als eine allgemeine Regel, daß die Gebiete höchster geistiger Funktion bei der akuten Hypoxie zuerst leiden und sich auch am spätesten erholen. So beobachtet man[4] zuerst eine Erholung der Reflexerregbarkeit, während Seh- und Gefühlsstörungen noch lange anhalten. Noch in der Bewußtlosigkeit treten Krämpfe auf, die ihrerseits durch eine zusätzliche Belastung des Stoffwechsels Schäden an den Ganglienzellen setzen können. Die Krampfschäden wurden eingehend von SCHOLZ (1957) beschrieben. Als Folge des Sauerstoffmangels und insbesondere als Folge des den

---

[1] BÜCHNER, dieses Handbuch, Bd. V/1, S. 751.
[2] Das apallische Syndrom hat keinen einheitlichen morphologischen Befund. Sowohl der Ausfall der Hirnrinde als Folge eines hypoxämischen Schadens als auch die Unterbrechung der Faserverbindungen von der Hirnrinde zu tieferen Zentren z. B. beim Schädelhirntrauma mit Marknekrosen, kleinen Blutungen im Mark oder Stammganglien können dieses Syndrom verursachen.
[3] JACOB 1948, HAI-CHIN-CHEN u. Mitarb. 1965.   [4] FOX, zit. bei GÄNSHIRT 1957.

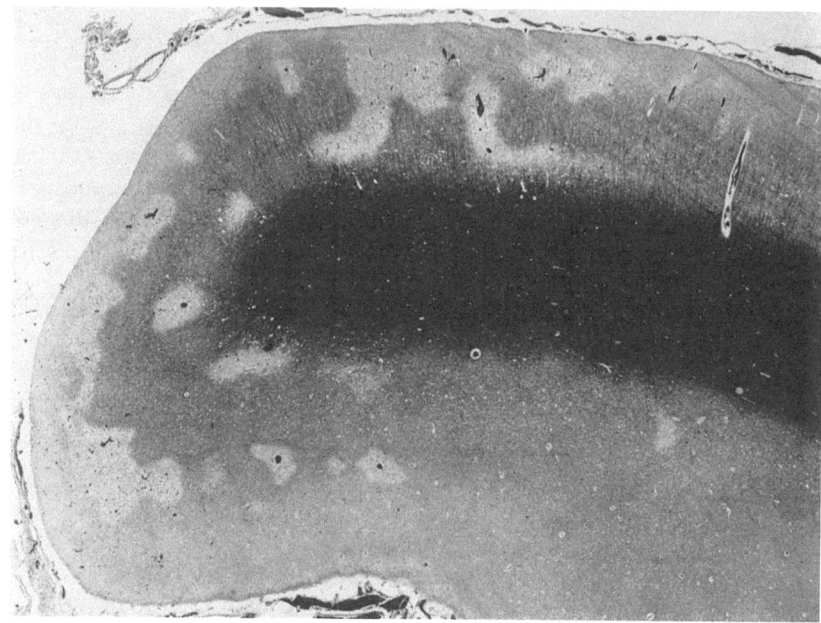

Abb. 17. Fleckförmige, vorwiegend perivasculäre Parenchymnekrosen der Großhirnrinde. (Gleicher Fall.) Ödem-Nekrose

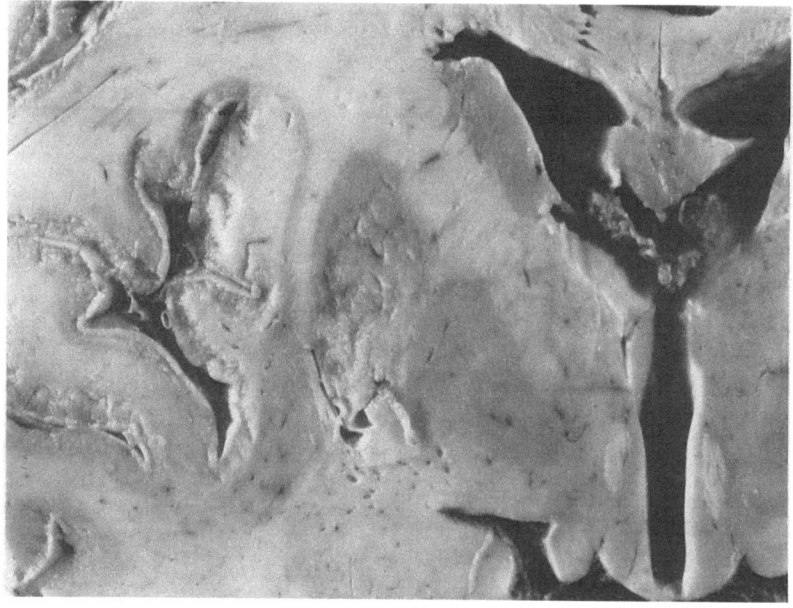

Abb. 18. Ausgedehnte pseudolaminäre Rindennekrose und Nekrosen im Putamen nach Herzstillstand (Überlebenszeit 23 Tage)

Sauerstoffmangel begleitenden gestörten Spüleffektes kommt es über eine Schädigung der Bluthirnschranke zum Hirnödem, das seinerseits eine Gewebsschädigung mit perivasculären Gewebsauflockerungen, vorwiegend im Mark mit

Lichtung der Markscheiden, nach sich zieht. Solche Ödemschäden wurden auch als Folge schwerer Asthmaanfälle beschrieben[1]. Man fand spongiöse, z. T. pseudolaminäre Gewebsauflockerungen und Ödemnekrosen im Occipitalmark. Die Ischämie wird auch als Ursache der Schädigung peripherer Nerven bei der Panarteriitis und Arteriosklerose angesehen[2].

Der anämische Infarkt als Folge eines Verschlusses zuführender Arterien gehört zur speziellen Pathologie und wird hier deshalb übergangen. Das gleiche gilt für den in der speziellen Pathologie weniger beachteten hämorrhagischen Hirninfarkt nach Verlegung der Hirnvenen und Sinus[3].

b) Wirkstoffbedarf

α) Glucose

Da das Zentralnervensystem zur Deckung seines Energiebedarfs vor allem Glucose verbraucht, kaum aber eigene Reserven besitzt, ist es auch hierbei auf den ständigen Nachschub auf dem Blutwege angewiesen. Sein Glucosebedarf wird bei mittlerer Hirndurchblutung auf ca. 80 mg/min geschätzt. Dies sind bei einem durchschnittlichen Hirngewicht von 1400 g etwa 150 g Traubenzucker täglich. Die Glucose kann auf dem bekannten Wege des Kohlenhydratstoffwechsels (über den Citronensäurecyclus oder andere Wege) verbraucht oder zur Glucoproteinsynthese verwandt werden. Nach neueren Untersuchungen sind 30 min nach Gabe markierter Glucose 75% in Aminosäuren enthalten[4].

Bei verminderter Glucosezufuhr, wie z. B. beim Coma hypoglycämicum, bei Inseladenomen des Pankreas oder bei Insulinvergiftung treten daher sehr rasch Wirkstoffmangelhypoxydosen mit Krämpfen und Koma ein. Als Folge davon können sich mannigfaltige Parenchymschäden und Nekrosen in der Hirnrinde, im Ammonshorn und im Nucleus caudatus einstellen. Eine Lockerung der Bluthirnschranke als Folge der Wirkstoffmangelhypoxydose führt darüber hinaus zum Hirnödem, gefolgt von Entmarkungen in Gehirn und Rückenmark. Die Ausbreitung der strukturellen Veränderungen ist auch hier, wie allgemein, abhängig von der Schwere der Hypoglykämie und der Überlebenszeit[5].

β) Aminosäuren und Proteine

Der Eiweißstoffwechsel des Nervensystems konnte erst seit Einführung der Autoradiographie genauer erfaßt werden. Bereits in der ersten Arbeit über die radioaktiv markierten Aminosäuren in Zellproteinen, in der Vergleiche hinsichtlich der Einbauintensität zwischen verschiedenartigsten Zellen des Nagers gezogen wurden[6], beobachtete man, daß Ganglienzellen unterschiedlicher Lokalisation zu den Zellen des Organismus mit der größten Aminosäureinkorporation überhaupt gehören (Abb. 19—22). Eingehendere und speziell das Zentralnervensystem des Kaninchens betreffende autoradiographische Untersuchungen unter Verwendung verschiedener, radioaktiv markierter Aminosäuren zeigten weiter, daß die Proteinsynthese in den Ganglienzellen verschiedener Hirnareale zwar von unterschiedlicher Größe ist, daß aber alle Ganglienzellen grundsätzlich einen im Vergleich zu Glia und Mark erheblich intensiveren Eiweiß-Umsatz besitzen[7]. Vergleiche der relativen Größe der Eiweißneubildung verschiedenster Zellarten ergaben, daß Ganglienzellen motorischer Hirnnervenkerne oder der Kerne des Zwischenhirns pro Zeiteinheit etwa gleich viel Eiweiß synthetisieren wie Zellen Fermente

---

[1] MATTYUS 1959.   [2] LINKE 1964.   [3] Siehe hierzu NOETZEL und JERUSALEM 1965.
[4] VRBA 1962.   [5] Lit. PENTSCHEW 1958.
[6] NIKLAS und OEHLERT 1956, FICQ und BRACHET 1956.
[7] OEHLERT, SCHULTZE und MAURER 1958, SCHULTZE, OEHLERT und MAURER 1959.

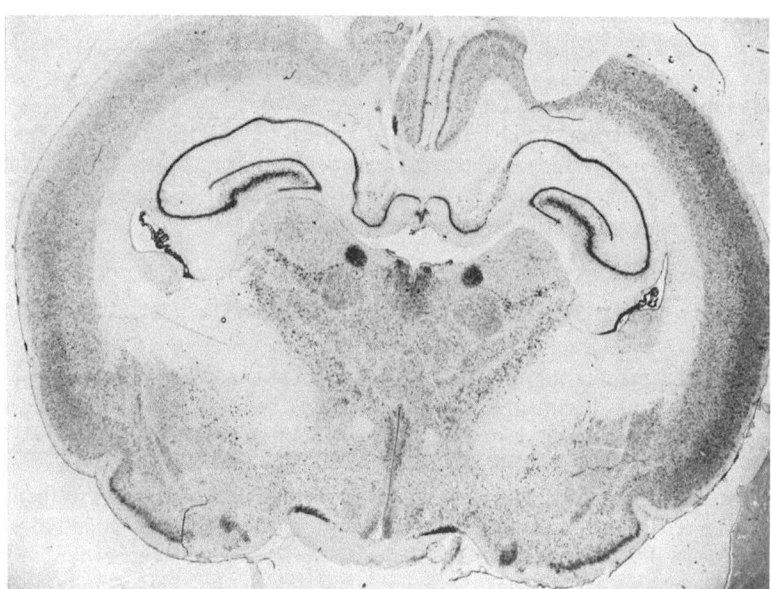

Abb. 19. Autoradiogramm vom Zwischenhirn des Kaninchens nach Verfütterung S^{35}-markierter Thioaminosäuren. Große Aminosäureinkorporation = großer Eiweißumsatz in den Ganglienzellen des Nc. supraopticus und paraventricularis, aber auch in Zellen des Nc. habenulae, des Ammonshorns, verschiedener Rindenbezirke und in den Epithelien des Plexus chorioideus. (Aus OEHLERT, SCHULTZE und MAURER 1958)

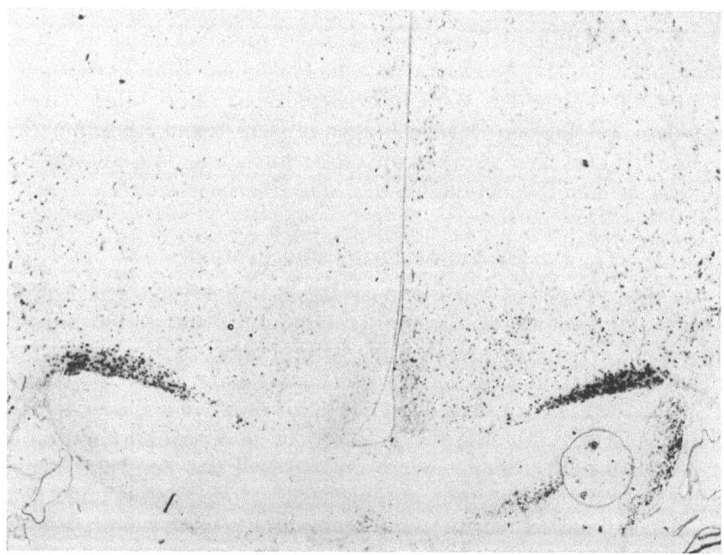

Abb. 20. Stärkere Vergrößerung des Nc. supraopticus aus dem gleichen Autoradiogramm

produzierender Drüsen (Pankreasepithelien, Epithelien seröser Speicheldrüsen, Hauptzellen des Drüsenmagens oder Epithelien inkretorischer Drüsen wie der Nebenniere). Hierbei geht der Thiaminsäureumsatz etwa dem Sauerstoffbedarf parallel. Der Einbau C^{14}-markierter Glutaminsäure beginnt schon nach 15 min[1].

---

[1] BERL, LAJTHA und WAELSCH 1961.

Diese überraschend große Stoffwechselleistung der Ganglienzellen läßt sich mit den heute zur Verfügung stehenden Kenntnissen über ihre funktionelle Leistung noch schwer in Einklang bringen.

Der große Proteinumsatz einer Drüsenzelle des exkretorischen Pankreas ist ohne weiteres verständlich, da sie laufend ein Mehrfaches ihres Eigengewichtes an Verdauungsfermenten produziert und abgibt. Das gleiche gilt für die Hauptzellen des Drüsenmagens mit ihrer Pepsinogenproduktion und für die Epithelien seröser Speicheldrüsen. In all diesen Fällen bedingt die Abgabe eiweißhaltiger Fermente oder Hormone den mittels der Isotopenmethode

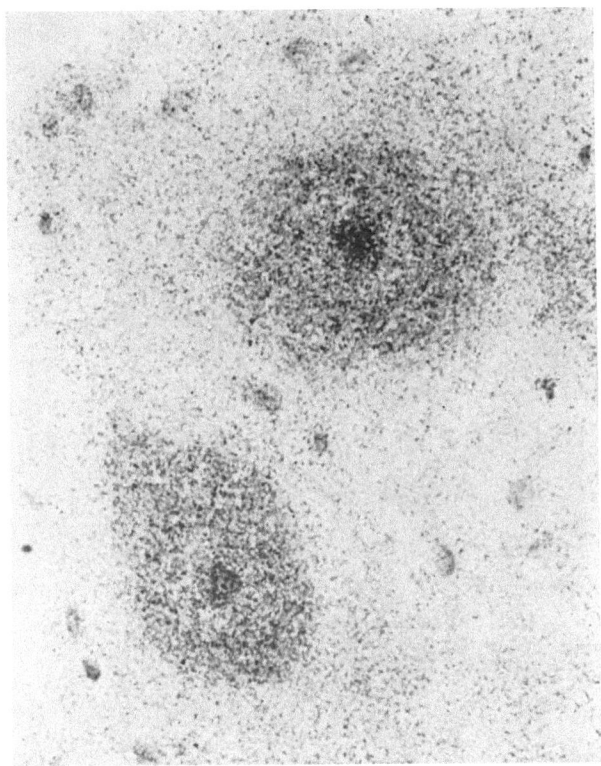

Abb. 21. Autoradiogramm zweier Ganglienzellen aus dem Nc. ruber bei S^{35}-Thioaminosäure-Markierung beim Kaninchen. Deutliche Markierung über dem Nucleolus und über dem Cytoplasma. Karyoplasma und Ursprungskegel des Neuriten aufgehellt. (Aus SCHULTZE, OEHLERT und MAURER 1959)

gemessenen großen Eiweißumsatz. Eine große Eiweißneubildungsrate sollte auch in laufend sich teilenden Zellen nachweisbar sein, in denen ein ununterbrochenes Wachstum stattfindet wie in den Zellen des Wechselgewebes. Dies ist auch der Fall, wie die Beobachtungen an Dünndarm und Knochenmark ergaben, wenn auch in diesen Zellen die relative Größe der Proteinsynthese nicht an die Eiweiß produzierender Drüsen und der Ganglienzellen heranreicht.

Bei der Ganglienzelle können weder die Ferment-Eiweißsynthese noch das ununterbrochene Wachstum ohne weiteres zur Erklärung ihrer überraschend großen Eiweißneubildung herangezogen werden. Zwar ist anzunehmen, daß den Ganglienzellen der Zwischenhirnkerne eine sekretorische Funktion zukommt, diese kann jedoch für die weitaus größere Zahl der Ganglienzellen mit gleich großem Eiweißumsatz nicht ohne weiteres vorausgesetzt werden. Für die Ganglienzellen der Zwischenhirnkerne[1], aber auch für andere Nervenzellen konnte eine

---
[1] GOSLAR und SCHULTZE 1958.

Abwanderung der im Cytoplasma des Ganglienzellkörpers gebildeten Proteine in die Peripherie der Axone autoradiographisch nachgewiesen werden[1]. Dieses Abfließen soll mit einer Geschwindigkeit von 1,5 mm/Tag erfolgen. Dieser träge Strom von Proteinen aus dem Ganglienzellkörper, wobei ihre Synthese an den Strukturen der Nisslschollen erfolgt, über das Golgifeld[2] in die Peripherie hinein, darf wohl kaum durch Reizaufnahme und Informationsabgabe voll ausgenutzt sein. Wenn auch an den motorischen Endplatten mit jedem Impuls

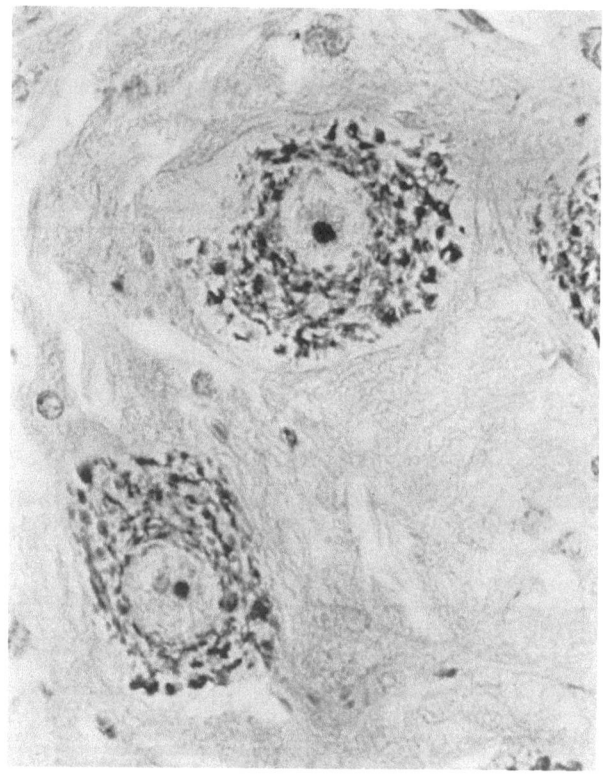

Abb. 22. Dieselben Zellen auf dem Folgeschnitt bei Kresylviolettfärbung. Im Ursprungskegel des Neuriten fehlt die Nissl-Substanz. Dementsprechend keine Markierung und keine Eiweißsynthese. (Aus SCHULTZE, OEHLERT und MAURER 1959)

kleinste Mengen von Acetylcholin (10^{-18} Mol pro Impuls) abgegeben werden, so erklärt dies unseres Erachtens nicht vollkommen die hohe Proteinsynthese der Ganglienzellen. Zur Erklärung des enorm hohen Eiweißumsatzes der Ganglienzelle muß noch eine andere Ursache angenommen werden, wobei an erster Stelle an einen hohen Strukturstoffwechsel zu denken ist.

Die Ganglienzellen unterscheiden sich nämlich insofern von anderen Körperzellen, als sie durch ihre Fortsätze (Dendriten und oft meterlange Neuriten) ein unverhältnismäßig großes Volumen erreichen. Dabei ist auch zu berücksichtigen, daß von der gesamten Ganglienzelle nur der Zellkörper zur Eiweißsynthese befähigt ist, da nur in der cytoplasmatischen RNS, d. h. in der Nissl-Substanz ergoplasmatische Strukturen zur Verfügung stehen. Nur hier kann Protein neugebildet werden, während im Großteil der Ganglienzellen, also in Dendriten und Neuriten,

---

[1] DROZ und LEBLOND 1962.   [2] DROZ 1965.

kein Ergastoplasma zur Verfügung steht. Das durch Verschleiß ständig verlorengehende Protein der Ganglienzellperipherie wird also durch Antransport von im Ganglienzellkörper synthetisierten Eiweißkörpern ersetzt. Eine derartige Annahme könnte auch den kontinuierlichen, langsamen Abstrom von Protein vom Ganglienzellkörper zur Peripherie erklären. Daß der in der Ganglienzelle ablaufende überraschend große Eiweißumsatz einer laufenden Regeneration der in der Peripherie verlorengehenden Proteine dient, wird auch durch Untersuchungsergebnisse wahrscheinlich gemacht, in denen gezeigt werden konnte, daß im Nervenstumpf nach Enucleation eines Auges eine verstärkte Proteinsynthese abläuft. Auch am gesunden Auge beobachtete man bei Abdeckung des Auges keine Erhöhung der Eiweißneubildung, dagegen war sie bei Lichteinfall erhöht[1].

Schon lange wissen wir, daß nach Lauftraining oder Durchschneidung des Axons die motorische Vorderhornganglienzelle an Nisslsubstanz verarmt. Neuerdings wurde eine Zunahme der Proteinsynthese nach Lauftraining nicht nur der motorischen Vorderhornganglienzellen, sondern auch der Ganglienzellen der Großhirnrinde und der Purkinjezellen nachgewiesen[2]. ALTMAN beobachtete bei Ratten, nachdem man sie längere Zeit in der Lauftrommel gehalten hatte, eine deutliche Zunahme des H^3-Leucineinbaues in die Proteine der Vorderhornganglienzellen. Desgleichen führen Krämpfe zu einer vermehrten Inkorporation von P^{32}-markiertem Protein und S^{35}-Methionin. Die Beobachtung stimmt mit den Untersuchungsergebnissen HYDÉNS (1952) überein, der nach Belastung bestimmter Ganglienzellen eine Verarmung an cytoplasmatischer RNS nachwies. Diese Verarmung an cytoplasmatischer RNS kann nur auf eine gesteigerte Proteinsynthese zurückgeführt werden.

Diese Ergebnisse zeigen zwar Zusammenhänge zwischen Funktion der Ganglienzelle und Proteinsynthese. Der überraschend große Eiweißumsatz der Ganglienzelle scheint danach jedoch nicht voll erklärt. Über den Funktionsstoffwechsel hinaus ist deshalb noch der Strukturstoffwechsel einzukalkulieren. Dieser übertrifft denjenigen anderer Zellen, da für die Ganglienzellen mit ihren weitreichenden Fortsätzen das Verhältnis zwischen stoffwechselaktiven oder besser syntheseaktiven Anteilen des Zellkörpers zu syntheseinaktiven Anteilen der weitverzweigten Fortsätze ganz zugunsten der letzteren verschoben ist. Deshalb müßte nach dieser Annahme der stoffwechselaktive Teil der Zelle eine um so stärkere Syntheseaktivität entfalten. Eine gesteigerte Tätigkeit wird in jedem Falle einen vermehrten Verschleiß von Substrat und Struktur zur Folge haben, der von den entsprechenden Syntheseorten ausgeglichen werden muß. Für diese Annahme einer Relation zwischen relativer Größe der Eiweißneubildung und Zellvolumen im Sinne einer Proportionalität sprechen die Untersuchungen von KOBURG (1962), der in den Ganglienzellen des Ganglion Gasseri eine 243mal größere Proteinsynthese als in den Zellen der Körnerschicht des Kleinhirns fand. Ein Eiweißmangel kann vom Nervensystem zwar länger als ein Glucosemangel ertragen werden, führt aber letztlich auch zur Funktionsstörung und zu Gewebsschäden.

Bei der *Hungerdystrophie*, wie sie u. a. in Kriegsgefangenschaft gesehen wurde, wie sie aber auch bei Kachexie infolge eines qualitativen und quantitativen Eiweißmangels vorkommen kann, beobachtet man plötzliche Todesfälle, bedingt durch ein akutes Hirnödem[3]. Solche Patienten sind insbesondere durch Aufnahme größerer Flüssigkeitsmengen gefährdet. Schwerer und einschneidender sind die Folgen eines Eiweißmangels im Säuglingsalter. Am unreifen Gehirn der Säuglinge beobachtet man morphologisch über das akute Ödem hinaus erhebliche strukturelle

---

[1] ALTMAN und ALTMAN 1962. [2] ALTMAN 1963.
[3] WILKE 1954, JOCHHEIM 1949 u. a.

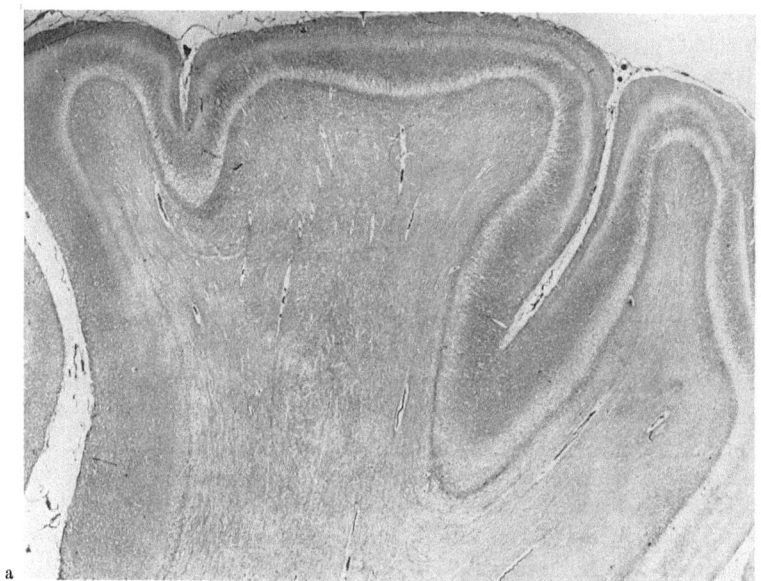
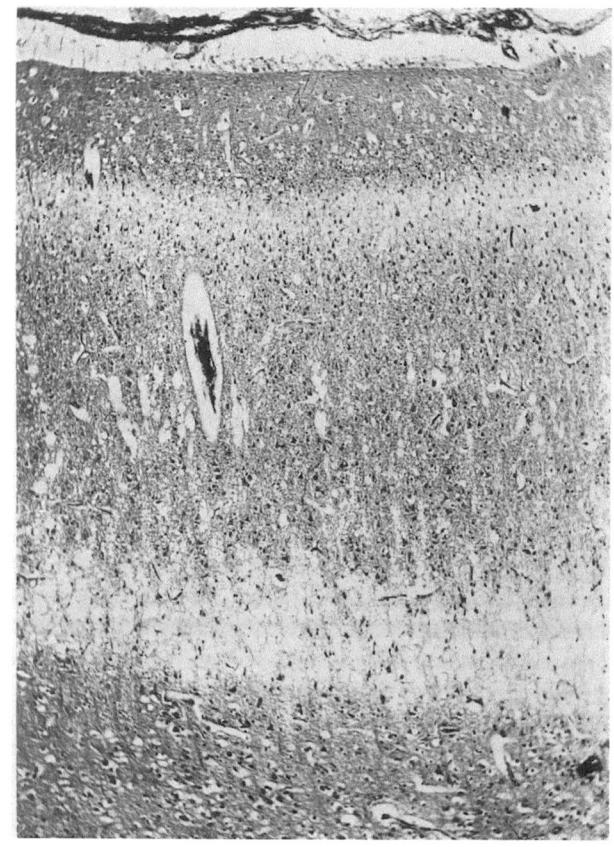

Abb. 23a u. b. Hirnödem und pseudolaminäre Ausfälle in der Großhirnrinde bei ernährungsgestörten Säuglingen. (Aus ALTEGOER 1952)

Schäden wie Markschwund und pseudolamelläre Rindenausfälle[1] (Abb. 23a und b). In Überlebensfällen beschrieb STOLTE (1951) eine erhebliche Markatrophie mit Ventrikelerweiterung, begleitet von dem klinischen Bild eines Schwachsinns.

6. Auswirkungen von Organerkrankungen auf das Nervensystem

Erkrankungen einzelner Körperorgane können ebenfalls zu Funktionsstörungen und morphologischen Schäden am Nervensystem Anlaß geben. Hierbei handelt es sich einmal um Auswirkungen nach Retention intermediär entstandener Stoffwechselschlacken oder aber um einen Wirkstoffmangel oder Wirkstoffüberangebot, wie z. B. bei Störungen innersekretorischer Organe. Bei der Beurteilung der morphologischen Schäden ist auch zwischen akuten und chronischen Versagenszuständen zu unterscheiden.

a) Niere

Im Gefolge einer akuten *Glomerulonephritis* und auch der Schwangerschaftsnephrose (Eklampsie) können sog. pseudourämische Zustandsbilder entstehen. Am Gehirn findet man dabei eine Volumenvermehrung infolge Hirnödems mit plasmatischer Durchtränkung des Marks, gelegentlich aber auch Diapedesisblutungen in Gehirn und Meningen mit eiweißreichen, färberisch nachweisbaren Ergüssen aus den Gefäßen in die Hirnsubstanz mit nachfolgender spongiöser Auflockerung des Marks[2] (Abb. 24). An den Gefäßen beobachtet man eine Homogenisierung der Media und eine Verfettung der Intima. In der Hirnrinde können Parenchymnekrosen und Ganglienzellveränderungen zustande kommen. Es handelt sich hierbei also um eine Störung der Capillarpermeabilität mit Ödem und Gewebshypoxydose, wie sie an anderen Körperorganen dabei auch vorkommt[3], wobei die Reststickstofferhöhung nur eine untergeordnete Rolle spielt.

Als Folge *chronischer Nierenerkrankungen* beobachtet man dagegen einmal den nephrogenen Bluthochdruck mit den dabei vorkommenden Gefäßveränderungen der Arteriosklerose und als Folge davon gefäß- und hochdruckbedingte Infarkte und Massenblutungen. Die zunehmend eingeschränkte Filtrationsfunktion der Niere kann andererseits eine Retention harnpflichtiger Stoffe und damit eine Urämie mit Coma uraemicum nach sich ziehen. Bei der Entstehung des Coma uraemicum handelt es sich jedoch nicht nur um eine Harnstoffvergiftung, sondern auch um eine Störung der Transmineralisation, wobei der Kaliummangel eine wesentliche Bedeutung hat. Daß die Harnstoffanreicherung im Blut bei der Entstehung des Coma uraemicum nicht die einzige Rolle spielen kann, läßt sich auch durch klinische und experimentelle Beobachtungen belegen. Bei der tubulären Erkrankung der Niere kann es infolge der Kaliumverluste zu Muskelschwäche und Lähmungen kommen[4], ja es kann sogar der Tod an Atemlähmung eintreten[5]. Die Folge des Kaliummangels ist am Zentralnervensystem eine Insuffizienz des oxydativen Hirnstoffwechsels. Am Gehirn findet man dabei morphologisch eine Volumenvermehrung mit dem histologischen Bild einer Ödemschädigung bis zu Diapedesisblutungen oder sogar eine Ödemnekrose des Marks als Zeichen der Gefäßwandschädigung mit homogenisierenden Ganglienzellveränderungen. Hierbei liegt dem Ödem zunächst eine hydropische Schwellung zugrunde, gefolgt von einer Eiweißanreicherung im Zellinneren[6]. Analog der urämischen Perikarditis oder Pleuritis sieht man am Gehirn gelegentlich auch einen meningealen Reiz-

---

[1] ALTEGOER 1952, NOETZEL 1952. [2] WILKE, KLEES und MOSCHEL 1955.
[3] GOVAN 1961. [4] OWEN und VERNER 1960. [5] KEYE 1952. [6] ULE 1961.

zustand mit Pleocytose. Durch langdauernden Calciumverlust führt eine chronische Nephritis sekundär zum Hyperparathyreoidismus (s. dort) und über eine Hypocalcämie und Hyperphosphatämie nicht nur zu Weichteilverkalkungen, sondern auch zu Kalkablagerungen im Gehirn.

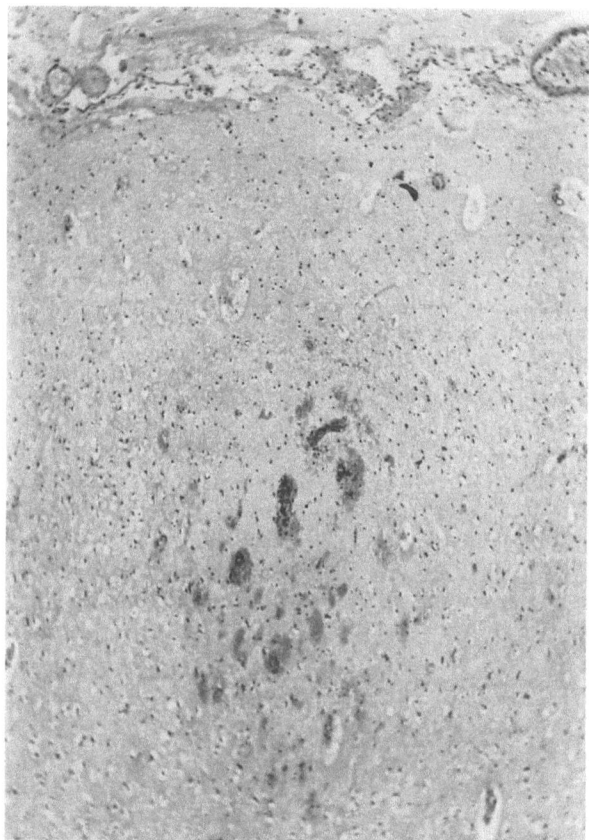

Abb. 24. Diapedesisblutungen bei Eklampsie

b) Leber

Der Einfluß der Leberfunktion auf das Gehirn war schon im Altertum bekannt. Durch die Untersuchungen von WILSON, STRÜMPELL, GALL, ALZHEIMER u.a. wurden dann die näheren Beziehungen zwischen Lebercirrhose und Gehirnerkrankungen bei der hepato-lentikulären Degeneration — der Wilsonschen Erkrankung — aufgedeckt. Bei der Hepatitis und insbesondere beim Coma hepaticum infolge Lebercirrhose verschiedener Ätiologie kommt es als Folge einer Insuffizienz der Lebertätigkeit zur Anreicherung körperfremder, nicht verwertbarer Aminosäuren, Ammoniumionen usw. im Blut, die schädigend auf das Gehirn einwirken (vgl. Wilsonsche Pseudosklerose), indem Ammoniak-Ketoglutarsäure aus dem Tricarbonsäurecyclus entfernt und die Zellatmung gehemmt wird[1]. Auf diese Beeinflussung des Zentralnervensystems bei Lebererkrankungen wurde in einer Reihe von Arbeiten aufmerksam gemacht[2], die eine beträchtliche Polypeptidvermehrung und eine

---

[1] BESSMAN 1956, GLOGNER 1967. [2] SCHAEFFER 1935, NOETZEL und OSTER 1957, LAHL 1967.

Erhöhung des Ammoniumspiegels auch im Liquor und morphologische Veränderungen nachwiesen. Ferner wurde festgestellt, daß die psychischen Alterationen mit Erhöhung des Ammoniumspiegels im Blut einhergehen und daß die Symptome durch Einschalten einer eiweißarmen Diät sich bessern lassen. Gleichartige Hirnfunktionsstörungen lassen sich beim Menschen nach portocavalem Shunt beobachten und auch im Tierexperiment reproduzieren. Durch Anlegen einer Eckschen Fistel mit Ausschaltung der Leber treten bei Hunden nach einseitiger Fleischernährung sehr bald extrapyramidale Symptome, Krämpfe und

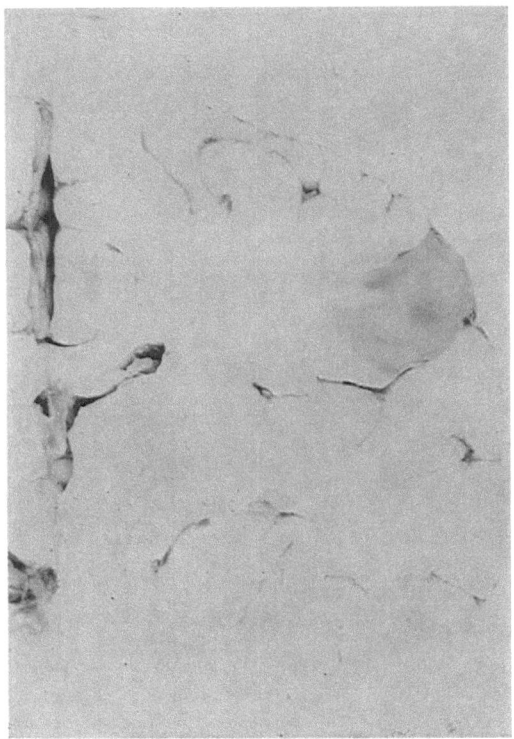

Abb. 25. Grünfärbung eines Hirninfarkts bei Ikterus

delirante bzw. komatöse Zustände auf, die nach Fleischentzug wieder schwinden können[1]. In gleicher Weise können auch beim Coma hepaticum des Menschen die Krankheitszustände durch Entgiftung des Darmes und damit des Organismus gebessert werden. Daß bei der Schädigung des Zentralnervensystems die gleichzeitig vorkommende Cholämie keine oder nur eine untergeordnete Rolle spielt, zeigt sowohl die Erfahrung beim gewöhnlichen Ikterus als auch diejenige des Tierexperimentes. Unter normalen Bedingungen wird der Gallefarbstoff nämlich an der Bluthirnschranke zurückgehalten. Beim gewöhnlichen Ikterus sieht man zwar gelegentlich eine Grünfärbung der Leptomeningen und des Plexus chorioideus, doch bleibt die Hirnsubstanz selbst meist ungefärbt. Erst nach Schädigung der Bluthirnschranke und Schädigung der Nervenzellen selbst vermag der Gallefarbstoff in die Hirnsubstanz und in die Glia einzudringen. Dieses Eindringen von Gallefarbstoff in die Hirnsubstanz sehen wir einmal beim Hirninfarkt und

---

[1] BALO und KORPASSY 1932.

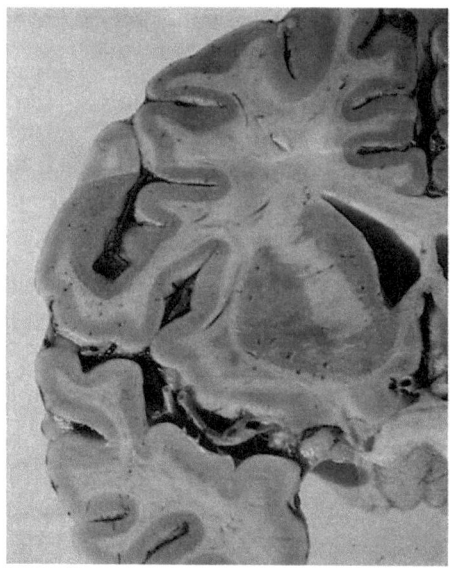

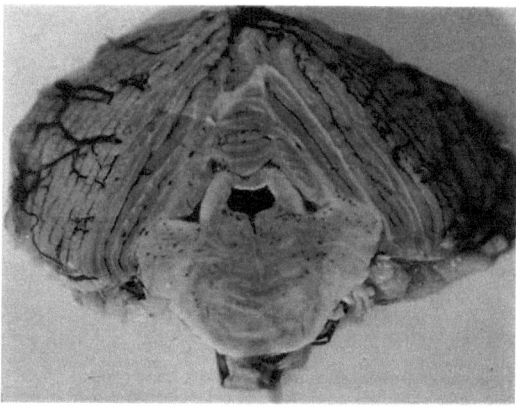

Abb. 26a u. b. Diffuse ikterische Verfärbung des Gehirns bei Coma hepaticum

gleichzeitigem Bestehen eines Ikterus, bei dem eine Grünfärbung der infarzierten Hirnpartien nicht aber des übrigen Gehirns eintritt (Abb. 25), dann aber auch beim Icterus neonati und in seltenen Endzuständen eines Coma hepaticum[1] (Abb. 26a und b).

Bei der morphologischen Untersuchung sieht man bei schweren chronischen Leberschädigungen, insbesondere aber auch bei Fällen mit Tod im Coma hepaticum am Gehirn außer einem Ödem eine Proliferation der Makroglia im Sinne der sog. Alzheimerschen Gliazellerkrankung. Bei einer durch Tetrachlorkohlenstoffvergiftung erzeugten Lebercirrhose beobachteten HASSON und LEECH (1967) im Globus pallidus eine signifikante Vergrößerung der Astrocytenkerne. Bei diesen eigenartigen Zellveränderungen handelt es sich um Degenerationsformen zunächst gewucherter, sekundär degenerierender Astrocyten mit Abblassung des Cyto-

---

[1] NOETZEL und OSTER 1957.

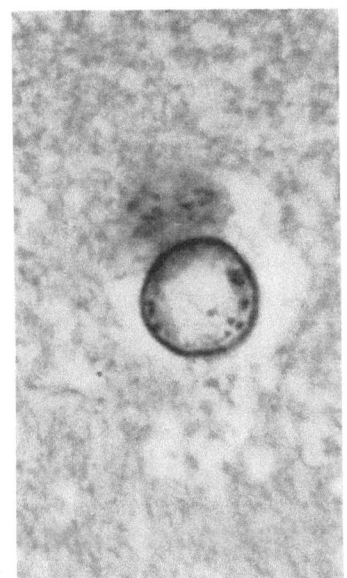
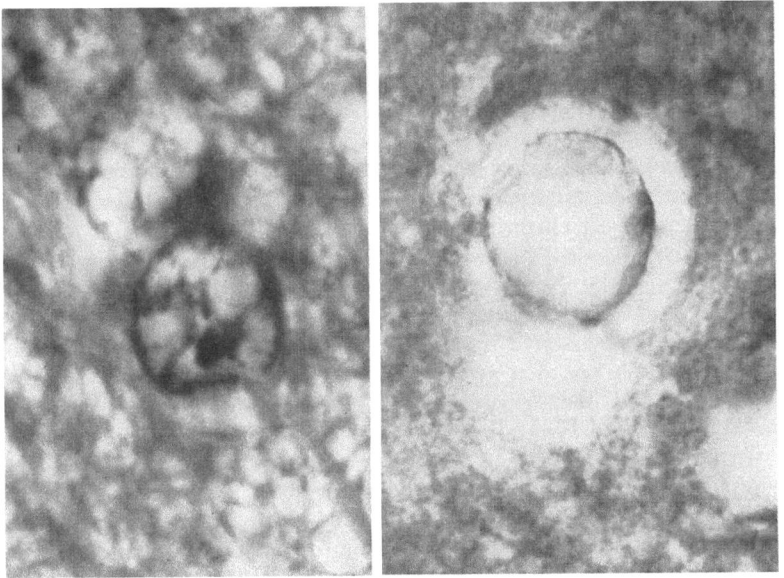

Abb. 27 a—c. Geschädigte Gliazellen und Alzheimer II-Glia bei Lebercirrhose. (Aus NOETZEL und OSTER 1957)

plasmas und Schwund sowie Auflockerung und Schwellung der Kerne und letztlich mit Auflösung der Kerne (Abb. 27). Am ausgeprägtesten findet man die mit einer spongiösen Auflockerung einhergehenden strukturellen Veränderungen im Striatum, dann aber auch im Pallidum und in der Hirnrinde. In akut verlaufenden Fällen kommen Diapedesisblutungen, gelegentlich auch Capillarsprossungen vor. Man hat hier also, wenn auch in geringem Grade, morphologische Befunde vor sich, wie sie bei der auf einer übergeordneten Stoffwechselstörung beruhenden Wilsonschen Pseudosklerose und bei der Hämochromatose vorkommen.

c) Magen

Bei der chronischen atrophischen Gastritis, beim Magencarcinom, nach Magenresektionen usw. wird nicht nur die Verdauung und damit die Verwertung der aufgenommenen Nahrung gestört, sondern es können sich auch charakteristische Erkrankungen des Nervensystems einstellen, die mittelbar mit dieser Magenerkrankung zusammenhängen, jedoch auch in gleicher Weise bei Sprue, Pellagra, Schwangerschaftsintoxikation, bei Bothriocephalus latus-Befall oder bei Diabetes mellitus und Leukämie beobachtet werden[1]. Bei diesen hier aufgezählten chronischen Erkrankungen, z. T. mit histaminrefraktärer Achylie mit Blockierung des Intrinsic-Faktors, kann das Krankheitsbild der *funikulären Myelose* entstehen. Bei der perniziösen Anämie nimmt ein Vitamin B_{12}-Mangel (Cyan-alpha-kobaltamin) die Schlüsselstellung ein. Durch eine entsprechende Substitutionstherapie — Vitamin B_{12} zusammen mit Leberextrakten — läßt sich nicht nur die perniziöse Anämie beeinflussen und beherrschen, sondern es lassen sich auch die an Rückenmark und Gehirn auftretenden degenerativen Veränderungen vermeiden oder zum Stillstand bringen. Nach neueren Umtersuchungen ist die Vitamin B_{12}-Avitaminose unmittelbar für die Rückenmarksveränderungen verantwortlich[2].

Morphologisch beobachtet man in den Frühfällen bei dieser durch Paraesthesien, Störungen der Tiefensensibilität und Schwäche der Extremitäten gekennzeichneten funikulären Myelose eine Volumenvermehrung des Rückenmarks mit Blässe und Ödem der Schnittflächen. Im Endzustand kommt es zu einer Verschmälerung des Rückenmarks mit einzelnen braunen Flecken als Folge vorangegangener Diapedesisblutungen. Im mikroskopischen Bild sieht man dann unscharf begrenzte Entmarkungen in der weißen Substanz des Rückenmarks mit Ausbildung eines Status spongiosus. Zunächst quellen kleine Gruppen von Markfasern in den Hinterstrangarealen unregelmäßig auf und verlieren dabei ihre Funktion. Später zerfallen sie in kleinere und größere Lipoideiweißkugeln. Diesem Markscheidenzerfall folgt dann ein längere Zeit andauerndes initiales Fettstadium, das mehr und mehr zu einem spongiösen Stadium führt. Hinzu kommen stets unvollkommen bleibende Reparationsversuche der Astroglia, regressive Gefäßveränderungen, geringe Zeichen einer reaktiven Entzündung und eine Fasergliose. Im Verlauf dieses Prozesses gehen auch die Achsenzylinder zugrunde. Diese Herde sind unsystematisch im Rückenmark verteilt und unterscheiden sich schon hierdurch von den systematischen Atrophien und von den Entmarkungsherden der multiplen Sklerose. Vorzugsweise werden sie jedoch im Hinterstrangareal angetroffen.

An den Gefäßen kommt es zu hyalinen Wandveränderungen. Die Ausheilung, als Therapieeffekt, ist gekennzeichnet durch gliöse Narben mit dichten Gliafaserwucherungen. Am Gehirn werden ebenfalls kleine Entmarkungen, Ringwallherde, gelegentlich mit kleinen Diapedesisblutungen und auch mit Gefäßproliferationen, also ein dem Rückenmark analoger Vorgang, angetroffen. Mit diesen Blutungen ergeben sich Beziehungen zu der Wernickeschen Erkrankung.

Bei der *Wernickeschen Erkrankung*[3] — auch Polioencephalitis haemorrhagica superior genannt — handelt es sich in erster Linie um eine Komplikation bei chronischem Alkoholabusus. Die Erkrankung wird aber auch bei Pellagra, bei Kindern Beri-Beri-kranker Mütter, gelegentlich aber auch bei Magen-Darmerkrankungen, wie Magencarcinom, Ulcus ventriculi, chronischer Gastritis und Schwermetallvergiftungen, angetroffen. Während man früher neben einer toxischen Wirkung des Äthylalkohols auch die im Trinkalkohol regelmäßig vorhandenen aromatischen Stoffe verantwortlich machte, ergaben neuere Unter-

---

[1] Lit. ERBSLÖH 1958. [2] LEHOCZKY, SÓS und HALARY 1967, ROSS und ROGGENBACH 1967.
[3] WERNICKE 1881.

suchungen, daß die morphologischen Veränderungen im wesentlichen auf einer Vitamin B_1-Hypovitaminose mit oder infolge einer Leberschädigung beruhen[1]. Experimentell konnten dann auch gleichartige morphologische Veränderungen am Zentralnervensystem bei Vitamin B_1-frei ernährten Tauben in Brücke, Medulla oblongata und Kleinhirnkernen erzeugt werden[2]. Nach neuesten Untersuchungen[3] soll beim Delirium tremens und bei dem dabei vorhandenen gesteigerten Eiweißstoffwechsel mit allgemeinen Vitamin-Mangelerscheinungen auch ein starker Mangel an Vitamin B_6 (Pyridoxin) bestehen, der sich durch den Tryptophan-

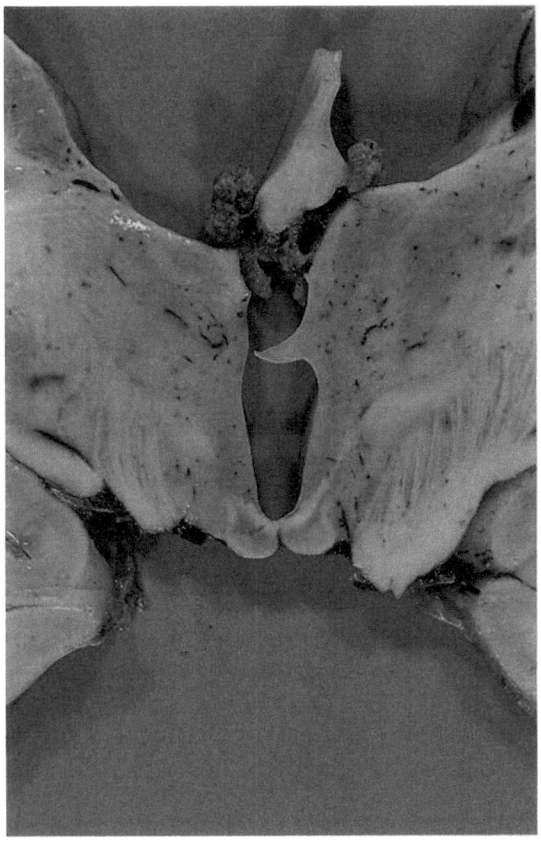

Abb. 28. Braune Pigmentierung der Corpora mammillaria infolge Eisenpigmentspeicherung bei Pseudoencephalitis haemorrhagica superior (WERNICKE) nach chronischem Alkoholismus

Xanthurensäuretest im Urin nachweisen läßt. Danach ist heute die Wernickesche Krankheit und auch die bei Alkoholikern gelegentlich auftretende dystrophische Polyneuritis (= Neuropathie mit Degeneration der Markscheide) als eine Vitamin B-Hypovitaminose anzusehen. Das heute seltenere Vorkommen der Wernickeschen Erkrankung wird mit der besseren Ernährung und damit mit der Vermeidung einer Avitaminose in Zusammenhang gebracht[4].

Die klinisch mit dem Delirium tremens und mit dem Korsakow-Syndrom einhergehende Augenmuskellähmung und polyneuritische Zeichen bietende

---

[1] JOLLIFFE, WORTIS und FEIN 1941.   [2] ALEXANDER 1940.
[3] PETERS und NEUMANN 1960.   [4] NEUBÜRGER 1957.

Krankheit zeigt morphologische Veränderungen vorwiegend im Corpus mammillare, im Bereich des zentralen Höhlengraues um den 3. Ventrikel, in der Umgebung des Aquädukts, in der Vierhügelregion und um den 4. Ventrikel. Im voll ausgebildeten Zustand sind die Corpora mammillaria durch Speicherung von Eisenpigment deutlich braungefärbt und vielfach auch atrophisch (Abb. 28). Hier sieht man eine auffällige Wucherung der Gefäßwandzellen, neugebildete Capillaren, eine mehr oder minder stark ausgeprägte Gliaproliferation und eine Schädigung der Ganglienzellen, daneben auch frische Diapedesisblutungen. Nach ULE, KOLKMANN u. BRAMBERG (1967) beginnt die Gewebsschädigung mit einer gefäßunabhängigen spongiösen Auflockerung des zwischenzelligen Grau. Die avitaminotische Stoffwechselstörung wird danach primär im Neuropil wirksam. Beim Menschen beobachtet man gelegentlich, im Experiment jedoch eindeutig, die gleichen Veränderungen mit Gefäßproliferationen und Blutungen in der Dura, wobei das charakteristische Bild der Pachymeningeosis haemorrhagica interna entstehen kann.

Länger dauerndes Magensafterbrechen, z. B. bei Schwangerschaftserbrechen oder Pylorusstenosen, kann neben der Kalknephrose und der Acetonanämie zu cerebralen Krampfzuständen und zum Tod im Koma führen. Bei diesen akuten Todesfällen findet man morphologisch lediglich ein Hirnödem.

Den hier genannten Erkrankungen mit ihren verschiedenen Ausdrucksformen liegt also im Grunde ein Mangel an Vitamin B zugrunde. Sie lassen sich im Experiment sowohl durch Entzug als auch durch Gaben von Antimetaboliten erzeugen[1]. So sollen bei einseitiger Maisernährung auch weniger der Mangel an Nicotinsäureamid (Vitamin B_2) als die schädlichen Heteroauxine, in ähnlicher Weise wie der Antimetabolit 3 Acetylpyridin, verantwortlich sein. Auch die nervösen Nebenerscheinungen bei mit Isonicotinsäurehydrazid (INH) behandelten Tuberkulosekranken werden so erklärt. Der Mangel an Vitamin B verursacht Störungen des Zellstoffwechsels und des Wasserstofftransportes insbesondere am ZNS und verursacht sowohl Schrankenstörungen, eventuell mit Diapedesisblutungen, als auch Schäden an Nervenzellen und Markscheiden.

7. Auswirkung innersekretorischer Organe auf das Nervensystem

Bei den Drüsen mit innerer Sekretion sind sowohl die Auswirkungen von Unterfunktionen als auch von Überfunktionen zu berücksichtigen, bei denen mehr oder minder charakteristische Symptome ohne oder mit morphologischen Strukturveränderungen am Nervensystem auftreten.

Die Beziehungen zwischen den Kernen des Hypothalamus (Nc. paraventricularis, supraopticus usw.) und der Hypophyse sind bekannt. Schon vor Jahren wurden sie anhand des Vorkommens einer Pubertas praecox bei Vorhandensein eines Hamartoms des Zwischenhirns beschrieben[2]. Umgekehrt unterbleibt nach Zerstörung des Infundibulums die sexuelle Ausreifung[3]. Nach den Beobachtungen, daß Hormongaben an den entsprechenden innersekretorischen Organen zu einer Aktivitätsänderung (z. B. Cortison-Nebenniere) führen, waren entsprechende Befunde auch am Zwischenhirn zu erwarten. Neuerdings konnte dann auch gezeigt werden, daß über längere Zeit verabreichtes Oxytocin und Vasopressin zu einer mit der Gomorifärbung nachweisbaren Verarmung an Neurosekret im Nc. supraopticus und paraventricularis führt[4].

Bei Unterfunktion der *Bauchspeicheldrüse* kommt es im Coma diabeticum zu einer Überflutung des Gehirns mit Glucose oder, um mit BODECHTEL und ERBSLÖH zu sprechen, ,,zu einer Erstickung des Gehirns in Zuckerwasser". Neben

---
[1] Vgl. COPER und HERKEN 1963.   [2] DRIGGS und SPATZ 1939.
[3] BUSTAMANTE, SPATZ und WEISSCHEDEL 1942.   [4] ORF 1966, Lit.

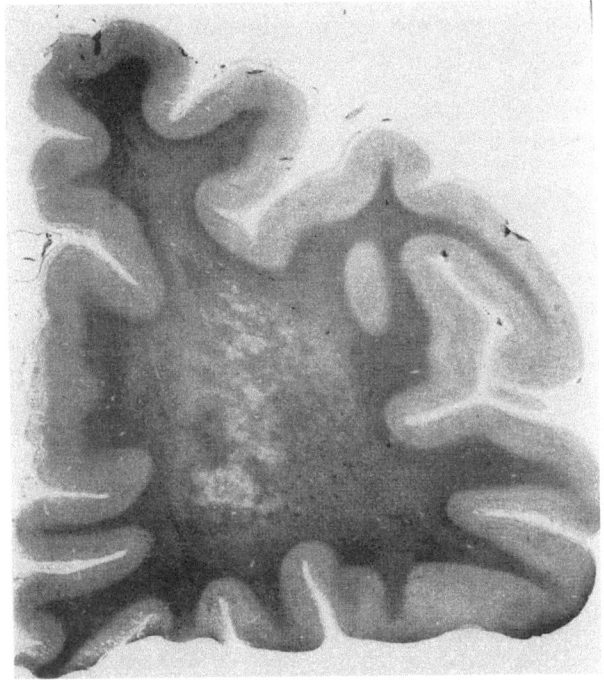

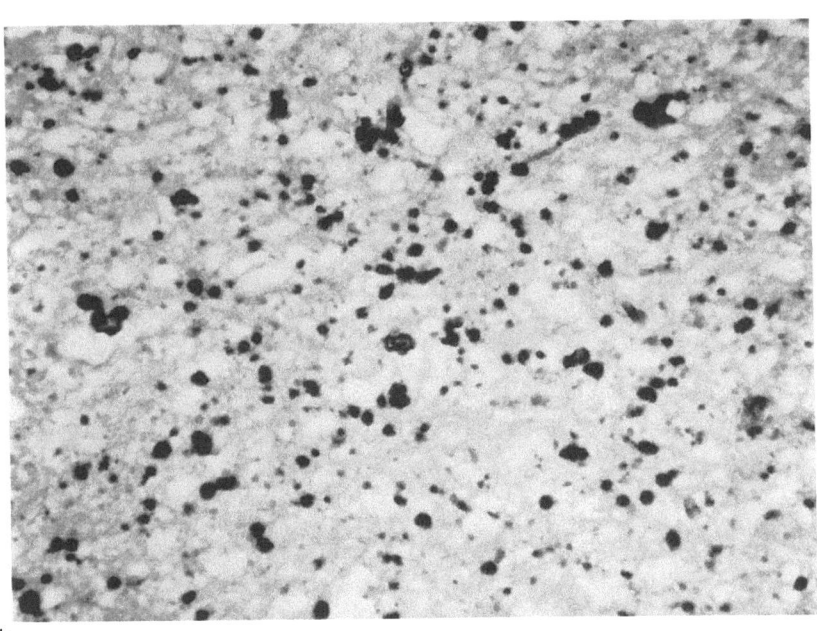

Abb. 29a u. b. Wolkige Entmarkung (a) und Ablagerungen von PAS-positiven Mucopolysacchariden (b) im Hirngewebe bei Kimmelstiel-Wilson-Syndrom

dieser Überflutung mit Glucose wirken aber auch intermediär entstehende, abwegige Stoffwechselprodukte, wie Acetessigsäure, Aceton usw. Durch die hierdurch ausgelöste histotoxische Hypoxydose können sowohl Schäden an den peripheren Nerven mit dem Bild der dystrophischen „Polyneuritis" als auch im

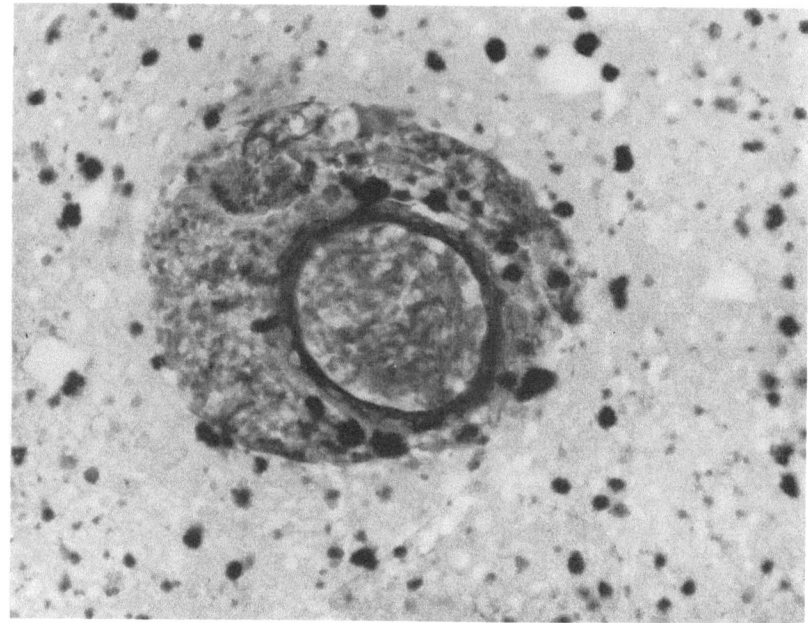

Abb. 29c. Ablagerung PAS-positiver Substanzen in der verbreiterten Gefäßadventitia

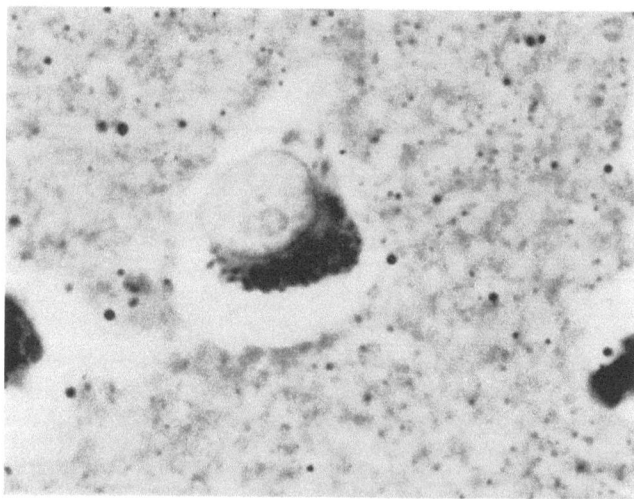

Abb. 29d. Speicherung PAS-positiver Substanzen im Cytoplasma von Ganglienzellen. (Aus SCHNEIDER, Diss. Freiburg 1963)

ganzen wenig charakteristische Veränderungen am Gehirn auftreten, wie Hirnödem im akuten Coma diabeticum oder Hyalinose und Fibrose der Gefäße sowie in den chronischen Fällen Neigung zur verfrühten Arteriosklerose. Diese Arteriosklerose führt beim Diabetiker häufiger zu Infarkten im Gehirn. Bei chronischen Diabetikern kann es ferner über einen Befall der Niere mit Ausbildung eines *Kimmelstiel-Wilson-Syndroms* gelegentlich auch zur hypertonischen Massenblutung oder zur Urämie kommen.

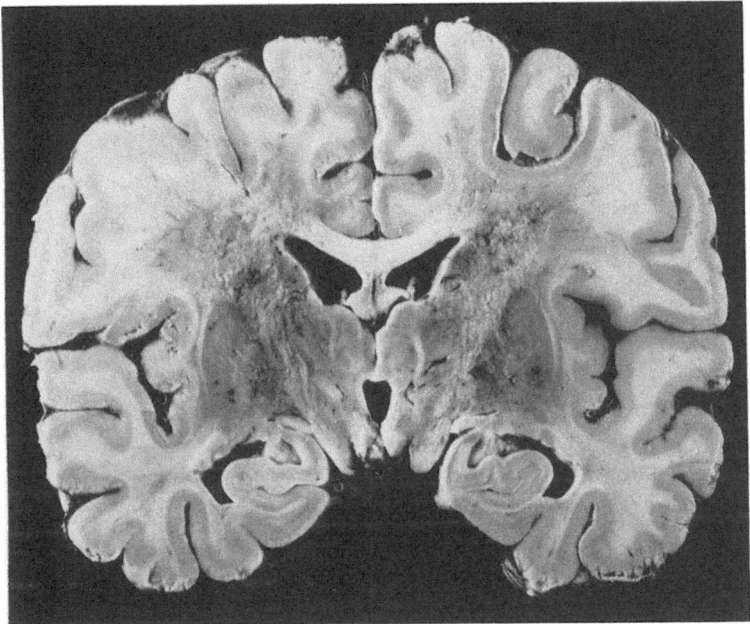

Abb. 30. Kalkablagerung im Zentrum semiovale und in der inneren Kapsel bei Hypoparathyreoidismus

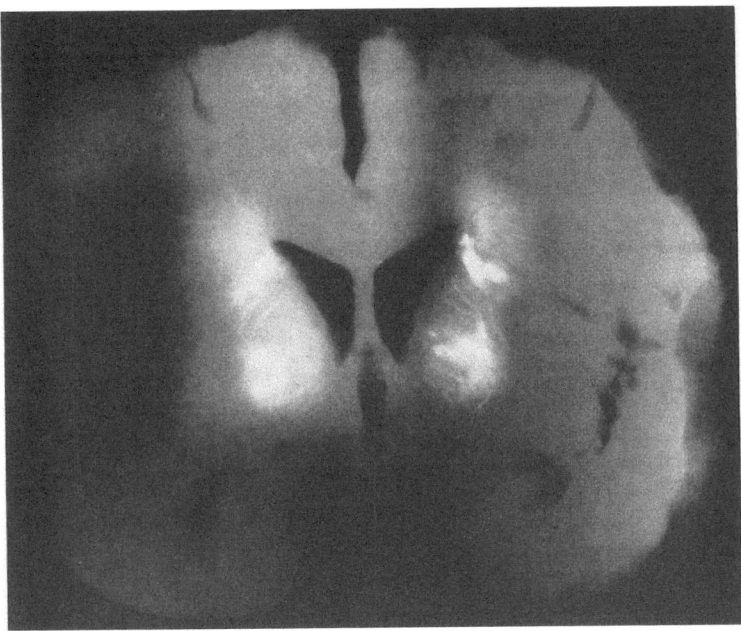

Abb. 31. Röntgenbild der gleichen Hirnscheibe. Darstellung der Verkalkungen in Mark, innerer Kapsel und Pallidum

In einem Fall von jugendlichem Diabetes mellitus mit 17jähriger Krankheitsdauer und Ausbildung eines Kimmelstiel-Wilson-Syndroms beobachteten wir darüber hinaus am Gehirn, in gleicher Weise wie in den Nierenglomerula, schollige Ablagerungen PAS-positiver

Substanzen teils in der Gefäßadventitia, teils frei im Mark. Darüber hinaus auch Ansammlungen von PAS-positiven Granula im Cytoplasma der Ganglienzellen[1]. Gleichzeitig bestand dabei eine wolkige Markscheidenaufhellung der Marksubstanz, die ebenfalls als Ödemfolge zu deuten ist. Ähnliche Beobachtungen am Gehirn[2] und am Rückenmark[3] wurden inzwischen von anderen Autoren beschrieben und z. T. als hypoglykämische, teils als Folge einer Stoffwechselstörung angesehen (Abb. 29a—d).

Bei der *Überfunktion des Pankreas* (Inseladenom) führt, wie schon erwähnt, eine akute Hypoglykämie zum hypoglykämischen Koma, das z. B. bei der akuten Insulinvergiftung durch Traubenzuckergaben vermieden werden kann. In Todesfällen akuter Hypoglykämie findet man morphologisch lediglich eine ausgesprochene Blutüberfüllung der Hirngefäße und ein Ödem. In Fällen mit längerer

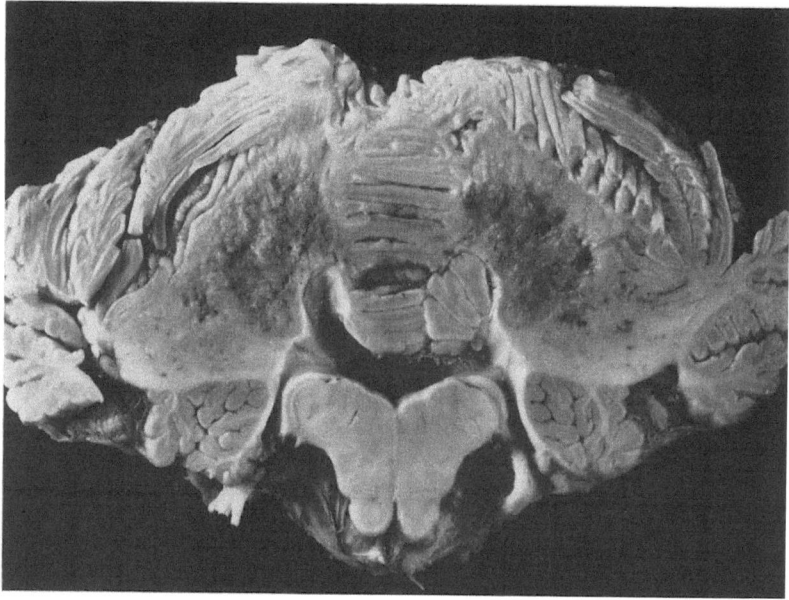

Abb. 32. Kalkablagerungen im Kleinhirnmark und im Nucleus dentatus

Überlebenszeit treten neben elektiven Parenchymnekrosen in der Hirnrinde oder im Ammonshorn gelegentlich Ganglienzellveränderungen mit diffuser Verteilung, ferner zirkulatorisch bedingte Störungen und Ödemfolgeerscheinungen mit erheblichen Entmarkungen hinzu.

Bei der *Nebenniere* ist zwischen den Störungen der Nebennierenrinde und denen des Nebennierenmarks zu unterscheiden. Bei einem Versagen der Nebennierenrinde, also bei Störungen der Cortison- und ACTH-Produktion, sind morphologische Gehirnbefunde nicht bekannt. Eine *Überfunktion des Markanteiles* der Nebenniere, wie z. B. beim Phäochromocytom, das gelegentlich erblich vorkommt, verursacht anfallsweise eine Ausschüttung von Adrenalin und dadurch Bluthochdruckkrisen, die gar nicht selten schon in jungen Jahren eine hypertonische Massenblutung zur Folge haben können. Die *Insuffizienz* des Nebennierenmarks hat eine Adynamie zur Folge. Die akute Nebenniereninsuffizienz, wie z. B. beim Waterhouse-Friderichsen-Syndrom infolge perakuter Meningokokkensepsis, kann ein Hirnödem zur Folge haben, wobei allerdings die Infektion wesentlich daran beteiligt ist. Andererseits kann aber auch ein postoperatives

---
[1] SCHNEIDER 1963.   [2] RESKE-NIELSEN und LUNDBAEK 1963.   [3] RIEDEL 1965.

Schocksyndrom der Nebenniere zum Hirnödem oder gar zur Ödemnekrose mit serös-plasmatischer Exsudation führen, wie dies von ERBSLÖH (1958) in einem Fall gesehen wurde.

Auch beim Morbus Addison wurden epileptische Anfälle, Koma und Todesfälle an akutem Hirnödem gesehen[1]. Ferner können therapeutische Dosen von Cortison Persönlichkeitsveränderungen und selbst Psychosen auslösen. So be-

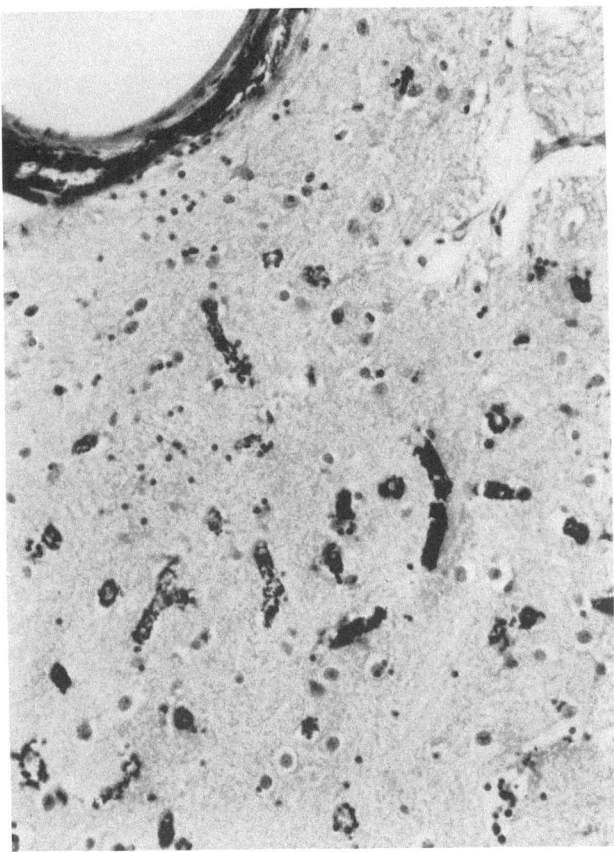

Abb. 33a. Kalkablagerung in Großhirn, um Capillaren und in der Wand größerer Gefäße

obachteten CLEGHORN und PATTEE (1954) während der Cortisontherapie in 70% der Fälle Euphorie und in 5% Psychosen. Die Ausbildung eines Hirnödems mit dem klinischen Bild eines Pseudotumor cerebri bei mit Cortison behandelten Rheumatismus- und Asthma-Kranken wurde auf die Wirkung über längere Zeit verabreichter Corticosteroide zurückgeführt[2].

Die *Schilddrüsen*überfunktion verursacht auch bei klinisch auffälliger Symptomatologie mit nervöser Übererregbarkeit und eventuellem Koma oft überhaupt keine morphologischen Schäden am Zentralnervensystem, und selbst im Coma basedowicum wurden bisher nur uncharakteristische Ganglienzellveränderungen, Nervenzellausfälle und eine Aktivierung der Glia beschrieben. Auch am peripheren

---
[1] GLOWACKI, GUAZZI, ALVISI, GAMBETTI, JONCKHEER und TASSINARI 1965, Lit.
[2] Siehe GLOWACKI u. Mitarb. 1965.

Nervensystem und an der Muskulatur liegen bisher nur wenige verwertbare Befunde vor (thyreotoxische Myopathie)[1], die auf einen Kaliumverlust der Muskulatur bezogen werden[2]. Bei der Schilddrüsen*aplasie* und beim Kretinismus in endemischen Kropfgebieten wurden neben der Neigung zur vorzeitigen Arteriosklerose gefäßabhängige Parenchymschäden im Gehirn und eine Chromatolyse angegeben. Beim *Myxödem* findet sich neben der Neigung zur vorzeitigen Arterio-

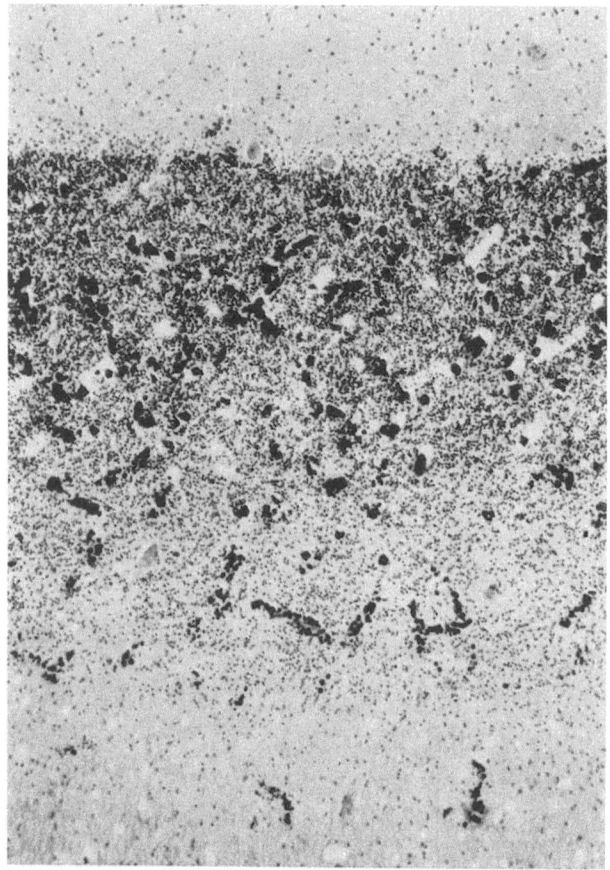

Abb. 33 b. Kalkablagerung in Kleinhirn um Capillaren und in der Wand größerer Gefäße

sklerose eine Atrophie und Abblassung der Nervenzellen mit Schwund der Nisslsubstanz. Beim angeborenen Kretinismus sind Differenzierungsstörungen der Hirnrinde, Mikroencephalien, Kleinhirnhypoplasien, vereinzelt mit Heterotopien, bekanntgeworden.

Der *Hypoparathyreoidismus*, häufig einhergehend mit Tetanie, gelegentlich auch mit Epilepsie und Oligophrenie, beruht auf einer Schädigung der Nebenschilddrüse z. B. nach Strumektomie oder auf dem Pseudohypoparathyreoidismus als Ausdruck einer erblichen familiären Erkrankung[3]. Der Hypoparathyreoidismus führt zu Veränderungen an Haut und Augen (Katarakt) und häufig auch zu Kalkablagerungen im Gehirn. Diese nach FAHR benannte cerebrale Verkalkung findet sich um die Gefäße und in den Gefäßwänden des Centrum semiovale, der

---

[1] Literatur bei ADAMS u. Mitarb. 1962.   [2] BANSI 1955.   [3] SCHWARZ 1964.

Capsula interna und der Stammganglien (Pallidum, Caudatum, Thalamus, Nucleus niger) (Abb. 30 und 31), sehr ausgeprägt im Nc. dentatus (Abb. 32 und 33) und in der Kleinhirnrinde, aber auch in der grauen Substanz des Großhirns[1]. Bei dieser Erkrankung besteht eine Hypocalcämie und eine Hyperphosphatämie. Letztere ist verantwortlich für die cerebrale Kalkablagerung.

Beim *Hyperparathyreoidismus*, z. B. Nebenschilddrüsenadenomen, die mit einer Hypercalcämie einhergehen, kommt es dagegen anscheinend nicht zu diesen cerebralen Verkalkungen; wahrscheinlich weil hierbei die Phosphatkonzentration niedrig ist[2]. Andererseits beobachtet man jedoch bei chronischen Nierenerkran-

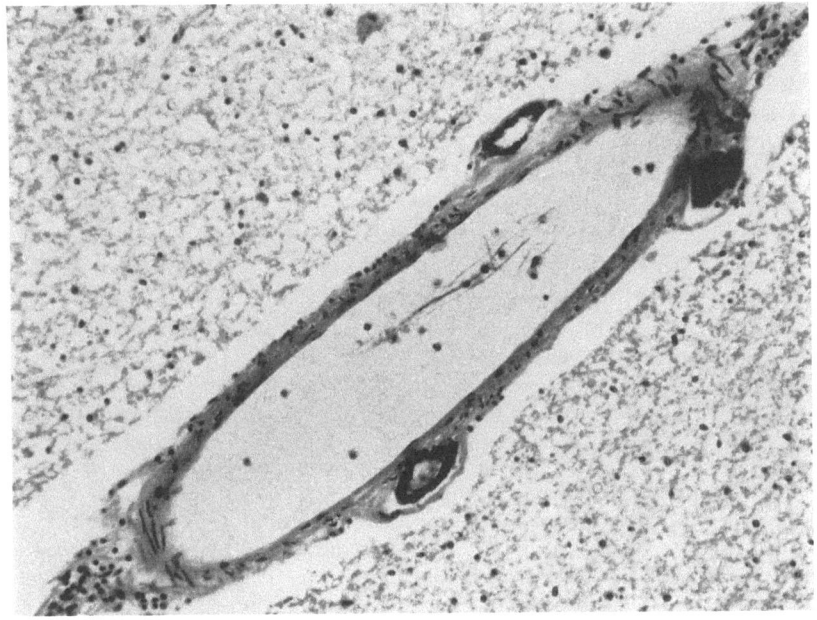

Abb. 34. Kalkschollen in der Adventitis größerer Gefäße

kungen gelegentlich auch Kalkablagerungen im Bereich des Pallidum (Abb. 34) (z. B. bei der frühkindlichen Schrumpfniere). Hierbei entwickelt sich eine sekundäre Nebenschilddrüsenhyperplasie. Die Pathogenese der cerebralen Verkalkungen ist noch nicht völlig geklärt. Ob und inwiefern das Thyreocalcetonin[3] hierfür verantwortlich ist, bedarf noch weiterer Untersuchungen.

8. Auswirkungen übergeordneter Stoffwechselerkrankungen auf das Nervensystem

Dieser Krankheitsgruppe liegt in der Mehrzahl der Fälle eine angeborene, vielfach erbliche Enzymschwäche oder Enzymblockade zugrunde. Diese kann schon im Säuglingsalter, oft aber auch erst im Laufe des Lebens durch eine pathologische Anreicherung oder Speicherung von Stoffwechselzwischenprodukten zu einer Schädigung im Nervensystem führen. Während bei der Mehrzahl dieser Erkrankungen, bei denen wir die Phänomenologie und den morphologischen Befund kennen, die eigentliche Ursache der Stoffwechselstörung noch nicht genau

---
[1] OSTERTAG 1930, ROTH und NEVSIMAL 1964, PILLERI 1966.
[2] SCHWARZ 1964.   [3] ROBINSON 1966, FOSTER 1966, SEIFERT 1965.

bekannt ist, kann man bei einigen doch schon durch entsprechende diätetische Maßnahmen die Krankheit verhindern bzw. den Krankheitsablauf günstig beeinflussen.

Auf einer *Hypokaliämie* beruht die von WESTPHAL (1885) beschriebene erbliche periodische *paroxysmale Lähmung*. Hierbei sinkt im Anfall das Kalium im Serum auf 7—10 mg-% ab. Durch orale Gaben von Kalium kann die Lähmung durchbrochen werden. Es ist bisher noch nicht geklärt, ob primär ein Enzymdefekt oder eine Störung der Membranfunktion vorliegt. *Histologisch* findet man im Anfall in der sich teigig anfühlenden Muskulatur im Zentrum der Muskelfasern Vacuolen; ein Befund, der aber auch bei anderen Erkrankungen erhoben werden kann, z. B. beim Tetanus. Neuerdings wird die paroxysmale Lähmung von einigen Autoren als sekundärer Hyperaldosteronismus aufgefaßt. Interessanterweise gehen bei der Adynamia hereditaria ganz ähnliche Lähmungszustände mit einer Hyperkaliämie einher[1].

Bei der recessiv erblichen *Wilsonschen Pseudosklerose* ist das Vorkommen von Gehirnveränderungen zusammen mit einer Lebercirrhose schon lange bekannt. Auch weiß man um die pathologische Speicherung von Kupfer in Organen, in Iris und Gehirn bei dieser Erkrankung. Neuere Untersuchungen deckten als Ursache dieser Stoffwechselstörung einen Mangel an *Caeruloplasmin* auf[2]. Neben der Kupferspeicherung besteht bei der Wilsonschen Pseudosklerose auch eine beträchtlich vermehrte Ausscheidung von Aminosäuren (Threonin, Cystin, Serin, Glycin usw.). Es wird angenommen, daß das Caeruloplasmin als Regulator bei der Absorption und Speicherung des Kupfers wirkt. Unter kupferfreier Diät und gleichzeitiger Anwendung kupferausschwemmender Medikamente (D-Penicillinamin-HCl) können sich, sofern noch keine irreparablen Schäden gesetzt wurden, die neurologischen Symptome zurückbilden und auch die gestörten Leberfunktionen wieder normalisieren[3].

Die hierbei vorkommenden morphologischen Veränderungen am Gehirn sind denen ähnlich, die auch bei Lebercirrhose anderer Genese beobachtet werden. Vorwiegend infolge des chronischen Verlaufes der Erkrankung sieht man hier neben den histologisch sichtbaren Gliazellveränderungen auch eine wabenartige Auflockerung im Bereich der Stammganglien. Mit diesen morphologischen Zeichen der Hirnschädigung können die klinischen Symptome, wie zunehmende Demenz und extrapyramidale Zeichen, in Zusammenhang gebracht werden.

Bei der auf einer Störung des Eisenstoffwechsels beruhenden *Hämochromatose* findet man außer der Pigmentcirrhose der Leber auch eine Speicherung von Eisen- und Ceroid-Pigment in den Körperorganen, in der Haut und auch im Gehirn. Hier findet sich die Speicherung vor allem im Plexus chorioideus, in geringem Maße auch im Infundibulum und in der Area postrema[4]. Im Gehirn selbst beobachtet man gelegentlich, ähnlich wie bei den Lebercirrhosen und wie bei der Wilsonschen Erkrankung, eine Proliferation von Gliazellen und degenerative Veränderungen in den Stammganglien (Abb. 35a und b). Die pathologisch gesteigerte Einlagerung von Eisen in die Organe und die Gewebsschäden werden als Folge einer Transportstörung für Eisen bei Defektproteinämie mit Mangel an nicht gesättigtem Transferrin angesehen[5]. Die Ursache ist in einer spezifischen Insuffizienz des Transportmilieus für Eisen zu suchen, wobei eine Defektproteinämie in Form einer offenbar kongenitalen Atransferrinämie für die Entstehung verantwortlich ist (HEILMEYER u. Mitarb. 1961; BENNHOLD 1963).

---

[1] Vgl. BECKER 1953, 1964, Lit.
[2] SCHEINBERG und GITLIN 1952, HOLMBERG und LAURELL 1948.
[3] LANGE 1963, 1967, WEINER 1964, WALLAUER und HARBAUER 1967.
[4] CAMMERMEYER 1947. [5] BENNHOLD 1963, 1965 (Lit.), BENNHOLD und OTT 1961.

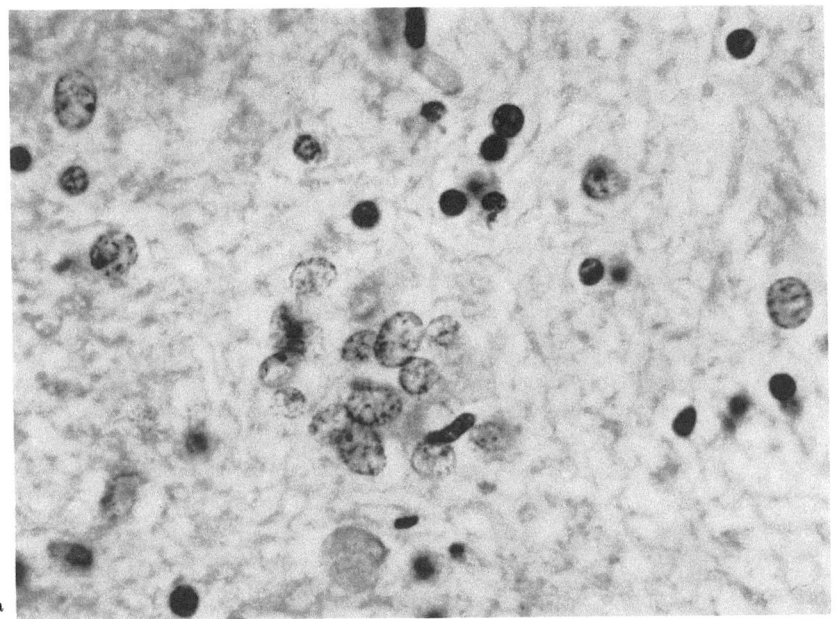

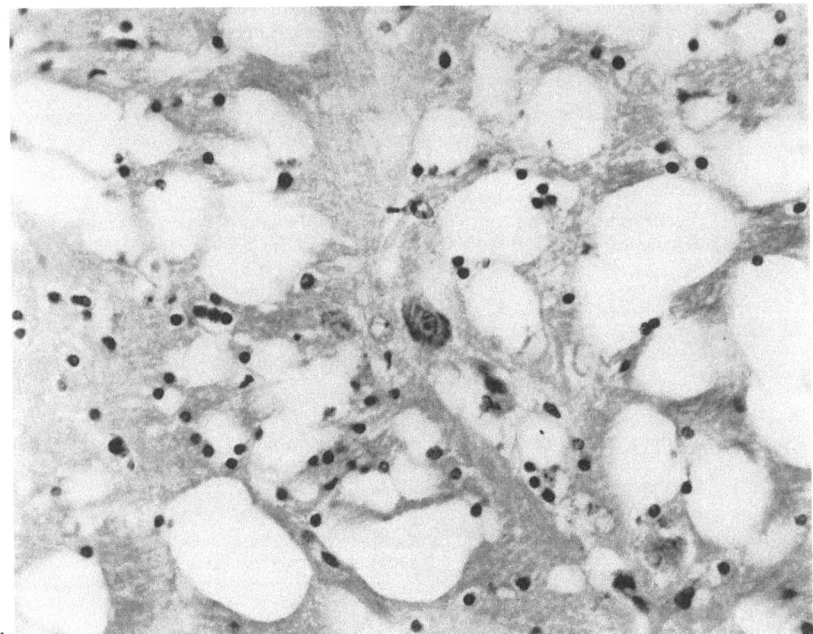

Abb. 35a u. b. Gliaproliferation (a) und spongiöse Auflockerung im Putamen (b) bei Lebererkrankungen. (Aus NOETZEL und OSTER 1957)

Aus der Gruppe der angeborenen Eiweißstoffwechselstörungen (s. Tabelle 1)[1] führen die *Phenylketonurie* (FÖLLING) und die *Ahornsirupkrankheit* zu schweren degenerativen Schäden am Gehirn[2].

---
[1] PLATT, BENEKE, PEIFFER und SCHMIDT 1966.
[2] Übersicht über die angeborenen Stoffwechselstörungen bei: BICKEL, H., u. H. CLEVE, Metabolische Schwachsinnsformen. Humangenetik, Bd. V/2, S. 206. Stuttgart: Georg Thieme 1967.

Tabelle 1. *Zusammenstellung einiger*

Krankheitsbild	Stoffwechselstörung	Klinische Symptome	Blut-Serum
Ahornsirupkrankheit (Valin-Leucin-Urie)	Oxydative Decarboxylierung der Ketosäuren, die aus *Leucin, Isoleucin* und *Valin* entstehen, nicht möglich	Körperliche und geistige Entwicklungshemmung, Krampfanfälle. Suppenwürzegeruch	Säuren erhöht, Leucin, Isoleucin, Valin und entsprechende Ketosäuren erhöht
Albinismus	Mangel an Tyrosinase in den Melanocyten	Pigmentmangel an Haut, Haaren und Augen	
Alkaptonurie	Mangel an Homogentisinase. Homogentisinsäure, die aus *Tyrosin* entsteht, kann nicht zu Fumarylacetatessigsäure abgebaut werden	Blauschwarze Verfärbung von Nase und Ohrmuscheln. Spondylarthrosis und Arthrosis deformans. Schwarze Verfärbung des Urins beim Stehen oder nach Zusatz von Alkali	Homogentisinsäure
Cystinose		Körperliche Entwicklungshemmung. Acidose, Rachitis, Osteoporose	Erniedrigung des anorganischen Phosphats. Mäßige Erhöhung der alkalischen Phosphatase
Hartnup-Syndrom	Störung der Transportmechanismen für *Tryptophan* (eventuell auch für andere Aminosäuren) in Nierenzellen und Darmschleimhautepithelien	Photodermatose. Cerebrale Ataxie. Plötzliche Kollapszustände. Hartnäckige Kopfschmerzen. Verminderter Intelligenzquotient	Aminosäuren normal oder erniedrigt
Hyperhistidinämie	Mangel an Histidase	Reduzierung des Intelligenzquotienten. Mäßiger Kleinwuchs	Serotoninspiegel erniedrigt
Oxalose	Vermehrte Bildung von Oxalsäure aus Glykokoll	Rezidivierende beidseitige Urolithiasis in der Kindheit. Leibschmerzen, Hämaturie, Polyurie, Erbrechen. Anämie, Müdigkeit, Pyelonephritis, Cystopyelitis und Blutdruckerhöhung	Im Endstadium Rest-N. Steigerung, Hyperphosphatämie und Hypocalcämie. Hyperkaliämie
Phenylketonurie	Mangel an Phenyl-Alanin-Hydroxylase. Umwandlung von Phenylalanin zu Tyrosin blockiert. Phenylalanin wird daher zu Phenylpyruvat abgebaut	Schwachsinn. Gewisse Tendenzen zum Kleinwuchs. Helle Haut- und Haarfarbe. Muffiger mäuseartiger Körpergeruch. Neigung zu Ekzemen, Dermatitiden	Serumphenylalaninspiegel erhöht
Tyrosinose	Störung des Abbaues von Hydroxyphenylpyruvat, das aus *Tyrosin* entsteht, zu Homogentisinsäure		

Der von FÖLLING entdeckten[1], ebenfalls erblichen *Phenylketonurie* (Brenztraubensäureschwachsinn), die durch eine Pigmentverarmung von Haut und Haaren und durch eine Oligophrenie unterschiedlich schweren Grades gekenn-

[1] FÖLLING u. Mitarb. 1934.

erblicher Eiweißstoffwechselstörungen

Urin	Morphologische Befunde	Häufigkeit	Vererbung
Leucin, Isoleucin, Valin und entsprechende Ketosäuren erhöht	Leucinkristalle in Geweben (Leber, Niere), Entwicklungshemmung des Gehirns. Status spongiosus des Gehirns	Etwa 25 Fälle beschrieben	Autosomal recessiv
	Fehlen des Melanins an Iris, Sklera, Uvealtrakt, Retina, Haut und Haaren	0,005 bis 0,7%	Vorwiegend einfach, recessiv
Homogentisinsäure	Dunkelbraune bis schwarze Verfärbung von Knorpel, Sehnen, Sehnenscheiden, Fascien, Periost, Conjunctiven. Prostata, Samenblasen, Hypophyse, Niere	0,00001 bis 0,0001%	Autosomal recessiv
Cystin. Andere Aminosäuren. Glucose	Ablagerung von Cystinkristallen im RES von Milz, Leber, Lymphknoten und Knochenmark	Etwa 80 Fälle beschrieben	Autosomal recessiv
Tryptophan, Glutamin, Asparagin, Alanin, Serin, Histidin, Tyrosin, Indolkörper		Etwa 15 Fälle beschrieben	Autosomal recessiv
Histidin, Imidazol-Brenztraubensäure. Imidazol-Milchsäure, Imidazol-Essigsäure		Etwa 20 Fälle beschrieben	
Oxalsäure	Nierensteine, Nierenschrumpfung. Histologisch: Zahlreiche anisotrope zackige Kristalle. Außerdem Kristalle in Knorpel, Knochenmark, Herz, Milz	Etwa 65 Fälle beschrieben	
Phenylpyruvat, Phenylacetat, Phenyllactat	Myelinisierungsstörungen (vor allem im Opticusgebiet). Fettige Degeneration der Leber	0,002 bis 0,006%	Autosomal recessiv
Tyrosin, p-Hydroxyphenylpyruvat		1 Fall beschrieben	

zeichnet ist, liegt ein Enzymblock im Aminosäureabbau von Phenylalanin zu Tyrosin zugrunde (Fehlen der Phenylalanin-hydroxylase) (Tabelle 2)[1]. Hierdurch entstehen im Körper toxisch wirkende Mengen von Phenylalanin, Phenylbrenz-

---

[1] Aus BICKEL und GRÜTER 1961.

Tabelle 2. *Phenylalanin-Stoffwechselweg*

→ = Hauptweg des normalen Stoffwechsels; ⇢ = Stoffwechselweg bei Phenylketonurie;
‖ = Block bei Phenylketonurie.

traubensäure, Phenolen und Indolen, die im Urin nach Zugabe von $FeCl_3$ durch eine Grünfärbung sichtbar gemacht werden können. Morphologisch kommt es wegen dieser endogenen Intoxikation oder Mangelzuständen infolge einer Störung des Aminosäureangebotes zu einer Markscheidenlichtung und zu Ganglienzellschäden. Neuerdings[1] wurde gezeigt, daß durch eine Diät, der das Phenylalanin weitgehend entzogen wird, bei Einsetzen der Diät schon im Säuglingsalter die normale Entwicklung gefördert werden kann, so daß auch die geistige Entwicklung keine auffälligen Schäden erleidet. Selbst die schon erkennbare Krankheit und die schon bemerkten cerebralen Symptome können unter dieser Behandlung gebessert werden[2].

Die ebenfalls erbliche Ahornsirupkrankheit (Valin-Leucin-Urie) (Abb. 36) beruht auf einem Block in der oxydativen Decarboxylierung der Ketosäuren der verzweigtkettigen Aminosäuren (Valin, Leucin und Isoleucin) (Tabelle 3). Diese Abbaustörung führt zu einer Anhäufung der drei genannten Aminosäuren und ihrer Ketosäuren im Blut und zur Ausscheidung im Urin. In nichtbehandelten Fällen lassen sich Eiweißkristalle in vielen Organen, vor allem in Niere und Leber,

---

[1] BICKEL 1960. [2] BICKEL und GRÜTER 1961, BICKEL und BREMER 1967.

nachweisen[1]. Die Gehirnschädigung, die im Mittelpunkt der Schädigung steht und kausal mit dem erblichen Enzymdefekt zusammenhängt, ist durch einen Status spongiosus und eine Störung der Myelogenese bzw. einen Myelinisierungsdefekt gekennzeichnet[2] (Abb. 37 aus DIETZEL-MARTIN 1964). Bei entsprechender Diät

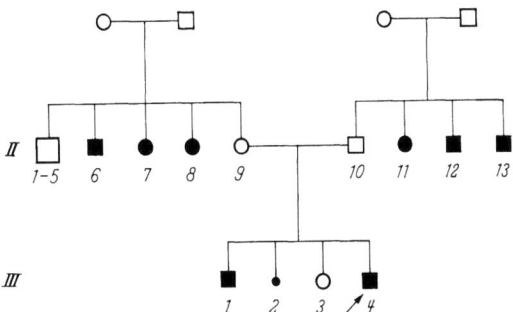

Abb. 36. Stammbaum einer Familie mit Ahorn-Sirup-Krankheit. (Aus LONSDALE 1963)

Tabelle 3. *Abbau der verzweigtkettigen Aminosäuren und Darstellung des Stoffwechselblocks bei der Valin-Leucin-Urie.* (Nach SNYDERMAN und HOLT jr.)

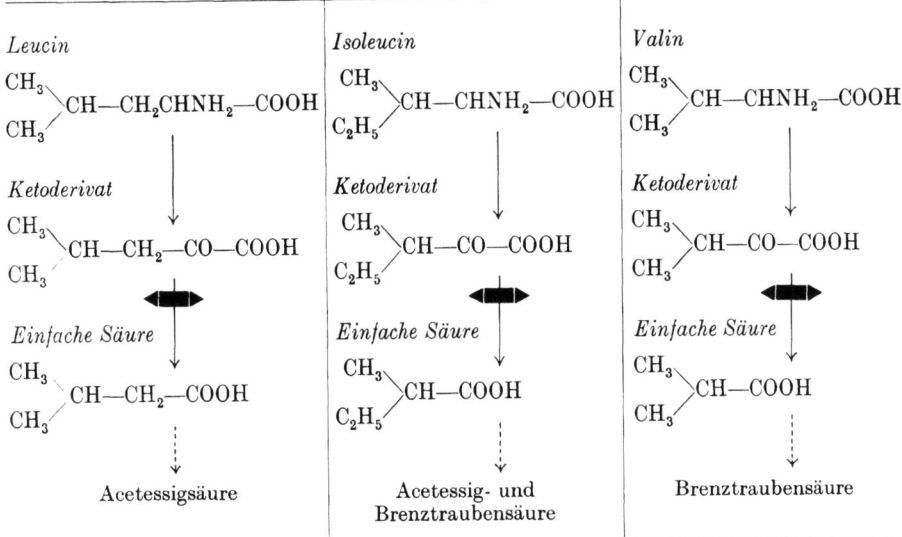

können die Eiweißniederschläge in den Organen schwinden und die gestörte Myelinisierung sich normalisieren[3].

Ähnliche Versuche sind bei einer Reihe anderer z. T. mit Schwachsinn einhergehender Stoffwechselstörungen, wie der Galaktosurie, anderen nichtdiabetischen Mellitosurien[4] und nicht zuletzt bei der Wilsonschen Erkrankung (s. dort) im Gange.

Bei einer anderen Gruppe von angeborenen Stoffwechselerkrankungen kommt es zur Einlagerung von morphologisch erkennbaren Stoffwechselprodukten, wie Sphingomyelin, Gangliosiden, Cerebrosiden und Lipiden (Refsum-Krankheit)[5] in

---

[1] Ähnliche Gehirnveränderungen werden von DIEZEL und MARTIN (1966) bei der Glycinose beschrieben.
[2] DIEZEL und MARTIN 1964.
[3] SCHMIDT, BENECKE und PEIFFER 1965, LINNEWEH und SOLCHER 1965, SANDER, CLOTTEN, NOETZEL und WEHINGER 1968, GOEDDE, KELLER, BLUME, HENSE und BRACKERTZ 1968.
[4] SCHREIER 1959, SCHREIER u. Mitarb. 1963.   [5] STEINBERG u. Mitarb. 1967.

Körperzellen, wobei das Gehirn mitbefallen oder sogar bevorzugt betroffen sein kann. Die im Zentralnervensystem gespeicherten Stoffe finden sich einmal in den Ganglienzellen, wie bei der *amaurotischen Idiotie* oder bei der *Glykogenspeicherkrankheit*, oder in Gliazellen bzw. Bindegewebszellen, wie bei der *Pfaundler-Hurlerschen Krankheit* und bei der *diffusen Sklerose, Typ Krabbe*, oder in beiden Zellarten, wobei dann Unterschiede hinsichtlich des gespeicherten Stoffes bestehen können. Nach KLENK (1953, 1955) sind diese Stoffe nach ihrer Konstitutionswirkung nahe verwandt und dürfen als Glieder einer Genwirkkette angesehen werden. Be-

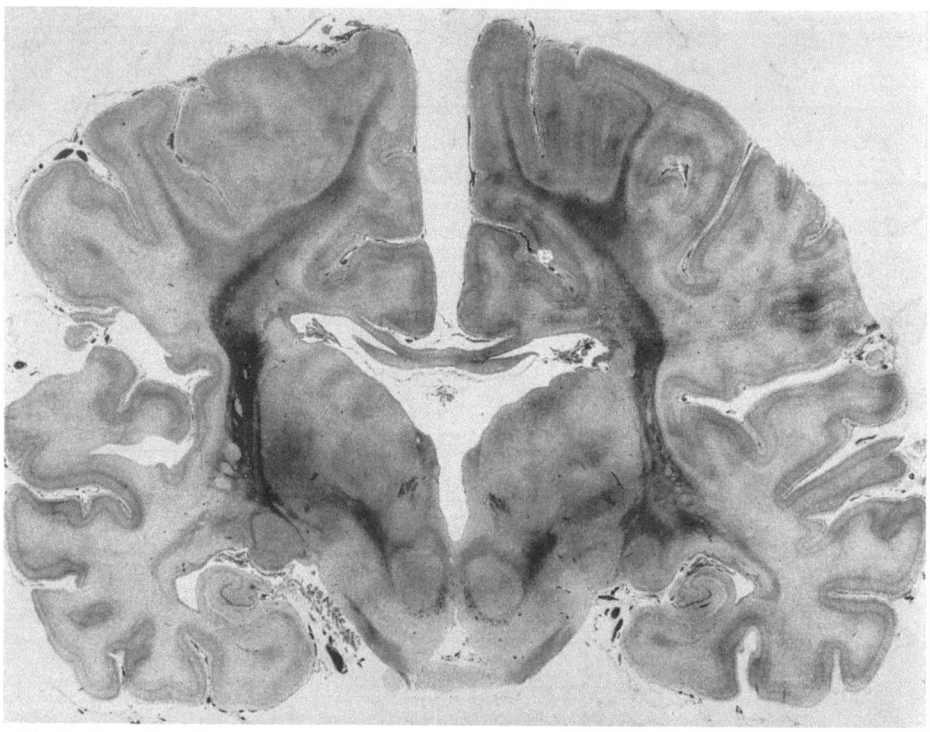

Abb. 37. Ahorn-Sirup-Krankheit (707/61), Großhirn (Paraffinschnitt, Markscheidenfärbung nach HEIDENHAIN-WÖLCKE), 2:1. Der durch beide Hemisphären gelegte Schnitt zeigt die Ausdehnung der gehemmten Markreifung. Es sind nur stammesgeschichtlich alte Faserzüge unterschiedlich gut myelinisiert (Pyramidenbahn, Sehbahn, Riechbahn). (Aus DIEZEL und MARTIN 1964)

merkenswert ist, daß Cerebroside und Sphingomyeline im Fetalleben noch vollständig fehlen und erst später zur Zeit der Markreifung gebildet werden. Bei diesen Speicherkrankheiten kennt man sowohl einen Beginn in frühester Kindheit als auch ein Auftreten in späteren Lebensjahren.

Während bei der *Gaucher-Krankheit* bis heute keine eindeutige Beobachtung bekannt ist, bei der das Zentralnervensystem an dem Speicherprozeß beteiligt ist, wird bei der *amaurotischen Idiotie* das Zentralnervensystem bevorzugt befallen. Bei der letzteren unterscheidet man nach dem Beginn der Erkrankung eine *infantile* Form (TAY-SACHS) mit einem Krankheitsbeginn bei der Geburt bis etwa zum 2. Lebensjahr, eine *spätinfantile* (BIELSCHOWSKY) mit Krankheitsbeginn zwischen dem 4. und 6. Lebensjahr, eine *juvenile* (SPIELMEYER-VOGT) mit Beginn zwischen dem 6. und 10. Lebensjahr und eine *Spätform* (KUFS-HALLERVORDEN) mit Beginn nach der Pubertät. Über den Beginn in den verschiedenen Lebensaltern hinaus unterscheiden sich die einzelnen Formen auch durch eine qualitativ verschiedene Zusammensetzung der Lipoidgemische[1]. Dabei ergeben sich dann auch Unterschiede bei Anwendung verschiedener Färbungen im histologischen Bild und in der klinischen Symptomatologie.

Während die infantile Form neben der Idiotie auch noch eine Amaurose mit charakteristischen Veränderungen am Augenhintergrund aufweist, stehen bei anderen Formen dieser Erkrankung bei geringeren oder fehlenden Sehstörungen neurologische Symptome wie Kleinhirnstörungen, Muskelschwäche oder Muskellähmungen mit extrapyramidalen Zeichen im Vordergrund. Auch psychotische und psychiatrische Krankheitssymptome kommen dabei vor[2].

Außer einer bei chronisch verlaufenden Fällen von amaurotischer Idiotie zu findenden Atrophie von Groß- und Kleinhirn fällt bei der mikroskopischen Untersuchung eine Speicherung der Lipoidgemische in den Ganglienzellen mit Auftreibung der Ganglienzellkörper und der Dendriten auf (Abb. 38). Diese derart aufgetriebenen Zellen bleiben in diesem Zustand längere Zeit erhalten, können dann aber zugrunde gehen. An den Stellen untergegangener Ganglienzellen findet man nicht selten die frei gewordene Lipoidsubstanz körnig in Gliazellen gespeichert (Abb. 38b). Die Großhirnrinde ist in diesen Fällen gelichtet, und auch im Mark ist außer einer Marklichtung eine reaktive Gliafaserwucherung zu sehen. Analoge Vorgänge gehen bei der Tay-Sachsschen Form auch am Augenhintergrund vor sich[3].

Bei der *Niemann-Pickschen Krankheit*, die häufig auch schon im 2. Lebensjahr klinisch in Erscheinung tritt und durch einen Milztumor mit Leberschwellung charakterisiert ist, entsprechen die morphologischen Veränderungen am Zentralnervensystem hinsichtlich Struktur und Form der Lipoidspeicherung weitgehend denen der amaurotischen Idiotie. Bei den in den Zellen gespeicherten Stoffen handelt es sich hierbei jedoch vorwiegend um Sphingomyeline.

Auf einer Speicherung von Gangliosiden im Zentralnervensystem und Mucopolysacchariden bzw. Mucolipoproteiden beruht die *Dysostosis multiplex*, die wegen der Ähnlichkeit der fratzenhaft verbildeten Schädel und Gesichter mit den Wasserspeiern an gotischen Domen (Gargouille) auch Gargoylismus genannt wird. Diese von HURLER (1919) beschriebene, ebenfalls erbliche Erkrankung ist durch Zwergwuchs, Skeletveränderungen, Trübung der Cornea und Debilität gekennzeichnet. Am Zentralnervensystem findet man eine Speicherung von Gangliosiden in den Ganglienzellen und darüber hinaus im verbreiterten Bindegewebe um die Gefäße, ähnlich wie beim Binde- und Stützgewebe anderer Organe, eine Speicherung von Mucolipoproteiden (Abb. 39).

Ein anderer Typ dieser Speicherkrankheiten, die *diffuse Sklerose*, Typ Krabbe, speichert PAS-positive Glykolipoide nicht in den Ganglienzellen, sondern in Bindegewebszellen, den sog. Globoidzellen (Abb. 40). Auch diese familiär erbliche Erkrankung ist durch Demenz und Rigor gekennzeichnet.

Bei der *Glykogenspeicherkrankheit* lassen sich nach dem Verteilungstyp und biochemisch 6 Formen unterscheiden[4].

1. Die hepato-renale Form (GIERKE) infolge Glucose-6-Phosphatase-Mangel.
2. Die generalisierte Form (POMPE) infolge α-Glucosidase-Mangel.
3. Die Leber-Muskel-Form (FORBES) infolge Amylo-1,6-Glucosidase-Mangel.
4. Der Lebercirrhosetyp (ANDERSON) infolge Amylo-1,4-1,6-Transglucosidase-Mangel.
5. Die muskuläre Form (MCARDLE) infolge Muskelphosphorylase-Mangel.
6. Die Hepatomegalie (HERS) infolge Mangel an aktiver Leberphosphorylase.

---
[1] KLENK 1953/1955, DIEZEL 1957.   [2] DERWORT und NOETZEL 1959.
[3] Lit. bei FRIEDRICH und PETERS, Hdb. Spez. Path., Bd. XIII/2b.   [4] LÖHR 1965.

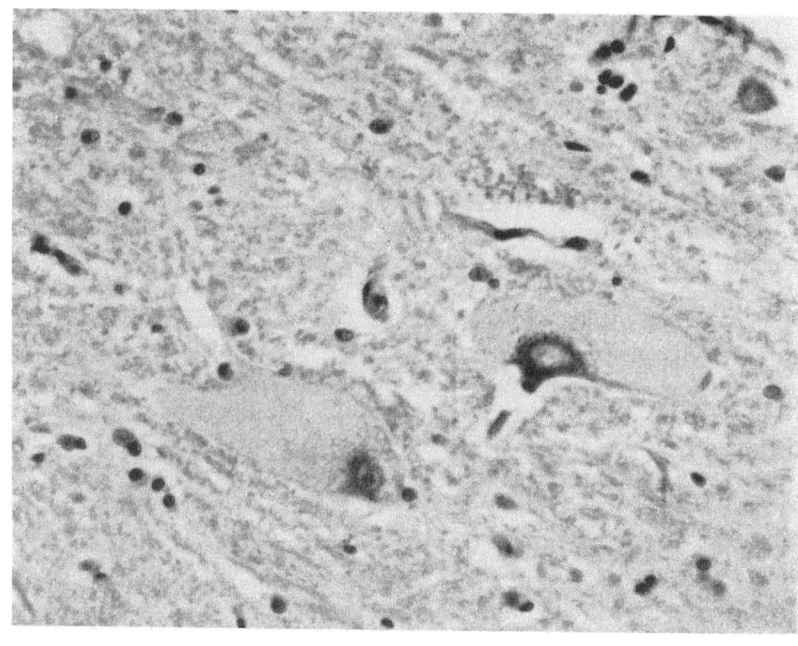

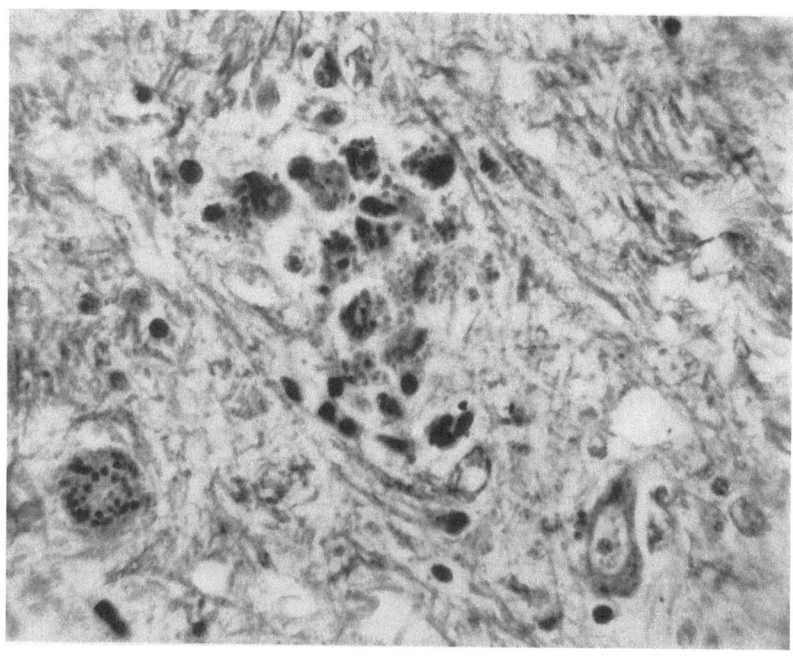

Abb. 38a u. b. Speicherung von Lipoiden bei der amaurotischen Idiotie (a) in Ganglienzellen, b in Gliazellen nach Untergang einer Ganglienzelle. (Aus DERWORT und NOETZEL 1959)

Bei der hier nur interessierenden generalisierten Form (Typ 2) (POMPE) findet man in der Skeletmuskulatur, dann aber auch in den Ganglienzellen von Gehirn und Rückenmark eine auffällige Speicherung von PAS- und BEST-positivem

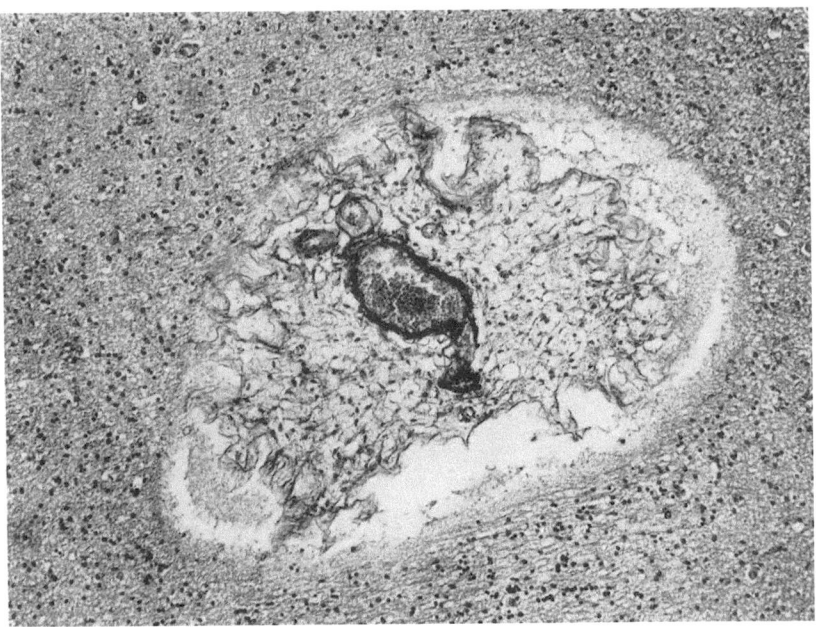

Abb. 39. Speicherung von Mucolipoproteiden im perivasculären Bindegewebe bei Pfaundler-Hurlerscher Krankheit

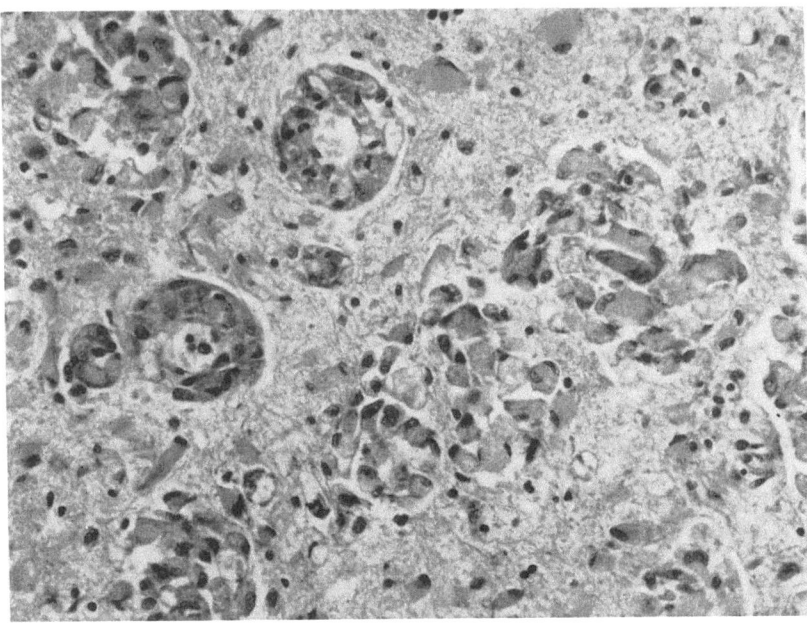

Abb. 40. Speicherung von Glykolipoiden in den sog. Globoidzellen bei der Krabbeschen Krankheit

Glykogen mit ballonartigen Auftreibungen der Ganglienzellen und eine Markscheidenlichtung[1]. SCHNABEL (1965) und MANCALL u. Mitarb. (1965) beobachteten dabei auch saure mucopolysaccharidartige Substanzen in den Astrocyten des

---

[1] SELBERG 1953.

Marks und geringfügig in der Oligodendro- und Hortegaglia sowie in Capillarendothelien[1]. An Symptomen kommen hierbei Intentionstremor, spastische Zeichen und später Lähmungen vor, die an eine spinale Muskelatrophie oder auch an eine Myatonia congenita erinnern.

Während bei der *Amyloidose*[2] als Ausdruck einer pathologischen Eiweißspeicherung bei chronischen Entzündungen das Zentralnervensystem in der Regel verschont bleibt, wird bei der *Paramyloidose*, der atypischen Amyloidose von LUBARSCH, gelegentlich auch das Zentralnervensystem befallen. Hierbei sieht man vor allem im Mark des Großhirns Eiweißablagerungen um Gefäße

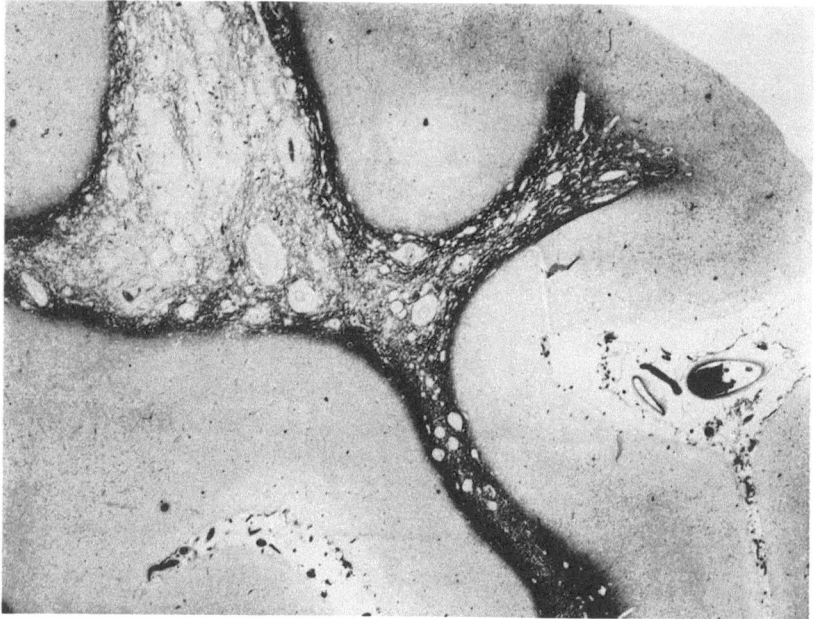

Abb. 41. Amyloidablagerungen vorwiegend um die Gefäße im Gehirn. (Fall PETERS 1949)

(Abb. 41), die alle Färbungen und Reaktionen des Amyloids ergeben können[3]. Dann findet man auch bei alten Menschen in ähnlicher Weise wie an anderen Organen Amyloidablagerungen unter dem Ependym der Hirnkammern und im Interstitium peripherer Nerven[4]. Auch die senilen Plaques und die Alzheimerschen Fibrillenveränderungen ergeben die Amyloidreaktionen (s. S. 462).

Bei der *familiären Paramyloidose* — neuerdings wurde sie als chromosomal erbliche Schädigung erkannt[5] —, die bei der Bevölkerung an der Küste Portugals gehäuft vorkommt[6] und dort als Krankheit der „kleinen Füße" bekannt ist, treten als Folge einer Amyloidablagerung um die Gefäße und im Interstitium peripherer Nerven progrediente Muskelatrophien vor allem der Beine auf.

Die *Suchtwirkung* nach bestimmten Drogen beruht ebenfalls auf einem Eingriff in den Stoffwechsel. Es ist schon lange bekannt, daß Süchtige nicht nur psychisch, sondern auch körperlich von dem Gift (Morphium, Heroin usw.) abhängig werden. Hierbei erleidet der Zellstoffwechsel des Süchtigen eine Veränderung, wobei die

---
[1] SCHNABEL 1965.
[2] Lit.: Geographische Pathologie der Amyloidose, 1964, Path. Microbiol. 27, 782—791 (1964).
[3] PETERS 1949.   [4] KRÜCKE 1952, 1955, Lit. bei KRÜCKE und SEITELBERGER 1963.
[5] MISSMAHL und SIEBNER 1965.   [6] ANDRADE 1951, DA SILVA HORTA 1955 u. a.

Moleküle dieser Gifte eine wesentliche Rolle in der Biochemie der Zellen zu spielen beginnen. Hieraus erklären sich auch die Entziehungserscheinungen bei plötzlichem Absetzen dieser Gifte[1].

Gifte und Drogen

Die Pharmakologie und Toxikologie kennt eine Reihe von Giften und Drogen, die am Nervensystem auf verschiedene Weise wirksam werden und an unterschiedlichen Stellen angreifen. Auch hier gilt der Satz von PARACELSUS: „Alle Dinge sind Gift, nichts ist ohne Gift, alleine die Dosis macht, daß ein Ding kein Gift ist." Es gibt Gifte, wie Blausäure und E 605[2], die den Zellstoffwechsel akut zum Erliegen bringen, andere wiederum, die durch Schädigung der Gefäße die Bluthirnschranke lockern und zu einem Hirnödem oder zu Diapedesisblutungen im Gehirn führen, wie z. B. Allergene, Salvarsan, Nitrose-Gase oder Methylalkohol, der durch Freisetzen von Formaldehyd schwere Gewebsschäden verursacht.

Andere Stoffe führen über eine Schädigung anderer Organe, über einen Wirkstoffmangel oder Anreicherung toxischer Stoffe im Organismus zu einer Gehirnschädigung, wie z. B. die Ammoniakvergiftung bei Lebercirrhose, oder zu einer toxischen Neuritis. Wieder andere Gifte wirken über einen Blutzerfall oder Blutgerinnung (z. B. Schlangengifte). Die dabei auftretenden morphologischen Befunde wurden von PENTSCHEW im Hdb. d. Spez. Path., Bd. XIII/2b eingehend dargestellt.

Darüber hinaus interessieren auch Drogen, welche die Funktion der Nerven und des Gehirns beeinflussen, ohne daß dabei morphologisch faßbare Befunde aufzutreten brauchen.

Als vorwiegend am peripheren Nerven wirksame Substanzen sind die *Anaesthetica* zu nennen. Diese wirken entweder durch Ausschaltung der Receptoren oder durch Unterbrechung der Nervenleitung. So sensibilisiert z. B. Cocain den Nerven gegen Noradrenalin und Tyramin, indem es deren Aufnahme beeinflußt und damit ihre Freigabe verhindert[3]. Durch Constriction der Gefäße infolge einer Wirkung auf die Gefäßnerven können dabei örtliche Ischämien und Nekrosen entstehen. Curare (Imbretil u. a.) führt durch Blockade der Synapse zu Lähmungen. Umgekehrt wirken Strychnin oder Tetanustoxin krampferregend durch Herabsetzung des synaptischen Widerstandes.

Sedativa, Hypnotica und Narkotica haben dagegen ihren Wirkungsort am Gehirn und vornehmlich an der Formatio reticularis (s. S. 412). Von dieser wird angenommen, daß sie den Wachzustand des Großhirns steuert, aber auch durch efferente Bahnen mit der Peripherie verbunden ist. Die Anwendung entsprechender Medikamente führt also zu einer Dämpfung der Großhirnfunktion bis zur Narkose und gleichzeitig zur Herabsetzung der Muskelspannung bis zur vollkommenen Relaxation. Schlaf und Narkose beruhen nach Untersuchungen von MAGOUN u. Mitarb.[4] auf einer funktionellen Ausschaltung des retikulären Aktivierungssystems.

Im Unterschied zu den Hypnotica beeinträchtigen *Rauschgifte und Psychopharmaka* die Formatio reticularis nicht oder nur in geringerem Maße[5]. Rauschgifte wurden schon im Altertum gebraucht. Sie wurden im Mittelalter Hexensalben und Liebestränken zugesetzt und bei kultischen Handlungen angewendet[6]. Diese Rauschgifte finden sich in vielen Pflanzen auf der ganzen Welt (Haschisch, Morphium, Mescalin usw.), in Nachtschattengewächsen, Pilzen, Kakteen usw.

---

[1] HUPPERT 1964.   [2] Diäthyl-p-nitrophenyl-thiophosphorsäureester.
[3] Lit·: DALY und WITKOP 1963.   [4] Lit.: bei POECK 1959.   [5] Vgl. PLETSCHER 1964.
[6] Vgl. HAAS 1965.

In der experimentell forschenden Psychologie und Psychiatrie und im Streben nach Einsicht in Ablauf und Ursache von Halluzinosen wurden in den zwanziger Jahren vor allem von BERINGER eingehende Studien mit dem aus dem Samen eines Kaktus, den „mescal buttons" gewonnenen Mescalin durchgeführt, indem man eine „Modellpsychose" zu erzeugen versuchte. Ähnliche Wirkungen hat auch das synthetisch hergestellte Lysergsäurediäthylamid (LSD), mit dem es ebenfalls gelingt, Sinnestäuschungen Wahrnehmungsveränderungen, Verlust des Persönlichkeits- und Körpergefühls, Störungen des Gemüts und Verwirrtheitszustände hervorzurufen[1]. Auffällig ist, daß einige ähnlich wirkende Substanzen und auch das LSD gemeinsame strukturchemische Merkmale tragen. Für die Therapie geisteskranker Menschen sind jedoch diese wissenschaftlich interessanten Substanzen nicht geeignet.

In den letzten Jahren gelang jedoch[2] die Herstellung einiger Substanzen, die günstig auf die Psyche — dämpfend bei Psychosen und aufhellend bei Depressionen — wirken.

Durch chemische Abänderung von Drogen und Chemikalien, bei denen als Nebenbefund eine dämpfende oder belebende Wirkung auf das Verhalten festgestellt wurde, entstanden im Laufe der letzten 10 Jahre eine Reihe wirksamer Präparate, mit deren Hilfe eine Behandlung psychischer Störungen erfolgreich wurde. Bei der Behandlung der Hypertonie mit Präparaten der Rauwolfia serpentina beobachtete man als Nebenbefund des Alkaloids „Reserpin" seine dämpfende Wirkung auf das psychische Verhalten. Aus Dioxanthenderivaten, die früher als Wurmmittel gebraucht wurden, synthetisierte man das *Chlorpromacin,* und aus dem Tuberkulostaticum *Isoniacid* entstanden antidepressiv wirksame sog. Monoaminooxydase-Hemmer, wie *Iproniacid* usw.

Diese „*Psychopharmaka*" unterteilt man von ihrer Wirkung her in *Neuroleptica* und *Thymoleptica.* Neuroleptica und Tranquilizer haben einen beruhigenden, zentral *dämpfenden* und antipsychotischen Effekt, d. h. sie wirken günstig bei Wahnideen und Halluzinationen der Schizophrenie. In diese Gruppe gehören Reserpin, Chlorpromacin und eine Reihe von Weiterentwicklungen. Die *Tranquilizer* finden bei milderen Formen seelischer Störungen Anwendung. Sie haben darüber hinaus aber eine relaxierende Wirkung auf die Muskulatur bei nur geringer Wirkung auf das Wachzentrum. Die Tranquilizer (Hydroxicin, Meprobamat) setzen die elektrische Erregbarkeit des limbischen Systems (s. S. 409) herab.

Antriebsfördernd und damit aufhellend und *antidepressiv,* also bis zu einem gewissen Grade antagonistisch wirkende Eigenschaften, hat eine andere Gruppe von Medikamenten, die man als *Thymoleptica* und *Monoaminooxydase-Hemmer* (MAO-Hemmer) zusammenfaßt.

Der Stoffwechsel des Gehirns ist noch zu wenig erforscht, um Endgültiges über die Wechselwirkungen aussagen zu können. Vereinfacht kann man heute zusammenfassend sagen: Viele der verwendeten Arzneimittel beeinflussen die Aufnahme, Speicherung und Freigabe von Serotonin, das im Aminosäurestoffwechsel des Gehirns eine wesentliche Rolle spielt[3]. Antagonismen zwischen Aminen (Acetylcholin und Nor- bzw. Adrenalin oder Acetylcholin und Serotonin), die in bestimmten Zentren des Gehirns in unterschiedlicher Stärke angetroffen werden, sind bekannt. (Noradrenalin und Histamin wirken dem Serotonin entgegen, Tyramin induziert die Freigabe von Serotonin.) Während die Medikamente Chlorpromacin und Reserpin (Imipramin) die Speicherung von Serotonin im Gewebe herabsetzen und den Stoffwechsel verstärken, verlangsamen die MAO-Hemmer den Serotoninabbau. Zwischen der zentral dämpfenden oder stimulierenden Wirkung von Arzneimitteln und dem Gehalt an freiem oder gebundenem Serotonin besteht also eine

---
[1] Vgl. HAAS 1965.   [2] Vgl. JUCKER 1963.   [3] Vgl. DALY und WITKOP 1963.

Beziehung derart, daß dämpfende Stoffe die Menge an freiem Serotonin erhöhen. Reserpin und Phenothiazine führen aber auch zu einer Verarmung an Noradrenalin und L-Dopamin (3-Hydroxytyramin) insbesondere im Striatum und Nucleus niger und führen bei längerer Verabreichung als störende Nebenwirkung zu parkinsonähnlichen Symptomen (Akinese, Tremor und Rigor). Im Experiment konnte fluorescenzmikroskopisch schon einige Stunden nach Gabe von Reserpin ein Schwund des Dopamins im Nucleus caudatus festgestellt werden[1]. Bei elektronenoptischer Untersuchung wurde bei der Maus nach Reserpingaben ein Schwund der katecholaminhaltigen Granula und ein Anschwellen des endoplasmatischen Reticulums an den Zellen des Nc. niger beobachtet[2]. Werden Neuroleptica, die über längere Zeit verabreicht wurden, plötzlich abgesetzt, so entsteht ein relativer Überschuß an Monoaminen im Gehirn, begleitet von z. T. irreversiblen Hyperkinesen[3]. Umgekehrt kann man bei Parkinson-Patienten, bei denen die Konzentration an Katecholaminen und Dopamin durch Zellausfall in Striatum und Nucleus niger stark vermindert ist, durch Gaben von L-Dopa, allerdings nur vorübergehend, eine deutliche Besserung des Rigors erzielen[4]. Andererseits sollen durch Reduktion des Monoamingehaltes im Gehirn (z. B. mit Reserpin oder anderen Neuroleptica) extrapyramidale Hyperkinesen (Chorea Huntington) günstig zu beeinflussen sein[5].

Die Konfrontation der Biochemie hat also schon zu erkennbaren Erfolgen bei der Behandlung von Geisteskrankheiten geführt, wenn auch noch eine Zeit verstreichen wird, bis man aus den bekannten, empirisch gewonnenen Fakten zu den Ursachen der psychischen Erkrankungen gelangen wird. Weitere Einblicke in diese Zusammenhänge sind auch von der experimentellen Pharmakologie zu erwarten. So fand sich bei Läsionen im lateralen Hypothalamus und in dorsalen Anteilen des Tegmentum ein Abfall des Gehaltes an Noradrenalin und Serotonin, während bei Läsionen im mediolateralen Tegmentum nur der Noradrenalin-, bei Läsionen im zentralen Grau und im Septum nur der Serotoningehalt im Hirngewebe herabgesetzt war[6]. Die Bedeutung der Amine für den Gehirnstoffwechsel wurde auch schon bei zu Schwachsinn führenden Stoffwechselstörungen erwähnt, die zu morphologisch faßbaren Gehirnschäden führen, wie die schon erwähnte Phenylketonurie. Bei dieser Krankheit führt das Fehlen der Phenylalaninhydrolase zu pathologischen Stoffwechselprodukten (Aminosäuren, Aminen und Ketosäuren), wobei bis jetzt noch nicht bekannt ist, welcher dieser Stoffe zu den Gehirnschäden führt.

Cancerogene

Wie an anderen Organen gelang die Erzeugung von organeigenen Geschwülsten am Gehirn schon vor vielen Jahren einer Reihe von Autoren durch lokale Applikation verschiedener cancerogener Stoffe der Kohlenwasserstoffreihe[7]. Einige davon konnten sogar der Tierpassage überimpft werden[8]. Nach resorptiv zugeführten Cancerogenen gelang die Erzeugung von Hirngeschwülsten jedoch nur vereinzelt[9]. Um so interessanter sind die Ergebnisse von THOMAS und KERSTING (1965) mit dem von DRUCKREY u. Mitarb. (1964) entwickelten Methylnitrosoharnstoff. Nach einmaliger intravenöser Injektion dieses Stoffes bei Ratten erzielten sie nach einer Latenzzeit von ca. 300 Tagen in einem hohen Prozentsatz Hirntumoren. Unter 30 Tumorträgern hatten 28 intracerebrale Blastome mit Sitz im Großhirn, Hirnstamm und Kleinhirn. Dabei handelte es sich um teils isomorphe, teils polymorphe Gliome mit dem Bild eines Oligodendroglioms,

---

[1] FUXE u. Mitarb. 1964. [2] BAK 1965. [3] DEGKWITZ und LUXENBURGER 1965.
[4] UMBACH und BAUMANN 1964, HORNYKIEWICZ 1964, BIRKMAYER und HORNYKIEWICZ 1964.
[5] BRUCK, GERSTENBRAND, GRÜNDIG und PROSENZ 1965.   [6] HELLER und MORRE 1965.
[7] Vgl. ZÜLCH, Hdb. Neurochir., Bd. III.   [8] KAWAI u. Mitarb. 1964.   [9] JÄNISCH 1966.

Astrocytoms, Glioblastoms oder gliös-mesodermaler Mischgeschwülste. Mit hinreichender Wahrscheinlichkeit sollen nach Annahme KERSTINGs die Untergruppen lediglich Entwicklungsstadien einer einheitlichen Geschwulstart darstellen. Nach Methylierung dieses Cancerogens traten nach einmaliger intravenöser Injektion vorwiegend Tumoren am peripheren Nerven mit dem Bild der Neurinome auf. Somit gewinnt man den Eindruck einer Spezifität des Cancerogens. In diesem Zusammenhang interessiert die Mitteilung von IVANKOVIC, DRUCKREY und PREUSSMAN (1966), denen es bei Ratten gelang, mit einer einzigen Injektion von Äthylnitrosoharnstoff in der Schwangerschaft bei den Nachkommen neurogene Geschwülste zu erzeugen. Diese Befunde zeigen, daß die Ursache einer im jugendlichen Alter auftretenden Krebsgeschwulst bereits in der embryonalen Entwicklungszeit liegen kann und daß hier eine erhöhte Empfindlichkeit besteht. Das Trauma als Ursache von Hirngeschwülsten wird heute, entgegen früherer Annahmen, sehr zurückhaltend beurteilt. In einigen Fällen, in denen eine Geschwulst sich um einen eingedrungenen Fremdkörper entwickelte, ist ein Zusammenhang nicht zu widerlegen.

Die Absiedlung von Metastasen in das Gehirn, um dies noch ergänzend zu erwähnen, folgt dem Gesetz der Kreislaufanatomie. So erklärt sich, daß das Bronchialcarcinom (48%) an erster Stelle steht, im Abstand gefolgt vom Mammacarcinom (10,9%), dem Melanoblastom (5,3%) und dem hypernephroiden Nierencarcinom (5,1%) nach Einbruch in die Blutbahn[1].

9. Das Altern des Nervensystems

Das Altern ist ebenso wie das Wachstum ein Phänomen, dem der Organismus mit allen Zellen und Strukturen unterworfen ist. Das Protoplasma als kolloidales System folgt dabei den für Kolloide maßgebenden physikalischen Gesetzen. Kolloidale Lösungen neigen, sich selbst überlassen, sehr bald zu einer Verringerung der Dispersität, Viscosität usw. mit Entmischung in eine flüssige und in eine feste Phase von verschiedenem Kolloidgehalt. Dieser Vorgang (Synaeresis) vollzieht sich selbständig und wird mit der Zeit irreversibel, sofern nicht andere Kräfte von außen einwirken. Diese Zunahme der Irreversibilität, der Nichtumkehrbarkeit, ist die Entropie.

Im Unterschied zu den unbelebten Systemen, die sich relativ rasch der maximalen Entropie nähern, besitzen Lebewesen die Fähigkeit, den Zeitpunkt des Eintritts der Entropie hinauszuzögern. Sie erreichen diesen Zustand erst mit dem Tod[2]. Durch die Struktur des lebenden Organismus, der uns stabil erscheint, zieht ein andauernder Strom materieller Bausteine, die zur Erhaltung des Organismus und zur Energiegewinnung verbraucht werden. Hierdurch befindet sich der Organismus in einem „Fließgleichgewicht"[3], bei dem An- und Abbau sich die Waage halten. Hierdurch kann aber der Alterungsprozeß nicht ganz aufgehoben, sondern nur verlangsamt werden, indem durch ständig zunehmende irreversible Nachwirkungen der Stoffwechselvorgänge die Abnützungsquote langsam überhandnimmt. Diese Wirkung auf Protoplasma und Intercellularsubstanz ist die Hysteresis. Mit diesem Problem haben sich MARINESCO (1913, 1934), RUZICKA (1924) u. a. befaßt. Für die Hirnsubstanz wurde diese Anschauung insbesondere von v. BRAUN-MÜHL (1932, 1957) ausgebaut.

BÜRGER (1957) definierte das Altern als irreversible Veränderung der lebenden Substanz als Funktion der Zeit. Als Folgen beobachten wir morphologisch eine Anhäufung von Stoffwechselschlacken, einen Verlust des Flüssigkeits-

---
[1] Vgl. WALTHER 1948, JÄNISCH, UNGER und PETERMANN 1966.
[2] LINZBACH 1955.   [3] BERTALANFFY 1949.

gehaltes, eine Änderung der Viscosität, Ausfällungen, Atrophie der Organe und Zellen und Zellnutergänge.

Weit weniger als die Folgen sind uns die Ursachen, die zu diesen Veränderungen führen, bekannt. Nach der Vorstellung von KUHN (1955) verliert der Organismus im Laufe des Lebens in zunehmendem Maße die Fähigkeit zur Reinhaltung der optischen Aktivität der für den Stoffwechsel wichtigen Stoffe. Nach anderen Untersuchungen[1] soll es beim Alterungsprozeß zu einem allmählichen Ersatz labiler Metallionen (Zink usw.) durch stabilere Ionen (Eisen, Kupfer) kommen, indem insbesondere das Kupferion konkurrierende Ionen aus den vorhandenen Komplexen verdrängt.

Die Altersinvolution ist somit keine Krankheit, sondern ein orthologischer Vorgang, der hinsichtlich seines Beginns und seiner Dauer weitgehend erblich fixiert ist, wohl aber pathologisch entarten kann und manchen Krankheiten Vorschub leistet. Das Altern erscheint also als ein „Abnutzungsvorgang im weitesten Sinne". Was wir an Wachstum einbüßen und an Differenzierung gewinnen ist Reifung und die Reifung bezahlen wir mit dem Tode; das Zahlungsmittel ist, was wir unter Altern verstehen[2].

Das Zentralnervensystem — und wohl auch die Herzmuskulatur[3] — besitzen gegenüber allen anderen Organen die Besonderheit der Zellkonstanz. Die Ganglienzellen können sich, nachdem sie einmal angelegt und in Differenzierung begriffen sind, nicht mehr teilen. „An den während des ganzen Lebens dauernden Schatz unserer Ganglienzellen als materielles Substrat ist unser Gedächtnis gebunden. Das Gedächtnis wiederum ist die Grundlage aller großen Leistungen. An einer gewissen Gesetzmäßigkeit in den Reaktionen auf die Umwelt lesen wir den Charakter des Menschen ab. Derselbe ist während des Lebens in seinem Kern ebenso konstant wie das materielle Substrat des Ganglienzellapparates, an das er gebunden ist"[4].

Nach einem raschen Gewichtsanstieg auf ca. 1400 g beim 20jährigen Mann fällt das *Hirngewicht* auf etwa 1265 g beim 70jährigen und auf ungefähr 1170 g beim 80jährigen Mann; bei der Frau von etwa 1260 g im 20. Lebensjahr auf 1150 g im 70. und etwa 1060 g im 80. Lebensjahr[5]. Diese mit einem Gewichtsverlust einhergehende Altersatrophie ist verbunden mit einer Verschmälerung der Hirnwindungen und des Marks. Entsprechend dieser Schrumpfung des Gehirns nimmt auch die *Ventrikelweite* unter Ausbildung eines senilen Hydrocephalus e vacuo zu, wie dies HEINRICH (1939) an 100 lebenden Hirngesunden festgestellt hat. Dabei ist die Erweiterung des linken Seitenventrikels in der Regel etwas stärker als die des rechten.

Entsprechend der Schrumpfung des Gehirns ändert sich auch der Spielraum zwischen Schädel und Gehirn und zeigt vom 50. Lebensjahr an eine Zunahme. Während er beim 20jährigen Mann 105 cm^3 (7,43%) und bei der Frau 77 cm^3 (6,11%) beträgt, findet man beim 70jährigen Mann 188 cm^3 (12,7%) und bei der Frau 145 cm^3 (11,26%)[6]. Nach RUDOLPH (1914) verdoppelt sich die Differenzzahl im höchsten Greisenalter gegenüber dem mittleren Mannesalter.

Einhergehend damit sinkt der Wassergehalt der Hirnsubstanz von 90% beim Neugeborenen auf 76%, um in höchsten Lebensstufen wieder auf 78% anzusteigen[7]. Weiterhin zeigen alternde Gehirne Änderungen in der chemischen Zusammensetzung. In der Hirntrockensubstanz fallen die Werte für Phosphor und Stickstoff im Alter ein wenig ab, während Schwefel etwas zunimmt. Diese Änderung der Verhältnisse wird mit Ablagerung von Schlackenstoffen in Zusammen-

---

[1] FALLAB, SCHUSTER und ERLENMEYER 1956.   [2] RÖSSLE 1952.   [3] LINZBACH 1955.
[4] BÜRGER 1954.   [5] RÖSSLE und ROULET 1932, BÜRGER 1957.
[6] BÖNING 1925.   [7] BÜRGER 1954.

hang gebracht[1]. Wie zu erwarten, ändert sich im Alter auch der Nucleinsäuregehalt der Zellen. Beim Vergleich von jungen zu alten Ratten stellte YAJIMA (1966) im Diencephalon bei alten Ratten eine auffällige Abnahme der Ribo- und Desoxyribonucleinsäure fest.

Histologisch findet man in der verschmälerten Hirnrinde und ebenso in den grauen Kernen des Gehirns eine Verkleinerung und einen Untergang von Ganglienzellen. In größeren Ganglienzellen fällt eine Ablagerung von Abbaupigment auf (Pigmentatrophie); auch ist eine Einlagerung von Fett in Ganglien- und Gliazellen nicht selten, wenn auch nicht regelmäßig, vorhanden. Die Gliafasern, namentlich der Deckschichten, verstärken sich.

Verkleinerungen und Ausfälle von Ganglienzellen mit ihren Ausläufern lassen sich auch bei Säugetieren und Insekten nachweisen. H. SCHMIDT (1923) beschrieb die Altersatrophie der Ganglienzelle in den pilzförmigen Körpern der Biene, die als das Intelligenzorgan der Arbeitsbiene angesehen werden. Entsprechende Veränderungen fand RÖSSLE (1953) bei anderen Insekten und Röhrenwürmern.

Diese Altersveränderungen fanden C. u. O. VOGT (1941) beim Menschen unterschiedlich weit fortgeschritten, wobei der Alterungsprozeß im Nucleus centralis thalami beginnen soll. Von BALTHASAR (1949, 1954) wurden der Lebensgang der großen Pyramidenzellen, von BEHEIM-SCHWARZBACH (1954) der Locus coeruleus und 1955 der Nucleus basalis, von HÖPKER (1951) der Nucleus dentatus und von ANDREAS-AUGUSTA (1938) die Purkinjezellen untersucht. In der Cochlea entspricht der im Alter schwindenden Hörfähigkeit für hohe Töne ein Schwund der zugeordneten Ganglienzellen an der Basis, ohne daß jedoch dieser Ausfall im Hörnerven erfaßbar wird[2].

Diesen primären Parenchymschwund hat SPATZ[3] als einen *atrophisierenden Prozeß* bezeichnet. Er ist charakterisiert durch Verminderung des Zellumfanges ohne Änderung der Struktur. Wegen des langsamen Wachstums und der geringen Intensität des Prozesses fehlen auffälligere Zerfallserscheinungen. Die parenchymatösen Gewebsbestandteile verschwinden sozusagen unmerklich. Der Ausfall der Nervenzellen fällt deshalb so wenig auf, weil die erhaltenen Gewebsbestandteile zusammenrücken und nur durch die Darstellung der Ersatzgliawucherungen kenntlich gemacht werden können. In diesem Zusammenhang zitierte SPATZ einen Ausspruch von HAMPERL, der den atrophisierenden Prozeß mit dem Erlöschen der Lichter einer Stadt während der Nacht vergleicht: „Von der Höhe aus kann man feststellen, wie die Lichter immer weniger werden, aber nur in seltenen Fällen gelingt es, das Verlöschen einzelner Lichter selber zu beobachten."

In der gleichen Weise wie an den Körperorganen beobachtet man auch an den *Gehirngefäßen* Alterungsvorgänge. Die Gefäßwände werden dicker und rigider, die Capillaren zeigen das Bild der Fibrose, Hyalinose und der drusigen Entartung[4], und es besteht auch wohl häufiger die Neigung zu vermehrter Permeabilität[5].

Auch im *peripheren Nerven* beobachtet man eine Atrophie mit Vermehrung des interstitiellen Bindegewebes und eine Fetteinlagerung[6], wobei auch die Markfasern vermindert sein sollen[7]. Zu ähnlichen Ergebnissen führten Untersuchungen am Ganglion Gasseri[8], am Ganglion nodosum[9] und am peripheren Nervensystem[10].

Die normale Involution als orthologischer atrophisierender Prozeß geht ohne scharfe Grenze in das *pathologische Altern* über. Diesem pathologischen Altern

---

[1] BÜRGER 1957.   [2] FLEISCHER 1956.   [3] ONARI und SPATZ 1926, LÜERS und SPATZ 1957.
[4] SCHOLZ 1938, 1957.   [5] GELLERSTEDT 1933.   [6] SIEDER 1940.
[7] SEMENOWA-TJAN-SCHANSKAJA 1941.   [8] TRUEX 1940.
[9] HERMANN 1951.   [10] HERMANN 1952.

sind die klinischen Bilder der senilen Demenz, der Presbyophrenie, aber auch die
präsenile Alzheimersche Krankheit mit entsprechenden anatomischen Befunden
und klinischen Symptomen zugehörig, die durch Störung der mnestischen Funktionen, des Urteilsvermögens und des Willens gekennzeichnet sind. In fortgeschrittenen Stadien bleibt dabei auch die Persönlichkeit nicht mehr gewahrt.
Die *Alzheimersche Krankheit* tritt vielfach um das 60., mitunter aber auch schon
im 30. — 40. Lebensjahr in Erscheinung, wobei die gelegentlich familiäre Häufung
für eine Erblichkeit spricht[1]. Der morphologische Befund spricht bei diesen

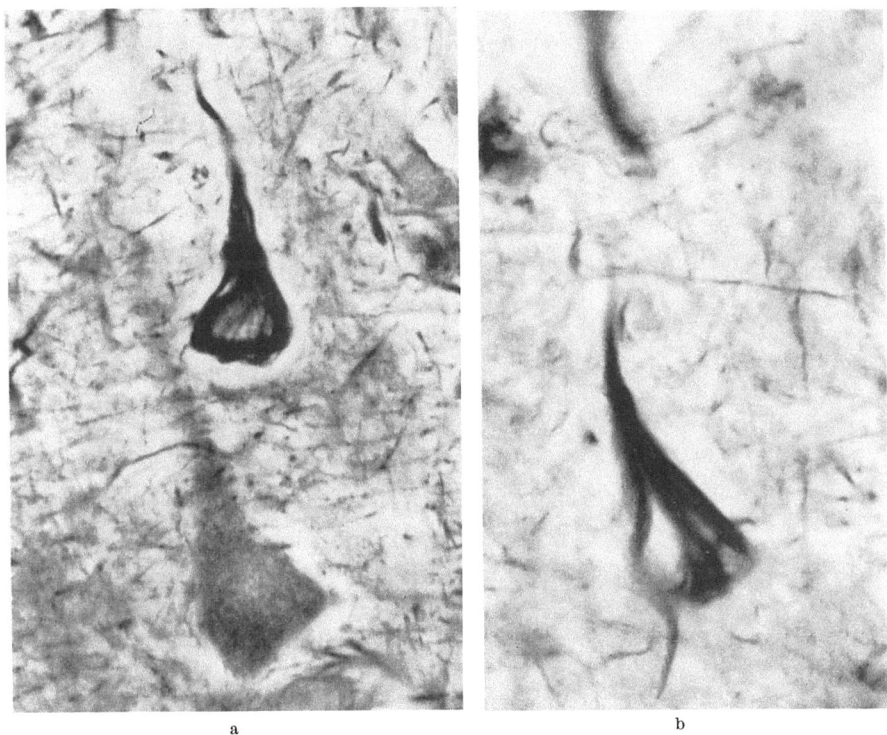

Abb. 42a u. b. Alzheimersche Fibrillenveränderungen bei präseniler Demenz

Krankheitsformen für eine pathologische Vorverlegung und Steigerung der
physiologischen Altersveränderungen, denn auch diese Krankheiten sind durch
Atrophie des Gehirns, durch senile Plaques, Alzheimersche Fibrillenveränderungen und Gefäßveränderungen gekennzeichnet (Abb. 42 und 43). Diese sind
allerdings nicht die Ursache des Alterns, denn sie können auch zum Teil fehlen.
Sie sind auch nicht pathognomonisch für das Altern[2], denn sie können ebenfalls
einzeln und in verschiedenen Kombinationen bei anderen Prozessen vorkommen[3].
Beim Mongolismus findet man sie schon in einem frühen Alter[4], ferner beobachtet
man sie bei der amaurotischen Idiotie, bei der Multiplen Sklerose oder beim
postencephalitischen Parkinsonismus[5].

Es ist eine mehrfach mitgeteilte Erfahrung, daß Berufsboxer, auch wenn sie
schon längere Zeit ihren Beruf aufgegeben haben, einer chronischen Demenz

---

[1] ALZHEIMER 1911, GRÜNTHAL und WENGER 1939, KOCH 1941, LÜERS 1947.
[2] JACOB 1952. [3] v. BRAUNMÜHL 1932, 1957. [4] STRUWE 1929, JERVIS 1948.
[5] FÈNYES 1932.

anheimfallen können. In einem solchen Fall haben BRANDENBURG und HALLERVORDEN (1954) das morphologische Bild einer schweren Alzheimerschen Demenz festgestellt. Es ist keine Frage, daß hierbei die bei diesem Sport erlittenen häufigen leichteren Gehirnerschütterungen als auslösende Ursache der progressiven Demenz angesehen werden müssen. Das Gehirn eines anderen Berufsboxers[1] zeigte ebenfalls ausgedehnte Fibrillenveränderungen in verschiedenen Hirngebieten. Auch bei traumatischer Demenz ist mit derartigen Veränderungen nach Beobachtungen von GRÜNTHAL[2] zu rechnen. Auf Spätveränderungen nach Traumen wurde schon von LHERMITTE (1937) aufmerksam gemacht. Als ursäch-

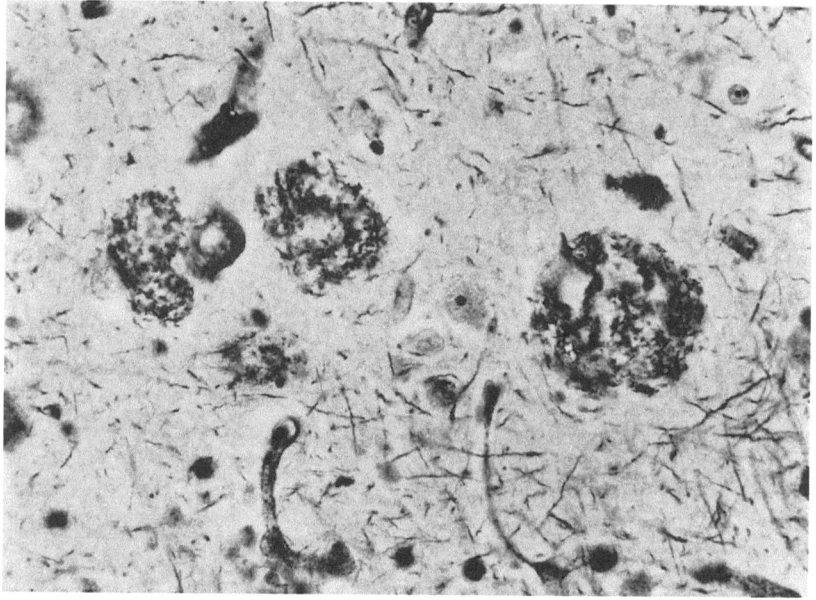

Abb. 43. Senile Plaques (senile Drusen) in der Großhirnrinde

liche Faktoren sind hierbei weniger die umschriebenen Rindenprellungsherde und wahrscheinlich auch nicht die längere Zeit nachwirkenden Störungen der Kreislaufregulation mit Lockerung der Bluthirnschranke und Hirnödem zu berücksichtigen, mit denen man bei stumpfen Schädelhirntraumen rechnen muß. Vielmehr ist anzunehmen, daß insbesondere nach Erleiden mehrerer Commotionen, wie sie gerade beim Boxsport vorkommen, ein prozeßhaftes Geschehen in Gang gesetzt wird, vergleichbar dem postencephalitischen Parkinsonismus, dem bekanntlich ebenfalls ein progredientes Gewebsgeschehen zugrunde liegt.

Die senilen Plaques sind nach v. BRAUNMÜHL als Niederschläge aus der Gewebsflüssigkeit oder als Schlackenstoffe anzusehen, die im allgemeinen amyloider Natur sind, ebenso wie die Einlagerungen in die Gefäßwände bei der drusigen Entartung der kleinen Gefäße. Die *Fibrillenveränderungen* faßt v. BRAUNMÜHL (1957) als Quellungen auf, wodurch es zur Bildung von Schlingen, Ösen und zopfartigen Verflechtungen in den Nervenzellen kommt. Für ihn sind sie das Merkmal eines synäretischen Prozesses und können, wo sie vorkommen, einen Hinweis geben, daß dort ein atrophisierender Prozeß in dem hier gemeinten Sinne abgelaufen ist oder noch besteht. Bei den Fibrillenveränderungen ist ebenfalls eine Anlagerung amyloider Substanz sehr wahrscheinlich gemacht worden[3].

---

[1] GRAHMANN und ULE 1957.   [2] GRÜNTHAL und WENGER 1939.   [3] DIVRY 1927.

Die drusige Gefäßentartung von SCHOLZ entspricht der „senilen Gefäßsklerose" (v. BRAUN-MÜHL 1957) und der „Angiopathie congophile" von PANTELAKIS (1954). Häufig durchsetzt das Amyloid die Gefäßwände, erfüllt den perivasculären Raum und tritt in das Gehirn über, wo sich dann Plaques an dem Gefäß bilden. Hierdurch soll die Wand abgedichtet werden, so daß keine perivasculären Veränderungen auftreten im Unterschied zu gewöhnlichen fibrösen Capillaren und kleinen Gefäßen, bei denen infolge erhöhter Permeabilität das anliegende Gewebe geschädigt wird (PANTELAKIS 1954, „Angiopathie dyshorique"). Die drusige Entartung tritt vorwiegend in der Rinde des Groß- und Kleinhirns auf.

Wegen der Ausscheidung von Amyloid an den Gefäßen, in den Drusen und Fibrillenveränderungen, hat man von einer Paramyloidose gesprochen[1]. Wenn diese pathologischen Veränderungen auch keineswegs regelmäßig vorkommen, so ist es jedoch keine Frage, daß sich hier eine öfter eintretende Stoffwechseleigentümlichkeit des alternden Organismus offenbart[2]. Später hat v. BRAUNMÜHL (1957) Plaques und die kongophile Angiopathie bei senilen Hunden festgestellt, und KUHLENBECK (1954) hat bei alten Ratten Gefäßveränderungen mit Wandverdickung beschrieben, die der drusigen Entartung entsprechen. In anderen Organen sind im Alter ebenfalls Amyloidablagerungen geringen Grades beobachtet worden[3]. KRÜCKE (1952) fand bei der Alzheimerschen Krankheit im Herzen und in den Gefäßen geringe Amyloidablagerungen. HÜSSELMANN (1955) hat beim Menschen von 70 Jahren aufwärts im Herzen bei 15% der Männer und 10% der Frauen Amyloid gefunden. Damit stimmen auch die Befunde in der amerikanischen Literatur überein[4]. Die Erklärung für das Vorkommen dieser Substanz dürfte darin liegen, daß im Alter das Bluteiweiß eine Verschiebung nach der Seite der Globuline erfährt[5] und daß die Gefäße im Alter eine größere Durchlässigkeit bekommen, so daß sich das Eiweiß im Gewebe ablagern kann.

Nahe verwandt mit dem pathologischen atrophisierenden Prozeß ist eine Gruppe von *heredodegenerativen Erkrankungen*, bei denen schon v. BRAUNMÜHL (1932) ein synäretisches Syndrom vermutete. SPATZ (1938) hat diese Gruppe als *systematische Atrophien* herausgehoben. Dazu gehören die spastische Spinalparalyse, die Huntingtonsche Chorea, die Paralysis agitans, die Friedreichsche Ataxie usw. Er nahm an, daß diesen Krankheiten ein frühzeitiges lokales Altern bestimmter symmetrischer Neuronengruppen zugrunde liegt. Verschiedene dieser systematischen Atrophien können kombiniert vorkommen. Die Systembezogenheit und der konstitutionell bedingte atrophisierende Prozeß sind die gemeinschaftlichen morphologischen Merkmale dieser Gruppe.

Die Eigenart dieser Prozesse läßt sich am Beispiel der Pickschen Atrophie[6] mit ihrer Bevorzugung der Stirn-, Schläfen- oder Scheitellappen im Gegensatz zu dem mehr diffusen Prozeß der Alzheimerschen Krankheit deutlich machen. Beide Krankheiten sind anatomisch und klinisch durchaus verschieden[7], nur in den Endstadien schwerster Verblödung kann die Differentialdiagnose schwierig werden; das berechtigt aber nicht, von einem Pick-Alzheimerschen Prozeß zu sprechen[8]. Histologisch gibt es bei der Pickschen Krankheit in dem atrophischen Gebiet sehr bedeutende Zellausfälle in der Rinde mit zugehöriger Atrophie des Marks, jedoch gehören Fibrillenveränderungen und Plaques nicht zum Bilde dieser Krankheit. Bei der nahen Verwandtschaft des diffusen und lokalen atrophisierenden Prozesses kann es jedoch nicht wundernehmen, daß gelegentlich auch bei der Pickschen Atrophie diese Veränderungen vorkommen, wie dies sonst bei anderen systematischen Atrophien zutrifft[9].

Die Ursache dieser Systematrophien ist, abgesehen von Erbfaktoren, nicht bekannt. Es kommt zu einem vorzeitigen Ganglienzellschwund, und dieser ist z. B. bei der Paralysis agitans für den Dopaminmangel verantwortlich. Durch Gaben von L-Dopa kann der kinetische Effekt vorübergehend gebessert werden (vgl. S. 457). Hiermit ist ein Hinweis gegeben, daß ein Stoffwechsel oder Enzymdefekt eine Rolle spielen kann, wie dies von LAJTHA (1964) vermutet wird. Er

---

[1] DIVRY 1952. [2] HECHST 1929. [3] GELLERSTEDT 1933, 1938, LAFORA 1952.
[4] HABERLAND 1964. [5] BÜRGER 1956. [6] LÜERS und SPATZ 1957.
[7] HALLERVORDEN 1957. [8] BERLIN 1949.
[9] VAN BOGAERT und BERTRAND 1926, v. BRAUNMÜHL 1957, Lit.

schreibt: "Whenever the mechanism of a genetically controlled disease was studied a biochemical lesion was found and further study showed, that proteins were involved."

Für die Jakob-Creutzfeldsche Erkrankung, bzw. die präsenile spongiöse Encephalopathie werden, abgesehen von Erbfaktoren, auch Beziehungen zu Avitaminosen (STADLER, 1939; STENGEL und WILSON, 1946) und zu toxischen Faktoren (MCMENEMY und POLLAK, 1941; und RAUCH, 1948) diskutiert[1]. CRUNER (1967)[1] beschrieb durch Thiaminmangel im Tierexperiment hervorgerufene Encephalopathien, die denen der präsenilen spongiösen Encephalopathie ähnlich seien.

Bei der myatrophischen Lateralsklerose werden neuerdings Zusammenhänge mit Störung der exokrinen Pankreasfunktion diskutiert[2].

10. Korrelation zwischen Gehirn und Gehirnhüllen
a) Schädel und Gehirn

Gehirn und Rückenmark sind durch Knochenplatten und Knochenspangen des Skelets gegen äußere Einflüsse geschützt. So ist das Gehirn allseitig vom Gehirnschädel, das Rückenmark von Wirbelbögen umgeben.

Zwischen Gehirn- und Schädelwachstum und Schädelform bestehen enge Korrelationen, wobei unter normalen Bedingungen die formbildende Fähigkeit dem Gehirn zukommt. Normalerweise wächst der Gehirnschädel entsprechend der Größenzunahme des Gehirns. Dem raschen Wachstum des Gehirns nach der Geburt wird dadurch Rechnung getragen, daß beim Menschen zur Zeit der Geburt die Schädelnähte noch weit offen sind und nur häutig untereinander verbunden sind. Auch in den ersten Lebensmonaten bis über das 1. Lebensjahr hinaus, in der Zeit also, in der das Gehirngewicht sich verdoppelt, vollzieht sich das Schädelwachstum fast ausschließlich in den Schädelnähten, wobei die Fontanellen sich verkleinern und schließen. Erst mit dem Nachlassen des Wachstumsdrucks des Gehirns kommt es zur Verkleinerung und zum Schluß der Fontanellen. Nach Schluß der Schädelnähte wächst der Schädel bei dem nun auch langsameren Wachstumsdruck des Gehirns durch einen kontinuierlichen Umbau des Schädelknochens. Hierbei wird an der Innenseite des Gehirnschädels Knochensubstanz abgebaut. Gleichzeitig ist an der Außenseite des Schädels eine Knochenapposition zu beobachten. Hierdurch entsteht die für den Schädelknochen des erwachsenen Menschen charakteristische Achatstruktur[3]. Auf diese Weise kann der Gehirnschädel auch nach vollzogenem Schluß der Schädelnähte bis etwa zum 20. Lebensjahr an Umfang zunehmen. Entsprechend der im Alter auftretenden Abnahme des Gehirngewichtes und des Gehirnvolumens, überwiegt im höheren Lebensalter die Apposition von Knochensubstanz an der Innenseite des Schädels. Die Innenfläche des Schädels wird entsprechend dem Wachstumsdruck des Gehirns modelliert. Schon unter normalen Bedingungen, besonders ausgeprägt jedoch beim wachsenden Gehirn, finden sich an der Innenseite des Schädels Abdrücke der Hirnwindungen, die sog. *Impressiones gyrorum*. Diese sind in den Gebieten, in denen die Liquorräume sehr eng sind, wie über den Windungskuppen, insbesondere an der Unterfläche des Stirnhirns, sehr ausgeprägt entwickelt. Diese Modellierung der Schädelinnenfläche durch das Gehirn erlaubt deshalb auch aus Schädel-

---

[1] Zitiert bei H. NOETZEL: Die Creutzfeldt-Jakobsche Krankheit. Handbuch der speziellen Pathologie (HENKE-LUBARSCH), Bd. XIII/1 A, S. 601—610. Berlin-Göttingen-Heidelberg: Springer 1957.

[2] QUICK und GREER 1967.   [3] LOESCHCKE und WEINNOLDT 1922, WEINNOLDT 1922.

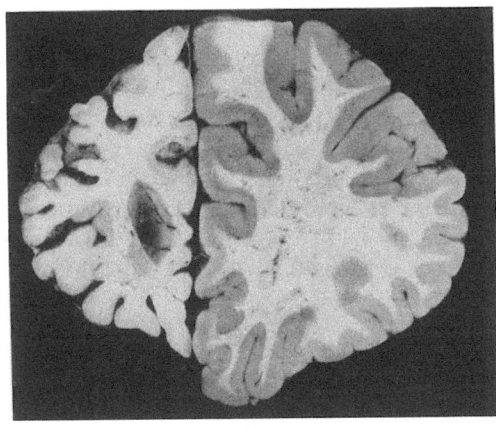

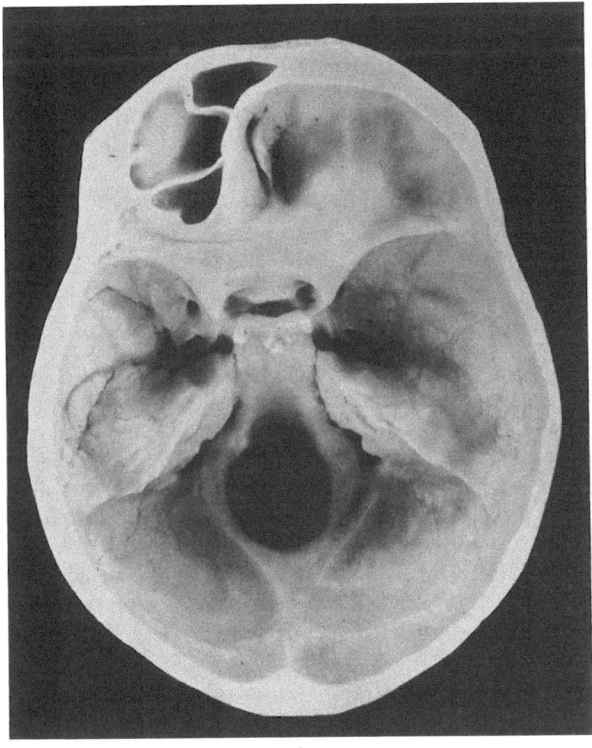

Abb. 44a u. b. Hemiatrophia cerebri links (a) und Verkleinerung der linken Schädelhälfte bei gleichzeitiger Überhöhung der linken vorderen Schädelgrube infolge vermehrter Pneumatisation der linken Stirnhirnkammer (b). (Aus NOETZEL 1949)

ausgüssen Rückschlüsse auf die Gehirngröße und -form zu ziehen, eine Methode, der sich die Paläontologie bedient[1] (s. S. 405).

Unter pathologischen Bedingungen treten diese Beziehungen zwischen Schädel und Gehirn augenscheinlicher hervor. Beim Anencephalus z. B. ist die Gehirn-

---

[1] SPATZ 1961 (Lit.).

mißbildung mit einer verkümmerten Schädelanlage gekoppelt. Auf der anderen Seite entsteht als Folge eines Occlusionshydrocephalus durch Verlegung der Liquorabflußwege bei Hirntumoren oder entzündlichen Verwachsungen bei noch nicht geschlossenen Schädelnähten eine gelegentlich enorme Zunahme des Schädelumfanges mit weitklaffenden Schädelnähten. Sind die Fontanellen schon geschlossen, kann es sogar noch sekundär zur Nahtsprengung oder häufiger zum sog. Wolken- oder Leistenschädel, verbunden mit einer Druckatrophie des Schädelknochens, insbesondere der Tabula interna, kommen. Diese Veränderung entsteht dadurch, daß der Schädelknochen vor allem über den Windungskuppen durch den Druck des Gehirns zum Schwund gebracht wird, während er über den Windungs-

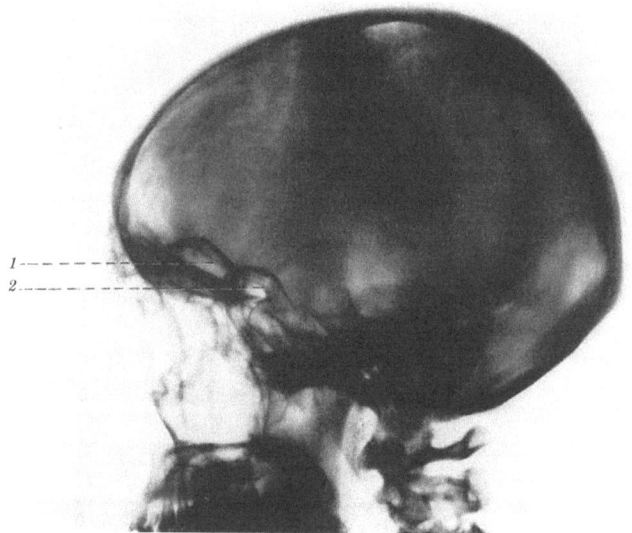

Abb. 45. Vermehrte Pneumatisation der rechten Stirnbein- (1) und Keilbeinhöhle (2)

tälern, in deren Bereich der Druck des Gehirns nicht so stark ist, besser erhalten bleibt. In extremen Fällen stößt die Dura über dem druckatrophischen Knochen unmittelbar an das äußere Periost des Schädels an. Umschriebene Exkavationen des Schädelknochens werden gelegentlich auch über Arachnoidalcysten oder Durahydromen gesehen[1]. Bei Tumoren der Hypophysenregion und auch beim Hydrocephalus erheblichen Grades werden nicht selten umschriebene Druckatrophien und Erweiterungen der Sella turcica mit dem Bild der sog. Ballonsella beobachtet.

Demgegenüber bleibt bei der *Mikrocephalie* auch das Schädelwachstum zurück. In diesen Fällen beobachtet man auch eine geringere Modellierung der Schädelinnenfläche entsprechend dem geringeren Wachstumsdruck des Gehirns. Die Abhängigkeit der Modellierung der Schädelinnenfläche von der Gehirnform wird auch bei der Agyrie demonstriert, wobei das Fehlen der Hirnwindungen von einem vollkommenen Fehlen der Impressiones gyrorum gefolgt ist.

Beim Zurückbleiben einer Hirnhälfte, bei der sog. *Hemiatrophia cerebri*, kommt diese Wechselwirkung zwischen Gehirn und Schädel ebenfalls eindrucksvoll zur Geltung (Abb. 44a und b). Hierbei bleibt über der kleineren erkrankten Hirnhälfte das Schädelwachstum gegenüber der gesunden Seite zurück, wobei die äußere Symmetrie oft viel weniger gestört erscheint, als dies der einseitigen Ge-

---
[1] BANNWARTH 1949.

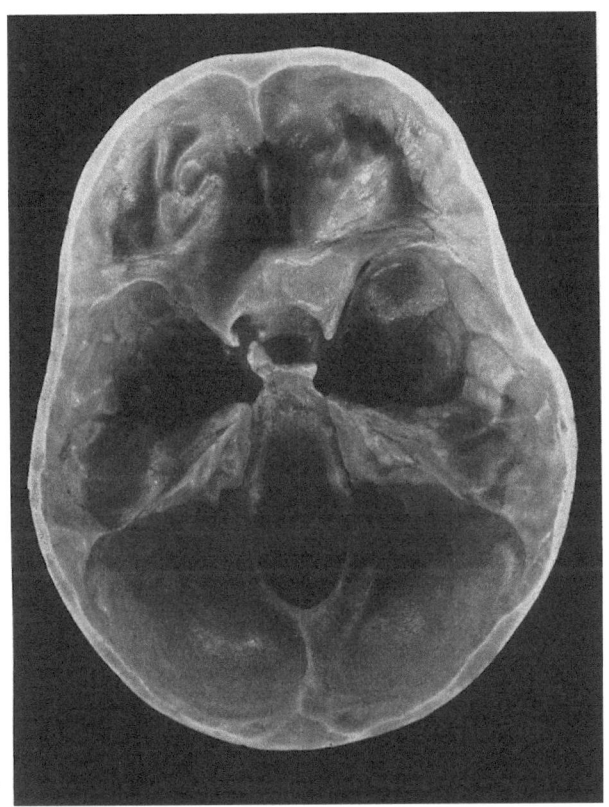

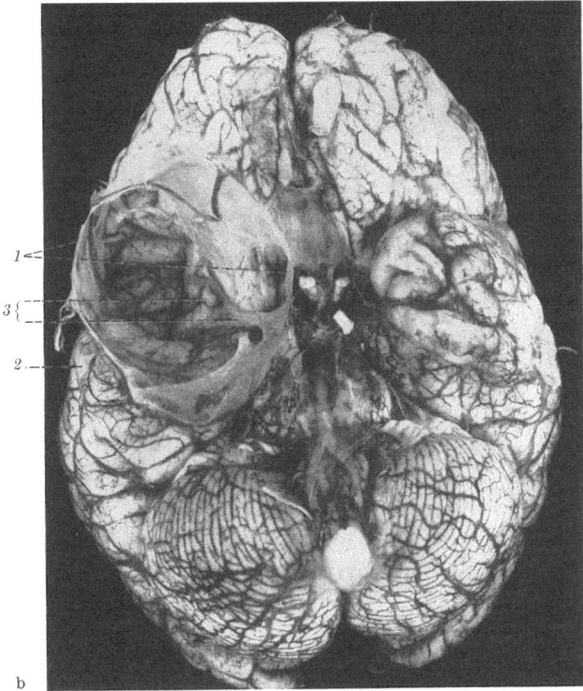

Abb. 46a u. b. Vorwölbung der Tabula interna der rechten vorderen Schädelgrube und geringere Ausprägung der Impressiones gyrorum. Vorwölbung des Planum sphenoidale von links nach rechts zunehmend. Leichte Vertiefung und Ausweitung der rechten mittleren Schädelgruppe infolge Drucks der Arachnoidalcyste (b) *1* Arachnoidalcyste der Fossa Sylvii; *2* Verdrängung des rechten Temporalpoles nach hinten; *3* Anhebung des Frontalhirnes und Freilegung der Inselrinde. (Aus NOETZEL 1949)

hirnatrophie entspricht. Diese Korrektur wird dadurch erreicht, daß bei der Hemiatrophia cerebri die Pfeilnaht nicht mehr in der Mitte des Schädels liegt, sondern über die Mitte nach der erkrankten Seite hin abweicht. Hinzu kommt eine kompensatorisch vermehrte Pneumatisation der dem Gehirnschädel benachbarten

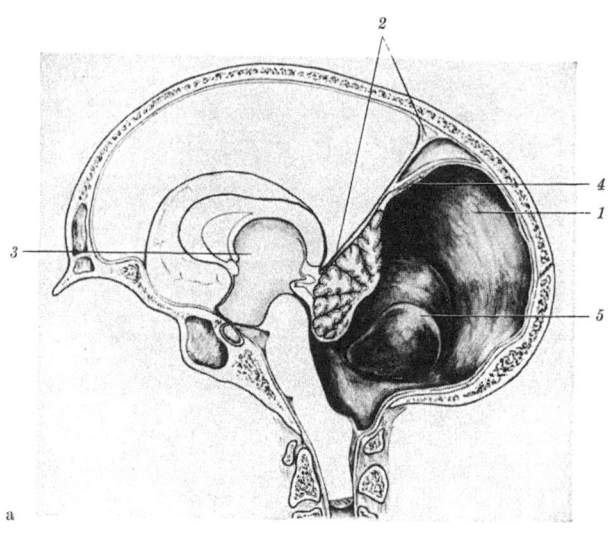

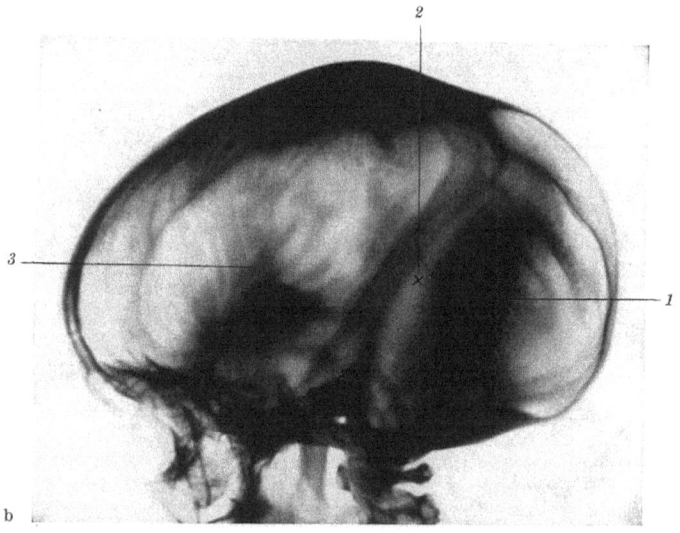

Abb. 47a u. b. Okkulte Encephalocele des Kleinhirns mit Verlagerung des Tentoriums und des venösen Sinus. a 1 Encephalocele; 2 Tentorium und Sinus; 3 Hydrocephalus; 4 verkümmerter Kleinhirnunterwurm; 5 Kleinhirnhemisphärenwulst. b 1 Encephalocele des Kleinhirns; 2 Tentorium; 3 Hydrocephalus der Großhirnkammern. (Aus NOETZEL 1947)

Nebenhöhlen auf der Seite der kleineren Hirnhälfte[1] (Abb. 45). Eine auffällige Pneumatisation der Stirnbeinhöhle wurde auch bei einer Arachnoidalcyste der Fossa Sylvii beobachtet[2]. Infolge der in der mittleren Schädelgrube gelegenen, über den Keilbeinflügel bis in die vordere Schädelgrube sich erstreckenden Arachnoidal-

---

[1] WEINNOLDT 1922, NOETZEL 1949, SCHIFFER 1956.   [2] NOETZEL 1949.

cyste unterblieb der Druck des Stirnhirns auf den Boden der vorderen Schädelgrube. Als Folge davon kommt es zu einem Höhertreten der vorderen Schädelgrube dieser Seite bei gleichzeitiger Vergrößerung der Keilbein- und Stirnbeinhöhle und zu einem Fehlen der Impressiones gyrorum in diesem Bereich (Abb. 46a und b).

Kann andererseits der Schädel dem Wachstumsdruck des Gehirns nicht folgen, wie beim Turmschädel und bei der primären Nahtsynostose, so zieht dies eine Beeinträchtigung des Gehirnwachstums nach sich mit Hirndrucksymptomen und Blindheit infolge Sehnervenatrophie. Entsprechendes gilt auch für den Morbus Paget, bei dem die krankhafte Knochenwucherung zu einer sekundären Verkleinerung der Schädelhöhle führt.

Diese Beispiele lassen erkennen, daß zwischen Gehirn und Schädel enge Wechselwirkungen bestehen. Sofern keine vorzeitige Nahtsynostose besteht, folgt das Schädelwachstum der Konfiguration des Gehirns, bleibt, wie z. B. bei der Hemiatrophia cerebri, entsprechend dem Wachstum des Gehirns zurück, vergrößert aber seinen Umfang beim Occlusionshydrocephalus oder weicht lokal, wie z. B. bei einer Arachnoidalcyste, aus.

Auch am Rückenmark sind ähnliche Korrelationen zwischen Skeletentwicklung und Entwicklung des Rückenmarks, wie z. B. bei der Spina bifida, festzustellen.

Daß eine Mißbildung des Gehirns nicht nur die Konfiguration des Schädels beeinflussen, sondern auch die Lage von Sinus transversus und Tentorium bestimmen kann, zeigt folgende Beobachtung: Eine okkulte Encephalocele des Kleinhirns, bei der sich eine prallgefüllte Cyste zwischen den gespaltenen Kleinhirnhemisphären ausgebildet hatte, führte zu einer Verlagerung des Tentoriums und des Sinus transversus nach oral[1] (Abb. 47a und b).

b) Meningen und Gehirn

Die zwischen dem knöchernen Schädel bzw. der Wirbelsäule einerseits und dem Zentralnervensystem andererseits gelegenen Hirnhäute der *Dura mater* oder Pachymeninx und die *Leptomeningen* erreichen erst bei den höheren Wirbeltieren die auch beim Menschen vorhandene Differenzierung.

Während das Zentralnervensystem z. B. beim Amphioxus noch durch ein lockeres Bindegewebe umhüllt wird, findet man bei den Cranioten schon eine Unterteilung in mehrere Häute. Bei den Fischen unterscheidet man auch die als Perichondrium bzw. als Periost aufzufassende Endorhachis von der sich nach innen anschließenden, gefäßführenden Meninx primitiva. Bei Amphibien und Sauropsiden teilt sich die Meninx primitiva in die eigentliche Dura mater und in die Meninx secundaria (Leptomeninx). Bei den Säugetieren geht diese Aufteilung noch weiter und nähert sich den auch beim Menschen vorzufindenden Verhältnissen.

Im Bereich des Schädels verschmelzen inneres Periost und die eigentliche Dura mater zu der endgültigen mehrschichtigen Dura mater. Diese Verschmelzung unterbleibt im Bereich des Rückenmarks. Hier bleiben auch im Erwachsenenalter Periost und Dura mater getrennt. In ganzer Ausdehnung des Rückenmarks findet sich zwischen Periost und Dura, in dem sog. Periduralraum, ein in lockeres Bindegewebe eingebetteter Venenplexus. Diese Trennung zwischen Periost und Dura innerhalb des Wirbelkanals erlaubt dem Rückenmark eine Verschieblichkeit beim Beugen und Strecken der Wirbelsäule.

Solange der Schädel wächst, insbesondere solange die Schädelnähte noch nicht geschlossen sind, ist die Dura mater, entsprechend ihrer Teilfunktion als inneres Periost des Schädels, mit der Tabula interna durch Bindegewebsfasern und Gefäße fest verbunden. Diese Verbindung lockert sich erst nach Abschluß des

---
[1] NOETZEL 1947, TAGGART und WALKER 1942, NOETZEL, HEMMER und SCHENK 1966.

Schädelwachstums, so daß dann auch bei der Autopsie die Schädelkalotte leichter von der Dura abgelöst werden kann.

Pathologische Vorgänge an und in der *Dura* können sich auf das Gehirn auswirken und zu lebensbedrohlichen Funktionsstörungen Anlaß geben. Infolge Zerreißung der Arteria meningica media beim stumpfen Schädeltrauma kann ein raumforderndes *epidurales Hämatom* eine Compressio cerebri verursachen. Durch Blutsackbildungen in den inneren Duraschichten bei *Pachymeningeosis haemorrhagica interna*, durch leukämische Infiltrate oder Tumoren der Dura (Meningeome, Metastasen usw.) können ebenfalls bedrohliche Hirndrucksymptome verursacht werden. Darüber hinaus stellt die Dura dank ihrer derben Beschaffenheit, insbesondere aber dadurch, daß außer den von den weichen Hirnhäuten in die Venenblutleiter der Dura übertretenden Piavenen keine Gefäßverbindungen zu Meningen und Gehirn bestehen, einen Schutz gegen ein Übergreifen von Infektionen vom Schädelknochen oder von den Nebenhöhlen auf das Gehirn dar.

Die *Leptomeningen* mit dem liquorführenden Subarachnoidalraum und den im Subarachnoidalraum verankerten Gefäßen stellen eine im Körper morphologisch einmalige Bildung dar, für die sich im Organismus nichts Vergleichbares finden läßt.

Schon gegen Ende des 2. Embryonalmonats differenzieren sich die Leptomeningen in die Arachnoidea, in das subarachnoidale Maschenwerk mit den Gefäßen und in die Pia mater.

Durch die Leptomeningen wird die Inkongruenz zwischen Gehirn und Schädel ausgeglichen, indem die Arachnoidea sich der harten Hirnhaut und damit der Schädelform anlegt, die Pia mater dagegen den Konturen von Gehirn und Rückenmark folgt. Dieses Verhalten führt zu einer unterschiedlichen Weite des Subarachnoidalraums. Über den Windungskuppen stellt der Subarachnoidalraum einen oft nur capillären Spaltraum dar, während er über den Windungstälern und an den Stellen, an denen die Form des Gehirns der Schädelform nicht entspricht, weiter wird, wobei an diesen Stellen die sog. *Zisternen* entstehen.

Hierbei unterscheidet man die *Cisterna cerebello-medullaris*, die sich zwischen Kleinhirn und Medulla oblongata ausspannt, die *Cisterna basalis* zwischen Gehirnunterfläche und Schädelbasis, die *Cisterna fossae Sylvii* zwischen Schläfenpol, Stirnhirnbasis und Keilbeinflügel, die *Cisterna interhemisphärica* zwischen den Großhirnhälften, Balken und Falx und die *Cisterna ambiens* zwischen Groß- und Kleinhirn, Hirnstamm und Tentorium.

Die äußeren Liquorräume gestatten dem Gehirn innerhalb der starren Schädelkapsel eine Ausweichmöglichkeit. Bei raumfordernden Prozessen (intrakraniellen Tumoren, Hirnödem usw.) kann das Gehirn unter Verdrängen des Liquors in diese Reserveräume ausweichen, wobei die sog. Zisternenverquellungen auftreten[1]. Bei Gehirnatrophien dagegen erweitern sich die Liquorräume unter Zunahme der Liquormenge und Ausbildung eines Hydrocephalus externus. In diesen Zisternen sammeln sich auch z. B. Blut bei Subarachnoidalblutungen, Eiter bei Leptomeningitis und auch in den Liquor gespritzte Farbstoffe.

Als Folge umschriebener entzündlicher Verklebungen zwischen Arachnoidea und Pia können vom übrigen Liquorraum abgeschlossene Cysten, sog. *Arachnoidalcysten*, zustande kommen. Während kleine Cysten in der Regel belanglos sind, führen größere Cysten zu Verdrängung des Gehirns bzw. von Gehirnteilen und können so gelegentlich Hirndrucksymptome und auch neurologische Symptome verursachen. Solche Arachnoidalcysten kommen vorzugsweise im Bereich der Zisternen zur Ausbildung und können das Gehirn örtlich erheblich verdrängen (s. Abb. 46b).

---
[1] RIESSNER und ZÜLCH 1939.

Im Bereich der Cisterna ambiens können sie durch Druck auf den Aquaedukt[1], im Bereich der Cisterna cerebello-medullaris durch Verschluß am Ausgang des 4. Ventrikels einen Okklusionshydrocephalus herbeiführen[2]. Analoge Verhältnisse finden sich auch im Rückenmark. Hier kann eine Arachnitis adhaesiva oder eine Arachnoidalcyste zu neurologischen Symptomen führen bzw. durch Kompression des Rückenmarks ein Querschnittssyndrom zur Folge haben.

Die Hirnkammern (= innerer Liquorraum) und der beim erwachsenen Menschen meist obliterierte Zentralkanal des Rückenmarks sind von einem einschichtigen Epithel, dem Ependym, ausgekleidet. Wird diese Ependymauskleidung der Hirnkammern durch Entzündungen (Leptomeningitis usw.) zerstört, wobei an den Defekten des Epithels in die Lichtung der Hirnkammern vorspringende gliös-mesenchymale Knötchen (Ependymitis granularis[3]) entstehen, so kann dieser Vorgang ebenfalls zur Ursache von Funktionsstörungen des Gehirns werden. Während dieser Ependymitis granularis in den Großhirnkammern keine wesentliche Bedeutung zukommt, können solche Ependymknötchen im Aquaedukt zur Stenose bzw. zum Verschluß und damit zum Okklusionshydrocephalus mit lebensbedrohlichen Komplikationen führen. Am Rückenmark können bei partieller Obliteration des Zentralkanals durch Ausbildung einer Hydromyelie neurologische Symptome entstehen.

Auch von dem in den Großhirnkammern und im 4. Ventrikel liegenden *Plexus chorioideus* können durch tumorhafte Wucherungen (Plexuspapillome, Meningeome) Hirndrucksymptome bzw. ein Okklusionshydrocephalus verursacht werden.

Vom Plexus chorioideus wird die Hauptmenge des *Liquor cerebro spinalis* gebildet. Dies läßt sich sowohl durch die Kontrastmittel darstellen, als auch durch fluorescierende Farbstoffe und weiter durch die Entstehung eines Okklusionshydrocephalus bei Verlegung der Liquorabflußwege belegen. Hierbei kommt es in jedem Fall durch den Liquoraufstau zur Ventrikelerweiterung der vorgeschalteten Kammeranteile, gefolgt von einer Druckatrophie der Gehirnsubstanz. Bei der Therapie des Okklusionshydrocephalus stützt man sich auf diese Erkenntnis und führt eine Plexusexstirpation durch bzw. eine Röntgenbestrahlung.

Der in den Hirnkammern gebildete Liquor gelangt über den Aquaedukt, den 4. Ventrikel, durch das Foramen Magendi und durch die Foramina Luschkae in den äußeren Liquorraum und verteilt sich im Subarachnoidalraum von Gehirn und Rückenmark. Hier und entlang den Nervenwurzeln erfolgt die Resorption. Diese Kommunikation zwischen innerem und äußerem Liquorraum macht man sich in der Klinik zur Diagnostik intrakranieller Prozesse zunutze.

Der Liquor unterscheidet sich normalerweise in der Zusammensetzung wenig vom Blutplasma. Der höhere Chloridgehalt (120—150 mEq/Liter), der niedrigere Zuckergehalt und das fast völlige Fehlen von Eiweiß und Zellen sprechen für eine aktive Zelleistung des Plexus chorioideus. Verschiebungen im Eiweißgehalt, Zellvermehrung und Änderung des Liquordruckes geben Hinweise für das Vorliegen pathologischer Prozesse an Hirnhäuten und Gehirn. Dem Liquor werden auch mechanische Funktionen insofern zugesprochen, als das Liquorkissen Stöße gegen den Schädel bis zu einem gewissen Grade aufzufangen vermag. Das ca. 1400 g schwere Gehirn wiegt in seinem „Wasserbad" des Liquor cerebro-spinalis nur ca. 50 g. Diese Schwimmfähigkeit im Liquor erlaubt die lockere Verankerung des Gehirns innerhalb des Schädels. Ohne den Sog des Liquorkissens würde das Gehirn selbst bei leichten Schädeltraumen schwerste Schäden erleiden.

---

[1] NOETZEL 1940. [2] Lit. bei ZÜLCH 1956. [3] HASENJÄGER und STROESCU 1938.

Rückblick

RÖSSLE schrieb 1932 in einer Veröffentlichung — *Über das Zusammentreffen und die gegenseitige Beeinflussung von Krankheiten* —: „Wir dürfen uns aber nicht einbilden, am Ziele zu sein, denn noch wissen wir allzuwenig z. B. über die psychische Bedingtheit vieler Krankheiten, im besonderen über die Abhängigkeit ihrer individuellen Formen vom Nervensystem ...; die pathologische Anatomie hat dazu heute fast nichts zu sagen."

Inzwischen ist die Neuropathologie mehr zu Wort gekommen. In den Jahren 1955—1958 wurden die bis dahin vorliegenden Forschungsergebnisse im Handbuch der speziellen Pathologie erstmalig zusammengefaßt. Das hier dargestellte allgemeinere Thema führt darüber hinaus nicht nur in medizinische, sondern auch in naturwissenschaftliche Disziplinen, wie die Paläontologie, Biochemie, Biophysik, Kybernetik usw. Das weitverstreute Schrifttum vollkommen zu überblicken, übersteigt das Vermögen eines einzelnen.

In dem vorliegenden Kapitel versuchten wir in der ersten Hälfte Bau und Bauplan des Zentralnervensystems in Phylo- und Ontogenese mit seiner Leistungsfähigkeit zu vergleichen, wobei Korrelationen zwischen Spezialisierung und Differenzierung und Funktion erkennbar werden. In der zweiten Hälfte wendeten wir uns der gegenseitigen Beeinflussung von Gehirn und Körperorganen sowie umgekehrt von Körperorganen und Gehirn zu. Für diese Beziehungen geben uns Physiologie und Pathologie zahlreiche Beispiele, von denen eine Auswahl angeführt wurde. Sie lassen erkennen, daß sowohl akute als auch chronische Dysfunktionen des Zentralnervensystems den Tod des Organismus oder ein allmähliches Versagen einzelner Organe zur Folge haben können, wie auch umgekehrt das Versagen eines einzelnen Organes direkt oder auf dem Weg über eine metabolische Störung zu einer Dysfunktion oder zu irreparablen Schäden am Gehirn führen kann.

Bei dem vielschichtigen und in die verschiedensten Disziplinen hineinreichenden Thema kann auch keine Vollständigkeit des Schrifttums erwartet werden. Vielfach beschränkte ich mich deshalb auf die Angabe größerer zusammenfassender Arbeiten, in denen der Interessierte spezielle Angaben findet.

Literatur

ACKERT, K., u. P. HUMMEL: Anatomie und Physiologie des limbischen Systems. Hefte Dtsch. Hoffman-La Roche, Grenzach 1963. — ADAMS, R. D., D. DENNY-BROWN, and C. M. PEARSON: Diseases of muscle. A study in pathology. A Hoeber Medical Book, Harper & Brother, second edit. 1962. — ALEXANDER, L.: Wernicke's disease. Identity of lesions produced experimentally by B_1-avitaminosis in pigeons with haemorrhagic polioencephalitis occurring in chronic alcoholism in man. Amer. J. Path. **16**, 61 (1940). — ALTEGOER, E.: Zur Morphologie und Genese des akuten Hirnödems bei ernährungsgestörten Säuglingen. Beitr. path. Anat. **112**, 205 (1952). — ALTMAN, J.: Differences in the utilization of tritiated leucine by single neurines in normal and exercised rats: An autoradiographic investigation with microdensitometry. Nature (Lond.) **199**, 777—780 (1963). — ALTMAN, J., and E. ALTMAN: Increased utilization of an amino acid and cellular proliferation demonstrated autoradiographically in the optic pathways of pigeons. Exp. Neurol. **6**, 142—151 (1962). — ALTMANN, H. W., u. H. SCHUBOTHE: Funktionelle und organische Schädigungen des Zentralnervensystems der Katze im Unterdruckexperiment. Beitr. path. Anat. **107**, 3 (1942). — ALZHEIMER, A.: Über eigenartige Krankheitsfälle des späteren Alters. Z. ges. Neurol. Psychiat. **4**, 356—585 (1911).— ANDERSON-CEDERGREEN, E.: Ultrastructure of motorendplate and sarcoplasmic components of mouse skeletal muscle fiber. J. Ultrastruct. Res., Suppl. **1** (1959). — ANDRADE, C.: Note préliminaire sur une nouvelle forme de neuropathie périphérique. Rev. neurol. **85**, 1 (1951). ~ A peculiar form of peripheral neuropathy. Familiar atypical generalized amyloidosis with special involvement of the peripheral nerves. Brain **75**, 408 (1952). — ANDREAS, AUGUSTA W.: Die Purkinjezellen beim Menschen von der Geburt bis zum Greisenalter. Z. Zellforsch. **28**, 292 (1938).

BAK, J.: Electron microscopic observations in the Substantia nigra of mouse during reserpine administration. Experientia **21**, 568—570 (1965). — BALO, J.: Die neurogene Theorie des peptischen Magen- und Duodenalgeschwürs. Dtsch. med. Wschr. **67**, 479 (1941). — BALO, J., and B. KORPASSY: The encephalitis of dogs with Eck-fistula fed on meat. Arch. Path. **13**, 80 (1932). — BALTHASAR, K.: Anatomie und Lebensgeschichte der Riesenzellen und der großen Pyramidenzellen in der Area gigantopyramidalis. Nervenarzt **20**, 490—497 (1949). ~ Lebenschicksal der vier größten Pyramidenzellarten in der fünften Schicht der menschlichen Area gigantopyramidalis. J. Hirnforsch. **1**, 282 (1954). — BAMBERGER, PH., u. A. MATTHES: Grundzüge der medikamentösen Therapie der Epilepsie im Kindesalter. Dtsch. med. Wschr. **81**, 1773—1777 (1956). — BANNWARTH, A.: Das chronische cystische Hydrom der Dura in seinen Beziehungen zum chronischen subduralen Hämatom und zur Pachymeningitis häm. int. im Lichte der Relationspathologie. Sammlungen psych. u. neur. Einzeldarstellungen. Stuttgart: Georg Thieme 1949. — BANSI, H. W.: Krankheiten der Schilddrüse. In: Handbuch der inneren Medizin, 4. Aufl., Bd. VII/1, S. 738. Berlin-Göttingen-Heidelberg: Springer 1955. — BARGMANN, W.: Über die neurosekretorische Verknüpfung von Hypothalamus und Neurohypophyse. Z. Zellforsch. **34**, 610—634 (1949); Klin. Wschr. **1949**, 617—622. ~ Neurosekretion und hypothalamisches System. Dtsch. med. Wschr. **1953**, 1535—1536. — BECK, V., D. KRAMSCH u. W. OEHLERT: Veränderungen im Ribonukleinsäure- und Eiweißstoffwechsel verschiedener Zellarten unter dem Einfluß von Äthionin. Beitr. path. Anat. **132**, 241—263 (1965). — BECKER, H.: Experimentelle Verschlüsse von Arterien und Venen des Gehirns und ihre Einwirkung auf das Gewebe. Z. ges. Neurol. Psychiat. **167**, 546 (1939). ~ Über Hirngefäßausschaltungen. Dtsch. Z. Nervenheilk. **161**, 407—505 (1949). ~ Retrograde und transneuronale Degeneration der Neurone. Akad. Wiss. u. Lit. Mainz, Abh. math.-nat. Kl. **1952**, Nr 10. — BECKER, P. E.: Die Myopathien. In: Handbuch der inneren Medizin, Bd. V/2. Berlin-Göttingen-Heidelberg: Springer 1953. ~ Myopathien. In: Humangenetik, S. 495, Bd. III/1. Ein kurzes Handbuch in fünf Bänden. Stuttgart: Georg Thieme 1964. — BEHEIM-SCHWARZBACH, D.: Lebensgeschichte der melaninhaltigen Zellen des Nucleus coeruleus unter normalen und pathologischen Bedingungen. J. Hirnforsch. **1**, 62—95 (1954). ~ Das Parkinsonsyndrom im Lichte der lebensgeschichtlichen Veränderungen des Nucleus basalis. J. Hirnforsch. **2**, 2—35 (1955). — BENNHOLD, H.: Blutkreislauf und Transportvorgänge im menschlichen Körper. Klin. Wschr. **41**, 109—119 (1963). ~ Transport function of the serum proteins: Historical review and report on recent investigations on the transport of dyestuffs and of iron. West-European Symposion on clinical chemistry, vol. 5, p. 1—12, Transport function of Plasma proteins, Paris 1965. Amsterdam-London-NewYork: Elsevier Publ. Co. 1966. — BENNHOLD, H., u. H. OTT: Der Stofftransport. Dieses Handbuch, Bd. V/1, S. 166—276. 1961. — BERL, S., A. LAJTHA, and H. WAELSCH: Amino acid and protein metabolism IV cerebral compartments of glutaminic acid metabolism. J. Neurochem. **7**, 186—197 (1961). — BERLIN, L.: Praesenile sclerosis (Alzheimer disease) with features resembling Picks disease. Arch. Neurol. (Amer) **61**, 369 (1949). — BERTALANFFY, L. V.: Das biologische Weltbild. Bern 1949. ~ Theoretische Biologie. Bern 1949/51. — BESSMAN, S. P.: Ammonia metabolism in animals. Symposion in inorganic metabolism, p. 408. Baltimore: John Hopkins Press 1956. — BICKEL, H.: Metabolisch genetischer Schwachsinn. In: Klinische Physiologie, Bd. 1, S. 87. Stuttgart 1960. — BICKEL, H., u. W. GRÜTER: Prophylaxe und Behandlung der Phenylketonurie. Dtsch. med. Wschr. **86**, 39/43 (1961). — BICKEL, H., u. H. J. BREMER: Über die Phenylketonurie. Dtsch. med. Wschr. **92**, 700—710 (1967). — BIRKMAYER, W., u. O. HORNYKIEWICZ: Weitere experimentelle Untersuchungen über L-Dopa beim Parkinson-Syndrom und Reserpin-Parkinsonismus. Arch. Psychiat. Nervenheilk. **206**, 367—381 (1964). — BIRKMAYER, W., u. G. PILLERI: Die retikuläre Formation des Hirnstammes und ihre Bedeutung für das vegetativ-affective Verhalten. Wissenschaftl. Dienst „Roche" 1965, S. 7—112. — BISCHOF, W.: Zur Entstehung der „neurogen ausgelösten akuten Lungenödems und der akuten Magen-Darmblutungen. Hefte Unfallheilk. 82 (1965). Beih. Mschr. Unfallheilk. Berlin-Heidelberg-New York: Springer 1965. — BODECHTEL, G., u. F. ERBSLÖH: Die Veränderungen des Zentralnervensystems bei Nierenerkrankungen. In: Handbuch der speziellen Pathologie, Bd. XIII/2 b. Berlin: Springer 1932. — BÖNING, H.: Zur Kenntnis des Spielraums zwischen Gehirn und Schädel. Z. ges. Neurol. Psychiat. **94**, 72—84 (1925). — BOGAERT, L. V., u. I. BERTRAND: Pathologic changes of senile type of Charcot disease. Arch. Neurol. (Chic.) **16**, 263 (1926). — BOGEN, J. E., and M. S. GAZZANIGA: Cerebral commissurotomy in man. Minor hemisphere dominance for certain visuospatial functions. J. Neurosurg. **23**, 394—399 (1965). — BRACHET, J.: Biochemical Cytology. New York: Academic Press 1958. — BRANDENBURG, E., u. J. HALLERVORDEN: Dementia pugilista mit anatomischem Befund. Virchows Arch. path. Anat. **325**, 610—709 (1954). — BRAUNMÜHL, A. V.: Kolloidchemische Betrachtungsweise seniler und präseniler Gewebsveränderungen. Z. ges. Neurol. Psychiat. **142**, 1—54 (1932). ~ Alterserkrankungen des Zentralnervensystems. In: Handbuch der speziellen pathologischen Anatomie, Bd. XIII/1 A, S. 337. Berlin-Göttingen-Heidelberg: Springer 1957.— BROCK, L.-G., J. S. COOMBS, and J. G. ECCLES: The recording of potentials from motorneuron with an intracellular electrode. J. Physiol. (Lond.) 117, 431 (1952). — BRODMANN, K.: Vergleichende Lokalisationslehre der Großhirnrinde in ihren Prinzipien auf Grund des Zellenbaues. Leipzig: Johann Ambrosius Barth 1909. — BRUCK, J., F. GERSTENBRAND, E. GRÜNDIG u. P. PROSENZ: Stoffwechselveränderungen bei extrapyramidalen Syndromen und vorläufige therapeutische Konsequenzen. Fortschr. Neurol. Psychiat. 33, 677—691 (1965). — BÜRGER, M.: Die chemischen Altersveränderungen des menschlichen Gehirns. Z. Zellforsch. 8, 1—19 (1954). Altern und Krankheit. Leipzig 1954 u. 1957. ~ Die chemische Biomorphose des menschlichen Zentralnervensystems. Medizinische 1956, Nr 15, 561—567. — BURCKHART, TH., u. CL. FAUST: Querschnittssyndrome bei Perimeningitis purulenta. Nervenarzt 23, 426—428 (1952). — BUSTAMANTE, M., H. SPATZ u. E. WEISSCHEDEL: Die Bedeutung der Tuber cinereum des Zwischenhirns für das Zustandekommen der Geschlechtsreife. Dtsch. med. Wschr. 1942, 289. — BYKOW, K. M., u. T. KURZIN: Kortiko-viscerale Pathologie. Berlin: Verl. Volk und Gesundheit 1966.

CAJAL, S. RAMON Y: Die Neuronenlehre. In: Handbuch der Neurologie (BUMKE-FOERSTER), Bd. I. Allgemeine Neurologie I, Anatomie, S. 887. Berlin: Springer 1935. — CAMMERMEYER, J.: Deposition of iron in paraventricular areas of the human brain in hemochromtosis. J. Neuropath. exp. Neurol. 6, 111—127 (1947). — CERVOS-NAVARRO, J.: Elektronenmikroskopische Untersuchungen an Spinalganglien. Arch. Psychiat. Nervenkr. 199, 643 (1959). — CLEGHORN, R. A., and C. J. PATTEE: J. clin. Endocr. 14, 344 (1954). Zit. aus: Die Neuroendokrine Steuerung der Adaptationstätigkeit (K. LISSAK u. E. ENDRÖCZI), S. 134. Verl. d. ungar. Akad. d. Wissenschaften 1960. — COERS, C., and A. L. WOOLF: The innervation of muscle. Springfield (Ill.): Ch. C. Thomas 1959. — CONOLLY, C. J.: External morphology of the primate brain. Springfield (Ill.): Ch. C. Thomas 1950. COPER, H., u. H. HERKEN: Schädigung des Zentralnervensystems durch Antimetaboliten des Nikotinsäureamids. Dtsch. med. Wschr. 88, 2023—2036 (1963). — COSTERO, I., A. CHÉVEZ, R. BARROSO-MOGUEL e C. M. POMERAT: Caracterizacion del sistema fibroblastico. Arch. Inst. Cardiol. Méx. 25, 125 (1955). — CUSHING, H.: Peptic ulcers and the interbrain. Surg. Gynec. Obstet. 55, 1 (1932).

DALY, J. W., u. B. WITKOP: Neuere Untersuchungen über zentral wirkende endogene Amine. Angew. Chem. 75, 552—572 (1963). — DANDY, W.: Removal of the right hemisphere for certain tumors with hemiplegia. J. Amer. chem. Soc. 90, 823—825 (1929). — DEGKWITZ, R., u. O. LUXENBURGER: Das terminale extrapyramidale Insuffizienz- bzw. Defektsyndrom infolge chronischer Anwendung von Neurolepticis. Nervenarzt 36, 173—175 (1965). — DERWORT, A., u. H. NOETZEL: Expansive Psychose bei familiärer juveniler amaurotischer Idiotie mit protrahiertem Verlauf. Dtsch. Z. Nervenheilk. 179, 232—251 (1959). — DIEZEL, P. B.: Die Stoffwechselstörungen der Sphingolipoide; Monographien aus dem Gesamtgebiet der Neurologie und Psychiatrie. Berlin-Göttingen-Heidelberg: Springer 1957. — DIEZEL, P. B., u. K. MARTIN: Die Ahornsirupkrankheit mit familiärem Befall. Virchows Arch. path. Anat. 337, 425—445 (1964). ~ Hyperglycinämie (Glycinose) mit familiärer idiopathischer Hyperglycinurie. Dtsch. med. Wschr. 91, 2249—2254 (1966). — DIVRY, P.: Etude histochimique des plaques séniles. J. belge Neurol. Psychiat. 27, 643—657 (1927). ~ Considérations sur le vieillissement cérébral. J. belge Neurol. Psychiat. 47, 65—81 (1947). ~ La pathochimie générale et cellulaire des processus séniles et préséniles. I. Internat. Kongr. f. Neuropathologie, Rom 1952, Bd. 2, S. 313. — DOWNER, J. DE C.: Die Rolle der Hirnkommissuren beim kontralateralen Training. Endeavour 22, 138—140 (1963). ~ Interhemisphäric relations and cerebral dominance. Baltimore: V. B. Mountcastle, John Hopkins Press 1962. — DRIGGS, M., u. H. SPATZ: Pubertas praecox bei einer hyperplastischen Mißbildung des Tuber cinereum. Virchows Arch. path. Anat. 305, 567—592 (1939). — DROZ, B.: Accumulation de protéines nouvellement synthétisées dans l'appareil de Golgi du neurone; étude radioautographique en microscopie électronique. C.R. Acad. Sci. (Paris) 260, 320—322 (1965). — DROZ, B., and C. P. LEBLOND: Migration of proteins along the axons of the sciatic nerve. Science 137, 1047—1048 (1962). — DRUCKREY, H., S. IVANKOVIC u. R. PREUSSMANN: Selektive Erzeugung von Hirntumoren bei Ratten durch Methylnitrosoharnstoff. Naturwissenschaften 51, 144 (1964).

ECCLES, J. C.: Hypothesis relating to the brain mind problem. Nature (Lond.) 168, 53 (1951). ~ The physiology of synapses. Berlin-Göttingen-Heidelberg: Springer 1964. — ECONOMO, C. v., u. G. KOSKINAS: Die Cytoarchitektonik der Hirnrinde des erwachsenen Menschen. Wien u. Berlin: Springer 1925. — EDINGER, T.: Die fossilen Gehirne. Z. ges. Anat., III. Abt. (1929). — EIERMANN, H.: Störungen des Vegetativismus bei der Commotio cerebri. Langenbecks Arch. klin. Chir. 261, 1, 269, 285, 361 (1948). ~ Vegetative Störungen beim Kommotionssyndrom als Ausdruck der Hirnstammalteration. Chirurg 20, 337 (1949). — ELLIS, H., and J. PRYSE-DAVIES: Vagotomy in the rat, a study of its effects on stomach and small intestine. Brit. J. exp. Path. 48, 135 (1967). — ERBLÖH, F.: Krankheiten der Drüsen mit innerer Sekretion. In: Handbuch der speziellen pathologischen Anatomie, Bd. XIII/2b. ~ Das Zentralnervensystem bei Leberkrankheiten. In: Handbuch der speziellen Pathologie, Bd. XIII/2b, S. 1645. Berlin-Göttingen-Heidelberg: Springer 1958. ~ Veränderungen des Zentralnervensystems bei Erkrankungen des Magen-Darmtraktes. In: Handbuch der speziellen Pathologie, Bd. XIII, 2b, S. 1099. Berlin-Göttingen-Heidelberg: Springer 1958. — FALLAB, S., M. SCHUSTER u. H. ERLENMEYER: Zur biologischen Bedeutung von Fe^{3+} und Cu^{2+} als Komplexbildner. Experientia (Basel) 12 (6), 207—209 (1956). — FEIEREIS, H., K. KAMROWSKI u. H. G. ROHRMOSER: Colitis ulcerosa und Psyche. Arch. Psychiat. Nervenheilk. 202, 657 (1962). — FÈNYES, J.: Alzheimersche Fibrillenveränderungen im Hirnstamm einer 28jährigen Postencephalitikerin. Arch. Psychiat. Nervenheilk. 96, 700 (1932). — FERNANDEZ-MORAN, H.: The submicroscopic organisation of myelinated nerve. Exp. Cell Res. 3, 282 (1951). — FICQ, A., and J. BRACHET: Distribution de l'acide ribonucléique et incorporation de la phénylalanine 2-C^{14} dans les protéines. Exp. Cell Res. 11, 135—145 (1956). FLECHSIG: Gehirn und Seele. Leipzig 1894. — FLEISCHER, B.: Der altersbedingte Ganglienzellschwund im Innenohr. Experimentelle Altersforschung. Experientia (Basel), Suppl. 4 (1956). — FLEISCHHAUER, K.: Die Lokalisation von biogenen Aminen im ZNS. Dtsch. med. Wschr. 91, 318—320 (1966). — FLEISCHHAUER, K., u. H. HILLEBRAND: Über die Vermehrung der Gliazellen bei der Markscheidenbildung. Z. Zellforsch. 69, 61—68 (1966). — FOA E ROIZIN: Influenza del sistema nervoso centrale sulla composizione morfologica del sangue. Arch. Fisiol. 35, 170 (1935). Zit. nach Kongr. inn. Med. 84, 617 (1935). — FÖLLING, A., O. L. MOHR, and L. RUND: Über Ausscheidung von Phenylbrenztraubensäure in den Harn bei einer Stoffwechselanomalie in Verbindung mit Imbezillität. Hoppe-Seylers Z. physiol. Chem. 227, 163 (1934). — FOSTER, G. V.: Thyreocalcitonin. Nature (Lond.) 211, 1319 (1966). — FOX jr., J.C.: Restoration of cerebral function after prolonged cardiac arrest. J. Neurosurg. 5, 561 (1949). — FREY-WYSSLING, A.: Submikroskopische Morphologie des Cytoplasmas. In: Handbuch der allgemeinen Pathologie, Bd. II/1. Berlin-Göttingen-Heidelberg: Springer 1955. — FRIEDRICH, G.: Familiäre amaurotische Idiotie. In: Handbuch der speziellen pathologischen Anatomie, Bd. XIII/1, S. 540. Berlin-Göttingen-Heidelberg: Springer 1957. — FULTON, J. F.: Physiology of the nervous system, 3rd ed. New York: Oxford Univ. Press 1949. — FUXE, K., TH. HÖKFELT, and O. NILSON: Observations on the cellular localisation of dopamine in the caudate nucleus of the rat. Z. Zellforsch. 63, 701—706 (1964).

GÄNSHIRT, H.: Die Sauerstoffversorgung des Gehirns und ihre Störung bei der Liquordrucksteigerung und beim Hirnödem. Berlin-Göttingen-Heidelberg: Springer 1957. — GAMPER, E.: Bau und Leistung eines menschlichen Mittelhirnwesens (Arrhinencephalie mit Encephalocele). Z. ges. Neurol. Psychiat. 102, 154 (1926). — GARDNER, W. J.: The bloodbrain barrier: an expression of the absence of interstitial spaces in ectodermal tissue? Perspect. Biol. Med. 4, 169 (1961). — GEIGER, A., N. HORVATH, and Y. KAWAKITA: The incorporation of ^{14}C derived from glucose into proteins of the brain cortex at rest and during activity. J. Neurochem. 5, 311 (1960). — GELLERSTEDT, H.: Zur Kenntnis der Hirnveränderungen bei der normalen Altersinvolution. Upsala Läh.-Fören Förh., N.F. 38, H. 5/6 (1933). ~ Die elektive insulare (Para-)Amyloidose der Bauchspeicheldrüse. Zugleich ein Beitrag zur Kenntnis der „senilen" Amyloidose. Beitr. path. Anat. 101, 1—13 (1938). — GERSCHENFELD, H. M., FL. WALD, J. A. ZADUNAISKY, and E. D. P. DE ROBERTIS: Function of astroglia in the water-ion metabolism of the central nervous system. An electron microscope study. Neurology (Minneap.) 9, 412 (1959). — GLOGNER, P.: Zum Ammoniakstoffwechsel der Leber. Z. ges. exp. Med. 144, 210—216 (1967). — GLOWACKI, J. G., C. GUAZZI, C. ALVISI, P. GAMBETTI, M. JONCKHEER et C. A. TASSINARI: L'oedème cérébral pseudotumoral endocrinien et/ou métabolique. Acta neurol. belg. 65, 873—910 (1965). — GOEDDE, H., W. KELLER, K. G. BLUME, W. HENSE u. D. BRACKERTZ: Zur Genetik und Biochemie der Ahornsirupkrankheit. Dtsch. med. Wschr. 93, 903—908 (1968). — GOSLAR, H. G., u. B. SCHULTZE: Autoradiographische Untersuchungen über den Einbau von S^{35}-Thioaminosäuren im Zwischenhirn von Kaninchen und Ratte. Z. mikr.-anat. Forsch. 64, 556—574 (1958). — GOTTSCHICK, J.: Die Leistungen des Nervensystems. Jena: Gustav Fischer 1955. — GOVAN, D. T.: The pathogenesis of eclamptic lesions. Path. et Microbiol. (Basel) 24, 561—575 (1961). — GRAHMANN, H., u. G. ULE: Beitrag zur Kenntnis der chronischen cerebralen Krankheitsbilder bei Boxern. Mschr. Psychiat. Neurol. 134, 261—283 (1957). — GRAY, S. J., C. RAMSEY, R. W. REIFENSTEIN, and J. A. BENSON: The significance of hormonal factors in the pathogenesis of peptic ulcer. Gastroenterology 25, 156—172 (1953). — GRÜNTHAL, E., u. O. WENGER: Nachweis von Erblichkeit bei der Alzheimerschen Krankheit nebst Bemerkungen über den Altersvorgang im Gehirn. Mschr. Psychiat. Neurol. 101, 8 (1939). — GRUNER, J. E.: Spongiose athiaminique expérimentale. Structure fine. Acta neuropath. (Berl.) Suppl. III, 131—136 (1967). — GÜNTHER, H.: Über zentrale Polyglobulie. Dtsch. Arch. klin. Med. 165, 41—56 (1929).

HAAS, H.: Psychotrope Drogen. Bild der Wissenschaft 2, 108—117 (1965). — HABERLAND, C.: Primary systematic amyloidosis. Cerebral involvement and senile plaque formation J. Neuropath. exp. Neurol. 23, 135—150 (1964). — HAGER, H., u. W. HIRSCHBERGER: Die Feinstruktur des Kleinhirns des Goldhamsters. 4. Internat. Kongr. f. Elektronenmikroskopie, S. 435. Berlin-Göttingen-Heidelberg: Springer 1960. — HAI-CHIN-CHEN, u. J. NAN LIEN: Kernicterus in newborn rabbits. Amer. J. Path. 46, 331—343 (1965). — HALLER-

VORDEN, J.: Das normale und pathologische Altern des Gehirns. Nervenarzt 28, 433—446 (1957). — HANSEN, K., u. H. SCHLIACK: Segmentale Innervation, ihre Bedeutung in Klinik und Praxis. Stuttgart: Georg Thieme 1962. — HANSEN, K., u. H. v. STAA: Reflektorische und algetische Krankheitszeichen der inneren Organe. Leipzig: Georg Thieme 1938. — HART, C.: Erhebungen und Betrachtungen über das Geschwür des Zwölffingerdarmes. Mitt. Grenzgeb. Med. Chir. 31, 291 (1918/19). — HASENJÄGER, TH., u. G. STROESCU: Über den Zusammenhang zwischen Meningitis und Ependymitis und über die Morphogenese der Ependymitis granularis. Arch. Psychiat. Nervenkr. 109, 46—81 (1938). — HASSLER, R., u. T. RIECHERT: Wirkungen der Reizungen und Koagulationen in den Stammganglien bei sterotaktischen Hirnoperationen. Nervenarzt 32, 97—109 (1961). — HASSON, J., and R. LEECH: Experimental hepatocerebral disease. Arch. Path. 84, 286—289 (1967). — HAUG, H.: Die Zelldichte und ihre Bedeutung für die Hirnrinde. Dtsch. Z. Nervenheilk. 178, 648 (1959). — HECHST, B.: Zur Histochemie und Histogenese der senilen Plaques. Arch. Psychiat. Nervenkr. 88, 126 (1929). — HEILMEYER, L., u. W. GINZBERG: Zentralnervöse Regulationen des Blutes. Arch. Psychiat. Nervenkr. 97, 719 (1932). — HEILMEYER, L., W. KELLER, O. VIVELL, W. KEIDERLING, K. BETKE, F. WÖHLER u. H. E. SCHULTZE: Kongenitale Atransferrinaemie bei einem sieben Jahre alten Kind. Dtsch. med. Wschr. 86, 1745 (1961). — HEINRICH, A.: Das normale Encephalogramm und seine Abhängigkeit vom Lebensalter. Z. Alternsforsch. 1, 345 (1939). ~ Altersvorgänge im Röntgenbild. Leipzig: Johann Ambrosius Barth 1941. — HELLER, A., and R. Y. MORRE: Effect of central nervous system lesions on Brain monoamines in the rat. J. Pharmacol. exp. Ther. 150, 1—9 (1965). — HERMANN, H.: Mikroskopische Studien über Altersveränderungen am Ganglion nodosum N. vagi. Z. Zellforsch. 36, 151—170 (1951). ~ Zusammenfassende Ergebnisse über Altersveränderungen am peripheren Nervensystem. Z. Alternsforsch. 6, 197—214 (1952). — HESS, W. R.: Das Zwischenhirn. Basel: Benno Schwabe & Co. 1949. ~ Das Zwischenhirn, Syndrome, Lokalisationen, Funktionen. Basel: Benno Schwabe & Co. 1954. ~ Schlaf, sein Mechanismus und seine physiologische Funktion. Naturw. Rdsch. 14, 1 (1961). ~ Psychologie in biologischer Sicht. Stuttgart: Georg Thieme 1962. — HIS, W.: Die Entwicklung des menschlichen Gehirns während der ersten Monate. Leipzig: S. Hirzel 1904. — HODGKIN, A. L., and F. HUXLEY: A quantitative description of membrane current and its application to conduction and excitation in nerve. J. Physiol. (Lond.) 117, 500—544 (1952). — HÖPKER, W.: Das Altern des Nucleus dentatus. Z. Alternsforsch. 5, 256—277 (1951). — HOFF, E. C., and D. SHEEHAN: Experimental gastric erosions following hypothalamic lesions in monkeys. Amer. J. Path. 11, 789 (1935). — HOLMBERG, C. G., and C. B. LAURELL: Investigation in serum copper. Acta chem. scand. 2, 550 (1948). — HOLST, E. v.: Die Auslösung von Stimmungen bei Wirbeltieren durch punktförmige elektrische Erregung des Stammhirns. Naturwissenschaften 44, 549 (1957). — HORNYKIEWICZ, O.: Zur Frage des Verlaufes dopaminerger Neurone im Gehirn des Menschen. Wien. klin. Wschr. 76, 834—835 (1964). — HÜSSELMANN, H.: Beitrag zum Amyloidoseproblem auf Grund von Untersuchungen am menschlichen Herzen. Virchows Arch. path. Anat. 327, 607 (1955). — HUPPERT, M. P.: Morphiumsüchtige Zellen. Naturw. Rdsch. 17, 317 (1964). — HURLER, G.: Über einen Typ multipler Abartungen, vorwiegend am Skelettsystem. Z. Kinderheilk. 24, 221—234 (1919). — HUXLEY, I.: Die Entfaltung des Lebens. Frankfurt 1954. — HYDÉN, H.: Chemische Komponenten der Nervenzelle und ihre Veränderungen im Alter und während der Funktion. 3. Kolloquium Ges. physiol. Chem. S. 1. Berlin-Göttingen-Heidelberg: Springer 1952.

IVANKOVIC, S., H. DRUCKREY u. R. PREUSSMANN: Erzeugung neurogener Tumoren bei den Nachkommen nach einmaliger Injektion von Äthylnitrosoharnstoff an schwangeren Ratten. Naturwissenschaften 53, 410—411 (1966).

JACOB, H.: Über die Hirnschäden bei Icterus neonatorum gravis (Kernikterus). (Zugleich ein Beitrag zur Frage der elektiven Vulnerabilität einzelner Hirnabschnitte bei Hypoxämie.) Arch. Psychiat. Nervenkr. 180, 1—22 (1948). ~ Diskusionsbemerkung zu Alterskrankheiten. Proc. internat. Neuropath. Rom 1952, Bd. 2, S. 422—428. — JÄNISCH, W.: Die Induktion von experimentellen Hirngeschwülsten mit cancerogenen Kohlenwasserstoffen. Z. Krebsforsch. 68, 224—233 (1966). — JÄNISCH, W., H. UNGER u. A. PETERMANN: Über die Häufigkeit und Herkunft von Metastasen im Zentralnervensystem. Dtsch. Z. Nervenheilk. 189, 79 (1966). — JERVIS, G.: Früheinsetzende senile Demenz bei mongoloider Idiotie. Amer. J. Psychiat. 105, 102 (1948). — JOCHHEIM: Zur Frage der Fehlernährungszustände mit cerebraler Symptomatologie. Dtsch. med. Wschr. 1949, 698. — JOLLIFFE, N., H. WORTIS, and H. D. FEIN: The Wernicke syndrom. Arch. Neurol. (Chic.) 46, 569 (1941). — JUCKER, E.: Einige neuere Entwicklungen in der Chemie der Psychopharmaka. Angew. Chem. 75, 524—538 (1963). — JUNG, R.: Die Tätigkeit des Nervensystems. In: Handbuch der inneren Medizin, Bd. V/1. Berlin-Göttingen-Heidelberg: Springer 1953.

KAHLE, W.: Studien über die Matrixphasen und die örtlichen Unterschiede im embryonalen menschlichen Gehirn. Dtsch. Z. Nervenheilk. 166, 273—302 (1951). — KALM, H.: Auswirkungen chronischer Lebererkrankungen auf Funktion und Struktur des Gehirns.

Gastroenterologia (Basel) **90**, 259 (1958). — KAWAI, SADAO, Y. ISHIDA, I. NAGASHIMA, K. SATO, and H. NILBE: Experimental studies on brain tumors. Acta path. jap. **14** (3), 311—344 (1964). — KERSTING, G.: Die Pathomorphologie der durch Resorptivcancerogene erzeugten Hirntumoren. Proc. of the fifth internat. congr. of Neuropath. Zürich 1965, S. 904. KEYE, J. D.: Death in potassium deficiency. (Report of a case including morphologic findings.) Circulation **5**, 766—770 (1952). — KIRSCHE, W.: Regeneration im Nervensystem. In: Forschen und Wirken, Bd. II, S. 407—438. Berlin: VEB Dtsch. Verl. d. Wissenschaften 1960. ~ Die Neuronentheorie. (Geschichtlicher Überblick und heutiger Stand.) Münch. med. Wschr. **102**, 2266—2274 (1960). — KLEIST, K.: Gehirnpathologie. Leipzig: Johann Ambrosius Barth 1934. — KLENK, E.: Die Lipoide im chemischen Aufbau des Nervensystems. Naturwissenschaften **40**, 449 (1953). ~ Die Chemie der Markreifung und das Problem der Entmarkung. Verh. dtsch. Ges. inn. Med. (61. Kongr.) **1955**, 331 (weitere Arbeiten zit. bei DIEZEL). ~ La chimie des soi-disant thésaurismoses phosphatidiques du tissue nerveux. Acta neurol. belg. **54**, 586 (1954). — KLÜVER, H., and P. C. BUCY: Preliminary analysis of functions of the temporal lobes in monkeys. Arch. Neurol. Psychiat. (Chic.) **42**, 979—1000 (1939). — KOBURG, E.: Autoradiographische Untersuchungen zum Eiweißumsatz von Ganglienzellen. Verh. dtsch. Ges. Path. **46**, 238—242 (1962). — KOCH, G.: Zur Erbpathologie der Alzheimerschen Krankheit. Erbarzt **9**, 31—34 (1941). — KÖBERLE, F.: Neurogene Bronchiektasien. Verh. dtsch. Ges. Path. **44**, 139—142 (1960). — KOEHLER u. PLÜGGE: Über das Auftreten eines trophischen Hautulcus nach Ausschaltung des Ganglion Gasseri. Zbl. Neurochir. **7**, 118—122 (1942). — KÖSTER, H. P.: Untersuchungen der RNS- und Proteinsynthese am Rattenhirn nach akuter und chronischer Äthioninvergiftung. Inaug.-Diss. Freiburg 1965. — KOIKEGAMI, H.: Amygdala and other related limbi structures; experimental sudies on the anatomy and function. Acta med. biol. (Niigata) **12**, 73—266 (1964). — KOMYA, E.: Die zentralnervöse Regulation des Blutbildes. Stuttgart: Georg Thieme 1956. — KREBS, A., u. H. KUSKE: Trophische Störungen der Haut bei Läsion des Nervus trigeminus. Schweiz. med. Wschr. **93**, 1687—1692 (1963). — KRÜCKE, W.: Über das Längsbündel in der Substantia gelatinosa centralis des Rückenmarkes (Fasciculus parependymalis) und über seine Bedeutung für die Verbindung der vegetativen Zentren des Hirnstammes mit denen des Rückenmarkes. Dtsch. Z. Nervenheilk. **160**, 196—220 (1949). ~ Die Amyloidose der Hirngefäße. Proc. 1. Internat. congr. Neuropath. Rom 1952, Vol. III, S. 237—248. ~ Erkrankungen der pheripheren Nerven. In: Handbuch der speziellen pathologischen Anatomie, Bd. XIII/5. Berlin-Göttingen-Heidelberg: Springer 1955. — KRÜCKE, W., u. E. SEITELBERGER (Hrsg.): Symposium über die Paramyloidosen. Acta neuropath. Suppl. II. Berlin-Göttingen-Heidelberg: Springer 1963. — KÜGELGEN, A. V.: Die Hand des Menschen. Universitas **16**, 173 (1961). — KUFFLER, S. W.: Mod. trends physiol. and Biochem., p. 277. NewYork: Academic Press 1952. — KUFFLER, S. W., and J. G. NICHOLLS: The physiology of neuroglia cells. Ergebn. Physiol. **57**, 1—91 (1966). — KUHLENBECK, H.: Some histologic age changes in the rat's brain and their relationship to comparable changes in the human brain. Confin. neurol. (Basel) **14**, 329—342 (1954). — KUHN, W.: Mögliche Beziehungen der optischen Aktivität des Alterns. Experientia (Basel) **XI/11**, 429—435 (1955).

LAFORA, G. R.: Valorisation critique des découvertes histopathologiques de la sénilité. Proc. of the first internat. congr. Rom, Bd. 2, S. 471—517, 1952. — LAHL, R.: Zur Häufigkeit astrozytärer Gliaveränderungen („Leberglia") bei hepatogenen Erkrankungen, insbesondere Leberzirrhosen, und ihre Abhängigkeit vom Funktionszustand des Organs. Zbl. allg. Path. path. Anat. **110**, 518—545 (1967). — LAINE, E., et CL. GROS: L'hémisphérectomie. Paris: Masson & Cie. 1956. — LAJTHA, A.: Alteration and pathology of cerebral protein metabolism. Int. Rev. Neurobiol. **7**, 1—40 (1964). — LANGE, J.: Zur Diagnostik und Therapie der hepatozerebralen Degeneration (Morbus Wilson). Dtsch. med. Wschr. **88**, 896 (1963). ~ Die Langzeitbehandlung des Morbus Wilson mit D-Penicillamin. (Ein Bericht über 20 Fälle.) Dtsch. med. Wschr. **92**, 1657—1662 (1967). — LANGE COSSACK: Spätschicksale atrophischer Säuglinge. Leipzig: Georg Thieme 1939. — LEHOCZKY, T., J. SÓS et M. HALASY: Altérations neuropathologques au cours d'expérimentations d'avitaminose B^{12} chez le rat. Acta neurol. belg. **67**, 116—124 (1967). — LHERMITTE, A.: Les complications très tardives des traumatismes du système nerveux. Rev. Méd. (Paris) **54**, 550—557 (1937). — LICHTENSTEIGER, W. H.: Angioma arteriovenosum aneurysmaticum des Kleinhirns mit Polycythämie (Polyglobulie) und terminaler Massenblutung. Schweiz. med. Wschr. **94**, 720—727 (1964). — LINDSLEY, D. B. A.: Longitudinal study of the occipital alpha rhythm in normal children, Frequency and amplitude standards. J. gen. Psychiol. **55**, 197 (1939). Zit. bei JUNG, Handbuch der inneren Medizin, Bd. V/1 1953. — LINKE, H.: Neuropathia ischaemica. Z. ges. inn. Med. **19**, 209—223 (1964). — LINNEWEH, F., u. H. SOLCHER: Über den Einfluß diätetischer Prophylaxe auf die Myelogenese bei der Leucinose (maple syrup disease). Klin. Wschr. **43**, 926—930 (1965). — LINZBACH, A. J.: Quantitative Biologie und Morphologie des Wachstums einschließlich Hypertrophie und Riesenzellen. In: Handbuch der allgemeinen Pathologie, Bd. VI/1, S. 180. Berlin-Göttingen-Heidelberg: Springer 1955. — LÖHR, G. W.: Pathogenese und Differentialdiagnose der Glykogenosen. Dtsch. med. Wschr. **90**, 1549—1955 (1965). — LOESCHCKE, H., u. H. WEINNOLDT: Über den Einfluß von Druck und Entspannung auf das Knochenwachstum des Hirnschädels. Beitr. path. Anat. **70**, 406—439 (1922). — LÖWENBERG and WAGGONER: Familial organic psychosis (Alzheimer type). Arch. Neurol. (Chic.) **31**, 737—754 (1934). — LONSDALE, D., R. D. MERCER, and W. R. FAULKNER: Maple syrup urine disease. Report of two cases. Amer. J. Dis. Child. **106**, 258 (1963). — LORENTE DE NO: A study of nerve physiology, vol. 1—2. New York: Rockefeller institute 1947. ~ The infectiveness of the connective tissue sheath of nerve as a diffusion barrier. J. cell. comp. Physiol. **35**, 195 (1950). — LUCEY, J. F., E. HIBBARD, R. E. BEHRMAN, F. O. ESQUIVEL DE GALLARDO, and W. F. WINDLE: Kernicterus in asphyxiated newborn rhesus monkeys. Exp. Neurol. **9**, 545 (1964). — LÜERS, TH.: Über die familiäre juvenile Form der Alzheimerschen Krankheit mit neurologischen Herderscheinungen. Arch. Psychiat. Nervenkr. **179**, 132—145 (1947). — LÜERS, TH., u. H. SPATZ: Picksche Krankheit. In: Handbuch der speziellen Pathologie (HENKE-LUBARSCH), Bd. XIII/1, S. 614—715. Berlin-Göttingen-Heidelberg: Springer 1957. — LUMSDEN, C. E., and C. M. POMERAT: Normal oligodendrocytes in tissue culture. Exp. Cell Res. **2**, 103 (1951).

MAGLADERY, J. W.: Central facilitating and inhibiting mechanisms in the control of muscle tone. Clin. Pharmacol. Ther. **5**, 805—811 (1964). — MAGNUS ALSLEBEN, E.: Über den Einfluß des Sympathicus auf die willkürliche Muskulatur. Klin. Wschr. **7**, 737 (1928). — MANCALL, E. L., G. E. APONTE, and R. G. BERRY: Pompe's disease (diffuse glycogenosis) with neuronal storage. J. Neuropath. exp. Neurol. **24**, 85—96 (1965). — MANGOLD-WIRZ, K.: Cerebralisation und Ontogenesemodus bei Eutherien. Acta anat. (Basel) **63**, 449—508 (1966). — MARINESCO, G.: Sur le mécanisme chémo-colloide de la sénilité. C.R. Soc. Biol. (Paris) **65**, II (1913). ~ Etudes sur le mécanisme histo-biochimique de la Vieillesse et du «rajeunissement». Hommage Mém. Cantacuzène 441—493 (1934). Ref. Zbl. ges. Neurol. Psychiat. **75**, 14 (1935). — MATTYUS, A.: Über anoxische Gehirnschäden bei Asthma bronchiale. Arch. Psychiat. Nervenkr. **199**, 172 (1959). — MERZBACHER, L.: Untersuchungen über die Morphologie und Biologie der Abräumzellen im Zentralnervensystem. Histol. Arb. Großhirnrinde **3**, 1 (1909). — MISSMAHL, H. P., u. H. SIEBNER: Chromosomenuntersuchung bei familiärer perikollagener Amyloidose. Dtsch. med. Wschr. **90**, 1002—1005 (1965). — MOGILNITZKY, B. N.: Zur Frage der Entstehungsweise und Ursache neurogener Formen des runden Magengeschwürs. Virchows Arch. path. Anat. **257**, 109—118 (1925). — MOLLARET, P.: Neueste Fortschritte in der Pathologie und Therapie der Poliomyelitis. Münch. med. Wschr. **100**, 761—765 (1958). — MÜLLER, H. A.: Karyologische Studien an den Purkinjezellen des menschlichen Kleinhirns. Beitr. path. Anat. **124**, 19—46 (1961). — MÜNCHHOFF, C., u. H. NOETZEL: Über eine nahezu totale Agyrie bei einem 6 Jahre alt gewordenen Knaben. Acta neuropath. (Berl.) **4**, 469—475 (1965).

NACHMANSOHN, D.: Molecular biology. New York: Academic Press 1960. — NEUBÜRGER, K.: The changing neuropathological picture of chronic alcoholism. Arch. Path. **63**, 1 (1957). — NEUBÜRGER u. A. v. BRAUNMÜHL: Hirnverletzungen. In: Handbuch der Geisteskrankheiten (v. BUMKE), Bd. 11, S. 321. Berlin: Springer 1930. — NEUBÜRGER, K., u. RÖSCH: Agentophile Ablagerungen im Gehirn von Krebskranken. Virchows Arch. path. Anat. **294**, 537 (1935). — NIKLAS, A., u. W. OEHLERT: Autoradiographische Untersuchung der Größe des Eiweißstoffwechsels verschiedener Organe, Gewebe und Zellarten. Beitr. path. Anat. **116**, 92—123 (1956). — NOETZEL, H.: Arachnoidalcysten in der Cisterna ambiens. Zbl. Neurochir. **5**, 281—294 (1940). ~ Über eine Encephalocele des Kleinhirns und ihr Röntgenbild. Nervenarzt **18**, 398 (1947). ~ Über den Einfluß des Gehirns auf die Form der benachbarten Nebenhöhlen. Dtsch. Z. Nervenheilk. **160**, 126 (1949). ~ Die Aquäductstenose als Komplikation bei abakterieller Meningitis. Verh. dtsch. Ges. **1951**, 275. ~ Ernährungsstörungen im Säuglingsalter als Ursache geistiger Defektzustände. Proc. of the 1. Internat. congr. of Neuropathol. Rom (ROSENBERG u. SELLIER) 1952, Bd. 3, S. 310. ~ Gehirnveränderungen bei der Urbach-Wietheschen Erkrankung. Proc. IV. Internat. Congr. f. Neuropathologie 1961, München, Bd. III, S. 381—386. — NOETZEL, H., R. HEMMER u. W. SCHENK: Zur Frage der Hydrocephalusentwicklung und der Hydromyelie bei Meningomyelocelen. Z. Kinderchir. u. Grenzgeb. **3**, 453—460 (1966). — NOETZEL, H., u. F. JERUSALEM: Die Hirnvenen und Sinusthrombosen. Monogr. Neurol. **106**, 1—63 (1965). — NOETZEL, H., u. C. OSTER: Über Gehirnveränderungen bei Lebererkrankungen. Beitr. path. Anat. **118**, 325 (1957). — NOETZEL, H., u. J. ROX: Autoradiographische Untersuchungen über Zellteilung und Zellentwicklung im Gehirn der erwachsenen Maus und des erwachsenen Rhesusaffen nach Injektion von radioaktivem Thymidin. Acta neuropath. (Berl.) **3**, 326—342 (1964). — NOETZEL, H., u. P. SIEPMANN: Autoradiographische Untersuchungen am Großhirn neugeborener Ratten nach Injektion von Thymidin-H³. Dzsch. Z. Nervenheilk. **187**, 637—659 (1965).

OEHLERT, W., B. SCHULTZE u. W. MAURER: Autoradiographische Untersuchung der Größe des Eiweißstoffwechsels der verschiedenen Zellen des Zentralnervensystems. Beitr. path. Anat. **119**, 343—376 (1958). — ONARI, K., u. H. SPATZ: Anatomische Beiträge zu

Lehre von der Pickschen umschriebenen Großhirnrindenatrophie (Picksche Krankheit). Z. ges. Neurol. Psychiat. **101**, 470—511 (1926). — OPITZ, E.: Energieumsatz des Gehirns in situ unter aeroben Bedingungen. Die Chemie und der Stoffwechsel des Nervensystems. 3. Colloquium der Ges. f. Physiol. Chemie, Mosbach, April 1952. Berlin-Göttingen-Heidelberg: Springer 1952. — ORF, G.: Morphologische Betrachtungen des Zwischenhirn-Hypophysensystems beim Hund nach Zufuhr von Oxytocin und Vasopressin. Acta neuroveg. (Wien) **28**, 508—531 (1966). — ORTMANN, R.: Über experimentelle Veränderungen der Morphologie des Hypophysen-Zwischenhirnsystems und die Beziehung der sogenannten Gomorisubstanz zum Adiuretin. Z. Zellforsch. **36**, 92—140 (1951). — OSTERTAG, B.: Die an bestimmte Lokalisation gebundenen Konkremente des Zentralnervensystems und ihre Beziehungen zur „Verkalkung intracerebraler Gefäße" bei gewissen endokrinen Erkrankungen. Virchows Arch. path. Anat. **275**, 828—859 (1930). — OWEN, E., and J. V. VERNER: Renal tubular disease with muscle paralysis and hypokalemia. Amer. J. Med. **28**, 8—21 (1960).

PALLADIN, A. V.: Comparative neurochemistry. New York: Pergamon Press 1964. — PANTELAKIS, H.: Un type particulier d'angiopathie sénile du système nerveux central: L'angiopathie congophile. Schweiz. Arch. Neurol. Psychiat, **112**, 219—256 (1954). — PENFIELD, W., and T. RASMUSSEN: Monographie. Abb. 22, S. 57. New York: The McMillan Co. 1950. — PENTSCHEW, A.: Intoxicationen. In: Handbuch der speziellen pathologischen Anatomie, Bd. XIII/2b. Berlin-Göttingen-Heidelberg: Springer 1958. — PETERS, G.: Paraproteinosen und Zentralnervensystem. Dtsch. Z. Nervenheilk. **161**, 359 (1949). ~ Über Paramyloidose des Gehirns. Verh. Dtsch. Ges. Path. 32. Tagg, Dortmund 1948, S. 83. ~ Die Störungen des Lipoid, Kohlehydrat- und Eiweißstoffwechsels. In: Handbuch der speziellen Pathologie, Bd. XIII, 2b, S. 1831. Berlin-Göttingen-Heidelberg: Springer 1958. — PETERS, U. H., u. H. NEUMANN: Vitamin B_6-Mangel bei Delirium tremens. Arch. Psychiat. Nervenkr. **201**, 165 (1960). — PETTE, H.: Pathologie und Pathophysiologie der bulbären Form der Poliomyelitis. Münch. med. Wschr. **101**, 353 (1959). — PILLERI, G.: Kopfpendeln („Leerlaufendes Brustsuchen bei einem Fall von Pickscher Krankheit"). Arch. Psychiat. Nervenkr. **200**, 603 (1959). ~ Intelligenz und Gehirnentwicklung bei den Walen. Das ärztliche Panorama (Sandoz), Sept. 1962, S. 1—3. ~ Die zentralnervöse Rangordnung der Cetacea (Mammalia). Acta anat. (Basel) **51**, 241—258 (1962). ~ Vom Tiergehirn zum Menschenhirn. Das ärztliche Panorama (Sandoz), Sept. 1964, S. 6—7. ~ A case of morbus Fahr (Nonarteriosclerotic, idiopathic intracerebral calcifications of the blood vessels) in three generations. Psychiat. et Neurol. (Basel) **152**, 43—58 (1966). — PLAMBECK, H.: Veränderungen des menschlichen Gehirns bei chronischem und akutem Sauerstoffmangel. Beitr. path. Anat. **111**, 77 (1950). — PLATT, D., G. BENEKE, J. PEIFFER u. G. W. SCHMIDT: Ahornsirupurin-Krankheit (Valin-Leucin-Urie). Med. Welt. **19**, 3—7 (1966). — PLETSCHER, A.: Funktionsabläufe unter emotionellen Belastungen. Symposium Wien 1963, S. 25—42. Basel u. New York: Karger 1964. — PLOOG, D.: Über experimentelle Grundlagen der Gedächtnisforschung. Nervenarzt **35**, 377—386 (1964). — POECK, K.: Die Formatio reticularis des Hirnstamms. Nervenarzt **30**, 289—298 (1959). ~ Phantoms following amputation in early childhood and in congenital absence of limbs. Cortex **1**, 269—275 (1964). — POECK, K., u. B. ORGAS: Über die Entwicklung des Körperschemas. Untersuchungen an gesunden, blinden und amputierten Kindern. Fortschr. Neurol. Psychiat. **32**, 538—555 (1964). — PORTMANN, A.: Biologische Fragmente zu einer Lehre vom Menschen. Basel 1944. ~ Biologische Fragmente zu einer Lehre vom Menschen. Universitas **15**, 361 (1960). — POTEMPA, H. J., u. H. G. PFISTERER: Harnsteinbildung nach Schädel-Hirn-Traumen und Schädigungen des Zentralnervensystems. Münch. med. Wschr. **105**, 2573—2579 (1963). — POTTHOFF, P. C., u. W. UMBACH: Corpus callosum cerebri. Neue Befunde bei Balkenschäden. Dtsch. med. Wschr. **91**, 2220—2223 (1966).

QUICK, D. T., and M. GREER: Pancreatic dysfunction in patients with amyotrophic lateral sclerosis. Neurology (Mineap.) **17**, 112—116 (1967).

RABL, R.: Morphologische Hinweise für eine Somatose psychischer Zustandsbilder. Materia Medica Nordmark **XV/15**, 581—663 (1963). ~ Wege einer morphologischen Pathologie zu einem biologischen Bild des Menschen. Materia Medica Nordmark **XV/1**, 1—24 (1963). — RENSCH, B.: Neuere Probleme der Abstammungslehre, 2. Aufl. Stuttgart: Ferdinand Enke 1954. ~ Homo sapiens. Vom Tier zum Halbgott. Göttingen 1959. — RENSHAW, B.: Influence of discharge of motoneurons upon excitation of neighbouring motoneurons. J. Neurophysiol. **4**, 167—183 (1941). — RESKE-NIELSEN, E., and K. LUNDBAEK: Diabetic Encephalopathy. Acta neurol. scand. **39**, Suppl. 4, 273—290 (1963). — RHODES, A. E., and J. B. HYDE: Postnatal growth of arterioles in the human cerebral cortex. Growth **29**, 173—182 (1965). — RICHTER, E.: Die Entwicklung des Globus pallidus und des Corpus subthalamicum. Monog. Neurol. H. 108 (1965). — RIEDEL, H.: Systematische Untersuchung am Rückenmark von Diabetikern. Zbl. allg. Path. path. Anat. **107**, 506—513 (1965). — RIESSNER, D., u. K. J. ZÜLCH: Über die Formveränderungen des Hirns usw. Dtsch. Z. Chir. **253**, 1—61 (1939). — ROBACK, H. N., u. H. J. SCHERER: Über die feinere Morphologie des frühkindlichen Gehirns mit besonderer Berücksichtigung der Gliaentwicklung. Virchows

Arch. path. Anat. **294**, 365—413 (1935). — ROBERTIS, E. D. P. DE, H. M. GERSCHENFELD, and FL. WALD: Some aspects of glial function as revealed by electron microscopy. 4. Internat. Kongr. f. Elektronenmikroskopie, Bd. 2, S. 443. Berlin-Göttingen-Heidelberg: Springer 1960. — ROBERTSON, J. D.: A molecular theory of cell membrane structure. 4. Internat. Kongr. f. Elektronenmikroskopie, Bd. II, S. 159. Berlin-Göttingen-Heidelberg: Springer 1960. — ROBINSON, C. J.: Phosphaturie effect of thyreocalcitonin. Lancet **1966 II**, 83. — RÖSSLE, R.: Das runde Geschwür des Magens und des Zwölffingerdarmes als „zweite Krankheit". Mitt. Grenzgeb. Med. Chir. **25**, H. 4 (1912). ~ Wachstum und Altern. München: J. F. Bergmann 1923. ~ Über das Zusammentreffen und die gegenseitige Beeinflussung von Krankheiten. Dtsch. med. Wschr. **58**, 163—166 (1932). ~ Natürliches und krankhaftes Altern bei Mensch und Tier. VI. Congr. internat. d. patologia comparada, Madrid 1952. Ref. Ber. Pathol. **14**, 219 (1953). — RÖSSLE, R., u. F. ROULET: Maß und Zahl in der Pathologie. Berlin 1932. — ROSENBLUTH, J.: The visceral ganglion of Aplysia californica. Z. Zellforsch. **60**, 213—236 (1963). — ROSENOW, G.: Über Hirnstichleukocytose. Verh. dtsch. Ges. inn. Med. **40**, 385 (1928). ~ Hirnstichleukocytose. Untersuchungen über die zentral-vegetative Blutregulation I. Z. ges. exp. Med. **64**, 452 (1929). ~ Hirnstammnarkose, Hyperthermie und experimentelle Leukocytosen (Untersuchungen über die zentral-vegetative Blutregulation). Klin. Wschr. **1930**, 1588. — ROSS, J., u. ROGGENBACH: Funikuläre Spinalerkrankungen nach Gastrektomie und nach Magenresektion. Med. Klin. **62**, 1795—1798 (1967). — ROTH, B., et O. NEVSIMAL: Tétanie et système nerveux central. Acta neurol. belg. **64**, 852—866 (1964). — ROTHSCHUH, K. E.: Theorie des Organismus (Bios-Psyche-Pathos). München u. Berlin: Urban & Schwarzenberg 1963. — RUDOLPH, O.: Untersuchungen über Hirngewicht, Hirnvolumen und Schädelkapazität. Beitr. path. Anat. **58** (1914). — RUSKA, H., u. C. RUSKA: Licht- und Elektronenmikroskopie des peripheren neurovegetativen Nervensystems im Hinblick auf die Funktion. Dtsch. med. Wschr. **86**, 1697—1701, 1770—1772 (1961). — RUZICKA, VLAD.: Beiträge zum Studium der Protoplasmahysteresis und der hysteretischen Vorgänge. (Zur Kausalität des Alterns.) I. Die Protoplasmahysteresis als Entropieerscheinung. Arch. mikr. Anat. Entwickl.-Mech. **101**, 459—582 (1924). ~ Studies in general biology. Collected papers IV. Prague 1927—1931.

SANDER, C., R. CLOTTEN, H. NOETZEL u. H. WEHINGER: Zur Klinik und pathologischen Anatomie der Ahornsirupkrankheit. Dtsch. med. Wschr. **93**, 895—903 (1968). — SCHAEFFER, H.: Foie et système nerveux. Rev. méd.-chir. Mal Foie etc. **10**, 190 (1935). — SCHALTENBRAND, G., u. P. BAILEY: Die perivaskuläre Pia-Gliamembran des Gehirns. J. Psychol. Neurol. (Lpz.) **35**, 199 (1928). — SCHEID, W.: Gastrische Krisen und organische Prozesse der Oberbauchorgane. Nervenarzt **18**, 118—147 (1947). — SCHEINBERG, J. H., u. D. GITLIN: Deficiency of Ceruloplasmin in patient with hepato-lenticular degeneration (Wilson's disease). Science **116**, 484 (1952). — SCHERRER, J. R., E. HAUSSER u. J. BERNEY: Thrombocytopénie associée à un hémangioblastome cérébelleux. Schweiz. med. Wschr. **95**, 1456—1459 (1965). — SCHIFFER, K. H.: Zur Ableitung von Entwicklungsvorgängen aus dem Röntgenbild des Schädels. Acta radiol. (Stockh.) **46**, 123—129 (1956). — SCHMIDT, G. W., G. BENECKE u. J. PEIFFER: Über einen diätetisch langfristig behandelten Säugling mit Valin-Leucin-Urie und Debilität. (Ahornsirupurin-Krankheit.) Helv. paediat. Acta **20**, 147—168 (1965). — SCHMIDT, H.: Über den Alterstod der Biene. Z. Naturwiss. **59**, 343 (1923). — SCHMITT, F. O.: The structures of the axon filaments of the giant nerve of loligo and myxicola. J. exp. Zool. **113**, 499 (1950). — SCHNABEL, R.: Über die Speicherung mucopolysaccharidartiger Substanzen im Gehirn bei generalisierter Glykogenose (Typ II). Acta neuropath. (Berl.) **4**, 646—658 (1965). — SCHNEIDER, G.: Mucopolysaccharidablagerungen in den Markbereichen des Endhirns bei einem Fall von Kimmelstiel-Wilson-Syndrom. Inaug.-Diss. Freiburg 1963. — SCHOLZ, W.: Studien zur Pathologie der Hirngefäße II. Die drusige Entartung der Hirnarterien und -kapillaren. Z. ges. Neurol. Psychiat. **162**, 694 (1938). ~ Histologische und topische Veränderungen und Vulnerabilitätsverhältnisse im menschlichen Gehirn bei Sauerstoffmangel, Ödem und plasmatischen Infiltrationen. Arch. Psychiat. Nervenkr. **181**, 621 (1949). ~ Erkrankungen des zentralen Nervensystems. In: Handbuch der speziellen Pathologie, Bd. XIII/Ia. Berlin-Göttingen-Heidelberg: Springer 1957. — SCHOLZ, W., u. D. NIETI: Studien zur Pathologie der Hirngefäße, Fibrose und Hyalinose. Z. ges. Neurol. Psychiat. **162**, 675—693 (1938). — SCHREIER, K.: Die nichtdiabetischen Mellìturien. Ergebn. inn. Med. Kinderheilk. **12**, 493 (1959). — SCHREIER, K., H. MATTERN, U. PORATH, J. SPRANGER, mit einem Beitrag von H. G. LASCH: Die angeborenen Stoffwechselanomalien. Stuttgart: Georg Thieme 1963. — SCHULTZE, B., W. OEHLERT u. W. MAURER: Autoradiographische Untersuchung zum Mechanismus der Eiweißneubildung in Ganglienzellen. Beitr. path. Anat. **120**, 58 (1959). — SCHWARZ, G.: Pseudohypoparathyreoidismus und Pseudo-Pseudohypoparathyreoidismus. Experimentelle Medizin, Pathologie und Klinik, Bd. 15. Berlin-Göttingen-Heidelberg-New York: Springer 1964. — SEGAAR, J.: Die Funktion des Vorderhirns in bezug auf das angeborene Verhalten des dreidornigen Stichlingmännchen (Gasterosteus aculeatus L.). ~ Zugleich ein Beitrag über Neuronenregeneration im Fischgehirn. Acta morph. neerl.-scand. **5**, 49—64 (1962). — SEIFERT, G.: Verkalkung und Calciphylaxie. Dtsch. med. Wschr. **90**, 2334—2339 (1965). — SELBERG, W.: Die Glykogenese des Säuglings unter dem Bild einer tödlich verlaufenden cerebrospinalen Erkrankung. Z. Kinderheilk. **72**, 306 (1953). — SEMENOWA-TJAN-SCHANSKAJA: Die morphologischen Veränderungen der peripheren Nerven beim Menschen im Greisenalter. Z. ges. Neurol. Psychiat. **172**, 587—600 (1941). — SIEDER, W.: Über die chemischen Altersveränderungen im Nervus ischiadicus beim Menschen. Z. Altersnsforsch. **2**, 113—124 (1940). — SILVA HORTA, J. DA: Pathologische Anatomie der portugiesischen Paramyloidosefälle mit besonderer Bevorzugung des peripheren Nervensystems. Gaz. med. Portug. **9**, 677—699 (1956); Acta neuroveg. (Wien) **12**, 105—134 (1955). — SLOPER, J. C., D. J. ARNOTT, and B. C. KING: Sulphur metabolism in the pituitary and hypothalamus of the rat. A study of radioisotope-uptake after the injection of ^{35}S dl-Cystine, Methionine and Sodium sulphate. J. Endocr. **20**, 9—23 (1960). — SNYDERMAN, S. E., and L. E. HOLT jr.: Aminoaciduria and certain related disorders of amino acid metabolism. Advanc. Pediat. **11**, 209 (1960). — SOULAS, A., u. MOUNIER KAHN: Bronchiologie. Paris: Masson & Cie. 1949. — SPATZ, H.: Die „systematischen Atrophien". Arch. Psychiat. Nervenkr. **108**, 1—18 (1938). ~ Neues über die Verknüpfung von Hypophyse und Hypothalamus. Acta neuroveg. (Wien) **3**, 5—49 (1951). ~ Neuronenlehre und Zellenlehre (Lit.). Münch. med. Wschr. **94**, 1153 (1952). ~ Das Hypophysen-Hypothalamus-System in seiner Bedeutung für die Fortpflanzung. Verh. d. Anat. Ges. 51. Verslg Mainz 1953, S. 46—86. ~ Ludwig Edinger Gedenkschrift. Schriften der Wiss. Ges. an der Joh. W. Goethe-Univ. Frankfurt/Main, Naturwissenschaftl. Reihe, Nr 1 (1958) Fr. Steiner, Wiesbaden. ~ Bemerkungen zu dem Aufsatz von W. KIRSCHE, Die Neurontheorie. Münch. med. Wschr. **102**, 2275—2276 (1960). ~ Gedanken über die Zukunft des Menschenhirns. Der Übermensch, S. 319—383. Zürich u. Stuttgart: Rhein-Verl. 1961. — SPERLING, E., u. O. CREUTZFELDT: Fortschr. Neurol. Psychiat. **27**, 295—344 (1959). — SPERRY, W.: The great cerebral commissure (Split brain). Sci. Amer. **210**, 42—52 (1964). — STEINBERG, D., F. VROOM, W. K. ENGEL, J. CAMMERMEYER, CH. E. MIZE, and J. AVIGAN: Refsum's disease-A recently characterized lipidosis involving the nervous system. Ann. intern. Med. **66**, 365—395 (1967). — STÖHR jr., PH.: Mikroskopische Anatomie des vegetativen Nervensystems. In: Möllendorffs Handbuch der mikroskopischen Anatomie des Menschen, Bd. IV/1. Berlin: Springer 1957. — STOLTE, H.: Zur Katamnese der die Komposition überlebenden Kinder. Mschr. Kinderheilk. **99**, 157 (1951). — STRAUB, M., and H. E. SCHORNAGEL: General aetiology of gastro-duodenal ulcer. Schweiz. Z. Path. **21**, 242—259 (1958). — STRUPPLER, A.: Die degenerativen Erkrankungen des pyramidalen Systems. Nervenarzt **36**, 380—384 (1965). — STRUWE, F.: Histopathologische Untersuchungen über Entstehung und Wesen der senilen Plaques. Z. ges. Neurol. Psychiat. **122**, 291—307 (1929). — STUCKE, K., u. C. CARSTENSON: Nierenfunktionsstörungen nach Commotio cerebri. Dtsch. med. Wschr. **82**, 177 (1957). — STÜHMER, A.: Spätfolgen nach operativen Eingriffen am Trigeminus (Ganglienfasern). Hautarzt **3**, 54—58 (1952).

TAGGART, J. K., u. E. E. WALKER: Congenital atresia of the foramens of Luschka and Magendie. Arch. Neurol. Psychiat. **48**, 583—612 (1942). — TERZIAN, H., and G. DALLE ORE: Syndrome of Klüver and Bucy (reproduced in man by bilateral removal of the temporal lobes). Neurology (Minneap.) **5**, 373—380 (1955). — THOMAS, C., u. G. KERSTING: Zur Biologie der durch Methylnitrosoharnstoff erzeugten Hirntumoren bei der Ratte. Naturwissenschaften **51**, 144—145 (1964); Z. Krebsforsch. (im Druck). — TIEDEMANN, F.: Anatomie und Bildungsgeschichte des Gehirns des Menschen nebst einer vergleichenden Darstellung des Hirnbaues in den Thieren. Nürnberg 1816. — TILNEY, F.: The brain from ape to man. New York 1928. — TOKORO, Y.: The lesions in other organs in the course of gastroduodenal ulcers. (Correlation of gastroduodenal ulcers based upon a histopathological evaluation of background organs. Schweiz. Z. Path. **21**, 504—546 (1958). — TROTMAN, N. M., and W. D. KELLY: The effect of sympathectomy on bloodflow to bone. J. Amer. med. Ass. **183**, 121—122 (1963). — TRUEX, R. C.: Morphological alterations in the Gasserian Ganglion and their association with senescence in man. Amer. J. Path. **16**, 255 (1940).

ULE, G.: Elektronenmikroskopische Studien zum experimentellen Hirnödem. Proc. of the IV. International congr. of Neuropathology (München 1961) (Vol. II, p. 118—124). — ULE, G., F. W. KOLKMANN u. P. BRAMBERG: Experimentelle elektronenmikroskopische Untersuchungen zur formalen Pathogenese der Wernickeschen Encephalopathie. Klin. Wschr. **45**, 886—887 (1967). — UMBACH, W.: Neuere Erkenntnisse über Kleinhirnangiome. Nervenarzt **25**, 356 (1954). — UMBACH, W., u. D. BAUMANN: Die Wirksamkeit von L-Dopa bei Parkinson-Patienten mit und ohne stereotaktischen Hirneingriff. Arch. Psychiat. Nervenkr. **205**, 281—292 (1964). — UMBACH, W., E. GRÖZINGER u. K. HUMMEL: Veränderungen der Thrombocytenzahl unter dem Einfluß hirnchirurgischer Eingriffe. Klin. Wschr. **20**, 1069 (1959).

VEIL, W. H., u. A. STURM: Die Pathologie des Stammhirns und ihre vegetativen klinischen Bilder, 2. Aufl. Jena: Gustav Fischer 1946. — VOGT, C. u. O.: Allgemeine Ergebnisse unserer Hirnforschung. J. Psychol. Neurol. (Lpz.) **25**, 277 (1919). ~ Thalamusstudien I—III. J. Psychol.

Neurol. (Lpz.) **50**, 1—154 (1941). — VRBA, R.: Glucose metabolism in rat brain in vivo. Nature (Lond.) **195**, 663 (1962).

WALKER, A. E.: The thalamus of the chimpanzee. II. Its nuclear structure normal and following hemidecortication. J. comp. Neurol. **69**, 487—507 (1938). — WALKER, E., BAILEY u. SCHALTENBRAND: Einführung in die stereotaktischen Operationen, S. 307. Stuttgart: Georg Thieme 1959. — WALLAUER, P., u. H. HARBAUER: Zum Verlauf und zur Therapie eines jugendlichen Morbus Wilson. Dtsch. med. Wschr. **92**, 1187—1191 (1967). — WALTHER, H. E.: Krebsmetastasen. Basel: Benno Schwabe & Co. 1948. — WANKE, R.: Pathologische Physiologie der frischen geschlossenen Hirnverletzung. Stuttgart: Georg Thieme 1948. — WASER, P. G.: Die cholinergischen Receptoren der Muskelendplatten. Pflügers Arch. ges. Physiol. **274**, 431—446 (1962). — WEINER, C.: Morbus Wilson im Kindesalter (Hepatozerebrale Degeneration). Münch. med. Wschr. **106**, 387 (1964). — WEINNOLDT, H.: Untersuchungen über das Wachstum des Schädels unter physiologischen und pathologischen Verhältnissen. Beitr. path. Anat. **70**, 311—391 (1922). — WEISS, P.: Damming of axoplasm in constrictes nerve, a sign of perpetual growth in nerve fibers. Anat. Rec. **88**, 464 (1946). ~ Protoplasma synthesis and substance transfer in neurons. 17. International. Physiolog. congr., Oxford 1947, S. 101. — WEISS, P., and H. B. HISCOE: Experiments in the mechanism of nerve growth. J. exp. Zool. **107**, 315 (1948). — WILKE, G.: Über den Hirnbefund bei einem Heimkehrer mit schwerer Hungerdystrophie. Dtsch. Z. Nervenheilk. **171**, 388 (1954). — WILKE, G., E. KLEES u. R. MOSCHEL: Gehirnveränderungen bei Schwangerschaftstoxikose. Dtsch. Z. Nervenheilk. **172**, 377 (1955). — WINDLE, W. F.: Regeneration in the central nervous system. Springfield (Ill.): Ch. C. Thomas 1955. — WOHLWILL, F.: Handbuch der Neurologie (Bumke-Foerster), Bd. 16. Berlin: Springer 1936. — WOLFF, J.: Astroglia im Gewebsverband des Gehirns. Acta neuropath. (Berl.) Suppl. IV, 33—39 (1968). — WRIGHT, R. D., H. W. FLOREY, and M. A. JENNINGS: The secretion of the colon of the cat. Quart J. exp. Physiol. **28**, 207 (1938). — WRIGHT, R. D., M. A. JENNINGS, H. W. FLOREY, and R. LIUM: The influence of nerves and drugs on secretion by the small intestine and an investigation of the enzymes in intestinal juice. Quart. J. exp. Physiol. **30**, 73 (1940).

YAJIMA, AKIRA: The decrepitude of the rat brain with special reference to changes in nucleic acid. Tohoku J. exp. Med. **89**, 235—244 (1966).

ZÜLCH, K. J.: Neurologische Befunde bei Patienten mit Hemisphärektomie wegen frühkindlicher Hirnschäden. Zbl. Neurochir. **14**, 48—63 (1954). ~ Biologie und Pathologie der Hirngeschwülste. In: Handbuch der Neurochirurgie, Bd. III, S. 603. Berlin-Göttingen-Heidelberg: Springer 1956 (Lit.).

Namenverzeichnis

Die *kursiv* gedruckten Seitenzahlen beziehen sich auf die Literatur

Abercrombie, M., u. M. L. Johnson 198, *351*
Abood, L. G., u. S. K. Abul-Haj 151, *351*
— G. R. W. Banks u. J. R. D. Tschirgi 133, *351*
Abul-Haj, S. K., s. Abood, L. G. 151, *351*
Ackert, K., u. P. Hummel *472*
Acosta-Ferreira, W., s. Estable, C. 192, 193, 195, *360*
Adams, s. Lampert 189
Adams, C. W. M. 175, *351*
— u. A. N. Davison *351*
— M. Z. M. Ibrahim u. S. Leibowitz 172, *351*
— u. N. A. Tugan 175, *351*
Adams, R., s. Webster, H. F. 183, *384*
Adams, R. D., D. Denny-Brown u. C. M. Pearson 442, *472*
— s. Waksman, B. H. 182, *384*
Agostini, L. 340, *351*
Aguilar, M. J., s. Sacks, O. 329, *377*
Aigner, Brendel u. Messner 252
Aigner, P., s. Reulen, H. J. *376*
Aird, R. B., u. L. Strait 244, *351*
Ajuriaguerra, J. de, J. Sigwald u. C. Piot 91, *351*
Albert, S., u. C. P. Leblond 160, *351*
Alder 350
Aleu, F. P., F. L. Edelman, R. Katzman u. L. C. Scheinberg 90, *351*
— R. Katzman u. R. D. Terry 90, 256, *351*
— R. D. Terry u. H. Zellweger 89, 90, *351*
— s. Katzman, R. 252, 256, *368*
Alexander, L. 435, *472*
Alkmaion 386
Alksne, J. F. 243, 244, *351*
Allen, J. N. 232, *351*
Allen, R. J., s. Friede, R. L. *361*

Allison, A. C., u. W. H. Feindel 163, *351*
— s. Feindel, W. H. 166, *360*
Allison, J. E. 28, *351*
Alpers, B. J., u. W. Haymaker 164, *351*
Altegoer, E. 428, 429, *472*
Altman, E., s. Altman, J. 427, *472*
Altman, J. 93, *352*, 387, 427, *472*
— u. E. Altman 427, *472*
— u. G. D. Das 93, *352*
Altmann u. Gopal 48
Altmann, H. W. 6, 8, 16, 60, 62, 81, *351*
— u. H. Schubothe 66, 72, *352, 472*
Altmann, R. *352*
Alvisi, C., s. Glowacki, J. G. 441, *475*
Alzheimer u. Baroncini 302
Alzheimer, A. 1, 16, 65, 75, 76, 97, 117, 188, 267, 277, 290, 291. 300, 308, 311, 314, 328, 331, 338, 344, 345, 346, 350, 351, *352*, 430, 461, *472*
Amberson, W. R., T. P. Nash, A. G. Mulder u. D. Binns *352*
Ambo, H. 258, *352*
Ambronn, H. 156, *352*
Amorim, M. 175, *352*
Andén, N. E., A. Carlsson, A. Dahlström, K. Fuxe, N. A. Hillarp u. K. Larsson 226, *352*
Anderson 451
Anderson, Mash, Nulder u. Beams 232
Anderson, E., s. Beams, H. W. 13, *353*
— s. Breemen, V. L. van 196, *355*
Anderson, N. G. 277, *352*
Anderson, P. J. 26, *352*
— u. S. K. Song 300, 352
— — u. Christof 300
Anderson, T. F., s. Richards, A. G. 151, *376*
Andersson-Cedergreen, E. 391, *472*
Andrade, C. 454, *472*

Andreas, Augusta W. 460, *472*
Andres, K. H. 6, 20, 37, 38, 39, 40, 41, 44, *352*
Andrew 4
Apathy, St. 21, 150, 230, *352*, 390
Aponte, G. E., s. Mancall, E. L. 453, *478*
Appelman, F., s. Duve, C. de 17, *359*
Arcaute, R. de 95, *352*
Arneiz, s. De Robertis 223
Arnott, D. J., s. Sloper, J. C. *481*
Aronson, S. M., s. Wallace, B. J. 304, *384*
Astbury, W. T. 102, *352*
Attardi, G. 31, 53, *352*
Auerbach, L. 217, *352*
Aurebeck, G., K. Osterberg, M. Blaw, S. Chou u. E. Nelson 303, *352*
— s. Nelson, E. 305, *373*
Austin, J. H. 303, 305, *352*
— u. D. Lehfeldt 305, *352*
Avigan, J., s. Steinberg, D. 435, 449, *481*
Axelrod, J., s. Wolfe, D. E. 226, *385*

Badenhausen, S., s. Porter, K. R. 22, *375*
Baethmann, A., s. Reulen, H. J. 252, *376*
Bailey, P., u. H. Cushing 93, *352*
— u. G. Schaltenbrand 138
— s. Schaltenbrand, G. 244, 289, *378, 480*
— s. Walker, E. *482*
Bairati, A. 101, 102, 231, 244, *352*
Bak, J. 457, *473*
Bakay, L. 256, *353*
— u. I. Haque 256, *353*
— s. Lee, J. C. 254, *370*
Baker, R. F., s. Pease, D. C. *374*
Balbian Verster, F. de, s. Sellinger, O. Z. 17, *380*
Ballard, A., s. Woodbury, D. M. *385*

Balo, J. *473*
— u. B. Korpassy 431, *473*
Balthasar, K. 460, *473*
Bamberger, Ph., u. A. Matthes *473*
Banks, G. R. W., s. Abood, L. G. 133, *351*
Bannwarth, A. 466, *473*
Bansi, H. W. 442, *473*
Bargmann, W. 411, *473*
— u. A. Knoop 23, *353*
Barlow, C. F., N. S. Domek, M. A. Goldberg u. L. J. Roth 231, *353*
— s. Cutler, R. W. P. *357*
Barnes, J. M., s. Magee, P. N. *371*
Barnett, R. J., s. Sabatini, D. D. 28, *377*
Baroncini, s. Alzheimer 302
Barr, L. M., s. Cook, W. H. 46, *357*
Barr, M. L. 217, *353*
— E. C. Bertram u. H. Lindsay 5, *353*
— s. Crouch, Y. F. 34, 42, *357*
— s. Haggar, R. A. 228, *364*
— s. Lindsay, H. A. 28, *370*
— s. Moore, K. L. 5, *372*
Barrnett, R. J., s. Torack, R. M. 245, *383*
Barron, D. H., s. Battaglia, F. C. 59, *353*
Barron, K. D., s. Becker, N. H. 26, 72, 144, 300, *353*
— s. Koenig, H. 105, *369*
Barroso-Moguel, R., s. Costero, I. 394, *474*
Bartelmez, G. W. 217, *353*
— u. N. L. Hoerr 217, *353*
Bartsch, G., s. Klenk, E. 27, *368*
Battaglia, F. C., G. Meschia, A. Hellegers u. D. H. Barron 59, *353*
Bauer, A., s. Bernhard, W. 6, *353*
Bauer, K. F. 111, 231, *353*, 390
Bauer, W., s. Estable-Puig, J. F. 210, *360*
Baumann, D., s. Umbach, W. 457, *481*
Beams, s. Anderson 232
Beams, H. W., u. R. L. King 5, 11, *353*
— T. N. Tahmision, E. Anderson u. R. Devine 13, *353*
Bear, R. S., K. I. Palmer u. F. O. Schmitt 157, 287, *353*
— F. O. Schmitt u. J. Z. Young 150, 157, *353*
— s. Schmitt, F. O. 150, 157, *379*

Beck, V., D. Kramsch u. W. Oehlert 395, *473*
Becker, H. 64, 72, *353*, 407, *473*
— u. G. Quadbeck 244, *353*
Becker, N. H., u. K. D. Barron 26, 72, 144, 300, *353*
Becker, P. E. 444, *473*
Becker, V., s. Doerr, W. 63, *358*
Beheim-Schwarzbach, D. 6, *353*, 460, *473*
Behnke, O. *353*
Behrman, R. E., s. Lucey, J. F. *478*
Bejdl, W. 35, *353*
Bellairs, R. 42, *353*
Bendiff, s. Trump 343
Benecke, G., s. Schmidt, G. W. 449, *480*
Beneke, G., s. Platt, D. 445, *479*
Beneke, R. 304, *353*
Bennet, s. De Robertis, E. D. P. 223
Bennett, H. S. 277, *353*
Bennhold, H. 444, *473*
— u. H. Ott 444, *473*
Benninghoff, A. 28, *353*
Bensch, K., s. Sabatini, D. D. 28, *377*
Ben-Shmuel, A. 254, *353*
Bensley, R. R., u. J. Gersh 11, *353*
Benson, J. A., s. Gray, S. J. 417, *475*
Bergner, A. D., u. St. H. Durlacher 26, *253*
Beringer 456
Berkowitz, E. C., s. Schultz, R. L. 22, 126, *380*
Berl, S., A. Lajtha u. H. Waelsch 424, *473*
Berlin, L. 463, *473*
Bernard, Cl. 418
Berney, J., s. Scherrer, J. R. *480*
Bernhard, W., A. Bauer, H. Gropp, F. Haguenau u. Ch. Oberling 6, *353*
— s. Rouiller, C. 17, *377*
Berry, s. Osterberg 304
Berry, J., s. Nelson, E. 305, *373*
Berry, R. G., s. Mancall, E. L. 453, *478*
Bertalanffy, L. v. 458, *473*
Bertram, E. C., s. Barr, M. L. 5, *353*
Bertrand, B., s. Guillain, G. 304, *363*
Bertrand, I., s. Bogaert, L. van 329, 331, *355*, 463, *473*

Bessis, M., s. Policard, A. 277, *375*
Bessman, S. P. 430, *473*
Best 349
Bethe, A. 161, 166, 171, *353*
Betke, K., s. Heilmeyer, L. *476*
Beyme, F. 348, *353*
Bickel, H. 448, *473*
— u. H. J. Bremer 448, *473*
— u. H. Cleve 445
— u. W. Grüter 447, 448, *473*
Bielschowsky, M. 3, 9, 11, 16, 17, 21, 22, 25, 34, 76, 78, 79, 94, 97, 139, 170, 186, 187, 188, 189, 197, 200, 202, 205, 211, 212, 213, 217, 230, 231, 283, 317, 318, 329, 339, 349, *353*, 450
— u. R. Henneberg 301, *353*
— u. E. Unger 123, 124, *353*
Binns, D., s. Amberson, W. R. *352*
Biondi, G. 92, 125, 130, 335, *353*
Birch-Anderson, A., V. Dahl u. St. Olsen 227, *354*
Birkmayer, W., u. O. Hornykiewicz 457, *473*
— u. G. Pilleri 413, *473*
Bischof, W. 416, 417, *473*
Blackwood, W., u. J. N Cumings 304, *354*
Bland, s. Canti 133
Blank, M. 34, *354*
Blasius, W., u. H. Zimmermann 55, *354*
Blaw, M., s. Aurebeck, G. 303, *352*
Blinzinger, K. 126, 127, 128, 129, 130, 318, 319, *354*
— u. H. Hager 50, 139, 140, 141, 145, 146, 149, 282, 305, 309, 310, 318, 319, *354*
— u. R. Henn 125, *354*
— N. B. Rewcastle u. H. Hager 102, *354*
— s. Hager, H. 318, 319, *364*
— s. Nelson, E. 102, 237, 239, 240, 277, 282, 305, 318, *373*
Blümcke, S. 192, 193, *354*
— u. H. Knoche 199, *354*
— u. H. R. Niedorf 172, 192, 193, 194, 195, 209, *354*
— H. Themann u. H. R. Niedorf 172, 209, *354*
Blumberg, J. M., s. Estable-Puig, J. F. 210, *360*
— s. Lampert, P. 195, 215, *369*
Blume, K. G., s. Goedde, H. 449, *475*

Blume, R., u. J. H. Scharf 153, *354*
— s. Scharf, J. H. 153, *378*
Bochnik, H.-J. 348, *354*
— s. Erbslöh, F. 348, *360*
Bodechtel, G., u. F. Erbslöh 436, *473*
Bodenheimer, T. S., s. Robertson, J. D. 163, *377*
Bodian, D. 44, 163, 175, 217, 218, 226, 228, *354*
— u. J. Gersh 9, *355*
— u. R. C. Mellors 33, 35, 36, 44, *355*
— s. Gersh, J. 35, 44, *362*
Böhmig, R., s. Siebert, G. 19, *380*
Boeke, J. 171, 176, 189, 197, 200, *355*
Böning, H. 459, *473*
Bogaert, L. van 306
— u. J. Bertrand 329, 331, *355*, 463, *473*
— u. W. Scholz 214, 300, 301, *355*
— s. Vries, E. de 329, *383*
Bogen, J. E., u. M. S. Gazzaniga 409, 473
Bornhofen, s. Osterberg 304
Bornhofen, J., s. Nelson, E. 305, *373*
Bornstein, M. B., u. M. R. Murray *355*
Borst, M. 205, *355*
Bostelmann, W. 144, *355*
Bostroem, A. 115, *355*
Bourne, G. H., s. Shanthaveerappa, T. R. 15, *380*
— s. Tewari, H. B. 53, *383*
Boyarsky, L. L. s. Samuels, A. J. 151, *377*
Boycott, A. E. 163, *355*
Boycott, B. B., E. G. Gray u. R. W. Guillery 227, *355*
Boyd, D., s. Clasen, R. A. 256, *357*
Bozler, E. 22, *355*
Brachet, J. 11, 170, *355*, 387, *473*
— s. Ficq, A. 423, *475*
Brackertz, D., s. Goedde, H. 449, *475*
Bramberg, P., s. Ule, G. 436, *481*
Brambring, P. 236, *355*
Brand, E. 325, *355*
Brandenburg, E., u. J. Hallervorden 462, *473*
Brandt, P. W. 277, *355*
— u. G. D. Pappas 277, *355*
— s. Marshall, J. M., Jr. 277, *371*
Brante, G. 90, 160, 172, 173, *355*

Brattgård, S. O. 3, *355*
— J. E. Edström u. H. Hydén 35, *355*
— u. H. Hydén 6, *355*
Braunmühl, A. V. 76, 77, 331, 339, 340, 341, *355*, 458, 461, 462, 463, *473*
— s. Neubürger *478*
Breemen, V. L. van, E. Anderson u. J. F. Reger 196, *355*
— u. C. D. Clemente 245, *355*
Breit, A., s. Hager, H. 120, 249, 258, 263, *364*
Bremer, H. J., s. Bickel, H. 448, *473*
Brendel, s. Aigner 252
Brendel, W., s. Reulen, H. J. 376
Bretschneider, L. H. 6, *355*
Brightman, M. W. 236, 285, *355*
— u. S. L. Palay 126, *355*
Broca 409
Brock, L.-G., J. S. Coombs u. J. G. Eccles *473*
Brodmann, K. 399, *474*
Broman, T. 244, *355*
Brown 391
Brown, A. W., s. David, G. B. 14, *357*
Brown, W. J., s. Sacks, O. 329, *377*
— s. Verity, M. A. 17, *383*
Bruck, J., F. Gerstenbrand, E. Gründig u. P. Prosenz 457, *474*
Brueckner, G., s. Chason, J. L. 105, *356*
Brust, M., s. Samuels, A. J. 151, *377*
Bubis, J. J., u. S. A. Luse 189, 195, *355*
Bucy, P. C., s. Klüver, H. 409, *477*
Büchner 421
Büchner, F. 55, *355*
Bülow, I. C. 340, *355*
Büngner 172
Bürger, M. 458, 459, 460, 463, *474*
Bunge s. König 211
Bunge, M. B., R. P. Bunge u. G. D. Pappas 165, *356*
— R. P. Bunge u. H. Ris 120, 189, 210, 272, *355*
— s. Bunge, R. P. 163, 189, *356*
Bunge, R. P., M. B. Bunge u. H. Ris 163, 189, *356*
— s. Bunge, M. B. 120, 165, 189, 210, 272, *355*, *356*
Burckhardt, Th., u. Cl. Faust 418, *474*

Burger, E., s. Ochs, S. 151, *374*
Burt, s. Weiss, P. 176, *384*
Bustamante, M., H. Spatz u. E. Weisschedel 411, 436, *474*
Bykow, K. M., u. T. Kurzin 414, *474*

Caesar, R. 343, *356*
Cajal, S. R. Y. 1, 3, 16, 21, 24, 79, 95, 97, 98, 117, 125, 139, 149, 163, 166, 167, 170, 171, 172, 190, 191, 197, 203, 210, 217, *356*
Cajal, S. Ramon y 390, 406, 407, *474*
Calkins, E., s. Cohen, A. S. 77, 343, *357*
Camerer 26, 75, *356*
Cammermeyer, J. 34, 50, 51, 52, 53, 132, 139, *356*, 444, *474*
— s. Steinberg, D. 435, 449, *481*
Canavan, M. M. 329, *356*
Canfield, J., u. B. Klimsky 62, *356*
Canti, Bland u. Russell 133
Carlsson, A. *356*
— B. Falck, K. Fuxe u. N. Å. Hillarp 226, *356*
— u. N. Å. Hillarp *356*
— s. Andén, N. E. 226, *352*
Carlton, s. Gibson 228
Carlton, W. W., u. G. Kreutzberg 329, *356*
Carpenter, S., s. Lampert, P. 189, 261, *370*
Carstenson, C., s. Stucke, K. 418, *481*
Casangiu, D., s. Draganesco 170, *358*
Casper, M. D., u. M. Wolman 85, *356*
Caspersson, T. O. 8, *356*
Causey, G., u. H. Hoffmann *356*
Cavanaugh, J. B., u. J. M. Jacobs 34, 183, *356*
Cavanaugh, M. W. *356*
Cervos-Navarro, J. 20, 37, 42, 241, 269, *356*, 387, 391, *474*
Chambers, R. 150, *356*
Chambers, W. W., s. Windle, W. F. 213, *385*
Chapman-Andresen, C., u. D. M. Prescott 277, *356*
Chason, J. L., J. W. Landers, J. E. Gonzales u. G. Brueckner 105, *356*
Chévez, A., s. Costero, I. 394, *474*

Chou, S. M., u. H. A. Hartmann 196, 215, 216, *356*
— s. Aurebeck, G. 303, *352*
Christof, s. Anderson, P. J. 300
Clara, M. *356*
Clark, G. L., s. Schmitt, F. O. 157, *379*
Clark, R. B., s. Heller, H. 23, *365*
Clasen, R. A., P. M. Cooke, S. Pandolfi, D. Boyd u. H. J. Raimondi 256, *357*
Claude, A., s. Porter, K. R. *375*
Cleghorn, R. A., u. C. J. Pattee 441, *474*
Clemente, C. D. 211, 212, 213, *357*
— s. Breemen, V. L. van 245, *355*
Cleve, H., s. Bickel, H. 445
Clotten, R., s. Sander, C. 449, *480*
Cobb, S., s. Gildea, E. F. 49, *362*
Coelho, R. R., s. Roberts, R. 197, *376*
Coers, C., u. A. L. Woolf 389, *474*
Cohen, A. S., u. E. Calkins 77, 343, *357*
— Weiss u. E. Calkins 343
Cohn, Z. A., u. J. G. Hirsch 18, *357*
Coimbra, A. 51, *357*
Collier, J., u. J. G. Greenfield *357*
Collin, R. 22, *357*
Collins, G. H., H. de F. Webster u. M. Victor 180, *357*
Colmant, H. J. 18, 34, 35, 51, 54, 55, 62, 65, 66, 68, 71, 72, 73, 75, 105, 106, 132, 138, 140, 144, 185, 205, 267, 269, 300, *357*
— s. Seitelberger, F. 90, 91, 92, *380*
Colonier, M., u. E. G. Gray 228, *357*
— u. R. W. Guillery 228, 229, *357*
Compston, N. D., s. McAlpine, D. 189, *371*
Cone, W. 134, *357*
— s. Penfield, W. 134, *375*
Conolly, C. J. 405, *474*
Cook, W. H., J. H. Walker u. L. M. Barr 46, *357*
Cooke, P. M., s. Clasen, R. A. 256, *357*
Coombs, J. S., s. Brock, L.-G. *473*

Coper, H., u. H. Herken 436, *474*
Costero, I., A. Chévez, R. Barroso-Moguel u. C. M. Pomerat 394, *474*
Cowdry, v. 140
Cowen, D., u. E. V. Olmstead 215, *357*
Cowman, W. M., s. Matthews, M. R. 48, *371*
Cox, A. 51, *357*
Craigie 241
Cramer-Kimsey, 418
Crawford, E. I., s. Roberts, R. 197, *376*
Credé 274, 297, 335
Cressmann, M., s. Lampert, P. 206, *370*
Creutzfeldt, H. 105, *357*
— u. A. Metz 341, *357*
Creutzfeldt, O., s. Sperling, E. 410, *481*
Crouch, Y. F., u. M. L. Barr 34, 42, *357*
Crowell, J., s. Harreveld, A. van 236, 247, *364*
Cruner 464
Cumings, J. N. 27, 303, *357*
— u. B. Rozdilsky 305, *357*
— s. Blackwood, W. 304, *354*
Cumings, M., s. Karlsbeck, J. 257, *368*
Cushing, H. 417, *474*
— s. Bailey, P. 93, *352*
Cutler, R. W. P., G. V. Watters u. Ch. F. Barlow *357*

Dahl, V., s. Birch-Anderson, A. 227, *354*
Dahlström, A., u. K. Fuxe 226, *357*
— — N. Å. Hillarp u. T. Malmfors 226, *357*
— s. Andén, N. E. 226, *352*
Dalle Ore, G., s. Terzian, H. 410, *481*
Dalrymple, D., s. Ochs, S. 151, *374*
Dalton, A. J. *357*
Daly, J. W., u. B. Witkop 455, 456, *474*
Damon, L. A., s. Ferraro, A. 349, *360*
Dandy, W. 407, *474*
Danielli 203
Das, G. D., s. Altman, J. 93, *352*
Davenport, s. Phalen 228, *375*
David, G. B., u. A. W. Brown 14, *357*
Davidoff, L. M., s. Ferraro, H. 134, *360*
Davidson, R. F., s. Schmitt, F. O. 77, *379*

Davison, A. N., u. N. A. Gregson 163, *357*
— s. Adams, C. W. M. *351*
Davson, H. 245, *358*
— u. E. Spaziani 232, *358*
Degkwitz, R., u. O. Luxenburger 457, *474*
Deitsch, A. D., u. M. J. Moses 7, 11, *358*
— u. M. Murray 11, 22, *358*
Dempsey, E. W., u. G. B. Wislocki 245, *358*
— s. Lissak, K. 176, *370*
Dennings, M. A., s. Wright, R. D. 418, *482*
Denny-Brown, D. 199, *358*
— s. Adams, R. D. 442, *472*
De Robertis, Pellegrino, Arneiz u. Salganikoff 223
De Robertis, E. D. P. 151, 223, 226, 228, *358*
— u. Bennet 223
— u. H. M. Gerschenfeld 98, 133, *358*
— — u. F. Wald 164, *358*
— u. F. A. Schmitt *358*
Derwort, A., u. H. Noetzel 451, 452, *474*
Devine, R., s. Beams, H. W. 13, *353*
Dewulf, H. 139, *358*
Dias Coelho, M. R., s. Silva Horta, J. Da 342, *380*
Dickson 231
Diepen 23
Dietzel, s. Meissner 304
Diezel, P. B. 82, 163, 303, 304, 350, *358*, 451, *474*
— H. Fritsch u. H. Jakob *358*
— u. K. Martin 449, 450, *474*
— u. A. Pfleiderer jr. 265, 343, *358*
— u. E. Rottmann 123, *358*
— u. G. Ule 215, *358*
Divry, P. 76, 77, 339, 341, *358*, 462, 463, *474*
— u. M. Florkin 343, *358*
Dixon, K. C. 350, *358*
Doerr, W., u. V. Becker 63, *358*
Doinikow, B. 205, *358*
Domek, N. S., s. Barlow, C. F. 231, *353*
Donahue, S. 244, *358*
— u. G. D. Pappas 244, *358*
— s. Zeman, W. 86, 89, *385*
Dourov, N., s. Résibois-Grégoire, A. 93, *376*
Downer, J. de C. 409, *474*
Draganesco, S. State u. D. Casangiu 170, *358*
Driggs, M., u. H. Spatz 411, 436, *474*

Droz, s. Norton 163
Droz, B. 426, *474*
— u. C. P. Leblond 151, *358*, 388, 426, *474*
— s. Verne, J. 151, *383*
Druckrey, H., S. Ivankovic u. R. Preussmann 457, *474*
— s. Ivankovic, S. 458, *476*
Duckett, S., u. A. G. E. Pearse 241, *358*
Dürk 180
Durlacher, St. H., s. Bergner, A. D. 26, *353*
Duspiva, F., u. H. Noltenius *359*
Dustin, A. P. 212
Duve, C. de 17, 18, 68, 274, 282, *359*
— B. Pressmann, R. Gianetto, R. Wattiaux u. F. Appelman 17, *359*

Easton, J. M., B. Goldberg u. H. Green 147, *359*
Ebner, V. v. 156, *359*
Eccles, J. C. 388, 402, *474*
Eccles, J. G., s. Brock, L.-G. *473*
Economo, v., u. Koskinas 399, *474*
Edds, M. V., s. Weiss, P. 43, 151, *384*
Edelman, F. L., s. Aleu, F. P. 90, *351*
Eder, M. 26, 270, *359*
Edgar, G. W. F. 91, 303, *359*
— s. Vries, E. de 329, *383*
Edinger, T. 399, 403, 405, *474*
Edström u. Eichner 31
Edström, A. 28, 150, *359*
Edström, J. E. 31, 35, 44, *359*
— s. Brattgård, S. O. 35, *355*
Edström, R. 245, *359*
— u. O. Steinwall 245, *359*
Egyházi, E., u. H. Hydén 31, *359*
Ehrenberg, C. G. 3, 156, *359*
Ehrich, W. E. 308, *359*
Ehrlich, P. 244, *359*
Eichner, s. Edström 31
Eicke, W., s. Jacob, H. 328, 331, *367*
Eicke, W. J. 115, 206, *359*
Eiermann, H. 418, *474*
Einarson, L. 9, 49, 303, *359*
— u. E. Krogh 28, *359*
— u. A. V. Neel 301, *359*
Eiselay 402
Eisner, W. *359*
Elkes, J., u. J. B. Finean 157, *359*
Elliot, K. A. C., s. Pappius, H. 232, *374*
Ellis, H., u. J. Pryse-Davies 417, *474*

Engel, W. K., s. Steinberg, D. 435, 449, *481*
Engstroem, A., u. J. B. Finean 122, *360*
Erbslöh, F. *360*, 434, 441, *474*
— u. H. Bochnik 348, *360*
— s. Bodechtel, G. 436, *473*
Erlenmeyer, H., s. Fallab, S. 459, *475*
Escolá, J., u. H. Hager 275, 297, 309, 335, 338, *360*
— u. E. Thomas 144, 300, *360*
Escolá Picó, José 81, 83, 84, 85, 87, 89, 131, 132, *360*
Esquivel de Gallardo, F. O., s. Lucey, J. F. *478*
Essner, E. 277, 278, *360*
Estable, C., W. Acosta-Ferreira u. J. R. Sotelo 192, 193, 195, *360*
Estable-Puig, J. F., W. Bauer, J. Blumberg, W. Haymaker u. C. Tobias 210, *360*
Ettisch, G., u. J. Jochims 150, *360*
Evans, D. H. L., u. L. H. Hamlyn 228, *360*
Evans, J. P., s. Ischii, S. 256, *367*
Evans, P. J. E., s. Raimondi, J. 254, *376*
Ewald u. Kühne 154, *360*

Fabiani, A., s. Schiffer, D. 123, *378*
Fahr 442
Falck, B., s. Carlsson, A. 226, *356*
Fallab, S., M. Schuster u. H. Erlenmeyer 459, *475*
Farquhar, M. G., u. J. F. Hartmann 98, 133, 139, *360*
Farrant, J. L. 278, *360*
Faulkner, W. R., s. Lonsdale, D. 449, *478*
Faust, Cl., s. Burckhart, Th. 418, *474*
Fawcett, D. W. 111, 129, *360*
— u. K. R. Porter 129, *360*
— s. Revel, J. P. 85, 111, *376*
Feiereis, H., K. Kamrowski u. H. G. Rohrmoser *475*
Fein, H. D., s. Jolliffe, N. 435, *476*
Feindel, W. H., u. A. C. Allison 166, *360*
— s. Allison, A. C. 163, *351*
Fènyes, J. 461, *475*
Fernándèz-Morán, H. 17, 151, 157, 223, *360*, 387, *475*
— u. J. B. Finean 236, *360*
Fernando s. Movat 308

Ferraro, A. 134, *360*
— u. L. A. Damon 349, *360*
— u. L. M. Davidoff 134, *360*
— s. Roizin, L. 90, *377*
Ferris, s. Streicher 256
Feyrter, F. 161, 184, *360*
— u. A. Pischinger 161, *360*
Fickler, A. 205, *360*
Ficq, A., u. J. Brachet 423, *475*
Finean, J. B. 157, *360*
— u. I. D. Robertson 158, 160, *361*
— u. A. L. Woolf 170, 171, 180, *361*
— s. Elkes, J. 157, *359*
— s. Engstroem, A. 122, *360*
— s. Fernándèz-Morán 236, *360*
Fischer, Lodin u. Kolušek 44
Fischer u. Malik 35
Fischer, O. 264, 328, 339, *361*
Fisher, E. R., u. H. Reidbord 90, *361*
Flechsig 406
Fleischer, B. 460, *475*
Fleischhauer, K. 102, 125, 126, 130, 241, *361*, *475*
— u. H. Hillebrand 132, *361*, 392, *475*
Flemming, W. 3, *361*
Florey, H. W., s. Wright, R. D. 418, *482*
Florkin, M., s. Divry, P. 343, *358*
Foa u. Roizin 418, *475*
Fölling, A., O. L. Mohr u. L. Rund 445, 446, *475*
Forbes 451
Forel 387
Foster, G. V. 443, *475*
Fox jr., J. C. 421, *475*
Franke, H., u. W. Lierse 269, *361*
Frey-Wyssling, A. 387, *475*
Friede, R. L. 36, 95, 97, 105, 109, 144, 191, 197, 205, 206, 300, 340, *361*
— u. R. J. Allen *361*
— u. M. Knoller 191, *361*
— u. K. R. Magee 340, *361*
Friedenwald s. Koelle 192
Friedrich, G. 81, *361*, 451, *475*
Fritsch u. Hitzig 399
Fritsch, H. s. Diezel, P. B. *358*
Fullam, E. F., s. Porter, K. R. *375*
Fulton, J. F. 408, *475*
Fuxe, K. 226, *361*
— Th. Hökfelt u. O. Nilson 457, *475*
— s. Andén, N. E. 226, *352*
— s. Carlsson, A. 226, *356*
— s. Dahlström, A. 226, *357*

Gänshirt, H. 421, *475*
Gall 430
Gambetti, P., s. Glowacki, J. G. 441, *475*
Gamper, E. 397, *475*
Gansler, H., u. Ch. Rouiller 17, *361*
Gardner, W. J. 394, *475*
Gasser, H. S. 158, 159, 161, 162, *361*
Gaupp, s. Scharrer 93
Gaupp, R. 94, *361*
— u. E. Scharrer 23, *361*
Gay, A. J., u. D. H. Silberberg 48, *361*
Gaye, R. M., u. A. Peters *361*
Gaze u. Peters 166
Gazzaniga, M. S., s. Bogen, J. E. 409, *473*
Gehuchten, van 42
Geiger, A., N. Horvath u. Y. Kawakita *475*
Geiger, R. S. 196, *361*
Gellerstedt, H. 460, 463, *475*
Gellerstedt, N. 79, *264*
Gerard, R. W. 176, *362*
— s. Samuels, A. J. 151, *377*
Gerebtzoff 192
Geren, B. B. 159, *362*
— u. F. O. Schmitt 85, 159, *362*
— s. Schmitt, F. O. 151, *379*
Geren-Uzmann, B. B., u. G. Nogueira-Graf 161, *362*
Gerschenfeld, H. M., F. Wald, J. A. Zadunaisky u. E. D. P. de Robertis 249, *362*, 391, *475*
— s. De Robertis, E. D. P. 98, 133, 164, *358*, 393, *480*
Gersh, J., u. D. Bodian 35, 44, *362*
— s. Bensley, R. R. 11, *353*
— s. Bodian, D. 9, *355*
Gerstenbrand, F., s. Bruck, J. 457, *474*
Ghidoni, J., u. B. Gueft 77, 343, *362*
Giacomo 340
Gianetto, R., s. Duve, C. de 17, *359*
Gibson, William u. Carlton 228
Gibson, W. C. 228, *362*
Gielen, W., s. Klenk, E. 82, *368*
Gierke 451
Gieson, v. 259, 325
Gildea, E. F., u. S. Cobb 49, *362*
Ginzberg, s. Heilmeyer, L. 418, 444, *476*
Giolli, R. A. *362*
Gitlin, D., s. Scheinberg, J. H. 444, *480*

Glees, P. 139, 185, 205, 228, *362*
— u. W. J. H. Nauta 184, *362*
— u. Smith 185
— s. Wedell 166, *384*
Glimstedt, G., u. G. Wohlfart 167, 169, 172, 192, 202, *362*
Globus, J. H., u. I. Straus 329, *362*
Glogner, P. 430, *475*
Glowacki, J. G., C. Guazzi, C. Alvisi, P. Gambetti, M. Jonckheer u. C. A. Tassinari 441, *475*
Gluszcz, A. 144, *362*
Goedde, H., W. Keller, K. G. Blume, W. Hense u. D. Brackertz 449, *475*
Goessner, W. 57, 68, 73, 270, 273, *362*
Göthlin, G. F. 156, *362*
Goldberg, B., s. Easton, J. M. 147, *359*
Goldberg, M. A., s. Barlow, C. F. 231, *353*
Goldby, F. 49, *362*
Goldfischer, S. 15, *362*
— s. Novikoff, A. B. 15, *374*
Goldmann 393
Goldmann, E. E. 125, 244, *362*
Golgi, C. 1, 14, 24, *362*
Gollier u. Greenfield 304
Gombault, A. 181, 182, 183, *362*
Gomez, C. J., s. Gonatas, N. K. 89, *362*
— s. Korey, S. R. *369*
Gomori, G. 18, 23, *362*
Gonatas, J., s. Gonatas, N. K. 85, *362*
— s. Korey, S. R. *369*
— s. Samuels, St. 83, 85, *377*
Gonatas, N. K., u. J. Gonatas 85, *362*
— S. Levine u. R. Shoulson 280, *362*
— R. D. Terry u. M. Weiss 328, *362*
— — R. Winkler, S. R. Korey, C. J. Gomez u. G. A. Stein 89, *362*
— H. M. Zimmerman u. S. Levine 236, 254, *362*
— s. Samuels, S. 85, *377*
— s. Terry, R. D. 341, 342, *382*
Gonzales, J. E., s. Chason, J. L. 105, *356*
Goodman, L. 341, *362*
Gootz, E., s. Seitelberger, F. *380*
Gopal s. Altmann 48
Goslar, H. G., u. B. Schultze 411, 425, *475*

Gottschick, J. 408, 412, *475*
Gould, R. P., u. S. J. Holt 205, *363*
Govan, D. T. 429, *475*
Grahmann, H., u. G. Ule 462, *475*
Gray, E. G. 24, 25, 102, 219, 221, 222, 223, 226, 227, *363*
— u. R. W. Guillery 228, 229, 230, *363*
— u. L. H. Hamlyn 228, *363*
— u. V. P. Whittaker 223, 224, *363*
— s. Boycott, B. B. 227, *355*
— s. Colonier, M. 228, *357*
Gray, S. J., C. Ramsey, R. W. Reifenstein u. J. A. Benson 417, *475*
Green, H., s. Easton, J. M. 147, *359*
Greenfield s. Gollier 304
Greenfield, I. G. 134, 301, *363*
— s. Collier, J. *357*
Greer, M., s. Quick, D. T. 464, *479*
Grégoire, A. 303, *363*
Gregson, N. A., s. Davison, A. N. 163, *357*
Grenell, R. C. 51, *363*
Grinker, R., u. E. Stevens *363*
Grözinger, E., s. Umbach, W. *481*
Groll 272
Gropp, H., s. Bernhard, W. 6, *353*
Gros, Cl., s. Laine, E. 407, *477*
Gross, H., E. Kaltenbäck u. B. Ulberak 215, *363*
— s. Seitelberger, F. 215, *380*
Gründig, E., s. Bruck, J. 457, *474*
Grünker u. Stevens 134
Grünthal, E., u. O. Wenger 461, 462, *475*
Grüter, W., s. Bickel, H. 447, 448, *473*
Gruner, J.-E. 250, *363*, *475*
— s. Guillain, G. 304, *363*
Guazzi, C., s. Glowacki, J. G. 441, *475*
Gueft, B., s. Ghidoni, J. 77, 343, *362*
Günther, H. 418, *475*
Güttler, s. Lindlar 299
Guillain, G., B. Bertrand u. J. Gruner 304, *363*
Guillery, R. W. 228, *363*
— s. Boycott, B. B. 227, *355*
— s. Colonier, M. 228, 229, *357*
— s. Gray, E. G. 228, 229, 230, *363*

Gullotta, F., u. G. Kreutzberg 123, *363*
Gusek, W. 338, *363*
— u. P. Naumann 338, *363*
Gygax, P. A., s. Nauta, W. J. H. 184, 228, *373*

Haas, H. 455, 456, *475*
Haberland, C. *363*, 463, *475*
Häggqvist, G. 49, *363*
Hager, H. 14, 50, 52, 53, 65, 68, 70, 98, 100, 107, 108, 109, 110, 115, 118, 120, 122, 133, 141, 149, 158, 159, 161, 164, 172, 187, 196, 197, 206, 210, 213, 214, 222, 225, 232, 233, 234, 237, 240, 241, 245, 246, 249, 251, 258, 259, 262, 269, 270, 271, 277, 280, 285, 291, 292, 296, 315, 317, 318, 319, 332, 334, 335, 337, 338, *363*, 368, 393
— u. K. Blinzinger 318, 319, *364*
— A. Breit u. W. Hirschberger *364*
— u. W. Hirschberger 223, 227, *364*, 391, *475*
— — u. A. Breit 120, 249, 258, 263, *364*
— — u. W. Scholz 58, *364*
— u. G. Kreutzberg 18, 100, *364*
— S. Luh, D. Ruščáková u. M. Ruščák *364*
— u. W. L. Tafuri 224, 225, *364*
— s. Blinzinger, K. 50, 102, 139, 140, 141, 145, 146, 149, 282, 305, 309, 310, 318, 319, *354*
— s. Escolá, J. 275, 297, 309, 335, 338, *360*
— s. Kreutzberg, G. W. 15, *369*
— s. Nelson, E. 62, 102, 237, 239, 240, 277, 282, 305, 318, *373*
— s. Schlaepfer, W. 176, 195, 199, 202, *378*
— s. Schlote, W. 206, *378*
— s. Wechsler, W. 167, 169, 172, 192, 193, 194, 195, 197, 199, 201, 202, 208, *384*
Haggar, R. A., u. M. L. Barr 228, *364*
Haguenau, F., s. Bernhard, W. 6, *353*
Hai-Chin-Chen u. J. van Lien 421, *475*
Hajossi, G., s. Horanyi, B. 101, *366*
Halary, M., s. Lehoczky, T. 434, *477*

Halbfas, E., s. Wüstenfeld, E. 28, *385*
Hale 214
Hallervorden, J. 78, 184, 302, 304, 305, 331, *364*, 463, *475*
— s. Brandenburg, E. 462, *473*
— s. Kufs 450
— s. Vogel, F. St. 123, *383*
Halliburton, W., s. Mott, F. W. 167, 173, *372*
Hamlyn, L. H., s. Evans, D. H. L. 228, *360*
— s. Gray, E. G. 228, *363*
Hamperl 460
Hamuro, Y. 144, 300, *364*
— s. Shimizu, N. 109, *380*
Hannss, s. Keresztzeghy, J. 185, *368*
Hansen, K., u. H. Schliack 415, *476*
— u. H. v. Staa 415, *476*
Hanzon, V. 66, *364*
Haque, I., s. Bakay, L. 256, *353*
Harbauer, H., s. Wallauer, P. 444, *482*
Harders, H. 154, *364*
— s. Zeiger, K. 57, 154, *385*
Harkin, I. C., s. Terry, R. D. 167, 169, 172, 192, *382*
Harreveld, A. van, u. J. Crowell 236, 247, *364*
— — u. S. K. Malhotra 236, 247, *364*
— u. S. Ochs 231, 236, 247, *364*
— u. J. P. Schade 236, 247, 252, *364*
Harriman, D. G. F., u. J. H. D. Millar 91, *364*
Harris, B., s. Luse, S. A. 249, *371*
Harrison 391
Hart, C. 417, *476*
Hartberg u. Mitarb. 305
Hartmann, H. A., s. Chou, S. M. 196, 215, 216, *356*
Hartmann, J. F. 6, 22, 39, 41, 98, *364*
— s. Farquhar, M. G. 98, 133, 139, *360*
— s. Hudson, G. 41, *366*
Hartwig, M., s. Missmahl, H. P. 265, 342, *372*
Hasenjäger, Th., u. G. Stroescu 471, *476*
Hassler, R., u. T. Riechert 397, 398, 412, *476*
Hasson, J., u. R. Leech 432, *476*
Hatasa, K., u. T. Nakamura 90, *365*
Hatschek, E. 258, *365*

Haug, H. 402, *476*
Hausser, E., s. Scherrer, J. R. *480*
Havet, J. 100, *365*
Hawkins, A., s. Vulpe, M. 261, *383*
Haymaker, W., u. J. W. Kernohan 182, *365*
— s. Alpers, B. J. 164, *351*
— s. Estable-Puig, J. F. 210, *360*
— s. Klatzo, J. 109, *368*
— s. Miquel, J. 109, *372*
— s. Wolfe, L. S. 109, *385*
Hayner, R., s. Ischii, S. 256, *367*
Hebb, C. O., u. V. P. Whittaker 224, *365*
Hechst, B. 340, *365*, 463, *476*
Heefner, W. A., u. G. D. Sorenson 77, 341, 342, 343, *365*
Heidenhain, M. 43, 123, 170, 290, *365*
Heidenreich, O., s. Siebert, G. 19, *380*
Heilmeyer, L., u. Ginzberg 418, 444, *476*
— W. Keller, O. Vivell, W. Keiderling, K. Betke, F. Wöhler u. H. E. Schultze *476*
Heinrich, A. 459, *476*
Heinzen, B. 175, 198, *365*
Held, H. 2, 9, 11, 16, 97, 101, 102, 217, 231, 282, 289, *365*
Hellauer, H. F., s. Umrath, K. 171, *383*
Hellegers, A., s. Battaglia, F. C. 59, *353*
Heller, A., u. R. Y. Morre 457, *476*
Heller, H., u. R. B. Clark 23, *365*
Hemmer, R., s. Noetzel, H. 469, *478*
Hempel, J. 267, *365*
Henn, R., s. Blinzinger, K. 125, *354*
Henneberg, R., s. Bielschowsky, M. 301, *353*
Hense, W., s. Goedde, H. 449, *475*
Herken, H., s. Coper, H. 436, *474*
Hermann, H. 460, *476*
Herndon, R. M. 59, *365*
Herrick, J. 234, *365*
Herxheimer 142, 340
Herzog, I., W. A. Levy u. L. C. Scheinberg 254, *365*
— s. Levy, W. A. 27, *370*
Hess, A. 20, 159, 160, 231, 350, *365*
— u. J. Z. Young 163, *365*

Hess, H. H., s. Pope, A.
133, *375*
Hess, W. R.   410, 414, *476*
Hibbard, E., s. Lucey, J. F.
478
Hild, W.   3, 6, 11, 16, 21, 22,
163, 196, *365*
— T. Takenaka u. F. Walker
365
— s. Rennels, M. L.   53, *376*
Hillarp, N. A., s. Andén, N. E.
226, *352*
— s. Carlsson, A.   226, *356*
— s. Dahlström, A.   226, *357*
Hillebrand, H., s. Fleischhauer, K.   132, *361*,
392, *475*
Hills, C. P.   269, *365*
Himwich, s. Opitz   53
Himwich, H. E.   *365*
Hintzsche, E.   6, *365*
Hirano, A., H. M. Zimmerman
u. S. Levine   137, 187,
259, 261, *365*
— s. Levine, S.   261, *370*
Hirsch, J. G., s. Cohn, Z. A.
18, *357*
Hirsch, Th. v., u. J. Peiffer
175, 302, 303, *366*
Hirschberger, W., s. Hager, H.
58, 120, 223, 227, 249, 258,
263, *364*, 391, *475*
His, W.   387, 405, *476*
Hiscoe, H. B., s. Weiss, P.
151, 152, 195, *384*, 387, *482*
Hitzig, s. Fritsch   399
Hochberg, I., u. H. Hydén
53, 54, *366*
Hodgkin, A. L.   388
— u. F. Huxley   *476*
Hökfelt, Th., s. Fuxe, K.
457, *475*
Höpker, W.   26, 72, *366*,
460, *476*
Hoerr, N. L., Bartelmez, G. W.
217, *353*
Hoff, E.   228, *366*
Hoff, E. C., u. D. Sheehan
418, *476*
Hoff, H., u. K. Jellinger
257, *366*
Hoffmann, H.   196, *366*
— s. Causey, G.   *356*
Hoffmann, H. F., u.
J. Reulen   252, *366*
— s. Reulen, H. J.   252, *376*
Hofrichter, E.   185, *366*
Holländer, H.   300, *366*
Hollinger, D. M., R. J. Rossiter
u. H. Upmalis   175, *366*
Holmberg, C. G., u. C. B.
Laurell   444, *476*
Holmes, W., u. J. Z. Young
170, 199, *366*
Holmgren, E.   14, *366*

Holmgren, H., u. B. Rexed
172, 198, *366*
Holst, E. v.   411, *476*
Holt jr., L. E., s. Snyderman,
S. E.   449, *481*
Holt, S. J., s. Gould, R. P.
205, *363*
Holter, H.   277, *366*
Holtzer, R. L., s. Reed, D. J.
256, *376*
Holzer   116, 315, 318, 327,
349
Homén, E. A.   185, *366*
Horanyi, B., u. G. Hajossi
101, *366*
Hornykiewicz, O.   457, *476*
— s. Birkmayer, W.   457, *473*
Horstmann, E.   232, 234, *366*
— u. A. Knoop   6, *366*
— u. H. Meves   232, 234, *366*
Hortega, P. del Rio   95, 97,
98, 132, 134, 138, 139, 140,
141, 143, 147, 149, 164, 312,
350, *366*
Horvath, N., s. Geiger, A.   *475*
Hossmann, K. A., U. Schröder
u. W. Wechsler   249, *366*
Hostelmann   300
Howe, H. A., u. R. C. Mellors
35, 37, 44, *366*
Hudson, G., A. Lazarow u.
I. F. Hartmann   41, *366*
Hueck, W.   *367*
Hüsselmann, H.   463, *476*
Hughes, A.   196, *367*
Hugosson, R., u. B. Källén
105, *367*
Hummel, K., s. Umbach, W.
481
Hummel, P., s. Ackert, K.
472
Huppert, M. P.   455, *476*
Hurler, G.   451, *476*
Huxley, F., s. Hodgkin, A. L.
476
Huxley, I.   386, 388, *476*
Hyde, J. B., s. Rhodes, A. E.
407, *479*
Hydén, H.   3, 5, 6, 11, 13, 19,
29, 30, 31, 35, 43, 80, 81,
194, *367*, 427, *476*
— u. P. W. Lange   11, 29, 35,
44, 133, *367*
— u. A. Pigon   11, 29, 35,
44, 133, *367*
— u. B. Rexed   11, 35, 44,
172, 198, *367*
— s. Brattgård, S. O.   6, 35,
355
— s. Egyliazi, E.   31, *359*
— s. Hochberg, I.   53, 54, *366*
Ibrahim, M. Z. M., s. Adams,
C. W. M.   172, *351*
Ingebrigtsen, R.   198, *367*

Ischii, S., R. Hayner, W. A.
Kelly u. J. P. Evans
256, *367*
Ishida, Y., s. Kawai   457, *477*
Ito, S.   26, *367*
— s. Revel, J. P.   85, *376*
Iurato, S.   *367*
Ivankovic, S., H. Druckrey u.
R. Preussmann   458, *476*
— s. Druckrey, H.   457, *474*

Jabbour, J. T., s. Nelson, E.
305, *373*
— s. Osterberg   304
Jaburek, L.   187, 188, 247,
367
Jackson, S. F.   272, *367*
Jacob, H.   3, 46, 56, 66, 71,
73, 134, 206, 247, 272 339,
341, *367*, 421, 461, *476*
— W. Eicke u. H. Orthner
328, 331, *367*
— u. W. Pyrkosch   73, *367*
Jacobi   184
Jacobs, J. M., s. J. B.
Cavanaugh   34, 183, *356*
Jacobson, St.   176, *367*
Jänisch, W.   457, *476*
— H. Unger u. A. Petermann
458, *476*
Jahn, E.   125, 132, *367*
Jakob, A.   115, 185, 205, 214,
367
Jakob, H., s. Diezel, P. B.
358
— s. Seitelberger, F.   90, 91,
92, *380*
Jakob-Mallory   166
Jatzkewitz, H.   83, 303, 304,
367
— u. H. Pilz   *368*
— — u. K. Sandhoff   83, *368*
Jellinger, K., s. Hoff, H,
257, *366*
Jennings, M. A., s. Wright,
R. D.   *482*
Jerusalem, F., s. Noetzel, H.
423, *478*
Jervis, G. A.   89, *368*, 461, *476*
Jochheim   427, *476*
Jochims, J., s. Ettisch, G.
150, *360*
Jötten, J., s. Scholz, W.
61, *379*
Johnson, A. C., A. R. McNabb
u. R. J. Rossiter   160, 167,
172, 173, 174, 175, 176, *368*
Johnson, M. L., s. Aber-
crombie, M.   198, *351*
Johnstone, M. A., s. Lapham,
L. W.   97, 120, *370*
Jolliffe, N., H. Wortis u. H. D.
Fein   435, *476*
Jonckheer, M., s. Glowacki,
J. G.   441, *475*

Joseph, J. 198, *368*
Josephy, H. 340, *368*
Juba, A. *368*
— s. Santha, K. v. 139, 149, *378*
Jucker, E. 456, *476*
Jung, R. 388, 390, 391, *476*
Jungmann, H., u. P. Kimmelstiel 25, *368*
Jurato 230

Källén, B., s. Hugosson, R. 105, *367*
Kahle, W. 405, *476*
Kalm, H. *476*
Kaltenbach, H. 302, *368*
Kaltenbäck, E., s. Gross, H. 215, *363*
Kamrowski, K., s. Feiereis, H. *475*
Karlsbad, G., s. Petris, S. de 308, *375*
Karlsbeck, J., u. M. Cumings 257, *368*
Karlsson, N., u. R. L. Schultz 234, *368*
—, s. Schultz, R. L. 234, *380*
Karnovsky, M. L., s. Manjo, G. 169, *371*
Kasuga, Y. 347, *368*
Katzman, R. 252, *368*
— F. Aleu u. C. Wilson 252, 256, *368*
— s. Aleu, F. P. 90, 256, *351*
— s. Levy, W. A. 27, *370*
Kawai, Sadao, Y. Ishida, I. Nagashima, K. Sato u. H. Nilbe 457, *477*
Kawakita, Y., s. Geiger, A. *475*
Keefe, J. R., s. Samorajski, T. 19, 20, 144, *377*
Keiderling, W. s. Heilmeyer, L. *476*
Keller, W. s. Goedde, H. 449, *475*
— s. Heilmeyer, L. *476*
Kelly, W. A., s. Ischii, S. 256, *367*
Kelly, W. D., s. Trotman, N. M. 418, *481*
Kerestzeghy, J., u. Hannss 185, *368*
Kernohan, J. W., s. Haymaker, W. 182, *365*
Kershman, I. 139, 149, *368*
Kersting, G. *477*
— s. Thomas, C. 457, *481*
Kettler, L. H. 64, *368*
Keye, J. D. 429, *477*
Kidd, M. 77, 341, *368*
Kimmelstiel, P., s. Jungmann, H. 25, *368*
King, B. C., s. Sloper, J. C. *481*

King, R. L., s. Beams, H. W. 5, 11, *353*
Kinley, G., s. Steele, H. D. 350, *381*
Kirchner, H., s. Wilke, G. 101, *385*
Kirkland, R. J. A., s. Whittaker, V. P. 224, *385*
Kirsche, W. 389, 390, *477*
Kiss, F., u. P. v. Mihalik 158, *368*
Klara 244
Klatzo, J., I. Miquel, W. Haymaker, C. Tobias u. L. S. Wolfe 109, *368*
— — u. R. Ofenasek 255, 256, *368*
— — C. Tobias u. W. Raymaker *368*
— Wisniewski u. E. Streicher 78, *368*
— s. Miguel, J. 109, *372*
— s. Streicher 256
— s. Wolfe, L. S. 109, *385*
Klebs, E. 156, *368*
Klees, E., s. Wilke, G. 429, *482*
Klein, H. 36, *368*
Kleist, K. 399, 400, *477*
Klenk, E. 82, 90, 160, *368*, 450, 451, *477*
— U. Liedtke u. W. Gielen 82, *368*
— W. Vater u. G. Bartsch 27, *368*
Klimsky, B., s. Canfield, J. 62, *356*
Klingenberg 103
Klinghardt, G. W., K. L. Radenbach u. S. Mrowka 176, *368*
Klüver, H., u. P. C. Bucy 409, *477*
Kluge 286
Knese, K. H. 272, *369*
Knick, A. 185, *369*
Knoche, H., s. Blümcke, S. 199, *354*
Knoller, M., s. Friede, R. L. 191, *361*
Knoop, A., s. Bargmann, W. 23, *353*
— s. Horstmann, E. 6, *366*
Koburg, E. 427, *477*
Koch, A., J. B. Rank jr. u. B. L. Newman 247, *369*
— s. Woodbury, D. M. *385*
Koch, G. 461, *477*
Kodama, M. 347, *369*
Köberle, F. 417, *477*
Koehler, u. Plügge 416, *477*
Koelle, u. Friedenwald 192
Kolliker, A. 4, *369*
König, Bunge u. Bunge 211

Koenig, H. 17, 98, 151, *369*
— u. K. D. Barron 105, *369*
— s. Koenig, R. S. 26, *369*
Koenig, R. S., u. H. Koenig 26, *369*
Környey, St. 73, *369*
Köster, H. P. *477*
Koikegami, H. 409, *477*
Kolkmann, F.-W. s. Ule, G. 249, 330, *383*, 436, *481*
Kolušek, s. Fischer 44
Komya, E. 418, *477*
Konigsmark, B. W., u. R. L. Sidman 149, 292, *369*
Konowalow, U. W. 338, *369*
Korey s. Lichtenstein 348
— s. Norton 163
— s. Weiss 85
Korey, S. R., C. J. Gomez, A. Stein, J. Gonatas u. K. Suzuki *369*
— J. Gonatas u. A. Stein *369*
— s. Gonatas, N. K. 89, *362*
— s. Samuels, St. 83, 85, *377*
— s. Terry, R. D. 83, *382*
Korpassy, B. s. Balo, J. 431, *473*
Koskinas s. Economo, v. 399, *474*
Kosunen, T. U., B. H. Waksman u. I. K. Samuelson 189, *369*
Kovács, E., s. Nelson, E. 62, *373*
Krabbe, K. 304, *369*
Kramsch, D., s. Beck, V. 395, *473*
Krebs, A., u. H. Kuske *477*
Kreutzberg, G. 191, 205, 283, *369*
— u. H. Hager 15, *369*
— u. G. Peters 205, 300, 317, *369*
— u. W. Wechsler 191, *369*
— s. Carlton, W. W. 329, *356*
— s. Gullotta, F. 123, *363*
— s. Hager, H. 18, 100, *364*
Krogh, A. 241, *369*
Krogh, E. 51, 53, 55, 66, 67, 245, *369*
— s. Einarson, L. 28, *359*
Kroll 276
Krücke, W. 173, 197, 342, *369*, 411, 454, 463, *477*
— u. E. Seitelberger 454, *477*
Kruger, L., s. Maxwell, S. D. 113, 292, *371*
Kügelgen, A. v. *477*
Kühn, M., s. Struck, G. 250, *382*
Kühne s. Ewald 154, *360*
Kuffler, S. W. *477*
— u. J. G. Nicholls 394, *477*

Kufs u. Hallervorden 450
Kuhlenbeck, H. 463, *477*
Kuhn, W. 459, *477*
Kulenkampff, H. 28, 29, *369*
Kumamoto, T., s. Shimizu, N. 23, *380*
Kupfer, C., u. P. Palmer 48, *369*
Kurzin, T., s. Bykow, K. M. 414, *474*
Kuske, H., s. Krebs, A. *477*

Lafora, G. R. 90, *369*, 463, *477*
Lahl, R. 430, *477*
Laine, E., u. Cl. Gros 407, *477*
Lajtha, A. 463, *477*
— s. Berl, S. 424, *473*
Lampert, Waksman u. Adams 189
Lampert, P. 189, *370*
— J. M. Blumberg u. A. Pentschew 195, 215, *369*
— u. S. Carpenter 189, 261, *370*
— u. M. Cressmann 206, *370*
— u. A. Pentschew 215, *370*
Landau, J. V. 277, *370*
Landers, J. W., s. Chason, J. L. 105, *356*
Lang, K., s. Siebert, G. 19, *380*
Lange, J. 444, *477*
Lange, P. W., s. Hydén, H. 11, 29, 35, 44, 133, *367*
Lange Cossack *477*
Lanser 161
Lapham, L. W. 105, 119, *370*
— u. M. A. Johnstone 97, 120, *370*
Larsson, K., s. Andén, N. E. 226, *352*
Laurell, C. B., s. Holmberg, C. G. 444, *476*
Lazarow, A., s. Hudson, G. 41, *366*
Lazarus, S. S., B. J. Wallace u. B. W. Volk 85, *370*
— s. Wallace, B. J. 85, *384*
Leblond, C. P. 231, *370*
— s. Albert, S. 160, *351*
— s. Droz, B. 151, *358*, 388, 426, *474*
Ledbetter, M. C., s. Porter, K. R. 22, *375*
Lee, J. Ching-Yuen 167, 208, *370*
Lee, J. C., u. L. Bakay 254, *370*
Leech, R., s. Hasson, J. 432, *476*
Lehfeldt, D., s. Austin, J. H. 305, *352*
Lehmann, A. E. 153, *370*
Lehmann, H. J. 154, 197, *370*

Lehoczky, T., J. Sós u. M. Halasy 434, *477*
Leibowitz, S., s. Adams, C. W. M. 172, *351*
Lepeschkin, W. 73, *370*
Letterer 344
Leuchtenberger, C. 68, *370*
— s. Steele, H. D. 350, *381*
Levi, M., s. Pescatoti, F. 198, *375*
Levi-Montalcini 391
Levine, S., A. Hirano u. H. M. Zimmerman 261, *370*
— s. Gonatas, N. K. 236, 254, 280, *362*
— s. Hirano, A. 137, 187, 259, 261, *365*
Levy, W. A., I. Herzog, K. Suzuki, R. Katzmann u. L. Scheinberg 27, *370*
— s. Herzog, I. 254, *365*
Lewis, P. R., s. Shute, C. C. D. 205, *364*
Lewis, W. H. 176, 277, *370*
Lhermitte, A. 462, *477*
Libet, B., s. Samuels, A. J. 151, *377*
Lichtensteiger, W. H. 418, *477*
Lichtheim, H. 329, *370*
Lichtenstein u. Korey 348
Lieb, E., s. Steele, H. D. 350, *381*
Liedtke, U., s. Klenk, E. 82, *368*
Lierse, W. 241, *370*
— s. Franke, H. 269, *361*
Lindenberg, R. 26, 75, *370*
— u. W. Noell 117, *370*
Lindlar u. Güttler 299
Lindner, E. 17, *370*
Lindsay, H. A., u. M. L. Barr 28, *370*
— s. Barr, M. L. 5, *353*
Lindsley, D. B. A. 407, *477*
Link, H., u. H. Schleussing 311, 313, 333
Linke, H. 423, *477*
Linneweh, F., u. H. Solcher 449, *477*
Linzbach, A. J. 458, 459, *477*
Lissak, K., E. W. Dempsey u. A. Rosenblueth 176, *370*
Litten 53, *370*
Liu, C. N., s. Scott, D. *380*
— s. Scott jr., D. 213, 214, *380*
Liuba 344
Lium, R., s. Wright, R. D. *482*
Lodin s. Fischer 44
Löhr, G. W. 451, *477*
Löschke, H., u. H. Weinnoldt 464, *478*
Löwenberg u. Waggoner *478*

Löwenberg, K. 264, 344, 345, *370*
Lonsdale, D., R. D. Mercer u. W. R. Faulkner 449, *478*
Loos, H. van der 226, *370*
Lorente de No 391, *478*
Lowry, O. H. 3, *370*
— s. Roberts, R. 197, *376*
Lubinska, L. 196, 197, *370*
— s. Zelená, J. 192, 205, *385*
Lucas, B. G. B., u. D. H. Strangeways 51, *370*
Lucey, J. F., E. Hibbard, R. E. Behrman, F. O. Esquivel de Gallardo u. W. F. Windle *478*
Lüers, Th. 461, *478*
— u. H. Spatz 331, *370*, 460, 463, *478*
Lüthy, F. 197, *370*
Luft, U. C. 66, *370*
Lumsden u. Pomerat 133
Lumsden, Ch. E. 245, *370*
— s. McAlpine, D. 189, *371*
— u. C. M. Pomerat 394, *478*
Lundback, K., s. Reske-Nielsen, E. 440, *479*
Luse, S. A. 120, 126, 164, 167, *370*
— u. B. Harris 249, *371*
— u. R. E. McCaman 167, 169, *371*
— u. D. B. McDougal 189, *371*
— u. K. R. Smith 341, *371*
— s. Bubis, J. J. 189, 195, *355*
Luxenburger, O., s. Degkwitz, R. 457, *474*
Lyon, G., u. G. Seé 215, *371*

Mackey, E. A., D. Spiro u. J. Wiener 37, 42, *371*
Magee, K. R., s. Friede, R. L. 340, *361*
Magee, P. N., H. B. Stoner u. J. M. Barnes *371*
Magladery, J. W. 412, *478*
Magnan u. Mierzejewski 132, *371*
Magnus Alsleben, E. 417, *478*
Magoun et al. 455
Malhotra, S. K. 14, *371*
— s. Harreveld, A. van 236, 247, *364*
Malik, s. Fischer 35
Mallory 259
Malmfors, T., s. Dahlström, A. 226, *357*
Mancall, E. L., G. E. Aponte u. R. G. Berry 453, *478*
Mangold-Wirz, K. 401, 402, *478*

Manjo, G., u. M. L. Karnovsky 169, *371*
— u. G. E. Palade 243, 244, 259, *371*
Manuelidis, E. E., s. Scholz, W. 346, *379*
Marchi 172
Marin, O., u. J. D. Vial 328, 329, 330, *379*
Marinésco, G. 3, 16, 42, 44, 45, 53, 175, 205, 283, 339, 341, 342, *371*, 390, 458, *478*
— u. J. Minea 205, *371*
Marinesco, M. G. *371*
Markiewicz, T. 274, 297, 344, 345, 346, *371*
Marmier, O. 170, *371*
Marshall jr., J. M., V. N. Schumaker u. P. W. Brandt 277, *371*
Martin, K., s. Diezel, P. B. 449, 450, *474*
Mash, s. Anderson 232
Masson, P. 198, *371*
Matsumoto, T. 196, *371*
Mattern, H., s. Schreier, K. 449, *480*
Matthes, A., s. Bamberger, Ph. *473*
Matthews, M. R., W. M. Cowman u. T. P. S. Powell 48, *371*
Mattyus, A. 423, *478*
Maturana, H. R. 163, 164, 210, *371*
Maurer, W., s. Oehlert, W. 13, 387, 395, 423, *478*
— s. Schneider, G. 27, *379*
— s. Schultze, B. 13, *380*, 423, 425, 426, *480*
Maxfield, M. 151, 168, *371*
Maxwell, S. D., u. L. Kruger 113, 292, *371*
May, R. M. 173, *371*
Maynard, E. A., R. L. Schultz u. D. S. Pease 240, 245, *371*
— s. Schultz, R. L. 22, 50, 98, 133, *380*
McAlpine, D., N. D. Compston u. C. E. Lumsden 189, *371*
McArdle 451
McCaman, R. E., s. Luse, S. A. 167, 169, *371*
McDougal, D. B., s. Luse, S. A. 189, *371*
McMaster, P. D. 308, *371*
McMenemy u. Pollak 464
McMenemey, W. H., u. S. Nevin 328, *371*
McNabb, A. R., s. Johnson, A. C. 160, 167, 172, 173, 174, 175, 176, *368*
Meesen, H., u. O. Stochdorph 262, 269, 275, 276

Meissner u. Dietzel 304
Mellors, R. C., s. Bodian, D. 33, 35, 36, 44, *355*
— s. Howe, H. A. 35, 37, 44, *366*
Menzel, D. B., s. Miquel, J. 109, *372*
Mercer, R. D., s. Lonsdale, D. 449, *478*
Merzbacher, L. 276, 277, 279, 286, 289, 292, *371*, 406, *478*
Meschia, G., s. Battaglia, F. C. 59, *353*
Messmer, K., s. Reulen, H. J. *376*
Messner, s. Aigner 252
Metchnikoff, E. 277, *372*
Metuzals, I. 163, 164, *372*
Metz 134, *372*
Metz u. H. Spatz 139, 148, *372*
Metz, A., s. Creutzfeldt, H. G. 341, *357*
Meves, H., s. Horstmann, E. 232, 234, *366*
Meyer, A. 267, *372*
Meyer, J. E. 331, *372*
Meyer-Arendt, J. R. 350, *372*
Michaelson, J. A., s. Whittaker, V. P. 224, *385*
Mierzejewski, s. Magnan 132, *371*
Mihálik, P. v. 150, *372*
— s. Kiss, F. 158, *368*
Millar, J. H. D., s. Harriman, D. G. F. 91, *364*
Millen, J. W., s. Woollam, D. H. M. 240, 241, *385*
Miller, F. 18, 58, 62, 64, 81, 300, *372*
— u. G. E. Palade 300, *372*
Minea, J., s. Marinesco, G. 205, *371*
Miquel, J., I. Klatzo, D. B. Menzel u. W. Haymaker 109, *372*
— s. Klatzo, I. 109, 255, 256, *368*
— s. Wolfe, L. S. 109, *385*
Miskolczy, D. 49, *372*
Missmahl, H. P. 265, 343, *372*
— u. M. Hartwig 265, 342, *372*
— u. H. Siebner 454, *478*
Mittwoch, U. 5
Mize, Ch. E., s. Steinberg, D. 435, 449, *481*
Mönnighoff, F. H. 73, *372*
Mogilnitzky, B. N. 417, *478*
Mohr u. Ruska 243
Mohr, O. L., s. Fölling, A. 445, 446, *475*
Molinari, S., s. Pease, D. C. 238, *374*

Mollaret, P. 416, 417, *478*
Molnar, J. 350, *372*
Montagna, W., s. Noback, C. R. 160, 165, 172, 174, 175, *373*
Moody, R. A., s. T. Samorajski 144, 256, *377*
Moore, D. H., u. H. Ruska *372*
Moore, E. J., s. Petty, Ch. S. 26, *375*
Moore, K. L., u. M. L. Barr 5, *372*
Morel, F., u. E. Wildi 264, 340, *372*
Morgagni 349
Morgan, C., s. Rosza, G. 151, *377*
Morre, R. Y., s. Heller, A. 457, *476*
Morrison, A. B. 231, *372*
Morrison, L. R. 51, 66, *372*
Moschel, R., s. Wilke, G. 429, *482*
Moses, M. J., s. Deitsch, A. D. 7, 11, *358*
Mosinger, M., s. Roussy, G. 23, *377*
Mossakowsky, M. U. 105, *372*
Mott, F. W., u. W. Halliburton 167, 173, *372*
Mounier-Kahn, s. Soulas, A. 416, *481*
Movat u. Fernando 308
Mrowka, S., s. Klinghardt, G. W. 176, *368*
Mueldener, B., s. Thorn, W. 59, *383*
Müller, D. *372*
Müller, E. 55, 73, *372*
— u. W. Rotter 62, *372*
Müller, H. A. 388, *478*
Müller, W., s. Nasu, H. 105, 144, *373*
Müllers, J. 189
Münchhoff, C., u. H. Noetzel 406, *478*
Mugnaini, E. 103, *372*
— u. F. Walberg 98, 133, 139, *372*
Muir, A. R., s. Peters, A. 159, *375*
Mulder, A. G., s. Amberson, W. R. *352*
Mullan, S., s. Raimondi, J. 254, *376*
Muralt, A. v. 161, *373*
Muralt, A. v., u. G. v. Schulthess 175, *373*
Murray, M. R., s. Bornstein, M. B. *355*
— s. Deitsch, A. D. 11, 22, *358*
— s. Peterson, E. R. 183, *375*

Nachmansohn, D. 388, *478*
Nagashima, I., s. Kawai 457, *477*
Nageotte, I. 287, *373*
Nagy, K., s. Seitelberger, F. *380*
Nakai, J. 196, *373*
Nakamura, T., s. Hatasa, K. 90, *365*
Nanhien, J., s. Hai-Chin-Chen 421, *475*
Napolitano, L., s. Revel, J. P. 111, *376*
Nash, T. P., s. Amberson, W. R. *352*
Nasu, H., u. W. Müller 105, 144, *373*
Nathaniel, E. J. H., u. D. C. Pease 199, *373*
Naumann, P., s. Gusek, W. 338, *363*
— s. Stoeckenius, W. 308, *382*
Nauta, W. J. H. 228, *373*
— u. P. A. Gygax 184, 228, *373*
— u. van Straaten 228, *373*
— s. Glees, P. 184, *362*
Neel, A. V., s. Einarson, L. 301, *359*
Nelson, E., G. Aurebeck, K. Osterberg, J. Berry, J. T. Jabbour u. J. Bornhofen 305, *373*
— K. H. Blinzinger u. H. Hager 102, 237, 239, 240, 277, 282, 305, 318, *373*
— H. Hager u. E. Kovács 62, *373*
— s. Aurebeck, G. 303, *352*
Neubürger, K. 73, 270, 304, 344, *373*, 435, *478*
— u. A. v. Braunmühl *478*
— u. Rösch *478*
Neumann, H., s. Peters, U. H. 435, *479*
Nevin, S., s. McMenemey, W. H. 328, *371*
Nevsimal, O., s. Roth, B. 443, *480*
Newman, B. L., s. Koch, A. 247, *369*
Nicholls, J. G., s. Kuffler, S. W. 394, *477*
Niedorf, H. R., s. Blümcke, S. 172, 192, 193, 194, 195, 209, *354*
Niessing, K. 244, *373*
— u. W. Vogell 232, 234, 249, 251, *373*
Nieti, D., s. Scholz, W. *480*
Niklas, A., u. W. Oehlert 423, *478*
Niklowitz, W. 59, *373*
Nilbe, H., s. Kawai 457, *477*

Nilson, O. 108, *373*
— s. Fuxe, K. 457, *475*
Nissl, F. 1, 25, 45, 46, 49, 51, 60, 61, 67, 95, 105, 132, 141, 195, 230, 231, 267, 277, 286, 289, 311, 347, *373*
Noback, C. R. *373*
— u. W. Montagna 160, 165, 172, 174, 175, *373*
— u. J. A. Reilly 174, *373*
Noell, W., s. Lindenberg, R. 117, *370*
Noetzel, H. 90, 91, 113, *373*, 410, 429, 464, 465, 467, 468, 469, 471, *478*
— R. Hemmer u. W. Schenk 469, *478*
— u. F. Jerusalem 423, *478*
— u. C. Oster 430, 432, 433, 445, *478*
— u. J. Rox 391, 395, *478*
— u. P. Siepmann 391, *478*
— u. Zahn 389
— s. Derwort, A. 451, 452, *474*
— s. Münchhoff, C. 406, *478*
— s. Sander, C. 449, *480*
Nogueira-Graf, G., s. Geren-Uzmann, B. B. 161, *362*
Noll, A. 173, *373*
Noltenius, H., s. Duspiva, F. *359*
Nonne, M. *373*
Norton, Droz, u. Korey 163
Novikoff, A. B. 17, 18, 20, 68, 274, 282, *373*
— u. S. Goldfischer 15, *374*
Nürnberger u. Schob 93
Nulder, s. Anderson 232

Oberling, Ch., s. Bernhard, W. 6, *353*
Obersteiner 19, *374*
Ochs, S., u. E. Burger 151, *374*
— D. Dalrymple u. G. Richards 151, *374*
— s. Harreveld, A. van 231, 236, 247, *364*
Oehlert, W., B. Schultze u. W. Maurer 13, 387, 395, 423, *478*
— s. Beck, V. 395, *473*
— s. Niklas, A. 423, *478*
— s. Schultze, B. 13, 151, 380, 423, 425, 426, *480*
Ogasawara 122, 123
Ogawa, K., Y. Shinonaga u. J. Suzuki 18, *374*
— u. H. M. Zimmerman 97, *374*
Ohmi, S. 192, *374*
Oiye, T. 205, *374*
Oksche, A. 23, 100, 126, *374*

O'Leary, J. L., s. Smith, J. M. 228, *381*
Olmstead, E. V., s. Cowen, D. 215, *357*
Olsen, St., s. Birch-Anderson, H. 227, *354*
Olszewski, J. 6, *374*
Onari, K., u. H. Spatz 460, *478*
Opalski, A. 132, *374*
Opitz, Schneider u. Himwich 53
Opitz, E. 420, *479*
— u. M. Schneider 55, *374*
Oppenheim, G. 264, *374*
Ordy, J. M., s. Samorajski, T. 19, 20, 144, *377*
Orf, G. 436, *479*
Orgas, B., s. Poeck, K. *479*
Orthner, H., s. Jacob, H. 328, 331, *367*
Ortmann, R. 9, 36, 42, *374*, 411, *479*
Oster, C., s. Noetzel, H. 430, 432, 433, 445, *478*
Osterberg, Berry, Jabbour u. Bornhofen 304
Osterberg, K., s. Aurebeck, G. 303, *352*
— s. Nelson, E. 305, *373*
Ostertag, B. 90, 347, 348, *374*, 406, 443, *479*
Otenasek, R., s. Klatzo, I. 255, 256, *368*
Ott, H., s. Bennhold, H. 444, *473*
Owen, E., u. J. V. Verner 429, *479*

Pahlen u. Davenport 228, *375*
Paine, V. L., s. Parker, G. H. 171, *374*
Palade, G. E. 13, 17, 242, *374*
— u. K. R. Porter *374*
— u. P. Siekevitz 13, 68, *374*
— s. Manjo, G. 243, 244, 259, *371*
— s. Miller, F. 300, *372*
— s. Palay, S. L. 11, 13, 16, 22, 223, *374*
Palay, S. L. 23, 24, 98, 120, 126, 139, 226, *374*
— u. G. E. Palade 11, 13, 16, 22, 223, *374*
— s. Brightman, M. W. 126, *355*
Palladin, A. V. *479*
Palmer 171
Palmer, K. I., s. Bear, R. S. 157, 287, *353*
Palmer, P., s. Kupfer, C. 48, *369*
Pandolfi, S., s. Clasen, R. A. 256, *357*

Pannese, E.   42, 94, 95, 193, *374*
Pantelakis, H.   463, *479*
Pantelakis, S.   267, *374*
Pappas, G. D., s. Brandt, P. W.   277, *355*
— s. Bunge, M. B.   165, *356*
— s. Donahue, S.   244, *358*
— s. Temyson, V. M.   130, *382*
Pappenheimer, J. R.   245, *374*
Pappius, H., u. K. A. C. Elliot   232, *374*
Paracelsus   455
Parker, G. H., u. V. L. Paine   171, *374*
Pasteur   277
Patek, P. R.   240, *374*
Pattee, C. J., s. Cleghorn, R. A.   441, *474*
Pearse, A. G. E., s. Duckett, S.   241, *358*
Pearson, C. M., s. Adams, R. D.   442, *472*
Pease, D. C.   163, 244, *374*
— u. R. F. Baker   *374*
— u. S. Molinari   238, *374*
— s. Nathaniel, E. J. H.   199, *373*
— s. Schultz, R. L.   22, 50, 98, 126, 133, *380*
— s. Maynard, E. A.   240, 245, *371*
Peiffer, J.   301, 302, 304, *375*
— s. Hirsch, Th. v.   175, 302, 303, *366*
— s. Platt, D.   445, *479*
— s. Schmidt, G. W.   449, *480*
— s. Seitelberger, F.   90, 91, 92, *380*
Pellegrino, s. De Robertis   223
Pena, C., s. Terry, R. D.   78, *382*
Penfield, W. G.   97, 105, 132, 134, 140, 317, *375*
— u. W. Cone   134, *375*
— u. T. Rasmussen   402, *479*
Pentschew, A.   261, 267, *375*, 423, 455, *479*
— u. K. Schwarz   215, *375*
— s. Lampert, P.   195, 215, *369, 370*
Pernis, B., s. Petris, S. de   308, *375*
Perroncito   190
Perusini, G.   348, *375*
Pescatoti, F., u. M. Levi   198, *375*
Petérfi, T.   22, *375*
Petermann, A., s. Jänisch, W.   458, *476*
Peters, s. Gaze   166
Peters, A.   186, *375*
— u. A. R. Muir   159, *375*

Peters, A., s. Gaye, R. M.   *361*
Peters, G.   23, 51, 62, 63, 81, 92, 104, 105, 108, 159, 163, 164, 187, 188, 210, 258, 335, *375*, 451, 454, *479*
— u. H. Selbach   247, 257, 258, *375*
Peters, G., s. Kreutzberg, G.   205, 300, 317, *369*
— s. Scholz, W.   75, *379*
Peters, U. H., u. H. Neumann   435, *479*
Peterson, E. R., T. Yonezawa u. M. R. Murray   183, *375*
Petris, S. de, G. Karlsbad u. B. Pernis   308, *375*
Pette, H.   416, *479*
Petty, Ch. S., u. E. J. Moore   26, *375*
Pfeifer, D.   213, *375*
Pfisterer, H. G., s. Potempa, H. J.   418, *479*
Pfleiderer, A. N., s. Diezel, P. B.   265, 343, *358*
Pfleiderer, G., s. Thorn, W.   59, *383*
Phalen u. Davenport   *375*
Pichotka, J.   62, *375*
Pick, J.   320, *375*
Pigon, A., s. Hydén, H.   11, 29, 35, 44, 133, *367*
Pilleri, G.   402, 403, 406, 443, *479*
— s. Birkmayer, W.   413, *473*
Pilz, H., s. Jatzkewitz, H.   83, *368*
Pioch, W.   62, *375*
Piot, C., s. Ajuriaguerra, J. de   91, *351*
Pischinger, A., s. Feyrter, F.   161, *360*
Plambeck, H.   420, *479*
Platt, D., G. Beneke, J. Peiffer u. G. W. Schmidt   445, *479*
Pletscher, A.   414, 455, *479*
Ploog, D.   399, *479*
Plügge, s. Koehler   416, *477*
Poeck, K.   397, 407, 413, 455, *479*
— u. B. Orgas   *479*
Policard, A., u. M. Bessis   277, *375*
Pollak, s. McMenemy   464
Pomerat   394
Pomerat, s. Lumsden   133
Pomerat, C. M.   105, *375*
— s. Costero, I.   394, *474*
— s. Lumsden, C. E.   394, *478*
Pompe   451
Pope, A., u. H. H. Hess   133, *375*
Porath, U., s. Schreier, K.   449, *480*
Porter, K. R., A. Claude u. E. F. Fullam   *375*

Porter, K. R., M. C. Ledbetter u. S. Badenhausen   22, *375*
— s. Fawcett, D. W.   129, *360*
— s. Palade, G. E.   *374*
Portmann, A.   406, *479*
Potempa, H. J., u. H. G. Pfisterer   418, *479*
Potter, L. T., s. Wolfe, D. E.   226, *385*
Potthoff, P. C., u. W. Umbach   409, *479*
Powell, T. P. S., s. Matthews, M. R.   48, *371*
Prescott, D. M.   6, *375*
— s. Chapman-Andresen, C.   277, *356*
Pressmann, B., s. Duve, C. de   17, *359*
Preussmann, R., s. Druckrey, H.   457, *474*
— s. Ivankovic, S.   458, *476*
Pribor, H. C.   26, *375*
Pricket, C. O., u. C. Stevens   170, *375*
Prince, L. M., s. Stoeckenius, W.   287, *382*
Probst, E.   328, *376*
Prokoff, s. Streicher   256
Prosenz, P., s. Bruck, J.   457, *474*
Pruis   139
Pryse-Davies, J., s. Ellis, H.   417, *474*
Purkinje   349
Pyrkosch, W., s. Jacob, H.   73, *367*

Quadbeck, G., s. Becker, H.   244, *353*
Quick, D. T., u. M. Greer   464, *479*

Rabl, R.   *479*
Radenbach, K. L., s. Klinghardt, G. W.   176, *368*
Raimondi, A. J., s. Clasen, R. A.   256, *357*
Raimondi, J., P. J. Evans u. S. Mullan   254, *376*
Ramsey, C., s. Gray, S. J.   417, *475*
Ramsey, H.   133, 350, *376*
Ranck, J. B.   252, *376*
Rank jr., J. B., s. Koch, A.   247, *369*
Ranke   303
Ranvier, L.   153, *376*
Rasmussen, G. L., s. Smith, C. A.   230, *381*
Rasmussen, T., s. Penfield, W.   402, *479*
Rauch   464
Rawitz, B.   154, *376*
Raymaker, W., s. Klatzo, I.   *368*

Redlich, E. 338, *376*
Reed, D. J., u. D. M. Woodbury 231, *376*
— — u. R. L. Holtzer 256, *376*
Reger, J. F., s. Breemen, V. L. van 196, *355*
Reichardt, M. 248, 249, 257, 258, 262, 325, *376*
Reidbord, H., s. Fisher, E. R. 90, *361*
Reifenstein, R. W., s. Gray, S. J. 417, *475*
Reilly, J. A., s. Noback, C. R. 174, *373*
Reiser 3, 149
Rennels, M. L., u. W. Hild 53, *376*
Rensch, B. 386, *479*
Renshaw, B. 412, *479*
Résibois-Grégoire, A., u. N. Dourov 93, *376*
Reske-Nielsen, E., u. K. Lundbaek 440, *479*
Reulen, H. J. 252
— A. Aigner, W. Brendel u. K. Messmer *376*
— H. F. Hoffmann u. A. Baethmann 252, *376*
Reulen, J., s. Hoffmann, H. F. 252, *366*
Revel, J. P., S. Ito u. D. W. Fawcett 85, *376*
— L. Napolitano u. D. W. Fawcett 111, *376*
Rewcastle, N. B. 27, *376*
— s. Blinzinger, K. H. 102, *354*
Rexed, B. 197, 198, *376*
— s. Holmgren, H. 172, *198*, *366*
— s. Hydén, H. 11, 35, 44, 172, 198, *367*
Rhines, R. 196, *376*
Rhodes, A. E., u. J. B. Hyde 407, *479*
Rhodin, J. 17, *376*
Richards, A. G., H. B. Steinbach u. T. F. Anderson 151, *376*
Richards, G., s. Ochs, S. 151, *374*
Richardson, K. C., s. Wolfe, D. E. 226, *385*
Richter, E. 405, *479*
Richter, G. W. 278, 296, *376*
Riechert, T., s. Hassler, R. 397, 398, 412, *476*
Riedel, H. 440, *479*
Riessner, D., u. K. J. Zülch 470, *479*
Ris, H., s. Bunge, M. B. 120, 189, 210, 272, *355*
— s. Bunge, R. P. 163, 189, *356*

Ritama, V. 342, *376*
Roback, H. N., u. H. J. Scherer 132, *376*, 391, 395, 405, 406, *479*
Robertis, E. D. P. de, H. M. Gerschenfeld u. Fl. Wald 393, *480*
— s. Gerschenfeld, H. M. 249, *362*, 391, *475*
— s. Thornburg, W. 151, *383*
Roberts, R., R. R. Coelho, O. H. Lowry u. E. I. Crawford 197, *376*
Robertson, D. M., u. F. S. Vogel 319, *376*
Robertson, J. D. 17, 24, 132, 158, 159, 160, 161, 162, 163, 225, 226, 227, 234, 235, *376*, 391, 392, *480*
— T. S. Bodenheimer u. D. E. Stage 163, *377*
— s. Finean, I. B. 158, 160, *361*
Robertson, W. *377*
Robinson, C. J. 443, *480*
Rösch, s. Neubürger, K. *478*
Rössle, R. 417, 459, 460, *480*
— u. F. Roulet 459, *480*
Roggenbach, s. Ross, J. 434, *480*
Rohrmoser, H. G., s. Feiereis, H. *475*
Roizin, s. Foa 418, *475*
Roizin, L., u. A. Ferraro 90, *377*
Romeis 340
Rose, A. S., s. Wolfgram, F. 172, 175, *385*
Rosenblueth, A., s. Lissak, K. 176, *370*
Rosenbluth, J. 320, *377*, *480*
— u. St. L. Wissig 24, *377*
Rosenow, G. 418, *480*
Rosenthal, W. 123, *377*
Ross, J., u. Roggenbach 434, *480*
Rossiter, R. J., s. Hollinger, D. M. 175, *366*
— s. Johnson, A. C. 160, 167, 172, 173, 174, 175, 176, *368*
Rossner, J. A., s. Ule, G. *383*
Rosza, G., C. Morgan, A. Szent-Györgyi u. R. W. G. Wyckhoff 151, *377*
Roth, B., u. O. Nevsimal 443, *480*
Roth, L. J., s. Barlow, C. F. 231, *353*
Rothschild, J. 341, *377*
Rothschuh, K. E. 386, 407, *480*
Rotter, E., s. Müller, E. 62, *372*
Rottmann, E., s. Diezel, P. B. 123, *358*

Rouiller, C., u. W. Bernhard 17, *377*
— s. Gansler, H. 17, *361*
Roulet 147
Roulet, F., s. Rössle, R. 459, *480*
Roussy, G., u. M. Mosinger 23, *377*
Rox, J., s. Noetzel, H. 391, 395, *478*
Rozdilsky, B., s. Cumings, J. N. 305, *357*
— s. Vulpe, M. 261, *383*
Rubinstein, L. J. 105, *377*
— s. Russell, D. S. 134, *377*
Rucker, D. L., s. Sellinger, O. Z. 17, *380*
Rudolph, O. 459, *480*
Rund, L., s. Fölling, A. 445, 446, *475*
Ruščak, M. 113, *377*
— s. Hager, H. *364*
Ruščáková, D., s. Hager, H. *364*
Ruska, s. Mohr 243
Ruska, C., s. Ruska, H. 387, 391, *480*
Ruska, H., u. C. Ruska 387, 391, *480*
— s. Moore, D. H. *372*
Russell, s. Canti 133
Russell, D. S., u. L. J. Rubinstein 134, *377*
Ruzička, L., s. Stefan, J. 25, *381*
Ruzicka, Vlad 458, *480*
Rydberg 139

Sabatini, D. D., K. Bensch u. R. J. Barrnett 28, *377*
Sachs s. Tay 450
Sachs, H. W. 21, *377*
Sacks, O., W. J. Brown u. M. J. Aguilar 329, *377*
Sadao s. Kawai 457, *477*
Saguchi, S. 6, 8, *377*
Salganikoff s. DeRobertis 223
Saltykow, S. 205, *377*
Samorajski, T. 144, 205, *377*
— u. R. A. Moody 144, 256, *377*
— J. M. Ordy u. J. R. Keefe 19, 20, 144, *377*
— W. Zeman u. J. M. Ordy 144, *377*
Samuels, A. J., L. L. Boyarsky, R. W. Gerard, B. Libet u. M. Brust 151, *377*
Samuels, S., N. K. Gonatas u. M. Weiss 85, *377*
— S. R. Korey u. J. Gonatas *377*
— — R. Terry u. M. Weiss 83, 85, *377*

Samuelson, I. K., s. Kosunen, T. U. 189, *369*
Sander, C., R. Clotten, H. Noetzel u. H. Wehinger 449, *480*
Sanders, F. K. 150, *377*
— u. D. Whitteridge 150, *377*
Sandhoff, K., s. Jatzkewitz, H. 83, *368*
Sandritter, W. 347, 348, *377*
Santha, K. v., u. A. Juba 139, 149, *378*
Sato, K., s. Kawai 457, *477*
Sawyer, C. H. 175, *378*
Scevola, P. 35, *378*
Schabadasch, A. L. 23, *378*
Schabbel, E. 170, *378*
Schade 236
Schade, J. P., s. Harreveld, A. van 236, 247, 252, *364*
Schaeffer, H. 430, *480*
Schaffer, K. 22, 81, *378*
Schaltenbrand, G., u. B. Bailey 244, 289, *378, 480*
— s. Bailey, P. 138
— s. Walker, E. *482*
Schaper, A. 93, *378*
Scharf, J. H., u. R. Blume 153, *378*
— s. Blume, R. 153, *354*
Scharrer u. Gaupp 93
Scharrer, B., s. Scharrer, E. 22, *378*
Scharrer, E. 23, 50, 51, 52, *378*
— u. B. Scharrer 22, *378*
— s. Gaupp, R. 23, *361*
Scheid, W. 417, *480*
Scheinberg, J. H., u. D. Gitlin 444, *480*
Scheinberg, L. C., s. Aleu, F. P. 90, *351*
— s. Herzog, I. 254, *365*
— s. Levy, W. A. 27, *370*
Schenk, W., s. Noetzel, H. 469, *478*
Scherer, E. *378*
Scherer, H. J. 21, 46, *378*
— s. Roback, H. N. 132, *376*, 391, 395, 405, 406, *479*
Scherrer, J. R., E. Hausser u. J. Berney *480*
Schieferbecker u. Sherrington 185
Schiefferdecker, P. *378*
Schiffer, D. 340, *378*
— A. Fabiani u. C. Vesco 123, *378*
— u. C. Vesco 105, *378*
Schiffer, K. H. 468, *480*
Schilder 300
Schimert, J. 228

Schlaepfer, W., u. H. Hager 176, 195, 199, 202, *378*
Schleussing, H., s. Link, H. 311, 313, 333
Schliack, H., s. Hansen, K. 415, *476*
Schlote, W. 123, 124, 139, 195, 196, 203, 204, 205, 206, 209, 210, 211, 215, 264, 265, 266, 267, *378*
— u. H. Hager 206, *378*
Schmidt, E., u. F. W. Schmidt 26, *378*
Schmidt, F. W. s. Schmidt, E. 26, *378*
Schmidt, G. W., G. Benecke u. J. Peiffer 449, *480*
— s. Platt, D. 445, *479*
Schmidt, H. 460, *480*
Schmidt, W. J. 101, 150, 154, 156, 287, *378*
Schmitt, F. A., s. De Robertis, E. *358*
Schmitt, F. O. 151, *379*, 387, *480*
— u. R. S. Bear 150, 157, *379*
— — u. G. L. Clark 157, *379*
— u. R. F. Davidson 77, *379*
— u. B. B. Geren 151, *379*
— s. Bear, R. S. 150, 157, 287, *353*
— s. Geren, B. B. 85, 159, *362*
Schnabel, R. 101, 453, 454, *480*
Schneider s. Opitz 53
Schneider, G. 438, 440, *480*
— u. W. Maurer 27, *379*
— u. G. Schneider 27, *379*
— s. Schneider, G. 27, *379*
Schneider, M., s. Opitz, E. 55, *374*
Schob 188
Schob s. Nürnberger 93
Scholl, H., s. Thorn, W. 59, *383*
Scholz, W. 3, 25, 26, 28, 43, 46, 47, 48, 49, 50, 60, 61, 62, 63, 65, 67, 72, 75, 79, 80, 81, 92, 94, 95, 96, 97, 104, 108, 115, 116, 142, 195, 203, 211, 212, 213, 247, 262, 264, 267, 269, 270, 282, 283, 284, 285, 288, 290, 300, 301, 303, 304, 312, 313, 314, 315, 318, 323, 324, 325, 326, 327, 331, 332, 338, 339, 342, 346, 347, 348, 349, *379*, 421, 460, *480*
— u. J. Jötten 61, *379*
— u. E. E. Manuelidis 346, *379*

Scholz, W., u. D. Nieti *480*
— J. Wake u. G. Peters 75, *379*
— s. Bogaert, L. van 214, 300, 301, *355*
— s. Hager, H. 58, *364*
Schornagel, H. E., s. Straub, M. 417, *481*
Schreier, K. 449, *480*
— H. Mattern, U. Porath, J. Spranger 449, *480*
Schroeder, A. H. 139, 163, 179, 291, *379*
Schröder, J. M., u. W. Wechsler *379*
Schröder, M., u. W. Wechsler 249, 254, 255, *379*
Schröder, P. *379*
Schröder, U., s. Hossmann, K. A. 249, *366*
Schubel, A. L. 100, *379*
Schubothe, H., s. Altmann, H. W. 66, 72, *352, 472*
Schümmelfeder, N. 57, 154, *379*
Schulman, I. H., s. Stoeckenius, W. 287, *382*
Schulthess, G. v., s. Muralt, A. v. 175, *373*
Schultz, R. L. 90, 100, *380*
— E. C. Berkowitz u. D. C. Pease 22, 126, *380*
— u. N. Karlsson 234, *380*
— E. A. Maynard u. D. C. Pease 22, 50, 98, 133, *380*
— s. Karlsson, N. 234, *368*
— s. Maynard, E. A. 240, 245, *371*
Schultze, B., u. W. Oehlert 151, *380*
— — u. W. Maurer 13, *380*, 423, 425, 426, *480*
— s. Goslar, H. G. 411, 425, *475*
— s. Oehlert, W. 13, 387, 395, 423, *478*
Schultze, H. E., s. Heilmeyer, L. *476*
Schulz, H. 17, 174, *380*
Schumaker, V. N. 277, *380*
— s. Marshall jr., J. M. 277, *371*
Schuster, M., s. Fallab, S. 459, *475*
Schwann 387
Schwartz, Ph. 339, *380*
Schwarz, G. 442, 443, *480*
Schwarz, G. A., u. M. Yanoff 91, *380*
Schwarz, K., s. Pentschew, A. 215, *375*
Scott, D., u. C. N. Liu *380*
Scott jr., D., u. C. N. Liu 213, 214, *380*

Seé, G., s. Lyon, G. 215, *371*
Segaar, J. 389, *480*
Seifert, G. 443, *481*
Seitelberger, E., s. Krücke, W. 454, *477*
Seitelberger, F. 214, 215, 331, 332, 337, *380*
— E. Gootz u. H. Gross *380*
— u. H. Gross 215, *380*
— H. Jakob, J. Peiffer u. H. J. Colmant 90, 91, 92, *380*
— u. K. Nagy *380*
— G. Vogel u. H. Stephan 82, *380*
Sekiya, T., s. Uchimura, Y. 88, 89, 90, *383*
Selbach, H. 92, *380*
— s. Peters, G. 247, 257, 258, *375*
Selberg, W. 453, *481*
Sellinger, O. Z., D. L. Rucker u. F. de Balbian-Verster 17, *380*
Semenowa-Tjan-Schanskaja 460, *481*
Setterfield, H. R., u. T. S. Sutton 170, 172, *380*
Shanthaveerappa, T. R., u. G. H. Bourne 15, *380*
Sheehan, D., s. Hoff, E. C. 418, *476*
Sheldon, H., s. Thomas, P. K. 171, *383*
Sherrington s. Schieferbecker 185
Sherrington, C. S. 23, *380*
Shimizu, N., u. Y. Hamuro 109, *380*
— u. T. Kumamoto 23, *380*
Shimoda, A. 240, 241, 249, 257, *380*
Shinonaga, Y., s. Ogawa, K. 18, *374*
Shoulson, R., s. Gonatas, N. K. 280, *362*
Shute, C. C. D., u. P. R. Lewis 205, *380*
Sidman, R. L., s. Konigsmark, B. W. 149, 292, *369*
Siebert, G., O. Heidenreich, R. Böhmig u. K. Lang 19, *380*
Siebner, H., s. Missmahl, H. P. 454, *478*
Sieder, W. 460, *481*
Siegmund, H. 71, *380*
Siekevitz, P., s. Palade, G. E. 13, 68, *374*
Siepmann, P., s. Noetzel, H. 391, *478*
Sigwald, J., s. Ajuriaguerra, J. de 91, *351*
Silberberg, D. H., s. Gay, A. J. 48, *361*

Silva Horta, J. da 454, *481*
— u. M. R. Dias Coelho 342, *380*
Silver-Hennigar 418
Simchowicz, T. 65, 264, *381*
Singer, M., s. Wislocki, G. B. 160, 161, *385*
Sjöstrand, F. S. 157, 234, 235, *381*
Sjöstrand, J. 17, 283, *381*
Slager, U. T., u. J. A. Wagner 348, *381*
Sloper, J. C., D. J. Arnott u. B. C. King *481*
Sluga, E., u. L. Stockinger 92, *381*
Smith, s. Glees, P. 185
Smith, B. 105, 134, *381*
Smith, C. A., u. G. L. Rasmussen 230, *381*
Smith, J. M., u. J. L. O'Leary 228, *381*
Smith, K. R., s. Luse, S. A. 341, *371*
Smith, M. C. *381*
Snell 191
Snyderman, S. E., u. L. E. Holt jr. 449, *481*
Sokolansky, G. 158, *381*
Solcher, H., s. Linneweh, F. 449, *477*
Song, S. K., s. Anderson, P. J. 300, *352*
Sorenson, G. D., s. Heefner, W. A. 77, 341, 342, 343, *365*
Sós, J., s. Lehoczky, T. 434, *477*
Sotelo, J. R., s. Estable, C. 192, 193, 195, *360*
— s. Wettstein, R. 195, *385*
Soulas, A., u. Mounier-Kahn 416, *481*
Spatz, H. 8, 33, 39, 93, 125, 190, 194, 205, 209, 210, 211, 212, 213, 244, 270, 348, *381*, 390, 402, 404, 405, 411, 460, 463, 465, *481*
— s. Bustamante, M. 411, 436, *474*
— s. Driggs, M. 411, 436, *474*
— s. Lüers, Th. 331, *370*, 460, 463, *478*
— s. Metz 139, 148, *372*
— s. Onari, K. 460, *478*
Spaziani, E., s. Davson, H. 232, *358*
Speidel, C. C. 154, 167, 170, 197, *381*
Sperling, E., u. O. Creutzfeldt 410, *481*
Sperry, W. 408, *481*
— u. H. Waelsch 162, *381*
Spiegel, E. A. 156, 171, *381*

Spielmeyer, u. Vogt 82, 450
Spielmeyer, W. 1, 3, 19, 25, 46, 49, 50, 51, 60, 61, 62, 65, 67, 71, 73, 75, 81, 82, 97, 104, 105, 115, 145, 163, 171, 185, 186, 269, 270, 283, 284, 286, 290, 291, 297, 304, 312, 323, 324, 325, 331, 335, 340, 345, *381*
Spiro, D., s. Mackey, E. A. 37, 42, *371*
— s. Webster, H. F. 183, *384*
Spranger, J., s. Schreier, K. 449, *480*
Srebro, Z. 65, *381*
Staa, H. v., s. Hansen, K. 415, *476*
Stadler 464
Stadler, H. 115, *381*
Stage, D. E., s. Robertson, J. D. 163, *377*
Stammler, A. 19, 304, *381*
State, S., s. Draganesco 170, *358*
Steele, H. D., E. Kinley, C. Leuchtenberger u. E. Lieb 350, *381*
Stefan, J., u. L. Ruzička 25, *381*
Stein, A., s. Gonatas, N. K. 89, *362*
— s. Korey, S. R. *369*
Steinbach, H. B., s. Richards, A. G. 151, *376*
Steinberg, D., F. Vroom, W. K. Engel, J. Cammermeyer, Ch. E. Mize u. J. Avigan 435, 449, *481*
Steinwall, O., s. Edström, R. 245, *359*
Stengel, u. Wilson 464
Stephan, H. 27, *381*
— s. Seitelberger, F. 82, *380*
Stevens, s. Grünker 134
Stevens, C., s. Pricket, C. O. 170, *375*
Stevens, E., s. Grinker, R. *363*
Stieda, A. 132, *382*
Stochdorph, O., s. Meesen, H. 262, 269, 275, 276
Stockinger, L., s. Sluga, E. 92, *381*
Stoeckenius, W. 85, *382*
— u. P. Naumann 308, *382*
— I. H. Schulman u. L. M. Prince 287, *382*
— u. K. Zeiger 150, 154, *382*
Stöhr jr., Ph. 390, 408, *481*
Stolte, H. 429, *481*
Stoner, H. B., s. Magee, P. N. *371*
Storch 323, *382*

Straaten van, s. Nauta, W. 228, *373*
Sträussler, E. 93, 142, 268, 344, 345, *382*
Strait, L., s. Aird, R. B. 244, *351*
Strangeways, D. H., s. Lucas, B. G. B. 51, *370*
Straub, M., u. H. E. Schornagel 417, *481*
Straus, W. 146, 277, 300, *382*
Strauss, I., s. Globus, J. H. 329, *362*
Streicher, Ferris, Prokoff u. Klatzo 256
Streicher, E. 231, 256, *382*
— s. Klatzo, I. 78, *368*
Strich 300
Strobel, Th. 257, *382*
Ströbe, H. 185, *382*
Stroescu, G., s. Hasenjäger, Th. 471, *476*
Struck, G., u. M. Kühn 250, *382*
— u. W. Umbach 250, *382*
Strümpell 430
Struppler, A. *481*
Struwe, F. 134, *382*, 461, *481*
Stucke, K., u. C. Carstenson 418, *481*
Stühmer, A. 416, *481*
Stürmer 349
Sturm, A., s. Veil, W. H. 419, *481*
Surbeck, B. 264, *382*
Suffon, T. S., s. Setterfield, H. R. 170, 172, *380*
Suzuki, J., s. Ogawa, K. 18, *374*
Suzuki, K., s. Korey, S. R. *369*
— s. Levy, W. A. 27, *370*
Swank, R. L. 166, *382*
Szabady, G. 64, *382*
Szent-Györgyi, A., s. Rosza, G. 151, *377*

Tafuri, W. L., s. Hager, H. 224, 225, *364*
Taggart, J. K., u. E. E. Walker 469, *481*
Tahmisian, T. N., s. Beams, H. W. 13, *353*
Takahashi, K. 163, *382*
Takakuwa, F. 258, *382*
Takei, Y. 215, *382*
Takenaka, T., s. Hild, W. *365*
Tannenberg, J. 66, *382*
Tassinari, C. A., s. Glowacki, J. G. 441, *475*
Taxi, J. 226, *382*
Tay u. Sachs 450

Taylor, A. C., s. Weiss, P. 43, 151, *384*
Taylor, G. W. 150, 157, *382*
— s. Werndle, L. 150, 157, *384*
Tello, F. 205, *382*
Tennyson, V. M. 13, *382*
— u. G. D. Pappas 130, *382*
Terry, D. R. 77, 78, 79, *382*
Terry, R. D., N. K. Gonatas u. M. A. Weiss 341, 342, *382*
— u. I. C. Harkin 167, 169, 172, 192, *382*
— u. S. R. Korey 83, *382*
— u. C. Pena 78, *382*
— u. M. Weiss 82, 83, 90, *383*
— s. Aleu, F. P. 89, 90, 256, *351*
— s. Gonatas, N. K. 89, 328, *362*
— s. Samuels, S. 83, 85, *377*
— s. Torack, R. M. 249, *383*
Terzian, H., u. G. Dalle Ore 410, *481*
Tewari, H. B. 6, *383*
— u. G. H. Bourne 53, *383*
Themann, H., s. Blümcke, S. 172, 209, *354*
Thews, G. 53, 241, *383*
Thomas, C., u. G. Kersting 457, *481*
Thomas, E. 55, 199, *383*
— s. Escolá, J. 144, 300, *360*
Thomas, P. K. *383*
— u. H. Sheldon 171, *383*
Thorn, W. 25, *383*
— H. Scholl, G. Pfleiderer u. B. Mueldener 59, *383*
Thornburg, W. 150, *383*
— u. E. de Robertis 151, *383*
Tiedemann, F. 405, *481*
Tiegs, O. W. 22, *383*
Tilney, F. *481*
Timiras, P. S., s. Woodbury, D. M. *385*
Tobias, C., s. Estable-Puig, J. F. 210, *360*
— s. Klatzo, J. 109, *368*
— s. Wolfe, L. S. 109, *385*
Tokoro, Y. 417, *481*
Torack, R. M., u. R. J. Barrnett 245, *383*
— R. D. Terry u. H. M. Zimmerman 249, *383*
Tormey, J. M. 320, 321, *383*
Toshima, Y., s. Uchimura, Y. 88, 89, 90, *383*
Tower, D. B. *383*
Trotman, N. M., u. W. D. Kelly 418, *481*
Truex, R. C. 460, *481*
Trump u. Benditt 343

Tschirgi, J. R. D., s. Abood, L. G. 133, *351*
Tugan, N. A., s. Adams, C. W. M. 175, *351*
Tureen, L. L. 54, 55, *383*
Turner, J. 51, *383*

Uchimura, Y., Y. Toshima u. T. Sekiya 88, 89, 90, *383*
Ulberak, B., s. Gross, H. 215, *363*
Ule, G. 215, 249, *383*, 429, *481*
— u. F.-W. Kolkmann 249, 330, *383*
— — u. P. Bramberg 436, *481*
— u. J. A. Rossner *383*
— s. Diezel, P. B. 215, *358*
— s. Grahmann, H. 462, *475*
Ulzman, B. G., u. G. M. Villegas 163, *383*
Umbach, W. 418, *481*
— u. D. Baumann 457, *481*
— E. Grözinger u. K. Hummel *481*
— s. Potthoff, P. C. 409, *479*
— s. Struck, G. 250, *382*
Umrath, K., u. H. F. Hellauer 171, *383*
Unger, E., s. Bielschowsky, M. 123, 124, *353*
Unger, H., s. Jänisch, W. 458, *476*
Upmalis, H., s. Hollinger, D. M. 175, *366*

Valentin, G. 150, 156, *383*
Vater, W., s. Klenk, E. 27, *368*
Vaterlan 342
Veil, W. H., u. A. Sturm 419, *481*
Verity, M. A., u. W. J. Brown 17, *383*
Verne, J., u. B. Droz 151, *383*
Verner, J. V., s. Owen, E. 429, *479*
Vesco, C., s. Schiffer, D. 105, 123, *378*
Vial, J. D. 167, *383*
— s. Marin, O. 328, 329, 330, *371*
Victor, M., s. Collins, G. H. 180, *357*
Villegas, G. M., s. Ulzman, B. G. 163, *383*
Virchow, R. 95, 349, *383*, 406
Vivell, O., s. Heilmeyer, L. *476*
Vogel, F. St., u. J. Hallervorden 123, *383*
— s. Robertson, D. M. 319, *376*

Vogel, G., s. Seitelberger, F. 82, *380*
Vogell 103
Vogell, W., s. Niessing, K. 232, 234, 249, 251, *373*
Vogt, s. Spielmeyer 82, 450
Vogt, C., u. O. Vogt 203, 399, 460, *481*
Vogt, O., s. Vogt, C. 203, 399, 460, *481*
Volk, B. W., s. Lazarus, S. S. 85, *370*
— s. Wallace, B. J. 85, 304, *384*
Vrba, R. 423, *482*
Vries, E. de, L. van Bogaert u. G. W. F. Edgar 329, *383*
Vroom, F., s. Steinberg, D. 435, 449, *481*
Vulpe, M., A. Hawkins u. B. Rozdilsky 261, *383*

Waelsch, H. 151, *384*
— s. Berl, S. 424, *473*
— s. Sperry, W. M. 162, *381*
Waggoner, s. Löwenberg *478*
Wagner, J. A., s. Slager, U. T. 348, *381*
Wake, J., s. Scholz, W. 75, *379*
Waksman, s. Lampert 189
Waksman, B. H., u. R. D. Adams 182, *384*
— s. Kosunen, T. U. 189, *369*
— s. Webster, H. F. 183, *384*
Walberg, F. 230, *384*
— s. Mugnaini, E. 98, 133, 139, *372*
Wald, F., s. De Robertis, E. 164, *358*
— s. Gerschenfeld, H. M. 249, *362*, 391, *475*
— s. Robertis, E. D. P. de 393, *480*
Waldeyer 386, 390
Walker, A. E. 408, 418, *482*
Walker, E., Bailey u. Schaltenbrand *482*
Walker, E. E., s. Taggart, J. K. 469, *481*
Walker, F., s. Hild, W. *365*
Walker, J. H., s. Cook, W. H. 46, *357*
Wallace, B. J., S. M. Aronson u. B. W. Volk 304, *384*
— S. S. Lazarus u. B. W. Volk 85, *384*
— B. W. Volk u. S. S. Lazarus 85, *384*
— s. Lazarus, S. S. 85, *370*
Wallauer, P., u. H. Harbauer 444, *482*
Waller 166
Wallraff, J. 160, *384*
Walther, H. E. 458, *482*

Wang, H., s. Weiss, P. 22, 43, 151, *384*
Wanke, R. 418, *482*
Wanko, Th. 91, *384*
Waser, P. G. 388, *482*
Watson, W. E. 44, *384*
Watters, G. V., s. Cutler, R. W. P. *357*
Wattiaux, R., s. Duve, C. de 17, *359*
Webster, H. F. de 167, 170, 184, 197, 208, 210, *384*
— D. Spiro, B. Waksman u. R. Adams 183, *384*
— s. Collins, G. H. 180, *357*
Wechsler, W. 13, 80, 81, 244, *384*
— u. H. Hager 167, 169, 172, 192, 193, 194, 195, 197, 199, 201, 202, 208, *384*
— s. Hossmann, K. A. 249, *366*
— s. Kreutzberg, G. 191, *369*
— s. Schröder, J. M. *379*
— s. Schröder, M. 249, 254, 255, *379*
Wedell, u. P. Glees 166, *384*
Wehinger, H., s. Sander, C. 449, *480*
Weigert 1, 95, 97, 100, 163, 318, 325, *384*
Weimann 347
Weiner, C. 444, *482*
Weinnoldt, H. 464, 468, *482*
— s. Löschke, H. 464, *478*
Weiss u. Korey 85
Weiss, s. Cohen, A. S. 343
Weiss, M., s. Gonatas, N. K. 328, *362*
— s. Samuels, S. 83, 85, *377*
Weiss, M. A., s. Terry, R. D. 82, 83, 90, 341, 342, *382*
Weiss, P. 43, 151, 191, 195, 196, 197, *384*, 387, 388, *482*
— u. Burt 176, *384*
— u. H. B. Hiscoe 151, 152, 195, *384*, 387, *482*
— u. H. Wang 22, *384*
— — A. C. Taylor u. M. V. Edds 43, 151, *384*
Weisschedel, E., s. Bustamante, M. 411, 436, *474*
Wellensiek, H. J. 308, 309, *384*
Wenger, O., s. Grünthal, E. 461, 462, *475*
Werndle, L., u. G. W. Taylor 150, 157, *384*
Wernicke 434, 435
Wessel, W. 59, *384*
Westphal 444
Wettstein, R., u. J. R. Sotelo 195, *385*

Whittaker, V. P. 224, *385*
— J. A. Michaelson u. R. J. A. Kirkland 224, *385*
— s. Gray, E. G. 223, 224, *363*
— s. Hebb, C. O. 224, *365*
Whitteridge, D., s. Sanders, F. K. 150, *377*
Wiener, J., s. Mackey, E. A. 37, 42, *371*
Wildi, E., s. Morel, F. 264, 340, *372*
Wilke, G. 101, 318, *385*, 427, *482*
— u. H. Kirchner 101, *385*
— E. Klees u. R. Moschel 429, *482*
William, s. Gibson 228
Wilson 430
Wilson, s. Stengel 464
Wilson, C., s. Katzman, R. 252, 256, *368*
Windle, W. F. 389, *482*
— u. W. W. Chambers 213, *385*
— s. Lucey, J. F. *478*
Winkler, R., s. Gonatas, N. K. 89, *362*
Wislocki, G. B., u. M. Singer 160, 161, *385*
— s. Dempsey, E. W. 245, *358*
Wisniewski, s. Klatzo, I. 78, *368*
Wissig, St. L., s. Rosenbluth, J. 24, *377*
Witkop, B., s. Daly, J. W. 455, 456, *474*
Witte, F. 302, *385*
Wöhler, F., s. Heilmeyer, L. *476*
Woelke 328
Wohlfart, G., s. Glimstedt, G. 167, 169, 172, 192, 202, *362*
Wohlwill, F. 406, *482*
Wolfe, D. E., J. Axelrod, L. T. Potter u. K. C. Richardson 226, *385*
Wolfe, L. S., I. Klatzo, J. Miquel, C. Tobias u. W. Haymaker 109, *385*
— s. Klatzo, J. 109, *368*
Wolff, J. 241, 257, *385*, 393, 394, *482*
Wolfgram, F., u. A. S. Rose 172, 175, *385*
Wolman, M. 329, *385*
— s. Casper, M. D. 85, *356*
Woodbury, D. M. 231, 247, *385*
— P. S. Timiras, A. Koch u. A. Ballard *385*
— s. Reed, D. J. 231, 256, *376*

Woolf, A. L., s. Coers, C. 389, *474*
— s. Finean, I. B. 170, 171, 180, *361*
Woollam, D. H. M., u. J. W. Millen 240, 241, *385*
Wortis, H., s. Jolliffe, N. 435, *476*
Wortmann 241
Wright, R. D., H. W. Florey u. M. A. Jennings 418, *482*
— — M. A. Jennings u. R. Lium *482*
Wüstenfeld, E., u. E. Halbfas 28, *385*
Wyckhoff, R. W. G., s. Rosza, G. 151, *377*

Yajima, Akira 460, *482*
Yannet, H. 53, *385*
Yanoff, M., s. Schwarz, G. A. 91, *380*

Yates, I. C., u. R. D. Yates 28, *385*
Yates, R. D., s. Yates, I. C. 28, *385*
Yonezawa, T., s. Peterson, E. R. 183, *375*
Young, J. Z. 162, 171, *385*
— s. Bear, R. S. 150, 157, *353*
— s. Hess, A. 163, *365*
— s. Holmes, W. 170, 199, *366*

Zadunaisky, J. A., s. Gerschenfeld, H. M. 249, *362,* 391, *475*
Zahn, s. Noetzel, H. 389
Zeiger, K., u. H. Harders 57, 154, *385*
Zeiger, K., s. Stoeckenius, W. 150, 154, *382*

Zelená, J., u. L. Lubinská 192, 205, *385*
Zellweger, H., s. Aleu, F. P. 89, 90, *351*
Zeman, W. 343, 346, *385*
— u. S. Donahue 86, 89, *385*
— s. Samorayski, T. 144, *377*
Zimmerman, H. M., s. Blasius, W. 55, *354*
— s. Gonatas, N. K. 236, 254, *362*
— s. Hirano, A. 137, 187, 259, 261, *365*
— s. Levine, S. 261, *370*
— s. Ogawa, K. 97, *374*
— s. Torack, R. M. 249, *383*
Zischka, W. 61, *385*
Zollinger 62
Zülch, K.-J. 247, 257, *385*, 407, 457, 471, *482*
— s. Riessner, D. 470, *479*

Sachverzeichnis

Abbau, cellulärer, Allgemeines 276—282
—, —, —, Körnchenzellen 277
—, —, —, Markscheidenlipoide, Abbau 280
—, —, —, Myelinfiguren 280
—, —, —, Phagocytose 277 ff.
—, —, —, Pinocytose 277
—, —, —, „residual bodies" 282
—, —, —, Riesenlysosomen 282
—, —, fixer (gliöser) Abbau 282—285
—, —, —, Gliaknötchen 284
—, —, —, Gliarosetten 284
—, —, —, Gliastrauchwerk 283
—, —, —, Melanin in Histiocyten 285
—, —, —, Mikrogliazellproliferation 285
—, —, —, Neuronophagie 283
—, —, —, Stäbchenzellenproliferation 285
—, —, —, Zerfallsprodukte in Astrocyten 285
—, —, mobiler Abbau 285—298
—, —, —, mesenchymaler mobiler Abbau 291—298
—, —, —, —, celluläre Mobilisierungsvorgänge 292
—, —, —, —, bei Coagulationsnekrose 297 ff.
—, —, —, —, „ektodermaler Typ der cellulären Reaktion" 291
—, —, —, —, Hämosiderinablagerung 296
—, —, —, —, Leukocyten, polynucleäre 292
—, —, —, —, Pericyten 292
—, —, —, —, Phagosomen 297
—, —, —, —, „residual bodies" 296
—, —, —, —, Schaumzellengranulome 297
—, —, —, mikrogliöser Abbau 285—291
—, —, —, —, Abräumzellen 286
—, —, —, —, Gitterzellen 286
—, —, —, —, Körnchenzellen 286 ff.
—, —, —, —, Makrophagen, perivasculäre 289
—, —, —, —, Myelinfiguren 287
—, metachromatischer 301 ff.
Abbauprodukte, atypische bei degenerativen Markerkrankungen 300—305
—, Biochemie, Histochemie 299—300
—, „prälipoide" 300 ff.
Abräumvorgänge, Aktivität der Mikroglia 144
Abräumzelle 286, 292
—, enzymhistochemische Befunde 300
Abscheidungsvacuolen in Nervenzellen 64
Acetalphosphatid, Gehalt der Markscheide 160
Acetylcholin 224, 388, 426, 456
Acetylcholinesterase 26, 205
Acetylcholinesterasehemmer 180

Achsenzylinder, s. Axon
Achylie 434
Acridinfarbstoffe 57, 256
ACTH 213
Addisonsche Krankheit 441
Adenosintriphosphat 25
— bei Nervenreizung 388
Adenosintriphosphatase, sekundäre Wallersche Degeneration 175
Adrenalin 456
adrenergische Aktionssubstanzen 388
Aktionspotential in Nerven 388
Aktivitätssteuerung des Gehirns 412
Aldehyde als Fixationsmittel 18
Aliesterase 72
Alkoholabusus 434
—, Delirium tremens 435
Alkoholfixierung, primäre 27
Allergene 455
Allocortex 399
Altern des ZNS 458—464
—, Alzheimersche Krankheit 76, 461 ff.
—, atrophierende Prozesse 460
—, Gefäße 460
—, Hirngewicht 459
—, pathologisches Altern 460 ff.
—, periphere Nerven 460
—, Pigmentatrophie 460
—, senile Demenz 461
—, senile Plaques 461 ff.
—, Wassergehalt des Gehirns 10
Altersinvolution 459
Alterung, lokale 79
Altmannsche Granula (s. Mitochondrien) 16
Aluminiumphosphat, experimentelle Applikation 78
Alzheimersche Fibrillenveränderungen 75—79, 342, 461 ff.
— und Applikation von Aluminiumphosphat 78
— und Amyloid 77, 462—463
—, Amyotrophische Lateralsklerose 77
—, degenerative Erkrankungen 77—78
—, Elektronenmikroskopie 77
—, Friedreichsche Ataxie 77
—, polarisiertes Licht 76, 77
—, postencephalitischer Parkinsonismus 77
—, senile Demenz 461 ff.
—, Unterkühlung 79
Alzheimersche Gliazellerkrankung 432
Alzheimersche „kolloide Degeneration" 342—346
Alzheimersche Krankheit 76, 461 ff.
amaurotische Idiotie, familiäre 81 ff., 214, 450

Sachverzeichnis

Amine 457
—, biogene, in terminalen Axonabschnitten 226
Aminopeptidase 26
Aminosäuren 457
—, Bedarf im Eiweißstoffwechsel des ZNS 423—429
—, markierte 13, 151
Ammoniakvergiftung bei Lebercirrhose 455
Amyloid, Ablagerungen im ZNS 342—346, 462, 463
—, in senilen Plaques 341, 463
—, Formdoppelbrechung 343
—, im Nervenzellcytoplasma 77
Amyloidkörper 90
Amyloidose 454
—, experimentelle, Elektronenmikroskopie 77
—, lokale 264
amyotrophische Lateralsklerose 77, 464
Anaesthetica 455
Anencephalus 465
„Angiopathie congophile" 267, 463
„Angiopathie, dysorische" 264
„anisomorphe Gliose" 323
Anisotropie, Axon 150
Anurie, reflektorische 418
apallisches Syndrom 421
Apfelsäuredehydrogenase, periphere Nerven, Regeneration 191
Apoferritin 278
„Äquivalentbild" 9
Arachnoidea 466, 470
Area postrema 244
Artefakte, Nervenzellstruktur 25, 27
Arterien, intracerebrale, normale Morphologie 237ff.
—, —, pathologische Veränderungen 263ff.
—, —, —, drusige Entartung 264, 339
Arteriosklerose 438
astrocytäre Glia, Defektdeckung durch 313—327
Astrocyten 97—124
—, Anreicherung von Zerfallsprodukten 285
—, astrocytärer Zellraum 245
—, Clasmatodendrose 117ff.
—, faserbildende Astrocyten 100—103
—, —, Mitochondrien vom Prismatyp 103
—, —, normale Morphologie 100—103
—, —, perivasculäre Fußstücke 101
—, —, reaktive Filamentbildung 120ff.
—, Fortsatzstapelbildung bei Defektdeckung 320
—, Hydrops 257
—, Imprägnierbarkeit (veränderte) der Fortsätze 118
—, Lamellenkörper 107
—, monströse Formen 119
—, perivasculäre Fortsätze 259
—, Pinocytose 285
—, Proliferation 104ff.
—, —, amitotische Teilung 104
—, — bei Defektdeckung 313
—, —, mehrkernige Astrocyten 105
—, —, Mitosen in Gewebekultur 105

Astrocyten, Proliferation, Teilungsmechanismen 105
—, protoplasmatische Astrocyten 97—100, 249
—, —, amöboide Umwandlung 117
—, —, Bergmannsche Zellen 97
—, —, cytologische Merkmale 100
—, —, Elektronenmikroskopie 98ff.
—, —, enzymatische Aktivität 97
—, —, — bei Hirnödem 249
—, —, — bei pathologischen Veränderungen 105ff.
—, —, Glykogen 100
—, —, Klassen der Gliazellkerne 97
—, —, Lipofuscin 100
—, —, Lysosomen 100
—, —, Mitochondrienvermehrung 107
—, —, neuronale Satelliten 97
—, —, normale Morphologie 97—100
—, —, Ribosomen 100
—, —, Stoffwechsel 98
—, Reaktion, spezifische, auf mechanische Reize 326
—, reaktive, Enzymaktivität 105
—, —, Glykogenanhäufung 111
—, —, Lamellenkörper 107
—, —, Teilungsmechanismen 105
—, resorptive Fähigkeiten 108
—, Schwellung 117
—, —, bei Nekrose 273
—, Stoffaufnahme unter pathologischen Bedingungen 108
—, Typen 97
—, Veränderungen, regressive 117
—, vermehrte Faserbildung 118
Astrogliazellen, s. Astrocyten
Ataxie, Friedreichsche 77, 463
Äthionin 395
ATP-ase 26
Atrophie, Druckatrophie 46
—, —, Schädelknochen 466
—, Nervenzelle, Altersatrophie 460
—, —, einfache (transneuronale Atrophie) 46—49, 314
—, —, —, Endzustände 49
—, —, —, histochemische Befunde 48, 49
—, —, —, Kümmerformen der Nervenzellen 49
—, —, —, und nervöses Parenchym 46
—, —, bei Inaktivität 390
—, —, Pigmentatrophie 79—80, 460
—, —, sekundäre Atrophie 46
—, —, transneuronale, s. einfache Atrophie
—, —, transsynaptische 46
—, olivopontocerebellare 78
—, Picksche 463
—, sklerotische 314
—, subakute präsenile spongiöse Atrophie 328
Atrophien, systematische 463
Auerbachscher Plexus, Synapsen 225
Autolyse 273
—, experimentelle 270, 274
—, intravitale und postmortale 68
—, Nervenzelle, Enzymaktivität 26

Autolyse, Nervenzelle, Strukturveränderungen 25ff.
—, Oligodendrocyten 134
—, postmortale, Beeinflussung 75
autolytic pockets 18
autolytische Prozesse 273
Autoradiographie 2
autoradiographische Befunde nach Fixierungen 27
Autotransplantate, Strukturzerfall der peripheren Nerven 175
Axialstrangfasern 197
axodendritischer Typ synaptischer Verbindungen 217
Axolemma 150
Axon 149—153, 387, 392, 396
—, Acetylcholinesterasehemmer 180
—, Aminosäuren 151
—, Anisotropie 150
—, Auftreibungen bei degenerativen Erkrankungen des ZNS 214
—, —, experimentelle 191, 205
—, —, Leukodystrophie 214
—, —, Regeneration zentraler Nervenfasern 203—214
—, biogene Amine 226
—, Degeneration, sekundäre, Wallersche 167
—, —, „traumatische" 210, 216
—, Degenerationsgeschwindigkeit 195
—, Elektronenmikroskopie 151ff.
—, Fibrillenveränderungen, MS 188
—, Läsion 45
—, Mitochondrien 153
—, Persistenz bei MS 187, 188
—, Polyradiculoneuropathie 180
—, Quellungsbereitschaft 187
—, Regeneration, Kaliberzunahme 202
—, —, Kollateralzweige 190
—, —, Mitochondrien 195ff.
—, —, periphere Nerven 190—198
—, —, Wachstumsrichtung 213
—, Retraktionskugeln 205, 214
—, Ribonucleinsäuren 150
—, „Schollen" 214
—, —, histochemische Befunde 215
—, submikroskopische Teilchen 150
—, Veränderungen bei Beri-Beri 180
—, —, bei diphtherischer Neuropathie 183
—, —, bei diskontinuierlichen Läsionen an peripheren Nervenfasern 183
—, —, an marklosen peripheren Nervenfasern 167
—, —, bei sekundärer Wallerscher Degeneration 167ff.
—, zentrale Nervenfasern, Zerfall 184
axonale Endformationen, normale Morphologie 216—228
Axonbündel, Separierung bei Regenerationsvorgängen 201
Axondurchtrennung 42
Axonfilamente 151
Axonkugeln 205, 209
Axonneubildungen (Regenerate) 213
Axonschwellungen, experimentelle 191, 205
Axonsprosse bei Regeneration 193ff., 210ff.

Axonsprosse, Leitgewebe 197
—, Wachstumsspitze 194
Axonturgor, Zusammenbruch 171
Axoplasma, Alteration durch Isonicotinsäurehydrazid 176, 180
—, Bewegungen an regenerierenden Nervenfasern in vitro 196
—, Feinbau 151
—, Potential im 388
—, Ribonucleinsäure 150
—, Schädigung, irreversible, bei sekundärer Degeneration 167—169
„Axoplasmastauungen", terminale 195
Axoplasmastrom, Geschwindigkeit 195
—, Stauung („axon damming") 196
Axoplasmaströmung 151
—, bidirektionale 196
axosomatischer Typ synaptischer Verbindungen 217
Axostasis, primäre 196

Bänder, Hanken-Büngnersche 197, 391
Bandfaserstadium, Regeneration peripherer Nerven 197
Basalmembran, Blutcapillaren im fetalen Säugetiergehirn 244
—, circumferente bei Schwannschen Zellen 154
Bauchspeicheldrüse 436ff.
Bauplan des Nervensystems 396ff.
Bemarkung 405
Bergmannsche Zelle, s. Astrocyten, protoplasmatische 97
Beri-Beri, periphere Nerven bei 180
Bernsteinsäuredehydrogenase 97
Betzsche Riesenpyramidenzellen bei Pellagra 43
—, —, und primäre Reizung der Nervenzelle 43
bidirektionale Strömung im Axoplasma 196
Blasenkern, Nervenzelle bei Gerinnungsnekrose 71
„Blastosomen" 16
Blausäure 64, 455
Blutbild, zentral ausgelöste Veränderungen 418
Blutcapillaren im ZNS 241—269
—, Basalmembran 244
—, Cytopempsis 243, 269
—, Endothelien 241
—, Fibrosierung 269
—, normale Morphologie 241—244
—, pathologische Prozesse (s. auch Permeabilitätsstörungen, Hirnödem) 247—269
—, pericapillärer Raum 310
—, pericapilläre Strukturverhältnisse im ZNS 241—244
—, Pericyten 149, 241, 269, 292, 297
—, Permeabilität 245ff.
—, Volumen 241
Blutgefäße im ZNS 237—269
—, Altersveränderungen 460
—, Morphologie 237—244
—, Arterien und Venen 237—241

Bluthirnschranke 244—247, 393, 395, 419—420
—, Äthionin 395
—, Bilirubin 395
—, morphologisches Substrat 244—247
Blutungen, diapedetische im ZNS 262
Boxer, Berufsboxer, chronische Demenz 461
Brenztraubensäureschwachsinn 446
Bronchiektasien 417
Brückenfuß, Atrophie, homolaterale 46

Cancerogene, Auswirkung auf das ZNS 457—458
Capillaren s. Blutcapillaren
„cell, shrunken homogeneous" 49
Cephalin-Lecithin-Fraktion 85
Ceramidlactose 82
Cerebrosidbaustoffwechsel 304
Cerebrosidschwefelsäureester 303
Chagas-Krankheit 417
Chaslinsche Randsklerose 325
Chloridraum 231, 247
Cholesterin 82
Cholesterinester 299, 300
cholinergische Aktionssubstanzen 388
Cholinesterase 49, 388
—, sekundäre Wallersche Degeneration 175
Chondriosomen 16
Chorea, Huntingtonsche 49, 323, 463
Chlorpromacin 456
Chromatin, Kern der Nervenzelle 5—6
—, —, Sex-Chromatin 5
—, —, Verteilung 5—6
Chromatolyse 45
—, feinstrukturelle Charakteristika bei primärer Reizung der Nervenzelle 37
—, funktionelle, in Nervenzellen 31
—, Veränderungen 43, 45, 54
chromatolytisches Zentrum 31—34
Chromophilia 49
Chromophor 19
Cilien der Ependymzellen 125, 126
Cisterna ambiens 470
— basalis 470
— cerebello-medullaris 470
— Fossae Sylvii 470
— interhemisphaerica 470
Clasmatodendrose 117 ff.
CO-Vergiftung 62
— —, Ödem 419
Coagulationsnekrose 73, 274—276
—, Abbauvorgänge 297 ff.
—, experimentell erzeugte 297
—, mesenchymale Organisationsvorgänge 335 ff.
Cocain 455
Coeruloplasmin 444
Colliquationsnekrose (Erweichung) 73, 270—274
Coma diabeticum 436 ff.
— hepaticum 430
— hypoglycaemicum 423
— uraemicum 429
Commissuren, Leistungen 408
„Compartments", funktionelle 231

Compressio cerebri 470
congophile Angiopathie 267, 463
Corpora amylacea 349—351
Corpus geniculatum laterale 48, 49
— — —, Atrophie 46
— — —, Deafferentation 46, 47
Cortison 213
Cresylviolett 71
Creutzfeldt-Jakobsche Erkrankung s. Jakob-Creutzfeldt 43
Cristaetyp der Mitochondrien 17
Curare 455
Cytochromatin 43
Cytochromoxydase 35, 36, 44, 59
Cytolysomen 18
Cytonephelium, Nervenzelle 8
Cytopempsis 243, 269
Cytosomen 17, 18

Darm 417
—, Atonie 418
Deafferentation, Corpus geniculatum laterale 46, 47
Defektdeckung im ZNS durch astrocytäre Glia 313-327
— durch mesenchymale Organisation 333—338
—, unvollständige, sog. Status spongiosus 327—332
Defektproteinämie 444
Degeneration des Axons s. Axon
—, hepatolentikuläre (Wilson) 114, 296, 338, 430, 433, 444
—, kolloide (Alzheimer) 342—346
—, Nervenzelle, granulo-vacuoläre 65
—, retrograde 31—44, 190
—, —, Stofftransport 43
—, transneuronale 46—49, 314, 390
—, sekundäre (Waller) 166—180
—, Strangsysteme im ZNS 186
Deitersche Kern 3
Deitersche Zelle 29
Delirium tremens 435
Demenz, chronische bei Berufsboxern 461
—, senile 78, 461
Demyelinisation, segmentale 183, 184
Dendriten 24, 25, 387, 396
—, Atrophie, einfache 46
—, Gestalt 24, 25
—, hypertrophische Bildungen 95
—, Neubildungen an Stammdendriten 93
—, Ramifikation 231
—, Schwellung 95
—, Veränderungen bei einfacher Atrophie 46
Dendritendorne 24, 25, 227
Desmosomen 226
Desoxycorticosteron 213
Desoxyribonucleasen 17
Diabetes insipidus 418
Diabetes mellitus 434
Diaphorasen, Mikrogliazellen (s. auch DPN-Diaphorase) 144
Dichtevariation, periodische, der Markscheiden 157

„difference factor" 157, 160
diffuse Sklerose, Typ Krabbe 304, 450
Diphosphorpyridinnucleotid-Diaphorase 48, 49
Diphtherietoxin 61
diphtherische Neuropathie 183
disseminierte Nervenzellnekrosen 270
DNP-abhängige Dehydrogenasen, reaktive Astrocyten 105
DNS, Färbung 9
Dopamin 226
L-Dopamin 457
Doppelbrechung, Alzheimersche Fibrillenveränderungen 76, 77
—, Markmantel 156
Dornapparat 227
DPN-Dehydrogenase, Mikrogliazellen 144
DPN-Diaphorase, Astrocyten 97
—, —, reaktive Astrocyten 105
—, Nervenzelle 26
—, —, Nekrose 72
—, Oligodendrocyten 133
—, periphere Nerven, Regeneration 191
Drogen, Wirkung auf das ZNS 455—458
Druckatrophie 46
—, Schädelknochen 466
drusige Entartung, intracerebrale Gefäße 264ff., 339
— —, —, Feinbau 266
„drusige Nekrosen" 339
Dura mater 469ff.
Durchtrittsweg plasmatischer Exsudate durch Gefäßwand 259
Dünnschichtchromatographie 83
„dysorische Angiopathie" 264
Dysostosis multiplex 451, 453
„Dystrophie, gliöse" 331
Dystrophie, Hungerdystrophie 427
—, neuroaxonale 214—216
„Dystrophie der Transportstrukturen" 332

E-605 455
Ecksche Fistel 431
Eisen in Stäbchenzellen 141
—, pathologische Einlagerungen bei Hämochromatose 444
Eisenmangel, Veränderungen im ZNS 427
Eiweißspeicherung, pathologische 454
Eiweißstoffwechsel, ZNS 423—429
—, —, erbliche Störungen 445—449
—, Nervenzellen 425ff.
„ektodermaler Typ der cellulären Reaktion" 291
Elektrolyten, extracelluläre im ZNS 236
Elektrolytmilieu, bei verschiedenen Ödemformen 252
—, Nervenzelle, Störung des 59
Elementarmembran, Nervenzelle 24
Elzholzsche Körperchen 153
Encephalitis epidemica 327
—, experimentelle allergische 189, 261
—, Fleckfieber 285
—, parainfektiöse 313
—, postvaccinale 313
Encephalocele 469

Encephalopathie, posttraumatische 299
—, präsenile spongiöse (Jakob-Creutzfeldt) 464
Endarteriitis 267
Endoneurium 149
endoplasmatisches Reticulum, s. Reticulum
Endothel, Blutcapillaren im ZNS 241
—, —, interendotheliale Zellgrenzfugen 259
Energiestoffwechsel, im aktivierten Neuron 30
Entmarkung, experimentelle 189
Entmarkungskrankheiten des ZNS 187
Entropie 458
Entzündung, ZNS, Eigenart der entzündlichen Vorgänge 305—313
—, —, makro- und mikrogliöse Elemente, Beteiligung 311—313
—, —, Maulbeerzellen 308
—, —, Mottsche Zellen 309
—, —, perivasculäre Grenzmembran 306
—, —, —, Räume 310
—, —, —, Zellmäntel 306
—, —, Plasmazellen 306ff.
—, —, Proliferationsvorgänge 311ff.
—, —, Russelsche Körperchen 309
—, —, Stäbchenzellen 311
„Entzündungskugel" 286
Enzymaktivität, Astrocyten, protoplasmatische 97
—, —, Pathologie 105ff.
—, Faserglia bei Defektdeckung 317
—, Mikrogliazellen 144
—, Nervenzellen, Anstieg und Stimulation 30
—, —, Gerinnungsnekrose 72
—, —, Ischämie 55, 72
—, —, Stimulation 30
—, Oligodendroglia 132
—, Regenerationsvorgänge, periphere Nervenfasern 191
—, —, zentrale Nervenfasern 205—206
—, sekundäre Wallersche Degeneration 175
Enzyme, hydrolytische 70, 175
—, lysosomale 68, 274
—, oxydative 55, 95, 132
Enzymhistochemie, Abräumzellen 300
— bei einfacher Atrophie der Nervenzelle 48, 49
— bei experimenteller Autolyse 270
— bei intravitalen Nekrosen 270
—, Rosenthalsche Fasern 123
— bei sekundärer Wallerscher Degeneration 175
Enzymopathie des Neuron 85
Ependym, Feinstruktur 126
—, normale Morphologie 124—130
—, pathologische Veränderungen 130—132
Ependymitis granularis 130, 471
Ependymzellen 125ff., 391
—, schlußleistenähnliche Differenzierungen 126
—, Schwund des Zellbelags 130
—, Regenerationsfähigkeit 130
—, versenkte 130
epidurales Hämatom 470
Erbleichung 270

Ergastoplasma und Nissl-Substanz 11
„Erkrankungsform, akute" der Nervenzelle 45
Erlebnisinhalte, psychische 414
Erregungsübertragung, synaptische 216
Erweichung s. Colliquationsnekrose
Erythrocytenphagocytose 277
Erythrodiapedese 262
Erythropoese, zentral-nervöse regulierende Einflüsse 418
Esterase, unspezifische 26, 72
Evans blue 256
Exsudate, akute, bei allergischen Encephalomyelitiden 261
—, Gewebswirkung 262
—, nach Implantation von Silbernitrat 261
exsudative Vorgänge im ZNS 259—263
Extracellularfugen 285
Extracellularraum, s. ZNS = extracellulärer Raum 230ff., 245

„Faktor, lokaler" (Spielmeyer) 323, 331
Fasergerüste, Kollagene 335
Faserglia (s. auch Gliafasern) 100—103, 118, 120ff.
—, Enzymaktivität bei Defektdeckung 317
Fasergliose (s. auch Gliose) bei entzündlichen Prozessen 327
faserhaltige Zellfortsätze der Ependymzellen 125
Faserprotein der KEMF-Gruppe (Gliafasern) 102
Ferritin 278
Ferritinmicellen in Intercellularfugen 236
Fettkörnchenzellen 143
—, s. auch Körnchenzellen
Fibrillenveränderungen, Alzheimersche 75—79, 342, 461ff.
Filamente, Glia, s. Gliafasern 101ff.
Fischflossenstruktur der Markscheide 162
fixer Abbau (s. Abbau) 282—285
Fleckfieber, Encephalitis 285
Flügelplatte 405
Flüssigkeitsvermehrung, extracelluläre 254
Foix-Alajouaninesche Erkrankung des Rückenmarks 346
Formalinfixierung, Cerebrosidgehalt nach — 27
—, Cholesteringehalt nach — 27
—, Phosphatidgehalt nach — 27
—, Veränderungen des ZNS nach — 27
Formatio reticularis 412—414
Fortsatzregeneration am Neuron, Ausbleiben im ZNS 211
Fortsatzstapelbildung bei astrocytärer Defektdeckung 320
Fremdkörperriesenzellen 338
Friedreichsche Ataxie 77, 463
fuchsinophile Körnchen 16
Fuge, synaptische 226
Fugensubstanz 227
Fugensystem, extracelluläres 285
funikuläre Myelose 434
—, Markfaserläsion 329
Fuscin 21

Galaktose 82
Galaktosurie 449
Gallocyanin 53
Ganglien, basale 367
Ganglienzelle, s. Nervenzelle
Ganglioneuritis, akute idiopathische 182
Ganglioside, freie 82, 83, 89
Gargoylismus 89—90; 451, 453
—, biochemische Untersuchungen 90
—, Zebrakörper 90
Gaswechsel, periphere Nerven bei sekundärer Degeneration 169
Gauchersche Krankheit 82, 450
Gedächtnis 459
Gefäße, s. Blutgefäße
Gefäßbindegewebsapparat, Proliferationserscheinungen 338
Gefäßdrusen 264
Gefäßsklerose, senile 463
Gefäßwandzellen, perivasculäre 306
—, Umwandlung zu Abräumzellen 292
—, s. auch Pericyten
Gehirn 396
—, Aktivitätssteuerung 412
—, Amyloidose, lokale 264
—, compressio cerebri 470
—, Funktionen 386ff.
—, Gewicht 459
—, Hirnschwellung 257ff.
—, Korrelation zwischen Gehirn und Gehirnhüllen 464—471
—, — zwischen Meningen und Gehirn 469ff.
—, —, zwischen Schädel und Gehirn 464ff.
—, Metastasen 458
—, Ontogenese 405—406
— des Pferdes, Phylogenese 404
—, Phylogenese 405
—, Reifung 406ff.
—, Stoffwechsel 393ff.
—, —, Bluthirnschranke 393
—, Stoffwechsel, Ionentransport 395
—, Wachstum 390, 464
—, Wassergehalt 459
—, s. auch Zentralnervensystem
Gehirnhüllen 464ff.
—, Meningen und Gehirn 469—471
Gerinnungsnekrose der Nervenzelle 71—75
— —, Elektronenmikroskopie 74
— —, enzymatische Befunde 72
— —, Eosinophilie des Cytoplasmas 71
— —, Imprägnation mit Kalksalzen 75
— —, Initialstadien 73
— —, Kernveränderungen 71, 72
— —, Klüver-Färbung 71
— —, Persistenz 73
Gewebsnekrose im ZNS, s. Nekrose
Gewebswasser, freies und gebundenes 258
Gewöhnung 413
„ghost cells" 215
Gifte, Wirkung auf das ZNS 455—458
Gitterzellen 144, 145; 286
Glia, (Neuroglia) 95—149; 313—327; 391; 394

Glia, "allgemeines Grundnetz" 102
—, amöboide Glia 117
—, Grenzflächen bei Defektdeckung 319 ff.
—, Hortega-Glia 95, 395
  (s. Mikroglia 138—149)
—, Makroglia, normale Morphologie
  96—103, 391
—, —, —, faserbildende Astrocyten 100—103
—, —, —, protoplasmatische Astrocyten
  97—100
—, —, pathologische Veränderungen
  104—124
—, —, —, amöboide Umwandlung 117
—, —, —, astrocytäre Glia bei Defektdeckung 313—327; 327—332
—, —, —, enzymatische Aktivität 105, 123
—, —, —, Faserbildung, vermehrte 118 ff.
—, —, —, Gliarasen 104
—, —, —, Glycogen 109 ff.
—, —, —, Mitochondrienveränderungen
  107 ff.
—, —, —, pathologische Gliaformen 114 ff.
—, —, —, —, Veränderungen bei Wilsonscher Krankheit 114, 432
—, —, —, Proliferation 104 ff.
—, —, —, reaktive Astrocyten 105 ff.
—, Mesoglia, s. Mikroglia
—, Mikroglia, normale Morphologie
  138—139, 391
—, —, pathologische Veränderungen
  140—149
—, —, —, Elektronenmikroskopie 140 ff.
—, —, —, enzymatische Aktivität 144
—, —, —, Fettkörnchenzellen 143 ff.
—, —, —, frühe Reaktion 140
—, —, —, Gitterzellen 144, 145
—, —, —, Gliarosetten 284, 312
—, —, —, Gliasternchen 312
—, —, —, Gliastrauchwerk 283
—, —, —, Phagosomen 146
—, —, —, Stäbchenzellen 141 ff., 311
—, —, —, Stoffaufnahme und -transport
  140, 144
—, —, —, Vermehrung der Mikrogliazellen
  149, 283, 285, 312
—, Oligodendroglia 95; 132—138; 391
—, —, normale Morphologie 132—134
—, —, —, Elektronenmikroskopie 133
—, —, —, Enzymhistochemie 132, 133
—, —, —, interfasciculäre Oligodendrocyten
  133—134, 165, 210
—, —, —, Rolle bei der Markscheiden-
  bildung 164
—, —, —, Stoffwechsel, oxydativer 133
—, —, —, Trabantzellen 133
—, —, pathologische Veränderungen
  134—138
—, —, —, bei gliöser Defektdeckung 315
—, —, —, Kernveränderungen 134
—, —, —, beim Markzerfall 187
—, —, —, „mucoide" Degeneration 137
—, —, —, Myelinisationsgliose 132, 391
—, —, —, Satellitosis 134
—, —, —, Schwellung, akute 134 ff.
—, —, —, vacuoläre Degeneration 189

Gliafasern 100 ff.; 122 ff.; 315 ff.
—, Anordnung in gliösen Defektbereichen
  323
—, Darstellbarkeit mit Selektivmethoden
  317
—, Doppelbrechung 101, 318
—, Elektronenmikroskopie 102 ff.
—, Emanzipation von den Bildungszellen
  317
—, Enzymaktivität bei Defektdeckung 317
—, Filamente 102
— bei Gliosen, alten 317
—, intracelluläre Bildung 122
—, Lipoidbausteine 101
—, Polarisationsbild 101, 318
—, Proteingehalt 101, 102
—, Rosenthalsche Fasern 123—124, 317
—, Substanz, regressive Veränderungen 317
—, Trennung vom Cytoplasma der Gliazellen
  101
Gliafilamente 102, 315
—, Filamentebündel, Freisetzung 122
—, reaktive Bildung 120
Gliaknötchen 284, 312
Gliarasen 104
Gliaraum 231, 252
Gliarosetten 284, 312
Gliasternchen 312
Gliastrauchwerk 283
Gliazellen, gemästete 105
Gliazellerkrankung, Alzheimersche 432
Gliazellkerne, Klassen 97
Gliazelltypen, Kriterien der — 96, 97
Gliome 457
Gliose 314, 317
— bei entzündlichen Prozessen 327
„Gliose, anisomorphe" 323
„Gliose, isomorphe" 325
„gliöse Dystrophie" 331
Gliosomen 97
gliös-mesenchymale Mischnarben 335 ff.
Globoidzellen 301 ff.
Glomerulonephritis 429
Glucose 82
—, Bedarf im ZNS 423
—, verminderte Zufuhr zum ZNS 423
α-1,4-Glucosidase 92
Glutamatdehydrogenase 97
Glutaraldehyd 27, 28
Glykocerebroside 82, 83
Glykogen, acidotische Depolymerisierung
  63, 64
—, Anhäufung in reaktiven Astrocyten 109
— in Astrocyten 100
—, —, bei Hirnödem 251
—, Darstellung durch Färbemethoden 92
—, intraprotoplasmatische Ablagerungsform
  111
—, lysosomale Speicherung 92
Glykogen in Nervenzellen von Vertebraten
  23
— in regenerierenden Nervenfasern 209, 210
— in Schwannschen Zellen 172
Glykogenose = Glykogenspeicherkrankheit
  92, 93; 451 ff.

Glykogenkatabolismus 92
Glykogenspeicherkrankheit 92, 93; 451ff.
Glykolipoide = freie Ganglioside 82, 83, 89
Glykolyse, anaerobe 25, 59
β-Glukuronidase 17
Gold-Sublimat-Methode 95
Golgi-Apparat, Nervenzellen 13—16
—, agranuläres Reticulum 16
—, Funktion 15, 16
—, intracytoplasmatischer Apparat 14
—, intracytoplasmatische Zirkulation 14
—, Nucleosiddiphosphatase 14, 15
—, Ribonucleoproteingranula 16
—, Struktur 15, 16
—, Thiaminpyrophosphatase 14, 15
—, Trophospongium 14
Golgi-Netze 14
Golgische Imprägnationsmethoden 95
Granula, fuchsinophile, in Axonschwellungen 205
—, osmiophile, in Nervenzellen 42, 59
— in präsynaptischen autonomen Nervenendigungen 226
π-Granula, Reichsche 153
„Grau, nervöses" 230
graue Substanz, Gewebsschwellung 258
Grenzbereich der Nervenzellen 23, 24
Grenzflächen, gliöse, bei Defektdeckung 319ff.
—, ZNS, perivasculäre 318
—, —, subpiale 318
Grenzmembran, gliöse 318
—, perivasculäre 306
Großhirnrinde, Lokalisation der Funktionen 400—401
Grundcytoplasma, Nervenzelle 21ff.
—, —, Differenzierung, fibrilläre 21
—, —, —, filamentöse 22
—, —, —, tubuläre 21
—, —, Schwellung 60
„Grundnetz", allgemeines, der grauen Hirnsubstanz 231
Grundplatte 405
Grundsubstanz im ZNS 231
Guillain-Barré-Typ der akuten Polyradiculoneuritiden 180

Haarausfall 416
Habituation 413
Hallervorden-Spatzsche Krankheit 214
Hämatom, epidurales 470
Hämatoxylin 79
Hämochromatose 433, 444
Hämolyse, intracelluläre 278
Hämosiderinablagerungen 296
Hanken-Büngnersche Bänder 197, 391
Harnstoffvergiftung 429
Haut, Einfluß des Nervensystems 415
Headsche Zonen 415
Heldsches Neurencytium 231
Hemiatrophia cerebri 466
Hemisphaerenmark, Oedemnekrose 247
hepatolentikuläre Degeneration 114, 338, 430
heredodegenerative Erkrankungen 463

heterolytische Prozesse 273
Heterotransplantate, Strukturzerfall der peripheren Nerven 175
Hirnarterien, s. Arterien, intracerebrale
Hirncapillaren, s. Blutcapillaren
Hirndifferenzierung 402ff.
Hirnforschung, vergleichende 403
Hirngewebe, Sauerstoffverbrauch 241
—, spezifischer Widerstand 236
—, Stoffverlust durch Fixierung 27
Hirngewicht 459
Hirnkammern 471
Hirnödem 247—259
—, Alteration der Markfasern 186
—, Astrocyten, protoplasmatische 249
— bei CO-Vergiftung 419
— bei Colliquationsnekrose 273
—, Definition und Einteilung (Ödem/Schwellung) 258
—, Elektrolytmilien 252ff.
—, Gewebswirkung 257ff.
—, histopathologische Charakteristika 247
— durch Kälteeinwirkung, lokale 256
—, kollaterales, bei Hirntumoren 419
—, Konsolidierung 258
—, Ödemnekrose 422, 429
—, —, diffuse 247ff.
—, Prädilektionsstellen 247
— bei Sauerstoffmangel 419, 420ff.
— bei Schädeltrauma 419
—, spongiöse Gewebsauflockerung 331, 423
— bei Triaethylzinnintoxikation 256
—, Vitalfärbung 256
— durch Wirkstoffmangelhypoxydose 423
Hirnrindengefäße, Endarteriitis 267
Hirnschwellung 257ff.
Hirnsteine 348
Hirntumoren, kollaterales Ödem 419
—, Polyglobulie bei — 418
Hirschsprungsche Erkrankung 417
Hochspannungselektrophorese 27
Höhentod 62
homogenisierende Ganglienzellnekrose 71—75, 269
Hortega-Glia, s. Mikroglia
Hungerdystrophie 427
Huntingtonsche Chorea 49, 323, 463
Hyalin 90
„Hyalinoamyloidose, miliare" 341
Hydrocephalus 466, 471
Hydrolasen, Nervenzellen 17, 18
—, —, in chromatolytischen Zellen 44
—, —, Freisetzung 25, 26
—, in toten Zellen 68
Hydroxytryptamin 224
Hypercalcurie 418
Hyperchromasie 49
Hyperchromatose, nekrotische Nervenzellen 67
Hyperparathyreoidismus 430, 439, 443
Hypertrophie des Nervenzellkörpers 93—95
„hypertrophische" Alteration des Cytoplasmas 78
Hypnotica 455

Hypercalcämie 430
Hypoglykämie 440
Hypokaliämie 444
Hypoparathyreoidismus 442
Hypophosphatämie 430
Hypophyse 436
Hypothalamus, Beziehungen zur Hypophyse 436
Hypoxie (s. auch Sauerstoffmangel) 421
Hypoxydose (s. auch Sauerstoffmangel) 54, 75
—, durch Wirkstoffmangel 423
—, s. auch Sauerstoffmangel

Idiotie, amaurotische, familiäre 81 ff., 214, 450
—, —, Elektronenmikroskopie 83 ff.
—, —, färberisches und histochemisches Verhalten 83 ff.
—, —, Formen (infantile, juvenile) 82
—, —, Gangliosidvermehrung 89
—, —, Lipoidchemie 82
—, —, Schichtungskörper 85
—, —, Spätfälle 89
Ikterus 421, 431 ff.
Implantation von Silbernitrat 261
Impressiones gyrorum 467
Inaktivitätsatrophie, Nervenzelle 390
Infundibularmembran (Markscheide) 162
Infundibulum 397, 411
„Inkrustation" der Nervenzelle 66
innersekretorische Organe, Auswirkung auf das ZNS 436—443
Inseladenom 440
Insuffizienz, energetische, der Nervenzelle 59
Intercellularfugen 236, 285
Interferenzmikroskop 1
internodale Marksegmente 153
— —, Veränderungen 183
„interperiod line", Markscheiden 157, 160
Inulinraum 247
Involution 460
Ionentransport im ZNS 395
Iproniacid 456
Ischämie 53—60
—, Rückenmark 55
—, temporäre 54, 55
—, —, Nervenzellen, Ribonucleoproteingehalt 54, 55
—, —, —, Enzymaktivität bei — 55
—, —, —, s. auch Sauerstoffmangel
ischämische Nekrose der Nervenzelle 71—75
—, —, Zellnekrose 269
—, —, s. auch Gerinnungsnekrose
Isocortex 399
„isomorphe Gliose" 325
Isoniacid 456
Isonicotinsäurehydrazid, Neuropathie 176

Jakob-Creutzfeldtsche Krankheit 43, 328, 464
—, primäre Reizung 43
—, Status spongiosus 328
Janusgrün 16

Kaliumcyanidvergiftung 58, 59
Kaliumkonzentration im Gliaraum 252
Kaliumverlust 63
Kalk, Ablagerung im Gewebe 346—348
—, Ausfällungen bei Erweichung (Nekrosekalk) 272
—, —, —, Coagulationsnekrose 275
—, cerebrale Verkalkungen, Hypoparathyreoidismus 442
—, Imprägnation der Nervenzellen 75
—, Hypocalcämie 430
Kälteeinwirkung, lokale, Ödembildung 256
Kammerzellen 144
Kapselzellen, Spinalganglien 283
Karyoplasma, Nervenzelle, Feinstruktur 6
—, —, Veränderungen bei akuter Schwellung 61
—, —, bei Zellschrumpfung 50
—, —, Wechselbeziehungen zwischen — und Cytoplasma 8
Kathepsin 17
KEMF-Fasern 122
KEMF-Faserproteine 102, 122
Kern, Nervenzelle, s. Nervenzelle, Kern
Kernikterus 421
Kimmelstiel-Wilson-Syndrom 437, 438
Kinocilien der Ependymzellen 126
Kleinhirn, Atrophie, genuine 49
—, Hemisphärenatrophie, kontralaterale 46
Klüver-Bucy-Syndrom 410
Klüver-Färbung 71
Knäuelsynapsen 227
Knochen, Sudecksche Knochendystrophie 416
Koagulationsnekrose, s. Coagulationsnekrose
Kobaltchloridmethode 258
Kohlenmonoxyd, s. CO
Kollagen, Polymerisation durch Schwannsche Zellen 199
Kollagenfibrillen bei Organisationsvorgängen 335
Kollaps, orthostatischer 59
Kollateralzweige der Axone bei Regeneration 190
Kolliquationsnekrose, s. Colliquationsnekrose
Kolloid, in Vorderhornzellen des Rückenmarks 92
„kolloide Degeneration" Alzheimers 342—346
„kongophile Angiopathie" 267, 463
Kongorotfärbung, Alzheimersche Fibrillenveränderungen (s. auch Amyloid) 77
Konsolidierung eines Ödems 258
Kontaktmikroradiographie 1
Körnchenzellen 143, 277, 286 ff.
Krabbescher Typ von diffuser Sklerose 304 ff.; 450
— —, Gehirnlipoide 305
Kretinismus 442
Kroghscher Gewebszylinder 257
Kümmerformen der Nervenzellen 49

Lähmung, erbliche, paroxysmale 444
"lamellar bodies" 59
Lamellenkörper, in reaktiven Astrocyten 107
lamellierte Körper, in Endanschwellungen der Axone bei Regeneration 193, 209
Lamellierung der Markballen 172
Langhanssche Riesenzellen 338
Lateralsklerose, myoatrophische 77, 464
Lathyrismus, s. Neurolathyrismus
Lebercirrhose, Ammoniakvergiftung 455
Lebererkrankungen, Makroglia 115
—, ZNS 430—434
Leistenschädel 466
Leitgewebe der regenerierenden Axonsprosse 197
Leptomeninx 469ff.
Leucin, ^{3}H- 13, 48
Leukocyten, polymorphkernige beim mesenchymalen mobilen Abbau 292
Leukodystrophie 214, 301ff.
—, familiäre 331
—, metachromatische 184, 301ff.
—, Rosenthalsche Fasern 123
Leukoencephalitis 327
limbisches System 409—410
Lipidgehalt der Nervenzelle bei primärer Reizung 35
Lipofuscin, in Astrocyten (protoplasmatischen) 100
—, in Nervenzellen 18, 20
—, —, bei Pigmentatrophie 79—81
Lipoide, Abbauprodukte
—, —, atypische 300—305
— bei diffuser Sklerose, Typ Krabbe 305
—, „markscheidentypische" 162, 173
—, —, Abbau 280
—, —, Zusammensetzung 160
—, Speicherung in Nervenzellen bei amaurotischer Idiotie 81, 214, 450
—, Strukturstoffwechsel 163
Lipoidmetabolismus 42
Lipoidosen 82ff.
—, systematische infantile 85
Lipoproteine, in Nervenzellen bei primärer Reizung 42
Liquor cerebrospinalis 471
Liquorkissen 471
„lokaler Faktor" (Spielmeyer) 323, 331
LSD (Lysergsäuredimethylamid) 456
Lückenfeld 330
Lückenzone 270
Lunge, Bronchiektasien 417
—, Lungenödem 416
Lysergsäurediäthylamid (LSD) 456
Lysin, ^{14}C- 13
Lysosomen, in Astrocyten 100
—, in Nervenzellen 17, 18
—, —, „autolytic pockets" 18
—, —, Cytolysomen 18
—, —, Enzymausstattung 17, 18, 68, 274
—, — und Glykolipoide (Ganglioside) 18
—, —, Hydrolasen 17, 18
—, —, Phagosomen 18
—, —, primäre 18

Lysosomen in Nervenzellen bei primärer Reizung 42
—, Restkörper 18
—, sekundäre 18
—, „Riesenlysosomen" 282
Lysosomenfraktionen 18

Magen, Atonie 417
—, Blutung 417
—, Ulcus 417
Magen-Darm-Trakt 417
Magenerkrankung, ZNS 434—436
Magenresektion 434
„major dense lines" (Markscheiden) 157
Makroglia 95—124, 391
—, normale Morphologie 95—103
—, —, faserbildende Astrocyten 100—103
—, —, protoplasmatische Astrocyten 97—100
—, nutritive Funktion 95
—, pathologische Veränderungen 104—124
—, —, amöboide Umwandlung 117
—, —, atypische Gliaformen 114
—, —, Beteiligung an der entzündlichen Proliferation 311ff.
—, —, Enzymaktivität 105, 123
—, —, Faserbildung, vermehrte 118ff.
—, —, Gliarasen 104
—, — bei hepatolentikulärer Degeneration (Wilson) 114, 432
—, —, Lamellenkörper 107
—, — bei Lebererkrankungen 115
—, —, Proliferation 104
—, —, Stoffaufnahme, pathologische 108ff.
—, Stützfunktion 96
—, syncytiale Organisation 97
— bei Wilsonscher Krankheit 114, 432
Makrophagen, mikrogliöse 145
—, perivaskuläre 289ff.
—, Phagocytosevacuolen 282
—, Phosphatase, saure 300
—, Sulfatide 303
—, Ursprung im Gehirn 292ff.
Mal perforant 415
Mangelsituation, energetische 64
Mangelzustände, akute, Alteration der Nervenzelle 53—60, 66
—, —, —, elektronenmikroskopische Befunde 55ff.
—, —, —, Ischämie 54ff.
—, —, —, Kriterien des Zelltodes 55
—, —, —, „lamellar bodies" 59
—, —, —, Mitochondrien 59
—, —, —, Tigrolyse 54ff.
Manifestationszeit, Zelltod und — 56, 57
Marchi-Degeneration 185
Marchi-Färbbarkeit 172
Markatrophie, Eiweißmangel im Säuglingsalter 427, 428
Markballen 172
Markerkrankungen, degenerative 300—305
—, —, Abbauprodukte, atypische 300—305
Markfasern, periphere Nerven (s. auch dort) Axoplasmaveränderungen 167
—, zentrale, Mesaxone, innere 164

Markfasern, zentrale, Morphologie 162—166
—, —, multiple Sklerose 187
—, —, Myelinisierung 164
—, —, Myelinlamellen, Separierung 187
—, —, Myelose, funikuläre 329, 434
—, —, Ödembereich 186
—, —, Pathologie 184—189
—, —, Regenerationsvorgänge 203—214
Markfleckenbildung 211
Markmantel, Eigendoppelbrechung 156
—, Zerfall 172
Markscheide, Abbau bei diskontinuierlichen Läsionen an peripheren Nervenfasern 183
—, Abbau, Elektronenmikroskopie 172 ff.
—, —, Histochemie 173
—, —, bei Isonicotinsäurehydrazid-Neuropathie 180
—, —, bei sekundärer Wallerscher Degeneration 166—176
—, —, —, histochemisches Verhalten 174
—, —, stoffliche Umwandlung der Markzerfallsprodukte 172, 173
—, Bildung 158 ff.
—, —, im ZNS 164
—, Cerebrosidbaustoffwechsel 304
—, chemische Zusammensetzung 160, 161
—, Färbung 163
—, histochemische Eigenschaften 160
—, Infundibularmembran 162
—, „major dense lines" 157
— in peripheren Nerven, normale Morphologie 154—162
—, —, chemische Zusammensetzung 160, 161
—, —, Elektronenmikroskopie 157 ff.
—, —, lebensfrische 154
—, —, Neurokeratin 154
—, —, Periodizität der Schichtung 157
—, —, polarisationsoptisches Verhalten 156
—, —, Ranviersche Knoten 161
—, —, Schmitt-Lantermannsche Einkerbungen 162
—, pathologische Veränderungen in peripheren Nerven 166—184
—, —, diskontinuierliche Läsionen 181—184
—, —, Remyelinisierung 183 ff.
—, —, —, segmentaler Markzerfall 183
—, —, primär-axonale Neuropathien 176—180
—, —, —, Myelinabbau 180
—, —, sekundäre Wallersche Degeneration 166—176
—, —, —, Elektronenmikroskopie 168 ff.
—, —, —, enzymatische Aktivität 173, 175
—, —, —, Frühveränderungen 166
—, —, —, Marchi-Färbbarkeit 172
—, —, —, polarisationsoptisches Verhalten 170
—, —, —, Protagon 173
—, —, —, Ranviersche Schnürringe 171
—, —, —, Schmitt-Lantermannsche Einkerbungen 170

Markscheide, pathologische, sekundäre, Unterschiede im Tempo des Markscheidenzerfalls 171
—, —, —, Zerfall des Markmantels 170—175, 280
—, —, —, —, stoffliche Umwandlung 172 ff.
—, —, —, —, Ursache 304
—, in zentralen Nervenfasern, normale Morphologie 162—166
—, —, Elektronenmikroskopie 163 ff.
—, —, Myelinisierung 164
—, —, Ranviersche Schnürringe 163
—, —, Rolle der Oligodendroglia bei der Bildung 164 ff.
—, in zentralen Nervenfasern, pathologische Veränderungen 184—189
—, — bei Entmarkungskrankheiten des ZNS 187
—, —, Marchi-Degeneration 185
—, — bei multipler Sklerose 187
—, — bei Ödem 186
—, —, Oligodendrocyten, Störung des Metabolismus 187
—, —, Remyelinisierung 189
—, —, Quellungsbereitschaft 187
—, —, Scharlachrotstadium 185
—, —, Separation an der Zwischenlinie 189
—, —, Separierung der Myelinlamellen 187
Maulbeerzellen 308
Mautnersche Zellen 227
Megacolon 417
Megaoesophagus 417
Megaureter 417
Melanin, in Histiocyten 285
—, in Nervenzellen 19—21
Mellitosurie 449
Membrana gliae limitans perivascularis 244, 318
Membrana gliae limitans superficialis 318
Membrankörper s. Schichtungskörper, amaurotische Idiotie 85
Membranvesikulation 243
Meningen 464 ff.
—, Meningen und Gehirn 469—471
Meninx primitiva 469
Merotomie-Experimente 170
Mesaxon 159, 164
Mescalin 456
mesenchymale celluläre Reaktion bei Coagulationsnekrose 338
mesenchymale Organisation bei Defektdeckung 333—338
mesenchymale spongiöse Gewebsveränderungen 337
mesenchymaler mobiler Abbau 291—298
— bei Coagulationsnekrose 297 ff.
—, Haemosiderinablagerungen 296
—, Leukocyten, polymorphkernige 292
—, Makrophagen 292 ff.
—, Pericyten 292 ff.
—, Phagosomen 297
—, Pseudoxanthome 297
—, „residual bodies" 296
—, Schaumzellgranulome 297

Mesoglia, s. unter Oligodendroglia 95, 96
Metachromasie, Markscheide 161
—, — bei metachromatischer Leukodystrophie 184, 301 ff.
—, Prälipoide 301 ff.
metachromatischer Abbau 184, 301
Metastasen im Gehirn 458
metatrope Nervenfasern 156
Methylalkohol 455
Methylnitroseharnstoff 457
Microbodies 41, 42
Microcephalie 466
Microdiver-Technik 29
Microtubuli 22, 24
Mikroglia, normale Morphologie 138—139, 391
—, pathologische Veränderungen 140—149; s. auch 311 ff.
—, —, Aktivität bei Abräumvorgängen 144
—, —, Elektronenmikroskopie 140 ff.
—, —, Enzymaktivität 144
—, —, Fettkörnchenzellen 143 ff.
—, —, frühe Reaktion 140
—, —, Gitterzellen 144, 145
—, —, Gliarosetten 284, 312
—, —, Gliasternchen 312
—, —, Gliastrauchwerk 283
—, —, Kammerzellen, mikrogliöse 144
—, —, Makrophagen, mikrogliöse 144, 145
—, —, mobiler Abbau, mikrogliöser 285—291
—, —, phagocytotische Aktivität 145
—, —, Phagosomen 146, 282
—, —, Proliferation 149, 283, 285, 312
—, —, —, entzündliche 311 ff.
—, —, Stäbchenzellen 141 ff., 285, 311
—, —, Stoffaufnahme und -transport 140, 144
—, —, Zellvermehrung 149, 283, 285, 312
Mikrohämaturie 418
Mikrospektrographie, U.V.- 1
Mikrovilli, Ependymzellen 125, 126
Milchsäure 25, 62
Milchsäuredehydrogenase bei Regeneration der peripheren Nerven 191
„miliare Hyalinamyloidose" 341
Mischnarben, gliös-mesenchymale 335 ff.
Mitochondrien der Astrocyten, faserbildenden 103, 122
—, —, —, Prismatyp 103
—, —, protoplasmatischen 100, 107
— im Axon 153
—, —, Anhäufung im Axoplasma, bei Regenerationsvorgängen 195 ff.
—, —, — bei sekundärer Degeneration der peripheren Nervenfasern 167
—, Axonauftreibungen zentraler Nervenfasern 206
—, Cristae-Typ 17
—, Isonicotinsäurehydrazid-Neuropathie 176
—, Makroglia, Filamentbildung 122
—, Nervenzellen, Morphologie 16, 17
—, —, primäre Reizung 37—39, 44
—, —, Schwellung 38, 59, 60, 62, 66

Mitochondrien, Nervenzellen, Schwellung, trübe 62
—, —, Vermehrung 37, 39, 44
—, —, Wanderung im Axoplasma 196
mobiler Abbau 285—298
—, mesenchymaler 291—298
—, mikrogliöser 285—291
Mobilisierungsvorgänge, celluläre, in Rindenläsionen 292
Monoaminoxydase 26
Monoaminoxydase-Hemmer 456
monogenetische (zentrogenetische) Theorie der Regenerationsvorgänge an peripheren Nervenfasern 189
Morbus Addison 441
Motorik 411—412
motorische Endplatte 388
Mottsche Zellen 309
„mucoide Degeneration" der Oligodendroglia 137
Mucolipoproteide, Speicherung bei Gargoylismus 451, 453
Mucopolysaccharide 91
Mucocyten 137
Müllersche Zellen 227
multiple Sklerose 323
—, Remyelinisierung 189
—, Retraktionskugeln 305
—, Rosenthalsche Fasern 123
—, Veränderungen der zentralen Nervenfasern 187, 188
Muskelkontraktion 388
Muskulatur, Einfluß des Nervensystems 415
myoatrophische Lateralsklerose 77, 464
Myelin, s. auch Markscheide 392
Myelinabbau 170 ff.
Myelinfiguren 280, 287
—, experimentelle, und Schichtungskörper 85
Myelinisation 183, 406
Myelinisationsgliose 132, 391
Myelinisierung zentraler Nervenfasern 164
Myelinlamellen, Separierung 187
Myelophagen 172
Myelose, funikuläre 434
—, —, Markfaserläsion 329
myelotrope Nervenfasern 156
Myoclonusepilepsie 90
Myoclonuskörper, Differenzierung 92
—, Elektronenmikroskopie 91—92
—, histochemisches Verhalten 90—91
—, Metachromasie 91
Myxödem 442

N-acetyl-Galaktosamin 82
N-acetyl-Neuraminsäure 82
Nahtsynostose 469
Narben, Aufbau bei Regenerationsvorgängen spinaler Nervenfasern 213
—, Mischnarben, gliös-mesenchymale 335 ff.
—, Narbengliose bei Status marmoratus 421
Narkotica 455

Naßgewicht der Nervenzelle 3
Natrium-Kaliumquotient, intracellulärer 252
Natriumkonzentration im Gliaraum 252
Nauta-Methode 228
Nebenniere 440
Ne-encephalon 397
Nekrobiose, irreversible, Nervenzelle 45
—, morphostatische, mortale 75
Nekrose, ,,diffuse Oedemnekrose des Hemisphärenmarkes" 247
—, ,,drusige" 339
—, Gefäßbindegewebsapparat 267
Nekrose, Formen im ZNS 269—276
—, —, unvollständige Nekrose 269
—, —, vollständige Nekrose 270—276
—, —, —, Coagulationsnekrose 274—276
—, —, —, Colliquationsnekrose 270—274
—, intravitale 270
—, Ödemnekrose 247, 422, 429
Nekrose, Nervenzelle, disseminierte Nervenzellnekrose 270
—, —, Elektronenmikroskopie 68—70
—, —, Enzymhistochemie 68, 72
—, —, Gerinnungsnekrose 71—75
—, —, homogenisierende Nekrose 71—75, 269
—, —, Hydrolasen bei — 68
—, —, ischämische Nekrose 71—75, 269
—, — bei Kernikterus 421
—, —, Kernveränderungen 67, 68
—, —, lysosomale Enzyme bei — 68
Nekrosekalk 272
Neocortex 397 ff.
Nerven, periphere (s. auch Nervenfasern) 149, 390
—, —, Aktionspotential 388
—, —, Alterationen bei Beri-Beri 180
—, —, —, Isonicotinsäurehydrazid-Neuropathie 176
—, —, —, diphtherische Neuropathie 183
—, —, Altersveränderungen 460
—, —, Axon, s. Axon
—, —, Degeneration, sekundäre Wallersche 166—180
—, —, —, Axonveränderungen 167 ff.
—, —, —, biochemische Veränderungen 173
—, —, —, Elektronenmikroskopie 168 ff.
—, —, —, Enzymhistochemie 175
—, —, —, Frühveränderungen 166
—, —, —, Gaswechsel 169
—, —, —, histochemische Befunde 174
—, —, —, Histologie 166 ff.
—, —, —, Markscheidenveränderungen 170 ff.
—, —, —, Schwannsche Zellen 171 ff.
—, —, —, Wassergehaltsveränderungen 167
—, — bei diskontinuierlichen Läsionen 181—184
—, —, funktionelles Verhalten in vitro 176
—, —, Gaswechsel bei sekundärer Wallerscher Degeneration 169
—, —, Histogenese 158
—, — bei metachromatischer Leukodystrophie 134, 301 ff.

Nerven, periphere bei primär-axonalen Neuropathien 176—180
—, —, Regenerationsvorgänge nach Durchtrennung 190 ff., 390
—, —, Reizung 388
—, —, Schwannsche Zellen 153, 154; 171—173; 183, 184; 197—199; 390—392
—, —, Wassergehalt, Veränderungen bei sekundärer Wallerscher Degeneration 167
Nervenfasern, Cytoplasmaströmung 196
—, intraspinale, Regeneration 213
—, marklose, periphere 167
—, metatrope 156
—, myelotrope 156
—, —, proteotrope 156
—, —, metatrope 156
—, periphere, Abbau 175
—, —, Acetylcholinesterasehemmer 180
—, —, allergische Neuritis, experimentelle 182, 189
—, —, Autotransplantate 175
—, —, Axon s. dort
—, —, Beri-beri 180
—, —, Ganglioneuritis 182
—, —, Heterotransplantate 175
—, —, Histologie 149—162
—, —, Läsionen, diskontinuierliche 181—184
—, —, Markscheide, s. dort
—, —, Markzerfall, segmentaler 183
—, —, Myelinabbau 170 ff.
—, —, Neuropathien 176—181
—, —, Névrite segmentaire périaxiale 182
—, —, Pathologie 166—184
—, —, Polyradiculoneuritiden, akute 180
—, —, Schwannsche Zellen 153, 154, 158, 159
—, —, —, Proliferation 183, 184
—, —, sekundäre Wallersche Degeneration s. Waller
—, —, s. auch Nerven, periphere
—, Regenerationsvorgänge 189—202
—, —, Axonsprossen 193 ff.
—, —, ,,Axoplasmastauungen" 195 ff.
—, —, Axoplasmastrom, Geschwindigkeit 195
—, —, Axostasis, primäre 196
—, —, Bandfaserstadium 197
—, —, Basalmembranen 199
—, —, Elektronenmikroskopie 192 ff.
—, —, Enzymhistochemie 191 ff.
—, —, Hanken-Büngnersche Bänder 197
—, —, proximaler Stumpf 194—197
—, —, Remyelinisierung 199—200
—, —, Rolle der Schwannschen Zellen 197—199
—, —, Sprossungserscheinungen 190
—, —, Theorien 189 ff.
—, —, Strömungsvorgänge im Cytoplasma 196
—, unfixiert 154
—, Vitamin E-Mangel 215
—, zentrale, Histologie, normale 162—166
—, —, Elektronenmikroskopie 163

Nervenfasern, zentrale, Histologie, Lipoide, Strukturstoffwechsel 163
—, —, —, Markscheidenbildung 164
—, —, —, Mesaxone, innere 164
—, —, —, Ranviersche Schnürringe 163
—, —, —, Rolle der Oligodendrocyten bei Markscheidenbildung 164, 165
—, —, pathologische Veränderungen 184—189
—, —, —, Axonzerfall, Darstellung 184
—, —, —, bei Entmarkungskrankheiten des ZNS 187
—, —, —, Marchi-Degeneration 185
—, —, — bei multipler Sklerose 187 ff.
—, —, —, —, Histochemie des Markzerfalls 187, 188
—, —, —, —, Remyelinisierung 189
—, —, —, Myelinlamellen, Separierung 187
—, —, —, Ödem, Alteration der Markfasern bei — 186 ff.
—, —, —, Oligodendrocyten, Stoffwechselstörung 187
—, —, —, Scharlachrotstadium 185, 186
—, —, Regenerationsvorgänge 203—214
—, —, —, Acetylcholinesterase-Aktivität 205
—, —, —, Axonkugeln 205, 209
—, —, —, Axonsprossung 211
—, —, —, Axonveränderungen 205, 209, 211
—, —, —, Beeinflussung der Regeneration 213
—, —, —, Elektronenmikroskopie 206 ff.
—, —, —, Glykogen 209
—, —, —, Lamellenkörper 209
—, —, —, Markfleckenbildung 203, 211
—, —, —, Oxydasereaktion 205
—, —, —, Perroncitosche Spiralen 205
—, —, —, Plaques fibromyéliniques 203, 211
—, —, —, Regenerationserfolg 212 ff.
—, —, —, Remyelinisierungsvorgänge 210
—, —, —, „Retraktionskugeln" 205
—, —, —, Schichtungskörper, konzentrische 209
—, —, —, Status marmoratus 203, 210, 211, 213, 421
Nervengewebe, spezifischer Widerstand 236
—, Substitutionsfixierung 236
Nervenplexus 396
Nervenreizung 388
Nervensystem, Bauelemente 386 ff.
—, Bauplan 396 ff.
—, Funktion 396
—, s. auch Zentralnervensystem
„Nervenwachstumsfaktor" 213
Nervenzelle (s. auch Ganglienzelle) 3—95; 386—391
—, Ablagerung eiweiß- und kohlenhydratartiger Stoffe 90—93
—, —, „Amyloidkörperchen" 90
—, —, Glykogen 23, 92
—, —, Kolloid 92
—, —, Myoclonuskörper 90 ff.

Nervenzelle, Ablagerungen, Speicherkrankheiten 81—90
—, —, amaurotische Idiotie 81 ff.
—, —, Gargoylismus 89, 90
—, —, Gauchersche Krankheit 82
—, —, Glycogenspeicherkrankheit 92, 93
—, —, Niemann-Picksche Krankheit 82
—, —, Tay-Sachssche Krankheit 82, 83, 85
—, Abscheidungsvacuolen 64
—, Absorptionsmaximum 19
—, „akute Erkrankungsform" 45
—, akute Schwellung 60—62
—, Altersatrophie 80, 460
—, Aluminiumphosphat 78
—, Alzheimersche Fibrillenveränderungen 75—79; 342; 461 ff.
—, Artefakte durch Autolyse 25 ff.
—, Arten 25
—, Atrophie, s. Atrophie der Nervenzelle
—, Autolyse 25 ff.
—, Autoradiogramm 387
—, axonale Reaktion 31—44
—, Blasenkern 71
—, Chromatolyse, funktionelle 31
—, —, bei der primären Reizung 37
—, —, Veränderungen 43, 45, 54
—, chromatolytisches Zentrum 31—34
—, „chronische Nervenzellveränderungen" 45, 46, 49 ff.
—, Cytochromoxydase, Aktivitätsabnahme 35, 36, 44, 59
—, Cytonephelium 8
—, Cytoplasma, s. auch Grundcytoplasma
—, —, Ausscheidungsvorgänge 45
—, —, basophile Substanz, Abnahme 45
—, —, Chromatolyse 31, 37, 43, 45, 54
—, —, Dehydrierung 44
—, —, Eosinophilie bei Zellnekrose 71
—, —, Gerinnungsvorgänge beim Zelltod 73
—, —, „hypertrophische" Alteration 78
—, —, und Karyoplasma 8
—, —, osmiophile Körper, bei primärer Reizung 42
—, —, bei protrahierter Asphyxie 59
—, —, Reduktion der färbbaren Substanzen 46
—, —, Ribonucleoprotein-Gehalt bei Ischämie 54, 55
—, —, Schwellung 45
—, —, vacuolige Veränderung 62—66
—, —, Verdichtung bei Zellschrumpfung 50
—, —, wabige Umwandlung 45
—, Cytosomen 17—18
—, Dendriten 24, 25, 387, 396
—, —, Atrophie, einfache 46
—, —, Gestalt 24—25
—, —, Hypertrophie 95
—, —, Neubildungen 93
—, —, Ramifikationen 231
—, —, Schwellung 95
—, doppelkernige, atypische 388
—, Einteilung nach färberischem Verhalten 25
—, —, der Veränderungen 45 ff.
—, Eiweißstoffwechsel 13

Nervenzelle, Eiweißumsatz 425ff.
—, Elektrolytmilieu-Störungen 59
—, Elementarmembran 24
—, energetische Insuffizienz 58ff.
—, —, Elektronenmikroskopie 58ff.
—, Energiestoffwechsel, Steigerung im aktivierten Neuron 30
—, „eosinophile" Nekrose 74
—, fibrilläre Differenzierungen 21, 22
—, Fortsätze, Regeneration 389
—, funktionsbedingte Veränderungen des Strukturbildes 28—31
—, Gargoylismus 89, 90
—, Gerinnungsnekrose 71—75
—, —, Elektronenmikroskopie 74
—, —, Enzymaktivität 72
—, —, Eosinophilie des Cytoplasmas 71, 74
—, —, Imprägnation mit Kalksalzen 75
—, —, Initialstadien 73
—, —, Kernveränderungen 71
—, —, Manifestationszeit 73
—, —, Persistenz 73
—, —, Wesen 73
—, Gerinnungsvorgänge 46
—, Gewicht 3
—, Glykogen 23
—, —, pathologische Anhäufung 92
—, Golgi-Apparat 13—16
—, granulo-vacuoläre Degeneration 65
—, Grenzbereich 23, 24
—, Grundcytoplasma 21, 22
—, „homogenisierende" Zellnekrose, s. Gerinnungsnekrose 71—75
—, Hypertrophie des Zellkörpers 93—95
—, Imprägnation mit Kalksalzen 75
—, „Inkrustation" der Ganglienzelle 66
—, Ischämie 53ff.
—, „ischämische Nekrose", s. Gerinnungsnekrose 71—75
—, karyochrome — 9
—, Karyoplasma der — 3, 6, 8
—, —, Veränderungen bei akuter Schwellung 61
—, —, —, bei Zellschrumpfung 50
—, Kern, Arbeitskern 387
—, —, Blasenkern 71
—, —, Größenzunahme 28
—, —, Hyperchromatose 67
—, —, Karyoplasma 3, 6, 8, 50, 61
—, —, Kernkappen 37
—, —, Kernkörperchen, Aufbau 6
—, —, —, Entstehung 6
—, —, —, Formwechsel 8
—, —, —, RNA-Konzentration 6
—, —, Kernmembran 6
—, —, Kernporen 6, 7
—, —, Morphologie 3—9
—, —, Nucleolus 6
—, —, Nucleinsäuren 7, 8
—, —, Pyknose 62, 67, 68
—, —, Reizung, primäre 34, 37, 42
—, —, Schwellung 387
—, —, Sex-Chromatin 5
—, —, Strukturdarstellung 5
—, —, Trübung 68

Nervenzelle, Kern, Verkleinerung 47
—, —, Verlagerung 34
—, —, Vermehrung 93
—, Kümmerformen bei einfacher Atrophie 49
—, Lipidgehalt 35
—, Lipofuscin 18—20, 79—81
—, — bei Pigmentatrophie 79—81
—, lipophile — 19
—, lipophobe — 19
—, Lysosomen 17—18, 42
—, Mangelzustände 53—60
—, Melanin 20, 21
—, Membran der Zelloberfläche 23, 24
—, „microbodies" 41, 42
—, „Microtubuli" 22
—, mikrochemische Bestimmungsmethoden an isolierten Nervenzellen 31
—, Mitochondrien 16, 17
—, —, Schwellung bei primärer Reizung 38
—, —, —, bei der sog. wabigen Zellveränderung 66
—, —, Vermehrung bei primärer Reizung 37, 39, 44
—, Morphologie, normale 3—25
—, —, Cytosomen 17ff.
—, —, dendritische Fortsätze 24
—, —, fibrilläre Differenzierungen im Grundcytoplasma 21ff.
—, —, Glykogen 23
—, —, Golgi-Apparat 13ff.
—, —, Kern 3ff.
—, —, Lysosomen 17ff.
—, —, Membran 23
—, —, Mitochondrien 16, 17
—, —, neurosekretorische Phänomene 22
—, —, Nissl-Substanz 9ff.
—, —, Pigmente 18ff.
—, —, quantitative Daten 3
—, Morphologie, pathologische Veränderungen 25—95
—, —, Ablagerung (Einschlüsse) eiweiß- und kohlenhydratartiger Stoffe 90ff.
—, —, Ablagerungen bei Speicherkrankheiten 81ff.
—, —, akute Schwellung 60ff.
—, —, Alterationen im Gefolge akuter Mangelzustände 53ff.
—, —, Alzheimersche Fibrillenveränderungen 75—79; 342; 461ff.
—, —, Artefakte und Autolyse 25ff.
—, —, axonale Reaktion 31ff.
—, —, Einteilung der Nervenzellveränderungen 45ff.
—, —, einfache Atrophie 46ff.
—, —, funktionsbedingte Veränderungen 28ff.
—, —, Hypertrophie 93ff.
—, —, Nekrose 67ff.
—, —, Pigmentatrophie 79ff.
—, —, primäre Reizung 31ff.
—, —, regenerative Phänomene 93ff.
—, —, retrograde Zellveränderungen 31ff.
—, —, vacuolige Cytoplasmaveränderungen 62ff.

Nervenzelle, Morphologie, Verfettung 81
—, —, Verflüssigungsprozesse 46, 67 ff.
—, —, Zerfallsprozesse 67 ff.
—, Naßgewicht 3
—, Nekrose 67—75
—, —, disseminierte Nervenzellnekrose 270
—, —, Elektronenmikroskopie 68—70
—, —, Enzymhistochemie 68—72
—, —, Gerinnungsnekrose 71—75
—, —, homogenisierende 71—75, 269
—, —, Hydrolasen 68
—, —, ischämische 71—75
—, —, bei Kernikterus 421
—, —, Kernveränderungen 67, 68
—, —, lysosomale Enzyme 68
—, Neurofibrillen s. dort
—, Neurofilamente 22
—, neurosekretorische Phänomene 22, 23
—, „Neurotubuli" 22, 234
—, Verflüssigungsprozesse 67
—, Nissl-Substanz s. dort
—, Nucleinsäuren 8, 9
—, Nucleolen, Elektronenmikroskopie 6
—, —, Nucleonema 6
—, —, Vergrößerung bei primärer Reizung 42
—, Nucleonephelium 8
—, Nucleoplasma 6
—, —, Dichte, Veränderung 54
—, —, Reduktion 47
—, —, Retraktion 72
—, Nucleotide 9
—, Oberflächenmembran 24
—, Pathologie 25—95
—, Perikaryon 4, 13, 49, 60
—, Phagosomen 18
—, Phosphatase, saure 18, 35, 42
—, Pigmentatrophie 79—81; 460
—, Pigmente 18—22
—, pinocytotische Aktivität 24
—, postmortale Veränderungen 25 ff.
—, primäre Reizung 31—44
—, Proteinbildung 151, 427
—, Proteingehalt 35
—, Proteinmetabolismus, Steigerung bei primärer Reizung 44
—, quantitative Daten 3
—, Regeneration 93—95, 389
—, Reifungswachstum 389
—, Reticulum, endoplasmatisches, granuläres, bei primärer Reizung 38
—, — bei vacuoligen Veränderungen 65 ff.
—, —, Wasseranreicherung 66
—, retrograde Zellveränderungen 31—44, 45
—, Ribonucleasen 54
—, Ribonucleoprotein-Analysen bei Pigmentatrophie 80
—, Ribosomen, s. Ribosomen
—, RNA 35
—, RNS-Menge in verschiedenen Nervenzellen 11
—, Schrumpfung 46, 49—53
—, —, artifizieller Natur 51, 52
—, —, Bedeutung 50

Nervenzelle, Schrumpfung, Elektronenmikroskopie 50
—, —, Entstehung 51
—, Schwellung 46, 53, 60, 61
—, schwere Zellerkrankung Nissl 67—70
—, Sex-Chromatin 5
—, siderophile Zelle 49
—, Sklerose 49
—, somatochrome — 6, 9
—, Speicherkrankheiten 81—90
—, —, amaurotische Idiotie 81 ff.
—, —, Gargoylismus 89, 90
—, —, Gauchersche Krankheit 82
—, —, Glykogenspeicherkrankheit 92, 93
—, —, Niemann-Picksche Krankheit 82, 451
—, —, Tay-Sachssche Krankheit 82, 83, 85
—, Stickstoffasphyxie 58, 59
—, Stoffwechselleistungen 425 ff.
—, Struktur, Artefakte durch Autolyse 25 ff.
—, Tigrolyse 35, 42, 53 ff.
—, Tod, Kriterien 55—57
—, tubuläre Differenzierungen 21, 22
—, transneuronale Atrophie 46—49
—, Trockengewicht 3, 31, 35
—, Trockenmassenkonzentration im Kern 5
—, trophischer Apparat 43
—, „Trophospongium" 14
—, Vacuolenbildung 62—66
—, Veränderungen, funktionsbedingte 28 ff.
—, —, der Hyperaktivität 28, 29
—, —, der klassischen Einteilung 45, 46
—, —, bei Neurolathyrismus, experimentellem 215
—, Verfettung 81
—, Verflüssigung des Zellkörpers 46, 67—70
—, Vitalfärbung mit Akridinorange 57
—, Volumenzunahme des Zellkörpers, primäre Reizung 35
—, Volumina verschiedener Zelltypen 3
—, sog. wabige Veränderung 45, 65 ff.
—, —, Entstehung der — 66
—, Wassergehalt, Veränderungen 52, 55
—, sog. Wasserveränderung 28
—, Zellmembran 23
—, Zelltod, morphologische Kriterien 55—57
—, Zerfallsprozesse 67—70
„Nervenzellerkrankung, akute" 45, 230
—, schwere, Nissl 67—70
Nervenzelltypen, Volumina 3
„nervöses Grau" 230
Netztheorie 390
Neuralrohr, Flügelplatte 405
—, Grundplatte 405
Neurencytium, Heldsches 231
Neurit, s. auch Axon 387, 390, 396
—, autoradiographische Befunde nach Abschnürung 388
Neuritis, allergische experimentelle 182
neuroaxonale Dystrophie 214—216
„neuroaxonale Proteiddystrophie" 214
Neurodermie 416

Neurofibrillen 21 ff.; 387
—, Alzheimersche Neurofibrillenveränderungen 75—79; 342; 461 ff.
—, Anordnung 21
—, Ausprägung 21
—, Funktion 21
—, bei Unterkühlung 79
—, im Winterschlaf 79
Neurofilamente 22
Neuroglia s. Glia
Neurohypophyse 397
Neurokeratin 154
Neurolathyrismus, experimenteller 215
Neuroleptica 456
Neuron (s. auch Nervenzelle) 3, 30, 58, 93, 387 ff.; 390; 396
Neuronentheorie 390
neuronaler Raum 231, 252
Neuronogenese, postnatale, Nachweis im Säugetiergehirn 93
Neuronophagie 283
Neuropathie, diphtherische 183
—, Isonicotinsäurehydrazid — 176
—, primär-axonale 176—180
Neuropil 234
—, Interzellularfugen 285
neurosekretorische Phänomene 22, 23
Neurosomen 16
—, Anhäufung in Synapsen 217
Neurotubuli 22, 234
„Névrite segmentaire périaxiale" 182
Niemann-Picksche Krankheit 82, 451
Niere 418
—, Auswirkung von — -Erkrankungen auf das ZNS 429—430
—, Erkrankungen, Kalkablagerungen im Pallidum 443
Nissl's Klassifikation der Ganglienzellveränderungen 45, 46
Nissl-Körper, Nissl-Schollen, s. Nissl-Substanz
Nissl-Substanz 8, 9—13, 24, 42 ff.; 387, 396
—, Anordnung 13
—, —, Auflösung 31, 37, 65 ff.
—, Äquivalentbild 9
—, Bildung 8
— der Dendriten 24
—, Dichte, Steigerung 53
—, Feinbau 11
—, Gehalt der Nervenzellen bei funktioneller Belastung 28
—, Gefriertrocknungsexperimente 11
—, histochemische Charakterisierung 11
—, als Kunstprodukt 11
— bei Neuroblastendifferenzierung 13
—, nucleäre Herkunft 8
—, Nucleoalbumine 9
—, Nucleoproteid-Charakter 11
—, Palade-Granula 13
—, Präexistenz 11
—, Reaggregation 42
—, Reduktion 46
—, Ribosomen 13
—, Schwund 54
—, stoffliche Zusammensetzung 9, 10

Nissl-Substanz, Synthese 13, 387
—, Veränderungen bei der einfachen Atrophie der Nervenzelle 46
—, — bei der Nervenzellschrumpfung 49, 53
—, — bei der primären Reizung der Nervenzelle 31 ff.
—, — bei der sog. wabigen Nervenzellveränderung 65
—, Tigrolyse 35, 42, 53 ff.
Nissl's schwere Zellveränderung 67—70
Nitrose-Gase 455
Noradrenalin 226, 388, 456
—, Ruhephase im ZNS 414
Nuclei paraventriculares 244
Nucleinsäuren, Nervenzellen 8, 9
Nucleoalbumine, Nissl-Substanz 9
Nucleolus, Nervenzelle
—, —, Elektronenmikroskopie 6
—, —, Nucleonema 6
—, —, Vergrößerung bei primärer Reizung 42
—, —, Verlagerung 42
—, Nucleolus-Satellit 42
Nucleonephelium, Nervenzelle 8
Nucleoplasma, Nervenzelle 6
—, —, Dichte, Veränderung 54
—, —, Reduktion 47
—, —, Retraktion 72
Nucleosiddiphosphatase und Golgi-Apparat 14, 15
Nucleosidphosphatase 245
5-Nucleotidase, Mikrogliazellen 144
—, sekundäre Wallersche Degeneration 175
Nucleotide, cytoplasmatische, Nervenzellen 9, 44
Nucleus supraopticus 244

Oberflächenmembran, Axon, primäre Alteration durch Diphtherietoxin 183
—, Nervenzelle, funktionelle Veränderung 24
—, —, molekulare Organisation 23
— der Zellfortsätze 234
Occlusionshydrocephalus 466, 471
Ödem, Alteration der Markfasern 186
—, Hirnödem, Astrocyten 249
—, — bei CO-Vergiftung 419
—, — bei Colliquationsnekrose 273
—, —, Definition, Einteilung 258
—, —, Elektrolytmilieu 252 ff.
—, —, Histopathologie 247
—, — durch Kälteeinwirkung, lokale 256
—, —, kollaterales 419
—, —, Konsolidierung 258
—, —, Ödemnekrose, diffuse 247 ff.
—, —, Prädilektionsstellen 247
—, —, Sauerstoffmangel 419, 420 ff.
—, —, Schädeltrauma 419
—, —, spongiöse Gewebsauflockerung 331, 423
—, —, Triäthylzinnvergiftung 256
—, —, Vitalfärbung 256
—, —, Wirkstoffmangelhypoxydose 423

Ödemnekrose 422, 429
—, „diffuse, des Hemisphärenmarkes" 247
— bei Urämie 429
Ödemschäden 423
Oligodendrocyt (s. auch Oligodendroglia) 132—138; 165; 187, 189, 210, 393
Oligodendroglia 95; 132—138; 391
—, normale Morphologie 132—134
—, —, Elektronenmikroskopie 133
—, —, Enzymhistochemie 132, 133
—, —, interfasciculäre Oligodendrocyten 133, 134; 165; 210
—, —, Rolle bei der Markscheidenbildung 164
—, —, Stoffwechsel, oxydativer 133
—, —, Trabantzellen 133
Oligodendroglia, pathologische Veränderungen 134—138
—, — bei gliöser Defektdeckung 315
—, —, Kernveränderungen 134
—, — beim Markzerfall 187
—, —, „mucoide" Degeneration 137
—, —, Myelinisationsgliose 132, 391
—, —, Satellitosis 134
—, —, Schwellung, akute 134ff.
—, —, vacuoläre Degeneration 189
Oligodendrogliom 319
Olive, untere, Pigmentablagerungen 79
Ontogenese des Gehirns 405
Organe, Einfluß auf Funktion des ZNS 419—429
—, innere, Einfluß des Nervensystems auf die Funktion 416—419
—, innersekretorische, und Nervensystem 436—443
—, —, —, Hypophyse 436
—, —, —, Pankreas 436ff.
—, —, —, Parathyreoidea 442
—, —, —, Schilddrüse 441, 442
Organerkrankungen, Auswirkungen auf das ZNS 429—436
—, —, Leber 430ff.
—, —, Magen 434ff.
—, —, Niere 429ff.
Organisation des Körperschemas 407
osmiophile cytoplasmatische Körper in Nervenzellen
—, bei der primären Reizung 42
—, bei protrahierter Asphyxie 59
Osmiumsäure 22
Osmiumtetroxyd 24
Oxydase-Reaktion 16
„Ozonophoren" 16

Pachymeningiosis haemorrhagica interna 470
Palade-Granula, Nissl-Substanz 13
Palaeencephalon 397ff.
Paläontologie 405
Pallidum, Kalkablagerungen bei chron. Nierenerkrankungen 443
—, Nekrose 421
Pankreas 436ff.
Paralyse, juvenile, Doppelkernigkeit von Purkinje-Zellen 94

Paralyse, progressive 306, 312
—, —, spongiöse Defektdeckung 331
—, —, Stäbchenzellen 141
Paralysis agitans 463
Paramyloidose 463
—, familiäre 454
—, senile Plaques 342
Parapoliomyelitis 62
Parenchymnekrose, elektive (unvollständige) Nekrose 269, 285
—, vollständige Nekrose 270—276
Parenchymschäden, kreislaufbedingte 123
Parkinsonismus, jugendlicher, Kolloid in Vorderhornzellen des RM 92
—, postencephalitischer 77
PAS 89, 91
—, -Reaktion am Lipofuscin 19
Pathobiosen 62
Pelizaeus-Merzbachersche Krankheit 300
Pellagra 43, 434
—, Betzsche Riesenzellen 43
pericapillärer Raum 310
pericapilläre Strukturverhältnisse im ZNS 241—244
Pericyten als Hauptquelle mobiler Zellen 241, 292, 297
—, Mobilisation 149
—, Volumenzunahme bei Nekrose 269
—, s. auch Gefäßwandzellen
Perikaryon, Nervenzelle 4, 13, 49, 60
Perineurium 149
Periodizität, Schichtung, Markscheide 157
periphere Nerven, s. Nerven
perivasculäre Grenzmembran 306
— Räume im ZNS 237, 240—241
— Zellmäntel 306
Permeabilität, Verhalten im Gehirn 245
—, Veränderungen im Gehirn 247—263
—, —, exsudative Vorgänge 259—263
—, —, Hirnödem 247—259
„Perroncitosche Spiralen" 191, 205
Pfaundler-Hurlersche Krankheit 89—90, 451, 453
Pferd, Phylogenese des Gehirns 404
pH-Wert des Hirngewebes 25
Phagocytose bei Abbauvorgängen 277ff.
—, Vacuolen von Leukocyten 282
—, — von Makrophagen 282, 297
—, — von Mikrogliazellen 282
—, — von Protozoen 282
Phagosomen 18, 146, 277, 297
Phäochromocytom 440
Phasenkontrastverfahren 1, 16
Phenylalanin-Stoffwechselweg 448
Phenylketonurie 445ff.
Phosphatase, alkalische 55, 144
—, saure, amaurotische Idiotie 83
—, —, autolytische Prozesse 26
—, —, Demonstration im Elektronenmikroskop 18
—, —, einfache Atrophie der Nervenzelle 49
—, —, in Lysosomen 17
—, —, Leitenzym bei Gerinnungsnekrose 72

Phosphatase, saure, Makrophagen 300
—, —, Mikrogliazellen 144
—, —, Oligodendrocyten 133
—, —, primäre Reizung der Nervenzelle 35, 42
—, —, Proliferation Schwannscher Zellen 198
—, —, sekundäre Wallersche Degeneration 173, 175
—, —, Tigrolyse 42
6-Phosphogluconatdehydrogenase 49
Phospholipide 85
Phosphoprotein-Phosphatase 17
Phosphorkreatin 25
Phosphorylierung 59, 60
Phylogenese, Gehirn 405
Picksche Atrophie 463
—, Krankheit 328
Pigmentatrophie, Nervenzelle 79—81; 460
—, —, und Zellatmung 80
Pigmente, in Nervenzellen 79—81
—, —, Anhäufung und lokale Alterung 79, 80
—, —, Grundformen der — 18, 19
—, —, Lipofuscin 18, 20, 79 ff.
—, —, Melanin 20
—, —, spektrographisches Verhalten 19
—, hämatogene, intracelluläre Speicherung 278, 296
Pigmentgranula, osmiophile 37
Pinocytose bei Abbauvorgängen 277
— durch Astrocyten 285
—, pinocytotische Aktivität der Nervenzelle 24
—, Vorgänge bei entzündlichen Prozessen 259
Pinocytosevesikeln 242
Piromen 213
„Plaques fibromyéliniques" 203, 211
Plaques, senile 285; 338 ff.; 343; 461 ff.
—, —, Elektronenmikroskopie 341
—, —, Entstehung 341
Plasmalreaktion, Markscheide 160
Plasmazellen, bei entzündlichen Prozessen im ZNS 306, 309—311
Plasmodesmen 396
Plexus chorioideus 471
polarisiertes Licht (Polarisationsbild), Axon 150
—, Gliafasern 318
—, Markscheiden, Veränderungen bei sekundärer Wallerscher Degeneration 170
—, Neurofibrillen 76, 77
Polioencephalitis haemorrhagica superior 434
Poliomyelitis, Kümmerformen der Nervenzellen 49
—, vacuolige Veränderungen der Nervenzellen 62
polygenetische (autogenetische) Theorie der Regenerationsvorgänge peripherer Nervenfasern 189—190
Polyglobulie bei Hirntumoren 418
„Polyneuritis, dystrophische" 437

Polyneuritis, Vitamin B_1-Hypovitaminose 435
Polyradiculoneuritiden, akute (Guillain-Barré-Typ) 180
Pompesche Krankheit, s. auch Glykogenspeicherkrankheit 92, 451 ff.
Pongiden 401
portocavaler Shunt 431
postencephalitischer Parkinsonismus 77
postsynaptische Organellen 217 ff.
Potential im Axoplasma 388
Prädilektionsstellen für Corpora amylacea 349
— für Ödem 247
— für Pseudokalk-Ablagerungen 346
„Prälipoide" 300, 301
präsenile spongiöse Encephalopathie (Jakob-Creutzfeldt) 43, 328, 464
präsynaptische Nervenendigungen, Granula 226
— Organellen 217 ff.
primäre Reizung der Nervenzelle 31—44
—, Deutung 43, 44
—, Elektronenmikroskopie 37 ff.
—, Enzymaktivität 35 ff.
—, Kernveränderungen 34 ff.
—, Konnexe mit identischen Zellbildern 43
—, Lysosomen 42
—, Mitochondrien 39 ff.
—, Nissl-Substanz 42
—, progressive Natur 43
—, Ribonucleoproteine 35, 44
—, UV-mikrospektrographische Untersuchungen 35
—, Volumenzunahme des Zellkörpers 35
primäre Reizung des geschädigten Neurons 195
Progressive Paralyse 141, 306, 312, 331
Projektionsfelder 399
„Protagon" 173
„Proteiddystrophie, neuroaxonale" 214
Protein, Faserproteine der KEMF-Gruppe 102
Proteingehalt, Nervenzelle, bei Volumenzunahme 35
Proteinmetabolismus, Nervenzelle 42
—, —, Steigerung 44
Proteinsynthese, Nervenzelle 427
—, —, und Zellkern 8
Proteinumsatz 425 ff.
proteotrope Nervenfasern 156
Protofibrillen 387
Protozoen, Phagocytosevacuolen 282
Prozesse, synhäretische 76, 77
Pseudoencephalitis, Wernickesche 269, 338, 434
Pseudokalk 346—348
Pseudosklerose, Wilsonsche 114, 269, 338, 430, 433, 444
Pseudotumor cerebri 419
Pseudoxanthome 297
Psychopharmaka 455 ff.
Pterine 19
Pubertas praecox 411, 436

Purkinjesche Zellen, Dendritenschwellung 95
—, Doppelkernigkeit 94
— und orthostatischer Kollaps 59
—, oxydative Enzyme 95
—, Schrumpfung 53
—, UV-mikrospektrographische Messungen 31
Purpura cerebri 420
Pyramidenbahn 411
Pyrogene, bakterielle 213

Randentmarkungsläsionen, experimentelle 189, 272
Randsklerose, Chaslinsche 325
Ranviersche Knoten, periphere Nervenfasern 161
Ranviersche Kreuze 161
Ranviersche Schnürringe, Neubildung 184
—, Retraktion der Markscheide bei Zerfall 171
— im ZNS 163
Rauschgifte 455
Reaktion, axonale, der Nervenzelle, s. primäre Reizung
„Reaktion, celluläre, ektodermaler Typ" 291
Regenerationserfolg im ZNS 212
Regenerationsvorgänge an peripheren Nervenfasern (s. Nervenfasern) 189—202
— an intraspinalen Nervenfasern 213
— an zentralen Nervenfasern (s. Nervenfasern) 203—214
regeneratorische Phänomene an Nervenzellen 93—95; 389
Reichsche π-Granula 153
Reifung des Gehirns 406 ff.
Reize, Zentrum für die Auswahl von Reizen 413
Reizung, primäre, der Nervenzelle, s. primäre Reizung
Remyelinisierungsvorgänge, bei multipler Sklerose 189
— in peripheren Nervenfasern 199—200
—, segmentale Remyelinisierung 183
—, in zentralen Nervenfasern 210
Renshaw-Hemmung 412
Reserpin 456
„Residual bodies" 18, 146, 282, 296
Restkörper, s. „residual bodies"
Reticulum, agranuläres, Golgi-Apparat 16
—, endoplasmatisches, Nervenzelle, granuläres, Veränderungen bei primärer Reizung 38 ff.
—, —, —, vacuolige Veränderungen 65 ff.
—, —, —, Wasseranreicherung 66
reticuläre Fasergerüste, Genese bei Organisationsvorgängen 335
„Retraktionskugeln" 205, 206
retrograde Degeneration 190
retrograde Zellveränderungen (Nervenzellen) s. primäre Reizung

Ribonucleasen 17
—, zelleigene in Nervenzellen 54
Ribonucleinsäure, Aggregationsform bei primärer Reizung der Nervenzelle 44
—, Depolymerisierung bei primärer Reizung der Nervenzelle 44
Ribonucleotide 26, 75
Ribonucleoproteine, Aktivitätssteigerung bei primärer Reizung der Nervenzelle 44
—, Analyse 80
—, Anhäufung bei primärer Reizung der Nervenzelle 44
—, Depolymerisierung bei primärer Reizung der Nervenzelle 44
—, Gehalt bei temporärer Ischämie der Nervenzelle 54
Ribonucleoproteingranula, s. Ribosomen
Ribosomen in Astrocyten, protoplasmatischen 100
— in Nervenzellen, Alzheimersche Fibrillenveränderungen 79
— —, in Dendriten 24
— — bei Mangelzuständen (akuten) 58
— — bei Nekrose 68
— —, Nissl-Substanz 13
— — bei primärer Reizung 37
— — bei Schrumpfung 50, 53
— — bei Zerfall- und Verflüssigungsprozessen 68
„Riesenlysosomen" 282
Riesenzellen, mesenchymaler Herkunft 338
Rindenatrophie, narbige 323
Rindenschwund, spongiöser 328
Ringblutung 262
RNA, Gehalt von — an primär gereizten Nervenzellen 35
—, — in Nucleolen der Nervenzellen 6
RNS in Astrocyten 98
— im Axoplasma 150
—, Färbung 9
—, Gesamtmenge in den verschiedenen Nervenzelltypen 11
—, Produktion 9
Röntgenbeugung, Untersuchung der Markscheide 157
Röntgenmikroanalyse 79
Röntgenmikroradiographie 3
Röntgen-Spätschädigung, cerebrale 346
Rosenthalsche Fasern 123—124, 317
Rouget-Zellen 241
Rückenmark, Foix-Alajouaninesche Erkrankung 346
—, Randentmarkung, experimentelle 189, 272
Rückmeldung der Sinneseindrücke 415
Russelsche Körperchen 147, 309

Salvarsan 455
Satelliten der Nervenzellen 133
„Satellitosis" 134
Sauerstoffbedarf des ZNS 420
Sauerstoffmangel, Hirnödem 419
—, Schädigungen am ZNS durch — 421 ff.
—, s. auch Hypoxie

Sauerstoffverbrauch im Hirngewebe 241
Sauerstoffzufuhr 420
Säuglingsalter, Markatrophie durch Eiweißmangel 427—428
saure Phosphatase, s. Phosphatase
Schädel und Gehirn 464 ff.
— —, Anencephalus 465
— —, Impressiones gyrorum 464, 466
— —, Druckatrophie 464, 466
— —, Mikrocephalie 466
— —, Nahtsynostose 469
— —, Encephalocele 469
Schädelausgüsse 465
Scharlachrot-Stadium 186
Schaumzellengranulom 297
Schichtungskörper bei amaurotischer Idiotie, Strukturperiodizität 85
—, konzentrische, in Wachstumsendkolben peripherer Nerven 209
—, s. auch Lamellenkörper
Schilddrüse, Überfunktion 441
Schilddrüsenaplasie 442
Schildersche entzündliche diffuse Sklerose 300
Schizophrenie 456
Schlafkrankheit, afrikanische (Trypanosomiasis) 147, 262, 309
Schlußleisten 226
Schmitt-Lantermannsche Einkerbungen 162
—, —, Zunahme 170
Schrumpfung, Nervenzelle, s. Nervenzelle
Schwannsche Zellen 153. 154, 183, 390, 391
— — und Axon bei Regeneration 198, 199
— —, Kernproliferation 184
— — bei experimenteller Nervendurchtrennung 198
— —, Oberflächenmembran 154
— —, phagocytäre Tätigkeit 172
— —, Phosphatase, saure, bei Proliferation 198
— —, Polymerisation von Kollagen 199
— —, Proteinsynthese 198
— — bei Regenerationsvorgängen an peripheren Nervenfasern 197—199
— —, regressive Veränderungen 173
— — bei sekundärer Wallerscher Degeneration 171—173
— —, Spiralisation der duplizierten Zellmembran 159
Schweineseuche, Teschener 62
Schwellung, akute, Oligodendrocyten 134, 138
—, —, Nervenzelle 60—62
—, —, —, Reproduzierbarkeit 61, 62
—, —, —, und trübe Schwellung 62, 65
Sedativa 455
segmentale Demyelinisation 183, 184
— Remyelinisation 183
Sehrinde, Atrophie 46
Selbstreizungsversuch 410
senile Demenz 78, 461
— Plaques 285, 338ff.; 343; 461 ff.
Serotonin 456
—, Ruhephase im ZNS 414

Sex-Chromatin, Kern der Nervenzelle 5
Sexualreifung 411
Silbernitrat, Implantation 261
Skelet, Einfluß des Nervensystems auf — 415
Skeletmuskelsehnenverbindungen 319
Sklerose, Schrumpfung der Nervenzelle 49
Sklerosen, diffuse, entzündliche vom Typ Schilder 300
—, —, Typ Krabbe 304, 450
Sklerose, multiple 123, 187, 189, 305, 323
Solitärsprosse, Axonregeneration 193
Speicherkrankheiten, Ablagerung von Stoffen in Nervenzellen 81—90
—, —, amaurotische Idiotie 81 ff.
—, —, Gargoylismus 89, 90
—, —, Gauchersche Krankheit 82
—, —, Glykogenspeicherkrankheit 92, 93
—, —, Niemann-Picksche Krankheit 82
—, —, Tay-Sachssche Krankheit 82, 83, 85
Speicherung, intracelluläre, hämatogene Pigmente 278
Sphingoglycolipoide 82, 83
Sphingolipoide 82
Sphingomyelin 82, 83
Sphingosin 82
Spinalganglienzellen, hypertrophische 94
—, Kapselzellen 283
—, primärgereizte, Elektronenmikroskopie 37
„Spine apparatus" 25
Spiralisation der duplizierten Schwannschen Zellmembran 159
„split-brain" 408
spongiöse Auflockerung 186
spongiosus, Status (s. Status) 327—332
Sprue 434
„Stäbchenzellen" 141 ff.; 311
—, Proliferation 285, 311
Stagnationsanoxie, Tod als — 75
Stammganglien, Status marmoratus 421
Status marmoratus 203, 210 ff.; 421
Status spongiosus, „Dystrophie der Transportstrukturen" 332
— —, familiäre Leukodystrophien 331
— —, funikuläre Myelose 329
— —, Lückenfeld 330
— —, Ödemschäden 331
— —, Picksche Krankheit 328
— —, progressive Paralyse 331
— —, spongiöser Rindenschwund 328
— —, subakute präsenile spongiöse Atrophie 328
— —, Triäthylzinnvergiftung 329
— —, Typen 331
— —, weiße Substanz 329
Stickstoff, Asphyxie 58, 59
Stoffaustausch zwischen Blut und Hirngewebe 244
— zwischen Gefäß und Neuron 394
—, Flüssigkeits- und Elektrolyten-Transport 245
Stofftransport, intraneuraler 43
— in Interzellularfugen 285

Stoffwechsel, Einfluß auf Funktion und als Ursache von Erkrankungen des ZNS 419—429
—, —, Sauerstoffbedarf und Sauerstoffmangel 420—423
—, —, Wirkstoffbedarf und -Mangel 423—429
Stoffwechselerkrankungen, übergeordnete, Auswirkungen auf das ZNS 443—458
—, —, Ahornsirupkrankheit 445, 448
—, —, amaurotische Idiotie 450, 451
—, —, Amyloidose 454
—, —, Cancerogene 457—458
—, —, Coeruloplasmin-Mangel 444
—, —, Gargoylismus 451
—, —, Gauchersche Krankheit 450
—, —, Gifte und Drogen 455—457
—, —, Glykogenspeicherkrankheit 451ff.
—, —, Hämochromatose 444
—, —, Hypokaliämie 444
—, —, Niemann-Picksche Krankheit 451
—, —, Phenylketonurie 445ff.
Stoffwechselmilieu 419
Stoffwechselstörungen, Eiweiß, erbliche Störungen 445—449
Strangsysteme, Degeneration im ZNS 186
Strickleiternervensystem 396
Strömung, bidirektionale, im Axoplasma 196
Strömungsvorgänge im Cytoplasma der Nervenfasern 196
subependymale Schicht 125
Substitutionsfixierung 236
Succinatdehydrogenase, Mikrogliazellen 144
—, Nervenzelle, Autolyse 26
—, —, ischämische Nekrose 72
—, —, primäre Reizung 36
—, Oligodendroglia 132, 133
Succinodehydrogenase, Nervenzelle, Aktivitätsabnahme 49, 55
—, —, Aktivitätserhöhung 55
—, periphere Nerven 191
Sucht, s. Drogen 454ff.
Sudecksche Knochendystrophie 416
Sulfatide 303
Sulfatraum 27, 231, 247, 254
Symptomenkomplexe, histopathologische 2
Synaeresis 76, 77, 458
Synapsen 387ff.
—, adrenergische Aktionssubstanzen 388
— des Auerbachschen Plexus 225
—, axodendritische 25
—, cholinergische Aktionssubstanzen 388
—, Dendritendorne 277
—, Dornapparat 227
—, Elektronenmikroskopie 217ff., 228ff.
—, Fugensubstanz 226, 227
—, Granula 225, 226
—, Histologie 216—228
—, inhibitorische 217
—, Innenstruktur 217ff.
—, Knäuelsynapsen 227
—, Nautamethode 228
—, Netztheorie 390

Synapsen, Neuronentheorie 390
—, Pathologie 228—230
—, Strukturanordnung 25
—, Synapsenbläschen 218, 219
—, —, Ursprung 219ff.
—, Synaptosomen 223, 224
—, Terminaldegeneration 228
—, Transmittersubstanzen 216, 224
—, Überträgersubstanzen 223ff.
—, „Vesikel" 218
„Synapsenblsächen" 218, 219
—, Entstehung 223
„Synaptosomen" 223, 224
systematische Atrophien 463
— infantile Lipoidosen 85

Tanycyten 130
Tay-Sachs-Typ der amaurotischen Idiotie 82ff.
Tentorium cerebelli, Verlagerung 469
Terminalanschwellungen 227
Terminaldegeneration 228
Teschener Schweineseuche 62
Thalamus 397, 411
—, somatotopische Kerngliederung 398
Thiaminpyrophosphatase und Golgi-Apparat 14, 15
Thioaminosäure, ^{35}S- 13
Thiocyanatraum 78, 247, 256
Thiofluorescin 256
Thiophenvergiftung 249
Thymoleptica 456
Thyreocalcitonin 443
Tigrolyse bei akuten Mangelzuständen 53ff.
—, posthypoxydotische 54
— bei der primären Reizung 35, 42
Tod als Stagnationsanoxie 75
Toluidinblau-Färbung 53
Totalnekrose = vollständige Nekrose 270ff.
TPN-Diaphorase, Mikrogliazellen 144
— —, Nervenzellen 26
— —, Oligodendrocyten 133
— —, periphere Nerven, nach Durchtrennung 191
Trabantzellen der Nervenzellen 133
Tranquilizer 456
Transmittersubstanz 216, 224
transneuronale Atrophie (einfache A.) der Nervenzellen 46—49
— Degeneration 390
Transplantate, Strukturzerfall des peripheren Nerven 175
Transport, Elektrolyten— und Flüssigkeit im Hirngewebe 245
„Transportstrukturen, Dystrophie der —" 332
transsynaptische Atrophie der Nervenzelle 46, 47
Trauma, posttraumatische Encephalopathie 299
„traumatische Degeneration" des Achsenzylinders 210
Trennlinien bei Zerfall der Markscheiden 171

Triäthylzinnintoxikation 256, 329
Triäthylzinnödem 256
Triphosphorpyridinnucleotid-Diaphorase,
  Aktivitätsabnahme 48, 49
Trockengewicht, Nervenzellen, stimulierte 31
Trockengewichtsbestimmung von Neuronen
  3
Trockenmassenkonzentration, Kern der
  Nervenzellen 5
trophische Störung 415
„Trophospongium" in Nervenzellen
  (s. Golgi-Apparat) 14
Trypanblau, intraventriculäre Applikation
  125, 244
tubulärer Mitochondrientyp 17
Turmschädel 469

Überträgersubstanzen in präsynaptischen
  Organellen 223
Ultraschall, Wirkung auf Nervenzellen 62
Ultraviolettmikroskopie 1
Umwelt, Einfluß auf Funktion und als Ursache von Erkrankungen des ZNS
  419—429
Urämie 429
Urbach-Wiethsche Krankheit 410
„unit membrane" 234
UV-Mikrospektrographie, Nervenzellen,
  primäre Reizung 35

Vacuolen, vacuolige Veränderungen im
  Cytoplasma der Nervenzelle 62—66
—, —, Abscheidungsvacuolen 64
—, —, endoplasmatisches Reticulum 65
—, —, granulovacuoläre Degeneration 65
—, —, „Inkrustation" 66
—, —, Mitochondrien 66
—, —, Nissl-Substanz 65—66
—, —, Reversibilität 66
—, —, Vorkommen 62
—, —, wabige Nervenzellveränderungen 65
Valin-Leucin-Urie (Ahornsirupkrankheit)
  448, 449
Venen, intracerebrale, normale Morphologie
  239
—, —, bei exsudativen Vorgängen im ZNS
  259
Verfettung der Nervenzelle 81
Verflüssigung, s. Nervenzelle, pathologische
  Veränderungen 46, 67—70
Verkalkung, cerebrale bei
  Hypoparathyreoidismus 442
— bei Nierenerkrankungen 443
—, s. auch Kalk
„Vesikel, synaptische" 218
Virusinfektion, experimentelle 62
Viruskrankheiten des ZNS, neuronophagische Reaktion 283
Vitalfärbung 57, 256
Vitamin B_1-Mangel 435
— B_2-Mangel 436
— B_{12}-Mangel 434
— E-Mangel 215
Volumenschwankungen, Nervenzellkern 4
—, Nervenzelltypen 3

wabige Veränderung (sog.) der Nervenzelle
  65—66
Wachstum, Gehirn 464
Wachstumsdruck, Gehirn 464
Wachstumskegel, Regenerationsvorgänge
  peripherer Nervenfasern 191
Wachstumsrichtung regenerierender Axone
  213
Wallersche Degeneration, sekundäre, der
  peripheren Nervenfasern 166—180
—, Axonveränderungen 167, 169, 171
—, Elektronenmikroskopie 167 ff., 171 ff.
—, Enzymhistochemie 173, 175
—, Frühveränderungen 166
—, Gaswechsel 169
—, Histochemie 174
—, Histologie 166
—, Marchi-Färbbarkeit 172
—, Markmantel, Zerfall 170—175, 280
—, —, —, stoffliche Umwandlung 172
—, —, —, Ursache 304
—, Markscheiden 170 ff.
—, Mitochondrien 167
—, polarisiertes Licht 170
—, Protagon 173
—, Ranviersche Schnürringe 171
—, Schmitt-Lantermannsche Einkerbungen
  170
—, Wasserhaushalt 167
Wassergehalt, Hirnsubstanz 459
—, Nervenzellen, Veränderungen 28, 52,
  55
—, periphere Nerven, bei sekundärer
  Wallerscher Degeneration 167
Wasserstich 418
Weckzentrum 413
Weigert's Färbung 95
weiße Substanz, extracellulärer Raum 236
—, Colliquationsnekrose 272
—, bei Hirnödem 254
—, Marklager des ZNS 259
—, Status spongiosus 329
—, Sulfatraum 254
Wernickesche Pseudoencephalitis 269, 338,
  434 ff.
Widerstand, spezifischer, des Hirngewebes
  236
Wiederbelebungszeit 54
Wilsonsche Erkrankung (Pseudosklerose)
  269, 338, 430, 433
—, Coeruloplasminmangel 444
—, pathologische Veränderungen der
  Makroglia 114, 432
—, proliferative Veränderungen des Gefäßapparates 269, 338
Winterschlaf, Veränderungen der Neurofibrillen bei Reptilien 79
Wirkstoffmangelhypoxydose, Hirnödem
  durch — 423
Wolkenschädel 466

Zahnwale 401
„Zebrakörper" bei Gargoylismus 90
Zelle, s. Nervenzelle
Zelltod 55—57

Zentralnervensystem, Abbau, cellulärer 276—305
—, —, mikrogliöser 285—291
—, —, mobiler 285—298
—, —, —, mesenchymaler 291—298
—, Abbauprodukte, atypische 300—305
—, —, Biochemie 299, 300
—, —, Cerebrosidbaustoffwechsel 304
—, —, lipoidchemische Analysen 303
—, —, Metachromasie 302
—, —, Prälipoide 300, 301
—, Ablagerungen im Gewebe 338—351
—, —, Amyloid 342ff.
—, —, Corpora amylacea 349ff.
—, —, Pseudokalk 346ff.
—, —, senile Plaques 285, 338ff., 343, 461ff.
—, Allocortex 399
—, Altern 458—464
—, Auswirkung übergeordneter Stoffwechselerkrankungen auf das ZNS 443—458
—, —, Ahornsirupkrankheit 445, 448
—, —, amaurotische Idiotie 450, 451
—, —, Amyloidose 454
—, —, Cancerogene 457—458
—, —, Coeruloplasminmangel 444
—, —, Gargoylismus 451
—, —, Gauchersche Krankheit 450
—, —, Gifte und Drogen 455—457
—, —, Glykogenspeicherkrankheit 451ff.
—, —, Haemochromatose 444
—, —, Hypokaliämie 444
—, —, Niemann-Picksche Krankheit 451
—, —, Phenylketonurie 445ff.
—, Abräumzellen 286
—, Autolyse, Beeinflussung 75
—, Bauplan und Funktion 396—414
—, Blutgefäße, Histologie 237—263
—, —, Pathologie 263—269
—, Blutungen, diapedetische 262
—, Chloridraum 231
—, Coagulationsnekrose 297ff.
—, Defektdeckung 313—338
—, —, durch astrocytäre Glia 313—327
—, —, mesenchymale Organisation 333—338
—, —, unvollständige (Status spongiosus) 327—332
—, Delirium tremens 435—436
—, Drogenwirkungen 456ff.
—, Einfluß auf die Funktion der Körperorgane 414—419
—, —, Haut 415
—, —, innere Organe 416ff.
—, —, Muskulatur 415
—, —, Skelet 415
—, Eiweißmangel, Veränderungen durch — 427
—, Eiweißstoffwechsel 423—429
—, ektodermaler Typ der cellulären Reaktion 291
—, Elektrolyten, extracelluläre 236
—, entzündliche Vorgänge, Eigenart 305—313
—, exsudative Vorgänge 259—263

ZNS, exsudative Vorgänge, histopathologisches Bild 259ff.
—, extracellulärer Raum 230, 231, 245
—, —, Ausdehnung 234, 236, 237
—, —, intravitale Existenz 236
—, —, Volumen 234
—, —, der weißen Substanz 236
—, „funktionelle Compartments" 231
—, Gehirndifferenzierung 402ff.
—, Giftwirkungen 456ff.
—, Gitterzellen 286
—, Gliaknötchen 284
—, Gliarosetten 284
—, Gliastrauchwerk 283
—, Glucosebedarf 423
—, graue Substanz, Schwellung 258
—, Grenzflächen, perivasculäre 318
—, —, subpiale 318
—, Großhirnrinde, Lokalisation der Funktionen 400, 401
—, Grundgewebe, spongiöse Auflockerung 247
—, Grundsubstanz 231
—, Hämosiderinablagerung 296
—, Ikterus 431ff.
—, Infundibulum 397
—, Ionentransport 395
—, Isocortex 399
—, Körnchenzellen 143, 277, 286ff.
—, Leistung einzelner Systeme 408—414
—, —, Commissuren 408
—, —, Formatio reticularis 412—414
—, —, limbisches System 409ff.
—, —, Motorik 411ff.
—, —, Zwischenhirn 410—411
—, Leukocyten, polynucleäre 292
—, Makrophagen, perivasculäre 289
—, Markscheidenlipoide 160, 161, 280
—, Melanin in Histiocyten 285
—, Mikrogliazellproliferation 149, 283, 285, 311ff.
—, Mobilisierungsvorgänge, celluläre 292
—, Neencephalon 397
—, Neocortex 397, 399
—, Neuronophagie 283
—, neurosekretorische Phänomene 22, 23
—, Organerkrankungen, Auswirkungen auf das ZNS 423—436
—, —, —, innersekretorische Organe 423—429
—, —, —, Leber 430ff.
—, —, —, Magen 434ff.
—, —, —, Niere 429ff.
—, Palaeencephalon 397
—, Pericyten 241, 292, 297
—, perivasculäre Räume 237, 240—244
—, Permeabilitätsverhalten im Gehirn 245
—, Phagocytose 277ff.
—, Phagosomen 297
—, Pinocytose 277
—, Plasmazellen bei Entzündung 306, 309—311
—, Projektionsfelder 399
—, Raumverhältnisse, morphologische 230—269

ZNS, Raumverhältnisse, morphologische, Beziehung zu den sog. „funktionellen" Räumen 230—237
—, —, —, Bluthirnschranke, morphologisches Substrat 244—247
—, —, —, Capillarwandbau und pericapilläre Strukturen 241—244
—, —, —, elektronenmikroskopische Untersuchung 232ff.
—, —, —, Gefäße 237—241; 263—269
—, —, —, Permeabilitätsstörungen 247—263
—, Regenerationserfolg 212
—, „residual bodies" 282, 296
—, Riesenlysosomen 282
—, Röntgenspätschädigung 346
—, Ruhephase 414
—, Sauerstoffbedarf 420
—, Sauerstoffmangel 421ff.
—, Schaumzellengranulome 297
—, Stäbchenzellproliferation 285
—, Strukturstoffwechsel der Lipoide 163
ZNS, Sulfatraum 231
—, Veränderungen bei Coma hepaticum 430ff.
—, —, Coma hypoglycaemicum 423
—, —, Coma uraemicum 429
—, —, durch Formolfixierung 27
—, Thalamus 397ff.
—, Transport von Elektrolyten und Flüssigkeit 245
—, Viruskrankheiten 283
—, Weiße Substanz (Marklager), Ödem 259
—, Wirkstoffbedarf und -Mangel 423—429
—, Zwischenhirn 397, 410—411
—, zwischenzelliger Raum 230
Zerfallsprozesse an nekrotischen Nervenzellen 67—70
Zerfallsstoffe, intracellulärer Abbau 299
zirkulatorisch bedingte Gewebsschäden 331
Zwischenhirn 397, 410—411
Zwischenlinie (interperiod line) in Markscheiden 157, 160

MIX
Papier aus verantwortungsvollen Quellen
Paper from responsible sources
FSC® C105338

If you have any concerns about our products,
you can contact us on
ProductSafety@springernature.com

In case Publisher is established outside the EU,
the EU authorized representative is:
**Springer Nature Customer Service Center GmbH
Europaplatz 3, 69115 Heidelberg, Germany**

Printed by Libri Plureos GmbH
in Hamburg, Germany